国学经典

黄帝内经

张志聪　译

肆

煤炭工业出版社
·北　京·

国学经典

黄帝内经

张志聪　译

壹

煤炭工业出版社

·北　京·

图书在版编目（CIP）数据

黄帝内经／张志聪译．--北京：煤炭工业出版社，2018（2023.4重印）

ISBN 978-7-5020-6412-9

Ⅰ.①黄… Ⅱ.①张… Ⅲ.①《内经》—译文 Ⅳ.①R221

中国版本图书馆CIP数据核字（2018）第000092号

黄帝内经

译　　者　张志聪
责任编辑　马明仁
封面设计　余　微

出版发行　煤炭工业出版社（北京市朝阳区芍药居35号　100029）
电　　话　010-84657898（总编室）
　　　　　　010-64018321（发行部）　010-84657880（读者服务部）
电子信箱　cciph612@126.com
网　　址　www.cciph.com.cn
印　　刷　德富泰（唐山）印务有限公司
经　　销　全国新华书店

开　　本　710mm×1000mm 1/16　**印张**　80　**字数**　500千字
版　　次　2018年6月第1版　2023年4月第4次印刷
社内编号　9292　　**定价**　298.00元（全四册）

前　言

中华民族是世界上较早注重养生、懂得养生之道的民族。早在两千多年前的战国时期，我们的先人就编写出了《黄帝内经》，该书将“阴阳”“五行”“天人合一”的理论运用到对人体生理、病理以及疾病的预防、诊断和治疗中，确立了中医学独特的理论体系，是我国医学宝库中现存成书最早的一部医学典籍。

《黄帝内经》包括《素问》和《灵枢》两部分。《素问》重点论述了脏腑、经络、病因、病机、病证、诊法、治疗原则以及针灸等内容。《灵枢》是《素问》的姊妹篇，除了论述脏腑功能、病因、病机之外，重点阐述了经络腧穴、针具、刺法及治疗原则等。其基本精神及主要内容包括：整体观念、阴阳五行、藏象经络、病因病机、诊法治则、预防养生和运气学说等。“整体观念”强调人体本身与自然界，人体内各组成部分统一、联系与协调的关系。“阴阳五行”反映了中国古代朴素的唯物论和自发的辩证法思想，是用来说明事物之间对立统一关系的理论，阐释了世间万物相互滋生，相互制约，处于不断运动变化之中的机制。“藏象经络”是以研究人体五脏六腑、十二经脉、奇经八脉等的生理功能、病理变化及相互关系为主要内容的。“病因病机”阐述了各种致病因素作用于人体后是否发病以及疾病发生和变化的内在机理。“诊法治则”是中医认识和治疗疾病的基本原则。“预防养生”系统地阐述了中医的养生学说，主张不治已病而治未病，同时主张养生、摄生、益寿、延年，是养生防病经验的重要总结。“运气学说”研究自然界气候对人体

生理、病理的影响，并以此为依据，指导人们趋利避害。

《黄帝内经》并不宣扬求医问药，而是教给人们通过“内求”的智慧来调理脏腑、养足气血、畅通经络，达到强身健体的功效。在书中，预防疾病被放在重要的位置，并提出了“上医治未病”的思想，防患于未然，为人铲除病源。对于这一思想，书中有一个既形象又深刻的比喻：“斗而铸兵，渴而掘井，不亦晚乎。”此外，还阐述了人如何才能不得病，即“正气存内，邪不可干”。当人体处于平和状态的时候，是可以和所有的细菌、病毒和平共处的。而如果身体状况变差，那么细菌、病毒这些邪气就有了可乘之机，会压过身体里的正气，人就会得病了。现代人生活在一个压力大、环境污染严重的时代，更应该内养正气，外避邪气。

从古至今，有不计其数的医学家、养生家来学习研究《黄帝内经》，而且每个人都会从中得到不同的灵感、受到不同的启发。很多名医大家，如华佗、孙思邈、张仲景、朱丹溪、李时珍等，都是在《黄帝内经》的帮助下，创立了各自的医学体系。因此，我们要想真正运用中医养生，使其成为我们健康长寿的保障，就必须追本溯源，从《黄帝内经》入手。

为了便于读者理解书中内容，编者参考历代权威版本，综合各种译本的翻译，取长补短，为本书添加了白话译文，力求明白严谨，便于理解记忆，真正做到一册在手，经典相伴，让非医学专业的你也能够轻松读懂这本传世名著，从中了解到中国传统医学乃至中国文化天人合一、平衡为养的奥义，掌握健康生活、养生、防病、治病之道。

目　录

素　问

灵 枢

素问

《重广补注黄帝内经素问》序一

启玄子王冰撰

夫释缚脱艰，全真导气，拯黎元于仁寿，济羸劣以获安者，非三圣道则不能致之矣。孔安国序《尚书》曰："伏羲、神农、黄帝之书，谓之三坟，言大道也。"班固《汉书·艺文志》曰："《黄帝内经》十八卷。"《素问》即其经之九卷也，兼《灵枢》九卷，乃其数焉。虽复年移代革，而授学犹存，惧非其人，而时有所隐，故第七一卷，师氏藏之，今之奉行，惟八卷尔。然而其文简、其意博、其理奥、其趣深，天地之象分、阴阳之候列、变化之由表、死生之兆彰，不谋而遐迩自同，勿约而幽明斯契，稽其言有征，验之事不忒，诚可谓至道之宗、奉生之始矣。

假若天机迅发，妙识玄通。蒇谋虽属乎生知，标格亦资于诂训，未尝有行不由经、出不由户者也。然刻意研精，探微索隐，或识契真要，则目牛无全，故动则有成，犹鬼神幽赞，而命世奇杰，时时间出焉。则周有秦公，汉有淳于公，魏有张公、华公，皆得斯妙道者也。咸日新其用，大济蒸人，华叶递荣，声实相副，盖教之著矣，亦天之假也。

冰弱龄慕道，夙好养生，幸遇真经，式为龟镜。而世本纰

缪，篇目重叠，前后不伦，文义悬隔，施行不易，披会亦难，岁月既淹，袭以成弊。或一篇重出，而别立二名；或两论并吞，而都为一目；或问答未已，别树篇题；或脱简不书，而云世阙。重《经合》而冠《针服》，并《方宜》而为《咳篇》，隔《虚实》而为《逆从》，合《经络》而为《论要》；节《皮部》为《经络》，退《至教》以《先针》。诸如此流，不可胜数。且将升岱岳，非径奚为？欲诣扶桑，无舟莫适。乃精勤博访，而并有其人。历十二年，方臻理要。询谋得失，深遂夙心。时于先生郭子斋堂，受得先师张公秘本，文字昭晰，义理环周，一以参详，群疑冰释。恐散于末学，绝彼师资，因而撰注，用传不朽。兼旧藏之卷，合八十一篇二十四卷，勒成一部。冀乎究尾明首，寻注会经，开发童蒙，宣扬至理而已。

其中简脱文断、义不相接者，搜求经论所有，迁移以补其处。篇目坠缺，指事不明者，量其意趣，加字以昭其义。篇论吞并、义不相涉、阙漏名目者，区分事类，别目以冠篇首。君臣请问、礼仪乖失者，考校尊卑，增益以光其意。错简碎文、前后重叠者，详其指趣，削去繁杂，以存其要。辞理秘密、难粗论述者，别撰《玄珠》，以陈其道。凡所加字。皆朱书其文，使今古必分，字不杂糅。庶厥昭彰圣旨。敷畅玄言，有如列宿高悬，奎张不乱；深泉净滢，鳞介咸分。君臣无夭枉之期，夷夏有延龄之望。俾工徒勿误，学者惟明，至道流行，徽音累属，千载之后，方知大圣之慈惠无穷。

时大唐宝应元年岁次壬寅序

将仕郎守殿中丞孙兆重改误

朝奉郎守国子博士同校正医书上骑都尉赐绯鱼袋高保衡
朝奉郎守尚书屯田郎中同校正医书骑都尉赐绯鱼袋孙奇
朝散大夫守光禄卿直秘阁判登闻检院上护军林亿

《重广补注黄帝内经素问》序二

臣闻安不忘危、存不忘亡者，往圣之先务；求民之瘼、恤民之隐者，上主之深仁。在昔黄帝之御极也。以理身绪余治天下，坐于明堂之上，临观八极，考建五常。以谓人之生也，负阴而抱阳，食味而被色，外有寒暑之相荡，内有喜怒之交侵，夭昏札瘥，国家代有。将欲敛时五福，以敷锡厥庶民，乃与岐伯上穷天纪，下极地理，远取诸物，近取诸身，更相问难，垂法以福万世。于是雷公之伦，授业传之，而《内经》作矣。历代宝之，未有失坠。苍周之兴，秦和述六气之论。具明于左史。厥后越人得其一二，演而述《难经》。西汉仓公传其旧学，东汉仲景撰其遗论。晋皇甫谧刺而为《甲乙》，及隋杨上善纂而为《太素》。时则有全元起者，始为之训解，阙第七一通。迄唐宝应中，太仆王冰笃好之，得先师所藏之卷，大为次注，犹是三皇遗文，烂然可观。惜乎唐令列之医学，付之执技之流，而荐绅先生罕言之。去圣已远，其术晻昧，是以文注纷错，义理混淆。殊不知三坟之余，帝王之高致，圣贤之能事，唐尧之授四时，虞舜之齐七政，神禹修六府以兴帝功，文王推六子以叙卦气，伊尹调五味以致君，箕子陈五行以佐世，其致一也。奈何以至精至微之道，传之以至下至浅之人，其不废绝，为已幸矣！

顷在嘉祐中，仁宗念圣祖之遗事，将坠于地，乃诏通知其学者，俾之是正。臣等承乏典校，伏念旬岁。遂乃搜访中外，裒

集众本，寖寻其义，正其讹舛，十得其三四，余不能具。窃谓未足以称明诏，副圣意，而又采汉唐书录古医经之存于世者，得数十家，叙而考正焉。贯穿错综，磅礴会通，或端本以寻支，或泝流而讨源，定其可知，次以旧目，正缪误者六千余字，增注义者二千余条，一言去取，必有稽考；舛文疑义，于是详明。以之治身，可以消患于未兆；施于有政，可以广生于无穷。恭惟皇帝抚大同之运，拥无疆之休，述先志以奉成，兴微学而永正，则和气可召，灾害不生，陶一世之民，同跻于寿域矣。

国子博士臣高保衡

光禄卿直秘阁臣林亿等谨上

上古天真论篇第一

昔在黄帝，生而神灵，弱而能言，幼而徇齐，长而敦敏，成而登天。

乃问于天师曰：余闻上古之人，春秋皆度百岁，而动作不衰；今时之人，年半百而动作皆衰者，时世异耶？人将失之耶？

岐伯对曰：上古之人，其知道者，法于阴阳，和于术数，食饮有节，起居有常，不妄作劳，故能形与神俱，而尽终其天年，度百岁乃去。今时之人不然也，以酒为浆，以妄为常，醉以入房，以欲竭其精，以耗散其真，不知持满，不时御神，务快其心，逆于生乐，起居无节，故半百而衰也。

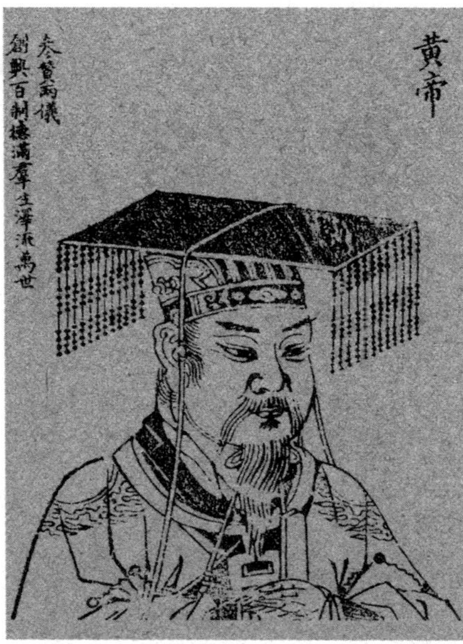

黄帝像。黄帝，号轩辕氏，姓公孙，少典之子，在位100年，传说有许多发明，如舟车、文字等都是黄帝在位时期出现的，享年121岁。

夫上古圣人之教下也，皆谓之虚邪贼风，避之有时，恬淡虚无，真气从之，精神内守，病安从来。

是以志闲而少欲，心安而不惧，形劳而不倦，气从

以顺，各从其欲，皆得所愿。故美其食，任其服，乐其俗，高下不相慕，其民故曰朴。是以嗜欲不能劳其目，淫邪不能惑其心，愚智贤不肖，不惧于物，故合于道。所以能年皆度百岁而动作不衰者，以其德全不危也。

帝曰：人年老而无子者，材力尽邪，将天数然也？

岐伯曰：女子七岁，肾气盛，齿更发长。二七而天癸至，任脉通，太冲脉盛，月事以时下，故有子。三七，肾气平均，故真牙生而长极。四七，筋骨坚，发长极，身体盛壮，五七，阳明脉衰，面始焦，发始堕。六七，三阳脉衰于上，面皆焦，发始白。七七，任脉虚，太冲脉衰少，天癸竭，地道不通，故形坏而无子也。

丈夫八岁，肾气实，发长齿更。二八，肾气盛，天癸至，精气溢泻，阴阳和，故能有子。三八，肾气平均，筋骨劲强，故真牙生而长极。四八，筋骨隆盛，肌肉满壮。五八，肾气衰，发堕齿槁。六八，阳气衰竭于上，面焦，发鬓颁白。七八，肝气衰，筋不能动。八八，天癸竭，精少，肾脏衰，形体皆极。则齿发去。肾者主水，受五脏六腑之精而藏之，故五脏盛，乃能泻。今五脏皆衰，筋骨解堕，天癸尽矣。故发鬓白，

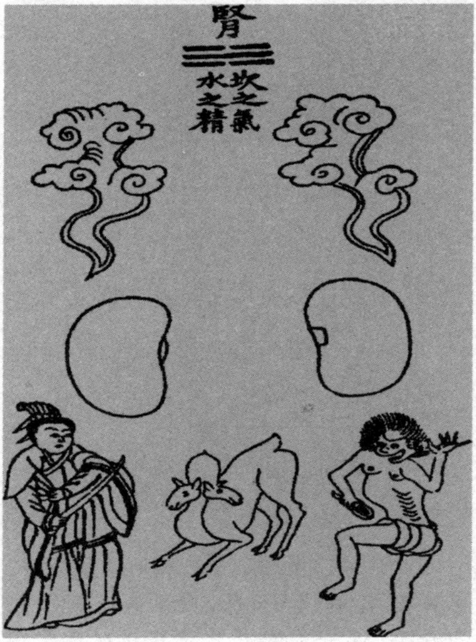

唐代胡愔《黄庭内经五脏六腑图》之肾图

身体重，行步不正，而无子耳。

帝曰：有其年已老而有子者何也？

岐伯曰：此其天寿过度，气脉常通，而肾气有余也。此虽有子，男不过尽八八，女不过尽七七，而天地之精气皆竭矣。

帝曰：夫道者年皆百数，能有子乎？

岐伯曰：夫道者能却老而全形，身年虽寿，能生子也。

黄帝曰：余闻上古有真人者，提挈天地，把握阴阳，呼吸精气，独立守神，肌肉若一，故能寿敝天地，无有终时，此其道生。

中古之时，有至人者，淳德全道，和于阴阳，调于四时，去世离俗，积精全神，游行天地之间，视听八达之外，此盖益其寿命而强者也，亦归于真人。

其次有圣人者，处天地之和，从八风之理，适嗜欲于世俗之间，无恚嗔之心，行不欲离于世，被服章，举不欲观于俗，外不劳形于事，内无思想之患，以恬愉为务，以自得为功，形体不敝，精神不散，亦可以百数。

其次有贤人者，法则天地，象似日月，辨列星辰，逆从阴阳，分别四时，将从上古合同于道，亦可使益寿而有极时。

【译文】

远古时期，有一位名叫黄帝的人，自幼聪敏伶俐、善于言谈、谙于世事、熟悉万物之本，长大之后，秉承朴实勤勉之风，乃至成年之时，荣登天子之位。

有一天，他向天师岐伯问道：我听说上古时候的人们，年龄都能超过百岁，但动作却不显衰老、迟钝；现在的人，年龄刚至

半百，就行动不便、笨拙无力，难道这是由于时代不同造成的吗？还是因为现在的人们不会养生造成的呢？

岐伯回答说：上古时代的人，深谙养生之道，能够取法于天地阴阳、自然变化之理，借以指导、调节养生，使之达到天人合一的境界。从而做到饮食有所节制，作息有其规律，既不妄事操劳，又避免过度房事，所以能够形神俱旺，协调统一，活到天赋的自然年龄，超过百岁才离开人世；现在的人就不是这样了，生活习惯一反常态，以酒为水，滥饮无度，醉酒行房，恣情纵欲，从而使其阴精竭绝，真气耗散，不懂得保持精气充满，不善于统驭精神意志，而专求情欲的一时之快，违逆养生的根本法则，饮食、作息、起居，毫无规律，所以到半百之年就衰老了。

上古时的圣王教导民众时都曾强调说，一切四时不正的虚邪贼风，都要注意适时避开；思想上要恬静淡泊，无欲无求，这样，体内的正气就会和顺不乱，精神安守于内而不散失，那么病邪也无从侵害人身！

也就是这个原因，上古时的民众都能够清心寡欲、神志悠闲，心性平和、无忧无虑，虽然身体劳苦，但并不感到疲倦，全身之气和谐平顺、通畅自如，所以每个人的愿望都能实现。他们也能够尽情享受美味的饮食、舒适的衣服、快乐的民俗，彼此之间并不注重地位的高低，所以那时候的民众都很淳朴。各种不正当的嗜好和欲求都不能够动摇他们的信念，淫邪的东西都不能够迷惑他们的心志。无论是愚笨无才还是聪明贤能的人，都不去追求食色享乐，所以符合养生之道。因而他们能活过百岁而动作不显得衰老，这是因为他们的养生之道完备而无偏颇的缘故。

黄帝问道：人年老以后就不能够继续生育子女，是肾精衰竭了，还是由自然规律所限定的呢？

岐伯答道：女子年至七岁的时候，肾气已经充盈，因此牙齿开始更换，头发开始迅速生长；长到十四岁时，天癸发育成熟，任脉贯通，冲脉运行旺盛，月经就按时来潮，所以能够生育；到二十一岁时，肾气充盈，智齿随之长出，随即长全；到二十八岁时，筋骨日趋坚实，头发的生长达到顶点，身体最为强健；到三十五岁时，阳明经脉首先衰弱，随之是面部开始干枯，头发开始脱落；到四十二岁时，三阳经脉气血转衰，面部完全变得暗淡无光，头发开始变白；年至四十九岁，任脉则空虚，冲脉也转衰而血气衰少，天癸则完全枯竭，月经断绝而不再来潮，所以就使得身体变得完全衰老而不能再生育了。

男子到了八岁的时候，肾气已经充实，所以头发开始迅速生长，牙齿开始更换；到十六岁时，肾气旺盛，天癸随之发育成熟，精气充盈而开始排精。此时，体内的阴阳之气充盛调和，具备了生育能力；到二十四岁时，肾气盈满，筋骨刚劲有力，智齿也随之长出，牙齿长全；到三十二岁时，筋骨最为强健，肌肉则丰满而壮实；到四十岁时，肾气由盛转衰，所以头发开始脱落，牙齿也开始干枯；到四十八岁时，从头面部开始，阳气衰竭，所以面部随之失去光泽，鬓发也变得斑白；到五十六岁时，肝气开始转衰，筋脉开始丧失活动自如的能力；到六十四岁时，天癸已经枯竭，阴精所剩不多，于是肾脏的功能也开始转衰。这时，男子的身体可谓全面地由盛转衰了；牙齿和头发就全都脱落了。人的肾脏，主管藏精，受纳并藏守五脏六腑的精气。所以，五脏的功能旺盛，肾脏才能产生并排出精液。如果

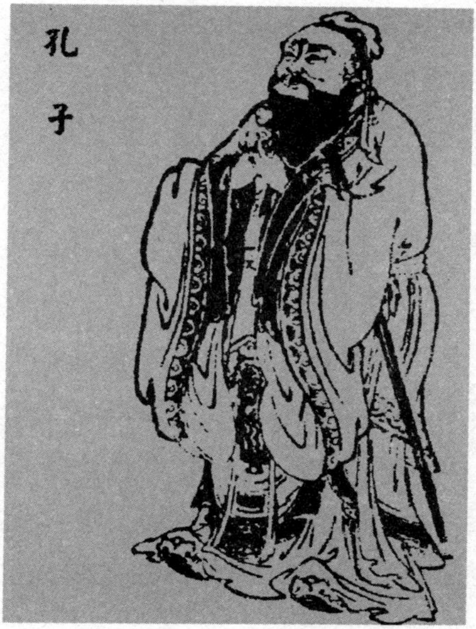

孔子像。《黄帝内经》的注家认为，虽然孔子寿不及百岁，但其精神不散，万劫常存。

五脏的功能都已衰退，筋骨也会日趋困顿懒散、倦怠无力，天癸就会枯竭；也就因此会鬓发苍白、身体沉重、行走不稳，最终不能生育子女了。

黄帝又问道：有些人年纪已老却仍能生育子女，又是怎么回事呢？

岐伯回答说：这是他们先天禀赋超过常人的限度的缘故，他们的血气经脉始终通畅，肾气有余。虽然这些人年老后仍能生育子女，但是男子一般不超过六十四岁、女子一般不超过四十九岁，身体的精气就会慢慢枯竭。

黄帝问道：如果人们懂得并按照养生之道去做，都能够活到百岁，还能够生育子女吗？

岐伯回答说：深谙并按照养生之道去做的人，由于能够做到年龄虽老而形神健壮，所以即使年纪很大，仍有能够生育子女的可能。

黄帝说：我曾耳闻，在上古的时候，有一种人被称作真人。他们完全掌握天地运化之道和阴阳变化之机，懂得呼吸吐纳以修炼精气，不染世事以养护精神，筋骨肌肉与整个身体达到高度的协调，永不衰老，所以他的寿命同于天地而没有终了的时

候，这是他修道养生的结果。

中古的时候，有一种被称为至人的人，秉性醇厚、道德规范，并深谙养生之道，顺应四时阴阳变化规律，远离世俗社会的干扰，积蓄精气，集中精神，如远驰于广阔的天地自然之中，宁静远视，醒目聪耳，守持于八方之外，这是他延长寿命和强健身体的方法，这种人也可以归属真人的行列。

其次有被称为圣人的人，能够安处于天地自然的环境变化之中，顺从八风的活动规律，让自己的欲望同世俗社会相适应，没有恼怒怨恨之情，行为不离开世俗社会的基本准则，穿着装饰普通的衣服，行为举止也没有炫耀的地方。在外，不会因琐事而使形体劳累；在内，没有任何思想负担，以恬静舒适为目的，以悠然自得为满足，所以他的形体不易衰惫，精神不易耗散，寿命也可达到百岁左右。

再次有被称为贤人的人，能够掌握天地的变化，日月的升降，星辰的位置，以适应阴阳的消长和适应四时的变迁，追随上古真人，使生活符合养生之道，这样的人也能增益寿命，但最终会有终结的时候。

四气调神大论篇第二

春三月，此谓发陈，天地俱生，万物以荣，夜卧早起，广步于庭，被发缓形，以使志生，生而勿杀，予而勿夺，赏而勿罚，此春气之应，养生之道也。逆之则伤肝，夏为寒变，奉长者少。

夏三月，此谓蕃秀，天地气交，万物华实，夜卧早起，无厌于日，使志无怒，使华英成秀，使气得泄，若所爱在外，此夏气之应，养长之道也。逆之则伤心，秋为痎疟，奉收者少，冬至重病。

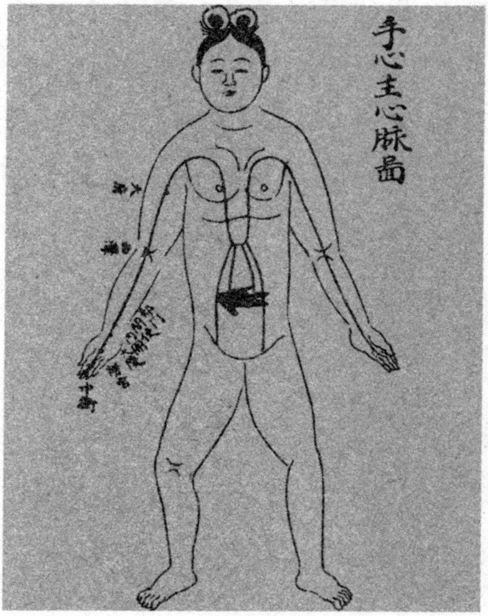

《产经》十脉图中的手心主心脉图。此处的手心主脉“内属于心”，其脉名也直接称作“手心主心脉”，它与《黄帝内经·灵枢·脉经篇》的说法有冲突之处。

秋三月，此谓容平，天气以急，地气以明，早卧早起，与鸡俱兴，使志安宁，以缓秋刑，收敛神气，使秋气平，无外其志，使肺气清，此秋气之应，养收之道也，逆之则伤肺，冬为飧泄，奉藏者少。

冬三月，此谓闭藏，水冰地坼，无扰乎阳，早卧晚起，必待日光，使志若伏若匿，若有私意，若已有得，去寒就温，无泄皮肤，使气

亟夺，此冬气之应，养藏之道也。逆之则伤肾，春为痿厥，奉生者少。

天气，清净光明者也，藏德不止，故不下也。天明则日月不明，邪害空窍，阳气者闭塞，地气者冒明，云雾不精，则上应白露不下。交通不表，万物命故不施，不施则名木多死。恶气发，风雨不节，白露不下，则菀稾不荣。贼风数至，暴雨数起，天地四时不相保，与道相失，则未央绝灭。唯圣人从之，故身无奇病，万物不失，生气不竭。

逆春气，则少阳不生，肝气内变；逆夏气，则太阳不长，心气内洞；逆秋气，则太阴不收，肺气焦满；逆冬气，则少阴不藏，肾气独沉。

夫四时阴阳者，万物之根本也，所以圣人春夏养阳，秋冬养阴，以从其根，故与万物沉浮于生长之门。逆其根，则伐其本，坏其真矣。故阴阳四时者，万物之终始也，死生之本也，逆之则灾害生，从之则苛疾不起，是谓得道。道者，圣人行之，愚者佩之。

从阴阳则生，逆之则死，从之则治，逆之则乱。反顺为逆，是谓内格。是故圣人不治已病治未病，不治已乱治未乱，此之谓也。夫病已成而后药之，乱已成而后治之，譬犹渴而穿井，斗而铸锥，不亦晚乎！

【译文】

春季的三个月，被称为发陈出新、生命萌发的时节。天地万物全都欣欣向荣，富有生气。此时，人们应该晚睡早起，披散头发，宽解衣带，使形体舒缓，放宽步子，在庭院中漫步，使意志

顺应春生之气而舒畅条达，保持生机，而不要克伐它，这是适应春季的时令，保养生发之气的方法。如果违逆了这个法则，便会损伤肝气，使生长之气不足，到夏季就会发生寒性病变。

夏季的三个月，被称为蕃秀，是自然万物繁茂秀美的时令。此时，天地阴阳之气不断相交，植物开花结果，长势旺盛。人们应该晚睡早起，适应夏天的阳光，保持情志愉快，切勿发怒，让精神充实饱满，容色秀美并使气机宣畅，通泄自如，精神外向，对外界事物有浓厚的兴趣。这是与夏季相应的保养“长气”的道理，如果违背了这个法则，就会损伤心气，使供给秋天收敛的能力较差，到秋天容易发生疟疾，冬天就会得重病。

秋天的三个月，是万物果实饱满，日渐成熟的季节。在这一季节里，天高气爽，秋风劲急，草木凋零，大地明净。此时人应当早睡早起，闻鸡而起，使情志安定平静，用以缓冲深秋的肃杀之气对人的影响；精神内守、收敛神气，以使人体能够适应秋气并达到相互平衡；不要让情志向外越泄，以使肺气保持清肃。这是与秋气相适应的保养法则。违背了这一法则，则损伤肺气，到了冬天就会变生腹泻完谷不化的疾病，供给冬天闭藏之气的能力就差了。

冬天的三个月，是阳气内伏，万物潜藏的季节。在这一季节里，水面结冰，地冻开裂，所以人不要扰动阳气，要早睡晚起，一定要等到太阳升起后再起床；使精神情志内守伏藏而不外露，保持若有所得的心态；远离严寒之地，靠近温暖之所，但不要过热而致皮肤开泄出汗，以致阳气频繁耗伤。这是顺应冬气，养护人体闭藏机能的法则。违背这一法则，就会伤害肾气，到了春天还会导致产生四肢痿弱逆冷的病症。究其原因，是由

于身体的闭藏机能在冬天未能得到应有的养护，以致供给春天焕发生机的能力不足的缘故。

苍天之气是清净光明的，蕴藏生化万物之德，如此运行不止，所以可以长盛而不衰。如果天气阴霾晦暗，日月则失去光辉，天地之间阻隔不通，阳气闭塞而不可下降，地气隐蔽而不能上升，云雾弥漫，日色无光，雨露不降。天地之气不相交通，万物的生命就不能绵延。生命不能延续，自然界高大的树木也会死亡。恶劣的气候频繁出现，风雨无时，雨露当降而不降，草木不得滋润，生机郁塞、枯槁不荣。天地四时阴阳变化失调，违背了正常的规律，致使万物的生命未及一半就夭折了。在这样的情况下，只有圣人能顺应自然变化，注重养生之道，所以能身无大病。若万物皆能不失保养之道，那么就能保全不竭的生气。

违逆了春生之气，少阳之气就不会生发，以致肝气内郁而发生病变。违逆了夏长之气，太阳之气就不能盛长，以致心动的病。违逆了秋收之气，少阴之气就不能收敛，以致肺热叶焦而胀满。违逆了冬藏之气，太阴之气就不能潜藏，以致肾气消沉而功能衰减。

四时阴阳的变化，是万物生命的根本，所以圣人在春夏季节顺应自然界生长之气蓄养阳气，秋冬季节顺应自然界收藏之气保养阴气，从而顺应万物生存的根本规律，就能与万物一样，在生、长、收、藏的生命过程中运动发展。如果违逆了这个规律，就会破坏生命的根本，摧残身体的本元。因此，天地阴阳四时之气的变化是万物终而复始的本源，一旦违逆了它，就会产生灾害，顺从了它，就不会发生重病，这样才可谓掌握了养

生之道。圣人能够奉行这一道理，愚人则时常有所违背。

人若能顺从阴阳的消长，就能生存，违逆了就会死亡。顺从了它，就会平调，违逆了它，就会逆乱。如背道而行，就会生病，病名叫“关格”。所以圣人不是得病了再去治疗，而是没生病之前就积极预防和调节身体，如同治理国家，不等到乱事已经发生再去治理，而是积极防止发生是一个道理。如果疾病已形成后再去治疗，动乱已经发生再加以治理，那就如同临渴而掘井，临阵格斗才去制造兵器，岂不是太晚了吗！

生气通天论篇第三

黄帝曰：夫自古通天者，生之本，本于阴阳。天地之间，六合之内，其气九州、九窍、五脏、十二节，皆通乎天气。其生五，其气三，数犯此者，则邪气伤人，此寿命之本也。

苍天之气，清净则志意治，顺之则阳气固，虽有贼邪，弗能害也，此因时之序。故圣人传精神，服天气，而通神明。失之则内闭九窍，外壅肌肉，卫气散解，此谓自伤，气之削也。

阳气者若天与日，失其所则折寿而不彰，故天运当以日光明。是故阳因而上，卫外者也。

因于寒，欲如运枢，起居如惊，神气乃浮。因于暑，汗，烦则喘喝，静则多言，体若燔炭，汗出而散。因于湿，首如裹，湿热不攘，大筋緛短，小筋弛长，緛短为拘，弛长为痿。因于气，为肿，四维相代，阳气乃竭。

阳气者，烦劳则张，精绝，辟积于夏，使人煎厥。

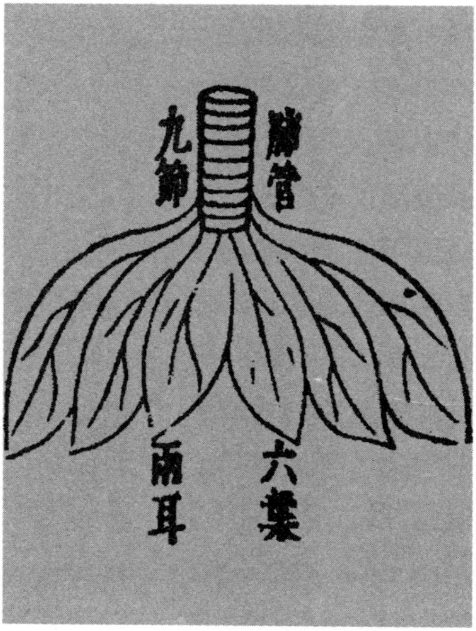

肺脏图，选自明代张介宾《类经图翼》。

目盲不可以视，耳闭不可以听，溃溃乎若坏都，汩汩乎不可止。

阳气者，大怒则形气绝，而血菀于上，使人薄厥。有伤于筋，纵，其若不容。

汗出偏沮，使人偏枯。汗出见湿，乃生痤痱。高梁之变，足生大丁，受如持虚。劳汗当风，寒薄为皶，郁乃痤。

阳气者，精则养神，柔则养筋。开阖不得，寒气从之，乃生大偻。陷脉为瘘，留连肉腠。俞气化薄，传为善畏，及为惊骇。营气不从，逆于肉理，乃生痈肿。魄汗未尽，形弱而气烁，穴俞以闭，发为风疟。

故风者，百病之始也，清静则肉腠闭拒，虽有大风苛毒，弗之能害，此因时之序也。

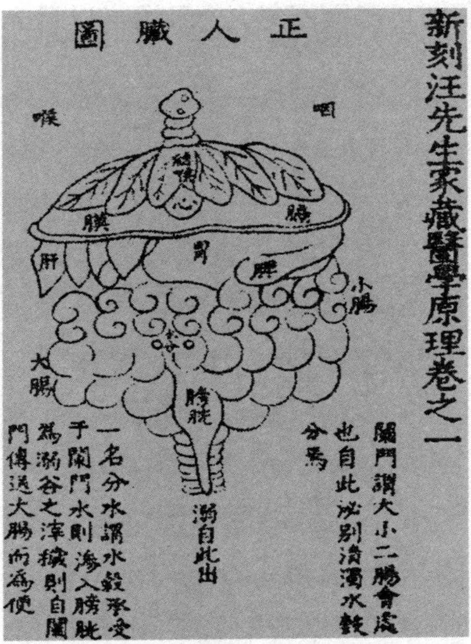

明代汪机《医学原理》中的正人脏图。正人脏图，即从正面看的人体脏图。

故病久则传化，上下不并，良医弗为。故阳畜积病死，而阳气当隔，隔者当泻，不亟正治，粗乃败之。

故阳气者，一日而主外，平旦人气生，日中而阳气隆，日西而阳气已虚，气门乃闭。是故暮而收拒，无扰筋骨，无见雾露，反此三时，形乃困薄。

岐伯曰：阴者，藏精而起亟也；阳者，卫外而为固也。阴不胜其阳，则

脉流薄疾，并乃狂。阳不胜其阴，则五脏气争，九窍不通。是以圣人陈阴阳，筋脉和同，骨髓坚固，气血皆从。如是则内外调和，邪不能害，耳目聪明，气立如故。

风客淫气，精乃亡，邪伤肝也。因而饱食，筋脉横解，肠澼为痔。因而大饮，则气逆。因而强力，肾气乃伤，高骨乃坏。

凡阴阳之要，阳密乃固，两者不和，若春无秋，若冬无夏，因而和之，是谓圣度。故阳强不能密，阴气乃绝；阴平阳秘，精神乃治；阴阳离决，精气乃绝。

因于露风，乃生寒热。是以春伤于风，邪气留连，乃为洞泄。夏伤于暑，秋为痎疟。秋伤于湿，上逆而咳，发为痿厥。冬伤于寒，春必温病。四时之气，更伤五脏。

阴之所生，本在五味，阴之五宫，伤在五味。是故味过于酸，肝气以津，脾气乃绝。味过于咸，大骨气劳，短肌，心气抑。味过于甘，心气喘满，色黑，肾气不衡。味过于苦，脾气不濡，胃气乃厚。味过于辛，筋脉沮弛，精神乃央。是故谨和五味，骨正筋柔，气血以流，腠理以密，如是则骨气以精，谨道如法，长有天命。

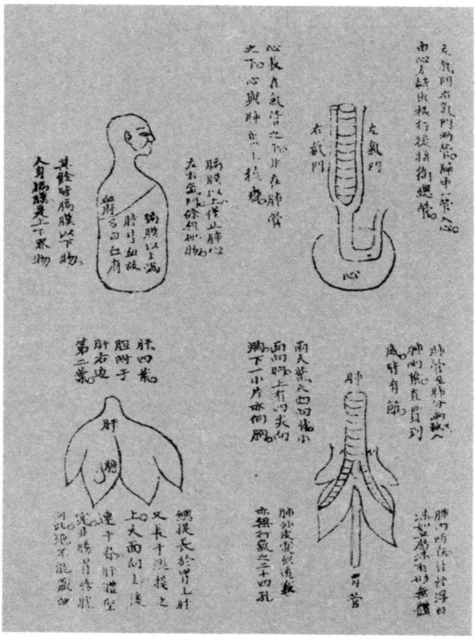

清代王清任《医林改错》中的人体脏器图

【译文】

黄帝说：自古以来，都以通于天气为生命的根本，这是说生命本于阴阳。天地之间，六合之内，无论地上的九州之城，还是人的九窍、五脏、十二节，都与天地自然之气息息相通。阴阳之气化生出金、木、水、火、土五行，又依据盛衰消长而分为湿、燥、寒三种阴气和风、暑、火三种阳气。如果人们常常违背这些，就会被邪气侵袭。所以说，遵循阴阳规律乃是延长寿命的根本。

人的生气与天相关，因此苍天之气清净，人的精神就顺畅平静。顺应天气的变化，就会阳气固密，即便有贼风邪气，也不能对人造成损伤。所以圣人能够精神专一，顺应四时之气，通达阴阳变化之理。如果不是这样，就会内使九窍不通，外使肌肉壅塞，卫气涣散。人们因不能适应自然变化而导致的这种伤害称为自伤，阳气会因此而削减。

人体的阳气，就像天和太阳一样。假若阳气失去了正常的运行规律，人就会损失寿命或夭折，生命机能也会衰弱。所以天体的正常运行，是因有太阳的光明长照，人的健康是因为阳气向上，保护身体免受病邪侵袭。

人如果受到寒邪侵袭，就会意志不舒畅，坐卧不宁像受到了惊吓，神气因此浮躁不稳。如果是被暑邪所伤，就会多汗、烦躁，甚至烦喘。如果暑邪内攻于心，就会变得比较安静，这时的身体虽然不烦躁，但是由于气伤、身体虚弱，也会有多言多语、身体炽热如炭等现象，此时只要出出汗，暑热就会消散了。如果受到湿邪侵袭，头部会十分沉重，好像被东西包裹着。

如果湿热相兼，而不及时消除，则伤害大小筋脉，导致大筋变短，小筋变长。大筋短缩会造成拘挛，小筋弛纵会造成痿弱。如果感受风邪侵袭，则可导致浮肿。以上四种邪气关联纠缠，更替伤人，会使阳气衰竭。

如果人体过度劳作，阳气就会亢奋外张，使阴精逐渐耗竭。如这种情况多次重复，阳气更加旺盛而阴气更加消耗，如果病久积至夏季暑热之时，便易使人发生煎厥之病，发作的时候双眼看不见东西，双耳听不到声音，病情之严重，就像堤坝决口，急流奔泻一样，不可控制。

人的阳气，在情绪愤怒时就会逆乱，血随气升，淤积于头部，与身体其他部位阻隔不通，使人易发生薄厥病。大怒还会伤肝，肝主筋，若伤及诸筋，则使肌肉松弛不收，而不能运动自如。

阳气虚弱，气不周流，经常半身出汗，时间长了会演变为半身不遂。出汗的时候，如遇到湿邪阻遏，就容易生汗疹。如果经常吃肥美厚味之食，则易生疔疮，哪条经脉虚弱，疔疮就从哪条经脉发生。若在劳作出汗时遇到风寒，皮肤上会形成粉刺，郁积化热则成疮疖。

人的阳气，能温养神志，使精神清爽，又能滋养筋脉，使诸筋柔润。如果汗孔开闭失常，寒气就会乘机侵入，损伤阳气，以致筋脉得不到滋养，造成腰部弯曲而不能直起，形成佝偻病。如果寒气深陷脉络中，会形成瘘疮，如果驻留在肉与皮肤之间，就会从腧穴侵入五脏，损伤神志，出现恐惧和惊骇。由于寒气的稽留，荣气运不畅行，阻逆于肌肉之间，就会发生痈肿。出汗不止时，形体虚弱，阳气耗损，这时如果风寒内侵，腧穴闭

阻，就会导致风疟。

风邪是各种疾病的源头，但只要人能神清气静，就会肌肉腠理密闭，纵有大风苛毒的侵染，也不能伤害人体，这正是遵循时序的变化规律而调养的结果。

所以，得病时间长了，邪留体内，则会内传并进一步恶化，等发展到了上下不通、阴阳阻隔的时候，即使有再高明的医生，也无能治愈了。所以阳气蓄积，郁阻不通时，病人就会死亡。对于这种阳气蓄积不通的情况，应采用通泻的方法治疗，如不及时正确的治疗，而被医术粗浅的医生延误，就会导致死亡。

人体的阳气，在白天主要运行于外部：清晨时，阳气开始活跃，并逐渐外倾；中午时，阳气达到最旺盛的阶段；太阳偏西时，体表的阳气逐渐减少，气门也随之闭。到了晚上，阳气则收敛拒守于内，这时不要扰动筋骨，也不要接近雾露。如果违反了一天之内这三个阳气变化规律，形体易被邪气侵扰而疲乏、衰弱。

岐伯说：阴有蓄藏精气、扶持阳气的作用；阳有保护外体、固摄阴精的作用。如果阴不胜阳，阳气过盛，就使血脉流动急促，若再受热邪侵袭，阳气更盛就会引发狂症。如果阳不胜阴，阴过盛，就会使五脏之气失调，以致九窍不通。所以圣人调和阴阳，使之平衡，从而达到经脉调和，筋骨强健，血气畅顺。这样，则会内外调和，邪气不能侵害，耳聪目明，真气正常运行。

风邪侵袭人体，伤及阳气，逐步侵袭内脏，阴精也就逐渐损耗，这是由于邪气伤肝的缘故。此时，如果暴饮暴食，肠胃筋脉横逆迟缓，就会下泄脓血形成痔疮。若饮酒过量，会造成气机上逆。若强力行房，会损伤肾气，腰部脊骨也会受到损伤。

阴阳协调的关键在于阳气的致密。阳气致密，则阴气能固守于内。阴阳失调，就如一年之中，只有春季而无秋季，只有冬季而无夏季。因此，阴阳的协调配合是最好的养生法则。所以阳气亢盛但不能固密，阴气就会竭绝。阴气和平，阳气固密，人的精神活动才会正常。如果阴阳背离，不能相互维系，精气就会随之竭绝。

风邪侵袭人体，会使人患寒热病。所以春天伤于风邪，邪气留而不去，夏季就会直泻无度，形成洞泻之病。夏天伤于暑邪，到秋天则会发生疟疾。如果秋天伤于湿邪，邪气上逆，就会咳嗽，并且可能演变为痿厥病。冬天感染寒气，到来年的春天就要发生温病。四时的邪气，会随着季节更替而交替伤害人的五脏。

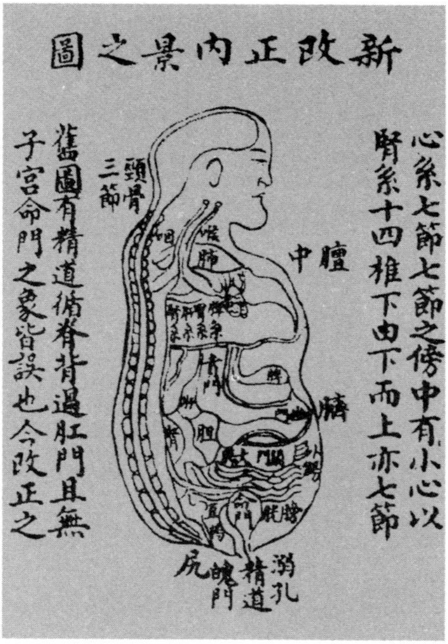

《类经图翼》中的“新改正内景之图”

阴精源自饮食的酸甜苦辣咸五味。而藏纳阴精的五脏，又常常因过食五味所伤。如果过多进用酸味的饮食，会使肝气淫溢旺盛，致使脾气亏耗；过多咸味的食物的摄入，就会损伤骨气，肌肉萎缩，心气淤滞；过多甜味的食物的摄入，会使心气烦闷，气逆喘促，面色发黑，肾气失衡；过多苦味的食物的摄入，脾气得不到濡润，致使胃气胀满；而过多

进用辛味的饮食，会使筋脉损坏松弛，精神也会遭受损伤。因此，要谨慎地调配饮食五味，才能使骨骼强健，筋脉柔润，气血通畅，腠理致密，如此骨气才精强有力。因此，只有重视养生之道，并且依照正确的方法加以实施，生命才能长久。

金匮真言论篇第四

黄帝问曰：天有八风，经有五风，何谓？

岐伯对曰：八风发邪，以为经风，触五脏，邪气发病。所谓得四时之胜者，春胜长夏，长夏胜冬，冬胜夏，夏胜秋，秋胜春，所谓四时之胜也。

东风生于春，病在肝，俞在颈项；南风生于夏，病在心，俞在胸胁；西风生于秋，病在肺，俞在肩背；北风生于冬，病在肾，俞在腰股；中央为土，病在脾，俞在脊。

故春气者病在头，夏气者病在脏，秋气者病在肩背，冬气者病在四支。

故春善病鼽衄，仲夏善病胸胁，长夏善病洞泄寒中，秋善病风疟，冬善病痹厥。

故冬不按跻，春不鼽衄，春不病颈项，仲夏不病胸胁，长夏不病洞泄寒中，秋不病风疟，冬不病痹厥。飧泄，而汗出也。

夫精者，身之本也。故藏于精者，春不病温。夏暑汗不出者，秋成风疟。此平人脉法也。

故曰，阴中有阴，阳中有阳。平旦至日中，天之阳，阳中之阳也；日中至黄昏，天之阳，阳中之阴也；合夜至鸡鸣，天之阴，阴中之阴也；鸡鸣至平旦，天之阴，阴中之阳也。故人亦应之。

夫言人之阴阳，则外为阳，内为阴；言人身之阴阳，则背为阳，腹为阴；言人身之脏腑中阴阳，则脏者为阴，腑者为阳。肝、

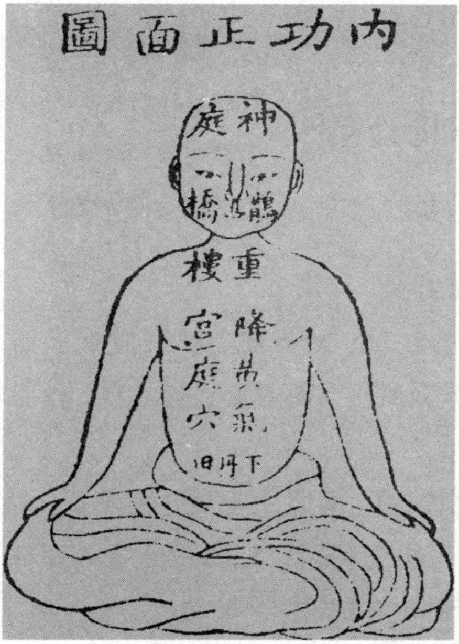

清代潘爵《却病延年导引图》中的内功正面图

心、脾、肺、肾五脏皆为阴，胆、胃、大肠、小肠、膀胱、三焦六腑皆为阳。所以欲知阴中之阴、阳中之阳者何也？为冬病在阴，夏病在阳，春病在阴，秋病在阳，皆视其所在，为施针石也。故背为阳，阳中之阳，心也；背为阳，阳中之阴，肺也；腹为阴，阴中之阴，肾也；腹为阴，阴中之阳，肝也；腹为阴，阴中之至阴，脾也。此皆阴阳、表里、内外、雌雄相输应也，故以应天之阴阳也。

帝曰：五脏应四时，各有收受乎？

岐伯曰：有。东方青色，入通于肝，开窍于目，藏精于肝。其病发惊骇，其味酸，其类草木，其畜鸡，其谷麦。其应四时，上为岁星，是以春气在头也。其音角，其数八，是以知病之在筋也，其臭臊。

南方赤色，入通于心，开窍于耳，藏精于心，故病在五脏。其味苦，其类火，其畜羊，其谷黍。其应四时，上为荧惑星，是以知病之在脉也。其音徵，其数七，其臭焦。

中央黄色，入通于脾，开窍于口，藏精于脾，故病在舌本。其味甘，其类土，其畜牛，其谷稷。其应四时，上为镇星，是以知病之在肉也。其音宫，其数五，其臭香。

西方白色，入通于肺，开窍于鼻，藏精于肺，故病在背。其味辛，其类金，其畜马，其谷稻。其应四时，上为太白星，是以知病之在皮毛也。其音商，其数九，其臭腥。

北方黑色，入通于肾，开窍于二阴，藏精于肾，故病在溪。其味咸，其类水，其畜彘，其谷豆。其应四时，上为辰星，是以知病之在骨也。其音羽，其数六，其臭腐。

故善为脉者，谨察五脏六腑，一逆一从，阴阳、表里、雌雄之纪，藏之心意，合心于精。非其人勿教，非其真勿授，是谓得道。

【译文】

黄帝问道：什么是天有八风，经有五风？

岐伯说：自然界的八方之风会产生八种风邪，中伤经脉，形成经脉风病，风邪还会进而侵犯五脏，使五脏发病。一年的四个季节相互克制，春季属木，克制长夏；长夏属土，克制冬水；冬季属水，克制夏火；夏季属火，克制秋金；秋季属金，克制春木，这就是四时气候的相克关系。

东风形成于春季，通常引发肝的病变，病邪从颈部侵入。南风形成于夏季，常常引发心的病变，病邪从胸胁侵入。西风形成于秋季，常常引发肺部病变，病邪从肩背侵入。北风形成于冬季，多引发肾的病变，病邪从腰股侵入。长夏之风属土，土位于中央，病变的部位多发生在脾，病邪常从背脊侵入。

因此春气之邪伤人，病变多见于头部；夏气之邪伤人，病变多见于内脏；秋气之邪伤人，病变多见于肩背；冬气之邪伤人，病变多见于四肢。

所以，春天多出现鼽衄之病，夏天多发生胸胁方面的疾病，

长夏容易出现洞泄等里寒的病症，秋季容易患上风疟，冬季容易患上痹厥之症。

所以冬季不要扰动筋骨，力求藏阴潜阳，这样到春季，就不会出现鼽衄和颈部疾病，夏天胸胁就不会患病，到了长夏，则不会遭受洞泄等里寒之症，到了秋季，就不会患上风疟，到了冬季，就不会罹患痹厥、飧泄、虚汗等病。

精是人体的根本，所以阴精内藏而不外泄，到了春季就不会罹患温热之病。夏季炎热的时候，阳气旺盛，如果不能出汗散发热量，到了秋天就会导致风疟。这是普通人诊察四季发病的一般规律。

所以说，阴和阳又各有阴阳之分。白昼属阳，清晨到中午时段，是阳中之阳；中午到傍晚，是阳中之阴。夜晚属阴，傍晚到半夜，是阴中之阴；半夜到天明，是阴中之阳。

人的阴阳也是这样。就人体而言，是外部为阳，内部为阴。就人的躯干来说，是背部为阳，腹部为阴。就人的脏腑而言，是脏为阴，腑为阳。即肝、心、脾、肺、肾五脏属阴，胆、胃、大肠、小肠、膀胱、三焦六腑属阳。为什么要知道阴中之阴、阳中之阳的道理呢？这是因为只有据此分析四时疾病的阴阳属性，才能进行治疗，比如冬病在阴，夏病在阳，春病在阴，秋病在阳，要根据具体部位的阴阳属性来选择相应的针刺疗法和砭石疗法。背部为阳，心脏乃是阳中之阳，肺是阳中之阴。腹部为阴，肾是阴中之阴，肝是阴中之阳，脾是阴中之至阴。以上所说，都是人体阴阳、表里、内外、雌雄相互联系对应的例证，与天地自然的阴阳变化是相应的。

黄帝说：五脏与四季变化相应，它们还分别与其他事物相

归属吗？

岐伯说：有。东方为青色，跟人体的肝相应，肝在体表的苗窍是眼睛，精气蕴藏于肝，病状常常为惊恐，在五味中属酸，跟草木是同类，在五畜中相对应的是鸡，五谷中相对应的是麦，在四季中与春相应，在天体中对应木星，因为春天阳气上升，所以病多集中在人的头部，属于五音中的角，在五行的成数是八，又因为肝气主宰筋脉，所以它的病变常常表现在筋脉方面。气味是腥臊。

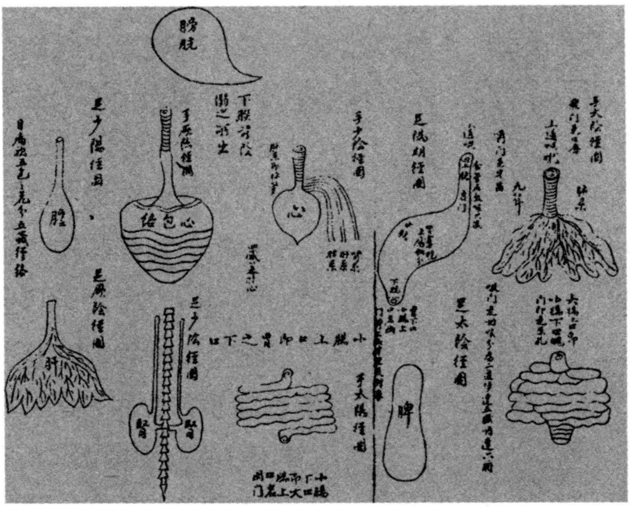

清代腧培林、滕千里《相络相法》中的脏腑图

南方的颜色是红，与心相通，心在体表的苗窍是耳，精气隐藏内心，味苦，与火同类，在五畜中相对应的是羊，五谷中相对应的是黍，在四季中为夏，在天体为火星，它造成的病症多表现在血脉和五脏。在五音中与徵相应，它的成数是七。气味为焦味。

中央的颜色是黄，跟脾相通，脾在体表的苗窍为口，精气隐藏于脾，对应五味中的甘，跟土同类，在五畜中相对应的是牛，五谷中相对应的是稷，在四季中对应夏，在天体中对应土星，发病时多表现在舌根和肌肉方面，五音中与它相应的是宫，它的成数为五。气味为香气。

西方颜色为白，和肺相应，肺在体表的苗窍为鼻，精气隐藏于肺，对应五味中的辛，在五行中与金同类，在五畜中相对应的是马，五谷中相对应的是稻，在四季中对应秋，在天体中与金星相应，病变多发部位为背部和皮毛，五音中与它相应的是商，它的成数是九。气味为腥气。

北方的颜色为黑，跟肾相通，肾在体表的苗窍为前后二阴，精气蕴藏于肾，对应五味中的咸，在五行中属水，在五畜中相对应的是猪，五谷中相对应的是豆。在四季中对应冬季，与水星相应，多在溪和骨发病，五音中与它相应的是羽，成数是六。气味为腐气。

所以，善于切按脉象的医生，能够谨慎细心地感知五脏六腑的顺逆变化，条理清晰地总结出阴阳、表里、雌雄的对应和联系，并深深地记在心中。这是极宝贵的学术，不是愿意学习的人千万不要传授，不是真心实意学习的人也一定不要传授，以使这种学术传播下去。

阴阳应象大论篇第五

黄帝曰：阴阳者，天地之道也，万物之纲纪，变化之父母，生杀之本始，神明之府也，治病必求于本。

故积阳为天，积阴为地。阴静阳躁，阳生阴长，阳杀阴藏。阳化气，阴成形。寒极生热，热极生寒。寒气生浊，热气生清。清气在下，则生飧泄；浊气在上，则生䐜胀。此阴阳反作，病之逆从也。

故清阳为天，浊阴为地；地气上为云，天气下为雨；雨出地气，云出天气。故清阳出上窍，浊阴出下窍；清阳发腠理，浊阴走五脏；清阳实四支，浊阴归六腑。

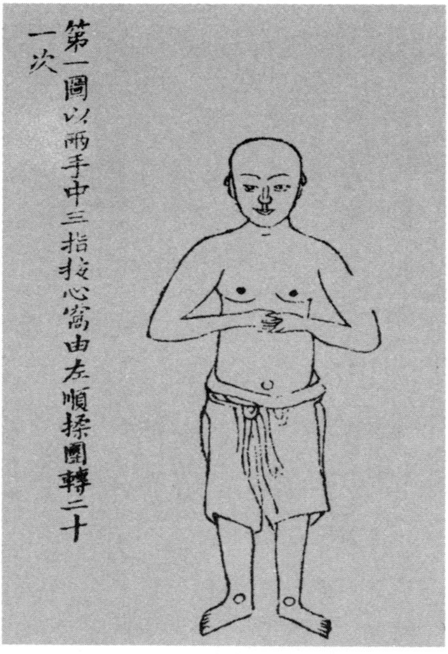

清代潘霨《却病延年导引图》中的第一图——却病延年法

水为阴，火为阳，阳为气，阴为味。味归形，形归气，气归精，精归化，精食气，形食味，化生精，气生形。味伤形，气伤精，精化为气，气伤于味。

阴味出下窍，阳气出上窍。味厚者为阴，薄为阴之

阳。气厚者为阳，薄为阳之阴。味厚则泄，薄则通。气薄则发泄，厚则发热。壮火之气衰，少火之气壮。壮火食气，气食少火。壮火散气，少火生气。气味辛甘发散为阳，酸苦涌泄为阴。

阴胜则阳病，阳胜则阴病。阳胜则热，阴胜则寒。重寒则热，重热则寒。寒伤形，热伤气。气伤痛，形伤肿。故先痛而后肿者，气伤形也；先肿而后痛者，形伤气也。

风胜则动，热胜则肿，燥胜则干，寒胜则浮，湿胜则濡泻。天有四时五行，以生长收藏，以生寒暑燥湿风；人有五脏化五气，以生喜怒悲忧恐。故喜怒伤气，寒暑伤形；暴怒伤阴，暴喜伤阳。厥气上行，满脉去形。喜怒不节，寒暑过度，生乃不固。故重阴必阳，重阳必阴。故曰，冬伤于寒，春必温病；春伤于风，夏生飧泄；夏伤于暑，秋必痎疟；秋伤于湿，冬生咳嗽。

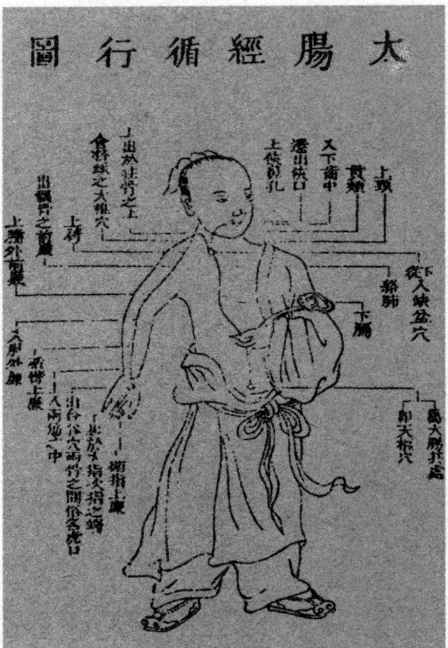

《刺灸心法要诀》中的大肠经循行图

帝曰：余闻上古圣人，论理人形，列别脏腑，端络经脉，会通六合，各从其经；气穴所发，各有处名；溪谷属骨，皆有所起；分部逆从，各有条理；四时阴阳，尽有经纪；外内之应，皆有表里，其信然乎？

岐伯对曰：东方生风，风生木，木生酸，酸生肝，肝生筋，筋生心，肝主目。

其在天为玄，在人为道，在地为化。化生五味，道生智，玄生神。神在天为风，在地为木，在体为筋，在脏为肝，在色为苍，在音为角，在声为呼，在变动为握，在窍为目，在味为酸，在志为怒。怒伤肝，悲胜怒；风伤筋，燥胜风；酸伤筋，辛胜酸。

南方生热，热生火，火生苦，苦生心，心生血，血生脾，心主舌。其在天为热，在地为火，在体为脉，在脏为心，在色为赤，在音为徵，在声为笑，在变动为忧，在窍为舌，在味为苦，在志为喜。喜伤心，恐胜喜；热伤气，寒胜热；苦伤气，咸胜苦。

中央生湿，湿生土，土生甘，甘生脾，脾生肉，肉生肺，脾主口。其在天为湿，在地为土，在体为肉，在脏为脾，在色为黄，在音为宫，在声为歌，在变动为哕，在窍为口，在味为甘，在志为思。思伤脾，怒胜思；湿伤肉，风胜湿；甘伤肉，酸胜甘。

西方生燥，燥生金，金生辛，辛生肺，肺生皮毛，皮毛生肾，肺主鼻。其在天为燥，在地为金，在体为皮毛，在脏为肺，在色为白，在音为商，在声为哭，在变动为咳，在窍为鼻，在味为辛，在志为忧。忧伤肺，喜胜忧；热伤皮毛，寒

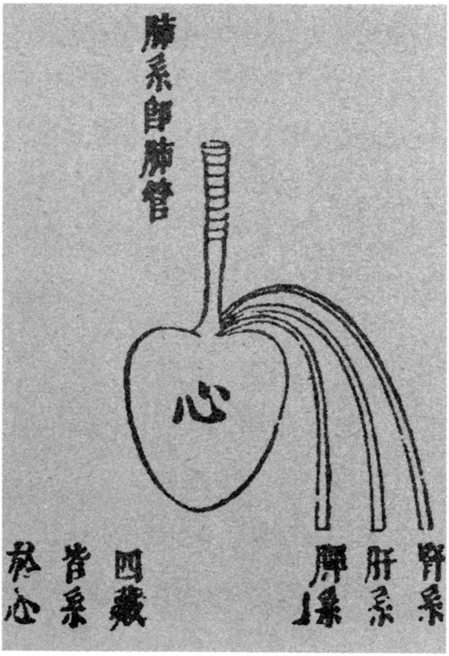

明代张介宾《类经图翼》脏腑图中的心脏图

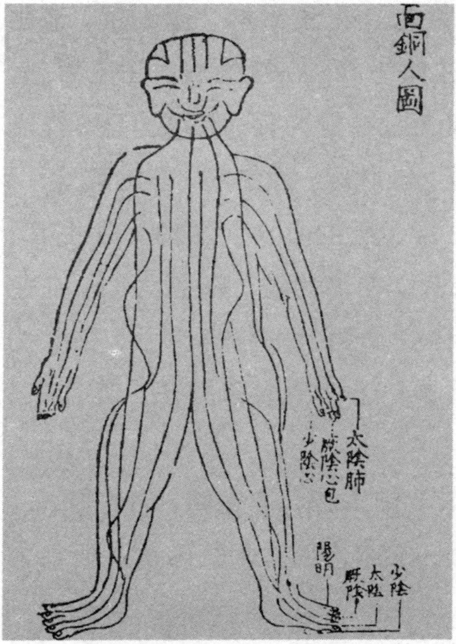

明嘉靖《针灸聚英》三铜人图中的正面铜人图

胜热；辛伤皮毛，苦胜辛。

北方生寒，寒生水，水生咸，咸生肾，肾生骨髓，髓生肝，肾主耳。其在天为寒，在地为水，在体为骨，在脏为肾，在色为黑，在音为羽，在声为呻，在变动为栗，在窍为耳，在味为咸，在志为恐。恐伤肾，思胜恐；寒伤血，燥胜寒；咸伤血，甘胜咸。

故曰：天地者，万物之上下也；阴阳者，血气之男女也；左右者，阴阳之道路也；水火者，阴阳之征兆也；阴阳者，万物之能始也。故曰：阴在内，阳之守也；阳在外，阴之使也。

帝曰：法阴阳奈何？

岐伯曰：阳胜则身热，腠理闭，喘粗为之俯仰，汗不出而热，齿干以烦冤，腹满死，能冬不能夏。阴胜则身寒，汗出，身常清，数栗而寒，寒则厥，厥则腹满，死，能夏不能冬。此阴阳更胜之变，病之形能也。

帝曰：调此二者奈何？

岐伯曰：能知七损八益，则二者可调，不知用此，则早衰之节也。年四十，而阴气自半也，起居衰矣；年五十，体重，耳目不聪明矣；年六十，阴痿，气大衰，九窍不利，下虚上

实，涕泣俱出矣。故曰：知之则强，不知则老，故同出而名异耳。智者察同，愚者察异，愚者不足，智者有余，有余则耳目聪明，身体轻强，老者复壮，壮者益治。是以圣人为无为之事，乐恬憺之能，从欲快志于虚无之守，故寿命无穷，与天地终，此圣人之治身也。

天不足西北，故西北方阴也，而人右耳目不如左明也；地不满东南，故东南方阳也，而人左手足不如右强也。

帝曰：何以然？

岐伯曰：东方阳也，阳者其精并于上，并于上则上明而下虚，故使耳目聪明而手足不便也；西方阴也，阴者其精并于下，并于下则下盛而上虚，故其耳目不聪明而手足便也。故俱感于邪，其在上则右甚，在下则左甚，此天地阴阳所不能全也，故邪居之。

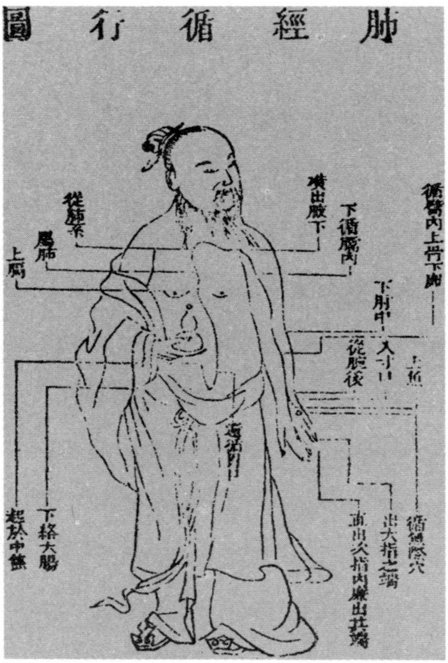

《刺灸心法要诀》中的肺经循行图

故天有精，地有形，天有八纪，地有五理，故能为万物之父母。清阳上天，浊阴归地，是故天地之动静，神明为之纲纪，故能以生长收藏，终而复始。惟贤人上配天以养头，下象地以养足，中傍人事以养五脏。天气通于肺，地气通于嗌，风气通于肝，雷气通于心，谷气通于脾，雨气通于肾。六

经为川，肠胃为海，九窍为水注之气。以天地为之阴阳，阳之汗，以天地之雨名之；阳之气，以天地之疾风名之。暴气象雷，逆气象阳。故治不法天之纪，不用地之理，则灾害至矣。

故邪风之至，疾如风雨，故善治者治皮毛，其次治肌肤，其次治筋脉，其次治六腑，其次治五脏。治五脏者，半死半生也。

故天之邪气，感则害人五脏；水谷之寒热，感则害于六腑；地之湿气，感则害皮肉筋脉。

故善用针者，从阴引阳，从阳引阴，以右治左，以左治右，以我知彼，以表知里，以观过与不及之理，见微得过，用之不殆。

善诊者，察色按脉，先别阴阳；审清浊，而知部分；视喘息，听音声，而知所苦；观权衡规矩，而知病所主。按尺寸，观浮沉滑涩，而知病所生；以治无过，以诊则不失矣。

故曰，病之始起也，可刺而已；其盛，可待衰而已。故因其轻而扬之，因其重而减之，因其衰而彰之。形不足者，温之以气；精不足者，补之以味。其高者，因而越之；其下者，引而竭

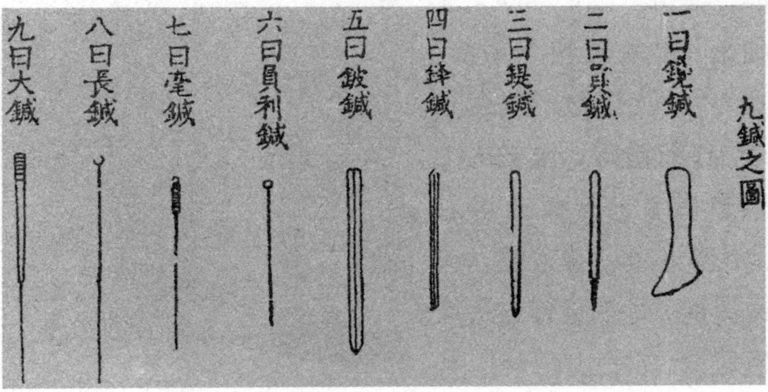

明代马莳《灵枢注证发微》中的九针图

之；中满者，泻之于内；其有邪者，渍形以为汗；其在皮者，汗而发之；其慓悍者，按而收之；其实者，散而泻之。审其阴阳，以别柔刚，阳病治阴，阴病治阳，定其血气，各守其乡，血实宜决之，气虚宜掣引之。

【译文】

黄帝道：阴阳是宇宙间的一般规律，是一切事物的纲领和变化之源，是生长毁灭的根本，也是一切事物新生、成长、变化、消亡的基本规律。所以治疗疾病时，必须探求阴阳这个根本。

以自然界的变化来比喻，阳气上浮，而成为天，阴气下降，而成为地。阴沉静，阳焦躁；阳主生发，阴主成长；阳主肃杀，阴主收敛。阳能产生力量，阴能赋予形体。寒到极点会生热，热到极点会生寒；寒气能产生浊阴，热气能产生清阳。清阳之气下降而不上升，就会发生泄泻之病。浊阴之气上升而不下降，就会发生胀满之病。这就是阴阳的异常变化而产生的顺逆之分。

所以大自然的清阳之气上升为天，浊阴之气下降为地；地气蒸发上升为云，天气凝聚下降为雨；雨是地气上升之云转变而成，云是天气蒸发水汽转变而成。人体自身的变化也是如此，清阳之气出于耳、目、口、鼻等上窍，浊阴之气出于前、后阴等下窍；清阳之气发泄于腠理，浊阴之气内归于五脏；清阳之气充实于四肢，浊阴之气归流于六腑。

以水火划分阴阳，则水属阴，火属阳。阳是无形的气，阴是有形的味。食物属阴，能充养身体，而形体的生成又有赖于气化的功能，功能是由阴精所产生的，精可以化生功能。精又是

由气化而产生的，所以形体的滋养全部依靠饮食，饮食经过生化作用而产生阴精，再经过气化作用充养形体。如果饮食不节制，反而损伤形体，功能不正常也会损伤阴精，阴精可以产生功能，饮食没有节制，功能也会受损害。

味属阴，因此排出于下窍；气属阳，因此泻出于上窍。味重的属于阴中之阴，味淡的属于阴中之阳；气坚厚的属于阳中之阳，气薄弱的属于阳中之阴。味浓厚可以泻下，味清淡则可通利；气薄弱能渗泻邪气，气坚厚能助阳生热。阳气亢盛会使元气虚竭，阳气正常会使元气旺盛，因为过盛的阳气会损伤元气，而元气却依靠正常的阳气，所以过盛的阳气会消耗元气，正常的阳气能补充元气。气味之中，凡具有辛甘之味和发散作用的，就属于阳，凡具有酸苦之味与涌泄作用的，就属于阴。

人体的阴阳是相对平衡的，如果阴气偏胜，阳气就会受到损伤而引发病变；如果阳气偏胜，阴气就会受到损伤而引发病变。阳气偏胜，人体就会产生热性病，阴气偏胜，人体就会产生寒性病。寒到极点，反而表现为热象；热到极点，反而表现为寒象。寒邪损伤人的形体，热邪损伤人的气分。气分受损，则会导致疼痛；形体受损，则会出现肿胀。因此，如果疾病是先有疼痛而后见肿胀的，是由于人的气分受到损伤，而后牵涉形体；先肿胀而后疼痛的，就是形体先受到损伤，而后影响气分。

体内风邪偏胜，会出现痉挛摇晃；热邪偏胜，会出现红肿；燥邪偏胜，会出现干枯；寒邪偏胜，会出现浮肿；濡邪偏胜，会出现濡泻。大自然有春、夏、秋、冬四季的更替和木、火、土、金、水五行的变化，因此，才有了寒、暑、燥、湿、风五种气候

现象，形成了生、长、化、收、藏的规律。人有心、肝、脾、肺、肾五脏，五脏之气化生五志，进而形成喜、怒、悲、忧、恐这五种不同的情绪变化。喜怒太过，会伤害人的正气；寒暑太过，则损伤人的形体。暴怒伤阴；暴喜伤阳。气逆上冲，充满经脉，则神气浮越，脱离形体。总之，喜怒不加节制，寒暑之气太盛，都会危及生命。阴极可以转化为阳，阳极可以转化为阴。同理，在冬季如果被寒邪所伤，到了春季就容易患上温病；在春季如果被风邪所伤，到了夏季就容易患上飧泄症；在夏季如果被暑邪所伤，到了秋季就容易患上疟疾；在秋季如果被湿邪所伤，到了冬季就容易患上咳嗽。

黄帝问道：我听说上古时候的圣人，讲求人体的形态，分别内在的脏腑，了解经脉的分布，交汇贯通六合，各依不同的循行路线起止；经气流出入的部位，各有名称；肌肉交会处与关节连接处，各有起点；分属部位的逆顺，各有条理；四季的阴阳变化，各有秩序；外在环境与人体内部的对应，各有表里，这些都是真的吗？

岐伯回答说：春主东方，阳气回升，风随之产生，风能够使树木生长，树木茂长之下就能够生成酸味的东西，酸味的东西能够滋养肝气，肝气又能滋养筋脉，筋脉得到滋养能生发心气，肝气上通于目。它在自然界中是精深玄妙的，使人能了解自然界变化的道理，因此具备无穷的智慧；万事万物精深玄妙，变化神妙莫测。这种神奇的变化，在天是六气中的风气，在地是五行中的木气，在人体是筋，在五脏是肝，在五色是青，在五音是角，在五声是呼，在病变是握，在七窍是目，在五味是酸，在情绪是怒。发怒会损伤肝气，悲忧能平制怒气；风气会损伤筋

脉，燥气能平抑风气；过食酸物也损伤筋脉，辛味能平制酸味。

夏主南方，阳气转盛而生热，热能生火，火气能生苦味的东西，苦味的东西滋养心气，心气能够化生血气，血脉又能够濡养脾气，心气关联于舌。它的变化，在天为热气，在地为火气，在人体是脉，在五脏是心，在五色是赤，在五音是徵，在五声是笑，在病变为忧，在苗窍是舌，在五味是苦，在情绪是喜。过喜会伤害心气，恐惧能够平制喜气；过热会损伤心气，寒气能够平制热气；过食苦味的东西损害气，咸味能够平制苦味。

长夏主中央，长夏生出湿气，湿气能生土气，土气能生甘味，甘味的东西滋养脾气，脾气能够滋养肌肉，肌肉丰腴又能够滋养肺气，脾气关联于口。它的变化，在天为湿气，在地为土气，在人体是肌肉，在五脏是脾，在五色是黄，在五音是宫，在五声是歌，在病变是哕，在苗窍是口，在五味是甘，在情绪是思。思虑过度会损伤脾气，怒气能够平制思虑；湿气过度会损伤肌肉，风气能够平制湿气；过食甘味会损伤肌肉，酸味能够平抑甘味。

秋主西方，秋天产生燥气，燥气能生金气，金气刚猛就能生成辛味的东西，辛味的东西滋养肺气，而肺气能够滋养皮毛，皮毛润泽能滋养肾气，肺气关联于鼻。它的变化，在天为燥气，在地是五行中的金，在人体是皮毛，在五脏是肺，在五色是白，在五音是商，在五声是哭，在病变是咳嗽，在苗窍是鼻，在五味是辛，在情绪是忧。忧愁过度会损伤肺，喜气能够平制忧愁；燥热会损伤皮毛，寒气能够平制燥热；过食辛味损伤皮毛，苦味能够平制辛味。

冬主北方，冬天产生寒气，寒气能生水气，水气又能生成咸

味的东西，咸味的东西滋养肾气，肾气能滋养骨髓，骨髓充实能滋养肝气，肾气关联于耳。它的变化，在天为寒气，在地是五行中的水，在人体是骨骼，在五脏是肾，在五色是黑，在五音是羽，在五声是呻，在病变是寒战，在苗窍是耳，在五味是咸，在情绪是恐。恐惧会损伤肾气，思虑能够平制恐惧；寒气会损伤血，辛燥能够平制寒气；过食咸味也损伤血脉，甘味能够平制咸味。因此说：天和地，分别在万物的上部和下部；阴和阳，如血气与女男之相对峙；左和右，是阴阳运行的路线；水和火，水属寒性，火属热性，是阴阳的象征。总之，四季的阴阳变化是万物生长变化的起始。

因此说：阴阳相互作用，阴在内部，为阳的把守；阳在外部，是阴的役使。

黄帝问道：阴阳的法则在人体是如何反映出来的？

岐伯说：阳气过盛，人体就出现热象，腠理关闭，呼吸喘促，身体也因此而起伏反侧，无汗且发热，牙齿干涩，心情烦闷，如果还有腹部胀满的现象，就是死症的表现，这是阳胜之病，所以患者冬天姑且能支撑，夏天就受不了了。阴气过盛，人体就出现寒象，易出虚汗，常常觉得冷，频繁打寒战发抖，甚至手足厥逆，如气逆严重而腹部胀满，就是死症的表现，这是阴胜之病，所以患者夏天姑且能支撑，冬天就受不了了。这就是所谓的阴阳偏胜失衡在人体上的变化反映。

黄帝问道：如何调摄人体的阴阳呢？

岐伯说：如果能够懂得并掌握七损八益的养生之道，就可以调摄人体的阴阴阳，如果不懂得这些道理，人体就会过早衰老。一般人到了四十岁的时候，体内阴气就已自然削减掉一

半，起居行动上出现衰老迹象；到了五十岁的时候，身体变得笨重起来，耳不聪、目不明；到了六十岁的年纪，阴气萎缩，肾气大衰，九窍退化，下虚上实，鼻涕眼泪会不由自主地向外流淌。所以说：懂得并掌握七损八益的规律，身体就会强健；不懂得调摄阴阳的人，身体就会过早衰老。人原本的身体状况相同，却有健康和早衰两种结果。懂得养生的人，能发现共有的健康本能；不懂养生的人，只知道身体衰弱和强健时有所不同。所以，不善于调和的人，常感精力不足，而重视调和的人，常能精力旺盛。精力旺盛则耳聪目明、身轻体健，年迈的老者会变得健硕，而原本年轻的人，身体状况则更好。正因为圣人不勉强行事、自寻烦恼，以乐观愉悦为旨趣，神清气爽，过着宁静的生活，所以能够长生不老，与天地长存。这就是圣人的养生之道啊。

天之阳气在西北方不足，所以西北方属阴，而人的右耳也就不如左耳敏锐；地之阴气在东南方不足，所以东南方属阳，人的左手左脚也就不如右手右脚灵活。

黄帝问道：为什么会这样？

岐伯说：东方属阳，阳性向上，人体阳气聚集在上部，上部精气充盈而下部精气不足，所以上部耳朵灵敏、眼睛明亮，而下部的手足则不太强健便捷；西方属阴，阴气下降，人体阴气聚集在下部，下部精气充盈而上部精气不足，所以上部耳朵不够灵敏、眼睛不够明亮，而下部的手足却强健便捷。所以同样是感受外邪，邪在身体的上部，是右侧严重；如果邪在身体的下部，为左侧严重。天地阴阳不能处处均衡，人的身体也有阴阳盛虚的区别，所以邪气才有可能乘虚侵入。

所以天有精气，地有形体；天有八节之纲纪，地有五方的道理，因此天地是万物生长的根本。阳气轻清上升为天，阴气重浊下凝为地，所以天地的运动与静止，是由阴阳的神妙变化为纲纪，而能使万物春生、夏长、秋收、冬藏，终而复始，循环不休。只有懂得这些道理的人能配合天气来养护头，顺就地气来养护足，依傍人事养护五脏。天的轻清之气通于肺，地的水谷之气通于咽，风木之气通于肝，雷火之气通于心，溪谷之气通于脾，雨水之气通于肾。六经犹如河流，肠胃犹如大海，九窍以水津之气贯注。如以天地的阴阳来比喻人体的阴阳，那么人的汗，好像天空下雨；人身的阳气，好像天地暴风；人的暴怒之气，就好像雷霆；逆上之气，好像阳热的火。因此，调养身体而不懂得取法于天地之理，那么疾病就一定会发生。

所以外邪侵害人体，快得就像疾风暴雨一样。善于治病的医生，病邪刚侵入皮毛的时候，就给予治疗；医术平庸的医生，在病邪侵犯肌肤才治疗；医术较差的，在病邪侵入筋脉时才开始治疗；医术更差的，在病邪深至五脏时才治疗。一旦病邪传入到五脏，就非常严重了，这时只有一半的治愈可能。

人们如果感受了天的邪气，就能伤害到五脏；感受了饮食的或寒或热，就会损害人的六腑；感受了地之湿气，就能损害皮肉筋脉。

所以善于运用针刺治疗的医生，对于在阳的病，常从阴分引导病邪外出；对于在阴的病，常从阳分引导病邪外出，取右边以治疗左边的病，取左边以治疗右边的病，以自己的正常状态来辨别病人的异常状态，并根据病人的外部表征来掌握内部病变，判断病的太过或不及，这样就能在疾病刚出现的时候，便知道

病邪之所在进行治疗，可以避免病情发展到危险的地步。

所以，擅长诊治的医生，通过诊察病人的气色和脉相，首先辨别病症的阴阳；审察五色的清浊，就可以知道病变发生的部位；观察呼吸，听病人发出的声音，可以得知痛苦的所在；诊察四时的色泽和脉搏，就能得知病在哪个肺腑；通过观察寸肤的滑涩和寸口的浮沉，来了解疾病的原因。如此一来，在诊断上就不会有差错，治疗也就没有失误。

所以说：疾病刚发生时，可用针刺治愈；病情严重时，必须待其稍微衰退后再进行针刺治疗。病情较轻时，采用发散轻扬的方法治疗；病情较重时，采用消减法治疗；气血衰弱的，应用补益法治疗。形体衰弱的，应该温阳补气；精气不足的，应该用味道浓厚的食物补之。如果病邪在上部，可以用吐法；病邪在下部，可以用疏导法；病邪在中部，表现为胀满的，可以用泻下法。病邪在体表的，可以使用汤药浸渍的方法发汗；病邪在皮肤的，可以用发汗的方法使病邪外泄；病势急暴的，可用按得其状，以制伏之；属实证的，可用散法或泻下发。诊断疾病的阴阳，以断定治疗方法用刚还是柔，阳病应该治阴，阴病应该治阳；判断病邪在气在血，防止血病损害气，气病损伤血，因此血实的适宜用泻血法，气虚的适宜用导引法。

阴阳离合论篇第六

黄帝问曰：余闻天为阳，地为阴，日为阳，月为阴，大小月三百六十日成一岁，人亦应之。今三阴三阳不应阴阳，其故何也？

岐伯对曰：阴阳者，数之可十，推之可百，数之可千，推之可万，万之大不可胜数，然其要一也。

天覆地载，万物方生，未出地者，命曰阴处，名曰阴中之阴；则出地者，命曰阴中之阳。阳予之正，阴为之主。故生因春，长因夏，收因秋，藏因冬，失常则天地四塞。阴阳之变，其在人者，亦数之可数。

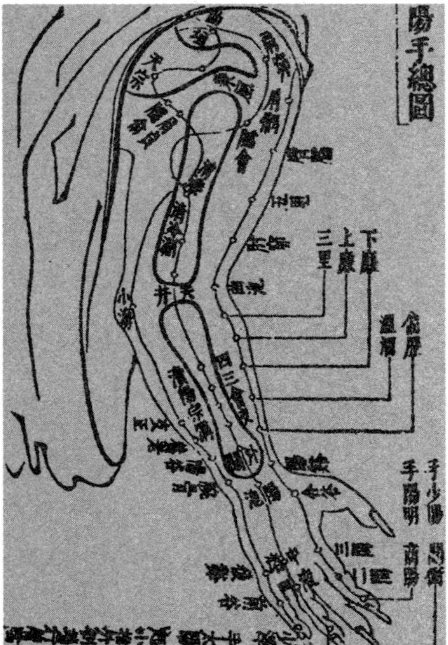

明代张介宾《类经图翼》中的阳手总图

帝曰：愿闻三阴三阳之离合也。

岐伯曰：圣人南面而立，前曰广明，后曰太冲。太冲之地，名曰少阴。少阴之上，名曰太阳，太阳根起于至阴，结于命门，名曰阴中之阳。中身而上，名曰广

明，广明之下，名曰太阴。太阴之前，名曰阳明，阳明根起于厉兑，名曰阴中之阳。厥阴之表，名曰少阳，少阳根起于窍阴，名曰阴中之少阳。是故三阳之离合也，太阳为开，阳明为阖，少阳为枢。三经者，不得相失也，搏而勿浮，命曰一阳。

帝曰：愿闻三阴。

岐伯曰：外者为阳，内者为阴，然则中为阴，其冲在下，名曰太阴。太阴根起于隐白，名曰阴中之阴。太阴之后，名曰少阴。少阴根起于涌泉，名曰阴中之少阴。少阴之前，名曰厥阴。厥阴根起于大敦，阴之绝阳，名曰阴之绝阴。是故三阴之离合也，太阴为开，厥阴为阖，少阴为枢。三经者，不得相失也，搏而勿沉，名曰一阴。

阴阳𩅦𩅦，积传为一周，气里形表而为相成也。

【译文】

黄帝问道：我听说天属阳，地属阴，日属阳，月属阴，大月和小月合起来三百六十天而成为一年，人体也与此相应。但现在人体的三阴三阳却与天地阴阳之数不相对应，这是何道理？

岐伯回答说：天地阴阳所指的范围很广，在实际运用时，经过进一步推演，则可以由十到百，由百到千，由千到万，甚至一直演绎下去，无穷无尽，然而其原则只有一个，那就是对立统一的阴阳之道。

天地之间，万物初生，还没有长出地面的，叫作伏居阴处称为阴中之阴；若已长出地面的，就叫作阴中之阳。有阳气，万物才能生长，有阴气，万物才能成形。所以万物的初生，是凭借春气的温暖；万物的生长则凭借夏气的炙热；万物的

收成凭借着秋气的清凉；万物的闭藏，则凭借冬气的寒冷。如果四时阴阳失序，气候无常，那么万物生长收藏的变化也会失常。这种阴阳变化的道理，于人而言，也是有一定的规律，并且可以推测而知的。

黄帝说：我很想听您说说关于人体三阴三阳的离合情况。

岐伯说：圣人面向南方站立，前方叫作“广明”，后方叫作“太冲”。循行在太冲部位的经脉叫少阴。少阴经上方的经脉，叫太阳。太阳经下端的起点是足小趾外侧的至阴穴，上端的终结点是睛明穴，因为太阳是少阴之表，所以又称为“阴中之阳”。如果用人身上部和下部来说，则人体的上半部分属阳，叫作“广明”，“广明”以下的部分属阴，叫作“太阴”。“太阴”的前面，是阳明经脉，阳明经下端的起点是足大趾侧次趾末端的厉兑穴，因为阳明是太阴之表，所以又称“阴中之阳”。厥阴是阴气已尽、重新回阳的意思，因此厥阴之表，是少阳经，少阳经下端的起点是窍阴穴，因为少阳居于厥阴之表，因此又称“阴中之少阳”。人体三阳经脉的离合情况分别为：太阳主表为开，阳明主里为阖，少阳介乎表里之间为枢。但是它们三者并非互不相干，而是互相协调、密切相关的，所以合称为一阳。

黄帝说：希望再听您讲述三阴的离合情况。

岐伯说：在外的为阳，在内的为阴，所以在里的经脉为阴经，循行在少阴前面的称为太阴，其下端起点大致是足末端的隐白穴，太阴经被称为“阴中之阴”。太阴的后面，叫少阴，其起点是足心的涌泉穴，少阴经被称为阴中之少阴。少阴的前面，称为厥阴，厥明经的起点是足大指末端的大敦穴，由于两阴相合而无阳，加上厥阴又位于最里面的位置，所以称之为

“阴之厥阴”。三阴经的离合情况分别是：太阴是三阴之表为开；厥阴为主阴之里为阖；少阴介于表里之间为枢。但三者之间，并非互不相干，而是相互协调、紧密联系的，所以合起来称为一阴。

阴阳之气，往来运行不息，依次相传于周身，气运于里，形立于表，这就是阴阳离合、表里相成的缘故。

阴阳别论篇第七

黄帝问曰：人有四经十二从，何谓？

岐伯对曰：四经应四时，十二从应十二月，十二月应十二脉。

脉有阴阳，知阳者知阴，知阴者知阳。凡阳有五，五五二十五阳。所谓阴者，真脏也，见则为败，败必死也。所谓阳者，胃脘之阳也。别于阳者，知病处也；别于阴者，知死生之期。三阳在头，三阴在手，所谓一也。别于阳者，知病忌时；别于阴者，知死生之期。谨熟阴阳，无与众谋。

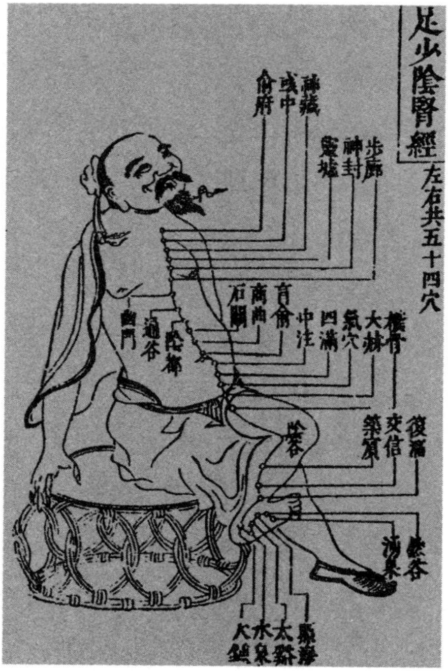

明代张介宾《类经图翼》经穴图之足少阴肾经

所谓阴阳者，去者为阴，至者为阳；静者为阴，动者为阳；迟者为阴，数者为阳。

凡持真脉之脏脉者，肝至悬绝，十八日死；心至悬绝，九日死；肺至悬绝，十二日死；肾至悬绝，七日

死；脾至悬绝，四日死。

曰：二阳之病发心脾，有不得隐曲，女子不月；其传为风消，其传为息贲者，死不治。

曰：三阳为病，发寒热，下为痈肿，及为痿厥腨痟；其传为索泽，其传为颓疝。

曰：一阳发病，少气，善咳，善泄；其传为心掣，其传为隔。

二阳一阴发病，主惊骇，背痛，善噫，善欠，名曰风厥。

二阴一阳发病，善胀，心满善气。

三阳三阴发病，为偏枯痿易，四肢不举。

鼓一阳曰钩，鼓一阴曰毛，鼓阳胜急曰弦，鼓阳至而绝曰石，阴阳相过曰溜。

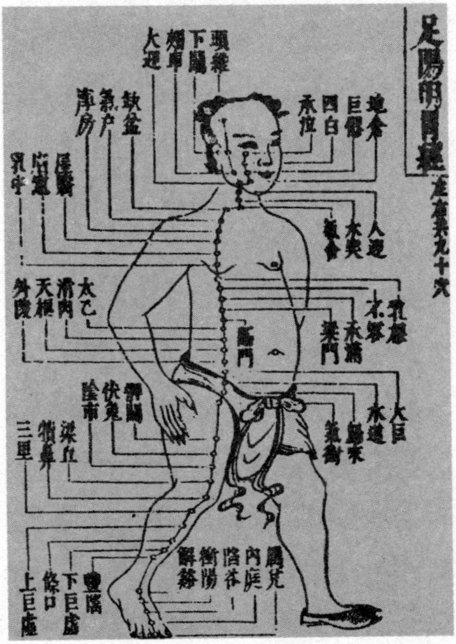

明代张介宾《类经图翼》经穴图之足阳明胃经

阴争于内，阳扰于外，魄汗未藏，四逆而起，起则熏肺，使人喘鸣。

阴之所生，和本曰和。是故刚与刚，阳气破散，阴气乃消亡。淖则刚柔不和，经气乃绝。

死阴之属，不过三日而死；生阳之属，不过四日而死。所谓生阳、死阴者，肝之心，谓之生阳，心之肺，谓之死阴，肺之肾，谓之重阴，肾之脾，谓之辟阴，死

不治。

结阳者，肿四肢；结阴者，便血一升，再结二升，三结三升。阴阳结斜，多阴少阳曰石水，少腹肿。二阳结谓之消，三阳结谓之隔，三阴结谓之水，一阴一阳结谓之喉痹。

阴搏阳别，谓之有子。阴阳虚，肠辟死，阳加于阴谓之汗，阴虚阳搏谓之崩。

三阴俱搏，二十日夜半死；二阴俱搏，十三日夕时死；一阴俱搏，十日平旦死；三阳俱搏且鼓，三日死；三阴三阳俱搏，心腹满，发尽，不得隐曲，五日死；二阳俱搏，其病温，死不治，不过十日死。

【译文】

黄帝问道：人体有四经十二从，指的是什么呢？

岐伯说：四经是与四时相顺应的正常脉象，十二从是与十二个月相顺应的十二经脉。

经脉有阴阳两种，如果能知道什么是阳脉，就能知道什么是阴脉，如果能知道解什么是阴脉，就能知道什么是阳脉。阳脉有五种，分别为春微弦、夏微钩、长夏微缓、秋微毛、冬微石。五时各有五脏的阳脉，所以五时配合五脏，则为二十五种阳脉。阴脉是没有胃气的脉象，叫真脏脉象。真脏脉表示胃气已经衰败，一旦出现衰败的征象，就可推断出患病之人必死。阳脉是有胃气的脉象。通过观察阳脉的情况，就可以知道病变的所在；辨别真脏脉的情况，就可以知道病人的死期。要了解三阳经脉的情况，需要检查喉结两旁的人迎穴；要了解三阴经脉的情况，需要检查手鱼际后的寸口。一般在健康状态下，人

迎穴与寸口的脉象是统一的。辨别属阳的胃脉，就能推知时令气候于疾病的宜忌；辨别属阴的真脏脉，就能推知病人的生死期限。临证时应谨慎而熟练地辨别阴脉与阳脉，就不至于迟疑不决而众说纷纭了。

脉象的阴阳情况是这样的：脉往为阴，脉来为阳；脉静为阴，脉动为阳；脉慢为阴，脉快为阳。

凡触诊到无胃气的真脏脉，比如肝脉来时，或者脉搏微弱，好像一条悬着的线，似断似绝，或者急促而生硬，十八天后一定死；心脉来时，孤悬断绝，九天后一定死；肺脉来时，孤悬断绝，十二天后一定死；肾脉来时，孤悬断绝，七天后一定死；脾脉来时，孤悬断绝，四天后一定死。

通常来说：肠胃有病，就会影响心脾，病人往往有难言的病情，如果是女子就会有月经不调，甚至闭经的现象。如果时间长了病变转移，或者恶化为“风消”，身体渐渐消瘦；或者恶化为“息贲”，呼吸短而急促，气息上逆，就不可治疗了。

通常来说：太阳经有病时，多有寒热的症状，或者下部浮肿，或者两足软弱无力、逆冷，腿肚酸痛。如果时间长了病变转移，会导致皮肤干燥而无光泽，或引发颓疝。

通常来说：少阳经有病时，生发之气就会减少，或易患咳嗽和泄泻。如果时间长了病变转移，会出现心虚掣痛，或为食欲不振、阻塞不通。

阳明与厥阴发生病变时，就会表现为惊骇，背痛，常常嗳气、呵欠，这种病叫风厥。

少阴和少阳有病时，就会表现为腹部胀满，心中烦闷，常常叹气等症状。

太阳和太阴有病时，就会表现为半身不遂的偏枯症，肌肉萎缩无力，或者四肢不能活动。

按压脉搏时，脉搏在指下鼓动，来势强盛，去势衰弱，叫作钩脉；脉搏在指下无力，来势轻浮，叫作毛脉；脉搏有力而紧张，如琴瑟的弦，叫作弦脉；脉搏有力却必须重按，轻按不足，叫石脉；不是十分无力，又不过于有力，来往柔和，流通平顺，叫滑脉。

阴气逆胜于内，阳气扰乱于外，大量出汗，四肢厥冷，寒气就会伤肺，使人喘息有声。

阴精之所以能够不断产生，根本在于阴阳两气的调和。如果以刚与刚，那么阳气过盛就会破散，阴气也会随之消亡；如果阴气独盛，那么寒湿偏胜，刚柔不和，也会导致经脉气血衰败。

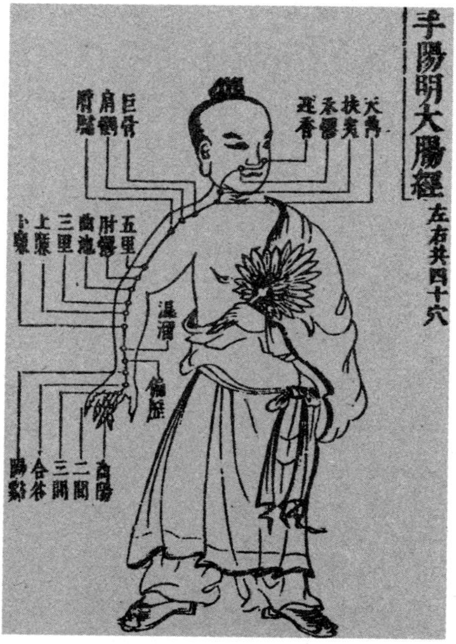

明代张介宾《类经图翼》经穴图之手阳明大肠经

患上属于死阴之类的病，不超过三日就会死；患上属于生阳之类的病，不超过四天就会死。生阳和死阴是这样的：如果肝病转移到心，为木生火，得其气，叫作生阳；心病转移到肺，为火克金，金被火消亡，叫作死阴；肺病转移到肾，肺和肾同属阴，两阴相并，叫重阴；肾病转移到脾，肾水反

过来欺侮脾脾土，叫作辟阴，这都是不可治愈的死症。

如果邪气郁结于阳经，那么四肢就会肿胀；邪气郁结于阴经，阴经的气血受阻，那么大便下血，轻的便一升，重的便二升，更严重的便三升；阴经与阳经都有邪气郁结，而偏重于阴经方面的，就会发生“石水”之病，出现小腹肿胀；邪气郁结于足阳明胃经合手阳明大肠经，那么肠胃俱热，多发生消渴之症；邪气郁结于足太阳膀胱经和手太阳小肠经，那么多为上下不通的隔症；邪气郁结于足太阴脾经合手太阴肺经，那么多为水肿膨胀的病；邪气郁结于厥阴经和少阳经，多为喉痹之病。

阴脉跳动有力，和阳脉有显著的区别，这是怀孕的征象；阴阳脉（尺脉、寸脉）都虚弱，同时患痢疾的，这是死症；阳脉胜于阴脉，会出汗，阴脉虚弱而阳脉强盛，火迫使血循行，如果是妇女就会发生血崩。

肺脾之脉，都搏击于指下，大概到二十天的半夜就会死亡；心肾之脉都搏击于指下，大概到十三天的傍晚时分就会死亡；心包络和肝经之脉都搏击于指下，大概十天后的清晨就会死亡；膀胱小肠之脉都搏击于指下，且过于有力的，三天后就会死亡；三阴三阳之脉都搏击于指下，心腹胀满，阴阳之气发泄已尽，大小便不通，五天后就会死亡；胃和大肠之脉都搏击于指下，如果患有温病，则无法治疗，十天后就会死亡。

灵兰秘典论篇第八

黄帝问曰：愿闻十二脏之相使，贵贱何如？

岐伯对曰：悉乎哉问也！请遂言之。心者，君主之官也，神明出焉；肺者，相傳之官，治节出焉；肝者，将军之官，谋虑出焉；胆者，中正之官，决断出焉；膻中者，臣使之官，喜乐出焉；脾胃者，仓廪之官，五味出焉；大肠者，传道之官，变化出焉；小肠者，受盛之官，化物出焉；肾者，作强之官，伎巧出焉；三焦者，决渎之官，水道出焉；膀胱者，州都之官，津液藏焉，气化则能出矣。凡此十二官者，不得相失也。故主明则下安，以此养生则寿，殁世不殆，以为天下则大昌。主不明则十二官危，使道闭塞而不通，形乃大伤，以此养生则殃，以为天下者，其宗大危，戒之戒之！

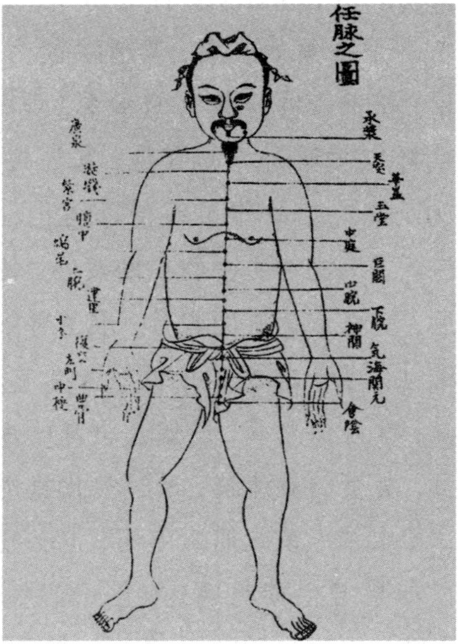

清·乾隆年间佚名氏所绘《凌门传援铜人指穴》中的任脉之图

至道在微，变化无穷，孰知其原！窘乎哉，消者瞿瞿，孰知其要！闵闵之当，孰者为良！恍惚之数，生于毫氂，毫氂之数，起于度量，

千之万之，可以益大，推之大之，其形乃制。

黄帝曰：善哉！余闻精光之道，大圣之业，而宣明大道，非斋戒择吉日，不敢受也。

黄帝乃择吉日良兆，而藏灵兰之室，以传保焉。

【译文】

黄帝问：我想听你讲述人体十二脏腑互相配合的情况，它们之间有主次之别吗？

岐伯回答说：你问得很具体，现在就让我谈谈这个问题。心，就好似君主，主宰全身，人的精神等一切思维活动都由此而出。肺，就好像辅佐君主的宰相，因主一身之气而调节全身的活动。肝，就好像勇武的将军，智谋策略由此而出。胆，就好似负责下决策的官员，具有决断力。膻中，就好似侍奉君主的内臣，护卫心并接收它的指令，心志的喜乐全靠它传出。脾和胃，就好似管理仓库的官员，掌握饮食的受纳和消化，五味的营养就是靠它们的作用而得以消化、吸收和运输。大肠，就好似传递人员，能传送食物中的废物，使其变化为粪便，排出体外。小肠，就好似受盛的官员，承受胃中下行的食物，并再次进行分化清浊。肾，就好似士兵，没有它，智慧和技巧得不到发挥。三焦，就好似总管，能使人全身的水道通畅。膀胱，就好似地方官员，负责储藏津液，通过气化作用，方能排出尿液。上面所说的这十二官，虽然职责不同，但必须协调统一，不能相互脱节。所以如果君主英明通达，臣子们也会安定正常，用这样的道理来养生，就可以使人长寿，一辈子也不会出现严重的疾病。用这个道理治理天下，就会使国家昌盛繁荣。如果君主不英明通达，

十二官就都要发生危险，也就是说心功能失常，则十二脏腑的功能必将发生紊乱，各个器官无法正常发挥作用，人的生命就要受到严重伤害。这时就无从谈养生，更不能延长寿命了，只会引来病患，缩短寿命。同样，如果昏庸的君主来治理天下，那政权就岌岌可危，一定要提高警惕啊！

深奥的道理精妙难测，变化也没有穷尽，谁能知道它的本源呢？这实在是很困难！有学问的人勤勉探求，可是谁能了解它的精要之处？那些道理晦涩难懂，好像被遮掩了，怎么能了解到它的精华是什么呢？那难明之数，由毫厘的微小数目产生，可毫厘也是由更小的度量产生的，只不过它们积少成多，并成千上万地扩大增加，才逐渐演变成了万事万物。

黄帝说：说得好！我听到了精确明白的理论，这是圣人建立事业的根本啊！如此晓畅明白的宏大理论，假如不专心修省并选择良辰吉日，是不敢接受的。

于是，黄帝选择了良辰吉日，把这些理论珍藏在灵台兰室，以便于保存下来，流传后世。

六节藏象论篇第九

黄帝问曰：余闻天以六六之节，以成一岁，人以九九制会，计人亦有三百六十五节，以为天地，久矣。不知其所谓也？

岐伯对曰：昭乎哉问也，请遂言之。夫六六之节，九九制会者，所以正天之度，气之数也。天度者，所以制日月之行也；气数者，所以纪化生之用也。天为阳，地为阴；日为阳，月为阴；行有分纪，周有道理，日行一度，月行十三度而有奇焉，故大小月三百六十五日而成岁，积气余而盈闰矣。立端于始，表正于中，推余于终，而天度毕矣。

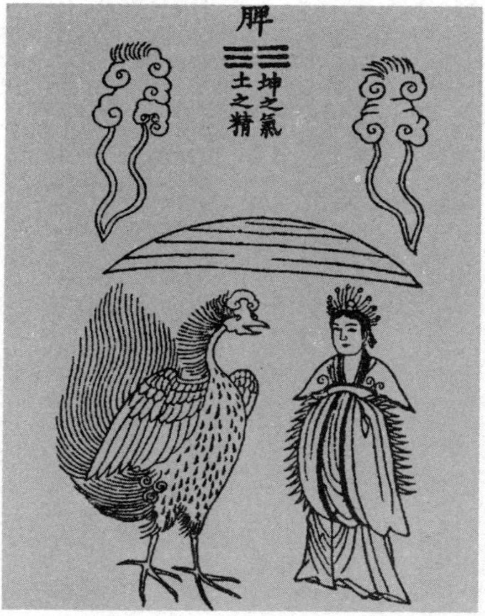

唐代胡愔《黄庭内经五脏六腑图》之脾图

帝曰：余已闻天度矣，愿闻气数何以合之？

岐伯曰：天以六六为节，地以九九制会，天有十日，日六竟而周甲，甲六复而终岁，三百六十日法也。夫自古通天者，生之本，本于阴阳。其气九州九窍，皆通乎天气。故其生五，其气三，三而成天，三而成地，三而成人，三而三之，

合则为九，九分为九野，九野为九脏，故形脏四，神脏五，合为九脏，以应之也。

帝曰：余已闻六六九九之会也，夫子言积气盈闰，愿闻何谓气，请夫子发蒙解惑焉。

岐伯曰：此上帝所秘，先师传之也。

帝曰：请遂闻之。

岐伯曰：五日谓之候，三候谓之气，六气谓之时，四时谓之岁，而各从其主治焉。五运相袭，而皆治之，终朞之日，周而复始，时立气布，如环无端，候亦同法。

故曰：不知年之所加，气之盛衰，虚实之所起，不可以为工矣。

帝曰：五运之始，如环无端，其太过不及何如？

岐伯曰：五气更立，各有所胜，盛虚之变，此其常也。

帝曰：平气何如？

岐伯曰：无过者也。

帝曰：太过不及奈何？

岐伯曰：在经有也。

帝曰：何谓所胜？

岐伯曰：春胜长夏，长夏胜冬，冬胜夏，夏胜秋，秋胜春，所谓得五行时之胜，各以气命其脏。

帝曰：何以知其胜？

岐伯曰：求其至也，皆归始春，未至而至，此谓太过，则薄所不胜，而乘所胜也，命曰气淫。不分邪僻内生，工不能禁。至而不至，此谓不及，则所胜妄行，而所生受病，所不胜薄之也，命曰气迫。所谓求其至者，气至之时也。谨候其时，气可

与期，失时反候，五治不分，邪僻内生，工不能禁也。

帝曰：有不袭乎？

岐伯曰：苍天之气，不得无常也。气之不袭，是谓非常，非常则变矣。

帝曰：非常而变奈何？

岐伯曰：变至则病，所胜则微，所不胜则甚，因而重感于邪，则死矣。故非其时则微，当其时则甚也。

帝曰：善。余闻气合而有形，因变以正名。天地之运，阴阳之化，其于万物，孰少孰多，可得闻乎？

岐伯曰：悉哉问也，天至广不可度，地至大不可量，大神灵问，请陈其方。草生五色，五色之变，不可胜视；草生五味，五味之美，不可胜极。嗜欲不同，各有所通。天食人以五气，地食人以五味。五气入鼻，藏于心肺，上使五色修明，音声能彰。五味入口，藏于肠胃，味有所藏，以养五气，气和而生，津液相成，神乃自生。

帝曰：脏象何如？

岐伯曰：心者，生之本，神之变也，其华在面，其充在血脉，为阳中之太阳，通于夏气。肺者，气之本，魄之处也，其华在毛，其充在

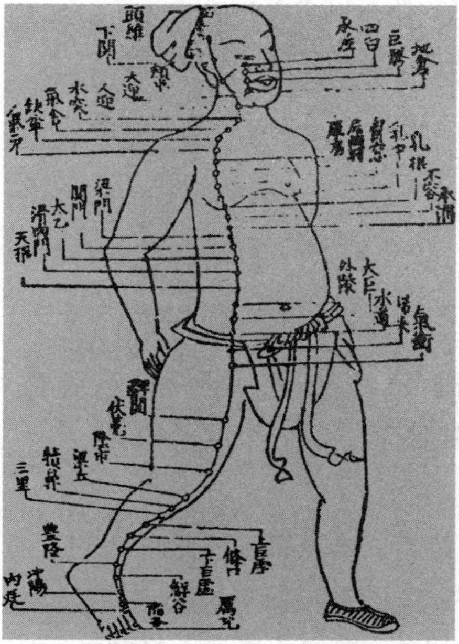

明代高武《针灸聚英》经穴图中的胃经图

皮，为阳中之太阴，通于秋气。肾者，主蛰，封藏之本，精之处也，其华在发，其充在骨，为阴中之太阴，通于冬气。肝者，罢极之本，魂之居也，其华在爪，其充在筋，以生血气，其味酸，其色苍，此为阳中之少阳，通于春气。脾、胃、大肠、小肠、三焦、膀胱者，仓廪之本，营之居也，名曰器，能化糟粕，转味而入出者也，其华在唇四白，其充在肌，其味甘，其色黄，此至阴之类，通于土气。凡十一脏，取决于胆也。

故人迎一盛，病在少阳；二盛，病在太阳；三盛，病在阳明；四盛已上，为格阳。寸口一盛，病在厥阴；二盛，病在少阴；三盛，病在太阴；四盛已上，为关阴。人迎与寸口俱盛四倍已上，为关格，关格之脉赢，不能极于天地之精气，则死矣。

【译文】

黄帝问道：我听说天体的运行是以六个甲子为一年，人体则以九九极数的变化来与之对应，同时人又有三百六十五穴与天地相应，很久前已经听到这些说法，但其中的道理是什么呢？

岐伯说：你问得很高明啊！请让我详细地说说吧。六六之节和九九制会，是用来确定天度和气数的。天度是计算日月行程的尺度。气数是用来表明万物化生之气节的。天属阳，地属阴；日属阳，月属阴。日月的运行有一定的位置和秩序，其环周运行也有一定的轨道。每一昼夜太阳运行一度，而月亮运行十三度多，所以大月、小月加起来三百六十五天构成一年，而月份的不足，再加上节气有余，于是产生了闰月。确定了冬至为一年节气起始，用圭表测量日影，推正中气的时间，随着日

月的运行而推算节气，直到岁尾，整个天度的变化就可以完全计算出来了。

黄帝说：我已经了解天道运行度数的问题了，还想了解气数是如何与天度相配合的。

岐伯说：天以六十日为一节，六节就是一年，地以九九之数配合天道，天有十干，代表十日，十干循环六次就是一个甲子，甲子循环六次就是一年，这就是所谓一年三百六十天的计算方法。从古至今，一切生物都以天气为生命存在的本源，而这个本源就是天地阴阳的变化。地有九州，人有九窍，都与天气相通。天生化出五行，阴阳又依据盛衰消长各自分而为三。三气合成为地，三气合成为人，天、地和人各分为三，三三合为九气，在地划分为九州，在人体分为九脏，即胃、大肠、小肠、膀胱四个"形脏"和肝、心、脾、肺、肾五个"神脏"，与天度节气相通。

黄帝说：我已经懂得了六六与九九相通的道理，先生说把有余的气积累起来就产生了闰月，我想听您说说什么是气？请您启发我的蒙昧、解除我的困惑！

岐伯说：这些知识，是古代帝王保密珍藏的理论，是先师传授给我的。

黄帝说：请您全部讲给我听吧。

岐伯说：五天称作一候，一个节气包括三候，六个节气构成一个季节，四个季节就成为一年，一年四季，各随其五行的配合而分别主宰当年的气候。五行按木、火、土、金、水的次序随时间的变化而更迭推移，各有主宰时令的时候一年结束后，再重新循环。一年四季中的二十四个节气互相承袭，如圆环般循

环往复，而节气中的各候也是如此推移相袭的。

因此说，如果不知道当年主客气如临之期、气的盛衰、虚实的起因等情况，就不能做个高明的医生。

黄帝说：五行相互承袭，循环往复，就如圆环一样没有终结，它的太过和不及的情况如何呢？

岐伯说：五行的运行之气变换更替并主宰季节，各有胜克，所以，互有盛衰的变化，这属于正常情况。

黄帝问道：平气指的是什么情况呢？

岐伯说：平气就是所说的既无太过，也无不及的情况。

黄帝问道：那么太过和不及的情况是怎么样的呢？

岐伯说：经书中已有关于这方面内容的记载。

黄帝说：所胜是什么意思？

岐伯说：春胜长夏，长夏胜冬，冬胜夏，夏胜秋，秋胜春。这是五时之气以时相胜的情况。而人体的五脏就是根据五行之气的属性命名的。

黄帝问道：它们之间的相胜情况，怎样得知呢？

岐伯说：首先通过推求气候到来的时间，就是太过。如果某气太过就会侵凌其原所不胜之气，欺辱其所胜之气，就叫“气淫”；如果时令已到而气候还未到来，就是不及，如果某气不及，那么其所胜之气将因无所制约而妄行，其所生之气则会因为没有得到濡养而衰弱，其所不胜之气则会趁机加倍逼迫，这叫气迫。要想知道气候到来时间的早晚，就要根据时令的变化来推测。严格遵守时令的变化，就能准确预测气候到来的时间。假如弄错时令或者违背时令河气候之间的对应关系，而不能分辨五行之气到来的时间，当邪气内侵，病害危及与人的时

候，即使是医术高明的医生也控制不了疾病了。

黄帝问道：五行之气有不按次序更替的情况吗？

岐伯说：五行之气在四时中的分布不能没有规律。五行之气不按规律承袭，就是反常，反常就会变而为害。

黄帝问道：五行之气的运行出现反常，会怎么样呢？

岐伯说：人体就会患病。如果在某一时令出现的反常气候为当旺之气之所胜者，那么病情就会较轻；反常气候为当旺之气之所不胜者，病情就会较重。如果同时再感受别的病邪，就会死亡。因此反常气候的出现，不在其所克制的某气当旺之时令，病就轻微，若恰在其所克制的某气当旺之时令发病，则病深重。

黄帝说：说得好！我听说，天地之气相合而产生万物又因为天地之气变化多端，所以万物形态各异、名称不同。在万物生成过程中，天地的气运和阴阳变化，哪个作用大，哪个作用小，您能说说吗？

岐伯说：您问得真具体啊！天，是极其之广，不可揣测的；地，是极其之大，不可测量的。可是既然您这样伟大的圣主发问，我就来谈谈其中的道理吧。自然界的草木有五类颜色，变化起来，是难以看尽的；植物长成的时候，有五种味道，而五味的甘美，是品尝不完的。当然，人们对于美妙的五味各有所好，而五色五味分别与五脏相通。天为人们提供五气，地为人们提供五味。五时之气通过鼻孔进入人体，贮藏于心肺之中，其气上行，使人的面色润泽有光，声音清晰洪亮，五味饮食进入口中，积存于肠胃之中，经过消化吸收，五味的精华灌注到五脏，滋养五脏之气。五脏之气调和，就能维持机体生化功能，辅以

津液，人的神气就在此基础上自然产生了。

黄帝又问道：脏象是怎样的？

岐伯说：心是生命的根本，是精神意识存在的地方，其容华表现于面部，其充实滋养的组织是血脉，为阳中的太阳，相通与夏气。肺是气的根本，是魄所蓄藏的地方，其容华表现在毫毛，其充养并滋养的组织是皮肤，是阳中的太阴，相通与秋气。肾主蛰伏，是闭藏经气的根本，是精气的存在之所，其容华表现在头发，其充实滋养的组织是骨骼，为阴中之少阴，相通与冬气。肝是人体耐受疲劳的根本，是魂的寄居之地，其容华表现在爪甲，其充实滋养的组织是筋，可以生养血气，其味酸，其色苍青，为阳中之少阳，相通与春气。脾、胃、大肠、小肠、三焦、膀胱是水谷所藏的根本，为营气所居之处，因有着盛储食物的器具般的功用，故称为器。它们能吸收饮食水谷的精华，排出糟粕，管理饮食五味的转化、吸纳和排泄。其容华表现在口唇周围的白肉，其充实滋养的组织是肌肉，其味甘，其色黄，属于至阴之类，相通与土气。而以上十一脏腑功能的发挥，都取决于胆气的升发。

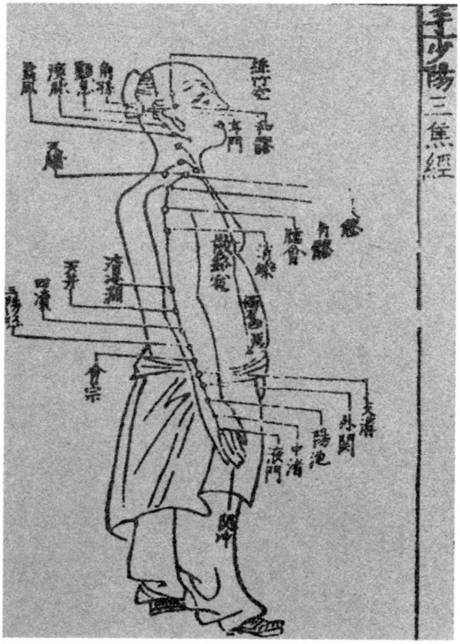

明代高武《针灸聚英》经穴图中的手少阳三焦经图

人迎脉比平时大如果一

倍，那么病在少阳；大两倍，病在太阳；大三倍，病在阳明；大四倍以上，为阳气太过，无法与阴气相通，是为格阳。如果寸口脉比平时大一倍，那么病在厥阴；大两倍，病在少阴；大三倍，病在太阴；大四倍以上，为阴气太过，无法与阳气相通，是为关阴。若人迎脉与寸口脉都比平时大四倍以上，是阴气和阳气都极盛，不得相通，是为关格。如果关格之脉衰竭到不能通达天地精气的地步，就必死无疑。

五脏生成篇第十

心之合脉也，其荣色也，其主肾也；肺之合皮也，其荣毛也，其主心也；肝之合筋也，其荣爪也，其主肺也。脾之合肉也，其荣唇也，其主肝也；肾之合骨也，其荣发也，其主脾也。

是故多食咸，则脉凝泣而变色；多食苦，则皮槁而毛拔；多食辛，则筋急而爪枯；多食酸，则肉胝胎而唇揭；多食甘，则骨痛而发落。此五味之所伤也。故心欲苦，肺欲辛，肝欲酸，脾欲甘，肾欲咸，此五味之合五脏之气也，故色见青如草兹者死，黄如枳实者死，黑如炲者死，赤如衃血者死，白如枯骨者死，此五色之见死也。青如翠羽者生，赤如鸡冠者生，黄如蟹腹者生，白如豕膏者生，黑如乌羽者生，此五色之见生也。

生于心，如以缟裹朱；生于肺，如以缟裹红；生于肝，如以缟裹绀；生于脾，

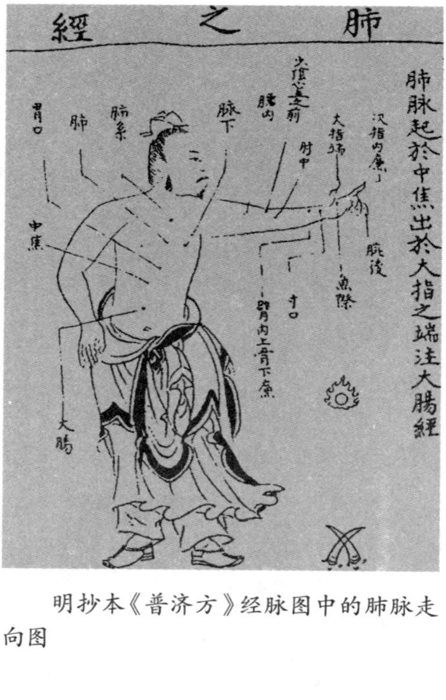

明抄本《普济方》经脉图中的肺脉走向图

如以缟裹栝楼实；生于肾，如以缟裹紫。此五脏所生之外荣也。色味当五脏：白当肺，辛；赤当心，苦；青当肝，酸；黄当脾，甘；黑当肾，咸。故白当皮，赤当脉，青当筋，黄当肉，黑当骨。

诸脉者皆属于目，诸髓者皆属于脑，诸筋者皆属于节，诸血者皆属于心，诸气者皆属于肺，此四支八溪之朝夕也。

故人卧血归于肝，肝受血而能视，足受血而能步，掌受血而能握，指受血而能摄。卧出而风吹之，血凝于肤者为痹，凝于脉者为泣，凝于足者为厥，此三者，血行而不得反其空，故为痹厥也。人有大谷十二分，小溪三百五十四名，少十二俞，此皆卫气之所留止，邪气之所客也，针石缘而去之。

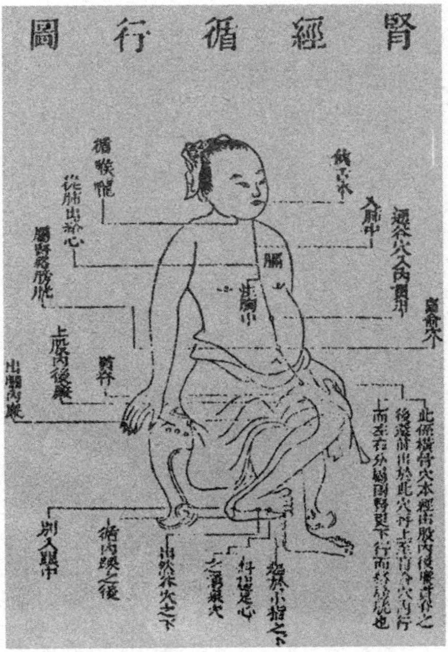

《刺灸心法要诀》中的肾经循行图

诊病之始，五决为纪，欲知其始，先建其母。所谓五决者，五脉也。

是以头痛巅疾，下虚上实，过在足少阴、巨阳，甚则入肾；徇蒙招尤，目冥耳聋，下实上虚，过在足少阳、厥阴，甚则入肝；腹满䐜胀，支鬲胠胁，下厥上冒，过在足太阴、阳明；咳嗽上气，厥在胸中，过在手阳明、太阴；心烦头痛，病在鬲中，过在手巨阳、少阴。

夫脉之小大滑涩浮沉，

可以指别；五脏之象，可以类推；五脏相音，可以意识；五色微诊，可以目察。能合脉色，可以万全。

赤脉之至也，喘而坚，诊曰有积气在中，时害于食，名曰心痹，得之外疾，思虑而心虚，故邪从之；白脉之至也，喘而浮，上虚下实，惊，有积气在胸中，喘而虚，名曰肺痹，寒热，得之醉而使内也；青脉之至也，长而左右弹，有积气在心下支胠，名曰肝痹，得之寒湿，与疝同法，腰痛足清头痛；黄脉之至也，大而虚，有积气在腹中，有厥气，名曰厥疝，女子同法，得之疾使四肢汗出当风；黑脉之至也，上坚而大，有积气在小腹与阴，名曰肾痹，得之沐浴清水而卧。

凡相五色之奇脉，面黄目青，面黄目赤，面黄目白，面黄目黑者，皆不死也；面青目赤，面赤目白，面青目黑，面黑目白，面赤目青，皆死也。

【译文】

心脏与脉相配合，其精华表现于面色，肾脏能制约心脏；肺与皮肤相配合，其精华表现于毫毛，心脏能制约肺脏；肝脏与筋相配合，其精华表现于爪甲，肺脏能制约肝脏；脾脏与肉相配合，其精华表现于口唇，肝脏能制约脾脏；肾脏与骨骼相配合，其精华表现于头发，脾脏能制约肾脏。

因此食用过多的咸味，就会使血脉凝滞，面色发生变化；食用过多的苦味，就会使皮肤干燥，汗毛脱落；食用过多的辛辣，就会使筋脉牵引拘急，爪甲干枯；食用过多的酸味，就会使皮肉粗梗皱缩，口唇干裂翻起；食用过多的甘味，就会使骨骼疼痛，头发脱落。以上损伤都是因为偏好五味而造成的。因此心

脏喜好苦味，肺脏喜好辛味，肝脏喜好酸味，脾脏喜好甘味，肾脏喜好咸味。这是苦、辛、酸、甘、咸五味与心、肺、肝、脾、肾五脏的相合关系。五脏之气会在面色上表现出来。要是面部呈现出死草般的青色，干枯无光泽，是死症；要是面部呈现出枳实般的黄色，是死症；要是面部呈现出烟灰般的黑色，是死症；要是面部呈现出凝血般的红色，是死症；要是面部呈现出枯骨般的白色，是死症。这就是通过五脏反应在面部的五色来判断死症的情况。如果面部呈现出翠鸟羽毛般的青色，主生；如果面部呈现出雄鸡鸡冠般的红色，主生；如果面部呈现出螃蟹之腹般的黄色，主生；如果面部呈现出猪之脂肪般的白色，主生；如果面部呈现出乌鸦羽毛般的黑色，主生。以上则是通过五种面色来判断生气的情况。

进一步说，心脏富有生气，面色就似白绢裹着朱砂一样；肺脏富有生气，面色就似白绢裹着红色的东西一样；肝脏富有生气，面色就似白绢裹着红青色的东西一样；脾脏富有生气，面色就似白绢裹着栝楼的果实一样；肾脏富有生气，面色就似白绢裹着紫色的东西一样。这些都是五脏气血充盈、荣华于外的征象。五色、五味与五脏相合的关系是这样的：白色及辛味与肺相合，赤色及苦味与心相合，青色及酸味与肝相合，黄色及甘味与脾相合，黑色及咸味与肾相合。因为五脏在外与五体相合，白色又与皮肤相合，赤色又与血脉相合，青色又与诸筋相合，黄色又与肌肉相合，黑色又与骨骼相合。

人体所有的经脉之气都连属于目，精髓之气都连属于脑，筋脉都连属于骨节，血脉都连属于心，气机都连属于肺，而气血又日夜在四肢八谿的部位往来运行。

因此人睡觉时，血液储藏到肝脏之中，肝得到血而滋养眼睛，眼睛才能看见东西；腿脚得到了充足的血液，才能够行走；手掌得到血液的充养，才能够握住东西；手指头得到血液的充养，才能够拿取物体。若是刚刚睡起就外出受到风邪的侵袭，血液就会发生滞涩，凝滞在皮肤上，痹症就会出现；凝滞在经脉上，就会导致血流不畅；凝滞在脚部，会引发厥冷。这三种病变，都是因为血液运行不畅，不能正常返回到组织间隙的空穴里而造成的。人体共有大谷十二处，小谿三百五十四处，这其中不包括十二脏腑各自的腧穴处。它们既是卫气停留的地方，也是外邪容易留居之所。治疗疾病时，可针刺这些部位，驱逐病邪。

诊察疾病的根本，要以“五决”作为纲领。要想得知疾病是怎么发生的，则首先必须找到病根。所谓“五决”，实际是指五脏的经脉，据此诊断疾病，就能判断出疾病的位置。

所以头痛等巅顶部位的疾病，属于上虚下实，病邪在足少阴和足太阳经，如果病情加重，就会深入转移到肾脏。头晕眼花，身体摇摆，耳聋，属下实上虚的，病邪在足少阳和足厥阴经，如果病情加重，就会深入转移到肝脏。腹部胀满，使胸膈阻塞，胁肋疼痛，下体厥冷，上体眩晕，属于下气上逆的，病邪在足太阴和足阳明经。咳嗽喘促，气逆于胸，病邪在手阳明和手太阴经。内心烦闷，头疼，胸膈不适的，病邪在手太阳和手少阴经，如病情加重，就会传入心脏。

脉搏的小、大、滑、涩、浮、沉等可以用手指分辨清楚；五脏功能显露在外的，都可以通过相类事物的比象来推求；五脏各自相应合的声音，可以凭意会鉴别；五色的细微变化，都可

以用眼睛观察。诊断疾病时，如果能够综合望色与切脉，就可以达到万无一失了。

患者面色发红，脉搏急促而坚实，即可断定其有病气郁积在中脘，常常妨碍饮食，这种病叫作“心痹”。是外邪侵犯所致，思虑过度致使心气衰弱，于是邪气乘机侵入。患者面色发白，脉搏急迫而浮大，上虚下实，常常出现惊恐的症状，病气稽留在胸中，迫使肺气喘，而肺气原本就很衰弱，这种病叫作“肺痹”。是因为酒醉之后又去行房而造成的。患者面色发青，脉象长并左右弹击手指的，这是病邪稽留在心下，支撑两侧胸胁，此病名叫“肝痹”。是由于感受了寒湿之邪而引起的，与疝气的病理相同，症状有腰痛、脚凉、头痛等。患者面色发黄，脉搏上大而虚，是病邪稽留在浮腹中，并有逆气生成，这种病叫作“厥疝”。女子身上也会出现相同的病，通常是由于四肢过劳以后，出汗而感受了风邪的原因造成的。患者面色发黑，脉搏下坚而大的，这是病邪稽留在小腹和前阴处，这种病叫作“肾痹”。是因为冷水沐浴之后睡觉受凉造成的。

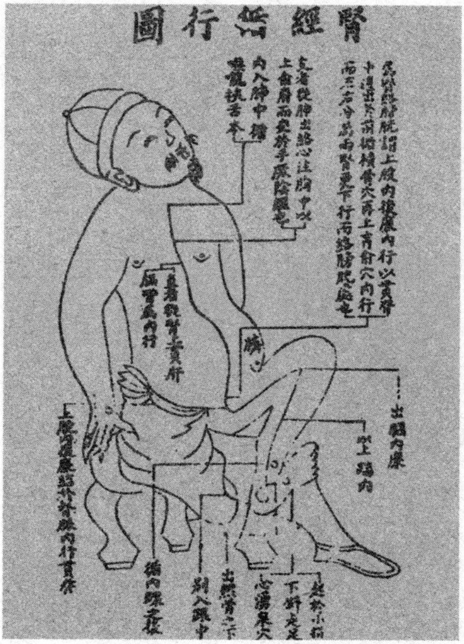

清代陈惠畴《经脉图考》经脉图中的肾经循行图

大凡观察五色，面色发黄而目色发青、面色发黄而目色发红、面色发黄而目色

发白、面色发黄而目色发黑，都是不死的征象。如果面色发青而目色发红、面色发红而目色发白、面色发青而目色发黑、面色发红而目色发青，则都预示着死亡。

五脏别论篇第十一

黄帝问曰：余闻方士，或以脑髓为脏，或以肠胃为脏，或以为腑，敢向更相反，皆自谓是，不知其道，愿闻其说。

岐伯对曰：脑、髓、骨、脉、胆、女子胞，此六者，地气之所生也，皆藏于阴而象于地，故藏而不泻，名曰奇恒之腑。夫胃、大肠、小肠、三焦、膀胱，此五者，天气之所生也，其气象天，故泻而不藏，此受五脏浊气，名曰传化之腑，此不能久留输泻者也。魄门亦为五脏，使水谷不得久藏。

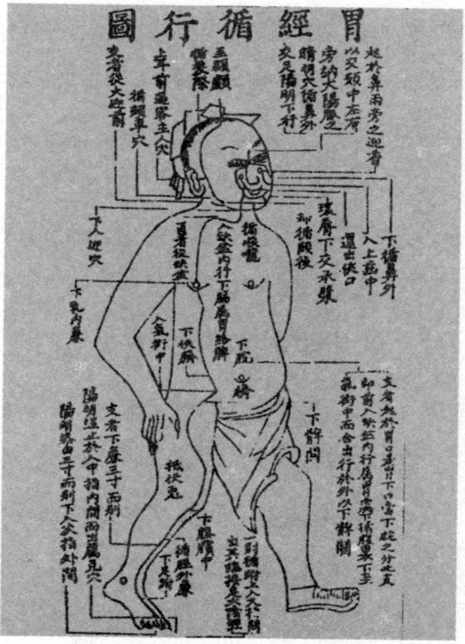

清代陈惠畴《经脉图考》经脉图中的肾经循行图

所谓五脏者，藏精气为五脏六腑而不泻也，故满而不能实；六腑者，传化物而不藏，故实而不能满也。所以然者，水谷入口，则胃实而肠虚；食下，则肠实而胃虚。故曰实而不满，满而不实也。

帝曰：气口何以独为五脏主？

岐伯曰：胃者，水谷之海，六腑之大源也。五味入

口，藏于胃以养五脏气，气口亦太阴也。是以五脏六腑之气味，皆出于胃，变见于气口。故五气入鼻，藏于心肺，心肺有病，而鼻为之不利也。

凡治病必察其上下，适其脉侯，观其志意，与其病能。拘于鬼神者，不可与言至德。恶于针石者，不可与言至巧。病不许治者，病必不治，治之无功矣。

【译文】

黄帝问：我听说方士之中，有人把脑和髓称为脏，有人把肠和胃称为脏，还有人把它们全都称为腑。他们的意见是相反的，却都坚持自己是正确的，请您讲解一下这个问题。

岐伯说：脑、髓、骨、脉、胆和女子胞，都是禀受了地气而生成的，能储藏精血，就像大地包藏万物一样。它们的功能都是贮藏精气以濡养机体而不泄于体外，统称为“奇恒之腑”。胃、大肠、小肠、三焦和膀胱，却是禀受了上天之气而生成的，能像天一样运转不息，它们的功能在于外泄而不储藏，它们接纳五脏的浊气，统称为“传化之腑”，因为浊气不能在人体内长久停留，需要及时传送和排泄。另外，肛门也能为五脏传输和排泄浊气，使饮食水谷的糟粕不会长久停留在体内。

五脏的作用在于藏守精气而不使其外泄，因此充满却不实。六腑的作用是传导水谷的糟粕，而不是储藏，所以它们充实却不能满。之所以是这种状态，是由于饮食水谷从口中进入体内之后下移，先使胃充实，而肠中空虚；饮食水谷继续下移后，肠得到充实，而胃中又空虚了。所以说，六腑是“实而不满”的，五脏是“满而不实”的。

黄帝问道：为什么单独切按气口脉就能诊断出五脏的疾病呢？

岐伯说：胃是储藏饮食水谷的主要器官，为水谷之海，是化生营养物质来充养六腑的源泉，饮食五味从口中进入体内之后，停留在胃中，经过脾脏的输化，五脏之气才得以充养。脾为太阴经，主运输布散津液，气口也是手太阴肺经所经过的地方，也属于太阴经脉，所以五脏六腑的水谷精华，都来源于胃，表现于气口。同时，五气从鼻孔进入人体之后，藏纳于心肺中，心肺有了病变，鼻子就会出现不适的症状。

因此治病的时候，都必须审察患者全身上下的变化，诊测患者的脉象虚实，观察患者的神志和精神状态，以把握治病时机。对于拘泥于鬼神的人，是不能与他们谈论高深的医理的；对于厌恶针石治疗的人，也不能跟他们谈论最巧妙的针刺技术；而患了病却不同意治疗的人，他们的病是无法治愈的，即使强迫他们治疗，也难以收到应有的疗效。

异法方宜论篇第十二

黄帝问曰：医之治病也，一病而治各不同，皆愈，何也？

岐伯对曰：地势使然也。

故东方之域，天地之所始生也，鱼盐之地，海滨傍水，其民食鱼而嗜咸，皆安其处，美其食。鱼者使人热中。盐者胜血，故其民皆黑色踈理，其病皆为痈疡，其治宜砭石。故砭石者，亦从东方来。

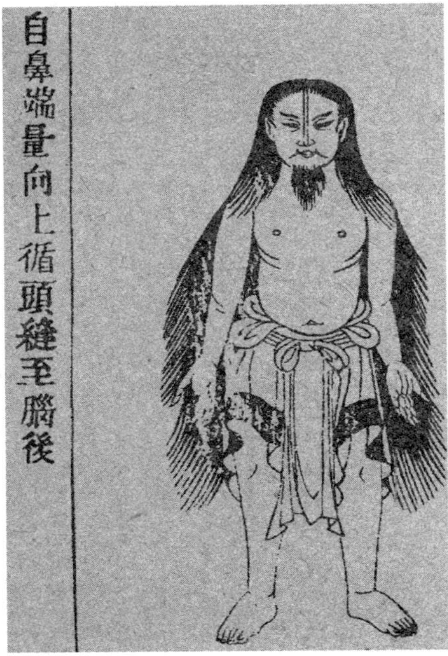

宋代《圣济总录》中的四花穴灸法图（之一）。四花灸，我国古代治疗劳疾的一种特殊灸法。

西方者，金玉之域，沙石之处，天地之所收引也。其民陵居而多风，水土刚强，其民不衣而褐荐，其民华食而脂肥，故邪不能伤其形体。其病生于内，其治宜毒药。故毒药者，亦从西方来。

北方者，天地所闭藏之域也。其地高陵居，风寒冰冽，其民乐野处而乳食。脏寒生满病，其治宜灸焫。故灸焫者，亦从北方来。

南方者，天地所长养，

阳之所盛处也。其地下，水土弱，雾露之所聚也。其民嗜酸而食胕，故其民皆致理而赤色。其病挛痹，其治宜微针。故九针者，亦从南方来。

中央者，其地平以湿，天地所以生万物也众，其民食杂而不劳，故其病多痿厥寒热，其治宜导引按跻。故导引按跻者，亦从中央出也。

故圣人杂合以治，各得其所宜，故治所以异而病皆愈者，得病之情，知治之大体也。

【译文】

黄帝问道：为什么医生医治疾病时，相同的病而采取不同的治疗方法，但结果却都能痊愈呢？

岐伯说：这是因为地理形式不同，而使治疗方法各有差异的缘故啊。

例如东方地区，气候温暖如春，是出产鱼和盐的地方。因为靠着海水，所以该地方的人们多吃鱼类和咸味食物，以鱼盐为美食。可由于鱼性属火，多吃鱼类会使人体内积热，而过多的吃盐，因为咸味走血，又会耗伤血液，所以该地的人们，大都皮肤色黑，肌理粗疏，多发痈疡之类的疾病。治疗这类病，大都宜用砭石刺法。因此，砭石的治病方法，也是传自东方。

西方地区，多山旷野，金玉丰富，沙石遍地，这里的自然环境有如秋季之气，有一种肃杀收敛的特点。该地的人们，依山而居，其地多风，水土之性又刚强。日常生活中，穿毛布、睡草席、很讲究吃鲜美食物，因此他们大都体肥。如此，外邪虽然不容易侵犯他们的形体，但由于饮食过于美味，因而他们多发

内伤一类的疾病。这种病适宜用药物治疗。所以药物疗法，来自西方。

北方地区，自然气候如同冬天的闭藏之气，地形较高，人们依山而住，经常处在寒风凛冽的环境中。该地的人们喜好游牧生活，随时在旷野住宿，喝的是牛羊乳汁，因此内脏受寒时，易生胀满的疾病。这类病适合用艾火灸灼的方法治疗。所以艾火灸灼的治疗方法，来自北方。

南方地区，有如夏季自然界万物旺盛繁茂的气候，阳气隆盛，地势较低，水土薄弱，因此雾露经常聚集。该地的人们，喜欢吃酸类和腐熟的食品，其皮肤机理致密而带红色，易发生筋脉拘急、肢体麻木等疾病。这类病适合用微针针刺。所以九针的治病方法，是从南方传来的。

中央之地，地形平坦，气候湿润，物产丰富，因此人们的食物种类丰富，生活比较安逸，所以易患痿弱、厥逆、寒热等病，治疗这些病适宜用按摩导引的方法。所以按摩导引的治法，起源于中央地区。

综上所述，一个高明的医生是能够综合运用诸种治病方法，并依据病者的实际病情，采用适当的疗法进行治疗的。所以治法尽管各有不同，而结果都能使病者痊愈，这是因为医生熟悉病情并掌握了治疗大法。

移精变气论篇第十三

黄帝问曰：余闻古之治病，惟其移精变气，可祝由而已。今世治病，毒药治其内，针石治其外，或愈或不愈，何也？

岐伯对曰：往古人居禽兽之间，动作以避寒，阴居以避暑，内无眷慕之累，外无伸宦之形，此恬憺之世，邪不能深入也。故毒药不能治其内，针石不能治其外，故可移精祝由而已。当今之世不然，忧患缘其内，苦形伤其外，又失四时之从，逆寒暑之宜，贼风数至，虚邪朝夕，内至五脏骨髓，外伤空窍肌肤，所以小病必甚，大病必死，故祝由不能已也。

帝曰：善。余欲临病人，观死生，决嫌疑，欲知其要，如日月光，可得闻乎？

岐伯曰：色脉者，上帝之所贵也，先师之所传也。上古使僦贷季，理色脉而通神明，合之金木水火土四时八风六合，不离其常，变化相移，以观其妙，以知其要，欲知其要，则色脉是矣。色以应日，脉以应月，常求其要，则其要也。

夫色之变化，以应四时之脉，此上帝之所贵，以合于神明也，所以远死而近生。生道以长，命曰圣王。

中古之治病，至而治之，汤液十日，以去八风五痹之病，十日不已，治以草苏草荄之枝，本末为助，标本已得，邪气乃服。

暮世之治病也则不然，治不本四时，不知日月，不审逆从，病形已成，乃欲微针治其外，汤液治其内，粗工凶凶，以为可

攻，故病未已，新病复起。

帝曰：愿闻要道。

岐伯曰：治之要极，无失色脉，用之不惑，治之大则。逆从到行，标本不得，亡神失国。去故就新，乃得真人。

帝曰：余闻其要于夫子矣，夫子言不离色脉，此余之所知也。

岐伯曰：治之极于一。

帝曰：何谓一？

岐伯曰：一者因得之。

帝曰：奈何？

岐伯曰：闭户塞牖，系之病者，数问其情，以从其意，得神者昌，失神者亡。

帝曰：善。

【译文】

黄帝问：我听说古时治病，只要转移病人的精神，并改变病人气机的运行，用“祝由”的方法就能使病痊愈。现在的医生治病，内服药物，外施针石，还未必能治好，这是为什么呢？

岐伯说：古时候的人们，穴居野外，生活在飞禽走兽之间，天气冷了，就利用活动来驱寒，酷暑来了，就到阴凉的地方避暑，在内精神上没有眷恋羡慕的情志牵挂，在外没有四处奔走求官的劳累之苦，生活在安闲清净、不贪名夺利、精神内守的意境里，外邪气因此不能侵入体内，所以既不需要内服药物，也不需要外施针石。一旦有疾病发生，只要对病人转移精神并改变气机的运行，用“祝由”之法就能把病治好。现在的人们则不一样了，在内遭受忧患的牵累，在外遭受劳苦的疲惫，又

不能顺从四时气候的变化，常常违背寒暑养生的原则，受邪虚贼风的侵犯，正气削弱，外邪趁机侵入，对内深入五脏骨髓，对外损伤孔窍肌肤，这样病势轻的必定加重，病势重的必定会死，所以用祝由的方法就不能医好疾病了。

黄帝说：说得好！我想在接诊病人的时候，能够诊察其生死，明辨疾病的疑似，如果掌握了这个要领，心中就像有日月之光一样明朗了，你能把这种诊法讲给我听吗？

岐伯说：望色和切脉的方法，是远古帝王所重视的，也是先师所传授的。上古有位名医叫做僦贷季，他研究望色和切脉之道，通达阴阳变化的道理，并把色脉和五行、四时、八风、六合相配合，从这些自然现象的正常规律和异常变化，来综合研究声色，观察它的变化奥妙，从而知道其中的要领。而您想知道的要领，其实就是辨察面色和脉息。气色像太阳一样，有阴晴变化，脉息像月亮一样，有盈亏变化，能从四时阴阳的变化来掌握色、脉的变化，这正是诊病的关键。

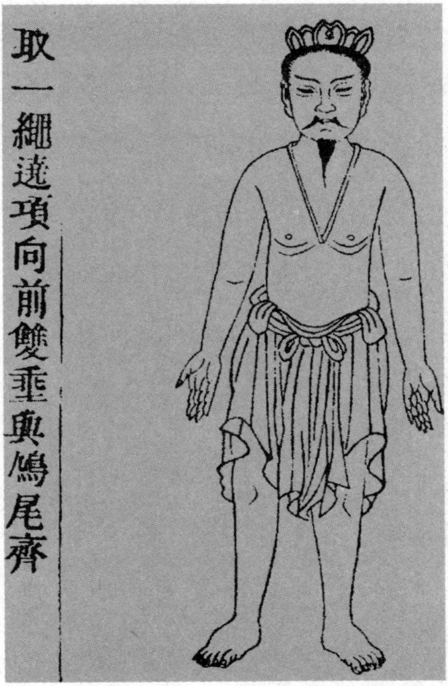

宋代《圣济总录》中的四花穴灸法图（之二）

气色的变化与四时的脉象是相顺应的，上古帝王高度重视这个道理，因为它是符合自然界规律的。若能明

白这些原理，心领神会，便可运用无穷，知道如何使病人回避死亡而达到安全，健康长寿。您要能够做到这样的程度，就会被人们奉为“圣王”。

中古时候的医生，多在疾病初发时就能及时治疗，首先服中药汤剂十天，来驱逐“八风”“五痹”的病邪。如果十天不愈，再用草药治疗，使其相互辅佐。医生还能掌握疾病的根本和表症，标本兼治，所以邪气被征服，疾病也就痊愈了。

可是后世的医生治病就大不一样了，治病不能以四时的阴阳变化为依据，不懂得阴阳变化与色、脉的关系，也不能够辨别病情的顺逆，等到疾病已经形成了，才想用微针从外部治疗，用汤液从内部治疗。这些医术粗浅、草率莽撞的医生，还自以为这样能够治愈疾病，可结果不但不能治愈旧疾，反倒因为治疗的错误而产生了新的疾病。

黄帝说：我愿听听有关临证诊治的要领。

岐伯说：诊治疾病最重要的是不能弄错色脉，只有能够熟练运用望色和切脉的技术，才不会被疾病假象迷惑，这是临证诊治的重要原则。医生如果不能掌握望色和切脉的诊法，那么就不能正确地判断疾病的顺逆，在治疗时就有可能倒行逆施，使病者陷入危险。这就好像治国时方法不得当，就会使国家灭亡！因此现世的医生，要赶快去掉旧知识，研究望色和切脉的新学问，积极创新，只有这样才能赶超远古真人。

黄帝说：我已从你那里听到这些重要道理，你说的诊断疾病关键是注重色、脉，这我已经明白了。

岐伯说：诊治疾病还有一个关键。

黄帝问：这个关键是什么呢？

岐伯说：这个关键就是问诊。

黄帝问：怎样问呢？

岐伯说：选择一个安静的环境，关好门窗，耐心细致地询问病情，但不要让病人有任何疑虑，使其畅所欲言，了解详情。问诊后，还要观察病人的色、脉，脉象平和，就是得神，就可推测预后良好；若病人面色无华，脉逆四时，言语模糊，就是失神，就可推测预后不良。

黄帝说：说得太好了！

汤液醪醴论篇第十四

黄帝问曰：为五谷汤液及醪醴奈何？

岐伯对曰：必以稻米，炊之稻薪，稻米者完，稻薪者坚。

帝曰：何以然？

岐伯曰：此得天地之和，高下之宜，故能至完，伐取得时，故能至坚也。

帝曰：上古圣人作汤液醪醴，为而不用何也？

岐伯曰：自古圣人之作汤液醪醴者，以为备耳，夫上古作汤液，故为而弗服也。中古之世，道德稍衰，邪气时至，服之万全。

帝曰：今之世不必已何也？

岐伯曰：当今之世，必齐毒药攻其中，镵石针艾治其外也。

帝曰：形弊血尽而功不立者何？

岐伯曰：神不使也。

帝曰：何谓神不使？

岐伯曰：针石，道也。

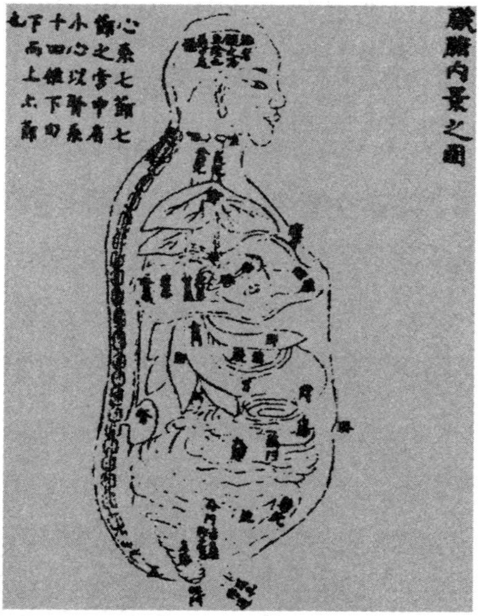

清代严振《循经考穴篇》中的侧人脏腑内景之图

精神不进，志意不治，故病不可愈。今精坏神去，荣卫不可复收。何者？嗜欲无穷，而忧患不止，精神弛坏，荣泣卫除，故神去之而病不愈也。

帝曰：夫病之始生也，极微极精，必先入结于皮肤。今良工皆称曰病成，名曰逆，则针石不能治，良药不能及也。今良工皆得其法，守其数，亲戚兄弟远近，音声日闻于耳，五色日见于目，而病不愈者，亦何暇不早乎？

岐伯曰：病为本，工为标，标本不得，邪气不服，此之谓也。

帝曰：其有不从毫毛而生，五脏阳以竭也，津液充郭，其魄独居，孤精于内，气耗于外，形不可与衣相保，此四极急而动中，是气拒于内而形施于外，治之奈何？

岐伯曰：平治于权衡，去宛陈莝，微动四极，温衣，缪刺其处，以复其形。开鬼门，洁净府，精以时服，五阳已布，疏涤五脏，故精自生，形自盛，骨肉相保，巨气乃平。

帝曰：善。

【译文】

黄帝问道：怎样用五谷来制作汤液和醪醴？

岐伯说：必须要用稻米做原料，以稻秆作燃料，这是由于稻米之气最完备，稻秆又很坚实。

黄帝问：为什么这么说？

岐伯说：稻秉承天地之和气而生，生长于高低适宜的地方，所以得气最完整；又因为它在秋季收割，所以稻秆性质坚韧。

黄帝说：远古时代有高明的医生制成汤液和醪醴，可做成之后，却备在那里不用，这是为什么呢？

岐伯说：自古医术高明的医生制作汤液和醪醴，是为了有备无患。因为上古太和之世，人们身心健康，很少生病，所以汤液虽制成了，也只是放在那里备用的。到了中古代，养生之道稍稍衰落，人们的身心比较虚弱，因此外界邪气时常能够乘虚侵犯，但只要服些汤液醪醴，病就可以好了。

黄帝说：现在的人们有了病，虽然服用了汤液醪醴，而病不一定好，这是为什么呢？

岐伯说：现在的人只要生病，必定要内服药物，外施砭石、针灸，其病才能痊愈。

黄帝道：如果病情发展到了形体衰败、气血衰绝的地步，治疗就没有效果，这是什么缘故？

岐伯说：这是因为病人的神气衰败，已经不能发挥其应有的作用。

黄帝道：神气不能发挥其应有的作用是什么意思？

岐伯说：针石只不过是一种治疗方法而已。当病人神气迷乱时，就算有好的治疗方法，神气不能起到应有的作用，病就不能治愈。更何况病人的严重情况已经达到精神败坏、神气涣散，荣卫气血不能恢复的地步。为什么病情会恶化到这样的地步的呢？主要是因为不懂得养生之道，嗜好和欲望没有穷尽，忧愁和思虑没有终止，以至于一个人的精气衰败，荣血枯绝，卫气作用消失，所以神气失去应有的作用，对治疗措施已毫无反应，疾病便不能痊愈。

黄帝说：大凡疾病在刚刚发作时，都比较轻微，容易治疗，因为病邪侵犯人体，必先侵袭于皮肤，即所谓的表征。可是现在经常是这样，病人找医生诊治，医生就会说疾病已形成，而

且是逆证，预后很不好，针刺、砭石和服用汤药都不能治愈了。现在高明的医生都能掌握治疗疾病的方法，精于针刺和用药，跟病人像亲人兄弟一样亲近，每日都能听到声音的变化，每日都能看到五色的变化，然而病却医不好，这是因为治疗得不够早吗？

岐伯说：病的性质和病人本身是“本”，医生的治疗方法和药物是“标”，“本”和“标”不能很好配合，病邪就不能祛除，这就是道理所在。

黄帝说：有的病不是因为邪气从皮毛侵入人体而生的，而是由于五脏的阳气衰竭，水气充满皮下，阴气旺盛至极，单独居于体内，阳气在外部耗损更加严重，身体肿胀，不能穿原来的衣服，四肢肿急而殃及到内脏，这是阴气格拒于内，而水气弛张于外，这种病应该怎么治疗呢？

岐伯说：要想平复水气，应该权衡病情的轻重，祛除体内的积水，并叫病人轻微的活动四肢，使阳气逐渐宣行，穿衣要注重保暖，以帮助恢复体内阳气，驱散凝集的阴气。也可以用缪刺方法，针刺肿处，泄去体内积水，使身体恢复原状。还可

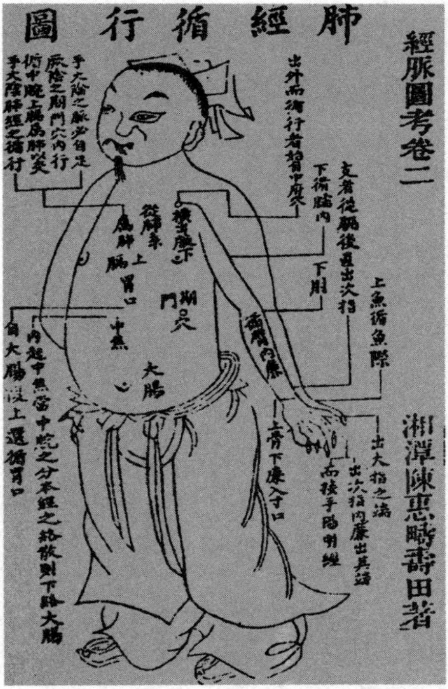

清代陈惠畴《经脉图考》经脉图中的肺经循行图

以用发汗和通利小便的方法，使汗孔打开，泄膀胱之水，使阴精归于平复，通过五脏阳气的运输和布散，来疏通其中郁积的水液。这样，患者的精气自会生成，身体也强盛，骨骼与肌肉能保持常态，正气也就恢复正常了。

黄帝道：说得很好。

玉版论要篇第十五

黄帝问曰：余闻揆度奇恒，所指不同，用之奈何？

岐伯对曰：揆度者，度病之浅深也；奇恒者，言奇病也。请言道之至数。五色脉变，揆度奇恒，道在于一。神转不回，回则不转，乃失其机。至数之要，迫近以微，著之玉版，命曰合玉机。

容色见上下左右，各在其要。其色见浅者，汤液主治，十日已；其见深者，必齐主治，二十一日已；其见大深者，醪酒主治，百日已；色夭面脱，不治，百日尽已；脉短气绝死，病温虚甚死。

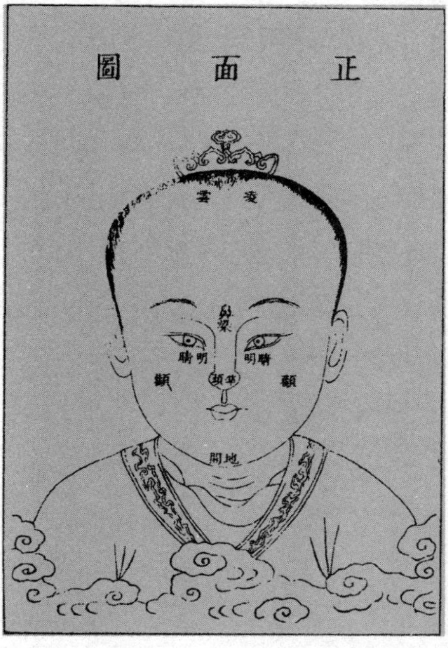

明代张介宾《类经图翼》头面图之正面图

色见上下左右，各在其要。上为逆，下为从。女子右为逆，左为从；男子左为逆，右为从。易，重阳死，重阴死。阴阳反他，治在权衡相夺，奇恒事也，揆度事也。

搏脉痹躄，寒热之交。脉孤为消气，虚泄为夺血。孤为逆，虚为从。行奇恒之法，以太阴始。行所不胜曰逆，逆则死；行所胜曰从，

从则活。八风四时之胜，终而复始，逆行一过，不复可数，论要毕矣。

【译文】

黄帝问：我听说《揆度》《奇恒》两部书中的诊病方法，所指各不同，到底应当怎样综合运用呢？

岐伯说：《揆度》中记载的是估测疾病轻重的方法，《奇恒》中记载的是诊断那些不同寻常的疾病的方法。依我之见，诊察疾病的奥妙就是观察色、脉（另有解释：《五色》《脉变》）的变化，《揆度》和《奇恒》所包含的道理都是掌握五色与脉象之间的关系。人体内的气血，是始终运行而不停滞逆转的，一旦停滞或逆转，就会丧失生机。这个道理至关重要，应该把它镌刻在玉版上，命名为《养生之机》（另有解释：以便与“玉机真脏论”相互参考应用）。

面色的变化，体现在鼻子上下左右不同的部位，一定要辨察其主病的要领。若面色浅的，说明病情尚轻，可用五谷汤液调治，大概十天可以治愈；若面色深的，说明病情较重，需要服用药剂治疗，大概二十一天可以治愈；面色过深的，说明病情更重，必须用药酒治疗，而且大概一百天才能治愈；若面色枯槁无华，面庞清瘦，则为不治之症，大约一百天后，人就会死。此外，若病人脉象短促，阳气虚脱的，则是死证；温热病而阴血枯竭的，也是死证。

面色的变化，体现在鼻子上下左右不同的部位，一定要辨察其主病的要领。病色上移为逆，下移为顺；女子病色在右侧的为逆，在左侧的为顺；男子病色在左侧的为逆，在右侧的为

顺。如果病色变顺为逆，在男子则为重阳，在女子则为重阴，都是死亡的征象。若阴阳相反，则应立即根据病情的轻重，采取适当的治疗措施，促使阴阳恢复协调，这就需要运用《揆度》《奇恒》的诊病方法了。

脉象搏指有力，是邪气过盛，正气衰败，会使人发生痹症、躄症，或寒热之气交合之病。如果脉象孤绝，说明阳气耗散；如果脉象虚弱，而又泄泻，表明阴血受到损伤。只要脉象孤绝，都是死亡的征象；脉象虚弱，疾病可以治愈。在切脉时，运用《奇恒》的方法，应当从手太阴经的寸口脉来诊察，如果所见到的脉象，用四时、五行来分析，属于见于出现其所不胜的现象（比如春见秋脉，夏见冬脉），叫作逆，则一定死亡；如果所见脉象是其所胜（如春见长夏脉，夏见秋脉），叫做从，预后良好。八风、四时之间的相互胜复，是循环无端，周而复始的，如果四时的气候不正常，就不能用常理来推断了。知道了这个，就掌握了《揆度》《奇恒》阵法的全部要点了。

诊要经终论篇第十六

黄帝问曰：诊要何如？

岐伯对曰：正月二月，天气始方，地气始发，人气在肝；三月四月，天气正方，地气定发，人气在脾；五月六月，天气盛，地气高，人气在头；七月八月，阴气始杀，人气在肺；九月十月，阴气始冰，地气始闭，人气在心；十一月十二月，冰复，地气合，人气在肾。

故春刺散俞，及与分理，血出而止，甚者传气，间者环也；夏刺络俞，见血而止，尽气闭环，痛病必下；秋刺皮肤，循理，上下同法，神变而止；冬刺俞窍于分理，甚者直下，间者散下。春夏秋冬，各有所刺，法其所在。

春刺夏分，脉乱气微，入淫骨髓，病不能愈，令人不嗜食，又且少气；春刺秋分，筋挛，逆气，环为咳嗽，病不愈，令人时惊，又且哭；春刺冬分，邪气著脏，令人胀，病不愈，又且

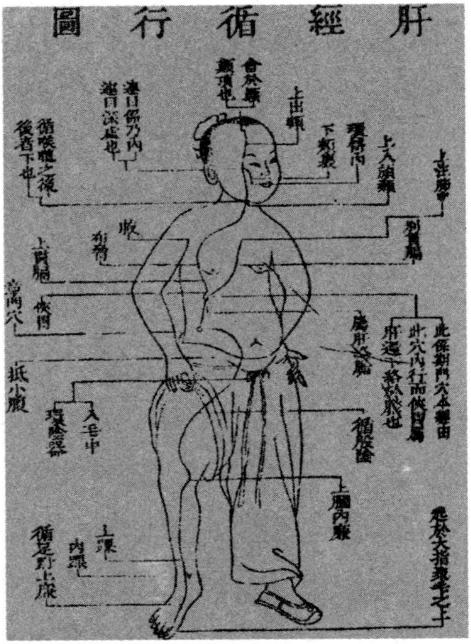

《刺灸心法要诀》中的肝经循行图

欲言语。

夏刺春分，病不愈，令人解堕；夏刺秋分，病不愈，令人心中欲无言，惕惕如人将捕之；夏刺冬分，病不愈，令人少气，时欲怒。

秋刺春分，病不已，令人惕然欲有所为，起而忘之；秋刺夏分，病不已，令人益嗜卧，又且善梦；秋刺冬分，病不已，令人洒洒时寒。

冬刺春分，病不已，令人欲卧不能眠，眠而有见；冬刺夏分，病不愈，令人气上，发为诸痹；冬刺秋分，病不已，令人善渴。

凡刺胸腹者，必避五脏。中心者环死，刺中肝，五日死，中脾者五日死，中肾者七日死，中肺者五日死，中鬲者，皆为伤中，其病虽愈，不过一岁必死。刺避五脏者，知逆从也。所谓从者，鬲与脾肾之处，不知者反之。刺胸腹者，必以布憿著之，乃从单布上刺，刺之不愈复刺。刺针必肃，刺肿摇针，经刺勿摇，此刺之道也。

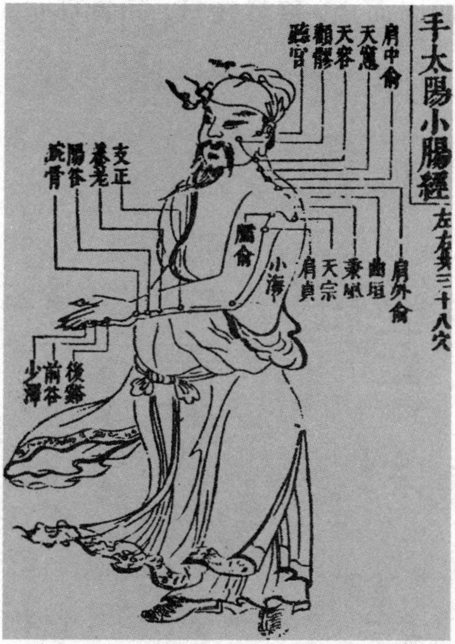

明代张介宾《类经图翼》经穴图之手太阳小肠经

帝曰：愿闻十二经脉之终奈何？

岐伯曰：太阳之脉，其终也，戴眼、反折、瘈疭，其色白，绝汗乃出，出则死矣；少阳终者，耳聋，百节皆纵，

目睘绝系，绝系一日半死。其死也，色先青白，乃死矣；阳明终者，口目动作，善惊妄言，色黄，其上下经盛，不仁，则终矣；少阴终者，面黑齿长而垢，腹胀闭，上下不通而终矣；太阴终者，腹胀闭不得息，善噫、善呕，呕则逆，逆则面赤，不逆则上下不通，不通则面黑，皮毛焦而终矣；厥阴终者，中热嗌干，善溺心烦，甚则舌卷卵上缩而终矣。此十二经之所败也。

【译文】

黄帝问道：诊病的要领是什么？

岐伯说：要领就是天、地、人之间的相互关系。比如正月、二月，天气开始生发，地气也开始萌动，这时人体的肝气与之相应；三月、四月，天气正当明盛，地气也正发生，这时人体的脾气与之相应；五月、六月，天气旺盛，地气上升，这时人体的头脑之气与之相应；七月、八月，阴气开始出现清肃的现象，这时人体的肺气与之相应；九月、十月，阴气逐渐往生，开始冰冻，地气也随着闭藏，这时人体的心气与之相应；十一月、十二月，冰冻加重，阳气秘藏，地气闭密，这是人体的肾气与之相应。

由于人体的五脏之气和天地的阴阳之气的升降相应，所以春天应刺经脉俞穴，深度要达到分肉腠理，出血而止，如果病情比较重，留针的时间要长一些，使气能够传布以后才拔针，病情较轻的可以留针，但时间要短，等到经气循环一周，即可出针。夏天针刺时，应刺孙络的俞穴，使其出血而止，泄尽邪气后，用手指按压针孔，等经气循行一周，病痛即可消除。秋天针刺时应刺皮肤，顺着肌肤的纹理刺针，不论上部或下部，

同样用这个方法，观察病人的神色，知道转变后即可停止。冬天针刺时应取深在筋骨间的腧穴，刺在深连筋骨的组织间隙中，病情严重的可以直刺并深入，病情较轻的可以向上下左右不同方向刺针，而且进针要缓慢。春夏秋冬四个季节，各有相对应的刺法，必须根据气所在的位置，来确定针刺的部位。

如果春天刺了夏天的部位，就会损伤心气，使脉象紊乱，气息微弱，邪气深入到骨髓之间，那么疾病就很难治愈，心火微弱，火不生土，使人出现饮食不下和少气的现象。春天刺了秋天的部位，就会损伤肺气，春天的疾病发生在肝，会出现筋挛，而误刺使邪气在肺部循行，就会引发咳嗽，就不能治愈旧疾，肝气受损，使人惊恐、哭泣。春天刺了冬天的部位，损伤了肾气，会使邪气深入内脏，使人感觉腹胀，不但不能治愈旧疾，还会使肝气受损，使人多欲言语。

夏天刺了春天的部位，就会损伤肝气，不但不能治愈旧疾，还会使人倦怠无力。夏天刺了秋天的部位，就会损伤肺气，不但不能治愈旧疾，反而使人因肺气受损而少言语，肺属金，一旦受到损害，肾脏就会因得不到正常的充养而虚弱，使人惊恐、惕然不安，像被人逮捕的样子。夏天刺了冬天的部位，就会损伤肾气，不但不能治愈旧疾，反而使精不化阳气而少气的症状。肾属水，肝属木，水不能滋养木，因此人会易怒。

秋天刺了春天的部位，就会损伤肝气，不但不能治愈旧疾，反而使人血气上逆，出现惕然不安、容易恐惧、健忘的症状。秋天刺了夏天的部位，就会损伤心气，不但不能治愈旧疾，反而使人嗜卧，精神倦怠，多梦不寐。秋天刺了冬天的部位，就会损伤肾气，不但不能治愈旧疾，反使人肾不闭藏，血气内散，

时常发冷。

冬天刺了春天的部位，就会损伤肝气，不但不能治愈旧疾，还会因为肝虚魂不潜藏，反而使人困倦而又不能安眠，即便能睡着，也会经常做怪异可怕的梦。冬天刺了夏天的部位，就会损伤心气，不但不能治愈旧疾，反使人脉气发泄，病邪侵入经脉，引发各种痹病。冬天刺了秋天的部位，就会损伤肺气，不但不能治愈旧疾，反而会使人因肝脏化源津液的能力不足而常常口渴。

针刺胸腹的穴位时，千万不要刺伤五脏。假如刺中了心脏，经气环身一周，人便会死；假如刺中了脾脏，人五日便死；假如刺中了肾脏，人七日便死；假如刺中了肺脏，人五日便死；假如刺中隔膜的，五脏都会受到损伤，虽然疾病看上去似乎减轻了，但不超过一年人就会死。针刺胸腹的穴位要避免刺伤五脏的关键，是要掌握下针的逆从。“从”，就是要熟知膈和脾肾等的部位，避开针刺；如果不知道它们的位置就不能避开，那样会刺伤五脏，这就是“逆”了。针刺胸腹部位时，应该在这些部位覆盖布巾，然后从单布上进刺，以免针刺过深。如果针刺后疾病还不能痊愈，可以再刺。在针刺时，必须肃静，以候其气；如果用针刺治疗脓肿，可以用摇大针孔的手法以使脓血泻出；如果针刺经脉的疾病，就不要摇针。这是刺法的一般法则。

黄帝说：十二经气败绝的情况是什么样子的？希望听您讲一下。

岐伯说：太阳经脉气绝的时候，病人两目上视，目睛不能转动，身背反张，手足抽搐，面色发白，出绝汗，绝汗一出，就很快要死亡了。少阳经脉气绝的时候，病人会耳聋，遍体骨节

松懈、两目直视，好像受到惊吓一样，一旦目珠不转，一日半便要死了；病人临死前的征兆时面色先发青，再由青色变为白色。阳明经脉气绝的时候，病人口眼牵引歪斜而瞤动，时常惊恐，胡言乱语，面色发黄，其经脉上部下部所过的部分，都表现出躁急盛大的症状并逐渐肌肉麻痹，那样就很快要死亡了。少阴经脉气绝的时候，病人面色发黑，牙齿似乎变长并积满污垢，腹部胀满，上下之气阻隔不通，那样就要死亡了。太阴经脉气绝的时候，病人会腹部胀满、呼吸不畅，时常嗳气并且有呕吐现象，呕吐会使气上逆，气上逆会引起面色发红，如果气不上逆，则会出现上下之气阻隔不通的现象，导致面色发黑，而当皮毛干枯时就要死亡了。厥阴经脉气绝的时候，病人会胸中发热，咽喉干燥，小便频繁，心胸满闷，等到舌头卷曲，睾丸上缩，就要死亡了。以上就是十二经脉之气败绝的症候。

脉要精微论篇第十七

黄帝问曰：诊法何如？

岐伯对曰：诊法常以平旦，阴气未动，阳气未散，饮食未进，经脉未盛，络脉调匀，气血未乱，故乃可诊有过之脉。切脉动静而视精明，察五色，观五脏有余不足，六府强弱，形之盛衰，以此参伍，决死生之分。

夫脉者，血之府也，长则气治，短则气病，数则烦心，大则病进，上盛则气高，下盛则气胀，代则气衰，细则气少，涩则心痛，浑浑革革至如涌泉，病进而危，弊弊绵绵其去如弦绝者死。

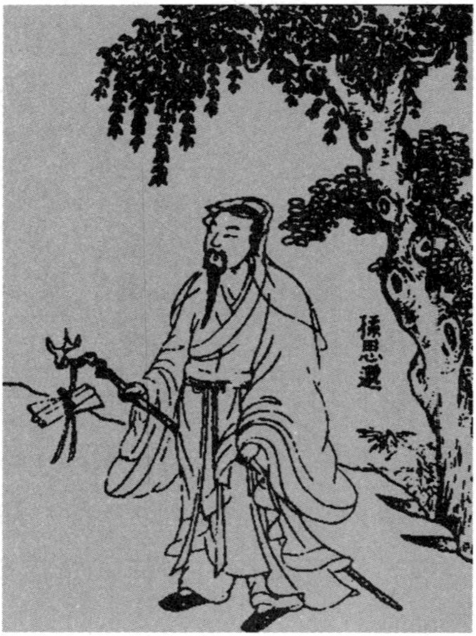

唐代著名医学家孙思邈，对《黄帝内经》推崇备至，曾云："凡欲为大医，必须谙《素问》《甲乙》《黄帝针经》……"

夫精明五色者，气之华也，赤欲如帛裹朱，不欲如赭；白欲如鹅羽，不欲如盐；青欲如苍璧之泽，不欲如蓝；黄欲如罗裹雄黄，不欲如黄土；黑欲如重漆色，不欲如地苍。五色精微象见矣，其寿不久也。夫精明者，所以视万物，别白黑，

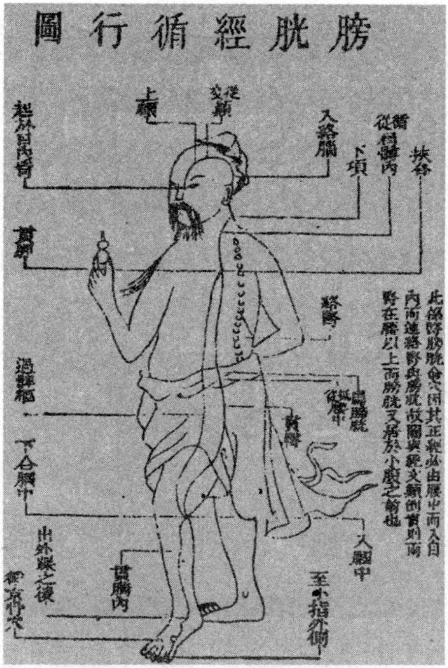

《刺灸心法要诀》中的膀胱经循行图

审短长。以长为短，以白为黑，如是则精衰矣。

五脏者，中之守也，中盛脏满，气胜伤恐者，声如从室中言，是中气之湿也。言而微，终日乃复言者，此夺气也。衣被不敛，言语善恶，不避亲疏者，此神明之乱也。仓廪不藏者，是门户不要也。水泉不止者，是膀胱不藏也。得守者生，失守者死。

夫五脏者，身之强也。头者，精明之府，头倾视深，精神将夺矣。背者，胸中之府，背曲肩随，府将坏矣。腰者，肾之府，转摇不能，肾将惫矣。膝者，筋之府，屈伸不能，行则偻附，筋将惫矣。骨者，髓之府，不能久立，行则振掉，骨将惫矣。得强则生，失强则死。

岐伯曰：反四时者，有余为精，不足为消。应太过，不足为精；应不足，有余为消。阴阳不相应，病名曰关格。

帝曰：脉其四时动奈何？知病之所在奈何？知病之所变奈何？知病乍在内奈何？知病乍在外奈何？请问此五者，可得闻乎？

岐伯曰：请言其与天运转大也。万物之外，六合之内，天地之变，阴阳之应，彼春之暖，为夏之暑，彼秋之忿，为冬之

怒，四变之动，脉与之上下，以春应中规，夏应中矩，秋应中衡，冬应中权。是故冬至四十五日，阳气微上，阴气微下；夏至四十五日，阴气微上，阳气微下。阴阳有时，与脉为期。期而相失，知脉所分，分之有期，故知死时。微妙在脉，不可不察，察之有纪，从阴阳始，始之有经，从五行生，生之有度，四时为数，循数勿失，与天地如一，得一之情，以知死生。是故声合五音，色合五行，脉合阴阳。

是知阴盛则梦涉大水恐惧，阳盛则梦大火燔灼；阴阳俱盛则梦相杀毁伤；上盛则梦飞，下盛则梦堕；甚饱则梦予，甚饥则梦取；肝气盛则梦怒，肺气盛则梦哭；短虫多则梦聚众，长虫多则梦相击毁伤。

是故持脉有道，虚静为保。春日浮，如鱼之游在波；夏日在肤，泛泛乎万物有余；秋日下肤，蛰虫将去；冬日在骨，蛰虫周密，君子居室。故曰：知内者按而纪之，知外者终而始之。此六者，持脉之大法。

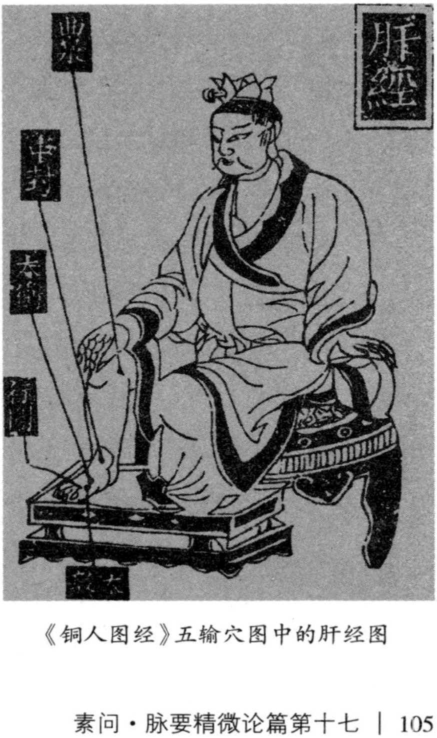

《铜人图经》五输穴图中的肝经图

心脉搏坚而长，当病舌卷不能言；其耎而散者，当消渴自已。肺脉搏坚而长，当病唾血；其耎而散者，当病灌汗，至今不复散发也。肝脉搏坚而长，色不青，当病坠若搏，因血在

胁下，令人喘逆；其耎而散色泽者，当病溢饮，溢饮者，渴暴多饮，而易入肌皮肠胃之外也。胃脉搏坚而长，其色赤，当病折髀；其耎而散者，当病食痹。脾脉搏坚而长，其色黄，当病少气；其耎而散色不泽者，当病足骱肿，若水状也。肾脉搏坚而长，其色黄而赤者，当病折腰；其耎而散者，当病少血，至今不复也。

帝曰：诊得心脉而急，此为何病？病形何如？

岐伯曰：病名心疝，少腹当有形也。

帝曰：何以言之？

岐伯曰：心为牡脏，小肠为之使，故曰少腹当有形也。

帝曰：诊得胃脉，病形何如？

岐伯曰：胃脉实则胀，虚则泄。

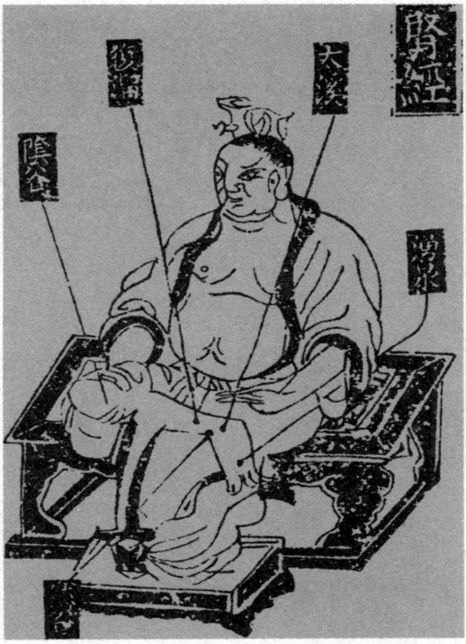

《铜人图经》五输穴图中的肾经图

帝曰：病成而变何谓？

岐伯曰：风成为寒热，瘅成为消中，厥成为巅疾，久风为飧泄，脉风成为疠，病之变化，不可胜数。

帝曰：诸痈肿筋挛骨痛，此皆安生？

岐伯曰：此寒气之肿，八风之变也。

帝曰：治之奈何？

岐伯曰：此四时之病，以其胜治之，愈也。

帝曰：有故病，五脏发

动，因伤脉色，各何以知其久暴至之病乎？

岐伯曰：悉乎哉问也！征其脉小色不夺者，新病也；征其脉不夺其色夺者，此久病也；征其脉与五色俱夺者，此久病也；征其脉与五色俱不夺者，新病也。肝与肾脉并至，其色苍赤，当病毁伤，不见血，已见血，湿若中水也。

尺内两傍，则季胁也，尺外以候肾，尺里以候腹。中附上，左外以候肝，内以候鬲；右外以候胃，内以候脾。上附上，右外以候肺，内以候胸中；左外以候心，内以候膻中。前以候前，后以候后。上竟上者，胸喉中事也；下竟下者，少腹腰股膝胫足中事也。

粗大者，阴不足阳有余，为热中也。来疾去徐，上实下虚，为厥巅疾；来徐去疾，上虚下实，为恶风也。故中恶风者，阳气受也。有脉俱沉细数者，少阴厥也；沉细数散者，寒热也；浮而散者为眴仆。诸浮不躁者皆在阳，则为热；其有躁者在手。诸细而沉者，皆在阴，则为骨痛；其有静者在足。数动一代者，病在阳之脉也，泄及便脓血。

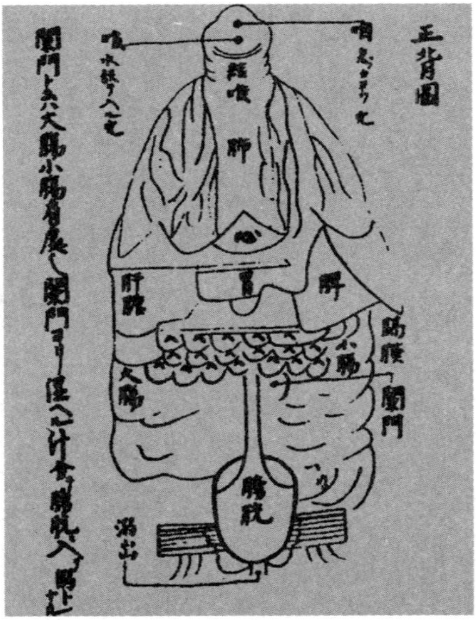

日本梶原性全《顿医抄》中的正背图，此图对人的五脏六腑进行了描绘。

诸过者切之，涩者阳气有余也，滑者阴气有余也。阳气有余为身热无汗，阴气有余为多汗身寒，阴阳有余则无汗而寒。推而外之，内

而不外，有心腹积也。推而内之，外而不内，身有热也。推而上之，上而不下，腰足清也。推而下之，下而不上，头项痛也。按之至骨，脉气少者，腰脊痛而身有痹也。

【译文】

黄帝问道：诊脉的方法是怎样的呢？

岐伯说：诊脉一般以早晨为最佳，此时人还没有从事劳动，阳气没被扰动，阴气没有损减消散，也未曾进食，经脉之气尚未充盛，络脉之气也很均匀平静，气血未受到扰乱，因而可以诊察出有病的脉象。在诊察脉搏动静变化的同时，还应观察眼睛的精明，以候神气，还要诊察面部五色的变化，以了解脏腑的强弱虚实及形体的盛衰，把这些综合在一起分析，以判断疾病的吉凶、转移和发展。

脉是血液会聚的地方。脉长表明气血调和；脉短表明气塞不通；脉数表明体内火热，体内有热邪则心烦躁；脉大表明邪气过盛，而且病情正在发展；上部的脉象充盈，表明病邪壅塞于胸，会出现呼吸急促的症状；下部的脉象充盛，表明病邪滞留于腹部，会出现胀满之病；脉代表明元气衰弱；脉细说明正气衰竭；脉涩表明血少气滞，会出现心痛的症状。脉象来势燥大而迅疾，好像泉水上涌，表明病情正在发展；脉象来势隐约而微弱，似有若无，去势如弓弦突然断绝一般，表明气血已经衰绝，已失去生机，这是死亡的征象。

眼睛的精亮明润和面部的色泽是内在五脏之气在外的表现。赤色应该像白布包裹朱砂一样明润而不暴露，不应该像赭石那样，红中带紫，暗无光泽；白色应该像鹅的羽毛那样洁白

而有光润，不应该像盐那样白而带灰暗色；青色应该像碧玉青而明润，不应该像蓝色那样青而带沉暗色；黄色应该像罗绢包裹着雄黄一样，黄而明润，不该犹如黄土般暗淡没有光华；黑色应该像重漆之色，乌黑发亮，不应该像地苍般枯暗无光。要是五脏真色暴露于外，这是真气外脱的现象，人的寿命也就不长了。眼睛晶亮明润才能观察万物、分辨黑白、审察长短。如果长短识辨不出、黑白分辨不清，就说明精气衰绝了。

五脏的主要功能是藏精守内，它们在体内各有分工。如果腹中邪气旺盛，脏气壅满，气盛而喘，容易惊恐，讲话声音重浊不清，如在室中说话一样，这表明中气功能丧失，而有湿邪入侵。如果语音低微，气不接续，语言不能相继者，表明正气被劫夺。如果不知穿衣盖被，说话不分好坏，不分亲疏远近，就表明神明错乱。如果脾胃不能受纳储藏水谷精气，而致使泻泄不止，是中气失守，肛门不能约制的缘故。小便失禁，是因为膀胱不能闭藏。总之，如果五脏功能正常，各尽其职，人就能生；如果五脏精气不能固守于内，各失其职，人就会死。

五脏精气充足是身体强健的根本。头是精明之府，如果头部低垂，眼睛凹陷没有神采的，是精神将要败坏的表现。背悬五脏，为胸中之府，若见到后背弯曲，肩部下垂，是胸中的脏气将要衰惫的表现。肾位于腰际，因此腰是肾之府，如果腰部不能运转扭动，是肾气要衰绝的征象。膝是筋脉之府，所以膝为筋之府，如果不能屈伸，走路时需要依附外物，这是筋的功能将要衰惫的表现。骨为髓之府，如果不能持久站立，走路时摇晃不稳，说明髓虚，说明骨的功能将要衰败。总之，若五脏之气能够由弱转强，那么即便生病也能痊愈；若五脏之气不能恢

复强健，那么病情就不能治愈，人会死亡。

岐伯说：人的脏腑与四时相应。如果与四时违背，那么五脏的精气过盛，六腑的传化之物则不足。如果相应太过，那么五脏的精气倒会不足；而如果相应不足，那么六腑的传化之物倒会有余。这都是阴阳不相应合，病名为关格。

黄帝问：脉象是怎样随着四时的变化而变动的呢？怎样从脉诊上知道病变的所在呢？从脉诊上怎样知道疾病的变化呢？怎样从脉诊上知道病发生在内部呢？怎样从脉诊上知道病发生在外部呢？可以详细地给我讲解一下这五个问题吗？

岐伯说：让我讲讲人体的阴阳升降和天体运转相适应的道理吧。万物之外，六合之内，天地间的变化都与阴阳四时的变化相顺应。如春天的气候温暖，发展到夏天的气候酷热，秋天的劲急，发展到冬天的肃杀，人体的脉象也随着这种四时气候的变化而有了上下浮沉的变化。春天人体的脉象犹如圆规画出的圆般圆滑；夏天的脉象犹如方形的矩一样盛大；秋天的脉象像秤杆那样轻浮；冬天的脉象像秤锤那样沉下。四时阴阳的变化也是这样的，冬至到立春的四十五天，阳气微升，阴气微下；夏至到立秋的四十五天，阴气微升，阳气微下。四时阴阳的升降是有一定的规律的，人体脉象的变化也应该与之相顺应，如果脉象变化与四时阴阳变化不相适应，就是有病，根据脉象的异常变化就可以分辨疾病发生在哪个脏器，再根据脏气的盛衰和四时阴阳变化的时期，就可以判断出疾病发生和死亡的时间。四时阴阳变化的微妙都会体现在脉象上，一定要仔细观察。诊脉要有一定的原则，即从辨别阴阳开始，因为人体十二经脉应五行而有生机，所以以五行生克的规律来观测脉象

的虚实盛衰，并以四时阴阳的变化规律为准度。根据脉象虚实，而各施补法泻法，不可用错，才能使人体的阴阳与天地的阴阳相应。掌握了人和天地阴阳相应的道理，就能判断生死。所以五声与五音相应合；五色与五行相应合；脉象与四时阴阳相应合。

阴气盛，会梦见涉渡大水而恐惧；阳气盛，会梦见大火烧灼；阴阳俱盛，会梦见相互厮杀而毁坏受伤；气盛于上部，就会梦见飞升；气盛于下部，就会梦见下坠；吃的过饱的时候，就会梦见送食物给人；饥饿时就会梦见索取东西；肝气盛，做梦就会生气；肺气盛，做梦就会哀伤哭泣；腹内蛲虫多，就会梦见集聚；腹内长虫多，就会梦见相互搏杀而受损。

所以诊脉有一定的要诀，必须平心静气，才不会诊断失误。春天的脉上浮在外，犹如鱼游波中；夏天的脉在皮肤中，洪大旺盛，如同夏季万物繁荣茂盛的样子；秋天的脉见微沉，似处于皮肤之下，就好像蛰虫将要伏藏一般；冬天的脉沉伏在骨，就好像冬眠的虫子闭藏不出，人们也深居简出一样。因此说体内五脏的情况，可以从脉象上分辨出来，而要知道外部经气的情况，可以从经脉循行的经络上诊察而知其终始。以上这春、夏、秋、冬、内、外这六个方面，就是诊脉的重要法则。

心脉如果搏击有力而长，为心经邪气过盛的表现，火盛气浮，会出现舌头卷曲不能言语的症状；如果脉象柔软而散乱，则是消渴病，等胃气恢复后，疾病就会痊愈。肺脉如果搏击有力而长，为火邪犯肺，症状是痰中带血；如果脉象柔软而散乱的，是肺脉不足的表现，出汗不止，这时不能用发散的方法治疗。肝脉如果搏击有力而长，面色不青，此病并非发自内部，

应当是跌坠或搏击所造成的，血淤积肋下，阻碍肺气的升降，所以使人气逆、喘息；如果脉象柔软而散乱，面目有光泽，就是溢饮病，这是因为溢饮病口渴暴饮，水液不能排出体外，而进入肌肉皮肤之间、肠胃之外所引起。胃脉如果搏击有力而长，面色红赤，会出现大腿疼痛，像折断了一样；如果脉象柔软而散乱，说明胃气不足，这是食痹病。脾脉如果搏击有力而长，面色发黄，是脾气不运，症状是少气无力；如果脉象柔软而散乱，面色没有光泽，是脾虚，不能运化水湿，使足胫浮肿，好像水肿病的样子。肾脉如果搏击有力而长，面色黄里透红，是心脾之邪过盛侵犯肾脏，使肾受损，病症是腰部疼痛，好像折断了一样；如果脉象柔软而散乱，则为精血虚少之病，身体再难康复。

黄帝说：诊脉时，如果心脉劲急，这是什么病？病的症状是怎样的呢？

岐伯说：这是心疝病，此病会在少腹部位出现。

黄帝问：这是什么道理呢？

岐伯说：心脏属阳，与小肠互为表里，脏病下移传于腑，位于小腹部的小肠受其影响引起疝痛，所以少腹部会出现症状。

黄帝说：诊察到胃脉有病，会出现什么症状呢？

岐伯说：胃脉实，则邪气有余，将出现腹胀满病；胃脉虚，则胃气不足，将出现泄泻病。

黄帝说：疾病是如何形成并发展变化的呢？

岐伯说：感受风邪，会出现寒热病；热邪滞留过久，可演化为消中病；气逆上而不止，会发展成癫痫病；风气通于肝，感受风邪时间长了，木邪侮土，可出现飧泻病；风邪侵入血脉，长久

停留会引发疠风病，疾病的发展变化千变万化，是无法说尽的。

黄帝说：各种臃肿、痉挛、骨痛等疾病是怎样发生的？

岐伯说：是因为寒邪和八风之邪侵犯人体后而引发的疾病。

黄帝说：如何治疗这些病？

岐伯说：这些疾病是四时偏胜之气所引起的，因此用五行相胜的道理治疗即可治愈。

黄帝说：从五脏发动的旧病和感受邪气发生的新病，都会使脉色发生变化，如何分辨呢？

岐伯说：您问得真详细！只需察诊脉象和观察起色就可以了：如脉虽小而面色正常，就是新病；如脉正常而面色反常，就是旧病；如脉象与面色都有异常，也属旧病；如果脉象和面色都正常，就是新病。肝脉与肾脉出现沉弦的脉象，面色苍赤，应该是毁伤瘀血所致，经脉滞涩，血气凝结，不论外部有没有血，形体一定会肿胀，如同因湿邪引起的水肿。

按压尺部的脉两旁可反映胸胁的病变，轻按尺部可知肾脏病变，重按可知腹部的病变。就尺部的中段来说，轻按其左可反映肝脏的病变，重按可反映膈部的病变；轻按其右可反映胃部的病变，重按可反映脾脏的病变。就尺部的上段来说，轻按其右可反映肺部的病变，重按可反映胸中的病变。轻按其左可反映心脏的病变，重按可反映膻中的病变。从臂内阴经之分，可反映胸腹的病变；从臂外阳经之分，可反映背部的病变。从尺部的上段到鱼际的位置，可反映胸部和喉部的病变；从尺部的下段到肘横纹的位置，可诊断少腹、腰、股、膝、胫、足等处的病变。

脉象洪大，表明阴精不足，阳气有余，属热中之病。脉象来

时急疾，去时徐缓，说明上部实而下部虚，气逆乱上，容易出现癫厥一类的疾病。脉象来时徐缓，去时急疾，说明上部虚而下部实，容易出现疠风一类的疾病。患这种病的原因，是因为阳气虚弱，失去捍卫的功能，并感受了邪气。两手脉都沉细而数，是少阴经经气乱逆的疾病；如果脉象沉细数而乱，是阴血耗损，容易出现阳盛阴虚的寒热病。脉浮而散乱，易发眩晕扑倒的疾病。脉浮而不躁急，病邪在阳分，则出现发热的症状，疾病在足三阳经；脉象浮而躁急，疾病在手三阳经。脉象细而沉，病邪在阴分，多出现骨节疼痛，疾病在手三阴经；脉象细沉而静，疾病在足三阴经。如果脉搏跳动几次就会停歇一次，邪气滞留在阳分，会出现泄利或大便带脓血的疾病。

诊察到各种有病的脉象而切按时，如见脉涩，是阳气有余；脉滑，则阴气有余。阳气有余，会身热无汗；阴气有余，就多汗身冷；阴气阳气都有余，就会无汗发冷。如果按脉时，轻按不见脉动，重按才见脉象沉而不浮，说明疾病在内部，这是心腹有积聚病。如果重按不见脉动，轻按才见脉浮而不沉，说明疾病在外部，这是内热之病。如果诊脉时只上部搏动，下部虚弱，表明上实下虚，这是腰足清冷之症。如果诊脉

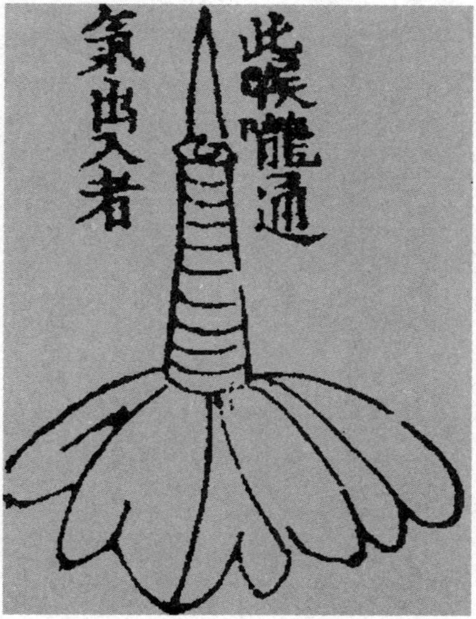

明代吴嘉言《针灸原枢》脏腑图之喉咙图

时，只下部搏动，上部虚弱，表明上虚下实，这是头项疼痛的疾病。若重按达到骨头才感到虚弱的脉动，是阳气不足，这是腰脊疼痛和身体麻痹的疾病。

平人气象论篇第十八

黄帝问曰：平人何如？

岐伯对曰：人一呼脉再动，一吸脉亦再动，呼吸定息脉五动，闰以太息，命曰平人。平人者，不病也。常以不病调病人，医不病，故为病人平息以调之为法。

人一呼脉一动，一吸脉一动，曰少气。人一呼脉三动，一吸脉三动而躁，尺热曰病温，尺不热脉滑曰病风，脉涩曰痹。人一呼脉四动以上曰死，脉绝不至曰死，乍踈乍数曰死。

平人之常气禀于胃，胃者，平入之常气也，人无胃气曰逆，逆者死。

春胃微弦曰平，弦多胃少曰肝病，但弦无胃曰死，胃而有毛曰秋病，毛甚曰今病。脏真散于肝，肝藏筋膜之气也。

夏胃微钩曰平，钩多胃少曰心病，但钩无胃曰死，胃而有石曰冬病，石甚曰今病。脏真通于心，心藏血脉之气也。

长夏胃微耎弱曰平，弱多胃少曰脾病，但代无胃曰死，耎弱有石曰冬病，弱甚曰今病。脏真濡于脾，脾藏肌肉之气也。

秋胃微毛曰平，毛多胃少曰肺病，但毛无胃曰死，毛而有弦曰春病，弦甚曰今病。脏真高于肺，以行荣卫阴阳也。

冬胃微石曰平，石多胃少曰肾病，但石无胃曰死，石而有钩曰夏病，钩甚曰今病。脏真下于肾，肾藏骨髓之气也。

胃之大络，名曰虚里，贯鬲络肺，出于左乳下，其动应衣，

脉宗气也。盛喘数绝者，则病在中；结而横，有积矣；绝不至曰死。乳之下其动应衣，宗气泄也。

欲知寸口太过与不及，寸口之脉中手短者，曰头痛。寸口脉中手长者，曰足胫痛。寸口脉中手促上击者，曰肩背痛。寸口脉沉而坚者，曰病在中。寸口脉浮而盛者，曰病在外。寸口脉沉而弱，曰寒热及疝瘕少腹痛。寸口脉沉而横，曰胁下有积，腹中有横积痛。寸口脉沉而喘，曰寒热。脉盛滑坚者，曰病在外。脉小实而坚者，病在内。脉小弱以涩，谓之久病。脉滑浮而疾者，谓之新病。脉急者，曰疝瘕少腹痛。脉滑曰风。脉涩曰痹。缓而滑曰热中。盛而紧曰胀。脉从阴阳，病易已；脉逆阴阳，病难已。脉得四时之顺，曰病无他；脉反四时及不间脏，曰难已。

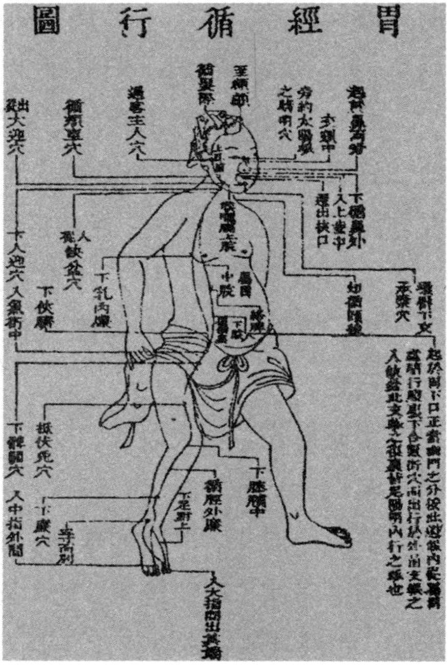

《刺灸心法要诀》中的胃经循行图

臂多青脉，曰脱血。尺缓脉涩，谓之解㑊。安卧尺热脉盛，谓之脱血。尺涩脉滑，谓之多汗。尺寒脉细，谓之后泄。脉尺粗常热者，谓之热中。

肝见庚辛死，心见壬癸死，脾见甲乙死，肺见丙丁死，肾见戊己死，是谓真脏见皆死。

颈脉动喘疾咳，曰水。目裹微肿，如卧蚕起之状，曰水。

溺黄赤安卧者，黄疸。已食如饥者，胃疸。面肿曰风。足胫肿曰水。目黄者曰黄疸。妇人手少阴脉动甚者，妊子也。

脉有逆从，四时未有脏形，春夏而脉沉涩，秋冬而脉浮大，命曰逆四时也。风热而脉静，泄而脱血脉实，病在中脉虚，病在外脉涩坚者，皆难治，命曰反四时也。

人以水谷为本，故人绝水谷则死，脉无胃气亦死。所谓无胃气者，但得真脏脉不得胃气也。所谓脉不得胃气者，肝不弦肾不石也。

太阳脉至，洪大以长；少阳脉至，乍数乍疏，乍短乍长；阳明脉至，浮大而短。

夫平心脉来，累累如连珠，如循琅玕，曰心平，夏以胃气为本。病心脉来，喘喘连属，其中微曲，曰心病。死心脉来，前曲后居，如操带钩，曰心死。

平肺脉来，厌厌聂聂，如落榆荚，曰肺平，秋以胃气为本。病肺脉来，不上不下，如循鸡羽，曰肺病。死肺脉来，如物之浮，如风吹毛，曰肺死。

平肝脉来，耎弱招招，如揭长竿末梢，曰肝平，春以胃气为本。病肝脉来，盈实而滑，如循长竿，曰肝病。死肝脉来，急益劲，如新张弓弦，曰肝死。

平脾脉来，和柔相离，如鸡践地，曰脾平，长夏以胃气为本。病脾脉来，实而盈数，如鸡举足，曰脾病。死脾脉来，锐坚如乌之喙，如鸟之距，如屋之漏，如水之流，曰脾死。

平肾脉来，喘喘累累如钩，按之而坚，曰肾平，冬以胃气为本。病肾脉来，如引葛，按之益坚，曰肾病。死肾脉来，发如夺索，辟辟如弹石，曰肾死。

【译文】

黄帝问道：正常人的脉象是怎样的呢？

岐伯说：人呼一次气，脉跳动两次，吸一次气，脉也跳动两次，一呼一吸为一息，呼气和吸气中间，脉搏又跳动一次，这样一息共跳动五次，这就是正常人的脉象。正常人就是无病之人，通常以无病之人的呼吸为标准，诊测病人的呼吸次数及脉跳次数，如果医生无病，就可以用自己的呼吸来计算病人脉搏的次数，这是诊脉的法则。

人呼一次气，脉跳动一次，吸一次气，脉也跳动一次，这是气虚的表现。人呼一次气，脉跳动三次，吸一次气，脉也跳动三次并且躁急，尺肤发热，就是得了温病；尺肤不热，脉滑，就是得了风病，脉涩就是得了痹病。一呼一吸时，脉搏跳动八次以上，表明精气衰竭，是死脉；脉搏中断，绝而不来，也是死脉；脉搏节律不匀，散乱无序，时慢时快，说明气血紊乱，亦是死脉。

人的正常脉气来源于胃，胃气是平常人脉息的正常之气，人的脉息中如果没有胃气，就是逆象，出现逆象就会死亡。

春天的脉象，弦中带有冲和的胃气，是平脉；弦多而冲和的胃气少，为肝脏有病；只见弦脉而全无冲和的胃气，就是死脉；脉中虽有胃气，而兼见毛脉之象，是春见秋脉，可以预测到了秋天就要生病，如毛脉之象明显，则金克木，立即就会发病。春季肝气旺盛，五脏真气散于肝，以养筋膜之气，因此说肝藏滋养筋膜之气。

夏天的脉象，钩中带有冲和的胃气，是平脉；钩多而冲和

的胃气少，缺少和缓之象，为心脏有病；只见钩脉而全无冲和的胃气，就是死脉；脉中虽有胃气，而兼见石脉之象，是夏见冬脉，可以预测到了冬天就要生病，如石脉之象明显，则水克火，立即就会发病。夏季心气旺盛，五脏真气疏通于心，心主血脉，因此说心藏滋养全身血脉之气。

长夏的脉象，弱中带有冲和的胃气，是平脉；弱多而冲和的胃气少，为脾脏有病；只见代脉而全无冲和的胃气，就是死脉；弱脉中兼见石脉之象，是长夏见冬脉，可以预测到了冬天就要生病，如弱脉之象明显，立即就会发病。长夏季节脾气旺盛，五脏真气濡养于脾，脾主肌肉，因此说脾藏滋养肌肉之气。

秋季的脉象，毛中带有冲和的胃气，是平脉；毛多而冲和的胃气少，为肺脏有病；只见毛脉而全无冲和的胃气，就是死脉；毛脉中兼见弦脉之象，就是金气衰败，木反侮金，可以预测到了春天就要生病，如弦脉之象明显，立即就会发病。秋季肺气旺盛，五脏真气上交于肺，百脉朝于肺，营行脉中，卫行脉外，因此说肺藏主运行荣卫阴阳之气。

冬季的脉象，石中带有冲和的胃气，是平脉；石多而冲和的胃气少，为肾脏有病；只见石脉而全无冲和的胃气，就是死脉；毛脉中兼见钩脉之象，就是水气衰败，火反侮水，可以预测到了夏天就要生病，如钩脉之象明显，立即就会发病。冬季肾气旺盛，居于人体下焦，五脏真气下藏于肾，肾能滋养骨，因此说肾藏充养骨髓之气。

胃经的大络，名叫虚里，其络从胃贯穿膈肌而上联络于肺，其脉出现于左乳下，手可以感觉得到搏动，这是积于胸中的宗气鼓动的结果。如果虚里脉搏动急促，并且时有停歇，这是中

气不守，病在膻中；如脉来迟缓而有歇止兼见长而竖直位置横移的，表明有积滞；如果脉跳动断绝而不再来，则是死脉。如果虚里搏动亢进，胸前的上衣随之颤动，这是宗气不能藏蓄而外泄的表现。

切脉要了解寸口脉的太过和不及的情况。寸口脉象应指而短，会出现头痛的症状；寸口脉应指而长，会出现足胫痛的症状；寸口应指急促而有力，上搏指下，会出现肩背疼痛的症状；寸口脉沉而坚实，疾病在内部；寸口脉浮而洪大，疾病在外部；寸口脉沉而微弱，会出现寒热、疝瘕聚集少腹疼痛等病；寸口脉沉而横居，表明胁下或腹中有积块而疼痛；寸口脉沉而急促会出现寒热病。脉象盛大滑实而坚韧，病邪在外部；脉象小而坚实，病邪在内部；脉象小弱而滞涩，是为久病；脉象滑浮而疾急促，是为新病；脉象紧急，会出现疝瘕聚集少腹疼痛；脉象滑利，是风病；脉象涩滞，是痹病；脉象迟缓而滑利，热邪在脾脏，是热中病；脉象盛大而坚，为寒气痞满，会出现腹胀。脉与病的阴阳属性一致，如阳病在阳脉，阴病在阴脉，疾病就容易治愈；脉与病的阴阳属性相

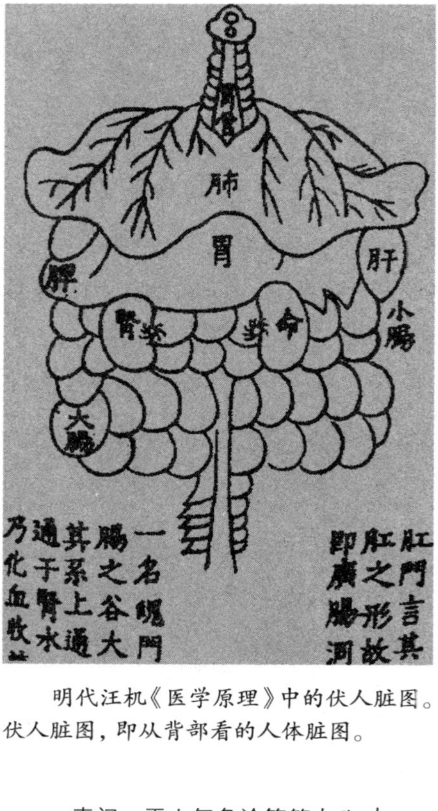

明代汪机《医学原理》中的伏人脏图。伏人脏图，即从背部看的人体脏图。

反，如阳病在阴脉，阴病在阳脉，疾病就难以治愈。脉象与四时阴阳相应为顺比如春弦、夏钩、秋毛、冬石，即使患病，亦无什么危险；如脉与四时相反，及不间脏而传变的，疾病就很难治愈了。

臂上有多处青筋暴露，是血少脉空，失血造成的。尺肤脉象和缓艰涩，是气血不足，多为疲惫倦怠、卧床不起。尺肤发热而脉象洪大，是火旺盛于内，会造成脱血。尺肤涩滞而脉象滑利，表明阳气有余，所以有多汗的症状。尺肤寒而脉象细，表明阴寒之气过盛，多发泄泻。脉象粗大，尺肤常热，是阳盛于内，多发热中病。

肝的真脏脉出现，至庚辛日死亡；心的真脏脉出现，至壬癸日死亡；脾的真脏脉出现，至甲乙日死亡；肺的真脏脉出现，至丙丁日死亡；肾的真脏脉出现，至戊己日死亡。也就是说真脏脉出现，均主死亡。

颈部的脉搏动过盛，并且气喘咳嗽，是水肿病。眼睑浮肿如卧蚕的，也是水肿病。小便颜色黄而赤，而且嗜卧，是黄疸病。饮食后很快又有饥饿感，是胃疸病。风为阴邪，下先受之，面部浮肿，是由风邪引起的风水病。水湿为阴邪，下先受之，足胫浮肿，是由水湿引起的水肿病。眼睛发黄，是黄疸病。妇人若是出现手少阴心脉搏动明显，则是怀孕的征象。

脉搏有时与四时相应，有时不相应的，假如在应当出现某脏脉的季节没有出现该脏脉，如春夏而不见弦、洪脉，反见沉、涩脉；秋冬而不见毛、石脉，而反见浮大脉，这都是与四时相反的脉象。风热为阳邪，脉应浮大，反而沉静的；泄利脱血，使津液和血受伤，脉象应该虚而细，反而实大的；病在内，脉应有

力，正气尚且旺盛，能够抵抗病邪，反而有脉虚之象的；病在外，脉应浮滑，因为病邪仍在体表，反而有坚涩之象的，这些脉象相反的，都极难治愈，叫“反四时”。

人的生命依靠水谷的营养，所以人断绝水谷后，就要死亡；胃气化生于水谷，如若脉象中没有胃气，人就会死亡。没有胃气的脉，是只见真脏脉，而不见胃气脉。脉不得胃气，就是说肝脉见不到微弦脉，肾脉见不到微石脉等。

太阳主时的五月六月，脉象洪大而长；少阳主时的正月二月，脉象不稳，忽快忽慢，忽短忽长；阳明主时的三月四月，脉象浮大而短。

正常的心脉来时，像一颗颗连续不断滚动的圆珠一样，往来圆滑，又像抚过琅玕美玉一样的温润，这是心脏的平脉。夏天脉象以胃气为本，应当柔和而微钩。如果心脉来时急促，急数相连，带有微曲之象，就是病脉。如果心脉来时，前面弯曲而后面端直，像摸到皮带上的钩子一样的坚实，全无和缓之象，这是心的死脉。

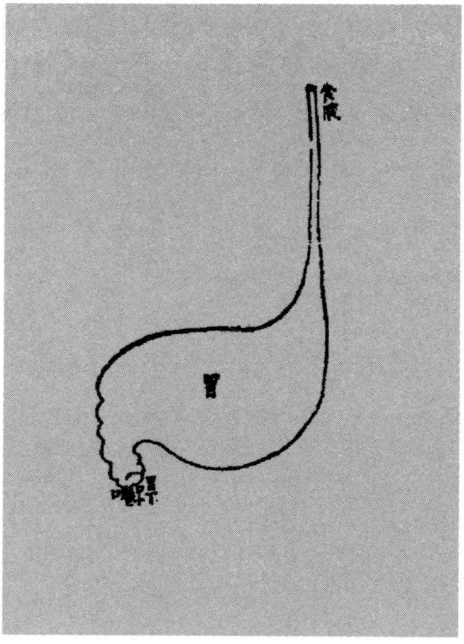

明代高武《针灸聚英》脏腑图之胃图

正常的肺脉来时，轻虚而浮，像榆荚飘落，这是肺的平脉。秋天的脉象以胃气为本，应当柔和而微毛。肺脉不上不下，滞涩像抚摸鸡

毛，就是病脉。肺脉来时，像物体漂浮在水上，又像风吹动羽毛，轻浮无根，飘忽不定，就是死脉。

正常的肝脉来时，柔软而弦长，像举起长竿之末梢，柔长而有弹性，这是肝的平脉。春天的脉象以胃气为本，应当柔和而微弦。如果肝脉坚硬、充实滑利，像用手摸长竿，即是病脉。如果肝脉来时，弦急而紧急，如新张弓弦一样紧绷而强硬，就是死脉。

正常的脾脉来时，从容轻缓、节律均匀，好像鸡足踏地徐行，这是脾的平脉。长夏的脉象以胃气为本，应当舒缓。脾脉来时，坚实充盈，如鸡举足一样急促，就是病脉。脾脉来时，锐坚而无柔和之气，如乌之嘴、鸟之爪那样坚硬锐利，或者跳动中时有歇止，毫无规律，好像屋之漏水，点滴不规则，或如水之流逝一去不复返，就是死脉。

正常的肾脉来时，沉石圆滑连续不断，而又有曲回之象，按压坚实有根，像心之钩脉，这是肾的平脉，冬天的脉象以胃气为本。肾脉来时，像牵引葛藤一样，愈按愈硬，就是病脉。肾脉来时，像从两侧抢夺绳索一般，绵长急促，或如用指弹石一般坚硬，就是死脉。

玉机真脏论篇第十九

黄帝问曰：春脉如弦，何如而弦？

岐伯对曰：春脉者肝也，东方木也，万物之所以始生也，故其气来，耎弱轻虚而滑，端直以长，故曰弦，反此者病。

帝曰：何如而反？

岐伯曰：其气来实而强，此谓太过，病在外；其气来不实而微，此谓不及，病在中。

帝曰：春脉太过与不及，其病皆何如？

岐伯曰：太过则令人善怒，忽忽眩冒而巅疾；其不及则令人胸痛引背，下则两胁胠满。

帝曰：善。夏脉如钩，何如而钩？

岐伯曰：夏脉者心也，南方火也，万物之所以盛长也，故其气来盛去衰，故曰钩，反此者病。

帝曰：何如而反？

岐伯曰：其气来盛去

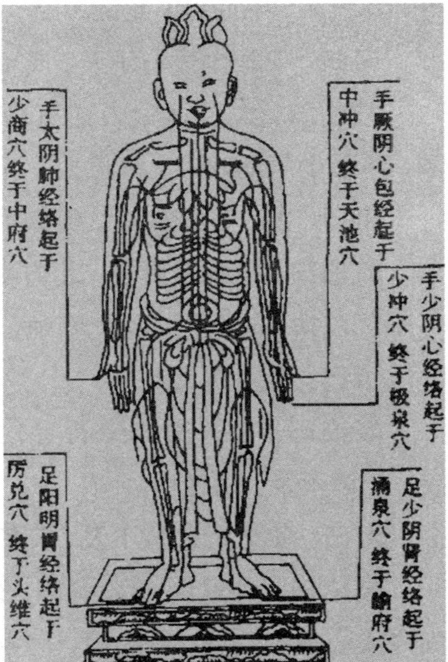

明正统年间的石刻铜人图中的正人图摹本，描绘了人体的经络。

亦盛，此谓太过，病在外；其气来不盛去反盛，此谓不及，病在中。

帝曰：夏脉太过与不及，其病皆何如？

岐伯曰：太过则令人身热而肤痛，为浸淫；其不及则令人烦心，上见咳唾，下为气泄。

帝曰：善。秋脉如浮，何如而浮？

岐伯曰：秋脉者肺也，西方金也，万物之所以收成也，故其气来，轻虚以浮，来急去散，故曰浮，反此者病。

帝曰：何如而反？

岐伯曰：其气来，毛而中央坚，两傍虚，此谓太过，病在外；其气来，毛而微，此谓不及，病在中。

帝曰：秋脉太过与不及，其病皆何如？

岐伯曰：太过则令人逆气而背痛，愠愠然；其不及则令人喘，呼吸少气而咳，上气见血，下闻病音。

帝曰：善。冬脉如营，何如而营？

岐伯曰：冬脉者肾也，北方水也，万物之所以合藏也，故其气来沉以搏，故曰营，反此者病。

帝曰：何如而反？

岐伯曰：其气来如弹石者，此谓太过，病在外；其去如数者，此谓不及，病在中。

帝曰：冬脉太过与不及，其病皆何如？

岐伯曰：太过则令人解㑊，脊脉痛而少气不欲言；其不及则令人心悬如病饥，䏚中清，脊中痛，少腹满，小便变赤黄。

帝曰：善。

帝曰：四时之序，逆从之变异也，然脾脉独何主？

岐伯曰：脾脉者土也，孤脏以灌四傍者也。

帝曰：然则脾善恶，可得见之乎？

岐伯曰：善者不可得见，恶者可见。

帝曰：恶者何如可见？

岐伯曰：其来如水之流者，此谓太过，病在外；如鸟之喙者，此谓不及，病在中。

帝曰：夫子言脾为孤脏，中央土以灌四傍，其太过与不及，其病皆何如？

岐伯曰：太过则令人四肢不举，其不及，则令人九窍不通，名曰重强。

帝瞿然而起，再拜而稽首曰：善。吾得脉之大要，天下至数，五色脉变，揆度奇恒，道在于一。神转不回，回则不转，乃失其机，至数之要，迫近以微，著之玉版，藏之藏府，每旦读之，名曰玉机。

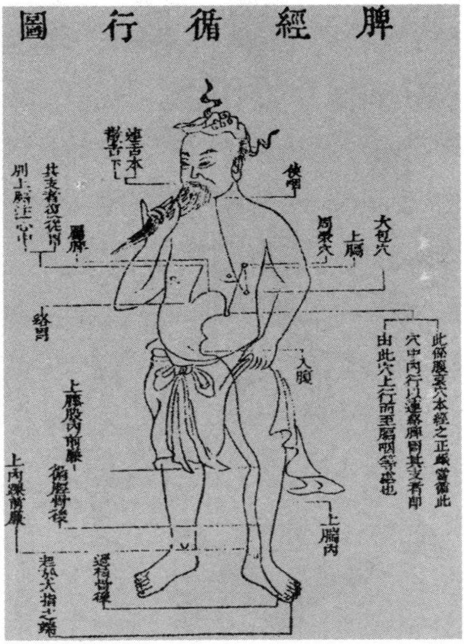

《刺灸心法要诀》中的脾经循行图

五脏受气于其所生，传之于其所胜，气舍于其所生，死于其所不胜。病之且死，必先传行至其所不胜，病乃死。此言气之逆行也，故死。肝受气于心，传之于脾，气舍于肾，至肺而死。心受气于脾，传之于肺，气舍于肝，至肾而死。脾受气于肺，传之于肾，气舍于

心，至肝而死。肺受气于肾，传之于肝，气舍于脾，至心而死。肾受气于肝，传之于心，气舍于肺，至脾而死。此皆逆死也。一日一夜五分之，此所以占死生之早暮也。

黄帝曰：五脏相通，移皆有次，五脏有病，则各传其所胜。不治，法三月若六月，若三日若六日，传五脏而当死，是顺传所胜之次。故曰：别于阳者，知病从来；别于阴者，知死生之期。言知至其所困而死。

是故风者百病之长也。今风寒客于人，使人毫毛毕直，皮肤闭而为热，当是之时，可汗而发也；或痹不仁肿痛，当是之时，可汤熨及火灸刺而去之。弗治，病入舍于肺，名曰肺痹，发咳上气。弗治，肺即传而行之肝，病名曰肝痹，一名曰厥，胁痛出食，当是之时，可按若刺耳。弗治，肝传之脾，病名曰脾风，发瘅，腹中热，烦心出黄，当此之时，可按可药可浴。弗治，脾传之肾，病名曰疝瘕，少腹冤热而痛，出白，一名曰蛊，当此之时，可按可药。弗治，肾传之心，病筋脉相引而急，病名曰瘛，当此之时，可灸可药。弗治，满十日，法当死。肾因传之心，心即复反传而行之肺，发寒热，法当三岁死，此病之次也。

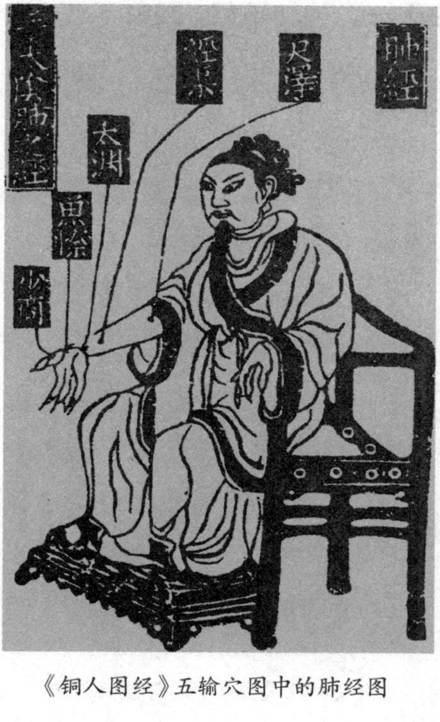

《铜人图经》五输穴图中的肺经图

然其卒发者，不必治于传，或其传化有不以次，不以次入者，忧恐悲喜怒，令不得以其次，故令人有大病矣。因而喜大虚则肾气乘矣，怒则肝气乘矣，悲则肺气乘矣，恐则脾气乘矣，忧则心气乘矣，此其道也。故病有五，五五二十五变，及其传化。传，乘之名也。

大骨枯槁，大肉陷下，胸中气满，喘息不便，其气动形，期六月死，真脏未见，乃予之期日。大骨枯槁，大肉陷下，胸中气满，喘息不便，内痛引肩项，期一月死，真脏见，乃予之期日。大骨枯槁，大肉陷下，胸中气满，喘息不便，内痛引肩项，身热脱肉破䐃，真脏见，十月之内死。大骨枯槁，大肉陷下，肩髓内消，动作益衰，真脏未见，期一岁死，见其真脏，乃予之期日。大骨枯槁，大肉陷下，胸中气满，腹内痛，心中不便，肩项身热，破䐃脱肉，目匡陷，真脏见，目不见人，立死，其见人者，至其所不胜之时则死。急虚身中卒至，五脏绝闭，脉道不通，气不往来，譬于堕溺，不可为期。其脉绝不来，若人一息五六至，其形肉不脱，真脏虽不见，犹死也。

真肝脉至，中外急，如循刀刃责责然，如按琴瑟弦，色青白不泽，毛折，乃死。真心脉至，坚而搏，如循薏苡子累累然，色赤黑不泽，毛折，乃死。真肺脉至，大而虚，如以毛羽中人肤，色白赤不泽，毛折，乃死。真肾脉至，搏而绝，如指弹石辟辟然，色黑黄不泽，毛折，乃死。真脾脉至，弱而乍数乍疏，色黄青不泽，毛折，乃死。诸真脏脉见者，皆死不治也。

黄帝曰：见真脏曰死，何也？

岐伯曰：五脏者，皆禀气于胃，胃者，五脏之本也，脏气者，不能自致于手太阴，必因于胃气，乃至于手太阴也，故五脏

各以其时，自为而至于手太阴也。故邪气胜者，精气衰也。故病甚者，胃气不能与之俱至于手太阴，故真脏之气独见，独见者病胜脏也，故曰死。

帝曰：善。

黄帝曰：凡治病，察其形气色泽，脉之盛衰，病之新故，乃治之，无后其时。形气相得，谓之可治；色泽以浮，谓之易已；脉从四时，谓之可治；脉弱以滑，是有胃气，命曰易治，取之以时。形气相失，谓之难治；色夭不泽，谓之难已；脉实以坚，谓之益甚；脉逆四时，为不可治。必察四难，而明告之。

所谓逆四时者，春得肺脉，夏得肾脉，秋得心脉，冬得脾脉，其至皆悬绝沉涩者，命曰逆。四时未有脏形，于春夏而脉沉涩，秋冬而脉浮大，名曰逆四时也。病热脉静，泄而脉大，脱血而脉实，病在中脉实坚，病在外脉不实坚者，皆难治。

黄帝曰：余闻虚实以决死生，愿闻其情。

岐伯曰：五实死，五虚死。

帝曰：愿闻五实、五虚。

岐伯曰：脉盛，皮热，腹胀，前后不通，闷瞀，此谓五实。脉细，皮寒，气少，泄利前后，饮食不入，此谓五虚。

帝曰：其时有生者，何也？

岐伯曰：浆粥入胃，泄注止，则虚者活；身汗得后利，则实者活。此其候也。

【译文】

黄帝问道：春季的脉象如弦，什么样才算是弦呢？

岐伯说：春脉通于肝脏，属东方之木，具有万物生长的气

象。脉气来时濡润柔弱，清虚滑利，正直而长，所以叫弦脉，如果脉象与此不符，就是病脉。

黄帝问：怎么样算是不符呢？

岐伯说：脉象搏而有力，叫作太过，疾病在外部；如果虚弱不实，就是不及，疾病在内部。

黄帝问：春脉太过与不及会引发哪些疾病？

岐伯说：春脉太过会使人记忆力衰退，精神恍惚，头昏眼晕，而发生头部疾病；春脉不及会使人胸部作痛，牵连背部，往下则两侧胁肋部位胀满。

黄帝道：说得太好了！夏季的脉象如钩，那什么样算是钩呢？

岐伯说：夏季脉象通于心脏，属南方之火，具有万物生长的气象。脉气来的时候充盛，去时轻微，好像钩之形象，所以叫作钩脉，如果脉象与此不符，就是病脉。

黄帝问：怎么样算是不符呢？

岐伯说：脉气来时充盈去时也充盈，这叫作太过，病邪在外；脉气来时不盛，去时反充盛有余，这叫作不及，病邪在内。

黄帝问：夏脉太过与不及会引发哪些疾病？

岐伯说：夏脉不及会使人心烦焦躁、上部出现咳嗽涎沫、下部出现失气下泄；夏脉太过会使人身体发热，皮肤痛，引发浸淫疮。

黄帝道：说得好！秋天的脉象如浮，那什么样算是浮呢？

岐伯说：秋季脉象通于肺脏，属西方之金，具有万物收成的气象。脉气来时轻浮虚弱，来急去散，所以叫作浮。脉象与此不符，就是病脉。

黄帝问：怎么样算是不符呢？

岐伯说：脉气来时虚浮柔软，中央坚实，两旁空虚，就是太过，疾病在外部；脉气来时浮软而微弱，就叫不及，疾病在内部。

黄帝问：秋脉太过与不及会引发哪些疾病？

岐伯说：秋脉太过会使人气上逆，背部疼痛，郁闷不舒；秋脉不及则会使人咳嗽气喘，在上会出现气逆咯血，在下会听到胸喉间有喘呼的声音。

黄帝道：说得对！冬时的脉象如营，那什么样算是营呢？

岐伯说：冬季脉象通于肾脏，属北方之水，具有万物闭藏的气象，因此脉气来时沉而有力，所以叫作营脉。如果脉象与此不符，就是病脉。

黄帝问：怎么样算是不符呢？

岐伯说：脉来如弹石一般坚硬，就是太过，疾病在外部；脉去虚弱，就是不及，疾病在内部。

黄帝问：冬脉太过和不及会引发哪些疾病？

岐伯说：冬脉太过会使人精神不振，身体懈怠，脊骨疼痛，呼吸短促，不愿言语；冬脉不及则使人心像饥饿时一样感到空悬，两胁肋下空软部位清冷，脊骨作痛，少腹胀满，小便频繁。

黄帝说：说得对！

黄帝问：春夏秋冬四时的变化，是导致脉象逆顺变化的根源。但没有论及脾脉，不知道脾脉究竟与哪个时令相通呢？

岐伯说：脾脉属土，位居中央，为孤脏，具有灌溉肝、心、肺、肾的功能。

黄帝问：从脾脉上能看出正常与异常的变化吗？

岐伯说：正常的脾脉看不到，只有有病的脾脉才能看到。

黄帝道：脾的病脉是怎样的？

岐伯说：脾脉来时如流水一样散乱，是太过，疾病在外部；脾脉来时如鸟的嘴一样尖锐坚硬，是不及，疾病在内部。

黄帝问：你说脾为孤脏位居中央，属土，以肝、心、肺、肾，它的太过和不及各发生什么病变？

岐伯说：太过则会使人四肢不能举动，不及使人九窍不通，这种病名叫重强。

黄帝惊悟，霍然而起，恭敬地拜了两拜，说：讲得太好了！我懂得诊脉的要领了，这真是天下极其重要的道理。《五色》、《脉变》、《揆度》、《奇恒》等书（另有解释：脉和色的变化规律以及天地阴阳至数和五脏神气互传的道理），都阐述了相同的道理。神气的运转按照一定的顺序向前，就可以保持生机；违背顺序，倒退向后，就失掉它的生机。这个道理，迫近天常，是非常微妙的，应该把它刻在玉版上面，藏于枢要内府，每天早上诵读，称它为《玉机》。

五脏的疾病，从所生之脏，传给所克之脏，病邪留在生我之脏，死于我所不克之脏。当疾病严重到将要死的时候，一定先传给克己之脏，病者才死。这是病气的逆行传变，所以会致人死亡。例如肝脏接受从心脏传来的病气，又传给脾脏，留止在肾脏，传到肺脏后会致死。心脏接受从脾脏传来的病气，传给肺脏，留止在肝脏，传到肾脏就会致死。脾脏接受从肺脏传来的病气，又传给肾脏，留止在心脏，传到肝脏后会致死。肺脏接受从肾脏传来的病气，又传给肝脏，留止在脾脏，传到心肺脏后会致死。肾脏接受从肝脏传来的病

气，又传给心脏，留止在肺脏，传到脾脏后会致死。以上是病气的逆行传变，所以会致死。如果一昼夜划分为五个阶段，分别与五脏相配，就能推测出死亡的时间。

黄帝说：在相通连的五脏中，病气的转移，都有一定的次序。假如五脏有病，则各传行于其所克之脏；若不能掌握治病的时机，那么长则三个月或六个月，短则三天或六天，传遍五脏就当死了，这是病气相克的顺传次序。所以说：能辨别三阳的，可以知道疾病来自哪里；能辨别三阴的，可以知道各脏之病死亡的时间，这就是说，各脏将病气传至其所不胜之脏时，就会死亡。

风邪是引起各种疾病的罪魁祸首，所以说它是百病之长。风邪侵袭人体，就会使人毫毛直竖，皮肤闭而发热，这时可用发汗的方法治疗；等到风寒侵袭经络，发生肌肉麻痹或肿痛等症状，可用热水熨或拔火罐、艾灸以及针刺等方法来散除邪气。如果治疗不及时，病气会深入肺部，叫作肺痹，咳嗽上气；如果再不及早治疗，病气从肺传至肝，引发肝痹，又称肝厥，发生胁痛、吐食的症状，此病可用按摩或针刺的方法治疗；如果再不治疗，就会传行于脾，叫作脾风，发生黄疸、腹中热、心烦、小便色黄等症状，此时可用按摩、药物或药汤热浴等方法；如果还不治疗，就会传行于肾，就会引发瘕病，发生少腹郁热疼痛、小便色白而浑浊的症状，又叫作蛊病，此时可用按摩或药物的方法治疗；如再不治，病就由肾传心，发生筋脉牵引拘挛的瘛病，此时可用艾灸或药物疗法治疗；如继续不治，十日之后，就会死亡。倘若病邪由肾传心，心反将病传于肺脏，就会引发寒热症，发生三日即死，这是疾病传行的一般次序。

如果是突然发生的疾病，就不必根据上面的相传次序治疗；而有些病也不完全是依照这个次序传变的，如忧、恐、悲、喜、怒这五种情志之病就会使病气不能依照这个次序相传，而突然发病。如因过喜会伤心，心气虚弱则肾气乘虚侵袭心；大怒伤肝，则肺气乘虚侵袭肝；过悲伤肺，则肝气乘虚侵袭脾；过恐伤肾，则脾气乘虚侵袭肾；过忧伤肺，则心气乘虚侵袭肺。这是五种情志过激所引起的疾病，这类病邪不依次序传变。所以，虽然五脏只会发生五种疾病，但是通过传变，能够发生五五二十五变。所谓传化，就是乘虚传变的意思。全身大骨骼软弱，臂腿部的肌肉消瘦，胸中气满，呼吸不畅，呼吸时身体随之颤动，这样六个月就要死亡。若出现肺的真脏脉，就可以预知死亡的日期。

全身大骨骼软弱，臂腿部的肌肉消瘦，胸中气满，呼吸不畅，胸中疼痛，牵引肩项，这样一个月后就会死亡。若出现脾的真脏脉，就可以预知死亡的日期。

全身大骨骼软弱，臂腿部的肌肉消瘦，胸中气满，呼吸不畅，胸中疼痛，牵引肩项，全身发热，肌肉消瘦破溃。若出现脾的真脏脉，则十个月内就会死亡。全身大骨骼软弱，臂腿部的肌

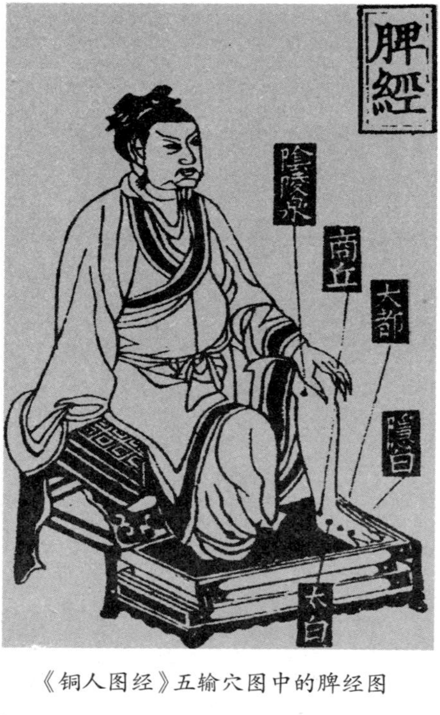

《铜人图经》五输穴图中的脾经图

肉消瘦，两肩下垂，骨髓消损，动作衰疲无力，如未见肾的真脏脉，则一年后会死亡；若见到肾的真脏脉，就可以预知死亡的日期。全身大骨骼软弱，臂腿部的肌肉消瘦，胸中气满，腹中疼痛，心中气郁不舒，肩项身上俱热，肌肉破溃，眼眶下陷，见了肝的真脏脉，精气衰绝，目不见人，就会立即死亡；如尚能见人，是精气尚未枯绝，等病气传至肝脏所不胜之脏的时候，就会死亡。如果正气暴虚，外邪突然侵入人体，五脏之气紊乱，周身脉道阻塞，气不往来，就如同从高堕下，或落水淹溺一样，这样突然的病变，是无法预知死亡具体时间的。其脉息绝而不再来，或跳动异常急促，一呼气时脉跳五六次，虽然形体没有衰败、不见真脏脉，也是要死亡的。

肝脏的真脏脉来的时候，内外劲急如同循着刀刃震震作响，或如按在琴弦上一样硬直，面色青白毫不润泽，毫毛干枯，意味着要死亡了。心脏的真脏脉来的时候，坚实硬朗，搏手有力，像触摸到薏苡子那样短而坚实，面色赤黑而不润泽，毫毛干枯，意味着要死亡了。肺脏的真脏脉来的时候，洪大而虚空，如同羽毛触碰人的皮肤一样轻虚，面部白赤而不润泽，毫毛干枯，意味着要死亡了。肾脏的真脏脉来的时候，搏手似有若无，或如以指弹石一样坚硬，面色黑黄颜色而不润泽，毫毛干枯，意味着要死亡了。脾脏的真脏脉来的时候，软弱无力，忽快忽慢，面色黄青而不润泽，毫毛干枯，意味着要死亡了。总之，只要见到五脏的真脏脉，皆为不治的死症。

黄帝说：为什么见到真脏脉就要死亡呢？

岐伯说：五脏之气，都依靠于胃腑的水谷的精气来营养，因此胃是五脏的根本。五脏之气，不能直接到达于手太阴寸口，

必须依靠胃气的输注，才能到达。所以五脏之气能够在其各自所主之时，以不同的脉象出现在手太阴寸口。如果邪气胜，必定胃气衰败。所以病气严重时，胃气就不能同五脏之气一起到达手太阴，使得真脏脏脉单独出现在寸口，真脏独见，是邪气过盛，脏气受损，所以说是人会死亡。

黄帝说：说得太好了！

黄帝道：治病之前，一定要先诊察病人形体的强弱、气的虚实、色泽的润枯、脉象的盛衰以及病的新旧，然后及时治疗，这样才不会错过时机。如果病人形体和神气相称，是可治的病症；面色光润，病也容易痊愈；脉搏与四时相适应，也是可治的病；脉象虚弱而流畅，表明有胃气，病也可以治疗，但必须及时治疗。如果病人的形体和神气不相称，这是难治的病；面色枯槁而不润泽，病也难以痊愈；脉实而坚，那是更加难治的疾病；脉与四时相逆，是不可治疗的病。以上四种不易治愈的疾病，一定要仔细诊察，清楚地告诉病人。

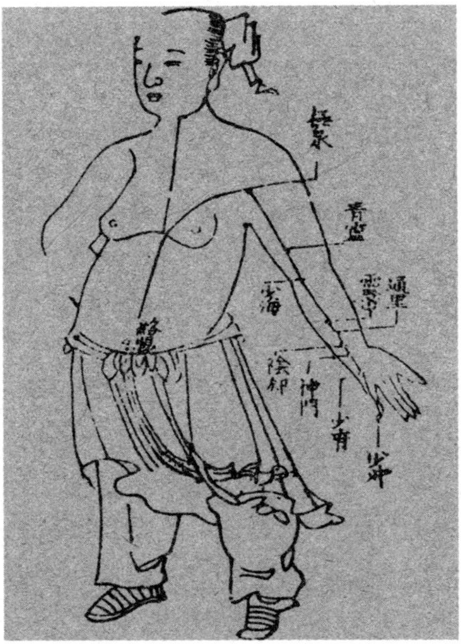

手少阴心之经图。选自明代高武《针灸聚英》。

所说的脉象与四时违背，是指春见到肺脉，夏见到肾脉，秋见到心脉，冬见到脾脉，并且脉来时皆断绝无根或沉涩不起，这就叫作

逆四时。如五脏脉气不能随着时令的变化而变化，比如在春夏的时令，反而出现沉涩的脉象，秋冬的时令，反而出现浮大的脉象，这也叫做逆四时。热病的脉象应该盛大却反而平静；泄泻脉应小而反大；脱血脉应虚而反实；病在里而脉却很实坚；病在外而脉反不坚实，这些都是病症与脉象相反的情况，这样的病症都很难治愈。

黄帝说：我听说根据病情虚实可以判断死生，您能给我讲讲其中的道理吗？

岐伯说：五实和五虚都是死症。

黄帝问：那您就谈谈什么叫作五实和五虚吧？

岐伯说：脉盛是心受邪气过盛，皮肤发热是肺受邪气过盛，腹部胀满是脾受邪气过盛，大小便不通是肾受邪气过盛，心里烦乱是肝受邪气过盛，这叫作五实。脉细是心气不足，是心虚；皮肤发冷是肺气不足，是肺虚；气少是肝气不足，是肝虚；泄利前后是肾气不足，是肾虚；饮食不入是脾气不足，是脾虚，这叫做五虚。

黄帝问：为什么得了五实、五虚之症，有时也能治愈呢？

岐伯说：如果病人能够吃些粥浆，慢慢地胃气恢复，大便泄泻停止，那么五虚的人也可以痊愈。如果原来身热无汗，而现在得汗；原来大小便不通，而现在却通利了，那么五实之症也能痊愈。这就是五虚、五实能够痊愈的情况。

三部九候论篇第二十

黄帝问曰：余闻九针于夫子，众多博大，不可胜数。余愿闻要道，以属子孙，传之后世，著之骨髓，藏之肝肺，歃血而受，不敢妄泄，令合天道，必有终始，上应天光星辰历纪，下副四时五行，贵贱更立，冬阴夏阳，以人应之奈何？愿闻其方。

岐伯对曰：妙乎哉问也！此天地之至数。

帝曰：愿闻天地之至数，合于人形，血气通，决死生，为之奈何？

岐伯曰：天地之至数，始于一，终于九焉。一者天，二者地，三者人，因而三之，三三者九，以应九野。故人有三部，部

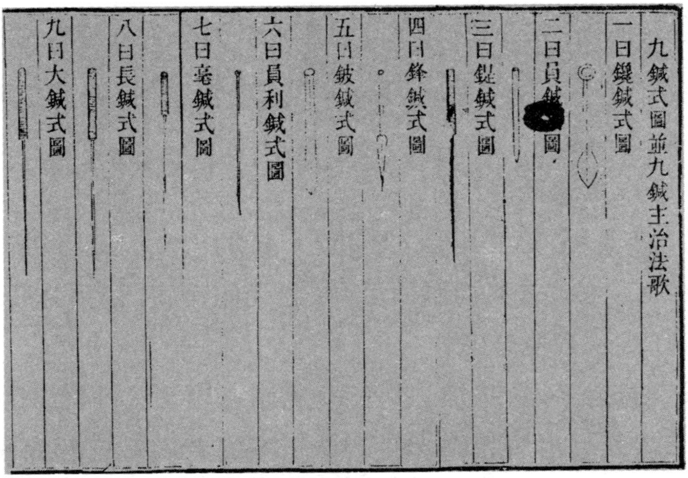

清代吴谦等《医宗会鉴》中的九针图

有三候，以决死生，以处百病，以调虚实，而除邪疾。

帝曰：何谓三部？

岐伯曰：有下部，有中部，有上部。部各有三候，三候者，有天有地有人也，必指而导之，乃以为质。上部天，两额之动脉；上部地，两颊之动脉；上部人，耳前之动脉。中部天，手太阴也；中部地，手阳明也；中部人，手少阴也。下部天，足厥阴也；下部地，足少阴也；下部人，足太阴也。故下部之天以候肝，地以候肾，人以候脾胃之气。

帝曰：中部之候奈何？

岐伯曰：亦有天，亦有地，亦有人。天以候肺，地以候胸中之气，人以候心。

帝曰：上部以何候之？

岐伯曰：亦有天，亦有地，亦有人。天以候头角之气，地以候口齿之气，人以候耳目之气。

三部者，各有天，各有地，各有人。三而成天，三而成地，三而成人。三而三之，合则为九。九分为九野，九野为九脏。故神脏五，形脏四，合为九脏。五脏已败，其色必夭，夭必死矣。

帝曰：以候奈何？

岐伯曰：必先度其形之肥瘦，以调其气之虚实，实则泻之，虚则补之。必先去其血脉而后调之，无问其病，以平为期。

帝曰：决死生奈何？

岐伯曰：形盛脉细，少气不足以息者危。形瘦脉大，胸中多气者死。形气相得者生。参伍不调者病。三部九候皆相失者死。上下左右之脉相应如参舂者病甚。上下左右相失不

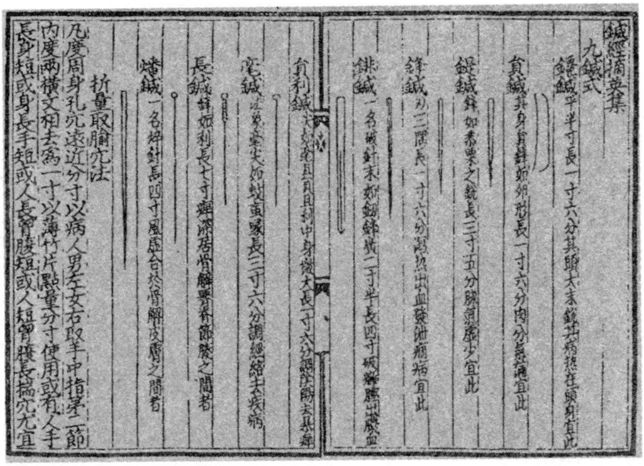

元代杜思敬《针经摘英集》中的九针图

可数者死。中部之候虽独调，与众脏相失者死。中部之候相减者死。目内陷者死。

帝曰：何以知病之所在？

岐伯曰：察九候独小者病，独大者病，独疾者病，独迟者病，独热者病，独寒者病，独陷下者病。以左手足上去踝五寸按之，右手足当踝而弹之，其应过五寸以上，蠕蠕然者不病；其应疾，中手浑浑然者病；中手徐徐然者病；其应上不能至五寸，弹之不应者死。是以脱肉身不去者死。中部乍疏乍数者死。其脉代而钩者，病在络脉。九候之相应也，上下若一，不得相失。一候后则病，二候后则病甚，三候后则病危。所谓后者，应不俱也。察其腑脏，以知死生之期，必先知经脉，然后知病脉，真脏脉见胜者死。足太阳气绝者，其足不可屈伸，死必戴眼。

帝曰：冬阴夏阳奈何？

岐伯曰：九候之脉，皆沉细悬绝者为阴，主冬，故以夜半

死。盛躁喘数者为阳，主夏，故以日中死。是故寒热病者，以平旦死。热中及热病者，以日中死。病风者，以日夕死。病水者，以夜半死。其脉乍疏乍数，乍迟乍疾者，日乘四季死。形肉已脱，九候虽调，犹死。七诊虽见，九候皆从者不死。所言不死者，风气之病及经月之病，似七诊之病而非也，故言不死。若有七诊之病，其脉候亦败者死矣，必发哕噫。

必审问其所始病，与今之所方病，而后各切循其脉，视其经络浮沉，以上下逆从循之，其脉疾者病，其脉迟者病，脉不往来者死，皮肤著者死。

帝曰：其可治者奈何？

岐伯曰：经病者治其经，孙络病者治其孙络血，血病身有痛者治其经络。其病者在奇邪，奇邪之脉则缪刺之。留瘦不移，节而刺之。上实下虚，切而从之，索其结络脉，刺出其血，以见通之。瞳子高者，太阳不足，戴眼者，太阳已绝，此决死生之要，不可不察也。手指及手外踝上五指留针。

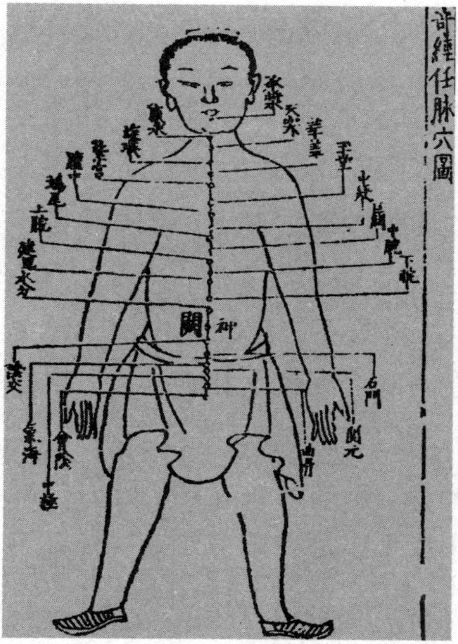

明代高武《针灸聚英》经穴图中的奇经任脉穴图

【译文】

黄帝问：我听您讲了九候的道理后，觉得丰富深广，不可尽述。我想了解其

中的主要道理，以嘱咐子孙，传于后世，使他们能够深刻领会，刻骨铭心，并严守誓言，不敢妄泄。怎样使这些道理和天体运行的规律相应，有始有终，上与日月星辰运转相应，下与四时五行阴阳盛衰的变化相应，人怎样才能适应这些自然规律呢？希望您给我讲解这方面的道理。

岐伯说：问得太好了！这是天地间最为深奥的道理。

黄帝说：我愿意听听天地间最重要的道理，怎样与人的形体气血相通应，并决断生死呢？

岐伯说：天地间的至理，可用数字表示，从一开始，终止于九。一奇数为阳，代表天，二偶数为阴，代表地，人生在天地之间，所以用三代表人。天、地、人合而为三，三三为九，代表九州分野之数。所以脉有三部，每部各有三候，可以用来决断死生，处理百病，调治虚实，治疗疾病。

黄帝道：三部是指什么？

岐伯说：是指下部、中部、上部。每部各有三候，以天、地、人来代表。必须有老师的当面指导，方能掌握部候的准确部位。上部天，即两额太阳脉的动脉；上部地，即两颊大迎穴处动脉；上部人，即耳前耳门穴处动脉。中部天，即两手太阴气口、经渠穴处动脉；中部地，即两手阳明经合谷处动脉；中部人，即两手少阴经神门处动脉；下部天，即足厥阴经五里穴或太冲穴处动脉；下部地，即足少阴经太溪穴处动脉；下部人，即足太阴经箕门穴处动脉。通过下部之天可以诊察肝脏的病变，下部之地可以诊察肾脏的病变，下部之人可以诊察脾胃的病变。

黄帝问：中部之候是怎样的？

岐伯说：中部也有天、地、人三候。中部的天可以诊察肺脏的病变，中部的地可以诊察胸中的病变，中部的人可以诊察心脏的病变。

黄帝道：上部之侯是怎样的？

岐伯说：上部也有天、地、人三候。上部的天可以诊察头角的病变，上部的地可以诊察口齿的病变，上部的人可以诊察耳目的病变。

总之三部当中各有天、地、人。三候为天，三候为地，三候为人，三三相乘，合为九候。脉的九候，以应地之九野；地之九野，以应人之九脏。所以人有肝、肺、心、脾、肾五神脏和膀胱、胃、大肠、小肠四形脏，合为九脏。若五脏败坏，必见神色枯槁，而枯槁者是病情加重的征象，是死症。

黄帝问：诊察的方法是什么？

岐伯说：必须先估量病人身形的肥瘦，调理他的正气虚实，气实就用泻法泻其有余，气虚就用补法补其不足。但必先除去血脉中的淤滞，而后调气，不论治疗什么病，都是以达到气血平和为基本准则。

黄帝问：如何测断死生？

岐伯说：如果病人形体强盛，其脉却细弱，且气短、呼吸不畅，就很危险；如果形体瘦弱，其脉却盛大，且胸中喘满而多气，是死亡之症。一般来说：形体与脉象相和的人，比较健康；脉象错杂不协调的人，就会生病；三部九候的脉象都失其常度的人，就会死亡。上下左右之脉相应，却如在石臼里捣谷，参差不齐，则病情严重；上下之脉不相应，而又息数错乱不数，就是死症；中部之脉虽然独自调匀，而与其他众脏不相协调的就

会死亡；中部之脉较上下两部偏少的，就会死亡；眼睛凹陷，是正气衰竭也会死亡。

黄帝问：怎样才能知道病变所在呢？

岐伯说：从诊察九候脉的异常变化，就能知道病变的位置。九候之中，独小、独大、独疾、独迟、独热、独寒、独陷下的都说明有病。把左手放按在病人足内踝五寸处，以右手指在病人足内踝上轻弹，如果左手当即感受到振动，并且振动的范围超过五寸，那是正常现象；如果振动急剧而大，应手快速而散乱不清，就是病象；若振动微弱，应手缓慢，也是病象；如若振动不能达到五寸，用力量它也毫无反应，就是死亡的征象。所以肌肉充实，而脉搏不能去来的，是死症。中部的脉或快或慢，毫无规律，为气脉败乱的征象，也是死症。如果脉见代象并兼有钩象，来盛去衰，病在络脉。九候之脉，应该相互协调，上下如一，不能参差不齐。如九候之中有一候不协调，就是病象；二候不协调，则病情严重；三候不协调，则病情十分危险。不协调，就是九候之间脉动不相适应。诊察病邪所在的脏腑，能够测知死亡的日期。临症诊察，必须先知道正常的脉象，然后才能推知有病的脉象。若见到真脏脉脉象，而病邪又盛，就会死亡。足太阳经脉气绝，两足不能屈伸，死亡的征象是眼睛上视而不能转动。

黄帝说：冬阴夏阳怎么讲？

岐伯说：九候的脉象都是沉细悬绝的，为阴，与冬季相应，常常在阴气极盛的半夜时分死亡；脉象都是盛大的，为阳，与夏季相应，常常在阳气旺盛的中午死亡。寒热交作的病，会在阴阳交会的黎明时分死亡；热中病和热病，会在阳气最旺盛的

中午死亡；由风邪引发的疾病，会在阳气衰败的傍晚死亡；水肿病，会在阴气旺盛的半夜死亡。脉象时疏时数，时慢时快，这是脾气内绝，会在辰、戌、丑、未之时，也就是一天中的平旦、日中、日夕、夜半，日乘四季的时候死亡。如果病人形体肌肉消瘦，虽然九候脉象协调，也会死亡；假使七诊之脉出现，而九候都顺于四时的，就不一定会死亡。所说的不死病，指风病和经脉的轻病，虽见类似七诊的病脉，实际上却不相同，所以说不是死症。若七诊之脉出现，而脉候也见败坏现象的，这是死症，临死会有哕噫等症状。

所以治病的时候，必须详细询问病人发病时的症状和当前症状，然后按各部分切脉，来观察其经络的浮沉和上下逆顺。如果脉象来时流利，则没有疾病；脉象来时徐迟，则有疾病；脉断绝不来，是死亡征象；肌肉脱消，皮肤干枯贴在筋骨上，也是死亡的征象。

黄帝问：怎样治疗那些可以治愈的疾病呢？

岐伯说：病在经的，应针刺其经；病在孙络的，刺其孙络使它出血；病在血而身体有疼痛症状的，应治疗经与络。若病气停留在大络，要遵循右病刺左、左病刺右的缪刺法治疗。如果久病体弱，邪气久留不移，应当刺四肢八溪之间和骨节交会之处。上实下虚，当切按气脉，诊察气脉络郁结之处，刺出淤积的血，以通血气。眼睛上翻，是太阳经气不足所致。眼睛上翻而又不能转动，是太阳经气已绝。这是判断死生的主要道理，不能不仔细研究。

经脉别论篇第二十一

黄帝问曰：人之居处动静勇怯，脉亦为之变乎？

岐伯对曰：凡人之惊恐恚劳动静，皆为变也。是以夜行则喘出于肾，淫气病肺。有所堕恐，喘出于肝，淫气害脾。有所惊恐，喘出于肺，淫气伤心。度水跌仆，喘出于肾与骨，当是之时，勇者气行则已，怯者则着而为病也。故曰：诊病之道，观人勇怯骨肉皮肤，能知其情，以为诊法也。

故饮食饱甚，汗出于胃。惊而夺精，汗出于心。持重远行，汗出于肾。疾走恐惧，汗出于肝。摇体劳苦，汗出于脾。故春秋冬夏，四时阴阳，生病起于过用，此为常也。

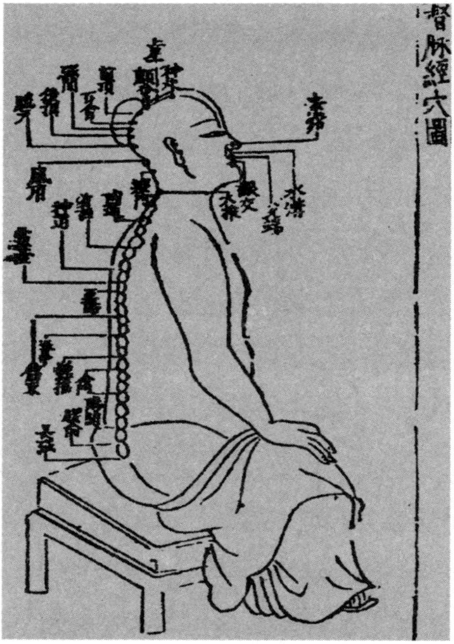

明代高武《针灸聚英》经穴图中的督脉经穴图

食气入胃，散精于肝，淫气于筋。食气入胃，浊气归心，淫精于脉。脉气流经，经气归于肺，肺朝百脉，输精于皮毛。

毛脉合精，行气于府。府精神明，留于四脏，气归

于权衡。权衡以平，气口成寸，以决死生。

饮入于胃，游溢精气，上输于脾。脾气散精，上归于肺，通调水道，下输膀胱。水精四布，五经并行，合于四时五脏阴阳，揆度以为常也。

太阳脏独至，厥喘虚气逆，是阴不足阳有余也，表里当俱泻，取之下俞。阳明脏独至，是阳气重并也，当泻阳补阴，取之下俞。少阳脏独至，是厥气也。跻前卒大，取之下俞。少阳独至者，一阳之过也。太阴脏搏者，用心省真，五脉气少，胃气不平，三阴也，宜治其下俞，补阳泻阴。二阴独啸，少阳厥也，阳并于上，四脉争张，气归于肾，宜治其经络，泻阳补阴。一阴至，厥阴之治也，真虚痟心，厥气留薄，发为白汗，调食和药，治在下俞。

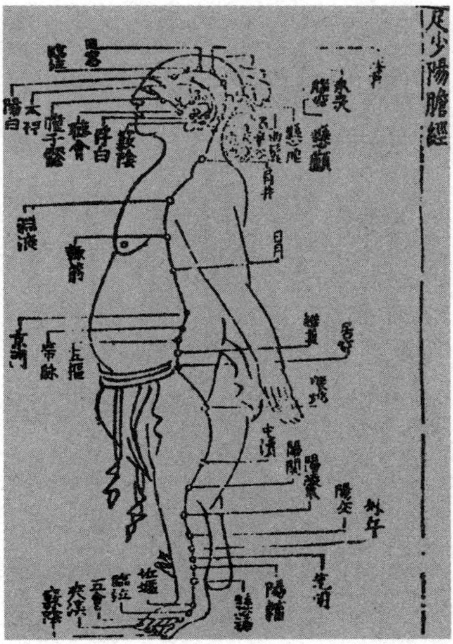

明代高武《针灸聚英》经穴图中的足少阳胆经图

帝曰：太阳脏何象？

岐伯曰：象三阳而浮也。

帝曰：少阳脏何象？

岐伯曰：象一阳也，一阳脏者，滑而不实也。

帝曰：阳明脏何象？

岐伯曰：象大浮也。太阴脏搏，言伏鼓也。二阴搏至，肾沉不浮也。

【译文】

黄帝问：人的居住环境、活动程度、勇敢和胆怯各有

不同，经脉血气也随着变化吗？

岐伯说：人的恐惧、激愤、疲劳、活动或安静等状态，都会影响经脉血气，并使其发生变化。所以夜间远行劳累，就会扰动肾气，使肾气不能闭藏而外泄，则气喘出于肾脏，肾气外泄逆乱严重就会侵犯肺脏。因坠堕而受到惊吓，就会扰动肝气，气喘出于肝，肝气过乱严重就会侵犯脾脏。由惊恐引起的气喘，是因为神气越乱扰动肺气，扰乱严重就会侵犯心脏。渡水或摔倒引起的肺喘，是跌仆损伤了骨，肾主骨，水湿之气通于肾，使得肾和骨都受到扰动。在这种情况下，身体强壮勇猛的人，气血畅行，不会出现什么病变；身体虚弱胆小的人，气血运行不畅，阻滞不行，进而引发病变。所以说：诊察之法，就是观察病人的勇怯、骨骼、肌肉、皮肤的状态，从而了解病情，这就是诊病的重要原则。

饮食过饱，胃部津液外泄而出汗。遭受惊吓，精神散乱，会使心气受损，心液外泄而出汗。负重远行，会损伤骨，肾主管骨，使肾脏津液外泄而出汗。快跑而惊恐时，会损伤筋膜和魂，肝主管筋膜和魂，会使肝气受损，导致津液外泄而出汗。过度劳累，会损伤四肢肌肉，脾主管四肢肌肉，会使津液外泄而出汗。

在春夏秋冬四季阴阳的变化中，人在这些变化中所患的疾病就是由饮食过饱、劳累过度以及情绪波动过度造成的，此为常见的情况。

饮食进入胃里，经过消化吸收，其所化生的精微输注于肝，肝用以充养筋膜。饮食进入胃里，经过消化吸收，其所化生的精微输注于心，心用以充养血脉。脉气流行在经脉，上归于肺，

肺会合百脉，把精气输送到皮毛。

脉与精气相合，流注到六腑，六腑津液流注于心肝脾肾。但精气的输布还是要归于肺，而肺脏的情况，是从气口的脉象上表现的，疾病的可治与否，就根据这个判断。

水液进入胃里，放散精气，上行输送于脾；脾散布精华，上归于肺；肺具有疏通调节体内水液的作用，通过这种作用，把水液向下输于膀胱。这样，气化水行，散布于周身皮毛，流行于五脏经脉，顺应四时五脏阴阳动静的变化，这就是经脉的正常现象。

太阳经脉偏盛，出现喘息、虚气上逆等症状，说明阴虚阳盛，表里两条经脉都应该用泻法治疗，取足太阳经的束骨穴和足少阴经的太溪穴。阳明经脉独盛，说明太阴不足，阳邪重复结在阳明，应该用泻阳补阴的治疗方法，泻阳明经的陷谷穴，补太阴经的太白穴。少阳经脉独盛，说明厥气上逆，阳跷脉前的少阳脉猝突然盛大，应取足少阳经的临泣穴。少阳经脉独盛，说明少阳之气过盛。太阴经脉搏动有力，就要认真诊察是否有真脏脉出现，若五脏之脉脉气都很少，胃气又不平和，这是足太阴脾过于亢盛的缘故，应当用补阳泻阴的治疗方法，补足阳明之陷谷穴，泻足太阴之太白穴。一阳经脉独盛，是少阴热厥，虚阳并越于上，心肝脾肺的脉气争张。四脏之脉失去协调，病气在肾，应治其表里的经络，泻足太阳经的经穴昆仑穴、络穴飞扬穴，补足少阴的经穴复溜穴、络穴大钟穴。一阴经脉独盛，是厥阴经脉所主，出现真气虚弱、心中酸痛、厥气留止与正气相搏、经常自汗等症状，应该注意饮食调养和药物的治疗，用针刺取足厥阴经的太冲穴，泻除病邪。

黄帝问：太阳经的脉象是什么样的？

岐伯说：其脉象好像三阳之气浮盛在外，所以浮脉。

黄帝问：少阳经的脉象是什么样的？

岐伯说：其脉象好像一阳初生，滑利而不充实。

黄帝说：阳明经的脉象是什么样的？

岐伯说：其脉象盛大而浮。太阴经的脉象虽沉伏但搏击有力；少阴经的脉象沉而不浮。

脏气法时论篇第二十二

黄帝问曰：合人形以法四时五行而治，何如而从？何如而逆？得失之意，愿闻其事。

岐伯对曰：五行者，金木水火土也，更贵更贱，以知死生，以决成败，而定五脏之气，间甚之时，死生之期也。

帝曰：愿卒闻之。

岐伯曰：肝主春，足厥阴、少阳主治，其日甲乙。肝苦急，急食甘以缓之。

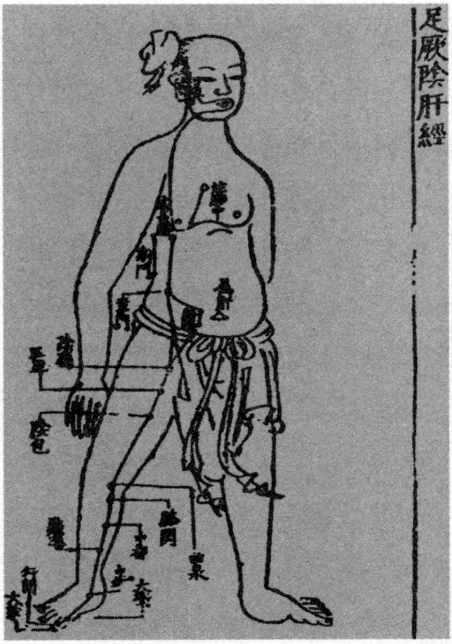

明代高武《针灸聚英》经穴图中的足厥阴肝经图

心主夏，手少阴、太阳主治，其日丙丁。心苦缓，急食酸以收之。

脾主长夏，足太阴、阳明主治，其日戊己。脾苦湿，急食苦以燥之。

肺主秋，手太阴、阳明主治，其日庚辛。肺苦气上逆，急食苦以泄之。

肾主冬，足少阴、太阳主治，其日壬癸。肾苦燥，急食辛以润之，开腠理，致津液，通气也。

病在肝，愈于夏，夏不愈，甚于秋，秋不死，持于冬，起于春，禁当风。肝病者，愈在丙丁，丙丁不愈，加于庚辛，庚辛不死，持于壬癸，起于甲乙。肝病者，平旦慧，下晡甚，夜半静。肝欲散，急食辛以散之，用辛补之，酸泻之。

病在心，愈在长夏，长夏不愈，甚于冬，冬不死，持于春，起于夏，禁温食热衣。心病者，愈在戊己，戊己不愈，加于壬癸，壬癸不死，持于甲乙，起于丙丁。心病者，日中慧，夜半甚，平旦静。心欲耎，急食咸以耎之，用咸补之，甘泻之。

病在脾，愈在秋，秋不愈，甚于春，春不死，持于夏，起于长夏，禁温食饱食湿地濡衣。脾病者，愈在庚辛，庚辛不愈，加于甲乙，甲乙不死，持于丙丁，起于戊己。脾病者，日昳慧，日出甚，下晡静。脾欲缓，急食甘以缓之，用苦泻之，甘补之。

病在肺，愈在冬，冬不愈，甚于夏，夏不死，持于长夏，起于秋，禁寒饮食寒衣。肺病者，愈在壬癸，壬癸不愈，加于丙丁，丙丁不死，持于戊己，起于庚辛。肺病者，下晡慧，日中甚，夜半静。肺欲收，急食酸以收之，用酸补之，辛泻之。

病在肾，愈在春，春不愈，甚于长夏，长夏不死，持于秋，起于冬，禁犯焠㶼热食温炙衣。肾病者，愈在甲乙，甲乙不愈，甚于戊己，戊己不死，持于庚辛，起于壬癸。肾病者，夜半慧，四季甚，下晡静。肾欲坚，急食苦以坚之，用苦补之，咸泻之。

夫邪气之客于身也，以胜相加，至其生己而愈，至其所不胜而甚，至于所生而持，自得其位而起，必先定五脏之脉，乃可言间甚之时，死生之期也。

肝病者，两胁下痛引少腹，令人善怒，虚则目䀮䀮无所见，耳无所闻，善恐，如人将捕之。取其经，厥阴与少阳，气逆，则

头痛，耳聋不聪颊肿，取血者。

心病者，胸中痛，胁支满，胁下痛，膺背肩甲间痛，两臂内痛；虚则胸腹大，胁下与腰相引而痛。取其经，少阴太阳，舌下血者。其变病，刺郄中血者。

脾病者，身重善肌肉痿，足不收行，善瘛，脚下痛，虚则腹满肠鸣，飧泄食不化。取其经，太阴阳明少阴血者。

肺病者，喘咳逆气，肩背痛，汗出，尻阴股膝，髀腨胻足皆痛；虚则少气不能报息，耳聋嗌干，取其经，太阴足太阳之外厥阴内血者。

肾病者，腹大胫肿，喘咳身重，寝汗出，憎风，虚则胸中痛，大腹小腹痛，清厥意不乐。取其经，少阴太阳血者。

肝色青，宜食甘，粳米、牛肉、枣、葵皆甘。心色赤，宜食酸，小豆、犬肉、李、韭皆酸。肺色白，宜食苦，麦、羊肉、杏、薤皆苦。脾色黄，宜食咸，大豆、豕肉、栗、藿皆咸。肾色黑，宜食辛，黄黍、鸡肉、桃、葱皆辛。辛散，酸收，甘缓，苦坚，咸耎。

毒药攻邪，五谷为养，五果为助，五畜为益，五菜为充，气味合而服之，以补精益气。此五者，有辛酸甘苦咸，各有所利，或散或收，或缓或急，或坚或耎，四时五脏，病随五味所宜也。

【译文】

黄帝问：结合人体五脏之气的具体情况，以四时五行的生克制化规律治疗疾病，怎样算从，怎样算逆呢？我想了解治法中的从逆和得失的情况。

岐伯说：五行就是金、木、水、火、土，配合四时气候，彼此

之间又有盛衰胜克的变化，从中可以测知疾病的轻重，分析治疗效果的好坏，并能确定五脏之气的盛衰、疾病险夷以及死生的时间。

黄帝说：我希望听你详细地说一说。

岐伯说：肝主春木之气，肝与胆相表里，春天是足厥阴肝经和足少阳胆经两条经脉为主治。甲乙属木，足少阳胆经主甲木，足厥阴肝经主乙木，所以肝胆在甲乙日最旺盛。肝对应五志中的怒，大怒则气急，甘味能缓急，故应多食甜味以缓和它。

心主夏火之气，心与小肠相表里，夏天以手少阴经和手太阳小肠经为主治。丙丁属火，手少阴心经主丁火，手太阳小肠经主丙火，所以心与小肠在丙丁日最旺盛；心对应五志中的喜，过喜则气缓，故应多食酸味药以收敛它。

脾主长夏之气，脾与胃相表里，长夏以足太阴脾经和足阳明胃经为主治。戊己属土，主太阴脾经主已土，主阳明胃经主戊土，所以脾与胃在戊己日最旺盛。脾容易发生恶湿，湿盛则伤脾，苦味能燥湿，故应多食苦味药以燥其湿。

肺主秋金之气，肺与大肠相表里，秋天以手太阴肺经和手阳明大肠经主治。庚辛属金，手太阴肺经主辛金，手阳明大肠经主庚金，所以肺与大肠在庚辛日最旺盛。肺主管气，其性清肃，若气上逆则引发肺病，苦味能泄，故应吃苦味药来宣泄它。

肾主冬水之气，肾与膀胱相表里，冬天以足少阴肾经与足太阳膀胱经为主治。壬癸属水，足少阴肾经主癸水，足太阳膀胱经主壬水，所以肾与膀胱在壬癸日最旺盛。肾为水脏，喜润而恶燥，故应吃辛味药以润泽它。这样才能开发腠理，输布津液，疏通五脏之气。

病在肝脏，到了夏季能够痊愈；若到夏季不能痊愈，到秋季病情就要加重；如秋季没有死亡，到冬季病情就会维持稳定状态；如果坚持到来年春季肝病逢春木本气，病即好转。因为风气通于肝，所以肝病要避免风邪。肝脏有病的人，在丙丁日容易痊愈；如果到丙丁日仍不痊愈，到庚辛日病情就加重；如果庚辛日没有死亡，到壬癸日病情就会维持稳定状态；到了甲乙日病即好转。肝脏有病的人，清晨（属寅卯）的时候精神清爽，傍晚（属申酉）的时候病就加重，到半夜（属亥子）时便安静下来。肝病需疏泄调整，故肝病应用辛味药来疏散；需要补的，应用酸味药来补，需要泻的，应用辛味药来泻。

病在心脏，在长夏季节容易痊愈；若到长夏不愈，到了冬季病情就会加重；如果在冬季没有死亡，到了明年的春季病情就会维持稳定状态，如果坚持到夏天，心病逢夏火本气，就会有所好转。但要注意，心脏有病的人不要食用温热食物，衣服也不能穿得太厚。心脏有病的人，在戊己日容易痊愈；如果戊己日不愈，到壬癸日病情就加重；如果在壬癸日没有死亡，到甲乙日病情就会维持稳定状态，到丙丁日病即好转。心脏有病的人，中午（属巳午）神清爽朗，半夜时病情就加重，早晨时便平稳了。心病需要缓软，应该用咸味药来柔软它；需要补的，应采用咸味药来补；需要泻的，采用甜味来泻。

病在脾脏，在秋季容易痊愈；若到了秋季不痊愈，到春季病就会加重；如果在春季没有死亡，到夏季病情就会维持稳定状态，如果坚持到长夏，脾病逢长夏土本气，就会有所好转。但要注意，脾脏有病的人不要食用温热食物，不要过饱，居住环境不要潮湿，也不要穿潮湿的衣服。脾脏有病的人，在庚辛日

容易痊愈；如果在庚辛日不痊愈，到甲乙日就会加重；如果到甲乙日没有死亡，到丙丁日病情就会维持稳定状态，到了戊己日病就会好转。脾脏有病的人，在午后的时间精神清爽，日出时病就加重，傍晚时便平稳了。脾脏病需要缓和，应该用甜味药来缓和它，需要泻的，采用苦味药来泻；需要补的，采用甜味药来补。

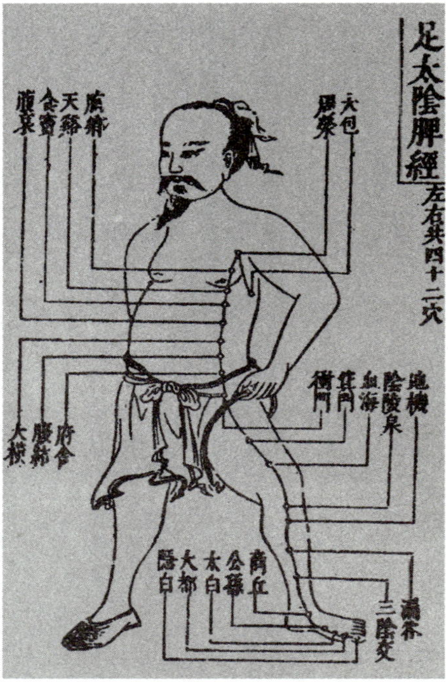

明代张介宾《类经图翼》经穴图之足太阴脾经

病在肺脏，在冬季容易痊愈；若到了冬季不痊愈的，到夏季病就会加重；如果在夏季没有死亡，至长夏时病情就会维持稳定状态，如果坚持到秋天，肺病逢秋金本气，就会有所好转。但要注意，肺有病应禁吃寒冷饮食，也不要穿得太单薄。肺脏有病的人，在壬癸日容易痊愈；如果在壬癸日不痊愈，到丙丁日病就会加重；如果在丙丁日没有死亡，到戊己日病情就会维持稳定状态，到了庚辛日，病就会好转。肺脏有病的人，傍晚的时候精神爽朗，到中午时病就加重，到半夜时便平稳了。肺病需要收敛，应该用酸味药来收敛它，需要补的，用酸味药来补，需要泻的，用辛味药来泻。

病在肾脏，在春季容易痊愈；若至春季不痊愈，到长夏时病

就加重；如果在长夏不死，到秋季病情就会维持稳定状态，如果坚持到冬天，肾病逢冬水本气，就会有所好转。但要注意，肾病禁食火烤、油炸或过热的食物，也不要穿用火烘烤过的衣服。肾脏有病的人，在甲乙日容易痊愈；如果到甲乙日不痊愈，到戊己日病就会加重；如果到戊己日不死，到庚辛日病情就会维持稳定状态，到壬癸日病就会好转。肾脏有病的人，在半夜的时候精神爽朗，在一日当中辰、戌、丑、未四个时辰病情加重，在傍晚时便平稳了。肾脏病需要加强肾气，应该用苦味药来加强它，需要补的，采用苦味药来补，需要泻的，采用咸味药来泻。

邪气侵犯人体，都是以胜相加的。碰到五行归类中子脏相对应季节时，疾病就能痊愈；碰到能克制自己的强脏相对应的季节时，病情就会加重；碰到其母脏相对应的季节时，病情就会平稳；碰到其本脏之气应该旺盛的季节时，疾病就会好转。但必须先明确五脏的脉象，然后才能推测出疾病的轻重缓急的变化时间和死生日期。

肝脏有疾病，肝气实的，则两肋下疼痛牵引少腹部，使人容易发怒；肝气虚的，则出现两眼昏花、视物不明、两耳听不清声音、易恐惧如被人追捕。治疗时，应取足厥阴肝经和足少阳胆经的穴位。如果肝气上逆，会引发头痛、耳聋、面颊肿胀，这时仍取厥阴、少阳两经之穴，进行放血治疗。

心脏有疾病，则出现胸中疼痛、胁部胀满发痛、肋下、胸膺部、背部及肩胛间疼痛，两臂内侧疼痛的症状；心气虚的，则出现胸腹部肿胀、胁下和腰部牵引作痛。治疗时，取手少阴心经和太阳小肠经的经穴，并针刺舌下之脉，放血治疗。如病情与

刚发病时不同，刺委中穴，进行放血治疗。

脾脏有疾病，则出现身体沉重、易感饥饿、肌肉萎软无力、两足弛缓不收，行走时容易抽搐或脚下疼痛的症状；脾气虚的，则腹胀肠鸣、泄泻而食物不化。治疗时，应取足太阴脾经和足阳明胃经脉的穴位，再取足少阴肾经的经穴，进行放血治疗。

肺脏有疾病，则表现为喘咳气逆、肩背部疼痛、出汗，尻、阴、股、膝、髀骨、足等部皆疼痛的症状；肺气虚的，就出现少气、呼吸困难不能接续、耳聋、咽干。治疗时，取手太阴肺经的经穴，以及足太阳膀胱经的外侧、足厥阴肝经内侧的足少阴肾经的经穴，放血治疗。

肾脏有疾病，则表现为腹部肿胀、足胫浮肿、气喘咳嗽、身体沉重、睡后出汗、怕风的症状；肾气虚的，就会出现胸中疼痛、大腹和小腹疼痛、四肢发冷、闷闷不乐。治疗时，取足少阴肾经和足太阳膀胱经的穴位，放血治疗。

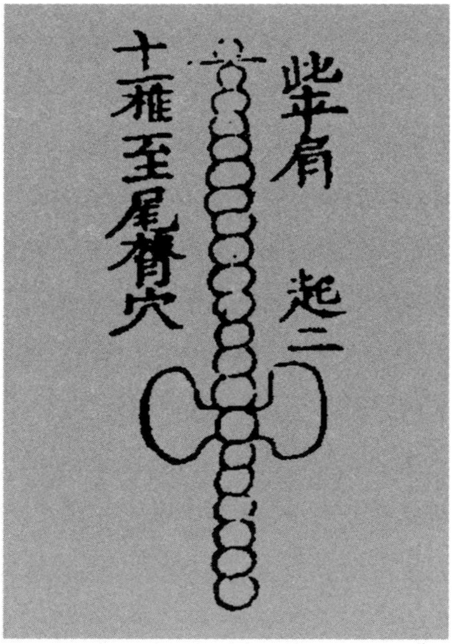

明代吴嘉言《针灸原枢》脏腑图中的肾脏形象之图

肝脏与青色相应，宜食甘味的东西，如粳米、牛肉、枣、葵菜等。心脏与赤色相应，宜食酸味的东西，如小豆、犬肉、李、韭等。肺脏与白色相应，宜食苦味的东西，如小麦、羊肉、杏、薤

等。脾脏与黄色相应，宜食咸味的东西，如大豆、猪肉、栗、藿等。肾脏与黑色相应，宜食辛味的东西，如黄黍、鸡肉、桃、葱等。辛味有发散作用，酸味有收敛作用，甘味有缓和作用，苦味有坚燥作用，咸味有软坚作用。

药物可以攻逐病邪，五谷可以滋养五脏之气，五果能辅助五谷充养人体，五畜能补养五脏，五菜能营养脏腑，将药物与谷果肉菜依气味而调配服用，可以补精益气。上述五类，各有辛、酸、甘、苦、咸的不同气味，各有其作用，或发散，或收敛，或缓和，或坚燥，或软坚。治病时，要根据春夏秋冬四时和五脏之气的盛衰，病变特点等实际情况来恰当地选择药食，利用五味。

宣明五气篇第二十三

五味所入：酸入肝，辛入肺，苦入心，咸入肾，甘入脾，是谓五入。

五气所病：心为噫，肺为咳，肝为语，脾为吞，肾为欠、为嚏，胃为气逆，为哕、为恐，大肠、小肠为泄，下焦溢为水，膀胱不利为癃，不约为遗溺，胆为怒，是谓五病。

五精所并：精气并于心则喜，并于肺则悲，并于肝则忧，并于脾则畏，并于肾则恐，是谓五并，虚而相并者也。

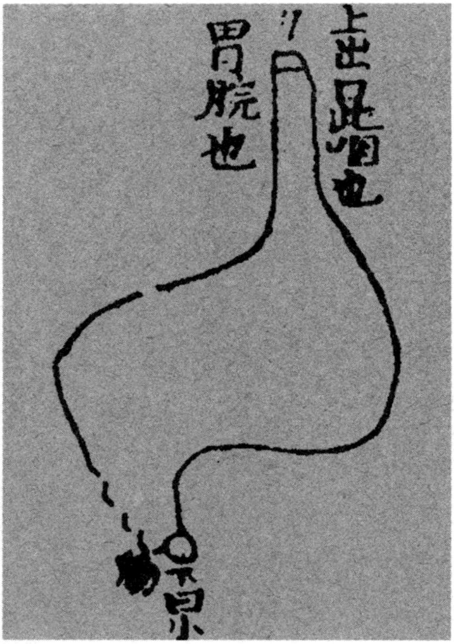

明代吴嘉言《针灸原枢》脏腑图中的胃形象之图

五脏所恶：心恶热，肺恶寒，肝恶风，脾恶湿，肾恶燥，是谓五恶。

五脏化液：心为汗，肺为涕，肝为泪，脾为涎，肾为唾，是谓五液。

五味所禁：辛走气，气病无多食辛；咸走血，血病无多食咸；苦走骨，骨病无多食苦；甘走肉，肉病无多食甘；酸走筋，筋病无多食酸。是谓五禁，无令多食。

五病所发：阴病发于骨，阳病发于血，阴病发于肉，阳病发于冬，阴病发于夏，是谓五发。

五邪所乱：邪入于阳则狂，邪入于阴则痹，搏阳则为巅疾，搏阴则为瘖，阳入之阴则静，阴出之阳则怒，是谓五乱。

五邪所见：春得秋脉，夏得冬脉，长夏得春脉，秋得夏脉，冬得长夏脉，名曰阴出之阳，病善怒不治，是谓五邪，皆同命，死不治。

五脏所藏：心藏神，肺藏魄，肝藏魂，脾藏意，肾藏志，是谓五脏所藏。

五脏所主：心主脉，肺主皮，肝主筋，脾主肉，肾主骨，是谓五主。

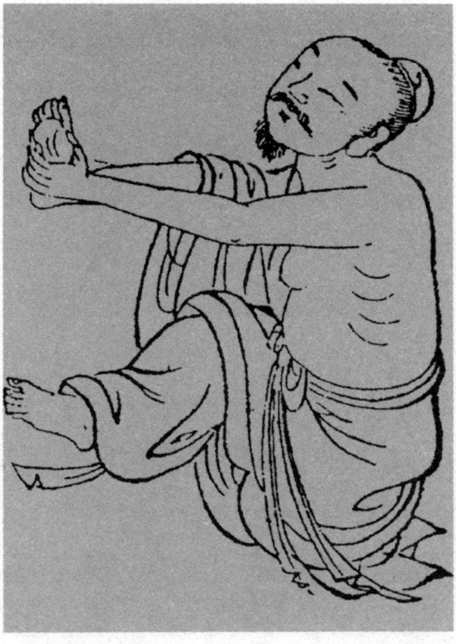

明代高濂《遵生八笺》陈希夷导引坐功图中的夏至五月中坐功图

五劳所伤：久视伤血，久卧伤气，久坐伤肉，久立伤骨，久行伤筋，是谓五劳所伤。

五脉应象：肝脉弦，心脉钩，脾脉代，肺脉毛，肾脉石，是谓五脏之脉。

【译文】

饮食五味进入胃以后，各自进入与其所合的脏腑：酸味入肝，辛味入肺，苦味入心，咸味入肾，甜味入脾。这就是五入。

人体的五脏之气失调，会引发各种疾病：心气失调会嗳气；肺气失调会咳嗽；肝气失调会多言；脾气失调会泛吐酸水；肾气失调会打哈欠和喷嚏；胃气失调会上逆，甚至呃逆；大肠、小肠病，就不能分合清浊、传送糟粕，出现泄泻；下焦水液运行失常，会致使水液溢于皮肤，出现水肿；膀胱之气失调，或者使小便闭塞不通，出现癃闭，或者小便不能控制，出现遗尿；胆气失调则易发怒。这就是五病。

五脏之精气合并聚集，也会引发疾病：精气并聚于心，会嬉笑失常；精气并聚于肺，会情绪悲伤；精气并聚于肝，会忧愤；精气并聚于脾，会担心思虑；精气并聚于肾，会恐惧害怕。这就是五并，是由于五脏乘虚相并所致。

五脏各有所憎厌：心厌恶热，肺厌恶寒，肝厌恶风，脾厌恶湿，肾厌恶燥。这就是五恶。

五脏各能化生液体：心化生的液体为汗，肺化生的液体为涕，肝化生的液体为泪，脾化生的液体为涎，肾化生的液体为唾。这是五液。

五脏之病对五味各有禁忌：辛味走气，气病不可多食辛味；咸味走血，血病不可多食咸味；苦味走骨，骨病不可多食苦味；甜味走肉，肉病不可多食甜味；酸味走筋，筋病不可多食酸味。这就是五禁，不可多食。

五病的发生有一定的规律：阴病多发生于骨，阳病多发生于血，阴病多发生于肉，阳病多发生于冬，阴病发生于夏。这就是五发。

五脏被病邪侵犯会引发不同疾病：病邪入于阳分，则阳偏盛，引发狂病；病邪入于阴分，阴气独盛，引发痹病；病邪入于

阳分，与阳气相争，阳气受损，则发为癫痫；病邪入于阴分，与阴气相争，阴气受损，会造成不能说话的瘖哑之疾。病邪从阳分入阴分，病人会变得安静；病邪从阴分外出于阳分，病人会变得易躁动发怒。这就是五乱。

五脏克贼之邪会表现出不同的脉象：春天见到秋天的毛脉，为金克木；夏天见到冬天的石脉，为水克火；长夏见到春天的弦脉，为木克土；秋天见到夏天的钩脉，为火克金；冬天见到长夏的濡脉，为土克水。这就是五邪，是五种不应见的脉象。四时中哪一时中见了，病都无法医治。

五脏各有所藏：心脏蕴藏神；肺脏蕴藏魄；肝脏蕴藏魂；脾脏蕴藏意；肾脏蕴藏志。这就是五脏所藏。

五脏各有其主管的对象：心主管血脉，肺主管皮毛，肝主管筋，脾主管肉，肾主管骨。这就是五主。

五种过度的疲劳会相应地损伤五脏的精气：长时间用眼，则劳于精气而损伤血；长久躺卧，则阳气不伸而损伤气；长久坐着，则血脉运行迟缓而损伤肉；长久站立，则劳于肾及腰、膝、胫等而损伤骨；长久行走，则劳于筋脉而损伤筋，这就是五劳所伤。

五脏与四时顺应的脉象：肝脏应合春，端直而长，脉象为弦；心脉应合夏，脉象来盛去衰，为钩；脾脏应合长夏，脉象虚弱，为代；肺脉应合秋，脉象轻虚而浮，为毛；肾脉应合冬，脉象坚沉，为石。这就是五脏之脉。

血气形志篇第二十四

夫人之常数，太阳常多血少气，少阳常少血多气，阳明常多气多血，少阴常少血多气，厥阴常多血少气，太阴常多气少血，此天之常数。

足太阳与少阴为表里，少阳与厥阴为表里，阳明与太阴为表里，是为足阴阳也。手太阳与少阴为表里，少阳与心主为表里，阳明与太阴为表里，是为手之阴阳也。今知手足阴阳所苦，凡治病必先去其血，乃去其所苦，伺之所欲，然后泻有余，补不足。

欲知背俞，先度其两乳间，中折之，更以他草度去半已，即以两隅相拄也，乃举以度其背，令其一隅居上，齐脊大椎，两隅在下，当其下隅者，肺之俞也。复下一度，心之俞也。复下一度，左角肝之俞也，右角脾之俞也。复下一度，肾之俞也。是谓五脏之俞，灸刺之度也。

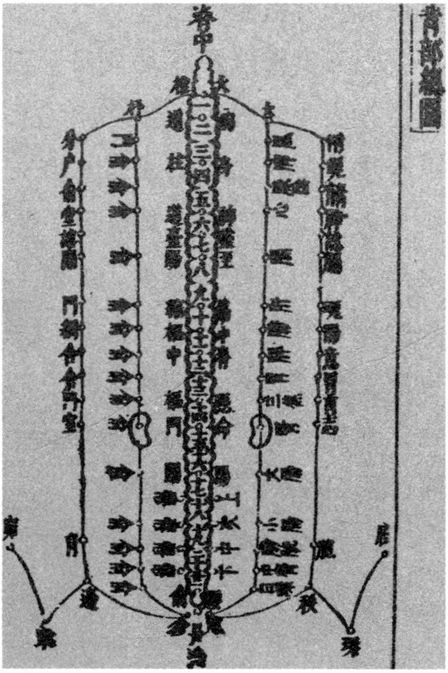

明代张介宾《类经图翼》中的背部总图

形乐志苦，病生于脉，治之以灸刺；形乐志乐，病生于肉，治之以针石。形苦志乐，病生于筋，治之以熨引。形苦志苦，病生于咽嗌，治之以百药。形数惊恐，经络不通，病生于不仁，治之以按摩醪药。是谓五形志也。

刺阳明出血气，刺太阳出血恶气，刺少阳出气恶血，刺太阴出气恶血，刺少阴出气恶血，刺厥阴出血恶气也。

【译文】

人身各经脉的气血数量，有一定常数。如太阳经常多血少气，少阳经常少血多气，阳明经常多气多血，少阴经常少血多气，厥阴经常多血少气，太阴经常多气少血，这是先天具有的气血的正常数量。

足太阳膀胱经与足少阴肾经为表里，足少阳胆经与足厥阴肝经为表里，足阳明胃经与足太阴脾经为表里。这就是足三阳经和足三阴经之间的表里配合关系。手太阳小肠经和手太阴心经为表里，手三阳三焦经与手厥阴心包经为表里，手阳明大肠经与手太阴肺经为表里，这就是手三阳经和手三阴经之间的表里配合关系。掌握了手足阴阳经脉的表里关系后，就能知道疾病发生在哪一经，并确定相应的治疗方法。如血脉壅盛的，必须先针刺放血，来减轻病痛；再诊察病人的意愿，摸清病情虚实，泻其有余，补其不足。

要想确定背部五脏俞穴的位置，可先用一根草度量两乳头之间的距离，从正中对折，再拿一根与前草同样长度的草，折掉一半，与第一根草的两头相接，组成一个等边三角形。用它测量病人的背部，使其一个角朝上，和脊背部大椎穴相平，另

外两个角在下，其下边左右两角所指部位，就是肺俞穴所在的部位。把上角下移至两肺俞穴连线的中心处，则其下左右两角的位置是心俞的部位。再将上角下移至两心俞穴连线的中心处，下左角是肝俞，下右角是脾俞。再如上法下移，左右两角是肾俞穴。这就是五脏俞穴的部位，也是针灸取穴的方法。

形体舒适，但精神苦闷的人，病多发生在经脉，治疗时宜用灸刺；形体舒适，精神愉快的人，病多发生在肌肉，治疗时宜用针刺或砭石；形体劳苦，但精神愉快的人，病多发生在筋，治疗时宜用热熨或导引法；形体劳苦，精神也苦闷的人，病多发生在咽喉部，治疗时宜用药物。多次受到惊吓的人，经络因气机紊乱而不通畅，病多为肌肉皮肤麻木不仁，治疗时宜用按摩和药酒。这就是五种因不同形体和精神而生病的情况。

刺阳明经，可以出血出气；刺太阳经，可以出血，而不宜伤气；刺少阳经，只宜出气，不宜出血；刺太阴经，只宜出气，不宜出血；刺少阴经，只宜出气，不宜出血；刺厥阴经，只宜出血，不适合伤气。

宝命全形论篇第二十五

黄帝问曰：天覆地载，万物悉备，莫贵于人。人以天地之气生，四时之法成。君王众庶，尽欲全形。形之疾病，莫知其情，留淫日深，著于骨髓，心私虑之。余欲针除其疾病，为之奈何？

岐伯对曰：夫盐之味咸者，其气令器津泄；弦绝者，其音嘶败；木敷者，其叶发；病深者，其声哕。人有此三者，是谓坏府，毒药无治，短针无取。此皆绝皮伤肉，血气争黑。

帝曰：余念其痛，心为之乱惑，反甚其病。不可更代，百姓闻之，以为残贼，为之奈何？

岐伯曰：夫人生于地，悬命于天，天地合气，命之曰人。人能应四时者，天地为之父母。知万物者，谓之天子。天有阴阳，人有十二节。天有寒暑，人有虚实。能经天地阴阳之化者，不失四时；知十二节之理者，圣智不能欺也；能存八动之变，五胜更立，能达虚实之数者，独出独入，呿吟至微，秋毫在目。

帝曰：人生有形，不离阴阳，天地合气，别为九野，分为四时，月有小大，日有短长，万物并至，不可胜量，虚实呿吟，敢问其方？

岐伯曰：木得金而伐，火得水而灭，土得木而达，金得火而缺，水得土而绝，万物尽然，不可胜竭。故针有悬布天下者五，黔首共余食，莫知之也。一曰治神，二曰知养身，三曰知毒药

为真，四曰制砭石小大，五曰知腑脏血气之诊。五法俱立，各有所先。今末世之刺也，虚者实之，满者泄之，此皆众工所共知也。若夫法天则地，随应而动，和之者若响，随之者若影，道无鬼神，独来独往。

帝曰：愿闻其道。

岐伯曰：凡刺之真，必先治神，五脏已定，九候已备，后乃存针。众脉不见，众凶弗闻。外内相得，无以形先。可玩往来，乃施于人。人有虚实，五虚勿近，五实勿远。至其当发，间不容瞚。手动若务，针耀而匀，静意视义，观适之变。

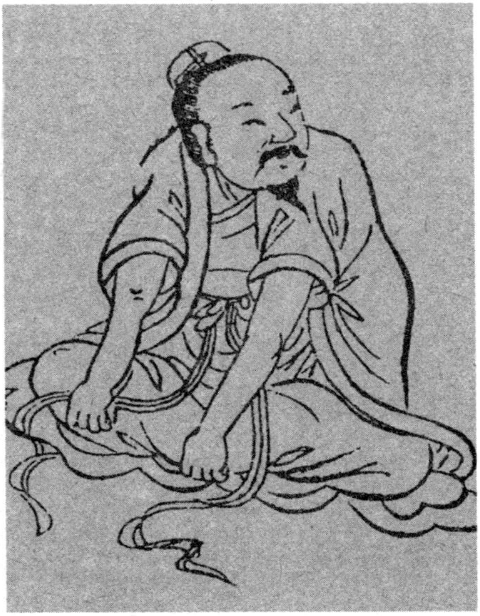

明代高濂《遵生八笺》陈希夷导引坐功图中的大暑六月中坐功图

是谓冥冥，莫知其形，见其乌乌，见其稷稷，从见其飞，不知其谁。伏如横弩，起如发机。

帝曰：何如而虚？何如而实？

岐伯曰：刺虚者须其实，刺实者须其实。经气已至，慎守勿失，深浅在志，远近若一，如临深渊，手如握虎，神无营于众物。

【译文】

黄帝问：天覆于上，地载于下，天地之间万物齐全，但没有

比人更高贵的了。人依靠天地之气和五谷精气而生存，顺应四时阴阳寒暑而有规律地生活，无论是君王还是百姓，都想身体健康，但往往到身体有了疾病时，因病情较轻而不能自知，以致病邪滞留，逐渐发展深入，甚至深入骨髓，我对此深感忧虑。我想为他们解除痛苦，应该怎么做呢？

岐伯说：诊断疾病，应当注意观察其所表现的症候。比如，盐要变咸时，放盐的器皿会渗水；琴弦要断时，会发出嘶哑音败之声；树木要枯败时，树叶就会簌簌落下；病情严重的时候，就会出现呃逆，而这一现象说明内脏已经严重败坏，药物和针灸都不会有效。因为皮肉血气各不相得，所以病就很难救治。

黄帝问：对于病人的痛苦，我十分同情，心中常感惶惑混乱，治病不当反而加重病情，又没有更好的办法取代，病人听我这样说，会认为我残忍不仁。我应该怎么办呢？

岐伯说：人虽然生存在地上，但丝毫离不开天，需知天地之气相互作用，才产生了人。要是人能够适应四季阴阳变化的话，就能与自然界的一切保持协调，获得生命动力；如能了解万物生长收藏的道理，就能承受和运用万物。天有阴阳二气，人有十二条经脉；天有寒暑的区别，人则有虚实盛衰。因此，能够效法天地阴阳的变化的人，就不会违背四季的规律；能知晓十二条经脉道理的人，就是圣人也不能欺瞒他；能掌握八风的活动规律、五行盛衰及人体虚实变化的人，就能洞悉病情和病人的痛苦，哪怕是细微如秋毫处，也逃不过他的眼睛。

黄帝说：人自出生就具备了形体，离不开阴阳变化。天地之气相合，在地理上可分为九州，气候上可分为四时，月份有大月小月之分，每天有长有短，而天地间的万物的生长变化更

是数不胜数。我希望解除病人的痛苦，请问应用什么针法呢？

岐伯说：针刺之法，可以根据五行相互克胜的道理来分析：木遇到金，就会被伐断；火遇到水，就会被浇灭；土遇到木，就会被输送；金遇到火，就会被熔化；水遇到土，就会遏绝。万物的变化都是这样的，举不胜举。用针刺治疗疾病有五大关键，这是早已公布于众的，然而人们只顾饱食，因此没有重视这些道理。这五大关键包括：一是精神专注，二是重视养生之道，三是掌握药物的性能，四是制取大小砭石以适应不同疾病，五是精通脏腑血气的诊断方法。这五点都很重要，各有所长，但孰先孰后，实际运用中要视情况而定。近世运用针刺，一般用补法治虚、泻法治满，这是人所共知的。如果能按照天地阴阳的道理，灵活运用，那么就能取得如响应声、如影随形的疗效。医学的道理并不是神秘莫测的，只要懂得这些道理，就能运用自如。

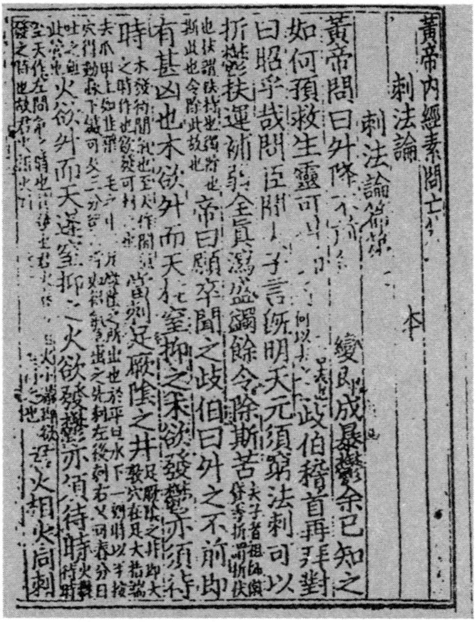
黄帝内經素問亡篇

刺法論

刺法論篇第七十二

黃帝問曰升降不前……變成暴鬱余已知之如何預救生靈可得却乎岐伯稽首再拜對曰昭乎哉問臣聞夫子言既明天元須窮法刺可以折鬱扶運補弱全真瀉盛蠲餘令除斯苦帝曰願卒聞之岐伯曰升之不前即有甚凶也木欲升而天柱窒抑之木欲發鬱亦須待時當刺足厥陰之井……火欲升而天蓬窒抑之火欲發鬱亦須待時君火相火同刺……

金刊本宋·佚名氏辑素问亡篇之《刺法论》书影

黄帝说：我想听您讲解一下用针的方法。

岐伯说：用针的关键，首先在于必须精神专一，待到确定五脏的虚实、三部九候的脉象时，才能下针。还要留意是否有真脏脉出现，五脏之气是否衰绝，外在症状和体内的病变是否一致，不能仅以外形为依据，还要

掌握经脉血气的往来运行情况，这样才可施行针刺治疗，病有虚有实，对于五虚的病人，不可粗率地下针治疗，对于五实的病人，不要轻易放弃治疗，要把握针刺的时机，否则瞬间就会坐失良机。针刺时，动作要协调一致，针体要干净，动摇要均匀，细心体察，注意针气变化，这种变化几乎无迹可寻。

气的往来，好像群鸟飞翔，无法断定起落。因此，用针的方法是：气未至时，留针候气，就像是狩猎者伏身横弓等候一样；气至时，立即起针，像用弩发箭一样迅速。

黄帝问：怎么用针刺治疗虚证和实证呢？

岐伯说：针刺治疗虚证时，要用补法；针刺治疗实证时，要用泻法。经气应针时，要谨慎把握良机，运用补泻方法。针刺不论深浅，都在于灵活运用；取穴不论深浅，候针取气的道理是一样的，那就是精神专一，好像站在万丈深渊的边缘一样谨小慎微，又像手中捉着老虎一样坚定有力，总之，要专心致志，不为别的事情分神。

八正神明论篇第二十六

黄帝问曰：用针之服，必有法则焉，今何法何则？

岐伯对曰：法天则地，合以天光。

帝曰：愿卒闻之。

岐伯曰：凡刺之法，必候日月星辰四时八正之气，气定乃刺之。是故天温日明，则人血淖液而卫气浮，故血易泻，气易行；天寒日阴，则人血凝泣而卫气沉。月始生，则血气始精，卫气始行；月郭满，则血气实，肌肉坚；月郭空，则肌肉减，经络虚，卫气去，形独居。是以因天时而调血气也。是以天寒无刺，天温无疑，月生无泻，月满无补，月郭空无治，是谓得时而调之。因天之序，盛虚之时，移光定位，正立而待之。故曰：月生而泻，是谓脏虚；月满而补，血气扬溢，络有留血，命曰重实；月郭空而治，是谓乱经。阴阳相错，真邪不别，沉以留止，外虚内乱，淫邪乃起。

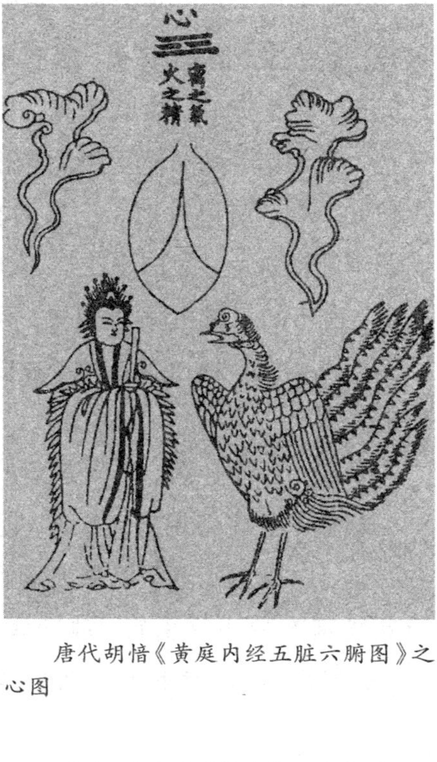

唐代胡愔《黄庭内经五脏六腑图》之心图

帝曰：星辰八正何候？

岐伯曰：星辰者，所以制日月之行也。八正者，所以候八风之虚邪以时至者也。四时者，所以分春秋冬夏之气所在，以时调之也。八正之虚邪，而避之勿犯也。以身之虚，而逢天之虚，两虚相感，其气至骨，入则伤五脏，工候救之，弗能伤也，故曰：天忌不可不知也。

帝曰：善。其法星辰者，余闻之矣，愿闻法往古者。

岐伯曰：法往古者，先知《针经》也。验于来今者，先知日之寒温，月之虚盛，以候气之浮沉，而调之于身，观其立有验也。观于冥冥者，言形气荣卫之不形于外，而工独知之，以日之寒温，月之虚盛，四时气之浮沉，参伍相合而调之，工常先见之，然而不形于外，故曰观于冥冥焉。通于无穷者，可以传于后世也，是故工之所以异也，然而不形见于外，故俱不能见也。视之无形，尝之无味，故谓冥冥，若神仿佛。虚邪者，八正之虚邪气也。正邪者，身形若用力，汗出腠理开，逢虚风，其中人也微，故莫知其情，莫见其形。上工救其萌牙，必先见三部九候之气，尽调不败而救之，故曰上工。下工救其已成，救其已败。救其已成者，言不知三部九候之相失，因病而败之也。知其所在者，知诊三部九候之病脉处而治之，故曰守其门户焉，莫知其情而见邪形也。

帝曰：余闻补泻，未得其意。

岐伯曰：泻必用方，方者，以气方盛也，以月方满也，以日方温也，以身方定也，以息方吸而内针，乃复候其方吸而转针，乃复候其方呼而徐引针，故曰泻必用方，其气而行焉。补必用员，员者行也，行者移也，刺必中其荣，复以吸排针也。故员与

方，非针也。故养神者，必知形之肥瘦，荣卫血气之盛衰。血气者，人之神，不可不谨养。

帝曰：妙乎哉论也！合人形于阴阳四时，虚实之应，冥冥之期，其非夫子孰能通之。然夫子数言形与神，何谓形？何谓神？愿卒闻之。

岐伯曰：请言形，形乎形，目冥冥，问其所病，索之于经，慧然在前，按之不得，不知其情，故曰形。

帝曰：何谓神？

岐伯曰：请言神，神乎神，耳不闻，目明心开而志先，慧然独悟，口弗能言，俱视独见，适若昏，昭然独明，若风吹云，故曰神。三部九候为之原，九针之论不必存也。

【译文】

黄帝问：用针的技术必定有一定的法则，到底是什么方法和准则呢？

岐伯说：这要依据天地阴阳变化法则，在自然现象中去体会。

黄帝说：希望您能详细讲解一下。

岐伯说：针刺时，必须观察日月星辰的运行及四时八正的气候变化，以此决定是否用针。气候温和、日色晴朗时，则人的血液流行滑润，而卫气浮于体表，血容易外泄，气容易行；气候寒冷，日光阴翳，则人的血行也滞涩不畅，而卫气沉于体内。月亮初生时，血气开始流利，卫气开始畅行；月圆时，则人体血气充实，肌肉坚实；月黑无光时，肌肉虚弱、经络空虚、卫气衰减、形体独居。所以要顺应天气时令调整血气。因此天气寒冷时不要针刺；天气温和时不要迟疑；月亮初生时不可用泻法；

月亮正圆时不可用补法；月黑无光时不要治疗。这就是顺应天气时令调节气血的法则。根据天体运行的规律，月亮的盈亏盛虚，日光的迁移变化，来确定经气运行的所在部位，并聚精会神地等待治疗的最佳时机。所以说，月亮初生时用泻法，这叫重虚；月正圆时用补法，使血气充实而溢出，以致络脉中血液留滞，这叫重实；月黑无光时用针刺，就会扰乱经气，这叫乱经。这样的治法必然会引起阴阳错乱，真邪不分，阴气沉伏留而不去，脉络外虚，经脉内乱，因此病邪就乘机而起。

黄帝问：观察星辰、四时、八正都能够用来预测什么？

岐伯说：观察星辰的方位，能定出日月运行的规律；观察八个节气的气候交替，可以测出异常的八方之风何时来临；观察四时，用来分辨春夏秋冬正常气候，以适应时令进行调养，来避免八方之邪的侵犯。假如身体虚弱，又受到自然界的虚邪贼风的侵犯，两虚相遇，邪气就会侵犯筋骨，甚至深入损伤五脏。医生如果能根据气候的变化来治病，就可以及时挽救病人，使病人不再遭受到更严重的伤害。所以说天气时令的宜忌不可不知。

黄帝说：讲得好！我已经了解依据星辰运行规律来调养治疗的道理，希望您再讲讲如何效法前人。

岐伯说：要想效法前人，首先要懂得《针经》。要想把古人的方法运用在现在的治疗中，首先要知道太阳的寒温、月亮的盈亏、四时阴阳之气的浮沉，再结合病人的身体情况进行调理治疗，就能看到这种方法的效果了。所谓观察冥冥，是说人体血气荣卫的变化并不显露于外，而医生却能懂得，这是因为医生能把太阳的寒温、月亮的盈亏、四时阴阳之气的浮沉，结合

起来综合分析。因此虽然疾病并未显露于外，医生却能有先见之明，这就是所说的观于冥冥。如果医生对疾病的认识非常透彻，其经验就可以流传于后世，这也是有学识经验的医生不同于一般医生的地方。然而，病情是不显露在外面的，所以一般人是不容易发现的，看不见形迹，尝不出味道，所以叫做冥冥，仿佛像神灵一样似有若无。虚邪，就是四时八正的虚邪贼风。正邪，是身体因劳累、出汗、腠理开泄，偶尔感受风邪。正邪伤人较轻，因此病人通常没有明显的感觉和症状，一般的医生也难以诊察出病情。医术高超的医生，会在疾病刚发生时就及早治疗，因为他善于观察三部九候的脉气变化，在没有败坏时就开始调治，所以被称为“上工”。“下工”却是在疾病已经形成，甚至严重时才进行治疗，这是因为他不懂得三部九候之脉气混乱是由疾病发展所致。知道疾病的所在，就是能从三部九候的脉象变化中了解病位，及时治疗。因此说，掌握三部九候就如同守住了门户一样，虽然外表尚未出现体征，但医生却已掌握了疾病的形迹。

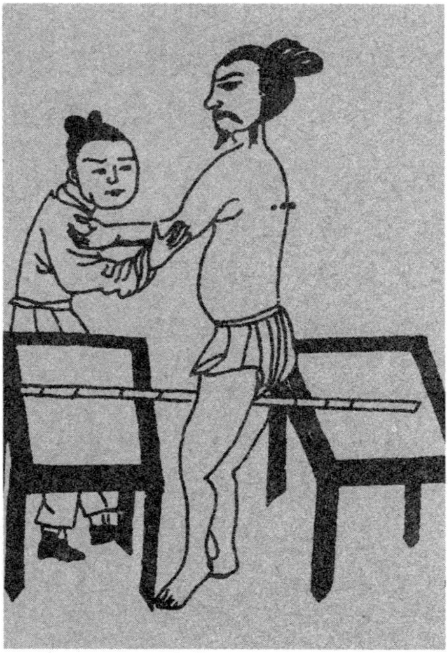

元代医书《澹寮集验秘方》中的骑竹马灸法之图。骑竹马灸是我国古代治疗外科痈疽的一种特殊灸法。

黄帝问：我听说针刺有补法和泻法两种，却不了解它的内在意义。

岐伯说：泻法必须掌握好一个“方”字。“方”就是正气方盛、月亮方满、天气方温和、身心方安定的时候，针刺时要等病人吸气时进针，再吸气时转针，等到病人方呼气时缓慢地出针。因此说“泻必用方”，才能发挥作用，泄去邪气，使正气畅通，疾病就会痊愈。补法必须掌握好一个“圆”字，“圆”就是使气通行，行气就是导移其气到达疾病所在之处。针刺时必须达到荣穴，还要在病人吸气时推移其针。总的来说，“方”和“圆”都不是指针的形状。医术高超有修养的医生，必能仔细观察病人形体肥瘦和荣卫气血的盛衰。因为血气是人的神气的基础，不能不谨慎保养。

黄帝说：您讲得真是太精妙了！把人身变化和阴阳四时、虚实联系起来，这真是非常微妙的结合，除了先生，谁能够知晓其中奥妙！可是您多次提到形和神，到底什么是形和神呢？希望能更详细地听您说一说。

岐伯说：让我先说说形。所谓形，就是反映于外的征象。通过诊察病人的形体只能诊察到疾病的大致情况，因此还需再问清病人的发病原因，再仔细诊察经脉变化，则病情就会清清楚楚地摆在眼前。要是切脉仍然不能知晓，那么便不容易知道它的病，因为这是靠着诊察形体才能得知病情，所以叫作形。

黄帝说：什么是神？

岐伯说：请让我再说说神。所谓神，就是通过观察就能知道病情所在，耳朵虽然没有听到病人陈述，但通过望诊，心中就知晓它的变化了，这种心领神会的领悟，用语言无法表达。就好像大家都在观察病人，只有医术高明的医生才能看得透彻，在大家还没有看清疾病的时候，也只有他能明白病情，就

如同风吹云散一样，所以叫作神。这是以三部九候脉法为本的结果，在诊断疾病时如果能达到这种程度，就不必拘泥于《九针》的理论了。

离合真邪论篇第二十七

黄帝问曰：余闻九针九篇，夫子乃因而九之，九九八十一篇，余尽通其意矣。经言气之盛衰，左右倾移，以上调下，以左调右，有余不足，补泻于荥输，余知之矣。此皆荣卫之倾移，虚实之所生，非邪气从外入于经也。余愿闻邪气之在经也，其病人何如？取之奈何？

岐伯对曰：夫圣人之起度数，必应于天地，故天有宿度，地有经水，人有经脉。天地温和，则经水安静；天寒地冻，则经水凝泣；天暑地热，则经水沸溢；卒风暴起，则经水波涌而陇起。夫邪之入于脉也，寒则血凝泣，暑则气淖泽，虚邪因而入客，亦如经水之得风也，经之动脉，其至也亦时陇起，其行于脉中循循然，其至寸口中手也，时大时小，大则邪至，小则平，其行无常处，在阴与阳，不可为度，从而察之，三部九候，卒然逢之，早遏

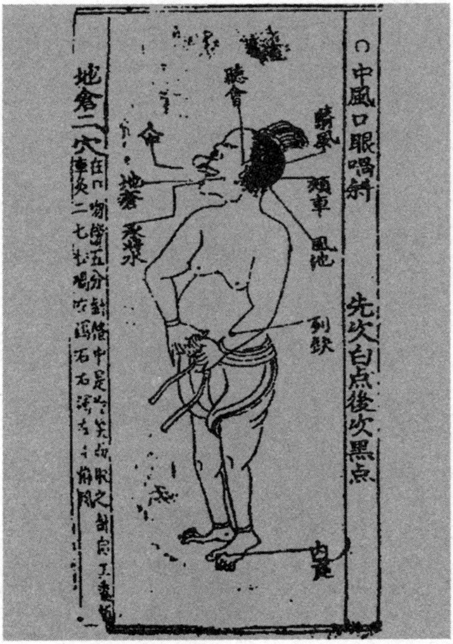

明代何柬《针灸捷径》针灸方图中的中风口眼歪斜取穴图

其路。吸则内针，无令气忤，静以久留，无令邪布，吸则转针，以得气为故，候呼引针，呼尽乃去，大气皆出，故命曰泻。

帝曰：不足者补之，奈何？

岐伯曰：必先扪而循之，切而散之，推而按之，弹而怒之，抓而下之，通而取之，外引其门，以闭其神，呼尽内针，静以久留，以气至为故，如待所贵，不知日暮，其气以至，适而自护，候吸引针，气不得出，各在其处，推阖其门，令神气存，大气留止，故命曰补。

帝曰：候气奈何？

岐伯曰：夫邪去络入于经也，舍于血脉之中，其寒温未相得，如涌波之起也，时来时去，故不常在。故曰方其来也，必按而止之，止而取之，无逢其冲而泻之。真气者，经气也，经气太虚，故曰其来不可逢，此之谓也。故曰候邪不审，大气已过，泻之则真气脱，脱则不复，邪气复至，而病益蓄，故曰其往不可追，此之谓也。不可挂以发者，待邪之至时而发针泻矣。若先若后者，血气已尽，其病不可下，故曰知其可取如发机，不知其取如扣椎，故曰知机道者不可挂以发，不知机者扣之不发，此之谓也。

帝曰：补泻奈何？

岐伯曰：此攻邪也，疾出以去盛血，而复其真气，此邪新客，溶溶未有定处也，推之则前，引之则止，逆而刺之，温血也。刺出其血，其病立已。

帝曰：善。然真邪以合，波陇不起，候之奈何？

岐伯曰：审扪循三部九候之盛虚而调之，察其左右上下相失及相减者，审其病脏以期之。不知三部者，阴阳不别，天地

不分。地以候地，天以候天，人以候人，调之中府，以定三部，故曰刺不知三部九候病脉之处，虽有大过且至，工不能禁也。诛罚无过，命曰大惑，反乱大经，真不可复，用实为虚，以邪为真，用针无义，反为气贼，夺人正气，以从为逆，荣卫散乱，真气已失，邪独内著，绝人长命，予人夭殃，不知三部九候，故不能久长。因不知合之四时五行，因加相胜，释邪攻正，绝人长命。邪之新客来也，未有定处，推之则前，引之则止，逢而泻之，其病立已。

【译文】

黄帝说：我听说《九针》有九篇文章，而先生从九篇上加以发挥，演绎成九九八十一篇，我已经领会其中的全部意义了。《针经》上说人体的气血阴阳会出现偏盛变化和左右偏胜的情况，治疗时可以取上部穴位治疗下部疾病，取左部穴位治疗右部疾病，不论是有余还是不足，都可在各经的荥穴腧穴之间实施补泻之法，这些道理我已全部知道了。这些变化都是由于荣卫的偏胜、虚实造成的，而不是因邪气侵入经脉而发生的病变。我现在希望知道邪气侵入经脉时，病人的症状表现是什么？又怎样来治疗呢？

岐伯说：医术高明的医生，在制定治疗法则时，一定会把天地之间的自然变化考虑进去。比如天有宿度、地有江河、人有经脉，三者之间是互相影响的。如果天地之气温和，则江河之水安静平稳；天寒地冻，江河之水就会凝固不流；天气酷热，则江河之水沸腾外溢；要是突然发生暴风，江河之水就会汹涌澎湃。相应地，病邪侵入经脉时，寒邪则使血行滞涩不同，热邪

则使血气濡润，风邪会使经脉中的气血运行像江河之水遇到暴风一样，出现波浪涌起的现象。病邪在脉中作祟，在寸口处按脉，指下就感到时大时小，大即表示病邪正盛，小即表示病邪退去。邪气运行，没有固定的位置，有时在阴经，有时在阳经，难以确定，应该进一步用三部九候的方法诊察，一旦诊察到病邪气所在的部位，就应该及时治疗，阻止病邪发展。治疗时应在病人吸气时进针，进针时勿使气逆，进针后要留针候其气，不让邪气扩散；当病人吸气时再转针，以得气为目的；在病人呼气时，慢慢地起针，病人呼气尽时，才出针，这样邪气就会随针一起泄出，这就是泻法。

黄帝问：不足的虚证怎么用补法治疗？

岐伯说：首先用手摸准穴位，然后按压穴位使邪气扩散，再推揉周围的肌肤使气血流动，接着用手指弹动穴位使脉络怒张，掐起穴位以确定进针部位，出针后用左手随即按住针孔，不使正气外泄。进针的方法是：在病人呼气将尽时进针，留针的时间稍微长一些，以得气为目的，要像等待贵客，不知天晚似的。得气后，要好好守护，等病人吸气时，拔出其针，这样气就不致外泄了；出针后，要按揉孔穴，使针孔闭合，这样真气才能留存，大经之气留于荣卫而不外泄，这就是补法。

黄帝问：进针之后，应当如何候气？

岐伯说：当邪气从络脉进入经脉，停留在血脉中时，邪气与正气相争，会产生或寒或热的症状，这时正邪之气没有相合，所以脉象会随之变动，像波浪一样时起时伏，时来时去，没有固定的停留之处。所以说，在邪气刚来之时，必须按压堵截它，制止之后再用针泻除它，但要注意，不要在邪气方盛时，迎其

势而采用泻法。因为真气就是经脉之气，邪气太盛，真气一定是虚的，这时用泻法，真气更加虚弱，所以说邪气最盛的时候不可迎着邪势而泻之，就是这个道理。诊察经脉中的邪气时如果不够仔细，针下所聚之气已过，这时再用泻法，就会使真气空虚，而不容易恢复。这样，邪气便会再来，病情就更加严重了。所以说，邪气如果已去，就不可追，就是这个道理。总而言之，用泻法制止邪气，一定要掌握好时机，须待邪气刚到来时进针泻邪。不论在邪气到来前还是退去后进针，都不适时，非但不能去邪，反而会损伤血气，病就不易治疗了。因此说，掌握了用针之道的人，用针像拨动弩机一样，灵活自如；不懂用针之道的人，就像敲击木椎，迟钝缓慢。所以说，能够掌握时机，就能当机立断，毫不迟疑；不能掌握时机，即便时机已到，也会错失，讲的就是这个道理。

黄帝道：应该怎样使用补泻的方法呢？

岐伯说：应该以攻邪为主，应迅速出针放出多余的血液，促进真气恢复。因为病邪刚刚侵入人体时，没有固定下来，推针补之，会使邪气前进；用针引之，会让病邪留止；迎其势而泻之，放出毒血后，病就立即好转。

黄帝道：讲得好！如果邪气和真气合并，脉气没有大的波动，该如何诊察呢？

岐伯说：应该先仔细审察三部九候的脉象盛衰，确定疾病的虚实，然后再进行治疗。检查它左右上下各个部分，观察有无不相称或减弱的地方，从而得知病在哪个脏腑，待其气至后，再进行针刺。如果不懂三部九候，就不能辨别阴阳，也不能分清上下，更不知道用上部脉诊察下部的疾病，用上部脉诊察上

部的疾病，用中部脉诊察中部的疾病，结合胃气多少有无来判断疾病发生的部位。所以说，使用针刺疗法却不知三部九候确定病脉的所在，即便有严重的疾病发生，医生也没有办法提前制止。治疗方法不当，如同错误惩罚了没有过错的人，不该用泻法却泻之，这就叫作“大惑”，这会扰乱脏腑经脉，肾损伤真气，使其难以恢复。如果错把实证当作虚证，邪气当作真气，用针毫无道理，反而推助邪气侵害人体，损害正气，使顺症变成逆症，使病人荣卫散乱，真气散失，邪气留在体内，给病人带来灾祸。像这样不知三部九候的医生，是不能够长久的，不懂得配合四时五行，因加相胜的道理，放过邪气，伤害正气，就会断绝病人的性命。最后需要重申的是，病邪刚侵入人体经脉时，没有固定在一处，如果用针刺法，推针补之，会使邪气前进；用针引之，会让病邪留止；迎其势而泻之，放出毒血后，病就立即好转。

通评虚实论篇第二十八

黄帝问曰：何谓虚实？

岐伯对曰：邪气盛则实，精气夺则虚。

帝曰：虚实何如？

岐伯曰：气虚者，肺虚也，气逆者，足寒也，非其时则生，当其时则死。余脏皆如此。

帝曰：何谓重实？

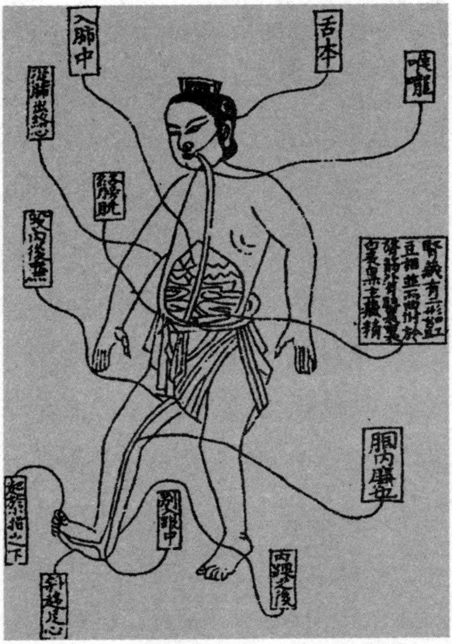

宋代朱肱《活人书》中的经络图，描绘了人体的器官部位及经络。

岐伯曰：所谓重实者，言大热病，气热脉满，是谓重实。

帝曰：经络俱实何如？何以治之？

岐伯曰：经络皆实，是寸脉急而尺缓也，皆当治之，故曰滑则从，涩则逆也。夫虚实者，皆从其物类始，故五脏骨肉滑利，可以长久也。

帝曰：络气不足，经气有余，何如？

岐伯曰：络气不足，经

气有余者，脉口热而尺寒也，秋冬为逆，春夏为从，治主病者。

帝曰：经虚络满，何如？

岐伯曰：经虚络满者，尺热满，脉口寒涩也，此春夏死，秋冬生也。

帝曰：治此者奈何？

岐伯曰：络满经虚，灸阴刺阳；经满络虚，刺阴灸阳。

帝曰：何谓重虚？

岐伯曰：脉虚气虚尺虚，是谓重虚。

帝曰：何以治之？

岐伯曰：所谓气虚者，言无常也。尺虚者，行步恇然。脉虚者，不象阴也。如此者，滑则生，涩则死也。

帝曰：寒气暴上，脉满而实，何如？

岐伯曰：实而滑则生，实而逆则死。

帝曰：脉实满，手足寒，头热，何如？

岐伯曰：春秋则生，冬夏则死。脉浮而涩，涩而身有热者死。

帝曰：其形尽满可如？

岐伯曰：其形尽满者，脉急大坚，尺涩而不应也。如是者，故从则生，逆则死。

帝曰：何谓从则生，逆则死？

岐伯曰：所谓从者，手足温也。所谓逆者，手足寒也。

帝曰：乳子而病热，脉悬小者，何如？

岐伯曰：手足温则生，寒则死。

帝曰：乳子中风热，喘鸣肩息者，脉何如？

岐伯曰：喘鸣肩息者，脉实大也，缓则生，急则死。

帝曰：肠澼便血何如？

岐伯曰：身热则死，寒则生。

帝曰：肠澼下白沫何如？

岐伯曰：脉沉则生，脉浮则死。

帝曰：肠澼下脓血何如？

岐伯曰：脉悬绝则死，滑大则生。

帝曰：肠澼之属，身不热，脉不悬绝，何如？

岐伯曰：滑大者曰生，悬涩者曰死，以脏期之。

帝曰：癫疾何如？

岐伯曰：脉搏大滑，久自已；脉小坚急，死不治。

帝曰：癫疾之脉，虚实何如？

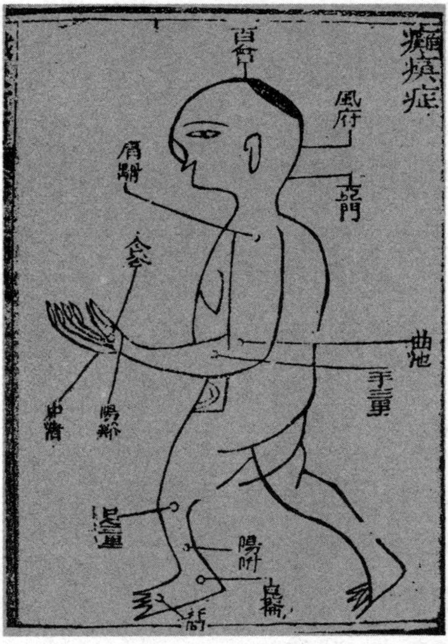

清代张希纯《针灸便用》针灸方图中的癫痪证取穴图

岐伯曰：虚则可治，实则死。

帝曰：消瘅虚实何如？

岐伯曰：脉实大，病久可治；脉悬小坚，病久不可治。

帝曰：形度、骨度、脉度、筋度，何以知其度也？

帝曰：春亟治经络，夏亟治经俞，秋亟治六腑，冬则闭塞。闭塞者，用药而少针石也。所谓少针石者，非痈疽之谓也，痈疽不得顷时回。痈不知所，按之不应手，乍来乍已，刺手太阴傍

三痏与缨脉各二。掖痈大热，刺足少阳五，刺而热不止，刺手心主三，刺手太阴经络者，大骨之会各三。暴痈筋緛，随分而痛，魄汗不尽，胞气不足，治在经俞。

腹暴满，按之不下，取手太阳经络者，胃之募也，少阴俞去脊椎三寸傍五，用员利针。霍乱，刺俞傍五，足阳明及上傍三。刺痌惊脉五，针手太阴各五，刺经太阳五，刺手少阴经络傍者一，足阳明一，上踝五寸，刺三针。

凡治消瘅、仆击、偏枯、痿厥、气满发逆，甘肥贵人，则高梁之疾也。隔塞闭绝，上下不通，则暴忧之病也。暴厥而聋，偏塞闭不通，内气暴薄也。不从内，外中风之病，故瘦留著也。蹠跛，寒风湿之病也。

黄帝曰：黄疸、暴痛、癫疾、厥狂，久逆之所生也。五脏不平，六腑闭塞之所生也。头痛耳鸣，九窍不利，肠胃之所生也。

【译文】

黄帝问：什么是虚证和实证？

岐伯说：邪气过盛，就是实证；正气被伤，就是虚证。

黄帝问：虚证和实证的情况是怎样的？

岐伯说：以肺脏为例来说：肺主管气，气虚则肺脏先虚；如果气逆，人就会上实下虚，两脚必寒。肺虚如果不是发生在与其相克的季节，就比较容易痊愈；要是发生在与其相克的季节，病人就会死亡。其余各脏的虚实情况也可以这样类推。

黄帝问：什么是重实？

岐伯说：所谓重实，如大热病人，邪气甚热，脉象又充盛，内外俱实，就叫重实。

黄帝问：经络皆实的情况是怎样的？如何治疗？

岐伯说：经络皆实是指寸口脉急，而尺肤舒缓，经脉和络脉都应该进行治疗。因此说，脉象滑利象征有生机，叫作顺；脉搏涩滞就是缺乏生机，叫作逆。人体的虚实情况和万物是一样的，也就是说万物呈现滑利现象的都为生，呈现苦涩现象的都为死。如果一个人的五脏、骨骼、肌肉都滑利，就表明人体精气充盈。生机旺盛，可以保持健康长寿。

黄帝问：络气不足，经气有余的情况是怎样的？

岐伯说：所谓络气不足、经气有余，是指寸口脉热而尺脉寒凉的情况。秋冬二季出现这种情况叫作逆，春夏二季出现这种情况叫作顺，需要在主病的穴位上进行治疗。

黄帝问：经气不足，络气有余的情况是怎样的？

岐伯说：所谓经气不足，络气有余，是指尺脉发热胀满而寸口脉象迟缓涩滞。在春夏出现这种情况会死亡；要是在秋冬出现这种情况则容易治愈。

黄帝问：怎样治疗这两种疾病呢？

岐伯说：如果是络实经虚，就用灸法补阴，刺法泻阳；如果是经实落虚，就用刺法泻阴，灸法补阳。

黄帝问：什么是重虚？

岐伯说：脉虚、尺虚、气虚，就是重虚。

黄帝问：如何识辨并治疗该病呢？

岐伯说：所谓气虚，是因为膻中之气不足，表现为说话声音微弱，不能连续；尺虚，是因为尺脉脆弱，表现为行步软弱无力；脉虚，是因为阴血虚少，脉搏没有充盛的表象。凡是出现这些情况的人，总体来说，如果脉象滑利就能康复；如果脉象

涩滞就会死亡。

黄帝问：寒气突然上逆、脉象盛满而充实的，将会怎样呢？

岐伯说：脉象盛实而滑利的，就能治愈；脉象盛实而有涩滞的，是逆象，会死亡。

黄帝问：脉象盛满而充实，手足冰凉、头部发热的，将会怎样呢？

岐伯说：若发病于春秋二季，就能治愈；若发病于冬夏二季，就会死亡。另外，脉象虚浮而涩滞，脉涩而身体发热的，也会死亡。

黄帝问：如果全身虚浮肿胀，将会怎样呢？

岐伯说：所谓全身虚浮肿胀，是指脉象洪大坚挺，尺肤之脉却枯涩，与脉不相适应。这样的疾病，从则生，逆则死。

黄帝问：从则生，逆则死是指什么？

岐伯说：所谓从，就是手足温暖；所谓逆，就是手足寒冷。

黄帝问：产后患热病，脉象悬小的，将会怎样呢？

岐伯说：手足温暖的，就能治愈；手足寒冷的，就会死亡。

黄帝问：婴儿因感染了风热之邪，出现喘息有声、张口抬肩的症状，其脉象如何？

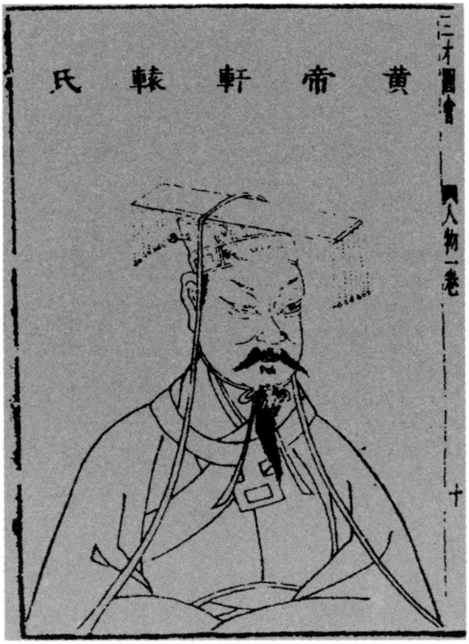

明代王圻《三才会图》中的黄帝像

岐伯说：感受了风热之邪而出现喘息有声、张口抬肩症状的，脉象表现为充实洪大。如果实大中兼有缓和之象的，表明胃气未衰，就能治愈；如果患者脉象实大而紧急，表明胃气已绝，是死症。

黄帝问：出现大便中带血的赤痢时，会怎么样？

岐伯说：发生赤痢而身体发热的，是死症；身体发冷的，就能治愈。

黄帝问：肠澼而大便带白沫的，将会怎样呢？

岐伯说：脉象沉的，就能治愈；脉象浮的，就是死症。

黄帝问：肠澼而大便带脓血的，将会怎样呢？

岐伯说：脉象悬绝的，是死症；脉象滑大的，就能治愈。

黄帝问：属于肠澼病，但身体不发热，脉象也不悬绝的，会怎么样？

岐伯说：脉象滑大的，可以治愈；脉象悬绝而滞涩的，是死症。至于什么时候死亡，要根据克胜之日来定。

黄帝问：癫痫的情况怎样？

岐伯说：脉象盛大而滑利的，疾病会慢慢痊愈；脉象小而坚急的，则不可治。

黄帝问：癫痫脉象的虚实变化情况是怎样的？

岐伯说：脉象虚缓的，可以治疗；脉象坚实的，就会死亡。

黄帝问：消渴病脉象的虚实变化情况是怎样的？

岐伯说：脉象盛实洪大的，即使患病的时间较长，也可以治愈；脉象悬小而坚实，且拖延过久的，就无法治疗了。

黄帝问：怎么度量形度、骨度、脉度、筋度呢？

黄帝又说：春天治病多取各经的络穴；夏天治病多取各经

的腧穴；秋天治病多取六腑的合穴。冬天是万物闭塞，人体的阳气也闭塞在内，因此应当多用药物治疗而少用针石。但少用针刺治疗的疾病，不包括痈疽一类的疾病。痈疽一类的疾病，应该用针石治疗的，则不得有片刻的迟疑。痈毒刚发生时，不知道发病部位，摸又摸不到，又时有疼痛的，应刺手太阴经穴三次，以及刺颈部两侧的缨脉穴各二次。生腋痈而高烧不退的病症，应当及时针刺足少阳经穴五次；如果刺过之后，仍然不退热的，可刺手厥阴穴三次，以及刺手太阴经的络穴和大骨交会之处各三次。急性臃肿而筋肉拘急痉挛，并随着臃肿的发展疼痛加剧，甚至出汗不止的，是膀胱经气不足的缘故，治疗时应针刺膀胱经的腧穴。

腹部突然胀满，用手按摩而疼痛不减的，应当采用员利针，刺手太阳经的络穴，即胃的募穴和脊椎两侧的肾腧穴各五次。治疗霍乱时，应当针刺肾俞穴旁的志室穴五次，刺足阳明经胃俞穴和肾俞外两旁的胃仓穴各三次。治疗因受惊而得的惊痫，应当针刺五条经脉上的穴位：针刺五次手太阴经的经渠穴，针刺五次手太阳经的阳谷穴，针刺一次手少阴通里穴旁的手太阳经支正

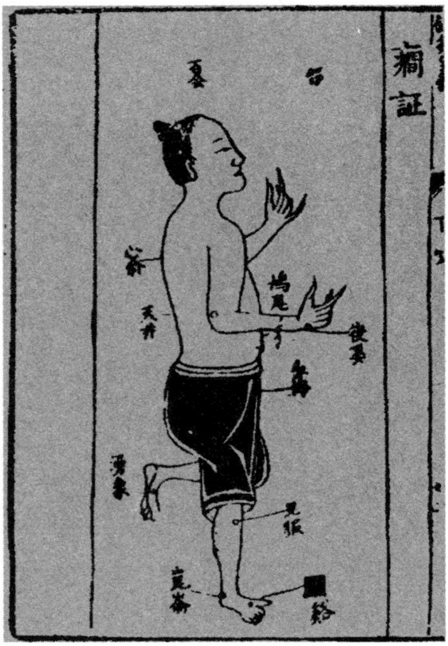

明万历刊本《杨敬斋针灸全书》针灸方图中的痫证取穴图

穴，针刺一次足阳明经的解溪穴，针刺三次足踝上方五寸处的足少阴经的筑宾穴。

消瘅、仆击、偏枯、痿厥、气满发逆等病症，对肥胖的病人来说，多是由于偏好肉食厚味导致的。郁结不舒，胸膈上下闭塞不通等症，多是由暴怒或忧郁引起。突然昏厥、不省人事、耳聋、大小便不通等症，多是由于突然遭受精神刺激，阳气上迫引发的。有的疾病不是由内而生，而是因外受风邪，风邪留滞，久而化热，故能消灼肌肉，使人消瘦。走路时两脚偏跛，是由风寒湿邪侵犯引起的。

黄帝说：黄疸、暴痛、癫痫、厥狂等症，多是出于经脉之气长时间上逆而不下行引起的。五脏不和，是因为六腑阻塞不通引起的；头痛、耳鸣、九窍不利，多是由于肠胃疾病引起的。

太阴阳明论篇第二十九

黄帝问曰：太阴阳明为表里，脾胃脉也，生病而异者何也？

岐伯对曰：阴阳异位，更虚更实，更逆更从，或从内，或从外，所从不同，故病异名也。

帝曰：愿闻其异状也。

岐伯曰：阳者，天气也，主外；阴者，地气也，主内。故阳道实，阴道虚。故犯贼风虚邪者，阳受之；食饮不节，起居不时者，阴受之。阳受之则入六腑，阴受之则入五脏。入六腑，则身热不时卧，上为喘呼；入五脏，则䐜满闭塞，下为飧泄，久为肠澼。故喉主天气，咽主地气。故阳受风气，阴受湿气。故阴气从足上行至头，而下行循臂至指端；阳气从手上行至头，而下行至足。故曰阳病者，上行极而下，阴病者，下行极而上。故伤于风者，上先受之；伤于湿

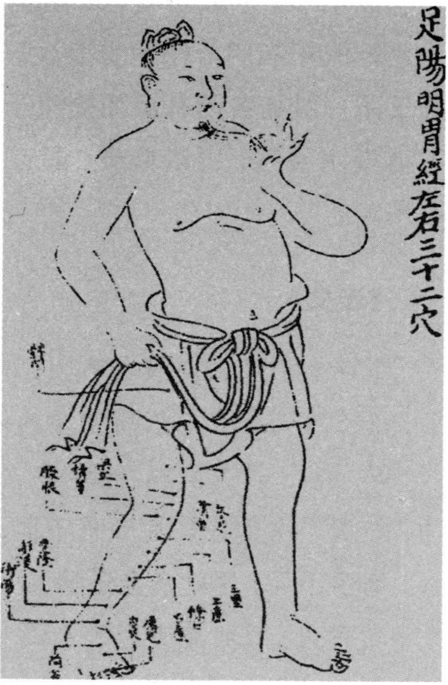

明抄本《普济方》中的足阳明胃经左右三十二穴图

者，下先受之。

帝曰：脾病而四肢不用，何也？

岐伯曰：四支皆禀气于胃，而不得至经，必因于脾，乃得禀也。今脾病不能为胃行其津液，四支不得禀水谷气，气日以衰，脉道不利，筋骨肌肉，皆无气以生，故不用焉。

帝曰：脾不主时何也？

岐伯曰：脾者土也，治中央，常以四时长四脏，各十八日寄治，不得独主于时也。脾脏者常著胃土之精也，土者生万物而法天地，故上下至头足，不得主时也。

帝曰：脾与胃以膜相连耳，而能为之行其津液，何也？

岐伯曰：足太阴者，三阴也，其脉贯胃属脾络嗌，故太阴为之行气于三阴。阳明者表也，五脏六腑之海也，亦为之行气于三阳。脏腑各因其经而受气于阳明，故为胃行其津液。四支不得禀水谷气，日以益衰，阴道不利，筋骨肌肉无气以生，故不用焉。

【译文】

黄帝问：足太阴脾经和足阳明胃经互为表里，都属于脾胃的经脉，可为什么它们所发生的疾病不同呢？

岐伯说：足太阴脾经属阴，足阳明胃经属阳，循行的部位不同，在四季中的虚实逆顺也不同，发生疾病，或从内生，或从外入，病因不同，因此病名不同。

黄帝说：我希望听您讲一下它们之间不同的情况。

岐伯说：人体内的阳气犹如天之气，在外部卫护人体；人体的阴气犹如地气，在内部滋养人体。所以阳气性刚充盛，阴

气性柔易虚。当贼风虚邪乘虚而侵袭人体的时候，卫护于外部的阳气首先发病；饮食不节制、起居失常时，营养于内部的阴气最先遭受损伤。阳分感受病邪，常常会传入六腑；阴分感受病邪，往往会传入五脏。病邪传入六腑，身体就会发热不能安稳入睡，在上的表现就是气逆喘息等；病邪进入五脏，膜腹就会胀满胸膈闭塞不通，大便泄泻不止，时间长了会成为肠澼病。喉主管呼吸，与天之气相通；咽主管吞咽食物，与地之气相连。所以阳经易受风邪的侵袭，阴经易受湿邪的伤害。由于手足三阴经脉之气是从足部上行到头部，然后往下沿着两臂到达指尖；手足三阳经脉之气是从手部上行到头部，然后往下运行到达足部。所以，阳经的病邪，先是上行到顶点，然后再下行；阴经的病邪，先是下行到最下的足部，然后再上行。因此，外感风邪，多在上部；外中湿邪，多在下部。

黄帝问：脾脏有病会致使四肢的功能丧失，这是为什么呢？

岐伯说：四肢需要胃气来充养，但胃气不能够直接输送到四肢经脉，一定要经过脾脏的运化，水谷津液才能够输达四肢的。如果脾脏有病，不能输送胃中的水谷津液，四肢因此不能得到水谷精气，经脉之气就会逐渐衰弱，经脉不通，筋骨肌肉也得不到营养，四肢功能就丧失了。

黄帝问：为什么脾脏不能主旺一个季节？

岐伯说：脾脏在五行中属土，主管中央，分旺于四时长养四脏，寄治于四季之末各十八天，所以脾不单独主旺一个季节。因为脾脏的功用是运化胃土的水谷精气，就像天地滋养万物一样，一时也不能缺少。所以它能从上到下，从头到足，把水谷精气输送给全身各个部分，而不专主一个季节。

黄帝问：脾脏与胃只有一膜相连，而脾却能为胃运化津液，这是为什么呢？

岐伯说：足太阴脾经，属于三阴经，它的经脉贯通到胃，连属脾脏，挟着咽喉，所以能够将胃中的水谷精微之气传送给手足三阴经；足阳明胃经是脾经之表，是为五脏六腑提供营养的地方，所以胃也能把太阴之气输送到手足三阳经，五脏六腑都是借助脾而承受胃气，因此脾脏能够为胃运化津液。如果四肢没有水谷精气的充养，经气就会越来越衰弱，经脉就会不通畅，筋骨肌肉就会得不到营养，四肢功能也就会丧失了。

阳明脉解篇第三十

黄帝问曰：足阳明之脉病，恶人与火，闻木音则惕然而惊，钟鼓不为动，闻木音而惊何也？愿闻其故。

岐伯对曰：阳明者胃脉也，胃者土也，故闻木音而惊者，土恶木也。

帝曰：善。其恶火何也？

岐伯曰：阳明主肉，其脉血气盛，邪客之则热，热甚则恶火。

帝曰：其恶人何也？

岐伯曰：阳明厥则喘而惋，惋则恶人。

帝曰：或喘而死者，或喘而生者，何也？

岐伯曰：厥逆连脏则死，连经则生。

帝曰：善。病甚则弃衣而走，登高而歌，或至不食数日，逾垣上屋，所上之处，皆非其素所能也，病反能者何也？

岐伯曰：四支者，诸阳之本也，阳盛则四支实，实则能登高也。

帝曰：其弃衣而走者何也？

岐伯曰：热盛于身，故弃衣欲走也。

帝曰：其妄言骂詈，不避亲疏而歌者何也？

岐伯曰：阳盛则使人妄言骂詈不避亲踈，而不欲食，不欲食，故妄走也。

【译文】

黄帝问：足阳明的经脉发生病变时，厌恶见人与火，听到木头撞击的声音就惶恐，听到钟鼓的敲击声音却不会害怕，为什么听到木头撞击的声音会惶恐呢？我想知道其中的道理。

岐伯说：足阳明经是胃的经脉，属土。听到木头撞击的声音会惶恐，就是因为木克土的缘故。

黄帝说：说得好！讨厌火是什么道理呢？

岐伯说：足阳明经主管肌肉，它的经脉血多气多，外邪侵袭则发热，发热就会讨厌火。

黄帝问：为什么讨厌见人呢？

岐伯说：足阳明经气上逆，会导致呼吸急促，心中郁闷，所以不愿见人。

黄帝说：足阳明经气上逆引起的喘促，有的可致死，有的却不会致死，这是为什么呢？

岐伯说：足阳明经气厥如果牵连内脏，就会使病情加重而死；如果只发生在外在的经脉上，病情就会较轻，可以治愈。

黄帝说：说得好！阳明经的病情严重时，有的病人会脱掉衣服，乱跑乱跳，登上高处狂叫狂吼，或者接连几日不进饮食，并能够登高上屋顶，而所登上之处，都是其平时达不到的，有了病反能够上去，这是为什么？

岐伯说：四肢是阳气的根本。阳气旺盛，四肢则充实，所以能够登高。

黄帝问：那病人为什么会不穿衣服而到处乱跑？

岐伯说：身热内热亢盛，所以不穿衣服而到处乱跑。

黄帝问：病人疯言疯语，胡言乱语骂人，不避亲疏，随意唱歌。这是为什么？

岐伯说：阳热过于亢盛，扰动心神，所以病人神志失常，胡言乱语，斥骂别人，不避亲疏，不知进食，到处乱跑。

热论篇第三十一

黄帝问曰：今夫热病者，皆伤寒之类也，或愈或死，其死皆以六七日之间，其愈皆以十日以上者何也？不知其解，愿闻其故。

岐伯对曰：巨阳者，诸阳之属也，其脉连于风府，故为诸阳主气也。入之伤于寒也，则为病热，热虽甚不死；其两感于寒而病者，必不免于死。

帝曰：愿闻其状。

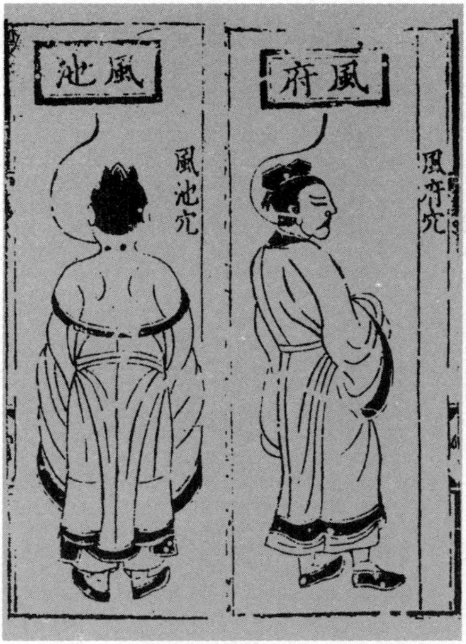

元刊本《活人书》中的风府穴与风池穴图

岐伯曰：伤寒一日，巨阳受之，故头项痛，腰脊强。二日阳明受之，阳明主肉，其脉侠鼻络于目，故身热目疼而鼻干，不得卧也。三日少阳受之，少阳主骨，其脉循胁络于耳，故胸胁痛而耳聋。三阳经络皆受其病，而未入于脏者，故可汗而已。四日太阴受之，太阴脉布胃中络于嗌，故腹满而嗌干。五日少阴受之，少阴脉贯肾络于肺，系舌本，故

口燥舌干而渴。六日厥阴受之，厥阴脉循阴器而络于肝，故烦满而囊缩。三阴三阳，五脏六腑，皆受病，荣卫不行，五脏不通，则死矣。

其不两感于寒者，七日巨阳病衰，头痛少愈；八日阳明病衰，身热少愈；九日少阳病衰，耳聋微闻；十日太阴病衰，腹减如故，则思饮食；十一日少阴病衰，渴止不满，舌干已而嚏；十二日厥阴病衰，囊纵少腹微下，大气皆去，病日已矣。

帝曰：治之奈何？

岐伯曰：治之各通其脏脉，病日衰已矣。其未满三日者，可汗而已；其满三日者，可泄而已。

帝曰：热病已愈，时有所遗者，何也？

岐伯曰：诸遗者，热甚而强食之，故有所遗也。若此者，皆病已衰，而热有所藏，因其谷气相薄，两热相合，故有所遗也。

帝曰：善。治遗奈何？

岐伯曰：视其虚实，调其逆从，可使必已矣。

帝曰：病热当何禁之？

岐伯曰：病热少愈，食肉则复，多食则遗，此其禁也。

帝曰：其病两感于寒者，其脉应与其病形何如？

岐伯曰：两感于寒者，病一日则巨阳与少阴俱病，则头痛口干而烦满；二日则阳明与太阴俱病，则腹满身热，不欲食，谵言；三日则少阳与厥阴俱病，则耳聋囊缩而厥，水浆不入，不知人，六日死。

帝曰：五脏已伤，六腑不通，荣卫不行，如是之后，三日乃死何也？

岐伯曰：阳明者，十二经脉之长也，其血气盛，故不知人，

三日其气乃尽，故死矣。

凡病伤寒而成温者，先夏至日者为病温，后夏至日者为病暑，暑当与汗皆出，勿止。

【译文】

黄帝问：现在所说的因外感风寒而发热的疾病，都隶属伤寒病的范畴，其中有的痊愈，有的死亡，死亡的往往在六七日天之内就死去，痊愈的都在十多天以后才能痊愈，这是为什么？我不知道其中的原因，想听您讲解一下。

岐伯说：因为太阳经为六经的统领，人体所有阳经都皆隶属于它。再加上太阳的经脉连于风府，与督脉、阳维相交相会，因为督脉对全身阳经脉气有统率、督促的作用，所以阳气为诸阳主气，主一身之表。感受寒邪以后，人就要发热，发热虽严重，通常不会死亡；一旦阴阳二经表里同时感受寒邪而发病，就一定会死亡。

黄帝说：我想了解一下伤寒的症状有哪些？

岐伯说：患伤寒的第一天，太阳经首先感受寒邪，因太阳主一身之表，所以会出现头颈部疼痛，腰脊部肌肉僵直。第二天，阳明经受病，阳明主管肌肉，足阳明经脉挟鼻上行，络于眼目，下行入腹，所以感觉到身热、目痛、鼻干，不能安稳卧息的症状。第三天，少阳经受病，少阳主管骨，因为足少阳经脉循行与胁肋部，上络于耳，所以感到胸胁痛、耳聋的症状。要是三阳经脉和络脉皆受病，并且尚未入里五脏的，都可以用发汗的方法治愈。第四天，太阴经受病，因为太阴经脉散布于胃中，上络于咽，所以感觉到腹中胀满、咽干的症状。第五天，少阴经受病，

因足少阴经贯通于肾，络于肺，连于舌根，所以感觉到口干舌燥干渴的症状。第六天，厥阴经受病，足厥阴经脉循绕阴器而络于肝，所以感觉到烦闷、阴囊收缩的症状。一旦三阴经、三阳经和五脏六腑均受病，导致荣卫气血不能运行，五脏经脉之气不通，人就会死亡。

要是病不是阴阳表里同时感受寒邪引起的，到了第七日，太阳之病衰减，头痛稍减轻；第八天，阳明之病会减弱，身热稍退；第九天，少阳之病减弱，耳聋也会缓解，能逐渐恢复听力；第十天，太阴之病衰减，腹满症状会消退，并想要进食；第十一天，少阴之病减轻，口不渴，舌不干，能打喷嚏；第十二天，厥阴之病衰退，阴囊松缓，少腹部拘急减轻。此时，大邪之气已去，病也逐渐痊愈。

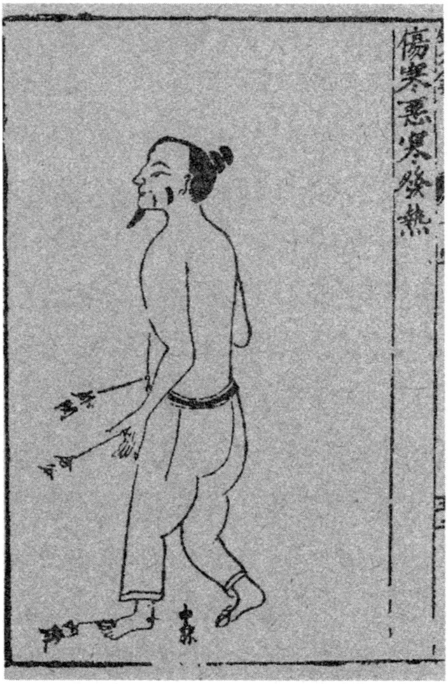

明万历刊本《杨敬斋针灸全书》针灸方图中的伤寒恶寒发热取穴图

黄帝问：如何治疗？

岐伯说：对病变所在的脏腑和经脉，分别通调，疾病就会逐渐衰退而痊愈。这类病的治疗原则是，发病未满三日，邪气仍在阳表的，可发汗疏散病邪；发病已满三日，邪气已经深入阴里的，可以用泻法泻除病邪，疾病即可痊愈。

黄帝说：热病已经痊愈，但是常有余热滞留的情况，

是为什么呢？

岐伯说：之所以会余热滞留不退，都是由于在发热较重的时候勉强进食。在病势减退但仍有邪热蕴藏在体内时，如病人勉强进食，则必因饮食不能消化而生内热，与残存的余热相互迫近，导致两热相合，又重新发热，所以才会有余热不尽的情况出现。

黄帝说：好。余热遗留该怎样治愈呢？

岐伯说：应审查疾病的虚实，或用补法或用泻法，选择适当的治疗方法，就能治愈。

黄帝说：患热病有什么禁忌吗？

岐伯说：热势稍衰的时候，吃了肉食，热病就会复发；如果吃得过多，则出现余热遗留，这都是热病病人应当禁忌的。

黄帝说：表里两经同时受邪的两感证病人，其经脉和症状的表现是什么呢？

岐伯说：若是阴阳两表里同时感受寒邪，第一天，太阳与少阴两经同时发病，其症状为头痛、口干和烦闷；第二天，阳明与太阴两经同时发病，其症状为身体发热、胡言乱语、腹部胀满、

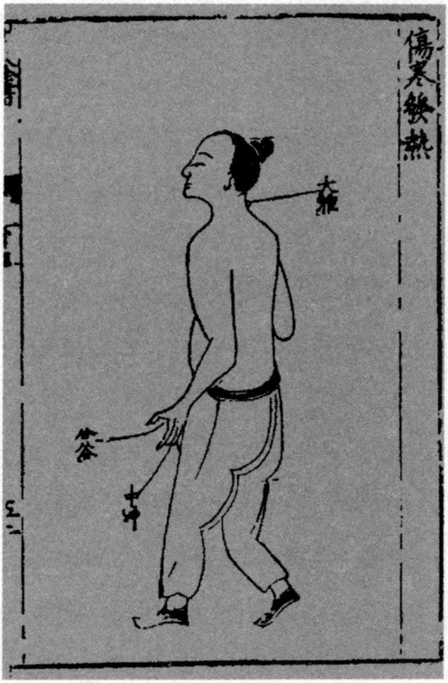

明万历刊本《杨敬斋针灸全书》针灸方图中的伤寒发热取穴图

不想进食；第三天，少阳与厥阴两经同时发病，其症状为耳聋、阴囊收缩和四肢发冷。如果病情发展至水浆不能引入，神志不清、不省人事的程度，到第六天就会死亡。

黄帝说：当疾病发展到五脏已伤、六腑不通、荣卫气血不行的程度时，也要在三天以后才死亡，这是为什么？

岐伯说：阳明为十二经之长，此经脉多气多血，所以感受病邪后，容易心神迷乱。三天以后，阳明的气血才会耗尽死亡。

伤于寒邪而成为温热病的，如果病发在夏至日以前，为温病，病发在夏至日以后，为暑病。暑病多有汗出，可使暑热可通过汗液被疏散泄出，所以患了暑病出汗的时候，不要制止。

刺热篇第三十二

肝热病者，先小便黄，腹痛多卧身热。热争则狂言及惊，胁满痛，手足躁，不得安卧。庚辛甚，甲乙大汗，气逆则庚辛死。刺足厥阴、少阳。其逆则头痛员员，脉引冲头也。

心热病者，先不乐，数日乃热。热争则卒心痛，烦闷善呕，头痛面赤无汗。壬癸甚，丙丁大汗，气逆则壬癸死。刺手少阴、太阳。

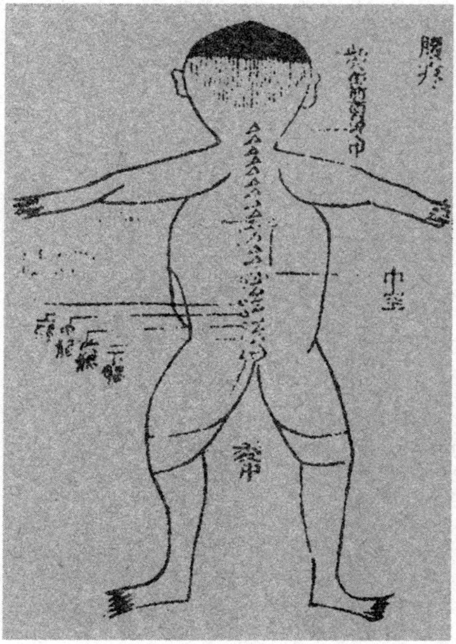

清代张希纯《针灸便用》针灸方图中的腹疼取穴图

脾热病者，先头重颊痛，烦心颜青，欲呕身热。热争则腰痛不可用俯仰，腹满泄，两颔痛。甲乙甚，戊己大汗，气逆则甲乙死。刺足太阴、阳明。

肺热病者，先淅然，厥起毫毛，恶风寒，舌上黄，身热。热争则喘咳，痛走胸膺背，不得大息，头痛不堪，汗出而寒。丙丁甚，庚辛大汗，气逆则丙丁死。刺手太阴、阳明，出血如大豆，立已。

肾热病者，先腰痛骺痠，苦渴数饮身热。热争则项痛而强，骺寒且痠，足下热，不欲言，其逆则项痛员员淡淡然。戊己甚，壬癸大汗，气逆则戊己死。刺足少阴、太阳。诸汗者，至其所胜日汗出也。

肝热病者，左颊先赤；心热病者，颜先赤；脾热病者，鼻先赤；肺热病者，右颊先赤；肾热病者，颐先赤。病虽未发，见赤色者刺之，名曰治未病。热病从部所起者，至期而已；其刺之反者，三周而已；重逆则死。诸当汗者，至其所胜日，汗大出也。

诸治热病，以饮之寒水，乃刺之；必寒衣之，居止寒处，身寒而止也。

热病先胸胁痛，手足躁，刺足少阳，补足太阴，病甚者为五十九刺。热病始手臂痛者，刺手阳明、太阴而汗出止。热病始于头首，刺项太阳而汗出止。热病始于足胫者，刺足阳明而汗出止。热病先身重骨痛，耳聋好瞑，刺足少阴，病甚为五十九刺。热病先眩冒而热，胸胁满，刺足少阴、少阳。

太阳之脉，色荣颧骨，热病也，荣未夭，曰今且得汗，待时而已。与厥阴脉争见者，死期不过三日，其热病内连肾，少阳之脉色也。少阳之脉，色荣颊前，热病也，荣未夭，曰今且得汗，待时而已，与少阴脉争见者，死期不过三日。

热病气穴：三椎下间主胸中热，四椎下间主鬲中热，五椎下间主肝热，六椎下间主脾热，七椎下间主肾热，荣在骶也。项上三椎陷者中也。

颊下逆颧为大瘕，下牙车为腹满，颧后为胁痛，颊上者，鬲上也。

【译文】

肝脏患了热病时，首先出现小便色黄、腹痛、喜卧，身体发热的症状。当热邪侵入肝脏与正气相搏时，就会惊恐不安、精神狂妄、胁部胀满疼痛、手足燥热、不得安稳卧息；到庚辛日时，会因金克木而病重，到了甲乙日，木旺，就会发汗不止。若邪气过盛，肝脏受损，病势会加重，将在庚辛日死亡。治疗时，应针刺足厥阴肝经和足少阳胆经。若肝气上逆，就会出现头痛眩晕，这是由于热邪循肝脉上逆至头部造成的。

心脏患了热病时，首先觉得心中不愉快，几天以后开始出现发热症状。当热邪进入心脏与正气相争时，就会突然出现心痛、烦闷、作呕、头痛、面赤、无汗的症状；适逢壬癸日，会因水克火而病重，到了丙丁日，火旺，就会发汗不止。若邪气过盛，心脏受损，病势会加重，将在壬癸日死亡。治疗时，应针刺手少阴心经和手太阳小肠经。

脾脏患了热病时，首先感觉头重、面颊痛、心烦、额部发青、欲呕和身体发热的症状。当热邪进入脾脏与正气相争时，就会腰痛、不能弯腰、腹部胀满而泄泻、两颌部疼痛，适逢甲乙日，木旺，因木克土而病重，到了戊己日，土旺，就会发汗不止。若邪气过盛，脾脏受损，病势会加重，将在甲乙日死亡。治疗时，针刺足太阴脾经和足阳明胃经。

肺脏患了热病时，首先感到体表淅然寒冷、汗毛竖立、害怕风寒、舌上发黄、全身发热。当热邪进入肺脏与正气相争时，就会气喘、咳嗽、胸背疼痛、不能长呼吸、头痛得很厉害、出汗怕寒，适逢丙丁日，会因火克金而病重，到了庚辛日，金旺，就

会发汗不止。若邪气过盛，损伤肺脏，病势会加重，将在丙丁日死亡。治疗时，针刺手太阴肺经和手阳明大肠经，放出大豆粒般大小的血后，则热邪退去，经脉调和，病可立即治愈。

肾脏患了热病时，首先觉腰痛、小腿发酸、口渴难忍，频频饮水、全身发热。当热邪进入肾脏与正气相争时，就会颈部疼痛、勉强挺直、小腿寒凉酸痛、足心发热、不愿说话。如果肾气上逆，就会颈部疼痛、头晕而摇动不定；适逢戊己日，会因土克水而病重，到壬癸日，水旺，就会出汗不止，若邪气过盛，损伤肾脏，病势会加重，将在戊己日死亡。治疗时，针刺足少阴肾经和足太阳膀胱经。以上所论及的各脏器大汗出，都是指到了各脏器旺之日，正气盛，邪气衰，所以大汗出，热邪消退，疾病痊愈。

肝脏发生热病，左颊部先见赤色；心脏发生热病，额部先见赤色；脾脏发生热病，鼻部先见赤色；肺脏发生热病，右颊部先见赤色；肾脏发生热病，颌部先见赤色。即使病还没有发作，只要面部已出现赤色，就应进行针刺治疗，这就叫做“治未病”。热病只在五脏色部所在的地方呈现赤色，并未见到其他症状的，说明病情较轻，如果尽早治疗，那么到了该脏器当旺之日，病即可愈；若治疗方法不当，应补反泻，应泻反补，就会耽搁治病时间，这样要经过三个当旺之日，尚可病愈；若继续错误治疗，势必造成病情恶化，甚至导致死亡。总而言之，诸脏所患的热病，如及时正确治疗。至其当旺之日，就会出汗而愈。

治疗热病，都应该喝些清凉的饮料，以解除内里之热，再进行针刺，并且要求病人穿得少一点，在阴凉处居住，以解除外

表之热，这表里之热消退，身体凉爽，疾病就会痊愈。

热病首先出现胸膛至胁下疼痛、手足扰动不宁的，表明邪在足少阳经，应刺足少阳经，以泻阳分之邪，补足太阴经，病情严重的就用“五十九刺”之法。热病首先出现手臂痛的，表明病在上部而发于阳表，刺手阳明、太阴二经之穴，大汗出，即可退热。热病首先出现头部的，是太阳之病，应刺足太阳颈项部的穴位，大汗出，即可退热。热病开始于足胫部的，是病发于阳表而始于下部，应刺足阳明经的穴位，病情严重的就用“五十九刺”之法。热病先呈现身体重、骨节痛、耳聋、困乏嗜睡的，是少阴发热病，应刺足少阴经之穴，病情严重的用“五十九刺”之法。热病先出现头晕目眩，后发热、胸胁胀满的，是病发于少阳，并已传至少阴，使阴阳枢机丧失功能，应刺足少阴和足少阳二经，可输转邪气。

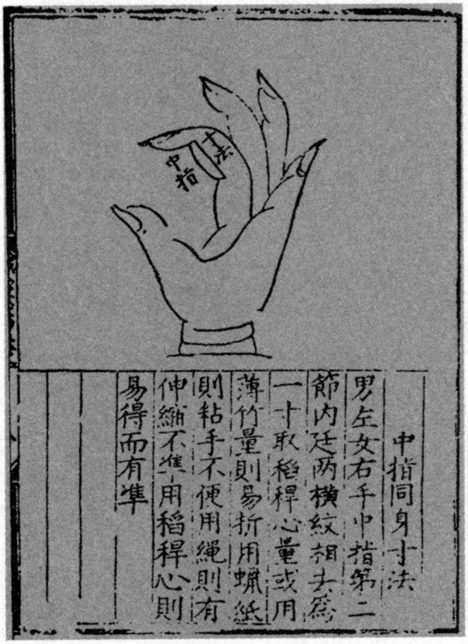

明代高武《针灸聚英》中的指寸图

如果少阳经脉感受疾病时，赤色出现于颧骨部的，就是热病，要是色泽不沉暗，病情较轻，至其当旺之日，可发汗出使疾病痊愈。要是同时又见少阴经的脉证，此为木盛水衰的死症，不超过三天就会死亡，这也是由于热病已内连于肾。若太阳经脉感受疾病时，赤色出现于面颊的前方，这是热病，要是色泽不沉暗，病情

较轻，至其当旺之时，可发汗出使疾病痊愈。若同时又见少阴经的脉象，表明是母胜其子的死症，不超过三天就会死亡。

治疗热病的孔穴：第三脊椎下面，主治胸中的热病；第四脊椎下面，主治膈中的热病；第五脊椎下面，主治肝脏热病；第六脊椎下面，主治脾脏热病；第七脊椎下面，主治肾热病。治疗热病，要在上部取穴，以泻阳邪，当再取穴于下，以补阴气，在下取穴在尾骶骨处。颈部第三椎以下凹陷处的中央部位是大椎穴，由此向下便是脊椎的开始。

邪气从足部上行到头部，然后往下沿着两臂循行到指端的；观察面色，可以推知腹部疾病，如见面颊的赤色由下向上到颧骨部，为有“大瘕泄”病；赤色自颊下行至颊车部，为腹部胀满；赤色见于颧骨后侧，为胁痛；赤色见于颊上，表明膈有疾病。

评热病论篇第三十三

黄帝问曰：有病温者，汗出辄复热，而脉躁疾不为汗衰，狂言不能食，病名为何？

岐伯对曰：病名阴阳交，交者，死也。

帝曰：愿闻其说。

岐伯曰：人所以汗出者，皆生于谷，谷生于精，今邪气交争于骨肉而得汗者，是邪却而精胜也，精胜则当能食而不复热。复热者，邪气也，汗者，精气也。今汗出而辄复热者，是邪胜也。不能食者，精无俾也，病而留者，其寿可立而倾也。且夫《热论》曰：汗出而脉尚躁盛者死。今脉不与汗相应，此不胜其病也，其死明矣。狂言者，是失志，失志者死。今见三死，不见一生，虽愈必死也。

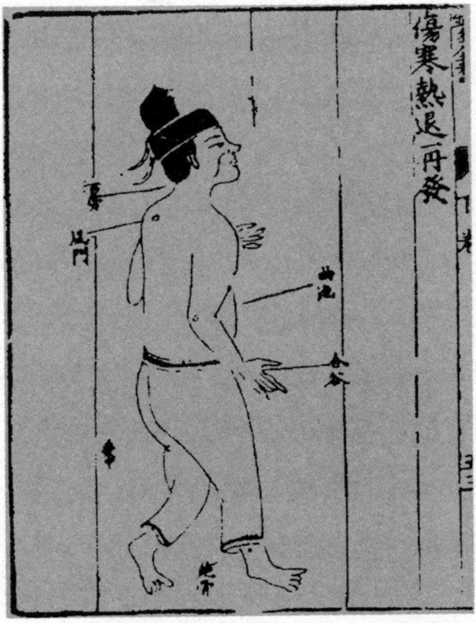

明万历刊本《杨敬斋针灸全书》针灸方图中的伤寒热退再发取穴图

帝曰：有病身热，汗出烦满，烦满不为汗解，此为何病？

岐伯曰：汗出而身热者，风也；汗出而烦满不解

者，厥也，病名曰风厥。

帝曰：愿卒闻之。

岐伯曰：巨阳主气，故先受邪，少阴与其为表里也，得热则上从之，从之则厥也。

帝曰：治之奈何？

岐伯曰：表里刺之，饮之服汤。

帝曰：劳风为病何如？

岐伯曰：劳风法在肺下，其为病也，使人强上冥视，唾出若涕，恶风而振寒，此为劳风之病。

帝曰：治之奈何？

岐伯曰：以救俛仰，巨阳引。精者三日，中年者五日，不精者七日，咳出青黄涕，其状如脓，大如弹丸，从口中若鼻中出，不出则伤肺，伤肺则死也。

帝曰：有病肾风者，面胕痝然壅，害于言，可刺不？

岐伯曰：虚不当刺，不当刺而刺，后五日，其气必至。

帝曰：其至何如？

岐伯曰：至必少气时热，时热从胸背上至头，汗出手热，口干苦渴，小便黄，目下肿，腹中鸣，身重难以行，月事不来，烦而不能食，不能正偃，正偃则咳甚，病名曰风水，论在《刺法》中。

帝曰：愿闻其说。

岐伯曰：邪之所凑，其气必虚。阴虚者，阳必凑之，故少气时热而汗出也。小便黄者，少腹中有热也。不能正偃者，胃中不和也。正偃则咳甚，上迫肺也。诸有水气者，微肿先见于目下也。

帝曰：何以言？

岐伯曰：水者阴也，目下亦阴也，腹者至阴之所居，故水在腹者，必使目下肿也。真气上逆，故口苦舌干，卧不得正偃，正偃则咳出清水也。诸水病者，故不得卧，卧则惊，惊则咳甚也。腹中鸣者，病本于胃也。薄脾则烦不能食，食不下者，胃脘隔也。身重难以行者，胃脉在足也。月事不来者，胞脉闭也，胞脉者，属心而络于胞中，今气上迫肺，心气不得下通，故月事不来也。

帝曰：善。

【译文】

黄帝问道：有的温热病患者，汗出以后，又发热，脉象急促躁动，其病不仅没有因汗出而减弱，反而出现胡言乱语、饮食不下等症状，这叫做什么病？

岐伯说：这种病叫阴阳交，是死症。

黄帝说：希望您能讲讲其中的道理。

岐伯说：人能够出汗是由于依赖于水谷进入胃以后所化生的精微之气，水谷精气充盈，就能胜过邪气而出汗。如今邪气与正气在骨肉之间相争而出汗，表明邪气退而正气胜，正气胜病人就能进饮食，并且不再发热。复发热表明邪气遗留未尽，出汗是精气胜邪，现在汗出后又复发热，是邪胜正衰。不进饮食，精气得不到充养，邪热又留滞不去，将危及病人的生命。《热论》中也曾说：汗出而脉象躁进急促，则预后不良。现在其脉象与汗出之后的情况不相符合，是精气已经不能胜过邪气，死亡的征象已是十分明显了。况且言语狂乱是神志失常

的表现，神志失常则必死。现在已出现了三种死症，而毫无生机，疾病虽可能因汗出而稍微衰减，但这只是暂时的，病人迟早会死。

黄帝说：有的病全身发热、汗出、烦闷，其烦闷并不因为汗出而缓解，这是什么病？

岐伯说：汗出而全身发热，是因感受风邪；烦闷没有缓解，是下气上逆，这种病叫风厥。

黄帝说：希望您能详细地讲一讲。

岐伯说：太阳经为诸阳主气，主一身之表，所以太阳首先感受风邪的侵袭。少阴与太阳互为表里，外表有病内里必然相应，少阴受太阳发热的影响，其气亦从之上逆，上逆就是厥。

黄帝说：如何治疗？

岐伯说：治疗时应刺太阳、少阴表里两经，即刺太阳以泻风热之邪，刺少阴以降上逆之气，并饮服汤药。

黄帝说：劳风的症状是怎样的？

岐伯说：劳风病的病位常在肺下，发病时人会感觉头项强滞、头昏目眩、视物不清，唾出黏痰如鼻涕状，怕风而且浑身战栗，这就是劳风病的症状。

黄帝说：如何治疗？

岐伯说：首先通畅胸中的气道，使呼吸顺畅。其次是借助服药引太阳经的阳气，以解郁闭之邪。经过适当的治疗，肾经旺盛的年轻人，三天即可痊愈；精气稍衰的中年人，五天即可痊愈；精气已竭的老年人，则需要七天才能痊愈。如果病人咳出青黄色黏痰，其状似脓，凝结成块，弹丸大小，应使痰从口中或鼻中排出，不能咳出就要伤及肺脏，就会死亡。

黄帝说：有的肾风病病人，面部浮肿，说话气息打结、易激动而往往发不出声音，这种病可以用针刺治疗吗？

岐伯说：这种病属于虚症不能使用针刺之法。如果不应当刺而误刺，就会损伤真气，使肾脏气虚，五天后，邪气会再来，使病情加重。

黄帝说：邪气到来时的情况是怎样的？

岐伯说：病邪到来时，病人一定感到气短、时而发热，时常觉得热从胸背蔓延至头顶，并出现出汗、手热、口渴、小便色黄、眼睑浮肿、腹中鸣响、身体沉重、行动困难的症状。而妇女则会出现月经闭止、心烦、不能饮食、不能仰卧，仰卧就咳嗽加剧的症状。此病叫风水，《刺法》中对此进行了详细论述。

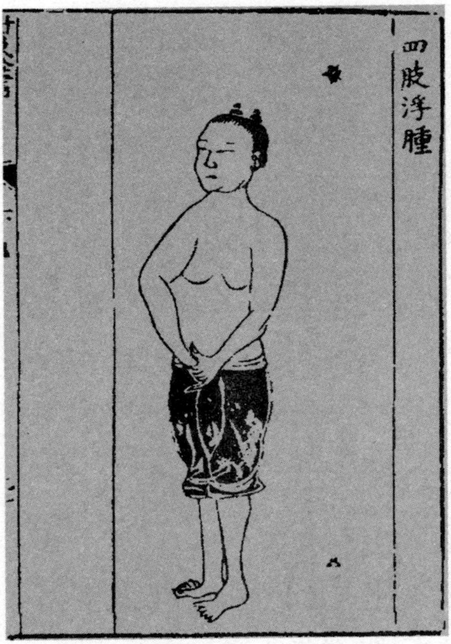

明万历刊本《杨敬斋针灸全书》针灸方图中的四肢浮肿取穴图

黄帝说：希望您能讲讲其中的道理。

岐伯说：邪气能够侵犯人体，是因其正气先虚弱。肾是阴脏，风为阳邪。肾脏亏虚，风阳便乘虚侵入，所以呼吸气短、时时发热、出汗。小便色黄是腹中有热邪的缘故；不能仰卧是因体内水气上乘于胃，导致胃中不和的缘故；仰卧会使咳嗽严重是因为水气上逆迫肺造成的；凡是有水气病的，一定是目下部先微有浮肿。

黄帝说：这是为什么呢？

岐伯说：水属阴，目下部位也属阴，腹部也是至阴之处，所以腹中有水的，一定会使目下部位微肿。水邪之气上泛于心，迫使心之气火上逆，所以病人感到口苦咽干，不能仰卧，仰卧则水气上逆而咳出清水。水气病病人，都因水气上乘于胃而不能卧，卧则水气上迫于心，就会惊恐不安；而惊恐不安会加重咳嗽。腹中鸣响是胃肠中有水气流动，胃是发病的根本。若水气迫于脾，则心烦、不能进食；而不能饮食，是胃脘被水饮阻隔所致。身体沉重而行动困难，是因为胃的经脉下行于足部，水气随经下流造成的。妇女月经不来，是因为水气阻滞于内，胞脉阻闭不通所致。胞脉属于心而下络于胞中，现在水气上迫于肺，使心气不得下通，胞血失其资源，所以月经不来。

黄帝说：说得太好了。

逆调论篇第三十四

黄帝问曰：人身非常温也，非常热也，为之热而烦满者，何也？

岐伯对曰：阴气少而阳气胜，故热而烦满也。

帝曰：人身非衣寒也，中非有寒气也，寒从中生者何？

岐伯曰：是人多痹气也，阳气少，阴气多，故身寒如从水中出。

帝曰：人有四肢热，逢风寒如炙如火者，何也？

岐伯曰：是人者阴气虚，阳气盛。四支者阳也，两阳相得而阴气虚少，少水不能灭盛火，而阳独治，独治者，不能生长也，独胜而止耳。逢风而如炙如火者，是人当肉烁也。

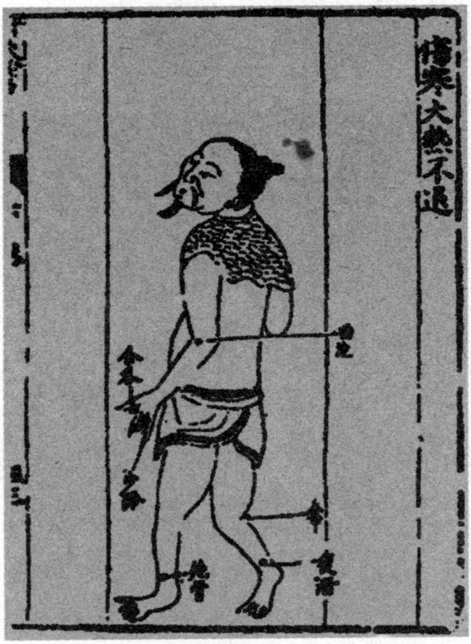

明万历刊本《杨敬斋针灸全书》针灸方图中的伤寒大热不退取穴图

帝曰：人有身寒，汤火不能热，厚衣不能温，然不冻栗，是为何病？

岐伯曰：是人者素肾气盛，以水为事，太阳气衰，

肾脂枯不长，一水不能胜两火，肾者水也，而生于骨，肾不生则髓不能满，故寒甚至骨也。所以不能冻栗者，肝一阳也，心二阳也，肾孤脏也，一水不能胜二火，故不能冻栗，病名曰骨痹，是人当挛节也。

帝曰：人之肉苛者，虽近衣絮，犹尚苛也，是谓何疾？

岐伯曰：荣气虚，卫气实也。荣气虚则不仁，卫气虚则不用，荣卫俱虚，则不仁且不用，肉如故也，人身与志不相有，曰死。

帝曰：人有逆气，不得卧而息有音者；有不得卧而息无音者；有起居如故而息有音者；有得卧，行而喘者；有不得卧，不能行而喘者；有不得卧，卧而喘者。皆何脏使然？愿闻其故。

岐伯曰：不得卧而息有音者，是阳明之逆也，足三阳者下行，今逆而上行，故息有音也。阳明者，胃脉也，胃者六腑之海，其气亦下行，阳明逆，不得从其道，故不得卧也。《下经》曰：胃不和则卧不安，此之谓也。

夫起居如故而息有音者，此肺之络脉逆也。络脉不得随经上下，故留经而不行，络脉之病人也微，故起居如故而息有音也。

夫不得卧，卧则喘者，是水气之客也。夫水者，循津液而流也，肾者水脏，主津液，主卧与喘也。

帝曰：善。

【译文】

黄帝道：有的病人不因穿衣温暖而有发热烦闷的现象，这是为什么呢？

岐伯说：这是由于阴气不足、阳气过盛，所以发热而烦闷。

黄帝说：有的人穿的并不单薄，也没有被寒邪所伤，却总觉得寒气从内部生出，这是为什么？

岐伯说：是由于这种人多痹气，阳气虚而阴气胜，所以经常感觉身体发冷，如同刚从冷水里面出来。

黄帝说：有的人四肢发热，一遇到风寒，便觉得身体像被烈火炙烤似的，这是为什么？

岐伯说：这是因为体内阴气虚弱而阳气偏盛。四肢属阳，风邪也属阳，属阳的四肢遭受属阳的风邪的侵袭，是两阳叠加，使阳气过盛，体内的阴气就会逐渐虚少，这就像用很少的水不能熄灭旺盛的火，因而导致体内阳气亢。阳气独亢，阴气便不能生长，因阳气独亢到一定程度还会使人的生机停止。因此四肢遇到风邪就感觉体热，如同被炙烤一样的病人，肌肉会渐渐瘦削。

黄帝说：有的人身体寒凉，热水、火烤也不能使他热，多穿衣服也不能使之温暖，但他却不怕冷，也不会因冷而颤抖，这是什么病？

岐伯说：这种人平时就肾气旺盛，又经常接触水湿，致使水寒之气偏盛，太阳之阳气虚衰，肾脂就会枯耗不长。肾是水脏，主管骨髓，肾脂不生，那么骨髓就得不到补益，所以感到寒冷侵入骨髓。病人不会战栗，是因为肝为一阳，心为二阳，一个独阴的肾水，胜不过心、肝二阳之火，所以虽然寒冷也不会战栗，这种病叫“骨痹”。患此病后，病人会出现骨节拘挛。肢节屈伸不利的症状。

黄帝说：有的人因皮肤肌肉失于荣养而麻木沉重，即使肌

肉接触到衣棉也毫无感觉，这是什么病？

岐伯说：这是由于荣卫气血运行失常，荣气虚弱而卫气充实造成的。荣气虚弱肌肉就会麻木，不知痛痒寒热；卫气虚弱，肢体就无法抬举；荣气和卫气都虚弱，就会同时出现肌肉麻木和肢体运动障碍的现象，但肌肉不会萎缩变化。如果人的形体活动与神志不统一、不相得，人就会死。

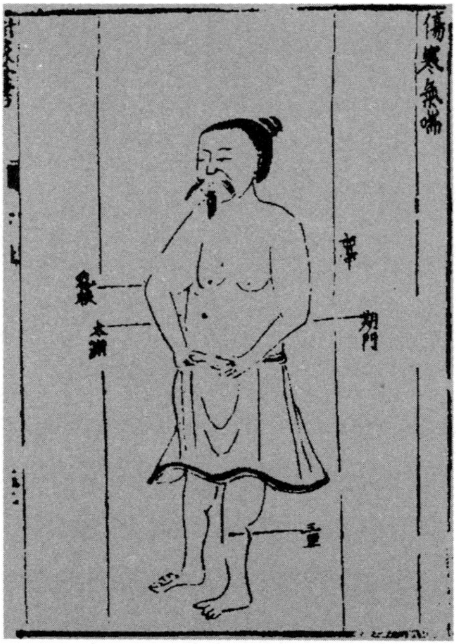

明万历刊本《杨敬斋针灸全书》针灸方图中的伤寒气喘取穴图

黄帝说：人出现气逆而不顺的病症时，有的不能安稳卧息而呼吸有声音；有的不能安稳卧息而呼吸无声音；有的起居如常而呼吸有声音；有的能够安稳卧息，但一动就气喘；有的不能安稳卧息，也不能行动并且气喘；有的不能安稳卧息，躺下则气喘。之所以会出现这些情况，是哪些脏腑发生了病变呢？我想知道其中的道理。

岐伯说：不能安稳卧息且呼吸有声音的，是阳明经脉气上逆造成的。足三阳的经脉，从头到足，都是下行的，现在足阳明经气向上逆行，所以呼吸不力而有声音。阳明是胃脉，胃是六腑之海，胃气也以向下运行为顺，若阳明经气逆，胃气便不能循正常的通道下行，所以不能平卧。《下经》中记载：“胃不和则卧不安。”说的就是这个意思。

起居如常而呼吸有声音的，这是由于肺的络脉不通利，络脉不能随着经脉之气上下，所以其气停留在经脉，而不能运行到脉络。但络脉的病是较微的，所以虽呼吸不通畅，有声响，但可以正常起居。

不能安稳卧息且躺下就气喘的，是因为受到了水气的侵犯。水气是按照津液流行的路径而流动的。肾是水脏，主管津液如果如肾病不能主水，水气上逆迫肺，人就不能平躺而气喘。

黄帝说：讲得太好了！

疟论篇第三十五

黄帝问曰：夫痎疟皆生于风，其蓄作有时者，何也？

岐伯对曰：疟之始发也，先起于毫毛，伸欠乃作，寒栗鼓颔，腰脊俱痛，寒去则内外皆热，头痛如破，渴欲冷饮。

帝曰：何气使然？愿闻其道。

岐伯曰：阴阳上下交争，虚实更作，阴阳相移也。阳并于阴，则阴实而阳虚，阳明虚则寒栗鼓颔也；巨阳虚，则腰背头项痛；三阳俱虚则阴气胜，阴气胜则骨寒而痛；寒生于内，故中外皆寒；阳盛则外热，阴虚则内热，外内皆热，则喘而渴，故欲冷饮也。此皆得之夏伤于暑，热气盛，藏于皮肤之内，肠胃之外，此荣气之所舍也。此令人汗空疏，腠理开，因得秋气，汗出遇风，及得之以浴，水气舍于皮肤之内，与卫气并居。卫气者，昼日行于阳，夜行于阴，此气得阳而外出，得阴而内薄，内外相薄，

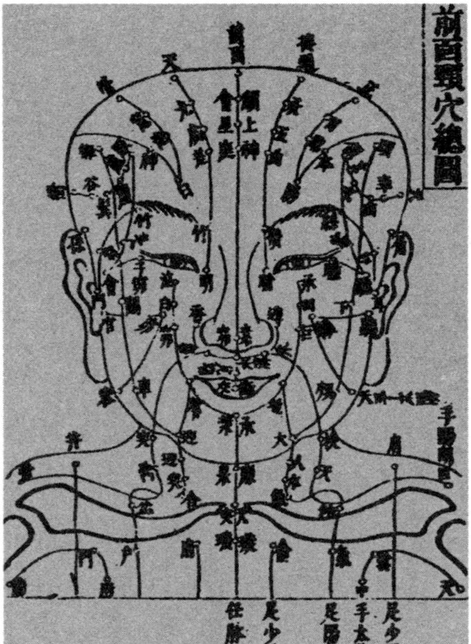

明代张介宾《类经图翼》中的前面头穴总图

是以日作。

帝曰：其间日而作者何也？

岐伯曰：其气之舍深，内薄于阴，阳气独发，阴邪内著，阴与阳争不得出，是以间日而作也。

帝曰：善。其作日晏与其日早者，何气使然？

岐伯曰：邪气客于风府，循膂而下，卫气一日一夜大会于风府，其明日日下一节，故其作也晏，此先客于脊背也，每至于风府，则腠理开，腠理开则邪气入，邪气入则病作，以此日作稍益晏也。其出于风府，日下一节，二十五日下至骶骨，二十六日入于脊内，注于伏膂之脉，其气上行，九日出于缺盆之中，其气日高，故作日益早也。

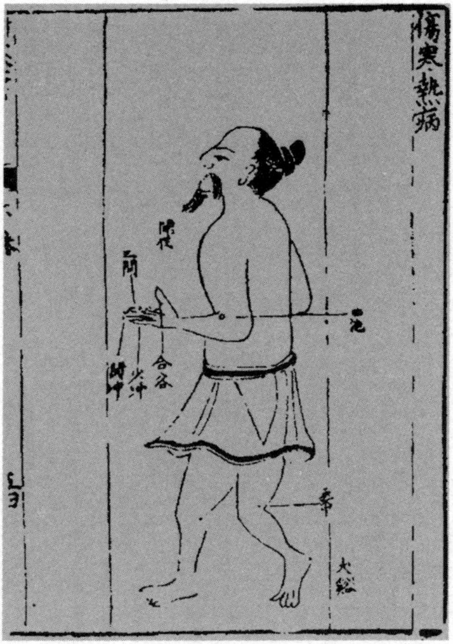

明万历刊本《杨敬斋针灸全书》针灸方图中的伤寒热病取穴图

其间日发者，由邪气内薄于五脏，横连募原也，其道远，其气深，其行迟，不能与卫气俱行，不得皆出，故间日乃作也。

帝曰：夫子言卫气每至于风府，腠理乃发，发则邪气入，入则病作。今卫气日下一节，其气之发也。不当风府，其日作者奈何？

岐伯曰：此邪气客于头项循膂而下者也，故虚实不同，邪中异所，则不得当其

风府也。故邪中于头项者，气至头项而病；中于背者，气至背而病；中于腰脊者，气至腰脊而病；中于手足者，气至手足而病。卫气之所在，与邪气相合，则病作。故风无常府，卫气之所发，必开其腠理，邪气之所合，则其府也。

帝曰：善。夫风之与疟也，相似同类，而风独常在，疟得有时而休者何也？

岐伯曰：风气留其处，故常在；疟气随经络，沉以内薄，故卫气应乃作。

帝曰：疟先寒而后热者何也？

岐伯曰：夏伤于大暑，其汗大出，腠理开发，因遇夏气凄沧之水寒迫之，藏于腠理皮肤之中，秋伤于风，则病成矣。夫寒者，阴气也，风者，阳气也，先伤于寒而后伤于风，故先寒而后热也，病以时作，名曰寒疟。

帝曰：先热而后寒者何也？

岐伯曰：此先伤于风，而后伤于寒，故先热而后寒也，亦以时作，名曰温疟。其但热而不寒者，阴气先绝，阳气独发，则少气烦冤，手足热而欲呕，名曰瘅疟。

帝曰：夫经言有余者泻之，不足者补之。今热为有余，寒为不足。夫疟者之寒，汤火不能温也，及其热，冰水不能寒也，此皆有余不足之类。当此之时，良工不能止，必须其自衰乃刺之，其故何也？愿闻其说。

岐伯曰：经言无刺熇熇之热，无刺浑浑之脉，无刺漉漉之汗，故为其病逆，未可治也。夫疟之始发也，阳气并于阴，当是之时，阳虚而阴盛，外无气，故先寒慄也；阴气逆极，则复出之阳，阳与阴复并于外，则阴虚而阳实，故先热而渴。夫疟气者，

并于阳则阳胜，并于阴则阴胜；阴胜则寒，阳胜则热。疟者，风寒之气不常也，病极则复至。病之发也，如火之热，如风雨不可当也。故经言曰：方其盛时勿敢毁伤，因其衰也，事必大昌，此之谓也。夫疟之未发也，阴未并阳，阳未并阴，因而调之，真气得安，邪气乃亡，故工不能治其已发，为其气逆也。

帝曰：善。攻之奈何？早晏何如？

岐伯曰：疟之且发也，阴阳之且移也，必从四末始也。阳已伤，阴从之，故先其时坚束其处，令邪气不得入，阴气不得出，审候见之，在孙络盛坚而血者，皆取之，此真往而未得并者也。

帝曰：疟不发，其应何如？

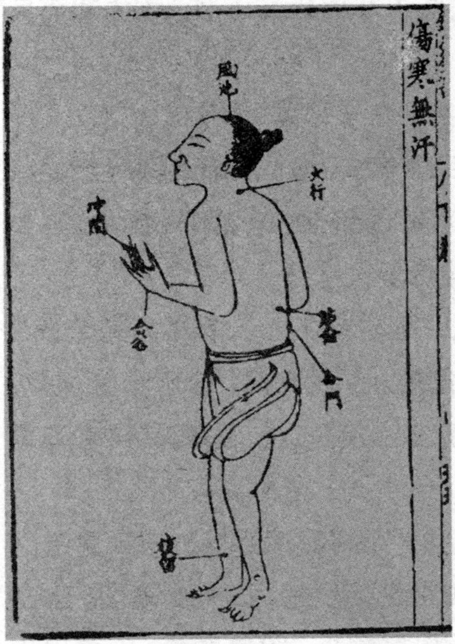

明万历刊本《杨敬斋针灸全书》针灸方图中的伤寒无汗取穴图

岐伯曰：疟气者，必更盛更虚。当气之所在也，病在阳，则热而脉躁；在阴，则寒而脉静；极则阴阳俱衰，卫气相离，故病得休；卫气集，则复病也。

帝曰：时有间二日或至数日发，或渴或不渴，其故何也？

岐伯曰：其间日者，邪气与卫气客于六腑，而有时相失，不能相得，故休数日乃作也。疟者，阴阳更胜也，或甚或不甚，故或渴

或不渴。

帝曰：论言夏伤于暑，秋必病疟”，今疟不必应者何也？

岐伯曰：此应四时者也。其病异形者，反四时也。其以秋病者寒甚，以冬病者寒不甚，以春病者恶风，以夏病者多汗。

帝曰：夫病温疟与寒疟而皆安舍？舍于何脏？

岐伯曰：温疟者，得之冬中于风，寒气藏于骨髓之中，至春则阳气大发，邪气不能自出，因遇大暑，脑髓烁，肌肉消，腠理发泄，或有所用力，邪气与汗皆出，此病藏于肾，其气先从内出之于外也。如是者，阴虚而阳盛，阳盛则热矣，衰则气复反入，入则阳虚，阳虚则寒矣，故先热而后寒，名曰温疟。

帝曰：瘅疟何如？

岐伯曰：瘅疟者，肺素有热，气盛于身，厥逆上冲，中气实而不外泄，因有所用力，腠理开，风寒舍于皮肤之内，分肉之间而发，发则阳气盛，阳气盛而不衰则病矣。其气不及于阴，故但热而不寒，气内藏于心，而外舍于分肉之间，令人消烁脱肉，故命曰瘅疟。

帝曰：善。

【译文】

黄帝问：一般而言，疟疾都是感受风邪引起的，它的潜伏和发作都有一定时间，这是为什么呢？

岐伯说：疟疾发作时，寒先起于汗毛，接着身体神志感受不适，伸懒腰、打哈欠，以致寒冷发抖，上下牙齿不断叩击，腰脊疼痛。寒意退去后，全身内外发热，头痛像要裂开，口渴而喜欢冷饮。

黄帝道：它发生的原因是什么？我希望听您讲解一下。

岐伯说：阴阳上下相争，虚实更替相胜，阴阳相互转化所致。阳气为阴气所并，使阴气实而阳气虚，阳明经气虚弱，就寒冷发抖，甚至上下牙齿不断叩击；太阳经气虚便腰背头颈疼痛；三阳经气都虚弱，那么阴气亢盛，就会出现骨节寒冷疼痛的症状；寒从内生，所以内外都感觉寒冷。如果阴气为阳气所并，则阳气实而阴气虚弱。阳主外，阳气过盛就会引发外热；阴主内，阴气虚弱就会引发内热，因此体外体内都发热；热得严重时就呼吸喘促、口渴而喜欢冷饮。这种病是在夏天中病，是被暑邪所伤。邪热亢盛，而伏藏于皮肤之内、肠胃之外，也就是荣气停留的地方。因为暑热潜伏在体内，所以人汗孔疏松，腠理开泄，遇到秋凉，因为出汗而感受风邪，或者由于洗澡时感受水气，风邪水气停留于皮肤之内，与卫气相合，就会引发疟疾。卫气白天运行于阳分，夜里运行于阴分，邪气也随之循行，到达阳分时则向外发散，到达阴分时则向内侵袭，邪气与正气内外相搏，所以疟疾就会天天发作。

黄帝问：为什么疟疾也有隔天发作的？

岐伯说：这是因为邪气居留之处较深，接近阴分，致使阳气单独在外循行，而病邪滞留在内。阴阳相搏而邪气不能发散，所以疟疾隔一天才发作一次。

黄帝说：讲得好！疟疾发作的时间，或者逐日提前，或者逐日推迟，这是为什么呢？

岐伯说：邪气从风府侵入后，沿着脊骨逐日逐节下移，卫气运行一昼夜后会与邪气在风府交会，而邪气却每日向下移一节，所以卫气和邪气交会的时间也就一天天地推迟，这是邪气

客于背脊时的情况。每当卫气会于风府时，则腠理开泄，腠理开泄则邪气侵入，邪气侵入后与卫气交争，疟疾就发作，因为邪气每天向下移一节，所以发病时间就日益推迟了。邪气自风府出来，逐日下移一节，大概二十五天后，邪气下行至骶骨；大概第二十六日就会深入于脊内，注入隐伏在脊背筋肉之间的筋脉；再向上运行，九天后到达任脉天突穴。因为邪气每日逐渐上升，所以疟疾发病的时间也就逐日提前。

至于隔一天发病一次的，是因为邪气内迫于五脏，横逆于膜原，它所行走的道路较远，部位较深，循行迟缓，不能和卫气同时出于阳分，所以隔一天才能发作一次。

黄帝说：您说到卫气每至于风府时，腠理张开，邪气乘机袭入，导致疟疾发作。现在卫气与邪气相遇的部位每日下行一节，也就是说病气所发之处不一定都在风府，但为什么这样还能每日发作一次呢？

岐伯说：以上是指邪气侵入于头颈部位，循着脊骨而向下的发病规律。但人体的组织有虚实的不同，所以受邪部位不一定在风府。例如：病邪中于头顶的，卫气行至头顶而发病；邪气中于背部的，卫气行至背部而发病；邪气中于腰脊的，卫气行至腰脊而发病；邪气中于手足的，卫气行至手足而发病；总而言之，卫气所行之处，和邪气相合，疟疾就会发作。风邪侵袭人体没有固定部位，只要卫气与之相应，腠理张开，邪气就会乘机侵入，而邪正相合侵入的地方，也就是病气所发之处。

黄帝说：我明白了！风病和疟疾十分相似，但是为什么风病的症状常持续存在，疟疾的发作却有休止的？

岐伯说：风症是风邪从哪里入侵，病就停留在哪里，所以症

状持续存在；疟邪则是随着经络深入体内，必须与卫气相合交争时，疟疾才会发作。

黄帝说：疟疾发作有先寒而后热的，这是为什么？

岐伯说：夏天感受了严重的暑邪，汗大出而腠理开，再遇到微寒的水湿之气，病邪便伏藏在腠理皮肤中，如果到秋天又感上风邪，就成为疟疾了。水寒是阴气，风邪是阳气。因为先伤于水寒之气，后伤于风邪，所以先寒而后热，发病有一定的时间，病名叫做寒疟。

黄帝说：疟疾发作先热后寒的，又是为什么？

岐伯说：先被风邪所伤，后被水寒之气所伤的，就会先热后寒。这种病的发作也有一定的时间，病名叫温疟。还有一种情况是只发热而不发冷，这是因为病人的阴气先耗损于内，阳气独亢于外造成的，疾病发作时，有少气烦闷、手足发热而欲呕吐的症状，这种病被称为瘅疟。

黄帝说：古代医经上说，有余的属实症，应当用泻法；不足的属虚症，应当用补法。那么发热是有余，恶寒是不足。而疟疾的寒冷，就是热水和火，也不能使之温暖，及至发热时，即使用冰水也不能使之凉爽。这些寒热都属于有余、不足之类。但当其发冷发热的时候，医术再高超的医生也无法遏制，一定要待其病势自行衰退之后，才能针刺治疗，这是为什么呢？请您讲一讲。

岐伯说：医经上讲，不可在火热炽盛时针刺，不可在脉搏纷乱时针刺，也不可在汗出不止时针刺，因为这些情况下都是邪盛气逆，所以不可立即治疗。疟疾刚发作时，阳气并于阴分，此时阳虚阴盛，外表阳气虚，内里阴气亢盛，所以先寒冷发抖；

等到阴气逆乱极盛时，一定会重出于阳分，于是阳气与阴气相合交争于外，此时阴虚而阳盛，所以会热而干渴。疟疾并于阳分，则阳气盛；并于阴分，则阴气盛；阴气盛，则发寒战栗；阳气盛，则发热口渴。由于疟疾感受的风寒之气并不常在，它是在阴阳相并极盛时才发作的，所以寒热休止，停一段时间，会复发。疾病发作时，像火一样剧烈，如狂风暴雨一样势不可当。所以医经上说，当邪气极盛的时候，不可攻邪，否则会损伤正气，在邪气衰退时攻之，一定能成功，指的就是这个意思。因此治疗疟疾，应在未发的时候，阴气尚未并于阳分，阳气尚未并于阴分时进行适当的治疗，那么正气才不会受伤，邪气也可以消除。之所以医生不能在疟疾发病时进行治疗，就是因为这时正是正气和邪气交争、气机逆乱的缘故。

黄帝说：讲得好！如何治疗疟疾？时间的早晚应如何掌握？

岐伯说：疟疾将要发作时，阴阳也将要相互移易，它必定从四肢开始。若阳气已被邪伤，阴分也必定受到影响，所以要在发病前，用绳索紧缚病人四肢末端，使邪气不能进入，阴气不得出，阴阳之气不能相互移易。然后，要注意观察络脉的情况，见其孙络充实而淤血的部分，就用针刺放血，这样就能去掉真邪，而不致使邪气进入体内。

黄帝说：疟疾不发作时，情况是怎样的？

岐伯说：疟气是盛虚交替的，它随同邪气发作。邪气在阳分时，则发热而脉搏躁急；邪气在阴分时，则发冷而脉搏平稳。病到极致，则阴阳二气都已衰败，如果卫气和邪气互相分离，病就暂时不发作；若卫气和邪气再次相合，那么病又发作了。

黄帝说：有些疟疾隔二日或数日就发作一次，发作时有的

口渴，有的不渴，这是为什么？

岐伯说：疟疾之所以隔几天才发作，是由于邪气与卫气相会于风府的时间不同，有时不能相合而一同出于阳，所以隔几天才发作。疟疾发病是由于阴阳更替相胜，但其中程度上有轻重之别，所以有的口渴，有的不渴。

黄帝道：医经上说夏季被暑邪所伤，秋季必得疟疾，而有些疟疾并非如此，是什么原因？

岐伯说：夏季被暑邪所伤，秋季必得疟疾，这是指与四时发病规律相顺应而言。形证不同的疟疾是因为与四时发病规律不符。如发于秋天的，寒冷较重；发于冬天的，寒冷较轻；发于春天的，怕风；发于夏天的，多汗。

黄帝说：温疟和寒疟的邪气都停留在哪里？伏藏在哪一脏？

岐伯说：温疟是由于冬天感受风寒，邪气伏藏在骨髓之中，到了春天阳气生发之时，如邪气仍不能自行外出，遇到暑热，就会使人脑髓消烁、肌肉消瘦、腠理开泄，这时如劳力过甚，邪气就会乘虚与汗一同外出。这种病邪因为潜藏于肾，所以发作时，邪气从内出于外。这种病，阴气先虚，而阳气偏盛，阳盛就发热，热极而衰，邪气又入于阴。邪入于阴则阳气又虚，阳气虚便出现寒冷，所以这种病是先热而后寒，称作温疟。

黄帝问：瘅疟的情况是怎样的？

岐伯说：瘅疟是因为肺脏一直有积热，肺气壅盛，气逆而上冲，导致胸中气实，不能发泄于外，若是劳力之后，腠理开张，风寒之邪便乘机入侵皮肤之内、肌肉之间而发病，发病则阳气偏盛，阳气充盛而不见衰减，就会只发热而不寒冷。为什

么会这样呢？因为邪气不入于阴分，所以只热不寒，这种病邪内藏于心脏，外留于肌肉之间，能使人肌肉瘦削，所以被称作瘅疟。

黄帝道：讲得好！

刺疟篇第三十六

足太阳之疟，令人腰痛头重，寒从背起，先寒后热，熇熇暍暍然，热止汗出，难已，刺郄中出血。

足少阳之疟，令人身体解㑊，寒不甚，热不甚，恶见人，见人心惕惕然，热多汗出甚，刺足少阳。

足阳明之疟，令人先寒，洒淅洒淅，寒甚久乃热，热去汗出，喜见日月光火气，乃快然，刺足阳明跗上。

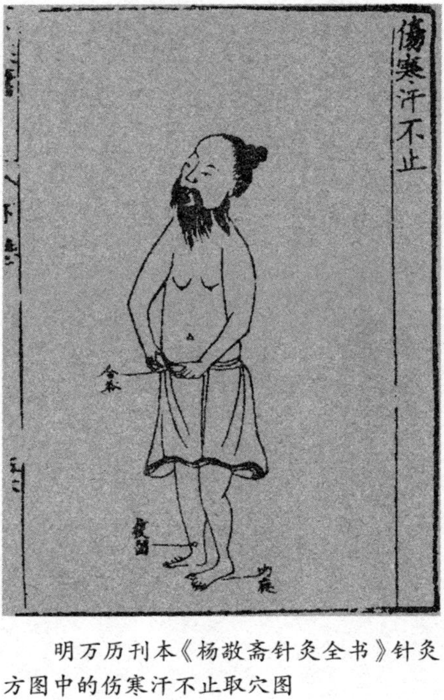

明万历刊本《杨敬斋针灸全书》针灸方图中的伤寒汗不止取穴图

足太阴之疟，令人不乐，好太息，不嗜食，多寒热汗出，病至则善呕，呕已乃衰，即取之。

足少阴之疟，令人呕吐甚，多寒热，热多寒少，欲闭户牖而处，其病难已。

足厥阴之疟，令人腰痛少腹满，小便不利如癃状，非癃也，数便，意恐惧，气不足，腹中悒悒，刺足厥阴。

肺疟者，令人心寒，寒甚热，热间善惊，如有所见者，刺手太阴阳明。

心疟者，令人烦心甚，欲得清水，反寒多，不甚热，刺手少阴。

肝疟者，令人色苍苍然，太息，其状若死者，刺足厥阴见血。

脾疟者，令人寒，腹中痛，热则肠中鸣，鸣已汗出，刺足太阴。

肾疟者，令人洒洒然，腰脊痛宛转，大便难，目眴眴然，手足寒，刺足太阳少阴。

胃疟者，令人且病也，善饥而不能食，食而支满腹大，刺足阳明太阴横脉出血。

疟发身方热，刺跗上动脉，开其空，出其血，立寒。疟方欲寒，刺手阳明太阴、足阳明太阴。

疟脉满大急，刺背俞，用中针，傍伍胠俞各一，适肥瘦出其血也。疟脉小实急，灸胫少阴，刺指井。疟脉满大急，刺背俞，用五胠俞背俞各一，适行至于血也。疟脉缓大虚，便宜用药，不宜用针。凡治疟，先发如食顷乃可以治，过之则失时也。诸疟而脉不见，刺十指间出血，血去必已，先视身之赤如小豆者尽取之。

十二疟者，其发各不同时，察其病形，以知其何脉之病也。先其发时如食顷而刺之，一刺则衰，二刺则知，

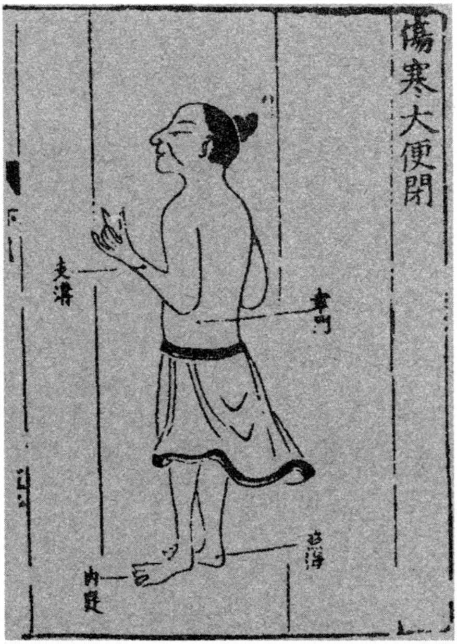

明万历刊本《杨敬斋针灸全书》针灸方图中的伤寒大便闭取穴图

三刺则已。不已，刺舌下两脉出血；不已，刺郄中盛经出血，又刺项已下侠脊者必已。舌下两脉者，廉泉也。

刺疟者，必先问其病之所先发者，先刺之。先头痛及重者，先刺头上及两额两眉间出血。先项背痛者，先刺之。先腰脊痛者，先刺郄中出血。先手臂痛者，先刺手少阴阳明十指间。先足胫酸痛者，先刺足阳明十指间出血。

风疟，疟发则汗出恶风，刺三阳经背俞之血者。

骱痠痛甚，按之不可，名曰胕髓病，以镵针针绝骨出血，立已。身体小痛，刺诸阴之井无出血，间日一刺。疟不渴，间日而作，刺足太阳。渴而间日作，刺足少阳。温疟汗不出，为五十九刺。

【译文】

足太阳经发生疟疾，病人会感觉到腰痛，头重，寒冷从脊背而起，先寒后热，热势旺盛，热退则出汗。这种疟疾很难治疗，治疗方法是针刺委中穴至出血。

足少阳经发生疟疾，病人会感觉到身体倦怠，无力，寒冷发热都不是很严重，不愿见人，看见人就感到恐惧，发热的时间比较长，汗出亦很多，治疗方法是针刺足少阳经。

足阳明经发生疟疾，病人会首先感觉冷，寒冷感逐渐加强，经过一段时间后才发热，退热后会出汗。这种病人，喜欢亮光和用火取暖，见到亮光和火气，就感到开心快乐，治疗方法是针刺足阳明经足背上的冲阳穴。

足太阴经发生疟疾，病人会感觉到闷闷不乐，常常叹息，不思饮食，多发寒热，汗出很多，病发时经常呕吐，吐后病势减

轻，治疗方法是针刺足太阴经的孔穴。

足少阴经发生疟疾，病人会呕吐厉害，发寒发热，热多寒少总想关闭门窗待在屋里，这种病不易痊愈。

足厥阴经发生疟疾，病人会感到腰痛，少腹胀满，小便不畅，症状类似癃病却不是癃病，小便频繁，导致病人心中担忧，气分不足，腹中郁满，治疗方法是针刺足厥阴经的太冲穴。

肺疟，使人感觉冷，冷极则发热，热时容易惊恐，似乎见到了可怕之事一样，治疗时应刺手太阴、手阳明两经的列缺穴和合谷穴。

心疟，心中烦热感强烈，想喝冷水，寒多，不太发热，治疗时应刺手少阴经的神门穴。

肝疟，使人面色苍青，时常叹气，严重时像死人一般，治疗时应刺足厥阴经，使其出血。

脾疟，使人寒冷，腹中疼痛，等到发热时，肠中鸣响，肠鸣后会出汗，治疗时应刺足太阴经的商丘穴。

肾疟，使人寒冷，腰脊疼痛，难以转侧，大便不利，眼花，手足冷，治疗时应刺足太阳、足少阴两经。

胃疟，使人胃里发热，感到饥饿，但又不能进食，进食就感到腹胀膨大，治疗时应刺足阳明、足太阴两经横行的络脉，使其出血。

治疗疟疾，在病人即将发热时，刺足背上的动脉，使孔穴打开，刺出其血，便可立即退热。在病人刚要发冷时，可刺手阳明、太阴和足阳明、太阴的俞穴。

如病人脉象盛满而大急，可刺背部的俞穴，用中等针靠近五胠俞各取一穴，并根据病人的胖瘦来确定刺出多少血。如病

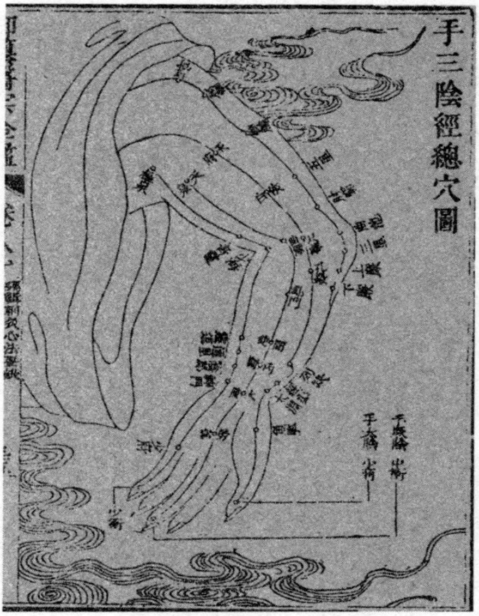

清代吴谦等人所撰《医宗会鉴》中的手三阴经总穴图

人的脉象小实而燥急，可灸足胫部的少阴穴，并刺足指末端的井穴。如疟疾病人的脉象缓大而虚空，就应该采取药物治疗，不宜用针刺。治疗疟疾，应在病人发病前大概一顿饭的时候予以治疗，过了这个时间，就会错失良机。如果病人的脉象沉伏不见，急刺十指间出血，血出则疾病必定痊愈；如果发现皮肤上有像赤小豆的红点，应都用针刺去。

上述十二种疟疾，其发作时间各有不同，应观察病人的症状，以确定疾病在哪一经脉。如能在疾病发作前大概一顿饭的时候进行针刺，刺一次，病情就能减轻，刺两次疾病就能有明显好转，刺三次病即痊愈。如还不愈，可刺舌下两脉出血；若是再不愈，可取委中血盛的经络，使其出血，并刺项部以下夹脊两旁的经穴，如此，病一定会痊愈。上面所说的舌下两脉，是指足少阴经的廉泉穴。

针刺治疗疟疾前，一定要向病人询问，疾病发作时哪个部位最先出现症状，然后先刺这里。如先出现头痛头重的，就先刺头上及两额、两眉间，使其出血。先感觉项脊背痛的，就先刺颈项和背部。先出现腰脊痛的，就先刺委中出血。先出现手臂痛的，就先刺手少阴、手阳明在十指间孔穴。先出现足胫酸

痛的，就先刺足阳明在十趾间的孔穴，使其出血。

风疟在发作时汗出怕风，可刺三阳经背部的腧穴，使其出血。

小腿酸痛强烈，越按越痛的，是胕髓病，可用镵针刺绝骨穴出血，疼痛可立时消除。身体稍稍感觉疼痛的，则刺阴经的井穴。但要注意，刺井穴时不可出血，并应隔日刺一次。疟疾不口渴而间日发作的，可刺足少阳经；口渴而间日发作的，可刺足太阳经；温疟而汗不出的，可用“五十九刺”之法。

气厥论篇第三十七

黄帝问曰：五脏六腑，寒热相移者何？

岐伯曰：肾移寒于脾，痈肿，少气。脾移寒于肝，痈肿，筋挛。肝移寒于心，狂，隔中。心移寒于肺，肺消。肺消者，饮一溲二，死不治。肺移寒于肾，为涌水。涌水者，按腹不坚，水气客于大肠，疾行则鸣濯濯如囊裹浆，水之病也。

脾移热于肝，则为惊衄。肝移热于心，则死。心移热于肺，传为鬲消。肺移热于肾，传为柔痓。

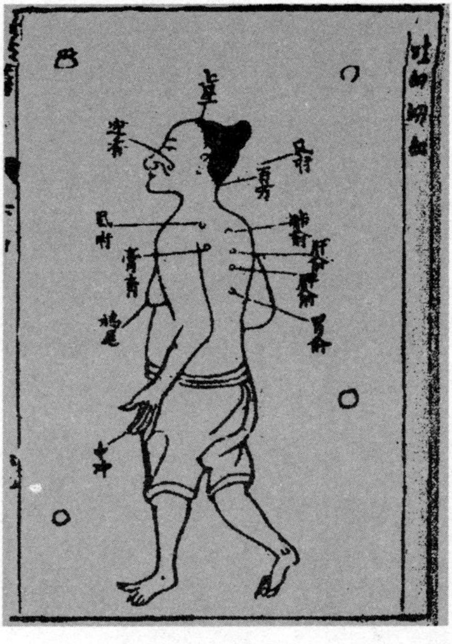

明万历刊本《杨敬斋针灸全书》针灸方图中的吐血衄血取穴图

肾移热于脾，传为虚，肠澼死，不可治。胞移热于膀胱，则癃，溺血。膀胱移热于小肠，鬲肠不便，上为口麋。

小肠移热于大肠，为虙瘕，为沉。大肠移热于胃，善食而瘦入，谓之食亦。胃移热于胆，亦曰食亦。胆移热于脑，则辛頞鼻渊。鼻渊者，浊涕下不止也，传为衄蠛瞑目，故得之气厥也。

【译文】

黄帝问：在五脏六腑，寒热互移的情形是什么样的？

岐伯说：肾若把寒移到脾脏，病人就会患臃肿和少气之病。脾若把寒移到肝脏，人就会患臃肿和筋挛之病。肝若把寒移到心脏，人就会患狂症和心气不通之病。心若把寒移到肺脏，人就会患肺消病。病状是患者饮水一分，却排出小便两分。为不治之症。肺若把寒移到肾脏，人就会患涌水病。病状是按腹部不坚，因为水气滞留于大肠，会导致快走的时候可以听到肠中清晰的声响，就好像在皮囊中装上水。此为水气之病。

脾若把热移到肝脏，病人就会患惊恐和鼻衄的症状。肝若把热移到心脏，那么人就会死亡；心若把热移到肺脏，时间一久，人就会患鬲消之病。肺若把热移到肾脏，时间久了，人就会患柔痓之病。

肾若把热移到脾脏，时间久了，就会损伤脾的阳气，使人患肠澼之病，此病无药可治。胞若把热移到膀胱，人就会出现小便不利、尿血的症状。

小肠若把热移到大肠，就会热结不散，人就会患虙瘕或痔疮。大肠若把热移到胃，人就会食欲旺盛但消瘦无力，这种病被称为食亦。胃若把热移到胆，人也会患食亦病。胆若把热移到脑，人就会患鼻梁内有辛辣之感的鼻渊病。病状是病人浊涕常流不止，时间长了就会鼻中出血、目暗不明。上述病症，都是由于寒热之气逆厥，在脏腑中传移导致的。

咳论篇第三十八

黄帝问曰：肺之令人咳何也？

岐伯对曰：五脏六腑皆令人咳，非独肺也。

帝曰：愿闻其状。

岐伯曰：皮毛者，肺之合也。皮毛先受邪气，邪气以从其合也。其寒饮食入胃，从肺脉上至于肺则肺寒，肺寒则外内合邪，因而客之，则为肺咳。五脏各以其时受病，非其时各传以与之。

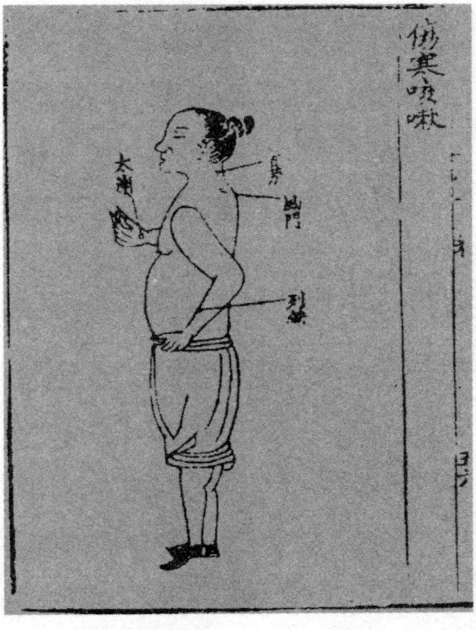

明万历刊本《杨敬斋针灸全书》针灸方图中的伤寒咳嗽取穴图

人与天地相参，故五脏各以治时，感于寒则受病，微则为咳，甚者为泄、为痛。乘秋则肺先受邪，乘春则肝先受之，乘夏则心先受之，乘至阴则脾先受之，乘冬则肾先受之。

帝曰：何以异之？

岐伯曰：肺咳之状，咳而喘息有音，甚则唾血；心咳之状，咳则心痛，喉中介介如梗状，甚则咽肿喉痹；肝咳之状，咳则两胁下痛，

甚则不可以转，转则两胠下满；脾咳之状，咳则右胁下痛，阴阴引肩背，甚则不可以动，动则咳剧；肾咳之状，咳则腰背相引而痛，甚则咳涎。

帝曰：六腑之咳奈何？安所受病？

岐伯曰：五脏之久咳，乃移于六腑。脾咳不已，则胃受之；胃咳之状，咳而呕，呕甚则长虫出。肝咳不已，则胆受之；胆咳之状，咳呕胆汁。肺咳不已，则大肠受之；大肠咳状，咳而遗矢。心咳不已，则小肠受之；小肠咳状，咳而失气，气与咳俱失。肾咳不已，则膀胱受之；膀胱咳状，咳而遗溺。久咳不已，则三焦受之；三焦咳状，咳而腹满，不欲食饮。此皆聚于胃，关于肺，使人多涕唾而面浮肿气逆也。

帝曰：治之奈何？

岐伯曰：治脏者治其俞，治腑者治其合，浮肿者治其经。

帝曰：善。

【译文】

黄帝问：肺脏有病，人就会咳嗽，这是为什么呢？

岐伯说：五脏六腑有病，人都会咳嗽，不只是肺病会这样。

黄帝说：我想知道各种咳嗽病的病状。

岐伯说：皮毛主表，与肺互相配合，皮毛先感受了外部邪气，肺脏就会被寒气侵袭。再加上吃了冷食，胃里的寒气循着肺脉上行至肺，引起肺寒。这样内外寒邪相合，停留在肺脏，从而成为肺咳病。这就是肺咳的情况。至于五脏之咳，是五脏各在其所主的时令受病，而不是在肺所主的时令受病，只是后来五脏将它们的病传给了肺。

人和自然界是相应和的，所以五脏在其所主的时令受了寒邪，人就会得病。若轻微的，则发生咳嗽；严重的，寒气侵入人体内部就会使人出现腹泻、腹痛等症状。一般而言，秋天时肺先受寒，春天时肝先受寒；夏天时心先受寒；长夏时脾先受寒；冬天时肾先受寒。

黄帝问：应当怎样去区分这些咳嗽呢？

岐伯说：肺咳的病状是，咳嗽时气喘有声，严重时还会唾血。心咳的病状是，咳嗽时心痛，喉咙中像有东西堵塞了一样，严重时还会咽喉肿痛而闭塞。肝咳的病状是，咳嗽时两胁疼痛，严重时会痛得不能转侧，转侧则两胁下就会肿胀。脾咳的病状是，咳嗽时右胁下疼痛，痛感隐隐牵连到肩背，严重时不能活动，一动就会使咳嗽加剧。肾咳的病状是，咳嗽时腰背互相牵扯作痛，严重时还会咳吐痰液。

黄帝问：六腑之咳的病状是什么？六腑又是怎样受病的？

岐伯说：五脏咳嗽如果久不见好，就要传移到六腑。如脾咳日久不愈，就会转移到胃；胃咳的病状是咳而呕吐，严重时还会呕出蛔虫。肝咳日久不愈，就会转移到胆，胆咳的病状是咳而呕吐胆汁。肺咳日久不愈，就会转移到大肠，大肠咳的病状是咳而大便失禁。心咳日久不愈，就会转移到小肠，小肠咳的病状是咳而放屁，而且往往是咳嗽与放屁同时进行。肾咳日久不愈，就会转移到膀胱，膀胱咳的病状是咳而小便失禁。以上各种咳嗽，如果久不见好，那么人的三焦会受病；三焦咳的病状是咳而腹满，无食欲。这些咳嗽病，不管是由哪一脏腑的病变所致，其寒邪必在胃中聚合，并循着肺的经脉而影响到肺，于是病者才会出现多痰多涕、面部浮肿。咳嗽气逆等症状。

黄帝问：治疗的方法是什么？

岐伯说：五脏之咳，可从它们各自的腧穴着手治疗；六腑之咳，可从它们各自的合穴着手治疗；如果是咳而浮肿的病，可从有关脏腑的经穴分别着手治疗。

黄帝道：说得好！

举痛论篇第三十九

黄帝问曰：余闻善言天者，必有验于人；善言古者，必有合于今；善言人者，必有厌于己。如此，则道不惑而要数极，所谓明也。今余问于夫子，令言而可知，视而可见，扪而可得，令验于己而发蒙解惑，可得而闻乎？

岐伯再拜稽首对曰：何道之问也？

帝曰：愿闻人之五脏卒痛，何气使然？

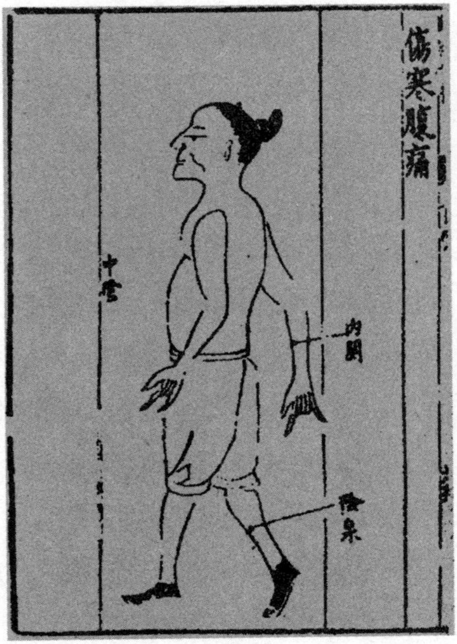

明万历刊本《杨敬斋针灸全书》针灸方图中的伤寒腹痛取穴图

岐伯对曰：经脉流行不止，环周不休，寒气入经而稽迟，泣而不行，客于脉外则血少，客于脉中则气不通，故卒然而痛。

帝曰：其痛或卒然而止者，或痛甚不休者，或痛甚不可按者，或按之而痛止者，或按之无益者，或喘动应手者，或心与背相引而痛者，或胁肋与少腹相引而痛者，或腹痛引阴股者，或痛宿昔而成积者，或卒然痛死不知人，有少间复生者，或

痛而呕者，或腹痛而后泄者，或痛而闭不通者，凡此诸痛，各不同形，别之奈何？

岐伯曰：寒气客于脉外则脉寒，脉寒则缩蜷，缩蜷则脉绌急，绌急则外引小络，故卒然而痛，得炅则痛立止；因重中于寒，则痛久矣。

寒气客于经脉之中，与炅气相薄则脉满，满则痛而不可按也，寒气稽留，炅气从上，则脉充大而血气乱，故痛甚不可按也。

寒气客于肠胃之间，膜原之下，血不得散，小络急引故痛，按之则血气散，故按之痛止。寒气客于侠脊之脉，则深按之不能及，故按之无益也。

寒气客于冲脉，冲脉起于关元，随腹直上，寒气客则脉不通，脉不通则气因之，故喘动应手矣。

寒气客于背俞之脉则脉泣，脉泣则血虚，血虚则痛，其俞注于心，故相引而痛；按之则热气至，热气至则痛止矣。

寒气客于厥阴之脉，厥阴之脉者，络阴器系于肝，寒气客于脉中，则血泣脉急，故胁肋与少腹相引痛矣。厥气客于阴股，寒气上及少腹，血泣在下相引，故腹痛引阴股。

寒气客于小肠膜原之间，络血之中，血泣不得注于大经，血气稽留不得行，故宿昔而成积矣。

寒气客于五脏，厥逆上泄，阴气竭，阳气未入，故卒然痛死不知人，气复反则生矣。

寒气客于肠胃，厥逆上出，故痛而呕也。寒气客于小肠，小肠不得成聚，故后泄腹痛矣。热气留于小肠，肠中痛，瘅热焦渴，则坚干不得出，故痛而闭不通矣。

帝曰：所谓言而可知者也，视而可见奈何？

岐伯曰：五脏六腑，固尽有部，视其五色，黄赤为热，白为寒，青黑为痛，此所谓视而可见者也。

帝曰：扪而可得奈何？

岐伯曰：视其主病之脉，坚而血及陷下者，皆可扪而得也。

帝曰：善。余知百病生于气也，怒则气上，喜则气缓，悲则气消，恐则气下，寒则气收，炅则气泄，惊则气乱，劳则气耗，思则气结，九气不同，何病之生？

岐伯曰：怒则气逆，甚则呕血及飧泄，故气上矣。喜则气和志达，荣卫通利，故气缓矣。悲则心系急，肺布叶举，而上焦不通，荣卫不散，热气在中，故气消矣。恐则精却，却则上焦闭，闭则气还，还则下焦胀，故气不行矣。寒则腠理闭，气不行，故气收矣。炅则腠理开，荣卫通，汗大泄，故气泄。惊则心无所倚，神无所归，虑无所定，故气乱矣。劳则喘息汗出，外内皆越，故气耗矣。思则心有所存，神有所归，正气留而不行，故气结矣。

【译文】

黄帝问：我听闻善论天道之人，必能将天道验证于人事；善论历史之人，必能将历史与今事相合；善论人事之人，必能将人事与己事相结合。只有这样，自己才不致迷惑，透彻地明白事物关键，才是所谓的明达事理之人。现在我想请您把有关于问诊所知、望诊所见、切诊所得的情况都告诉我，让我有所体验、得到启发、消除疑惑，可以吗？

岐伯跪拜回答说：您想知道的是哪些道理呢？

黄帝问：我想知道是什么邪气使人的五脏突然疼痛？

岐伯说：人体经脉中的气血是流行不止、环周不休的。一旦寒气侵入经脉，那么它的气血运行就会迟缓、凝滞而不畅通。如果寒邪侵入经脉之外，就会出现脉涩而血少的现象；寒邪侵入经脉之内，就会出现脉气停滞不通的现象，如此五脏便会突然疼痛起来。

黄帝说：有的疼痛会突然消失；有的疼痛剧烈却不停止；有的疼痛剧烈却不能按压；有的疼痛会因揉按而缓解；有的疼痛按压也无法减轻；有的疼痛跳动应手；有的疼痛同时牵引前心与后背；有的疼痛同时牵扯胁肋与少腹部；有的疼痛会从腹部牵连到阴股；有的疼痛日久不愈而结成积聚；有的疼痛突然出现使人昏厥，但稍停片刻又会苏醒；有的疼痛会伴随呕吐；还有腹痛并泄泻的；也有疼痛而大便不畅的。上述这些疼痛，其病症各异，怎样区分呢？

岐伯说：寒邪侵袭于经脉之外，就会使经脉受寒，经脉受寒就收缩弯曲，如此便会牵引在外的细小脉络，内外引急人体就会突然疼痛。倘若此时有热气提供给经脉，疼痛就会立即停止。如果经脉再次受到寒邪侵袭，卫阳受损人就会久痛不愈。

寒邪侵入经脉，人与经脉里的热气相争，就会使经脉满盛，满盛则实，所以疼痛剧烈而无休止。寒邪滞留于经脉中，人体自身的热气与寒邪相搏，就会使经脉充溢满大，气血混乱于中，所以会疼痛剧烈而不能按压。

寒邪侵袭肠胃之间、膜原之下，导致血气凝涩不散，人体内细小的络脉也会绷紧牵引而痛。用手揉按疼痛处，那么此处的血气就会散行，因此按压后疼痛就消除了。寒邪侵入侠脊之

脉，有余邪气入侵的部位比较深，人以手无法按揉到病痛之处，因此按揉也没有作用。

寒邪侵入冲脉，冲脉是起于小腹关元穴，沿腹向上行走的经脉。一旦寒气侵入，冲脉就会不通。冲脉不通时，气就会鼓脉，所以就会出现腹痛跳动应手的情况。

寒邪侵入背俞足太阳脉，以致血脉运行滞涩，脉涩血虚，血虚就会导致疼痛。由于背俞足太阳脉内通于心，因此人体心和背会互相牵引作痛，经过按揉可使此脉热气来复，驱散寒邪，疼痛就会停止。

寒邪侵犯足厥阴脉，足厥阴脉环绕阴器和肝相连。寒邪侵入此脉，就会致血流不畅、脉道迫急，因此胁肋和少腹便会相互牵引作痛。寒厥之气侵入阴股，气血不和累及上方的少腹，阴股之血凝滞，在下相引，因此腹痛会牵连阴股。

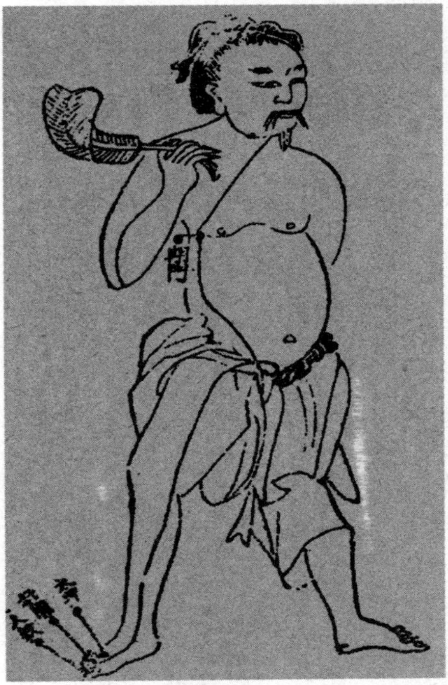

明代吴嘉言《针灸原枢》经穴图中的足厥阴肝经之图

寒邪侵入小肠膜原之间、络血之中，导致血液涩滞无法流入到小肠经脉，因此血气滞留无法畅行，时间一长就成积了。

寒邪侵入五脏，就会使五脏之气上逆，导致人体脏气上越外泄，阴气衰竭于

内，阳气不得入，阴阳分离，如此人便会突然疼痛而昏迷不省人事。如果阳气恢复，人体阴阳相接，人就会醒过来。

寒邪侵入肠胃，逼迫胃肠之气上逆，人就会出现腹痛而呕吐的症状。寒邪侵入小肠，小肠是受盛的脏腑，受寒会使人体阳气不化、水谷无法停留，因此人便会泄泻而腹痛。热邪滞留于小肠，人就会肠中作痛，内热伤津以致唇干口渴，大便坚硬不得出，因此腹痛伴而大便不畅。

黄帝问：从问诊中可以知道上述内容，那么望诊可见的内容又是什么呢？

岐伯说：在面部，人的五脏六腑都各有其所属之处，通过观望人面部的五色变化，就可以诊察其病痛。例如面部呈黄色、赤色主热；白色主寒；青色、黑色主痛，这些都是可以通过望诊得知的。

黄帝问：以手切诊而得知病情的情况又如何呢？

岐伯说：取其主病之经脉，而后用手循按，如果脉象坚实，则说明人体邪气结聚。而如果人体血气滞留，牢脉必满盛而突起。如脉象虚陷，则说明气血足，属阴症。以上都是用手扪切、按循经脉而能够知晓的内容。

黄帝说：好的。我已知晓人体众多疾病的产生都是因为气机失调，如人大怒则气上逆，大喜则气舒缓，悲哀则气消沉，恐惧则气下陷，遇寒则气收敛，遇热则气外泄，受惊则气混乱，劳倦则气耗损，思虑则气郁结。这九样气各不相同，都会引起哪些疾病呢？

岐伯说：人暴怒会导致肝气上逆，血会随同肝气上逆，严重时还会呕血或因肝气胜脾而飧泄，因此说其气上。人高兴时气

和顺，荣卫之气通利，因此说其气缓。人过度悲哀，就心系急迫，因为悲为肺志，所以肺叶张大，又因为人体上中两焦不通，热气在内不散，肺气就会耗损，因此说其气消。恐惧则使人精气下陷，升降不交，于是人体上焦就会堵塞不通。上焦不通则气就还于下，气在下郁结就使下焦满胀，因此说其气下。寒气侵袭人体，人体的腠理就会密闭，荣卫之气无法畅流就会收缩在内，因此说是气收。热气能使人的腠理开放，荣卫之气运行通畅，出大汗，气随津泄，因此说是气泄。忧惧使人心悸无依、神气无所归属。内心思虑不安，因此说其气乱。人过分劳累则气喘、出汗甚多，大喘消耗内气，流汗过多消耗外气，内外之气皆消耗，因此说其气耗。人思虑需集中精力、专心致志，使人的心思经常留存于某一事物，精神也归宿于一处，这样就会导致人体正气滞留而不能循行，因此说其气结。

腹中论篇第四十

黄帝问曰：有病心腹满，旦食则不能暮食，此为何病？

岐伯对曰：名为鼓胀。

帝曰：治之奈何？

岐伯曰：治之以鸡矢醴，一剂知，二剂已。

帝曰：其时有复发者何也？

岐伯曰：此饮食不节，故时有病也。虽然其病且已，时故当病，气聚于腹也。

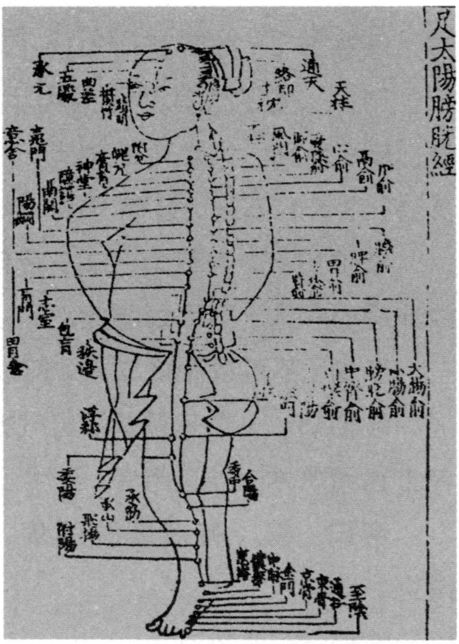

明代高武《针灸聚英》经穴图中的足太阳膀胱经图

帝曰：有病胸胁支满者，妨于食，病至则先闻腥臊臭，出清液，先唾血，四肢清，目眩，时时前后血，病名为何？何以得之？

岐伯曰：病名血枯，此得之年少时，有所大脱血，若醉入房，中气竭肝伤，故月事衰少不来也。

帝曰：治之奈何？复以何术？

岐伯曰：以四乌鲗骨、一藘茹二物并合之，丸以雀

卵，大如小豆，以五丸为后饭，饮以鲍鱼汁，利肠中及伤肝也。

帝曰：病有少腹盛，上下左右皆有根，此为何病？可治不？

岐伯曰：病名曰伏梁。

帝曰：伏梁何因而得之？

岐伯曰：裹大脓血，居肠胃之外，不可治，治之每切，按之致死。

帝曰：何以然？

岐伯曰：此下则因阴，必下脓血，上则迫胃脘，生膈，侠胃脘内痈，此久病也，难治。居齐上为逆，居脐下为从，勿动亟夺。论在《刺法》中。

帝曰：人有身体髀股骱皆肿，环脐而痛，是为何病？

岐伯曰：病名伏梁，此风根也。其气溢于大肠而著于肓，肓之原在齐下，故环脐而痛也。不可动之，动之为水溺涩之病。

帝曰：夫子数言热中消中，不可服高梁芳草石药，石药发瘨，芳草发狂。夫热中消中者，皆富贵人也，今禁高梁，是不合其心，禁芳草石药，是病不愈，愿闻其说。

岐伯曰：夫芳草之气美，石药之气悍，二者其气急疾坚劲，故非缓心和人，不可以服此二者。

帝曰：不可以服此二者，何以然？

岐伯曰：夫热气慓悍，药气亦然，二者相遇，恐内伤脾，脾者土也而恶木，服此药者，至甲乙日更论。

帝曰：善。有病膺肿颈痛，胸满腹胀，此为何病？何以得之？

岐伯曰：名厥逆。

帝曰：治之奈何？

岐伯曰：灸之则瘖，石之则狂，须其气并，乃可治也。

帝曰：何以然？

岐伯曰：阳气重上，有余于上，灸之则阳气入阴，入则瘖；石之则阳气虚，虚则狂；须其气并而治之，可使全也。

帝曰：善。何以知怀子之且生也？

岐伯曰：身有病而无邪脉也。

帝曰：病热而有所痛者何也？

岐伯曰：病热者，阳脉也，以三阳之动也，人迎一盛少阳，二盛太阳，三盛阳明，入阴也。夫阳入于阴，故病在头与腹，乃䐜胀而头痛也。

帝曰：善。

【译文】

黄帝问：有一种心腹胀满之病，早晨吃了饭，晚上就不想再进食，这是何病？

岐伯回答说：这是鼓胀病。

黄帝说：怎么医治呢？

岐伯说：可以用鸡矢醴来医治，一剂即见效，两剂便痊愈了。

黄帝说：此病偶尔会复发，这又是为何？

岐伯说：不注意饮食，病就会常常复发。另一种情况是，疾病将要痊愈时，因受风，冷气聚集于腹中，如此也会再次引发鼓胀。

黄帝说：有一种胸胁满胀之病，妨碍饮食，病发时病者先闻到腥臊的气味，而后鼻流清涕、吐、四肢清冷、头晕目眩、大小便出血，此为何病？由何引发？

岐伯说：此为血枯病，病人多为少年的时候患过大失血病以致内脏有所损伤之人，或者是醉后肆行房事使肾气衰竭、肝血受损，导致月经衰少或是不来之人。

黄帝说：如何治疗呢？何法才能使其痊愈？

岐伯说：取四份乌贼骨、一份藘茹，二药混合，以雀卵和为丸，制成如小豆般大小的药丸，每次服五丸，饭前服用，以鲍鱼汁送下。此药可通利肠道，补益受损的肝脏。

黄帝说：有一种少腹满盛之病，上下左右都有根蒂，此为何病？可以治疗吗？

岐伯说：此为伏梁病。

黄帝问：此病因何而得？

岐伯说：人少腹里存留大量脓血，且这些脓血位于肠胃之外，故此病不易医治。在诊治时，医者不宜使劲按压病者少腹，按压过重，病者就会死亡。

黄帝说：怎么会这样呢？

岐伯说：人少腹之下是小腹及二阴，按摩则导致脓血下出；少腹之上是胃脘部，按摩则上迫胃脘，从而导致横膈与胃脘之间出现痈，而痈是根深蒂固的病，很难医治。一般说，这种病发生在脐下的为逆症，在脐上的为顺症。切不可急切按摩病者少腹，以免使其少腹之病下夺。有关此病的医治之法，在《刺法》中有阐述。

黄帝说：有人髀、股、小腿等部位都发肿，且环脐疼痛，这是何病呢？

岐伯说：此为伏梁病，由宿受风寒所致。风寒之气充斥大肠同时在肓中滞留，肓的根源在脐下气海，因此绕脐而痛。此

病切忌用攻下之法治疗，如果医者错误地使用了攻下之法，就会使病者出现小便涩滞的病症。

黄帝说：您多次说患热中、消中病之人，不能吃厚味精良，也不可吃芳香、石类药物，因为石类药物能使人发癫，芳草药物能使人发狂。患热中、消中病的多为富贵之人，禁止吃厚味精良，显然不符合他们的心愿，而不使用芳草石药，又治不好他们的病，此情形该怎么办呢？我想听听您的想法。

岐伯说：芳草之气香美，石药之气刚烈，这两类药物的性能都急疾坚劲如果不是性情平和的人，切不可服此二物。

黄帝说：不能服用这两种药物的原因是什么呢？

岐伯说：热气本身是轻捷刚健的，而药物的性能也是这样，两者相遇，就可能伤害人的脾气，脾属木而恶土，所以服用这类药物，到甲乙日肝木主令时，就会加重病情。

黄帝说：有的人出现膺肿颈痛、胸满腹胀的症状，此为何病？何因所致？

岐伯说：此为厥逆病。

黄帝说：怎样治疗呢？

岐伯说：对于此病，施用灸法就会导致病者失音，施用针刺就会导致病者发狂，一定要等到病者阴阳之气上下相合，才能开始医治。

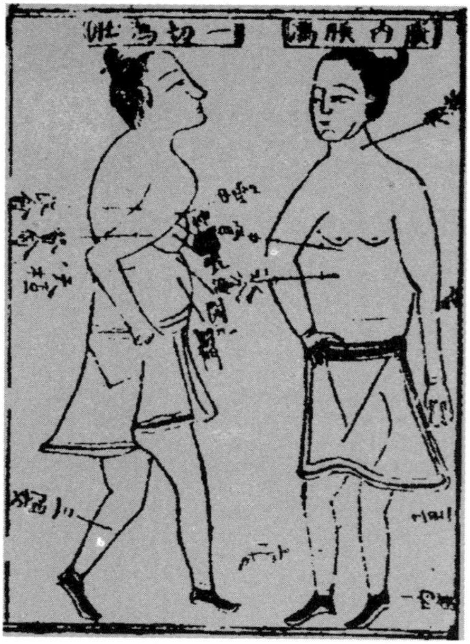

明代朱鼎臣《针灸全书》针灸方图中的腹内胀满及一切泻肚取穴图

黄帝说：为什么呢？

岐伯说：上为阳，阳气又逆于上，重阳在上，则上有余。此时如果施以灸法，相当于以火扑火，会导致人体上部阳极盛阴。阴不能上承，病者就会失音。如果此时用砭石针刺，阳气随针外出，人体的神气就会失其所守，如此病者就会神志异常而发狂。须待人体内阳气自上而下，阴气自下而上，阴阳二气交合后再开始医治，病者才能完全康复。

黄帝说：如何知道妇女怀孕且要生产呢？

岐伯说：女子的身体似乎有病痛的症状，但诊脉时又不见有病脉，就可以诊为妊娠。

黄帝说：有的病发热且兼有痛感，这是为什么呢？

岐伯说：阳脉主热症，发热是有余。三阳受寒，因此发热时，人的三阳脉极其旺盛。要是人迎比寸口大一倍，则病邪在少阳；大两倍，则病邪在太阳；大三倍，则病邪在阳明。三阳既毕，病邪传入三阴。病邪传入三阴后，病就在头部和腹部，会出现腹胀和头痛的病状。

黄帝说：讲得好。

刺腰痛篇第四十一

足太阳脉令人腰痛，引项脊尻背如重状，刺其郄中，太阳正经出血，春无见血。

少阳令人腰痛，如以针刺其皮中，循循然不可以俯仰，不可以顾，刺少阳成骨之端出血，成骨在膝外廉之骨独起者，夏无见血。

阳明令人腰痛，不可以顾，顾如有见者，善悲，刺阳明于骱前三痏，上下和之出血，秋无见血。

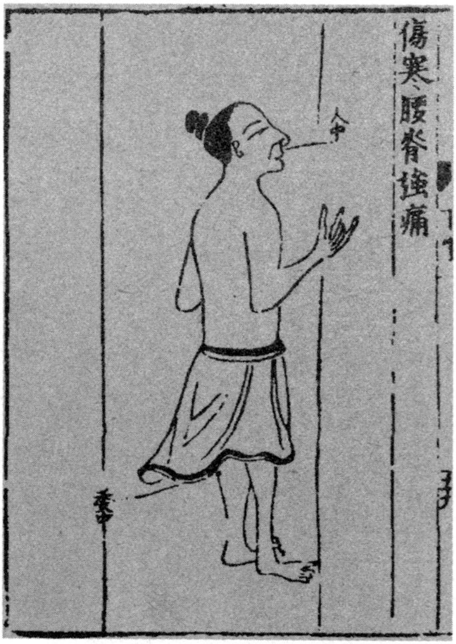

明万历刊本《杨敬斋针灸全书》针灸方图中的伤寒腰脊痛取穴图

足少阴令人腰痛，痛引脊内廉，刺少阴于内踝上二痏，春无见血，出血太多，不可复也。

厥阴之脉令人腰痛，腰中如张弓弩弦，刺厥阴之脉，在腨踵鱼腹之外，循之累累然，乃刺之，其病令人善言，默默然不慧，刺之三痏。

解脉令人腰痛，痛引肩，目䀮䀮然，时遗溲，刺

解脉，在膝筋肉分间郄外廉之横脉出血，血变而止。解脉令人腰痛如引带，常如折腰状，善恐，刺解脉，在郄中结络如黍米，刺之血射以黑，见赤血而已。

同阴之脉，令人腰痛，痛如小锤居其中，怫然肿，刺同阴之脉，在外踝上绝骨之端，为三痏。

阳维之脉令人腰痛，痛上怫然肿。刺阳维之脉，脉与太阳合腨下间，去地一尺所。

衡络之脉令人腰痛，不可以俯仰，仰则恐仆，得之举重伤腰，衡络绝，恶血归之，刺之在郄阳、筋之间，上郄数寸，衡居为二痏出血。

会阴之脉，令人腰痛，痛上漯漯然汗出，汗干令人欲饮，饮已欲走。刺直阳之脉上三痏，在跻上郄下五寸横居，视其盛者出血。

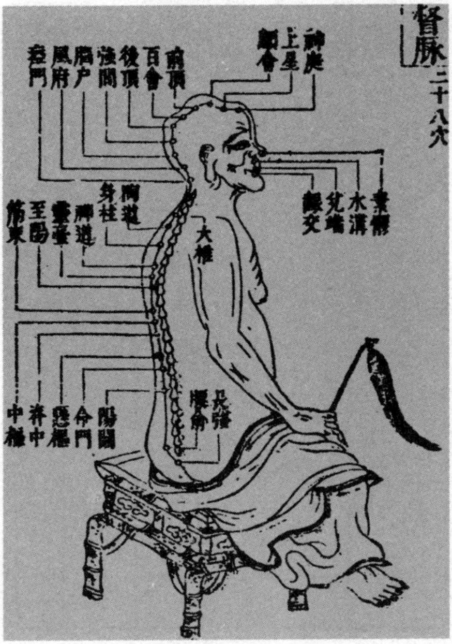

明代张介宾《类经图翼》经穴图之督脉图

飞阳之脉令人腰痛，痛上拂拂然，甚则悲以恐。刺飞阳之脉，在内踝上二寸，少阴之前，与阳维之会。

昌阳之脉令人腰痛，痛引膺，目䀮䀮然，甚则反折，舌卷不能言。刺内筋为二痏，在内踝上大筋前，太阴后，上踝二寸所。

散脉令人腰痛而热，热甚生烦，腰下如有横木

居其中，甚则遗溲。刺散脉，在膝前骨肉分间，络外廉束脉，为三痏。

肉里之脉令人腰痛，不可以咳，咳则筋缩急，刺肉里之脉为二痏，在太阳之外，少阳绝骨之后。

腰痛侠脊而痛至头，几几然，目𥆨𥆨欲僵仆，刺足太阳郄中出血。腰痛上寒，刺足太阳阳明；上热，刺足厥阴；不可以俯仰，刺足少阳；中热而喘，刺足少阴，刺郄中出血。

腰痛，上寒不可顾，刺足阳明；上热，刺足太阴；中热而喘，刺足少阴。大便难，刺足少阴。少腹满，刺足厥阴。如折不可以俯仰，不可举，刺足太阳。引脊内廉，刺足少阴。

腰痛引少腹控䏚，不可以仰，刺腰尻交者，两髁胂上。以月生死为痏数，发针立已，左取右，右取左。

【译文】

足太阳经脉发生病变会使人腰痛，同时牵引项脊尻背，就像担负着重物。治疗时，应刺病人的委中穴，即针刺委中穴使其排出恶血。如果是春季，则切忌将其刺出血。

如果足少阳经脉发生病变会使人腰痛，痛感如用针刺入皮肤，且逐渐加重使人无法俯仰，也无法回顾。治疗时，应刺足少阳经成骨的起点使其出血，成骨即膝外侧高骨突起处，如果是夏季，则切忌将其刺出血。

阳明经脉发生病变会使人腰痛，颈项不能转动以致不能回顾，如果回顾则头晕目眩如见怪异之物，并且容易产生悲伤之情。治疗时，应刺足阳明经在胫骨前的足三里穴三次，并将其上、下巨虚穴刺出其血。如果是秋季，则切忌将其刺出血。

足少阴脉发生病变会使人腰痛，同时疼痛还会牵引到脊骨内侧。治疗时，应刺足少阴经在内踝上的复溜穴两次。如果是春季，则切忌使其刺出血。

厥阴经脉发生病变会使人腰痛，腰部绷紧如同拉开的弓。治疗时应刺阻厥阴的经脉，位于人体腿肚和足根之间鱼腹之外的蠡沟穴处，如果摸到此处有突出的结节，就可以用针刺之。该病如果导致病人多言或寡语抑郁，可以针刺三次。

解脉发生病变会使人腰痛，疼痛还会牵引到肩部，眼睛看物不清，时常遗尿。治疗时，应取解脉在膝后大筋分肉间（委中穴）外侧的委阳穴处，此处血络横见，紫黑盛满。针刺时，要待此处流出的血由紫变红方可停针。解脉发生病变会使人腰痛得好像有带子拉扯，且常常好像腰部被折断一样，还常常有恐惧的感觉。治疗时，应刺解脉，解脉在郄中有络脉结如黍米状，刺之则有黑色血液射出，直至血色变红时方可停针。

同阴之脉发生病变会使人腰痛，疼痛时腰部胀满沉重，好像有小锤在里面敲击，还会突然肿胀。治疗时，应刺同阴之脉，在外踝上绝骨之端的阳辅穴处，针三次。

病发阳维之脉会使人腰部疼痛，其痛处还会肿胀。治疗时，应刺病者阳维之脉，由于阳维之脉与太阳经交合，因此医者应在腿肚下距地面大约一尺处取穴。

衡络之脉发生病变会使人腰痛，无法俯仰，后仰则恐怕跌倒，这种病大多由于用力举重而损伤了腰部，使横络不通，淤血滞留体内。治疗时，应刺郄阳大筋间，上行数寸处的殷门穴，将此处络脉横居、血络盛满的地方针刺二次，使其排出恶血。

会阴之脉发生病变会使人腰痛，疼痛则汗出，出汗后就想

饮水，喝完水就想小便。治疗时，应刺会阴脉三次，其部位在阳跷申脉穴上，足太阳郄中穴下五寸的承筋穴处，将此处络脉横居、血络盛满的地方刺出血。

飞阳之脉发生病变会使人腰痛，病者痛处肿胀，病情严重时还会感觉悲伤和恐惧。治疗时，医者应针刺病者飞阳脉在内踝上五寸，少阴之前，与阴维交会之处。

昌阳之脉发生病变会使人腰痛，疼痛还会牵引胸膺部，病者视物昏花，严重的还会腰背反折、舌短卷曲、无法言语。治疗时，应取筋内侧的复溜穴刺二次，其穴在内踝上大筋之前，足太阴经之后，内踝上二寸处。

散脉发生病变会使人腰痛而发热，发热过高则心生烦闷，好像腰下有一块横木阻塞其中，严重的还会发生遗尿。治疗时，应刺散脉下俞之巨虚上廉和巨虚下廉，其穴在膝前外侧骨肉分间，需针刺此处青筋缠束的脉络三次。

肉里之脉发生病变会使人腰痛，痛得令人无法咳嗽，咳嗽则筋脉挛急。治疗时，应刺肉里之脉二次，其穴在太阳经的外侧，少阳经绝骨之端的后方。

如果腰痛牵连到脊背并上连至头部，头晕目眩，好

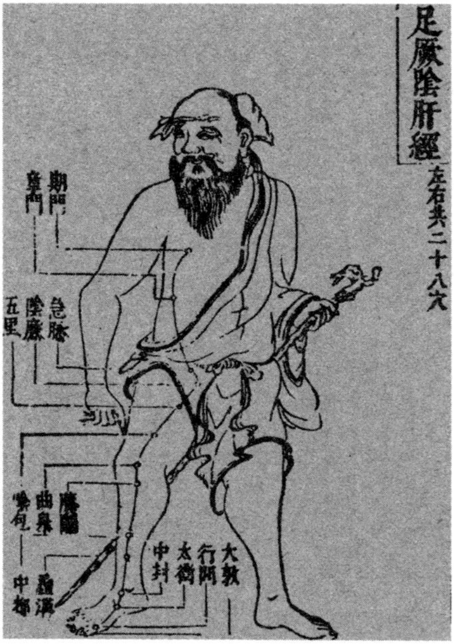

明代张介宾《类经图翼》经穴图之足厥阴肝经

像要跌倒一般。治疗时，应将足太阳经的委中穴刺出血。

腰痛时而发寒的病者，应刺足太阳经和足阳明经，使阳分之阴邪消散；燥热的病者，应刺足厥阴经；使阴中风热泻去；腰痛而无法俯仰的病者应刺足少阳经以转枢机关；若内热而气喘，应刺足少阳经以壮水制火，并刺委中穴使其出血。

腰痛并上部发寒，且头部僵直不能回顾的病者，应刺足阳明经；上半身燥热的病者，应刺足太阴经；有内里发热又气喘的病者，应刺足少阴经；大便不利的病者，应刺足少阴经；少腹胀满的病者，应刺足厥阴经；腰痛犹如折断一样，不可前后俯仰、不能举动的病者，应刺足太阳经；腰痛并牵扯至脊骨内侧的病者，应刺足少阴经。

腰痛牵扯少腹并牵连季胁之下，且又不能后仰的病者。治疗时，应刺腰尻交处的下髎穴，位于腰下两旁胯骨上坚肉处。针刺之法是以月亮的盈亏计算针刺的次数，针后会立即见效。针刺的用穴之法是左痛刺右部穴、右痛刺左部穴。

风论篇第四十二

黄帝问曰：风之伤人也，或为寒热，或为热中，或为寒中，或为疠风，或为偏枯，或为风也，其病各异，其名不同，或内至五脏六腑，不知其解，愿闻其说。

岐伯对曰：风气藏于皮肤之间，内不得通，外不得泄；风者，善行而数变，腠理开则洒然寒，闭则热而闷，其寒也则衰食饮，其热也则消肌肉，故使人怢栗而不能食，名曰寒热。

风气与阳明入胃，循脉而上至目内眦，其人肥则风气不得外泄，则为热中而目黄；人瘦则外泄而寒，则为寒中而泣出。

风气与太阳俱入，行诸脉俞，散于分肉之间，与卫气相干，其道不利，故使肌肉愤䐜而有疡，卫气有所凝而不行，故其肉有不仁也。疠者，有荣气热胕，其气不清，故使其鼻柱坏而色败，皮肤疡溃。风寒客于脉而不去，名曰疠风，或名曰寒热。

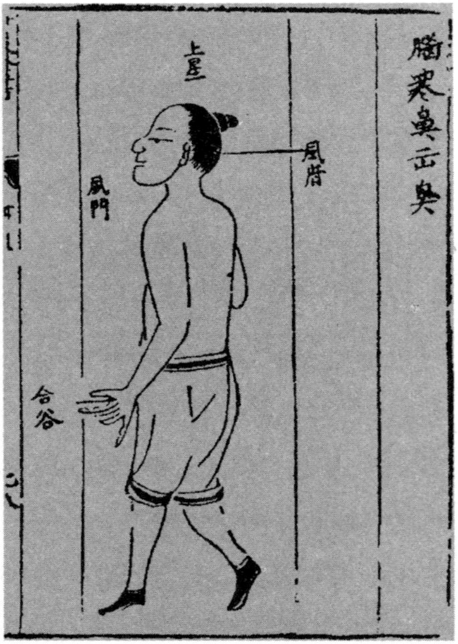

明万历刊本《杨敬斋针灸全书》针灸方图中的脑寒鼻出臭取穴图

以春甲乙伤于风者为肝风，以夏丙丁伤于风者为心风，以季夏戊己伤于邪者为脾风，以秋庚辛中于邪者为肺风，以冬壬癸中于邪者为肾风。

风中五脏六腑之俞，亦为脏腑之风，各入其门户所中，则为偏风。

风气循风府而上，则为脑风。风入系头，则为目风，眼寒。饮酒中风，则为漏风。入房汗出中风，则为内风。新沐中风，则为首风。久风入中，则为肠风飧泄。外在腠理，则为泄风。故风者，百病之长也，至其变化，乃为他病也，无常方，然致有风气也。

帝曰：五脏风之形状不同者何？愿闻其诊及其病能。

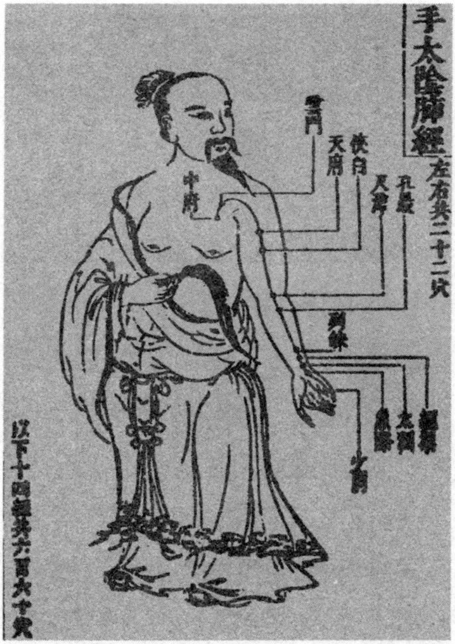

明代张介宾《类经图翼》经穴图之手太阴肺经

岐伯曰：肺风之状，多汗恶风，色皏然白，时咳短气，昼日则差，暮则甚，诊在眉上，其色白。心风之状，多汗恶风，焦绝善怒吓，赤色，病甚则言不可快，诊在口，其色赤。肝风之状，多汗恶风，善悲，色微苍，嗌干善怒，时憎女子，诊在目下，其色青。脾风之状，多汗恶风，身体怠墮，四肢不欲动，色薄微黄，不嗜食，诊在鼻上，其色黄。肾风之状，多汗恶风，面痝然浮肿，

腰脊痛不能正立，其色炲，隐曲不利，诊在颐上，其色黑。

胃风之状，颈多汗恶风，食饮不下，隔塞不通，腹善满，失衣则䐜胀，食寒则泄，诊形瘦而腹大。首风之状，头面多汗恶风，当先风一日则病甚，头痛不可以出内，至其风日，则病少愈。漏风之状，或多汗，常不可单衣，食则汗出，甚则身汗，喘息恶风，衣常濡，口干善渴，不能劳事。泄风之状，多汗，汗出泄衣上，口中干，上渍其风，不能劳事，身体尽痛则寒。

帝曰：善。

【译文】

黄帝道：风邪侵入人体，有时导致寒热病，有时导致热中病，有时导致寒中病，有时导致疠风病，有时导致或引起偏枯病，有时还会引起其他风病。病症不同，所以病名也不尽相同，还有的风邪会侵入到五脏六腑。我不了解这其中的道理，想听您说说。

岐伯说：侵入人体的风邪常常滞留于皮肤之中，既不能在内部得到疏泄，又不能向外部发散。风邪行动迅速，变幻多端。若腠理开放，阳气外泄便会觉寒冷；若腠理密闭，阳气内聚便会身热烦闷。人发寒则饮食减少，发热则肌肉消瘦。所以此病使人发寒而不能饮食，称为寒热病。

风邪由阳明经进入胃中，循经脉上行到目内眦。要是病人身体肥胖，腠理致密，风邪就无法外泄，滞留体内郁结而化热，形成热中病，使人双眼发黄。要是病人身体瘦弱，腠理疏松，则阳气外泄，就会患寒中病，症状可见眼泪自动流出。

风邪自太阳经侵入人体，就会流行于各经腧穴中，散布在

分肉之间，与卫气相搏，使其运行不畅，因此肌肉肿胀突出而产生疮疡。如果卫气凝滞不流动，那么肌肤就会麻木而无痛痒之感。疠风病是人体荣气因热而腐坏、血气不清所致，所以导致鼻柱受损、肤色变坏、皮肤溃烂。此病因风寒侵入经脉滞留不散形成，称为疠风，又叫寒热病。

在春季的甲乙日感受风邪的，是肝风；在夏季的丙丁日感受风邪的，是心风；在长夏的戊己日感受风邪的，是脾风；在秋季的庚辛日感受风邪的，是肺风；在冬季的壬癸日感受风邪的，是肾风。

风邪侵入五脏六腑的腧穴，沿经脉向内传送，可使人患五脏六腑的风病。腧穴是机体与外界相通的门户，一旦风邪从其血气衰弱处侵入人体，偏安于内部左或右，就会使人患偏风病。

风邪由风府穴上行进入脑部，就会使人患脑风病；风邪侵入头部累及眼睛，就会使人患目风病，目风病病人两眼畏惧风寒。人在饮酒之后感受风邪，就会患漏风病；在行房汗出时感受风邪，就会患内风病；在刚洗完头后感受风邪，就会患首风病；风邪在人体内久居不散，伤及肠胃，就会使人患肠风病；风邪停留于腠理，人就会患泄风病。所以，风邪是引起多种疾病的重要原因。至于它侵入人体后产生变化从而导致其他疾病，就没有一定的规律可循了，归根结底都是由于风邪侵入了人体。

黄帝问：五脏风症的临床表现有什么不同呢？我想听听五脏风病的诊察要点及其临床表现。

岐伯说：肺病的病状为多汗怕风，面色白，时而咳嗽气短，白天病情较轻，傍晚时加重。诊察时，医者需观察病者的眉上

部位，肺风病人此处常常出现白色。心风的病状为多汗怕风，唇舌焦燥，易怒面红，病重时言辞不畅。诊察时，需观察病者舌部，心风病人的舌常常呈红色。肝风的病状为多汗怕风，经常悲伤，脸色微青，易发怒，有时厌恶女色。诊察时，医者需观察病者眼睛下方，肝风病人的眼圈常常呈青色。

脾风的病状为：多汗怕风，身体倦怠，四肢疏懒不愿活动，脸色微黄，不欲饮食。诊察时，医者需观察病者鼻尖部，脾风病人的鼻尖常常出现黄色。肾风的病状为多汗怕风，面部浮肿，腰脊疼痛不能直立，面色黑如煤烟灰，小便不利。诊察时，医者需观察病者面颊部，肾风病人的面颊部常常出现黑色。胃风的病状为颈部多汗怕风，饮食不下，胸膈塞不通，腹易胀满，如果少穿衣服则加重腹胀，吃了寒凉的食物则腹泻，诊察时，应注意形体消瘦而腹部胀大这一特点。首风的病状为头痛、面部多汗怕风，在起风的前一日病加重，以致头痛得厉害而不敢去室外，待到起风的当日头痛才会减轻。漏风的病状为汗多，不能少穿衣服，进食就出汗，甚至动辄一身汗，喘息恶风，衣服常被汗浸湿，口干易渴，禁受不了劳累。泄风的病状为多汗、汗出多了就沾湿衣服，口中干燥，上半身汗出如水渍一样，禁受不了劳累，周身疼痛发冷。

黄帝道：说得好！

痹论篇第四十三

黄帝问曰：痹之安生？

岐伯对曰：风寒湿三气杂至，合而为痹也。其风气胜者为行痹，寒气胜者为痛痹，湿气胜者为著痹也。

帝曰：其有五者何也？

岐伯曰：以冬遇此者为骨痹，以春遇此者为筋痹，以夏遇此者为脉痹，以至阴遇此者为肌痹，以秋遇此者为皮痹。

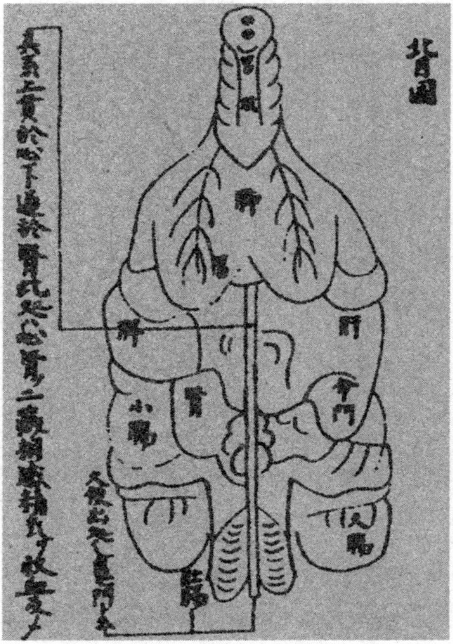

《顿医抄》传本《存真图》中的背图，此图对人的五脏六腑进行了描绘。

帝曰：内舍五脏六腑，何气使然？

岐伯曰：五脏皆有合，病久而不去者，内舍于其合也。故骨痹不已，复感于邪，内舍于肾。筋痹不已，复感于邪，内舍于肝。脉痹不已，复感于邪，内舍于心。肌痹不已，复感于邪，内舍于脾。皮痹不已，复感于邪，内舍于肺。所谓痹者，各以其时重感于风寒湿之气也。凡痹之客五脏者，肺痹者，烦满喘而呕。心痹者，

脉不通，烦则心下鼓，暴上气而喘，嗌干善噫，厥气上则恐。肝痹者，夜卧则惊，多饮数小便，上为引如怀。肾痹者，善胀，尻以代踵，脊以代头。脾痹者，四肢解墯，发咳呕汁，上为大塞。肠痹者，数饮而出不得，中气喘争，时发飧泄。胞痹者，少腹膀胱按之内痛，若沃以汤，涩于小便，上为清涕。

阴气者，静则神藏，躁则消亡。饮食自倍，肠胃乃伤。淫气喘息，痹聚在肺；淫气忧思，痹聚在心；淫气遗溺，痹聚在肾；淫气乏竭，痹聚在肝；淫气肌绝，痹聚在脾。诸痹不已，亦益内也。其风气胜者，其人易已也。

帝曰：痹，其时有死者，或疼久者，或易已者，其故何也？

岐伯曰：其入脏者死，其留连筋骨间者疼久，其留皮肤间者易已。

帝曰：其客于六腑者何也？

岐伯曰：此亦其食饮居处，为其病本也。六腑亦各有俞，风寒湿气中其俞，而食饮应之，循俞而入，各舍其腑也。

帝曰：以针治之奈何？

岐伯曰：五脏有俞，六腑有合，循脉之分，各有所发，各治其过，则病瘳也。

帝曰：荣卫之气亦令人痹乎？

岐伯曰：荣者，水谷之精气也，和调于五脏，洒陈于六腑，乃能入于脉也，故循脉上下，贯五脏，络六腑也。卫者，水谷之悍气也，其气慓疾滑利，不能入于脉也，故循皮肤之中，分肉之间，熏于肓膜，散于胸腹，逆其气则病，从其气则愈，不与风寒湿气合，故不为痹。

帝曰：善。痹或痛，或不痛，或不仁，或寒，或热，或燥，

或湿，其故何也？

岐伯曰：痛者，寒气多也，有寒故痛也。其不痛不仁者，病久入深，荣卫之行涩，经络时疏，故不通，皮肤不营，故为不仁。其寒者，阳气少，阴气多，与病相益，故寒也。其热者，阳气多，阴气少，病气胜，阳遭阴，故为痹热。其多汗而濡者，此其逢湿甚也，阳气少，阴气盛，两气相感，故汗出而濡也。

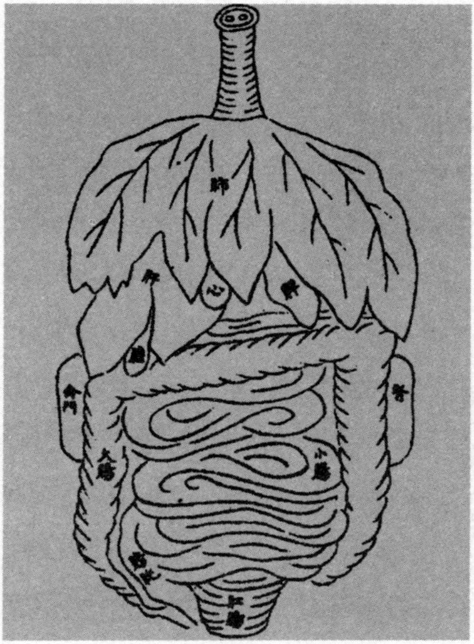

清代严振《循经考穴篇》中的五脏图

帝曰：夫痹之为病，不痛何也？

岐伯曰：痹在于骨则重，在于脉则血凝而不流，在于筋则屈不伸，在于肉则不仁，在于皮则寒，故具此五者，则不痛也。凡痹之类，逢寒则虫，逢热则纵。

帝曰：善。

【译文】

黄帝问：痹病是怎样产生的？

岐伯说：风、寒、湿三气侵袭人体，杂合伤人而形成痹病。其中风邪偏重的叫行痹，寒邪偏重的叫痛痹，湿气偏重的叫着痹。

黄帝问道：痹证有哪五种类型？

岐伯说：在冬天得的称为骨痹；在春天得的称为筋痹；在夏天得的称为脉痹；在长夏得的称为肌痹；在秋天得的称为皮痹。

黄帝问道：痹病的病邪会侵入人体内部累及五脏六腑，这又是什么道理呢？

岐伯说：五脏与筋、脉、肉、皮、骨是内外相应的。若病邪久留不去，就会侵犯它所对应的内脏。因此，若骨痹不愈，再感受邪气，就会内舍于肾；筋痹不愈，再感受邪气，就会内舍于肝；脉痹不愈，再感受邪气，就会内舍于心；肌痹不愈，再感受邪气，就会内舍于脾；皮痹不愈，再感受邪气，就会内舍于肺。总之，是由各脏在其所主季节里重复感受了风、寒、湿三气所导致的。痹病侵入到五脏中的不同脏，症状各不相同。肺痹的症状是，烦闷、胸部胀满、喘逆呕吐；心痹的症状是，血脉不畅，烦躁则心悸，突然气逆上塞而喘息、咽干、多嗳气，厥阴上逆则引起恐惧；肝痹的症状是，夜眠多惊、好饮水、小便频繁，疼痛循肝经自上而下牵引少腹，少腹膨满如怀孕之状；肾痹的症状是，腹部易作胀，骨萎缩而无法行走，行步时臀部着地，脊柱弯曲畸形高过头部；脾痹的症状是，四肢无力、咳而呕吐清水，上腹部闭塞不通；肠痹的症状是，饮水不断却小便困难，腹中肠鸣，时常出现完谷不化的腹泻；胞痹的症状是，少腹膀胱部位按压会疼，像被灌注了热水似的，小便涩滞，鼻流清涕。

人体的阴气，安静时就内守，躁动时就消散。如果违反了饮食规律，肠胃就会受到损伤。气失平和而喘促，则风寒湿的痹气凝聚在肺脏；气失平和而忧愁思虑，则风寒湿的痹气凝聚在心脏；气失平和而遗尿，则风寒湿的痹气凝聚在肾脏；气失平和而疲倦口渴，则风寒湿的痹气凝聚在肝脏；气失平和而消

瘦，则风寒湿的痹气凝聚在脾脏。总之，各种痹病久不见好，就会向人体内部深入。如属风邪偏重的痹病，较易痊愈。

黄帝问：患痹病之人，有的死亡，有的疼痛久不见好，有的容易痊愈，这是为什么呢？

岐伯说：痹邪稽侵入五脏，人就会死亡；滞留在筋骨间，则痛久难愈；滞留在皮肤，人就容易痊愈。

黄帝问：痹邪为什么会侵犯六腑？

岐伯说：人饮食不节制、起居失度是引发腑痹的根本原因。六腑也各有俞穴，风寒湿三种邪气自人体外部侵袭各腑腧穴，而人体内部又有饮食所伤的病理基础与之相呼应，于是病邪便循着腧穴侵入人体，滞留在相应的本腑。

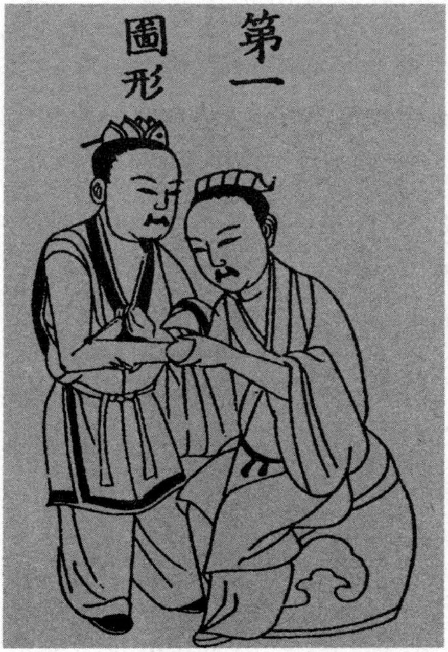

宋代《急备灸法》中骑竹马图中的第一图形。骑竹马灸是我国古代治疗外科痈疽的一种特殊灸法。

黄帝问：怎样用针刺进行治疗呢？

岐伯说：人五脏各有腧穴，六腑各有合穴，经脉所循行的部位各有病状可察，根据外邪所在的部位，针刺其对应的腧穴或合穴，就可以治愈疾病了。

黄帝问道：荣卫之气也能与风寒湿三邪气相合而导致人患痹病吗？

岐伯说：荣是水谷所化生的精气，它平和协调地运

行于五脏，散布于六腑，然后汇入脉中，循着经脉上下运行，起到连贯五脏、联络六腑的功能。卫是水谷所化生的悍气，它流动迅疾滑利，不能进入脉中，所以循行于皮肤肌肉之间，上熏蒸于肓膜，下聚合于胸腹。若人的卫气发生循行逆乱，就会生病，卫气调和，病就会痊愈。总的来说，人的卫气只要不与风寒湿三邪气相合，人就不会患痹病。

黄帝说：讲得好！人患痹病，有的疼痛，有的不痛，有的皮肤麻木，有的身体发寒，有的身体发热，有的皮肤干燥，有的皮肤湿润，这是为什么呢？

岐伯说：痛是由于寒气偏多，有寒所以才痛。不痛却皮肤麻木是患病久矣，病邪深入体内，荣卫之气循行迟滞，致使经络中气血虚乏，所以不痛。而人的皮肤无营养补充，所以就麻木。人体发寒象是因为阳气不足，阴气偏盛，阴气加剧了寒邪的痹气，所以人体出现寒象。人体发热象是因为阳气偏盛，阴气缺乏，过盛的阳气与偏重的风邪相结合，阳凌于阴而乘阴分，所以人体出现热象。人汗多而皮肤湿润，是由于感受邪湿太甚，再加上机体阳气不足，阴气过盛，湿邪与过盛的阴气相结合，人就会出汗而皮肤湿润。

黄帝问：痹病有不痛的，这是什么缘故？

岐伯说：痹发生在骨则病人身重；发生在脉则血液周流不畅；发生在筋则屈曲不能伸；发生在肌肉则身体麻木；发生在皮肤则病人发寒。这五种情况，病人都无痛感。凡患痹病这一类疾病的人，遇寒则筋脉拘急，遇热则筋脉松缓。

黄帝道：说得好！

痿论篇第四十四

黄帝问曰：五脏使人痿何也？

岐伯对曰：肺主身之皮毛，心主身之血脉，肝主身之筋膜，脾主身之肌肉，肾主身之骨髓。故肺热叶焦，则皮毛虚弱急薄，著则生痿躄也。心气热，则下脉厥而上，上则下脉虚，虚则生脉痿，枢折挈，胫纵而不任地也。肝气热，则胆泄口苦筋膜干，筋膜干则筋急而挛，发为筋痿。脾气热，则胃干而渴，肌肉不仁，发为肉痿。肾气热，则腰脊不举，骨枯而髓减，发为骨痿。

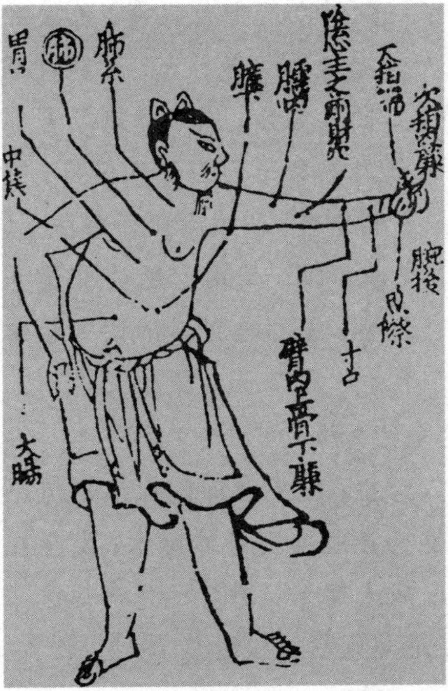

金代《子午流注针经》经脉图中的肺脉走向图

帝曰：何以得之？

岐伯曰：肺者，脏之长也，为心之盖也，有所失亡，所求不得，则发肺鸣，鸣则肺热叶焦。故曰：五脏因肺热叶焦，发为痿躄。此之谓也。悲哀太甚，则胞络绝，胞络绝则阳气内动，发则心下崩，数溲血也。故《本病》曰：大经空虚，发为脉痹，

传为脉痿。思想无穷，所愿不得，意淫于外，入房太甚，宗筋弛纵，发为筋痿，及为白淫。故《下经》曰：筋痿者，生于肝，使内也。有渐于湿，以水为事，若有所留，居处相湿，肌肉濡渍，痹而不仁，发为肉痿。故《下经》曰：肉痿者，得之湿地也。有所远行劳倦，逢大热而渴，渴则阳气内伐，内伐则热舍于肾，肾者水脏也，今水不胜火，则骨枯而髓虚，故足不任身，发为骨痿。故《下经》曰：骨痿者，生于大热也。

帝曰：何以别之？

岐伯曰：肺热者色白而毛败，心热者色赤而络脉溢，肝热者色苍而爪枯，脾热者色黄而肉蠕动，肾热者色黑而齿槁。

帝曰：如夫子言可矣，论言治痿者，独取阳明何也？

岐伯曰：阳明者，五脏六腑之海，主润宗筋，宗筋主束骨而利机关也。冲脉者，经脉之海也，主渗灌谿谷，与阳明合于宗筋，阴阳总宗筋之会，会于气街，而阳明为之长，皆属于带脉，而络于督脉。故阳明虚则宗筋纵，带脉不引，故足痿不用也。

帝曰：治之奈何？

岐伯曰：各补其荥而通其俞，调其虚实，和其逆顺，筋脉骨肉，各以其时受月，则病已矣。

帝曰：善。

【译文】

黄帝问道：五脏使人痿，为什么呢？

岐伯回答说：肺主人的皮毛，心主人的血脉，肝主人的筋膜，脾主人的肌肉，肾主人的骨髓。所以肺脏有热，肺叶就会枯萎，那么皮毛就会薄弱、干枯不润，热邪不去，就会患痿躄；心

脏有热，可使气血上逆，引起在下的血脉虚陷，血脉虚陷就会患脉痿，使关节如折而不能提举，足胫弛缓而无法行走；肝脏有热，可使胆汁外溢而口苦，筋膜得不到营养而干枯，筋膜干枯就会筋脉挛缩拘急就会患筋痿；脾有邪热，就会胃筋灼耗而口渴，肌肉失养而麻木不仁，以致患不知痛痒的肉痿；肾有邪热，就会热灼精枯，致使髓减骨枯、腰脊不能举动，从而患骨痿。

黄帝问：痿症是怎样引起的？

岐伯说：肺是诸脏之长，又是心脏之盖。遇有失意之事或欲望得不到满足，就会导致肺气郁结而不通畅，于是出现喘息有声。进一步发展，肺气在人体内郁而化热，使肺叶枯焦，精气无法散布全身，五脏都是因肺叶焦枯得不到营养而发生痿躄，说的就是这个道理。如果过度悲伤，就会因气机郁结以致心包络阻塞不通，心包络阻塞不通就会使阳气在人体内扰动，迫使心血下崩，如此人便常常尿血。所以《本病》中说：大经脉空虚导致肌痹，进一步转变为脉痿。无穷无尽地胡思乱想，欲望又不能达到，思想受外界干扰而混乱，房事不加节制，这些都能够使人众筋弛缓，形成筋痿或白浊一类的疾病。所以《下经》中说：发生于肝的筋痿病，是人房事太过所致。有的人经常感受湿邪，又在水中谋生，还居住在潮湿的地方，以致湿邪痹阻而肌肉麻木，最终患上肉痿。因此《下经》中说：肉痿是久居潮湿之地所致。如果人远行劳累，又逢炎热天气而口渴，阳气便会化热内扰。内扰的热气会侵入肾脏，而肾属水脏，如水不胜火，阴精灼耗就会骨枯髓空，致使两足不能支持身体，从而患骨痿。所以《下经》中说：人患骨痿是因大热所致。

黄帝问：怎么分别五种痿症呢？

岐伯说：肺热之痿，面色发白、毛发枯败；心热之痿，面色发红、孙络充盈显现；肝热之痿，面色发青、爪甲干枯；脾热之痿，面色发黄、肌肉濡软；肾热之痿，面色发黑、牙齿枯槁。

黄帝道：先生以上所说是可取的。但医书中说：治痿应独取阳明，这是什么道理呢？

岐伯说：阳明是五脏六腑养分的来源，能荣养众筋，众筋的功能是约束骨节，使关节滑利。冲脉为十二经脉的源泉，它能渗透灌溉分肉腠理，与阳明经合于众筋，阴经阳经都在众筋处汇集，再会合于气街穴。阳明经是它们的统领，诸经又都连属于带脉，系络于督脉。所以阳明经气血不足则众筋失去营养而弛缓，带脉也不能收引诸脉，于是人便会足部痿弱。

黄帝问：如何医治呢？

岐伯说：调养滋补人体诸经的荥穴，疏通诸经的腧穴，调和人的机体虚实和气血逆顺。无论筋脉骨肉哪里发生病变，只要在它对应脏腑当旺的月份进行医治，病就会好。

黄帝道：说得好！

厥论篇第四十五

黄帝问曰：厥之寒热者何也？

岐伯对曰：阳气衰于下，则为寒厥；阴气衰于下，则为热厥。

帝曰：热厥之为热也，必起于足下者何也？

岐伯曰：阳气起于足五指之表，阴脉者，集于足下而聚于足心，故阳气胜则足下热也。

帝曰：寒厥之为寒也，必从五指而上于膝者何也？

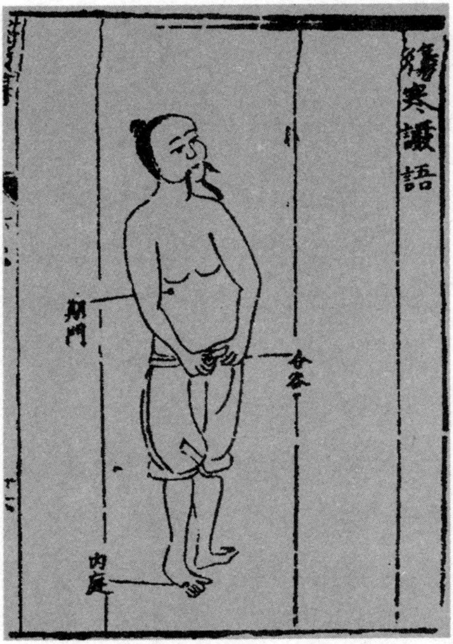

明万历刊本《杨敬斋针灸全书》针灸方图中的伤寒嚥语取穴图

岐伯曰：阴气起于五指之里，集于膝下而聚于膝上，故阴气胜则从五指至膝上寒，其寒也，不从外，皆从内也。

帝曰：寒厥何失而然也？

岐伯曰：前阴者，宗筋之所聚，太阴阳明之所合也。春夏则阳气多而阴气少，秋冬则阴气盛而阳气衰。此人者质壮，以秋冬夺于所用，下气上争不能复，精气溢下，邪气因从之而上也，气因于中，阳气衰，不

能渗营其经络，阳气日损，阴气独在，故手足为之寒也。

帝曰：热厥何如而然也？

岐伯曰：酒入于胃，则络脉满而经脉虚。脾主为胃行其津液者也，阴气虚则阳气入，阳气入则胃不和，胃不和则精气竭，精气竭则不营其四肢也。此人必数醉若饱以入房，气聚于脾中不得散，酒气与谷气相薄，热盛于中，故热遍于身内热而溺赤也。夫酒气盛而慓悍，肾气有衰，阳气独胜，故手足为之热也。

帝曰：厥或令人腹满，或令人暴不知人，或至半日远至一日乃知人者何也？

岐伯曰：阴气盛于上则下虚，下虚则腹胀满，阳气盛于上，则下气重上，而邪气逆，逆则阳气乱，阳气乱则不知人也。

帝曰：善。愿闻六经脉之厥状病能也。

岐伯曰：巨阳之厥，则肿首头重，足不能行，发为眴仆。

阳明之厥，则癫疾欲走呼，腹满不得卧，面赤而热，妄见而妄言。

少阳之厥，则暴聋颊肿而热，胁痛，骭不可以运。

太阴之厥，则腹满䐜胀，后不利，不欲食，食则呕，不得卧。

少阴之厥，则口干溺

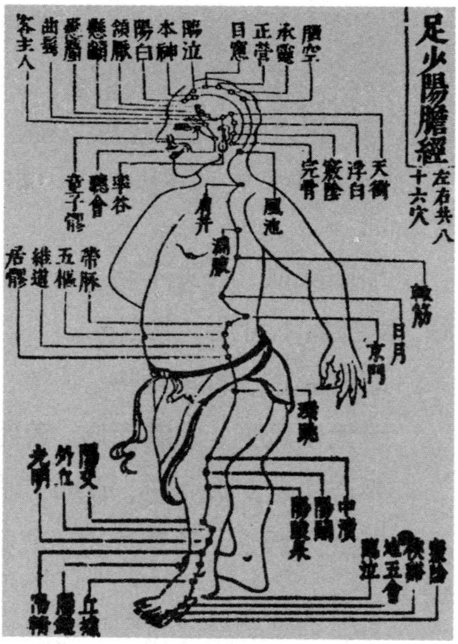

明代张介宾《类经图翼》经穴图之足少阳胆经

赤，腹满心痛。

厥阴之厥，则少腹肿痛，腹胀泾溲不利，好卧屈膝，阴缩肿，骱内热。

盛则泻之，虚则补之，不盛不虚，以经取之。

太阴厥逆，骱急挛，心痛引腹，治主病者。

少阴厥逆，虚满呕变，下泄清，治主病者。

厥阴厥逆，挛，腰痛，虚满前闭，谵言，治主病者。

三阴俱逆，不得前后，使人手足寒，三日死。

太阳厥逆，僵仆，呕血善衄，治主病者。

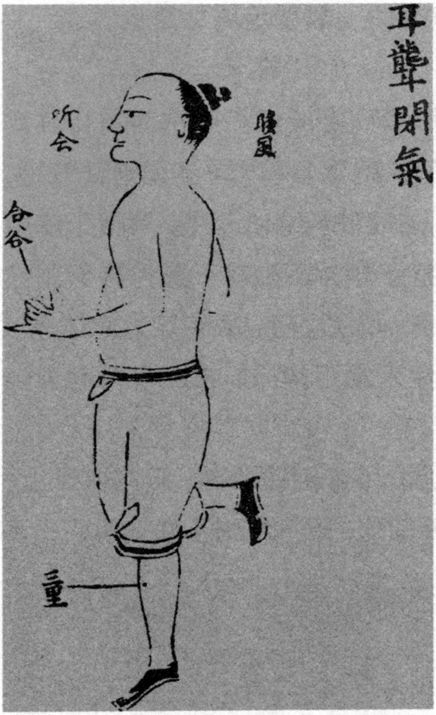

明抄本《针灸全书》中的耳聋闭气取穴图

少阳厥逆，机关不利，机关不利者，腰不可以行，项不可以顾，发肠痈不可治，惊者死。

阳明厥逆，喘咳身热，善惊，衄呕血。

手太阴厥逆，虚满而咳，善呕沫，治主病者。

手心主、少阴厥逆，心痛引喉，身热死，不可治。

手太阳厥逆，耳聋泣出，项不可以顾，腰不可以俯仰，治主病者。

手阳明、少阳厥逆，发喉痹，嗌肿，痓，治主病者。

【译文】

黄帝问：厥症有寒有热是何道理呢？

岐伯答道：阳气自人体下部衰竭的，就是寒厥；阴气自人体衰竭的，就是热厥。

黄帝问：热厥症发热，通常自脚底始，这是为什么呢？

岐伯说：人阳经之气循行于足五趾的外侧，集中于足下，聚结在足心，因此如果阴经之气自下衰竭而阳经之气过盛，就会足底发热。

黄帝问：寒厥症的厥冷，一般始于人足五趾，延伸至膝部，这是什么道理？

岐伯说：人阴经之气自足五趾的内侧始，集中于膝下后，而聚结于膝部。因此若人阳经之气自下衰竭而阴经之气过盛，就会自足五趾渐冷至膝部。这种冷，并非由于外寒的入侵造成的，而是由于人体内部的阳虚所致。

黄帝问：寒厥是怎样形成的？

岐伯说：人的前阴为众筋会聚之处，也是足太阴经和足阳明经的交会之处。通常来说，在春夏季节，人体是阳气偏多而阴气偏少，秋冬季节，人体是阴气盛而阳气衰。有些人自以为体质强健，在秋冬阳气偏衰的季节纵欲、过劳，使肾中精气耗损，精气亏虚于下而与上焦之气相争，即使相争也不能迅速复原。人的精气不断溢泄于下，元阳就随之而虚弱，阳虚就会导致内寒，阴寒之气跟随上争之气上逆，导致寒厥症。邪气滞留、会聚于中焦，致使胃气虚乏，胃无法化生水谷精微以荣养经络，以致阳气日益亏损，而阴气日渐旺盛，因此手足厥冷。

黄帝问：热厥是怎样形成的？

岐伯说：酒进入人的胃中，由于酒气之性剽悍，所以能使人体络脉中血液充满，而经脉反显得虚陷。脾的功能是主管输送胃中的津液，若饮酒过度，脾无物可送，人体阴气就会不足，阴气不足则阳气实，阳气实则胃气不和，胃气不和则水谷的精气就会衰减，精气衰减就不能营养四肢。患此病之人，一定是常常饮酒或过分饱食之后纵欲行房，肾气太虚，命门无气以资脾，所以气聚而不宣散，酒气与谷气相搏，酝酿成热，热在人体中焦旺盛，进而累及全身，病者便会因内热而尿液呈赤色。酒气盛而刚烈，肾的精气被酒气所伤而日渐虚弱。而阳气独盛于内，人就会手足发热。

黄帝问：有的厥病使人腹部胀满；有的厥病使人不省人事，半天或长达一天以后才会醒过来。这是为什么？

岐伯说：人体阴气偏盛于上，则下部气虚，下部气虚则水谷不化，导致腹部胀满；人体阳气偏盛于上，如果下部之气也聚结于上，人体就会气机异常而逆乱，导致阳气也逆乱，阳气一旦逆乱，就会不省人事。

黄帝说：讲得好！我想听听六经厥病的病状？

岐伯说：太阳经厥症的病状是病人头部肿胀发重，无法行走，病发时眼花跌倒。

阳明经厥症的病状是，病人疯癫，奔走呼叫，腹部胀满而不能安卧，面部赤热，神志不清，产生幻觉，胡言乱语。

少阳经厥症的病状是，病人突然耳聋，面颊肿胀而发热，胁部疼痛，小腿无法活动。

太阴经厥症的病状是，病人腹部胀满，大便不畅，无食欲，食则呕吐，无法安卧。

少阴经厥症的病状是，病人口干，小便赤色，腹痛，心痛。

厥阴经厥症的病状是，病人少腹部肿痛，腹满，大小便不畅，睡觉喜欢蜷腿，前阴萎缩而肿，小腿内侧发热。

治疗这些厥病的原则是：实证用泻法，虚证用补法；本经生病与他经虚实证无关的，从本经取穴治疗。

足太阴经厥逆，小腿拘挛，心痛牵引腹部；应从主病之经的腧穴治疗。

足少阴经厥逆，腹部虚满，呕逆，下泻清水；当治主病之经。

足厥阴经厥逆，筋挛，腰痛，腹部虚胀，小便不通，胡言乱语，当治主病之经。

倘若太阴、少阴、厥阴三经一起厥逆，大小便不通且手足发寒，三天后必将死亡。

足太阳经厥逆，昏倒，呕血，且鼻常出血，应从主病之经的腧穴治疗。

足少阳经厥逆，关节活动不利，腰部不能转动，颈项无法转动，如果兼发肠痈是无法医治的危症，而患此病之人一旦发惊就会死亡。

足阳明经厥逆，喘息咳嗽，身热，容易发惊，鼻流血，呕血。

手太阴经厥逆，胸腹虚满，咳嗽，经常呕唾痰液，应从主病之经的腧穴治疗。手厥阴和手少阴经厥逆，心痛牵连咽喉，身体发热，此为不可医治的死症。

手太阳经厥逆，耳聋，流泪，颈项无法转动，腰部无法俯仰，应从主病之经的腧穴治疗。

手阳明经和手少阳经厥逆，发为喉痹，咽肿，颈项强直，应从主病之经的腧穴治疗。

病能论篇第四十六

黄帝问曰：人病胃脘痈者，诊当何如？

岐伯对曰：诊此者，当候胃脉，其脉当沉细，沉细者气逆，逆者人迎甚盛，甚盛则热。人迎者胃脉也，逆而盛，则热聚于胃口而不行，故胃脘为痈也。

帝曰：善。人有卧而有所不安者，何也？

岐伯曰：脏有所伤，及精有所之寄则安，故人不能悬其病也。

帝曰：人之不得偃卧者，何也？

岐伯曰：肺者脏之盖也，肺气盛则脉大，脉大则不得偃卧。论在《奇恒阴阳》中。

帝曰：有病厥者，诊右脉沉而紧，左脉浮而迟，不知病主安在？

岐伯曰：冬诊之，右脉固当沉紧，此应四时，左脉浮而迟，此逆四时，在左当主病在肾，颇关在肺，当腰痛也。

帝曰：何以言之？

岐伯曰：少阴脉贯肾络肺，今得肺脉，肾为主病，故肾为腰痛之病也。

帝曰：善。有病颈痈者，或石治之，或针灸治之，而皆已，其治安在？

岐伯曰：此同名异等者也。夫痈气之息者，宜以针开除去

之；夫气盛血聚者，宜石而泻之，此所谓同病异治也。

帝曰：有病怒狂者，此病安生？

岐伯曰：生于阳也。

帝曰：阳何以使人狂？

岐伯曰：阳气者，因暴折而难决，故善怒也，病名曰阳厥。

帝曰：何以知之？

岐伯曰：阳明者常动，巨阳少阳不动，不动而动大疾，此其候也。

帝曰：治之奈何？

岐伯曰：夺其食即已，夫食入于阴，长气于阳，故夺其食即已。使之服以生铁洛为饮。夫生铁洛者，下气疾也。

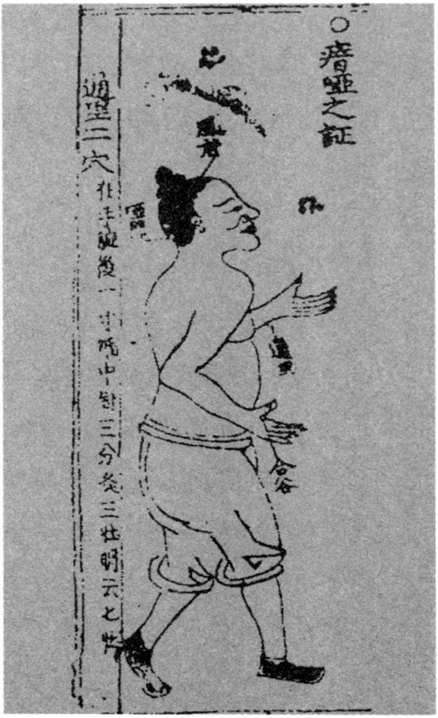

明代何柬《针灸捷径》针灸方图中的喑哑之证取穴图

帝曰：善。有病身热解墯，汗出如浴，恶风少气，此为何病？

岐伯曰：病名曰酒风。

帝曰：治之奈何？

岐伯曰：以泽泻、术各十分，麋衔五分，合以三指撮，为后饭。

所谓深之细者，其中手如针也，摩之切之，聚者坚也，博者大也。《上经》者，言气之通天也；《下经》者，言病之变化也；

《金匮》者，决死生也；《揆度》者，切度之也；《奇恒》者，言奇病也。所谓奇者，使奇病不得以四时死也；恒者，得以四时死也；所谓揆者，方切求之也，言切求其脉理也；度者，得其病处，以四时度之也。

【译文】

黄帝问：人若患有胃脘痈病，应该用什么方法来诊断呢？

岐伯说：要想诊断这种病，应当首先诊其胃脉，其脉搏必然沉细。脉搏沉细代表胃气上逆，上逆则人迎脉的跳动必过甚，过甚则人必有热。人迎是胃的动脉，胃气上逆且人迎脉跳动过甚，表明热气聚合在胃口而不得消散，所以胃脘就发生臃肿。

黄帝说：讲得好。有人睡觉不安稳，这是何故呢？

岐伯说：因为五脏有损伤。要等到损伤康复，精神有可寄托之处时，才能睡得安稳。所以一般人不能推知他究竟患了何病。

黄帝说：有的人不能仰卧，这又是何故？

岐伯说：人的肺居胸中最上处，为五脏六腑之盖。如果邪气侵犯肺脏，邪气充盛于内则肺的脉络胀大。脉络胀大则肺气不利，呼吸急促，所以不能仰卧。在《奇恒阴阳》中有这方面的阐述。

黄帝说：有的人患厥病，被诊察出右脉沉而紧，左脉浮而迟，不知道其病变在哪里呢？

岐伯说：冬天诊察，右脉脉象本当沉紧，这是相应于四时的正常脉象；而左脉脉象浮迟，则是和四时相逆反的反常脉象。左手见浮迟脉，是肾脏有病，脉象近于肺脉，有腰痛的症状。

黄帝说：为何这么说？

岐伯说：少阴的经贯穿肾脏联络肺脏，今在冬季诊得浮迟的肺脉，表现为肾气虚乏。其病虽与肺有关，但主要还是肾之病，而人患肾病自当腰痛。

黄帝说：讲得好。有患颈痈病的，用砭石或针灸治疗都能使其康复，其中原因为何？

岐伯说：这是由于病名虽然相同，但类型却不同的缘故。气结停聚而导致的颈痈，医者应以针刺泻去其气，若是气盛壅滞而血液结聚而导致的颈痈，医者当以砭石放掉淤血，这就是所谓的同病异治。

黄帝问：有的人患狂怒病，此病是如何产生的呢？

岐伯说：由于人体阳气过盛。

黄帝又问：阳气为什么能够让人发狂？

岐伯说：人体的阳气因为忽然受到强烈刺激，所以郁结不畅，气厥而上逆，如此便会使人易怒发狂，由于此病因阳气厥逆而导致，所以叫阳厥。

黄帝问：如何才能得知人阳气受病呢？

岐伯说：正常人的阳明经脉是跳动不止的，而太阳、少阳经脉是隐约搏动的，如今隐约搏动的太阳、少阳经脉也快速搏动，这就是人阳气受病的征兆。

黄帝说：怎么治疗呢？

岐伯说：只要病人减少膳食就可以康复了。饮食经过脾的运化能够助长阳气，只要病人减少膳食，使体内过盛的阳气减少，就能康复。同时，让病者服生铁洛煎水，因为生铁洛有降气开结的效用。

黄帝说：说得好。有人全身发热，四肢倦怠、出汗多得如同

洗澡、怕风、气短，患的是什么病?

岐伯说：患的是酒风病。

黄帝说：如何治疗呢?

岐伯说：取泽泻、白术各十分，麋衔五分，将它们合在一起研成粉末，每次服三指撮，在饭前服用。

深按才能诊察到的细脉，人的手指感觉其细小如针。诊察时必须仔细按切此类经脉，凡脉气聚而不散的是坚脉，在手指下跳动甚强的是大脉。《上经》阐述的是人体功能与自然界的关系；《下经》阐述的是疾病变化；《金匮》阐述的是疾病诊断。决定死生；《揆度》阐述的是切脉以诊断疾病；《奇恒》阐述的是特殊疾病的。奇病，即不受四时影响而致死的疾病；恒病，即随着四时的气候变化而致死的疾病；揆，即按切脉象以得知疾病的所在及其病理；度，即切脉知晓病处，并结合四时的气候变化的病痛进行分析以得知它的轻重宜忌。

奇病论篇第四十七

黄帝问曰：人有重身，九月而喑，此为何也？

岐伯对曰：胞之络脉绝也。

帝曰：何以言之？

岐伯曰：胞络者系于肾，少阴之脉，贯肾系舌本，故不能言。

帝曰：治之奈何？

岐伯曰：无治也，当十月复。《刺法》曰：无损不足，益有余，以成其疹，然后调之。所谓无损不足者，身羸瘦，无用镵石也；无益其有余者，腹中有形而泄之，泄之则精出，而病独擅中，故曰疹成也。

帝曰：病胁下满气逆，二、三岁不已，是为何病？

岐伯曰：病名曰息积，此不妨于食，不可灸刺，积为导引服药，药不能独治也。

帝曰：人有身体髀、股、胻皆肿，环脐而痛，是为何病？

岐伯曰：病名曰伏梁，此风根也。其气溢于大肠，而著于肓，肓之原在脐下，故环脐而痛也。不可动之，动之为水溺涩之病也。

帝曰：人有尺脉数甚，筋急而见，此为何病？

岐伯曰：此所谓疹筋，是人腹必急，白色黑色见，则病甚。

帝曰：人有病头痛以数岁不已，此安得之，名为何病？

岐伯曰：当有所犯大寒，内至骨髓，髓者以脑为主，脑逆故令头痛，齿亦痛，病名曰厥逆。

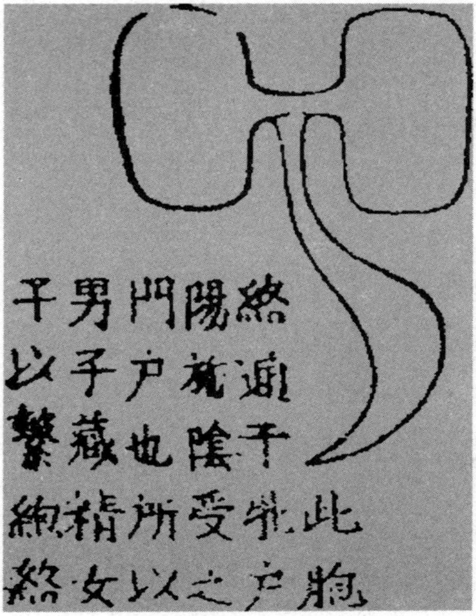

明代吴嘉言《针灸原枢》脏腑图中的胞络形象之图

帝曰：善。

帝曰：有病口甘者，病名为何？何以得之？

岐伯曰：此五气之溢也，名曰脾瘅。夫五味入口，藏于胃，脾为之行其精气，津液在脾，故令人口甘也，此肥美之所发也，此人必数食甘美而多肥也，肥者令人内热，甘者令人中满，故其气上溢，转为消渴。治之以兰，除陈气也。

帝曰：有病口苦，取阳陵泉，口苦者病名为何？何以得之？

岐伯曰：病名曰胆瘅。夫肝者，中之将也，取决于胆，咽为之使。此人者，数谋虑不决，故胆虚，气上溢，而口为之苦，治之以胆募俞，治在《阴阳十二官相使》中。

帝曰：有癃者，一日数十溲，此不足也。身热如炭，颈膺如格，人迎躁盛，喘息气逆，此有余也。太阴脉微细如发者，此不足也。其病安在？名为何病？

岐伯曰：病在太阴，其盛在胃，颇在肺，病名曰厥，死不治，此所谓得五有余二不足也。

帝曰：何谓五有余二不足？

岐伯曰：所谓五有余者，五病之气有余也。二不足者，亦病气之不足也。今外得五有余，内得二不足，此其身不表不里，

亦正死明矣。

帝曰：人生而有病巅疾者，病名曰何？安所得之？

岐伯曰：病名为胎病，此得之在母腹中时，其母有所大惊，气上而不下，精气并居，故令子发为巅疾也。

帝曰：有病痝然如有水状，切其脉大紧，身无痛者，形不瘦，不能食，食少，名为何病？

岐伯曰：病生在肾，名为肾风。肾风而不能食，善惊，惊已，心气痿者死。

帝曰：善。

【译文】

黄帝问：有些妇女在怀孕九个月的时候不能说话，这是为什么？

岐伯说：她胞宫中的络脉被胎儿所压，阻绝不通，致使她不能说话。

黄帝说：为何？

岐伯说：女子胞宫中的络脉系于肾脏，而足少阴肾脉贯穿肾脏并和舌根相接。现在胞宫的络脉受阻，肾脉也无法和舌根相通。舌根失去营养，所以不能言语。

黄帝说：怎么治疗呢？

岐伯说：无须治疗，等到分娩之后胞络畅通，人就又能说话了。《刺法》上说：不可对邪气有余的人施用补法，不可对正气不足的人施用泻法，这样才能避免因误治而造成疾病。所谓无损不足，指的是不可用针石对身体瘦弱的人进行治疗，以伤害其正气；所谓无益有余，指的是用补之后，可能精神会变好，但

是固形之物，就会独擅腹中，那就可能成为癥瘕一类的疾病。

黄帝说：有一种病，病人胁下胀满，气逆喘促，二三年仍病不能愈，这是何病？

岐伯说：这是息积病。这种病不在胁下而在胃，所以对人的饮食并无影响。治疗时，切忌用艾灸和针刺，而应当长期用导引法使病者气血通畅，不能单存依靠药物治疗。

黄帝说：有些人髀部、大腿、小腿都肿胀，且环绕肚脐疼痛，这是何病？

岐伯说：这是伏梁病，这是风邪长时间滞留于体内所致。邪气布满大肠外，滞留于肓膜之上，肓膜的起源在肚脐下部，因此会绕脐作痛。这种病切忌用按摩方法治疗，否则就会导致病者小便困难。

黄帝说：有些人尺部脉搏跳动疾速，且筋脉拘急外现，其所患何病？

岐伯说：他患的是疹筋病。患病之人脘腹定痛而僵直如板状，如果面部可见白色或黑色，那么病就更严重。

黄帝说：有人患头痛且多年不愈，此病如何产生，为什么？

岐伯说：患病之人定遭受过严重的寒邪侵犯。寒气向内侵入骨髓，脑为髓海，寒气自骨髓向上侵犯至脑部，因此使人头痛。又因为齿为骨之余，所以患病之人的牙齿也会作痛。此病因寒邪上逆所致，因此叫做“厥逆”。

黄帝说：讲得好！

黄帝问：有些人生病时，口中发甜，此为何病？如何产生？

岐伯说：此病由五味的精气向上泛溢所致，名为脾瘅。五味入口，而后藏于胃，再由脾运化，输送所化精气于各个器官。

现在脾失其正常功能，津液向上泛溢，就会使人口中发甜，这是由过食肥甘美味所致。患病之人，定常常吃甘美而肥腻的食物，肥腻能使人内里生热，甘味能使人胸部满闷，所以脾的运行失常，脾热上溢，就会患消渴病。治疗此病时，可用兰草排除人体内部的郁结热气。

黄帝说：有的病，病者口中发苦，治疗足少阳胆经的阳陵泉仍然不能使其康复，这是何病？如何产生的？

岐伯说：此病名为胆瘅。肝的地位相当于将军，其主谋略；胆的地位相当于中正，其主决断；诸谋虑取决于胆，咽部受胆的支配。患者思虑较多却不能决断，因此情绪苦闷，遂使胆功能失常。胆功能失常导致胆汁循经上泛，导致口中发苦。医治时，应取针刺病人的胆募穴和背部的胆腧穴，这种治法在《阴阳十二官相使》中有记载。

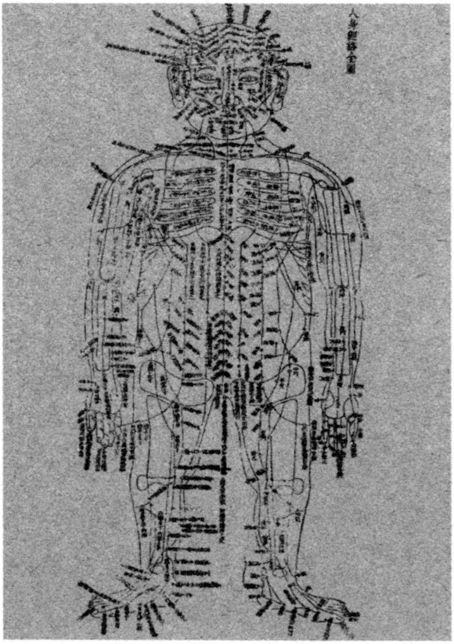

明代施沛《经穴指掌图》中的人身经络全图

黄帝说：有人患癃病，一天要解数十次小便，这表明正气不足；且其身热如炭火，咽喉与胸膺之间有隔离不通之感，人迎脉躁盛，气喘，肺气上逆，这表明邪气有余；而其寸口脉微细如头发，这也表明正气不足。这个人究竟是哪里有病？叫什么病？

岐伯说：此病是因为太阴脾脏不足，病人胃热过盛，但

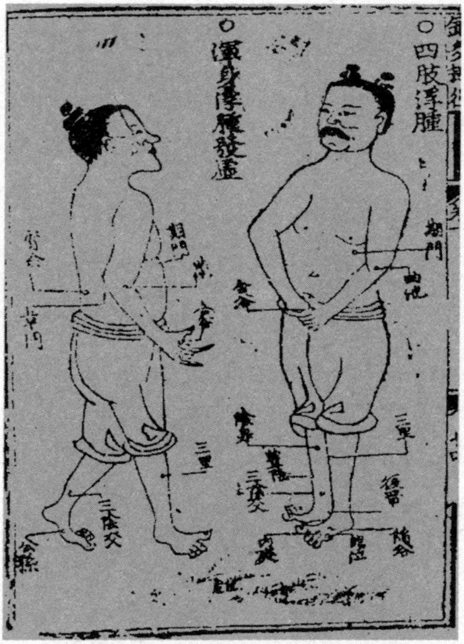

明代何柬《针灸捷径》针灸方图中的四肢浮肿及浑身浮肿发虚取穴图

病状却偏重在其肺，此病名为厥，是不治之症。也就是所说的“五有余、二不足”的症候。

黄帝说：什么是五有余、二不足呢？

岐伯说：五有余，就是身热如炭、喘息、气逆等五种病气有余的病症。二不足，就是癃一日数十溲，脉细如发两种正气不足病症。现在患者外部有五有余的症状，内部有二不足的症状，这种病既不能从其外部治疗，又不能从其内部治疗，因此说他必死无疑。

黄帝说：有人生下来就患有癫痫病，这是什么病？因何而得？

岐伯说：此为胎病。胎儿在母腹中时，其母曾极度惊恐，气逆于上而不下，精气也随之上逆，精气聚结不散，对胎儿产生影响，致使胎儿生下来就患癫痫病。

黄帝说：人面目浮肿好似皮肤中有水，脉搏大而且紧，身体没有痛处，形体也不消瘦，但不能吃饭或者吃得很少，此人患何病？

岐伯说：此为肾脏之病，名叫肾风。肾风病人到了不能吃饭且多惊惧的阶段，再加上惊惧后心气不能恢复，心肾俱败，神气消亡，就会死亡。

黄帝说：讲得好！

大奇论篇第四十八

肝满肾满肺满皆实，即为肿。肺之雍，喘而两胠满。肝雍，两胠满，卧则惊，不得小便。肾雍，胠下至少腹满，胫有大小，髀骺大跛，易偏枯。心脉满大，痫瘛筋挛。

肝脉小急，痫瘛筋挛。肝脉骛，暴有所惊骇，脉不至若瘖，不治自已。肾脉小急，肝脉小急，心脉小急，不鼓皆为瘕。

肾肝并沉为石水，并浮为风水，并虚为死，并小弦欲惊。肾脉大急沉，肝脉大急沉，皆为疝。心脉搏滑急为心疝，肺脉沉搏为肺疝。三阳急为瘕，三阴急为疝，二阴急为痫厥，二阳急为惊。

脾脉外鼓，沉为肠澼，久自已。肝脉小缓为肠澼，易治。肾脉小搏沉，为肠澼下血，血温身热者死。心肝澼亦下血，二脏同病者可治，其脉小沉涩为肠澼，其身热者死，热见七日死。

胃脉沉鼓涩，胃外鼓大，心脉小坚急，皆隔偏枯，男子发左，女子发右，不瘖舌转，可治，三十日起，其从者，瘖，三岁起，年不满二十者，三岁死。

脉至而搏，血衄身热者死，脉来悬钩浮为常脉。脉至如喘，名曰暴厥，暴厥者，不知与人言。脉至如数，使人暴惊，三四日自已。

脉至浮合，浮合如数，一息十至以上，是经气予不足也。微见九十日死。

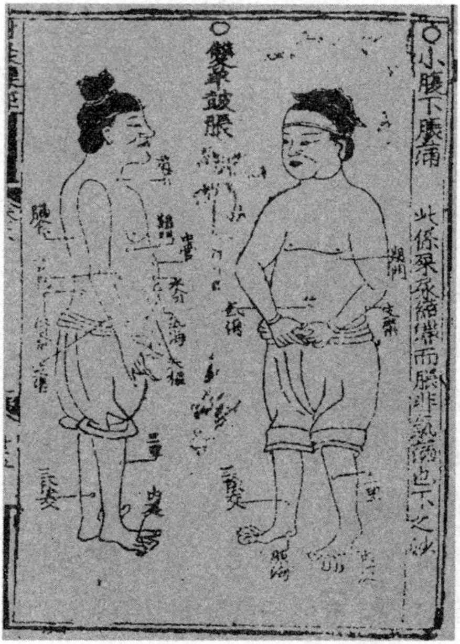

明代何柬《针灸捷径》针灸方图中的小腹下胀痛取穴图

脉至如火新然，是心精之予夺也，草干而死。脉至如散叶，是肝气予虚也，木叶落而死。脉至如省客，省客者，脉塞而鼓，是肾气予不足也，悬去枣华而死。脉至如丸泥，是胃精予不足也，榆荚落而死。脉至如横格，是胆气予不足也，禾熟而死。脉至如弦缕，是胞精予不足也，病善言，下霜而死，不言，可治。脉至如交漆，交漆者，左右傍至也，微见三十日死。

脉至如涌泉，浮鼓，肌中，太阳气予不足也，少气味，韭英而死。脉至如颓土之状，按之不得，是肌气予不足也，五色先见，黑白垒发死。

脉至如悬离，悬离者，浮揣切之益大，是十二俞之予不足也，水凝而死。

脉至如偃刀，偃刀者，浮之小急，按之坚大急，五脏菀热，寒热独并于肾也，如此其人不得坐，立春而死。

脉至如丸，滑不直手，不直手者，按之不可得也，是大肠气予不足也，枣叶生而死。脉至如华者，令人善恐，不欲坐卧，行立常听，是小肠气予不足也，季秋而死。

【译文】

肝脉、肾脉、肺脉脉象皆实的人，身体会臃肿。人的肺脉隔塞，就会喘息且两胁胀满；肝脉隔塞，就会两胁胀满，睡眠不稳易受惊，小便不利；肾脉隔塞，就会胁下至小腹部胀满，两侧胫部大小不一，髀部和胫部有变化，身体不平衡，时间长了容易发展成偏枯病。人的心脉满大，说明心经热甚、肝阴耗损、心神受损、筋脉不利，所以发生癫痫、抽搐及筋脉拘挛等病状。

肝脉小而紧，说明肝脏寒虚、血不养心、筋脉不利，因此也会出现癫痫、抽搐和筋脉拘挛；肝脉搏动快速而混乱，是因为受到了惊吓，如果按不到肝脉脉搏或突然失音，是因受惊气逆而致经脉不通，不需治疗，等其气平时即可恢复。人的肾脉小而紧、肝脉小而急、心脉小而紧且指下鼓击不明显，都是人体气血在腹中凝滞的表现，皆当发为瘕病。

人肾脉和肝脉都见沉脉，则患石水病；都见浮脉，则患风水病；都见虚脉，则患死症；都见小而弦之脉，则人即将生惊病。人的肾脉大而急沉或肝脉大而急沉，则患疝病。心脉搏动急疾流利，则患心疝；肺脉显沉象而搏击于指下，则患肺疝。人的太阳之脉急疾，是受寒血凝而患瘕；太阴之脉急疾，是受寒气郁而患疝；少阴之脉急疾，是邪盛心肾而患痫厥；阳明之脉急疾，是胃中邪盛而患惊骇。

人的脾脉见沉象而又向外鼓动，说明患痢疾，此病时间长了会自愈。人的肝脉小而缓，说明邪气较轻，容易治愈。人的肾脉小搏而沉，说明其患便血的痢疾，如果病人血热身热，是热邪过盛，真阴损伤，无药可救。心肝二脏发生病变导致的痢

疾，也见下血，如果两脏同病，可以治疗。若其脉小沉而涩滞，说明其患痢疾，若此时病者又兼有身热的，预后多不良，如果病人身热超过七天，则会死亡。

胃脉沉而紧或者浮而大，以及心脉细小坚实、搏动疾速，都是气血不足的表现，多患偏枯使人半身不遂。如果男子发病在左侧，女子发病在右侧，他们说话正常、舌体可敏捷活动，就可以治疗，且三十天后就能痊愈。如果男病在右，女病在左，且都无法出声，需要治疗三年才能痊愈。如果患者年龄不满二十岁，则说明其先天性体质不好，三年内便会死亡。

脉来搏指，大而有力，且病者衄血又身体发热，此为真阴衰败的死症。若脉来浮钩如悬，则是失血的常见脉象。脉来喘急，病者突然昏倒，不能言语的，名叫暴厥病。脉来如热盛之数，病者暴惊，经过三四天就会自愈。

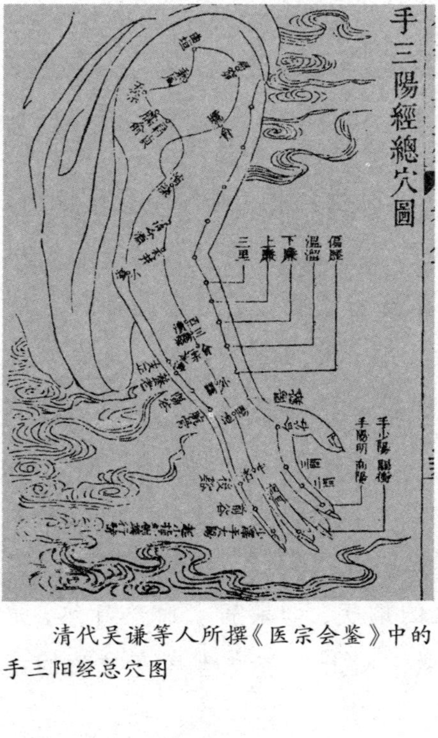

清代吴谦等人所撰《医宗会鉴》中的手三阳经总穴图

脉来如浮波之合，像热盛时的数脉一样快速，一呼一息跳动十次以上，这是经脉之气都不足的表现，从见到这种脉象开始算起，九十天后病者便会死亡。

脉来像刚燃起的火，说明人体心脏的精气虚乏，至秋末冬初野草干枯的时候就要死亡。脉来如飘落的树叶

一样悬浮无根，说明人体肝脏的精气极度虚乏，至深秋树木落叶时就要死亡。脉来如访客，或来或去，或静止或鼓动，说明人体肾脏的精气虚乏，在初夏枣花开落的时候，火旺水败，就会死亡。脉来时就像泥丸般坚强短涩，说明人体胃腑的精气虚乏，在春末夏初榆荚枯落之际便会死亡。脉来时就像有横格在指下般坚实短涩，说明人体胆的精气虚乏，到秋后谷类成熟的时候，金旺木败，就要死亡。脉来如弦如缕，说明人体胞络的精气虚乏。若患者爱说话，就会真阴耗损、虚阳外现，在下霜之际便会阳气虚败而亡；如果患者静默不语，那么他就可以治疗。脉来时像豆荚交叉一样，左右相并，说明阴阳衰败，从初见这种脉象开始算起，三十日后病者便会死亡。

足太阳膀胱的精气不足时，脉来时像涌泉，浮而有力，在肌肉中搏动，说明人体太阳经脉的精气虚乏，病状是呼吸气短，到春天尝到新韭菜的时候就要死亡。脉来时就像倾颓的腐土一样，重按不足，说明人体肌肉的精气虚乏，若面部先见到五色中的黑色，是土败的表现，到春天木旺土衰之际便会死亡。

脉来时就像悬雍一样上部大下部小，浮取揣摩则愈觉其大，说明人体十二腧穴的精气虚乏，在冬季结冰之际，阴盛阳绝，便会死亡。

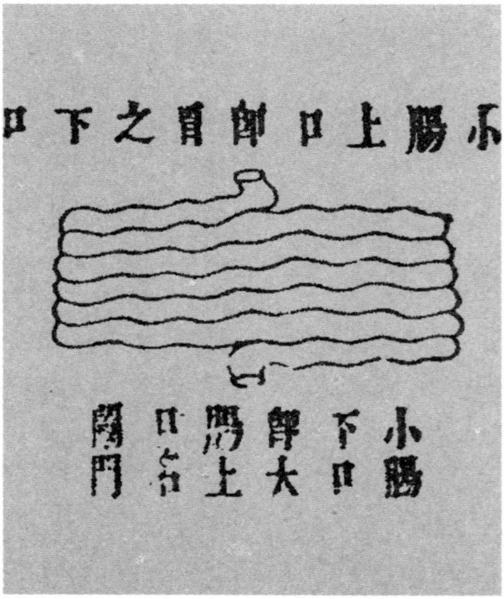

明代张介宾《类经图翼》脏腑图中的小肠上下口图

脉来如仰起之刀口，浮取脉小而急疾，重按则坚大而急疾说明人体内五脏菀藏郁热，寒热交并于肾脏。病人只能睡卧，不能坐起，至立春阳盛阴衰之际便会死亡。

脉来像弹丸，滑不着手，说明人体大肠的精气虚乏，在初夏枣树生叶之际，火旺金衰，就要死亡。脉来像草木之花，轻浮柔弱，病者易惊惧、坐卧不安、行立常听见声音的症状，说明人体小肠的精气虚乏，内心多疑，到秋末阴盛阳衰之际便会死亡。

师传第二十九

黄帝曰：余闻先师有所心藏，弗着于方。余愿闻而藏之，则而行之，上以治民，下以治身，使百姓无病，上下和亲，德泽下流，子孙无忧，传于后世，无有终时，可得闻乎？

岐伯曰：远乎哉问也。夫治民与自治，治彼与治此，治小与治大，治国与治家，未有逆而能治之也，夫惟顺而已矣。顺者，非独阴阳脉，论气之逆顺也，百姓人民皆欲顺其志也。

黄帝曰：顺之奈何？

岐伯曰：入国问俗，入家问讳，上堂问礼，临病人问所便。

黄帝曰：便病人奈何？

岐伯曰：夫中热消瘅则便寒，寒中之属则便热。胃中热，则消谷，令人悬心善饥，脐以上皮热；肠中热，则出黄如糜，脐以下皮寒。胃中寒，则腹胀；肠中寒，则肠鸣飧泄。胃中寒，肠中热，则胀而且泄；胃中热，肠中寒，则疾饮，小腹痛胀。

黄帝曰：胃欲寒饮，肠欲热饮，两者相逆，便之奈何？且夫王公大人血食之君，骄恣从欲，轻人，而无能禁之，禁之则逆其志，顺之则加其病，便之奈何？治之何先？

岐伯曰：人之情，莫不恶死而喜生，告之以其败，语之以其善，导之以其所便，开之以其所苦，虽有无道之人，恶有不听者乎？

黄帝曰：治之奈何？

岐伯曰：春夏先治其标，后治其本；秋冬先治其本，后治其标。

黄帝曰：便其相逆者奈何？

岐伯曰：便此者，食饮衣服，亦欲适寒温，寒无凄怆，暑无出汗。食饮者，热无灼灼，寒无沧沧。寒温中适，故气将持，乃不致邪僻也。

黄帝曰：本藏以身形肢节䐃肉，候五脏六腑之大小焉。今夫王公大人、临朝即位之君而问焉，谁可扪循之而后答乎？

岐伯曰：身形肢节者，脏腑之盖也，非面部之阅也。

黄帝曰：五脏之气，阅于面者，余已知之矣，以肢节知而阅之奈何？

岐伯曰：五脏六腑者，肺为之盖，巨肩陷咽，候见其外。

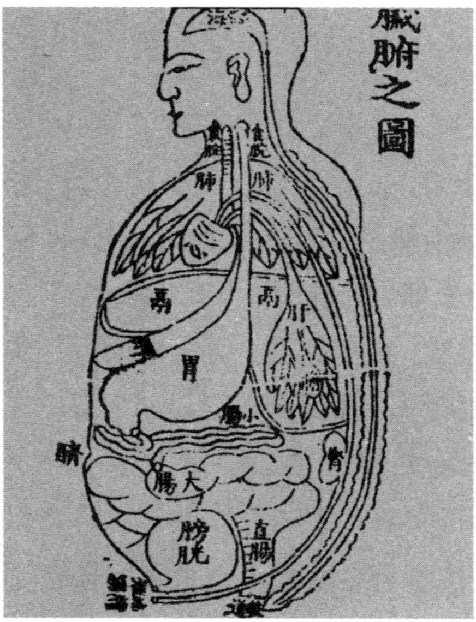

明代杨继洲《针灸大成》中的侧人脏腑之图

黄帝曰：善。

岐伯曰：五脏六腑，心为之主，缺盆为之道，骷骨有余，以候髑骬。

黄帝曰：善。

岐伯曰：肝者主为将，使之候外，欲知坚固，视目小大。

黄帝曰：善。

岐伯曰：脾者主为卫，使之迎粮，视唇舌好恶，以知吉凶。

黄帝曰：善。

岐伯曰：肾者主为外，使之远听，视耳好恶，以知其性。

黄帝曰：善。愿闻六腑之候。

岐伯曰：六腑者，胃为之海，庞骸、大颈、张胸，五谷乃容；鼻隧以长，以候大肠；唇厚，人中长，以候小肠；目下果大，其胆乃横；鼻孔在外，膀胱漏泄；鼻柱中央起，三焦乃约。此所以候六腑者也。上下三等，脏安且良矣。

【译文】

黄帝说：听说先师有很多医德方面的心得，但没有记录到书内。我想听你说说这方面的知识，我会牢记于心，以便作为准则来推广应用。如此一来，既可以治疗百姓的病痛，也可以使得自己的身体得到保养。令百姓免受疾病带来的痛苦，让所有的人都能有健康的身体和愉悦的精神状态，使用这些经验长久地造福后人，让后代的子子孙孙不用为疾病所忧虑。你可以将这些宝贵的经验告诉我吗？

岐伯说：你提出的问题非常具有深远的意义！不管是治民还是治身，治彼还是治此，治理小事还是治理大事，治理国家还是治理家庭，从来没有用背离常规还能够治理得好的，只有顺从它的客观规律，才能将众多的事情治理好。所说的顺，不单单指的是医学上阴阳、经脉、气血运行的逆顺，也是指对待人民的时候要顺应民心。

黄帝问：怎样才能做到顺呢？

岐伯说：每到一个国家的时候，首先要询问当地的风俗习惯；当要到别人家里去的时候，首先要知道他家忌讳的事情；走入他人的居室，首先要了解相应的礼节仪式；看病人的时候，就要问明病人的喜爱，便于更好地对疾病进行治疗。

黄帝问：如何从病人的喜爱来辨别病人病情的性质呢？

岐伯回答：如果是内有热象从而引发消瘅病的人，就会喜欢寒凉，遇寒便会产生舒服的感觉；如果是由邪气侵内引发疾病的病人，就会喜欢热，遇热就会产生舒服的感觉。如果胃内存在热邪，就能很快地消化食物，所以导致人容易感到饥饿，胃内空虚无法忍受，同时肚脐以上的皮肤会出现发热的情况。如果肠中滞留热邪，排出的粪便就会出现色黄而糜烂，肚脐以下的皮肤发热。胃内存在寒邪，就会出现腹胀的情况；肠内存在寒邪，就会发生肠鸣腹泻的症状。如果是胃内存在寒邪而肠内存在热邪的寒热错杂症，那么就会既看见腹胀，又看见腹泻的症状；如果是胃内存在热邪而肠内存在寒邪的寒热错杂症，就会出现饥饿现象，并且伴有小腹胀痛。以上所说的为依据，便可对病症的性质做出大体的判断。

黄帝说：如果是胃中有热气并且病人喜欢寒凉的饮食，或者肠中有寒气又喜欢温热的饮食，两者相互矛盾。碰到此类情况又应该怎样处理才可以顺应病情呢？另外，那些养尊处优的王公贵族们，平日骄横狂妄，恣意妄为，恣情纵欲，并不重视别人的建议，从来听不进任何劝告。假如劝诫他们遵照医生的医嘱，就会忤逆他们的意愿，但是假如要顺从他们的意愿的话，就会使得病情加重。面对这种情况，又应该如何处理呢？

岐伯回答：想要活着并且畏惧死亡，这是人之常情。所以，要对病人进行劝服以及开导，可以告诉病人不按照医嘱来做会带来的坏处，告诉病人按照医嘱来做会带来的好处，同时指导病人，让其知道对病情有好处的健康保健方法，告诉他们做任何与病情不相适应的事情只会给他们带来更大的痛苦。按照这样的方法去做，就算是那些胡作非为、不通情理的人，又怎么会不听从医生的劝告呢?

黄帝问：那治疗的过程又是怎样的呢?

岐伯回答：如果是春季和夏季的话，体表阳气充足，应该首先治疗病人在外的标病，然后再治疗病人在内的本病；如果是秋季和冬季的话，精精气被内敛在内，就应该要首先治疗病人在内的本病，然后再治疗病人在外的标病。

黄帝问：假如遇到了性情和症状相冲突的时候，应该怎么样医治才算恰当呢?

岐伯回答：面对这种情况，要使病人对其饮食起居习惯进行调整，适应气候变化。天气寒冷的时候，应该要加厚衣服而不要使病人受冷；天气炎热的时候，应该要给他穿薄衣而不要让他过热导致出汗。饮食方面，不宜太冷或是太热，寒热应适中。如此的话正气才可以内守，邪气便不能再对人体进行更深的侵害了。

黄帝说：《本藏》篇上面有记载说，依据人的身体外形、四肢关节和肌肉的大小情况，就能知道他五脏六腑的大小。现在如果那些王公大人或临朝即位的君王们要弄清楚自己身体的状况的时候，医者又无法在他们身上随便扪按循摸进行检查，那么应该要如何回答他们呢?

岐伯说：身形、四肢、关节是覆盖在五脏六腑的外围组织，和内脏有一定的关系，这与直接观察面部情况的方法不同，但对于这些人还是可以采用望面部的方法来进行推断。

黄帝问：我已经知道可以通过面部去诊查五脏的精气的方

法，那么如何依据肢体关节而知道内脏的情况呢？

岐伯说：在五脏之中，肺所处的位置是最高的，就像是五脏六腑的华盖，则可通过肩部的上下动态，咽部的升陷情况，来测知肺的虚实情况。

黄帝说：说得很好。

岐伯说：在五脏之中，主宰的器官是心，气血升降的通道是缺盆，观察缺盆两旁肩端骨距离的远近，再配合观察胸骨剑突的长短，就可以测知心脏的大小坚脆等情况。

黄帝说：说得很好。

岐伯说：在五脏之中，肝是将军的官，在目处开窍，要想知道肝脏的坚固情况，只要诊查他的眼睛的明暗状况、在进行推断就行了。

黄帝说：说得很好。

岐伯说：在五脏之中，脾接受了水谷的精微，对其进行消化、散布，因此具有供养人体且卫外的功能。它的强弱，可直接表现在食欲方面，所以通过观察唇舌口味的情况，可以推断脾病预后的好坏。

黄帝说：说得很好。

岐伯说：肾脏功能外在的表现形式就是人的听觉，所以通过诊查耳朵听力的好坏，就能知道肾脏功能的强弱。

黄帝说：说得很好，请你再说说是怎么样测候六腑的。

岐伯说：六腑的测候之法有：胃为水谷的大海，是受纳水谷食物的器官，只要是看到颊部肌肉丰满，颈项粗壮，胸部开阔的人，就说明这个人的胃容纳水谷的量是很大的。如果看到深长的鼻道，就能知道大肠的情况没有异常；如果是口唇厚而人中沟长的话，就能知道小肠的状况没有异常。如果是下眼胞宽大的话就可以知道他的胆气刚强；如果是鼻孔掀露在外面的，就可以知道他的膀胱无法正常储存尿液使得小便泄露。如果是鼻柱中央高起的话，就可以知道他的三焦固密功能没有异常。这些都是用来测候六腑的方法。总而言之，如果人面部的上中下三部都是均等的话，那么他的内脏腑一定就会是安定健康的。

决气第三十

黄帝曰：余闻人有精、气、津、液、血、脉，余意以为一气耳，今乃辨为六名，余不知其所以然。

岐伯曰：两神相搏，合而成形，常先身生，是谓精。

何谓气？

岐伯曰：上焦开发，宣五谷味，熏肤，充身泽毛，若雾露之溉，是谓气。

何谓津？

岐伯曰：腠理发泄，汗出溱溱，是谓津。

何谓液？

岐伯曰：谷入气满，淖泽注于骨，骨属屈伸，泄泽，补益脑髓，皮肤润泽，是谓液。

何谓血？

岐伯曰：中焦受气取汁，变化而赤，是谓血。

何谓脉？

岐伯曰：壅遏营气，令无所避，是谓脉。

黄帝曰：六气者，有余不足，气之多少，脑髓之虚实，血脉之清浊，何以知之？

岐伯曰：精脱者，耳聋；气脱者，目不明；津脱者，腠理开，汗大泄；液脱者，骨属屈伸不利，色夭，脑髓消，胫酸，耳数鸣；血脱者，色白，夭然不泽，其脉空虚，此其候也。

黄帝曰：六气者，贵贱何如？

岐伯曰：六气者，各有部主也，其贵贱善恶，可为常主，然五谷与胃，为大海也。

【译文】

黄帝说：听说人的身上有精、气、津、液、血、脉，我觉得它仅仅是一种气而已，现在却是把它分成六种的，这是为什么呢？

岐伯说：男女相交合的话，就会孕育出新的生命，人体还未形成之前，组成人体的基本物质，就是精。

什么是气？

岐伯说：上焦把饮食精微物质宣发布散到全身，在皮上熏蒸肤，滋养了周身，使得毛发得到滋润，就好像雾露溉养万物一样，这就是气。

什么是津？

岐伯说：肌腠疏泄，出汗太多，此类汗便称为津。

什么是液？

岐伯说：饮食进入胃中，水谷精气在周身充满，外溢的部分注到骨髓里，使得关节的屈伸得以滑利；渗出的部分可以补益脑髓，散布到皮肤的部分，使得皮肤润泽，这就是液。

什么是血？

岐伯说：位于中焦的脾胃接纳饮食物，吸收其中的精微物质，经过气化变成红色的液体，这就叫作血。

什么是脉？

岐伯说：管束营血，不让它泛滥妄行、向外流出的，就是脉。

黄帝问：上面所说的精、气、津、液、血、脉这六气多余时和不足时分别有什么区别，那么如何才能知道气的多少，脑髓的虚实，血脉的清浊呢？

岐伯回答：精亏的人，会出现听力减退，甚至耳聋的现象；元气耗脱的人，会表现为视力模糊，目暗不明；津脱的人，腠理打开，出现大汗淋漓的情形；液虚的人，就会表现为骨骼关节屈伸而活动不利，肤色枯槁没有光泽，脑髓不充实，小腿软而没有力气，经常发生耳鸣；血虚的人，就会出现脸色苍白，发暗而没有光泽，缺乏滋润；脉虚的人，就会出现脉管空虚下沉等现象。通过这些便能掌握六气不正常的表现。

黄帝又问：六气对人体的重要性有什么差别？

岐伯说：六气在人体里面是各有它们分布的部位，并且由各自不同的脏器所管辖。它们在人体上的重要性及其功能是否正常，是根据它们自身所属的脏器的情况决定的。但是，六气都是五谷精微所化生的，而这些精微物质又化生于胃，因此胃是六气化生的源泉。

肠胃第三十一

黄帝问于伯高曰：余愿闻六腑传谷者，肠胃之小大长短，受谷之多少奈何？

伯高曰：请尽言之，谷所从出入，浅深，远近，长短之度：唇至齿长九分，口广二寸半。齿以后至会厌，深三寸半，大容五合。舌重十两，长七寸，广二寸半。咽门重十两，广一寸半，至胃长一尺六寸。胃纡曲屈，伸之，长二尺六寸，大一尺五寸，径五寸，大容三斗五升。小肠后附脊，左环回日迭积，其注于回肠者，外附于脐上，回运环十六曲，大二寸半，径八分分之少半，长三丈二尺。回肠当脐，左环回周叶积而下，回运环反十六曲，大四寸，径一寸寸之少半，长二丈一尺。广肠传脊，以受回肠，左环叶脊，上下辟大八寸，径二寸寸之大半，长二尺八寸。肠胃所入至所出，长六丈四寸四分，回曲环反，三十二曲也。

【译文】

黄帝问伯高：我想知道六腑中消化器官的状况，还有肠胃的大小、长短和受纳水谷的容量多少的情况又是怎样的？

伯高说：请让我给您详细地说明吧。食物的进出、浅深、远近和长短的度数是这样的：自嘴唇到牙齿的长度是九分，口的宽度是两寸半；自牙齿后到会厌部的长度是三寸半，整个口腔能容纳五合水的容量。舌头的重量是十两，长度是七寸，宽度是二寸半。咽门的重量也是十两，宽度是一寸半，自咽门到胃的距离是一尺六寸；胃体的形态是弯曲而屈伸着的，伸直的话就有二尺六寸长，周长是一尺五寸，直径是五寸，有三斗五升水谷的容量；腹腔中小肠附着脊柱，在腹内自左向右回环重叠，在小肠下面注入回肠，外部向前附着脐上，小肠总共是循环叠绕了十六个弯曲，小肠的周长是二寸半，直径是八又三分之一分，长三丈二尺；回肠自脐的地方向左侧回环，重叠环绕延伸向下，同样也是十六个弯曲，其周长是四寸，直径是一又三分之一寸，合计是二丈一尺长；附于脊前的直肠与回肠相接，向左环绕重叠于脊椎之前由上到下逐渐宽大，最宽处周长八寸，直径是二又三分之二寸，长二尺八寸。整个消化道自食物入口开始至排出代谢物为止，共合六丈四寸四分长，其中回环弯曲的地方一共有三十二处。

平人绝谷第三十二

黄帝曰：愿闻人之不食，七日而死，何也？

伯高曰：臣请言其故。胃大一尺五寸，径五寸，长二尺六寸，横屈受水谷三斗五升。其中之谷常留二斗，水一斗五升而满。上焦泄气，出其精微，慓悍滑疾，下焦下溉诸肠。

小肠大二寸半，径八分分之少半，长三丈二尺，受谷二斗四升，水六升三合合之大半。

回肠大四寸，径一寸寸之少半，长二丈一尺。受谷一斗，水七升半。

广肠大八寸，径二寸寸之大半，长二尺八寸，受谷九升三合八分合之一。

肠胃之长，凡五丈八尺四寸，受水谷九斗二升一合合之大半，此肠胃所受水谷之数也。

平人则不然，胃满则肠虚，肠满则胃虚，更虚更满，故气得上下，五脏安定，血脉和利，精神乃居。

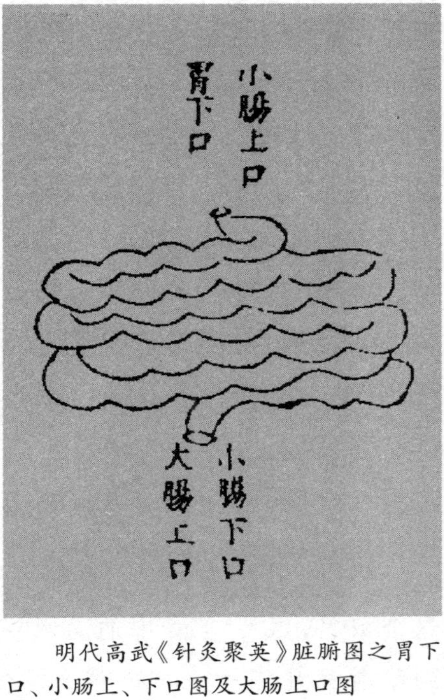

明代高武《针灸聚英》脏腑图之胃下口、小肠上、下口图及大肠上口图

故神者，水谷之精气也。

故肠胃之中，当留谷二斗，水一斗五升。故平人日再后，后二升半，一日中五升，七日五七三斗五升，而留水谷尽矣。故平人不食饮七日而死者，水谷精气津液皆尽故也。

【译文】

黄帝问道：据说人若是七天内不吃东西就会死亡，这是什么道理呢？

伯高回答：请让我来分析这里面的道理吧。胃是周长一尺五寸，直径五寸，长度二尺六寸的弯曲型器官，其容积有三斗五升。通常里面会容纳二斗的食物，再容纳一斗五升的水就已经满了。上焦将中焦从食物中化生的精微物质布散全身，其中包括运行快速滑利的阳气，其余部分在下焦灌注到诸肠当中。

小肠的周长约为二寸半，直径是八又三分之一分，长度是三丈二尺，可以受纳二斗四升的食物和六升三合又三分之二合的水。

回肠的周长是四寸，直径是一又三分之一寸，长度是二丈一尺，可以容纳食物一斗和七升半的水。

广肠的周长是八寸，直径约是二又三分之二寸，长度是二尺八寸，可以容纳九升三合八分又一合的八分之一的食物。

肠胃的总长度，共合五丈八尺四寸，能容纳九斗二升一合又三分之二合的水谷，肠胃能够受纳水与谷物的总数就是这个。

然而一个健康的人，其肠胃中的所存的饮食量并不会达到这个数目，由于当胃中纳满水谷的时候，肠内会是空虚的，等到水谷都注满肠中的时候，那么胃内又出现了空虚。肠与胃总是处于空与满交替的状态，因此气机才能在体内上下运行畅通，五脏的功能才会正常，血脉通利并且精神内守。所以才说人的神气都是水谷精微的气化生而成的。

所以在肠胃里面，经常容留着二斗谷物，一斗五升的水。因此一般健康人，每天都要解两次大便，每次排出分量是二升半，一天总共会排出五升，七天之后，肠胃所留的水谷全部排尽了。所以，正常的人如果七天不进食的话就会死亡，是因为体内的水谷、精气、津液都已经消耗竭尽了。

海论第三十三

黄帝问于岐伯曰：余闻刺法于夫子，夫子之所言，不离于营卫血气。夫十二经脉者，内属于腑脏，外络于肢节，夫子乃合之于四海乎？

岐伯答曰：人亦有四海十二经水。经水者，皆注于海，海有东西南北，命曰四海。

黄帝曰：以人应之奈何？

岐伯曰：人有髓海，有血海，有气海，有水谷之海，凡此四者，以应四海也。

黄帝曰：远乎者，夫子之合人天地四海也，愿闻应之奈何？

岐伯答曰：必先明知阴阳、表荥腧所在，四海定矣。

黄帝曰：定之奈何？

岐伯曰：胃者水谷之海，其输上在气街（冲），下至三里。冲脉者为十二经之海，其输上在于大杼，下出于巨虚之上下廉。膻中者为气之海，其输上在于柱骨之上下，前在于人迎。脑为髓之海，其输上在于其盖，下在风府。

黄帝曰：凡此四海者，何利何害？何生何败？

岐伯曰：得顺者生，得逆者败；知调者利，不知调者害。

黄帝曰：四海之逆顺奈何？

岐伯曰：气海有余者，气满胸中，悗息面赤；气海不足，则气少不足以言。

血海有余，则常想其身大，怫然不知其所病；血海不足，亦常想其身小，狭然不知其所病。

水谷之海有余，则腹满；水谷之海不足，则饥不受谷食。

髓海有余，则轻劲多力，自过其度；髓海不足，则脑转耳鸣，胫酸眩冒，目无所见，懈怠安卧。

黄帝曰：余已闻逆顺，调之奈何？

岐伯曰：审守其俞而调其虚实，无犯其害，顺者得复，逆者必败。

黄帝曰：善。

【译文】

黄帝问岐伯：我曾经听你说的关于刺法的言论，都是围绕着营卫血气来谈的。人体运行营卫血气的十二经脉，在内是和五脏六腑相连属的，在外是与四肢关节相维系。你可不可以将十二经脉和地域上的四海联系起来说说呢？

岐伯回答说：自然界中有东、南、西、北四海，所有的河流都分别注入其中。在人体里面也是有四海和十二经水，名为四海和十二经脉。

黄帝说：那么人体的四海是如何相配合于自然界中的四海呢？

岐伯说：人身有髓海、血海、气海、水谷的海。人体这四海刚好相对应于地域上的四海。

黄帝说：真是深奥啊，请你解释一下人体四海同自然界四海是怎样联系的，我希望能够加以了解。

岐伯回答：一定要首先明确经脉的阴阳、表里，和经气流注荥输所在的部位，这样才能把人体的四海确定下来。

黄帝问：究竟如何来确定四海输注到的要穴的位置呢？

岐伯说：胃是容纳食物和饮水，生化血气的器官，所以叫作“水谷之海”，它的输注要穴在上面的是气冲穴，下面的在足三里穴；冲脉可以灌注各个脏器和阴阳诸脉，所以叫作“十二经之海”，它的输注要穴在上面的是在足太阳经的大杼穴，下面的是在足阳明胃经的上巨虚和下巨虚穴；膻中是宗气的汇聚的地方，所以叫作“气海”，它的输注要穴在上面的是在颈椎部天柱骨之上的哑门穴和天柱骨之下的大椎穴，前面的是在人迎穴；脑是髓的汇聚的地方，所以叫作“髓海”；它的输注要穴上面的是在脑盖顶部正中的百会穴，下面的是在风府穴。

黄帝问：上面所说的人身四海，出于什么状态才是正常？什么状态才是反常？怎样做才能促进人体的健康，怎样做会对健康产生危害？

岐伯回答：四海运行平稳顺畅，便是处于正常状态；运行紊乱不畅，便是处于反常状态。知道调治四海运行的道理，便可以促进人体的健康；不知道调治四海运行的道理的，就会有害于健康。

黄帝说：四海的平稳顺畅、紊乱不畅的情况都是怎样的呢？

岐伯说：气海的邪气有余的话，病人就会出现胸中满闷，呼吸急促，脸色红赤的现象；气海正气不足的话，病人就会表现为气少而说话没有力气。

血海的邪气有余的话，病人就会产生身体膨大的感觉，郁闷而不舒服，但是无法感觉到自身的疾患；血海的正气不足的话，病人就会觉得自己身体轻小，意志消沉，也无法感到自身的疾患；水谷海的邪气有余的话，病人就会出现腹满的病。

水谷之海的正气不足的话，病人就会经常觉得饥饿但是却不思饮食的症状。

髓海的邪气有余的话，病人表现为狂躁妄动，举止失常，此时他们的动作往往轻巧敏捷，胜于常人；髓海的正气不足的话，病人就会出现头晕眩、耳鸣、目眩、腿酸软没有力气、眼盲，全身懈怠懒动，常想安卧等现象。

黄帝说：我已经明白了四海平稳顺畅、紊乱不畅的表现，那么如何调节它们的运行呢？

岐伯说：应当明确掌握四海各自的腧穴的部位，通过它们来对四海的过盛或是不足加以调节，补虚泻实，但是不能违反虚补、实泻的治疗原则，不然就会造成严重的后果。根据这条原则去医治，身体就能恢复康复，不然的话，病人的生命就会有危险。

黄帝说：原来如此，你说得太好了！

五乱第三十四

黄帝曰：经脉十二者，别为五行，分为四时，何失而乱？何得而治？

岐伯曰：五行有序，四时有分，相顺则治，相逆则乱。

黄帝曰：何谓相顺？

岐伯曰：经脉十二者，以应十二月。十二月者，分为四时。四时者，春秋冬夏，其气各异，营卫相随，阴阳已知，清浊不相干，如是则顺之而治。

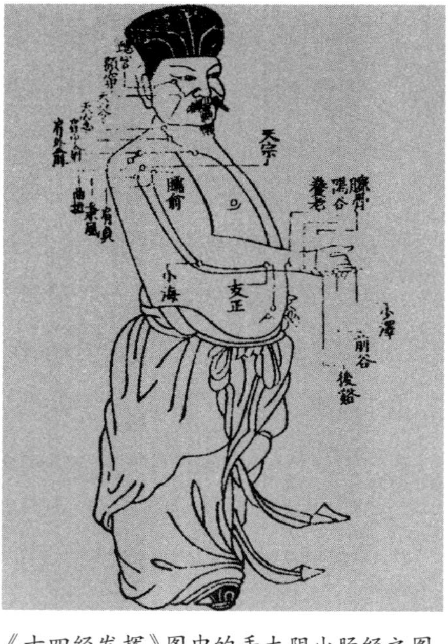

《十四经发挥》图中的手太阴小肠经之图

黄帝曰：何为逆而乱？

岐伯曰：清气在阴，浊气在阳，营气顺脉，卫气逆行，清浊相干，乱于胸中，是谓大悗。故气乱于心，则烦心密嘿，俛首静伏；乱于肺，则俯仰喘喝，接手以呼；乱于肠胃，则为霍乱；乱于臂胫，则为四厥；乱于头，则为厥逆，头重眩仆。

黄帝曰：五乱者，刺之有道乎？

岐伯曰：有道以来，有

道以去，审知其道，是谓身宝。

黄帝曰：善。愿闻其道。

岐伯曰：气在于心者，取之手少阴心主之俞。气在于肺者，取之手太阴荥，足少阴俞。气在于肠胃者，取之足太阴、阳明；不下者，取之三里。气在于头者，取之天柱、大杼；不知，取足太阳荥俞。气在于臂足，取之先去血脉，后取其阳明、少阳之荥俞。

黄帝曰：补泻奈何？

岐伯曰：徐入徐出，谓之导气，补泻无形，谓之同精，是非有余不足也，乱气之相逆也。

黄帝曰：允乎哉道，明乎哉论，请着之玉版，命曰治乱也。

【译文】

黄帝说：人体里面的十二经脉分别与金、木、水、火、土五行相合，又与春、夏、秋、冬四时相应，但不知因何失调而引起脉气运行的逆乱？又是什么原因使它正常运行？

岐伯说：五行的内在是有一定顺序的，四季气候的变化也是分别的，人体经脉的运行，也要与五行四季的规律相适应，才可以保持正常的活动，如果违反了这些规律就会引起经脉的运行紊乱。

黄帝说：如何才能做到与五行相合、与四时相应呢？

岐伯说：人体的十二经脉是相应于同一年中的十二个月。十二个月里面有四个季节，它们的气候各不相同，人的经脉也同样各有区别。人体里面的营气和卫气，也是内外相随的，阴阳互相协调，清气和浊气不会发生互相干犯的情况，如此的话就能顺应四时，使经脉运行保持协调顺畅。

黄帝问道：那么紊乱失调的情况又是怎样呢？

岐伯回答说：正常情况下，清阳之气应上升居于上部外部，浊阴之气应沉降居于下部内部，如果清气不能上升反居于下部内部，浊气不能下降反居于上部外部就是经气逆乱。营气顺脉而行，而卫气运行却不循常规，这样清浊相扰，乱于胸中就叫作“大悗”了。所以，在心中气乱，病人就会表现为心中烦乱，沉默不说话，只愿意低头静卧却不想动等；假如气乱到肺脏的话，病人就会出现俯仰不安，气喘吁吁并且要用手按着胸部来帮助呼吸才行；如果气乱到肠胃的话，病人就会出现上吐下泻；如果气乱到上下肢的话，病人就会出现四肢厥冷的病症；假如气乱到头部，病人就会发生厥气上逆，感到头轻脚重，还会眩晕，甚至还会仆倒在地等情况。

黄帝问：针刺治疗上述说的五乱，是否存在可以遵循的法则？

岐伯回答：疾病的发生、发展是有规律的，其治疗方法也有相应的规律，洞悉这些规律和法则，这可以说是治病养身的法宝。

黄帝说：说得很好。希望能听到你的详细说明。

岐伯说：治疗气乱到心的病人，应该施针于手少阴心经的腧穴神门和手厥阴心包经的腧穴来加以治疗；治疗气乱到肺的病人，应该施针于手太阴肺经的荥穴鱼际和足少阴肾经的腧穴太溪来加以治疗；治疗气乱到肠胃的病人，应该施针于足太阴脾经的腧穴和足阳明胃经的陷谷穴来加以治疗，假如没有见效的话，还可以施针于足三里穴；治疗气乱到头的患者，应该施针于组太阳膀胱经的天柱穴和大杼穴来加以治疗，假如没有见效的话，就施针于足太阳膀胱经的荥穴通谷和腧穴束骨来加以治疗。治疗气逆到四肢的病人，应该先施针于经脉上，用以排除淤血，然后再依据病在上肢还是下肢，分别施针于手阳明大肠经的荥穴两间、腧穴三间和手少阳三焦经的荥穴液门、腧穴中渚或取足阳明胃经的荥穴内庭、腧穴陷谷和足少阳胆经的荥穴侠溪、腧穴足临泣。

黄帝又问：补泻手法如何运用呢？

岐伯回答：缓慢地进针缓慢地出针的手法叫作导气，补泻没有固定的形式，叫作同精。之所以采用这种方法，是因为上述五乱并非邪气有余的实证或是正气不足的虚证，而只是因为乱气相逆才会导致的。

黄帝说：你说的这些道理非常精辟恰当，论述得也很清楚明白！就让我在珍贵的玉版上记录它，把它命名为《治乱》吧！

胀论第三十五

黄帝曰：脉之应于寸口，如何而胀？

岐伯曰：其脉大坚以涩者，胀也。

黄帝曰：何以知藏腑之胀也？

岐伯曰：阴为藏，阳为腑。

黄帝曰：夫气之令人胀也，在于血脉之中耶？脏腑之内乎？

岐伯曰：三者皆存焉，然非胀之舍也。

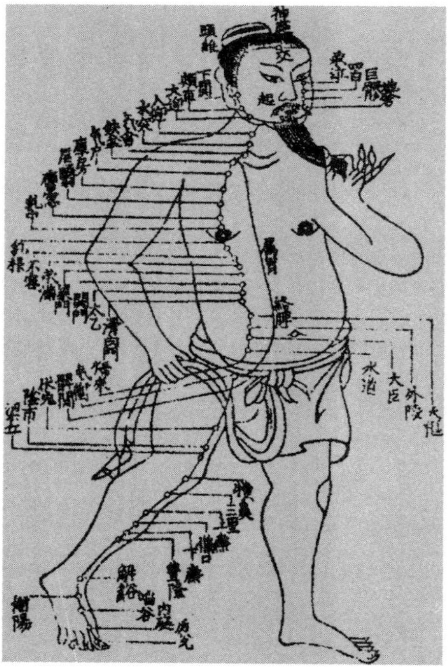

《十四经发挥》图中的足阳明胃经之图

黄帝曰：愿闻胀之舍。

岐伯曰：夫胀者，皆在于脏腑之外，排脏腑而郭胸胁，胀皮肤，故命曰胀。

黄帝曰：脏腑之在胸胁腹里之内也，若匣匮之藏禁器也，各有次舍，异名而同处，一域之中，其气各异，愿闻其故。

黄帝曰：未解其意。再问。

岐伯曰：夫胸腹，脏腑之郭也。膻中者，心主之宫城也。胃者，太仓也。咽喉小肠者，传送也。胃之五窍者，闾里门户也。廉泉玉英者，津液之道也。故五脏六腑者，各有畔界，其病各有形状。营气循脉，卫气逆为脉胀，卫气并脉循分为肤胀。三里而泻，近者一下，远者三下，无问虚实，工在疾泻。

黄帝曰：愿闻胀形？

岐伯曰：夫心胀者，烦心短气，卧不安。肺胀者，虚满而喘咳。肝胀者，胁下满而痛引小腹。脾胀者，善秽，四肢烦悗，体重，不能胜衣，卧不安。肾胀者，腹满引背，央央然腰髀痛。六腑胀：胃胀者，腹满，胃脘痛，鼻闻焦臭，妨于食，大便难。大肠胀者，肠鸣而痛濯濯，冬日重感于寒，则餐泄不化。小肠胀者，少腹䐜胀，引腰而痛。膀胱胀者，少腹而气癃。三焦胀者，气满于皮肤中，轻轻然而不坚。胆胀者，胁下痛胀，口中苦，善太息。凡此诸胀者，其道在一，明知逆顺，针数不失。泻虚补实，神去其室，致邪失正，真不可定，粗之所败，谓之天命。补虚泻实，神归其室，久塞其空，谓之良工。

黄帝曰：胀者焉生？何因而有？

岐伯曰：卫气之在身也，常然并脉循分肉，行有逆顺，阴阳相随，乃得天和，五脏更始，四时循序，五谷乃化。然后厥气在下，营卫留止，寒气逆上，真邪相攻，两气相搏，乃合为胀也。

黄帝曰：善。何以解惑？

岐伯曰：合之于真，三合而得。

黄帝曰：善。

黄帝问于岐伯曰：胀论言无问虚实，工在疾泻，近者一下，远者三下，今有其三而不下者，其过焉在？

岐伯对曰：此言陷于肉肓而中气穴者也。不中气穴，则气

内闭；针不陷肓，则气不行上越；中肉，则卫气相乱，阴阳相逐。其于胀也。当泻不泻，气故不下，三而不下，必更其道，气下乃止，不下复始，可以万全，乌有殆者乎。其于胀也，必审其弥，当泻则泻，当补则补，如鼓应桴，恶有不下者乎？

【译文】

黄帝问：当寸口脉出现什么样的脉象，就表明病人患了胀病呢？

岐伯说：脉象呈现洪盛坚实而滞涩的情况的时候，就是得了胀病。

黄帝说：如何知道罹患胀病的部位是五藏还是六腑呢？

岐伯说：五藏胀病表现为阴脉，六腑胀病表现为阳脉。

黄帝说：因为气运行不畅而导致的胀病，胀病是存在于血脉里面的呢？还是存在于脏腑里面的呢？

岐伯说：胀病的成因与血脉、脏、腑三者都有关系，但胀病产生的部位并不是它们。

黄帝说：希望听你解释一下胀病的病所。

岐伯说：胀病的病所在脏腑之外，其向里压迫着脏腑，向外扩张到胸胁，导致皮肤发胀，因此才叫作胀病。

黄帝说：脏腑是深居在胸腔、腹腔里面的，就像是在匣柜中深藏着禁品一样。不同的脏腑各有各的名称，各有所处的位置，虽然都在胸胁腹腔之中，却有着各异的功能，希望听你说一说其中的道理。

岐伯说：脏腑的外城是胸廓、腹廓；心脏的宫城是膻中，容纳水谷的仓库是胃，传送饮食的道路是咽喉和小肠，胃的五窍——咽门、贲门、幽门、阑门、魄门就如同闾巷邻里的门户一般，津液运行的通路是廉泉和玉英。五藏六腑都有各自所处的区域，而且它们所表现出的症状也是各不相同的。营气正常循行于脉中，但是卫气运行发生紊乱的话，就会导致脉胀；如果卫气并入到脉中，循行到分肉之间的话，就会导致肤胀。治疗的时候可以施针于足阳明胃经的足三里穴，并且使用泻法。发病的部位和足三里穴距离较近的，施针泻一次就可以治愈了，发病的部位和足三里穴的距离较远，就要施针来泻三次。治疗的关键在于当胀病初发时，迅速用泻法去其邪，不管是实证还是虚证，都是如此。

黄帝说：我想听你描述一下胀病所表现的症状是怎样的。

岐伯说：患心胀病者心烦气短，睡卧不安；患肺胀病者胸中虚满，喘息咳嗽；患肝胀病者胁下胀满作痛牵扯到小腹；患脾胀病者呃逆呕吐，四肢闷胀不舒服，肢体沉重，无法胜衣，并且也会出现睡卧不安；患肾胀病者腹部胀满，牵扯到背部闭闷不畅，腰部和大腿作痛。

在六腑里面的胃胀病者腹部胀满，胃脘作痛，鼻中常常嗅到焦臭的气味，饮食不振，大便不畅；大肠胀病者肠中濯濯鸣响而疼痛，假如是冬季还受了寒邪侵犯的话，就会导致病人发生完谷不化的泻症；小肠胀病者小腹胀满，牵扯到腰部作痛；膀胱胀病者小腹胀满，小便困难；三焦胀病者皮肤之间充塞着气，用手按压触感轻浮空虚和松弛；胆胀病者胁下疼痛胀满，口中发苦，时时叹息。以上所说的这些脏腑得的胀病，其病理都有相同之处，只有掌握了营卫气血运行的逆顺情况，施以适宜的针刺，就能把疾病治愈。虚证却用泻法，实证却用补法的话，就会导致病人神气无法内守，邪气旺盛而正气无法折伤，真气发生动摇，这就是低劣的医术，容易导致人夭折。只有虚证使用补法，实证使用泻法，才能使得神气内守，正气充盈而令经脉、肌腠充实，这才是高明的医生所做的事情。

黄帝问：胀病是如何产生的？是什么原因引起的？

岐伯回答：卫气在人体里面运行，正常情况下是于分肉间依靠经脉循行的，它的运行轨迹的顺逆也有内在的规律。营气、卫气一在脉内，一在脉外，相互伴随，与自然界阴阳变化的规律相合，五藏之气的交替运行，就像四季变化一样有固定的次序，饮食物也可以正常地化生精微营养周身。一旦气逆于下，营卫二气的运行就会随着滞留凝止，阴寒邪气就会逆行向上，正气和邪气就会相互斗争，两气如果搏结不散的话，便会聚而导致胀病。

黄帝说：您说得好。那么如何才能明晰它的道理呢？

岐伯说：邪正相攻，分别停留在血脉、五藏、六腑三个地方，通过其反映出的症状，就可以知道是不是发生胀病。

黄帝说：原来如此。

黄帝问岐伯：你之前讲过，无论实证、虚证，治疗胀病的关键都是在胀病刚开始发生的时候，能够快速地泻除邪气。对于发病部位距离穴位较近的病人施针一次就能痊愈了，即便发病的部位距离穴位较远，针刺三次就能够痊愈。但是现在已经治疗了三次可胀病还是没有消除，这是为什么呢？

岐伯回答：我之前所说的方法是指施针的时候深入到肌肉的空隙里面，准确地针刺到气血输注的穴位，所以施针一次或者三次胀病就会痊愈。无论是施针的时候没有深入到肌肉的空隙，或者是刺穴不准，都会使得经脉的气无法畅行，邪气就会在里面闭留，若邪气上越，误中肌肉，就会使得卫气更加逆乱，阴阳营卫的气相互排斥得更加严重。对胀病来说，当泻而不泻，未能使上逆的气下行，疾患自然无法治愈。施针了三次后气还是没有下行的话，就一定要调换到其他的穴位重新针刺。只要准确地按照我所说的方法去做，就一定能将胀病治愈，绝不会有任何危害。在治疗胀病的时候，必须要认真诊查症状、理解脉象，采用正确的补泄之法。只要做到了这些，它的效果就如同用槌击鼓一定会有响声一般，哪里还有胀病不消退的道理呢？

五癃津液别第三十六

黄帝问于岐伯曰：水谷入于口，输于肠胃，其液别为五，天寒衣薄则为溺与气，天热衣厚则为汗，悲哀气并则为泣，中热胃缓则为唾。邪气内逆，则气为之闭塞而不行，不行则为水胀，余知其然也，不知其何由生，愿闻其道。

岐伯曰：水谷皆入于口，其味有五，各注其海，津液各走其道。故三焦出气，以温肌肉，充皮肤，为其津；其流而不行者，为液。天暑衣厚则腠理开，故汗出；寒留于分肉之间，聚沫则为痛。天寒则腠理闭，气湿不行，水下留于膀胱，则为溺与气。五脏六腑，心为之主，耳为之听，目为之候，肺为之相，肝为之将，脾为之卫，肾为之主外。故五脏六腑之津液，尽上渗于目，心悲气并则心系急，心系急则肺举，肺举则液上溢。夫心系与肺，不能常举，乍上乍下，故欬而泣出矣。中热则胃中消谷，消谷则虫上下作，肠胃充郭故胃缓，胃缓

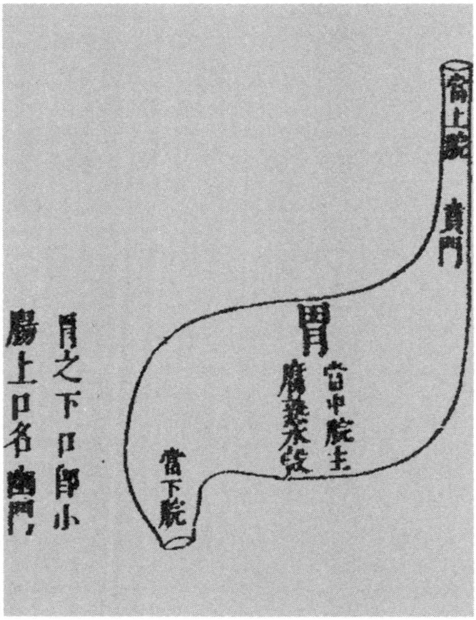

明代张介宾《类经图翼》脏腑图中的胃脏图

则气逆，故唾出。

五谷之津液和合而为膏者，内渗入于骨空，补益脑髓，而下流于阴股。阴阳不和，则使液溢而下流于阴，髓液皆减而下，下过度则虚，虚故腰背痛而胫酸。阴阳气道不通，四海闭塞，三焦不泻，津液不化，水谷并行肠胃之中，别于回肠，留于下焦，不得渗膀胱，则下焦胀，水溢则为水胀，此津液五别之逆顺也。

【译文】

黄帝问岐伯：水谷进入到口中，然后输送到肠胃，在其中化生成为五种津液：如果天气寒冷，并且穿的衣服比较单薄的话，就化成尿和气；如果天气炎热，并且穿的衣服比较厚的话，就会化成汗；如果人的情绪比较悲哀，气并到上，就变成眼泪；如果中焦有热并且胃气舒缓的话，就会化成唾液；如果邪气内犯，阻塞了津液流行的通道，造成阳气阻滞、津液不化，水气得不到宣散，就会化成水胀病。这些现象，尽管我已经知道，但却不清楚它们是什么原因才会这样的，希望你能加以阐释。

岐伯回答：水谷饮食都是自口腔进入到人体里面的，有酸、苦、甘、辛、咸五味，各自注往相应的器官。由食物和水生化的津液也各行其道，因此可以将三焦经气化生而成的精微津液里面，能够温煦滋养肌肉皮肤并且质地清稀的称之为津，而注入脏腑、官窍中，补益脑髓的则称之为液。在天气炎热之时，或者是穿的衣服太过厚暖，腠理就会随着而开疏，因此会出汗。假如此时有寒气入侵体内，滞存于分肉间，津液就会由于寒气的凝滞不行而聚成水液，压迫分肉，阻塞阳气流通，产生疼痛。

在天气寒冷之时，腠理就会随之而闭塞而无法排汗，气涩而运行不畅，水无法蒸发宣散，于是就向下在膀胱里面积存，因此就化成尿液和水气。人体的五藏六腑里面，以心为主，五藏六腑就像百官服侍君主那样为心脏服务；耳朵就像情报员；眼睛就像侦察兵；肺脏主气，有相辅之能，就像宰相一样；肝脏主思虑，就像将军一样；脾脏主肌肉，保护着各个脏腑，就像护卫一样；肾脏主司骨骼，构架支撑人体的外形，因此可以主人的外部，好像外交官。所以说五藏六腑的津液全都向上运行渗灌到目窍。如果病人的心中感到悲伤的话，气聚在心中，心脏的脉络就会出现拘挛紧急，牵带着肺叶扩张而向上举，如果肺叶扩张向上举，就会导致水液随之向上溢泄。但是，肺与心相系，肺叶不能保持上举的状态，因此忽上忽下间，就会造成咳嗽而泪液流溢的现象。中焦热，胃里的食物就便于消化，食物消化后，肠里面的蛔虫就会随着食物上下运动，这个时候肠胃就会充塞而扩张，所以胃气出现弛缓。当胃气弛缓的时候，胃腑就不利于通降而导致气向上运行冲逆，津液随之而行，便表现出分泌唾液的现象。

饮食物所化生的津液，一部分混合成脂膏样，向内渗灌到骨腔中，并可以向上补益脑髓，向下流注到阴器。假如阴阳两气无法和谐的话，就会导致津液溢泄，从阴窍流出体外，如此的话补益骨髓的津液也会随之而消损减少。如果精髓津液的消损减少超过了一定的限度，真阴虚耗，人体就会出现腰背部疼痛，双腿酸软没有力气的症状。如果阴阳两气的通道闭阻不通，气海、血海、髓海和水谷之海这四海也一定都郁闭阻塞，三焦也就无法使得水液通行输泄，所以津液无法化生，食物和水混合在肠胃中，积于回肠，水液停留在下焦，不能渗灌于膀胱，这样就会使下焦胀满，水流向外泛溢，就会发生水胀病。以上所说的这些就是津液所流行的五条通道正常与反常表现的情形。

五阅五使第三十七

黄帝问于岐伯曰：余闻刺有五官五阅，以观五气。五气者，五脏之使也，五时之副也。愿闻其五使当安出？

岐伯曰：五官者，五脏之阅也。

黄帝曰：愿闻其所出，令可为常。

岐伯曰：脉出于气口，色见于明堂，五色更出，以应五时，各如其常，经气入脏，必当治里。

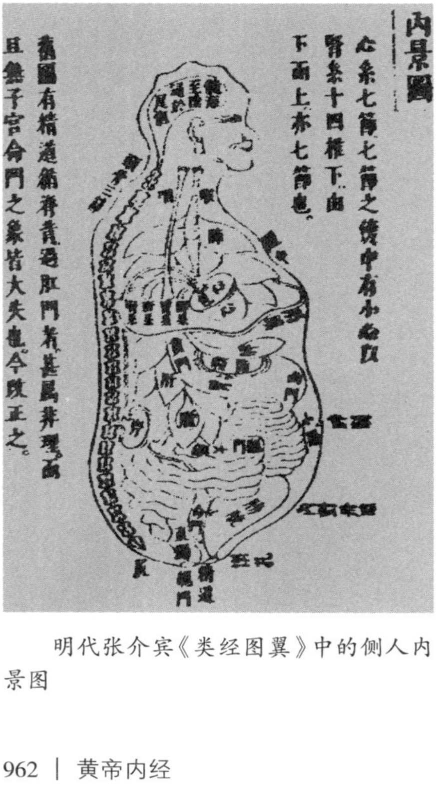

明代张介宾《类经图翼》中的侧人内景图

帝曰：善。五色独决于明堂乎？

岐伯曰：五官已辨，阙庭必张，乃立明堂。明堂广大，蕃蔽见外，方壁高基，引垂居外，五色乃治，平博广大，寿中百岁。见此者，刺之必已，如是之人者，血气有余，肌肉坚致，故可苦已针。

黄帝曰：愿闻五官？

岐伯曰：鼻者，肺之官也；目者，肝之官也；口唇者，脾之官也；舌者，心之官也；耳者，肾之官也。

黄帝曰：以官何候？

岐伯曰：以候五脏。故肺病者，喘息鼻张；肝病者，眦青；脾病者，唇黄；心病者，舌卷短，颧赤；肾病者，颧与颜黑。

黄帝曰：五脉安出，五色安见，其常色殆者如何？

岐伯曰：五官不辨，阙庭不张，小其明堂，蕃蔽不见，又埤其墙，墙下无基，垂角去外，如是者，虽平常殆，况加疾哉。

黄帝曰：五色之见于明堂，以观五脏之气，左右高下，各有形乎？

岐伯曰：腑脏之在中也，各以次舍，左右上下，各如其度也。

【译文】

黄帝问岐伯：我听说施针的方法有“五官五阅”，也就是观察与五藏相对应的五官的五种气色的变化。这五种气色由五藏的运行状态所决定，同时也受到春、夏、长夏、秋、冬五季气候变化的影响，是五藏的运行状态在体表的外在表现。我希望能了解一下五藏是如何在外表现的。

岐伯回答：五藏的外部表现是五官。

黄帝说：我希望能知道五藏所表现出来的表象，并把它作为诊病的常理来对待。

岐伯回答：五藏的运行状态可以通过脉象的形式表现于寸口，也可以通过五色的形式表现在鼻部。五色交替出现，是与春、夏、长夏、秋、冬五季气候的变化相应，每一时令都有其正常现象即五季分别出现青、赤、黄、白、黑五色是有一定规律的。如果经脉的邪气循经络深入内脏，必然出现五色的异常，则一定要从内在脏腑治疗。

黄帝说：原来如此。那么五色仅仅是在鼻部表现吗？

岐伯回答：五官能辨别颜色、气味、味道、声音等，眉间、额部开阔饱满，就可以观察鼻部的情况。如果鼻部宽阔高大，颊侧至耳门部肌肉丰满凸起，下颚高厚，耳周肌肉方正，耳垂凸露于外，面部五色表现正常，五官宽阔高起，端正匀称，这样的人必然长寿。这样的人，在得了疾病的时候，施针治疗就一定会治愈。有如此表现的人，他的气血充足，肌肉坚实，腠理致密，能够接受针刺的治疗。

黄帝说：我想了解一下五官，请你说说看。

岐伯说：五官是五藏的官窍：肺脏功能外在表现的官窍是鼻部，肝脏功能外在表现的官窍是眼睛，脾脏功能外在表现的官窍是口唇，心脏功能外在表现的官窍是舌头，肾脏功能外在表现的官窍是耳朵。

黄帝问道：通过观察五官能够观察出什么呢？

岐伯回答：通过观察五官的变化，可以诊察五藏运行的状态。得了肺病的人，可以诊察到他的气息出现喘急，鼻翼扇动；得了肝病的人，可以诊察到病人出现目眦色青；得了脾病的人，可以诊察到病人出现口唇色黄；得了心病的人，可以诊察到病人舌头呈现卷曲而短缩，颧部色赤；得了肾病的人，就可以诊察到病人颧部和前额颜色呈现发黑的情况。

黄帝问道：有的人脉象平和，五藏的色泽也没有异常，但是一旦得了疾病，情况就会很危重，这是为什么呢？

岐伯回答：面部的五官不够端正清晰，不能正常地分辨出色、声、香、味，两眉的距离和前额的地方显得拘狭而不够宽朗，面部无肉，并且鼻部显得低矮而窄小，两边的脸颊和耳门显得瘦削，耳垂和耳上角又尖又窄，且外突，下颌就像被削了一样内收着。有这样面相的人，禀赋薄弱，就是平常没有病的时候也会常常感到虚弱困苦，更不用说患疾病，体质更差的情况了。

黄帝问道：既然鼻子表现出的五色，可以根据这个来诊测五藏里面精气的情况，那么，鼻子的附近，是否也存在某些反应部位呢？

岐伯回答说：五藏六腑位居在体腔里面，各有它们所居住的部位，那么反映五藏之气的运行状态的五色，自然也有各自所属的部位了。

逆顺肥瘦第三十八

黄帝问于岐伯曰：余闻针道于夫子，众多毕悉矣，夫子之道应若失，而据未有坚然者也，夫子之问学熟乎，将审察于物而心生之乎？

岐伯曰：人之为道者，上合于天，下合于地，中合于人事，必有明法，以起度数，法式检押，乃后可传焉。故匠人不能释尺寸而意短长，废绳墨而起平水也，工人不能置规而为圆，去矩而为方。知用此者，固自然之物，易用之教，逆顺之常也。

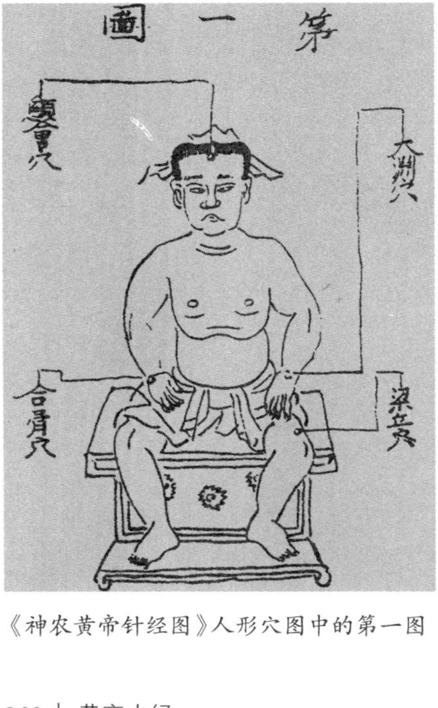

《神农黄帝针经图》人形穴图中的第一图

黄帝曰：愿闻自然奈何？

岐伯曰：临深决水，不用功力，而水可竭也。循掘决冲，而经可通也。此言气之滑涩，血之清浊，行之逆顺也。

黄帝曰：愿闻人之白黑肥瘦小长，各有数乎？

岐伯曰：年质壮大，血气充盈，肤革坚固，因加以邪，刺此者，深而留之，此肥人也。广肩腋，项肉薄厚皮而黑色，唇临临然，其血黑以浊，其气涩以迟，其为人也，贪于取与，刺此者，深而留之，多益其数也。

黄帝曰：刺瘦人奈何？

岐伯曰：瘦人者，皮薄色少，肉廉廉然，薄唇轻言，其血清气滑，易脱于气，易损于血，刺此者，浅而疾之。

黄帝曰：刺常人奈何？

岐伯曰：视其白黑，各为调之，其端正敦厚者，其血气和调，刺此者，无失常数也。

黄帝曰：刺壮士真骨者奈何？

岐伯曰：刺壮士真骨，坚肉缓节监监然，此人重则气涩血浊，刺此者，深而留之，多益其数；劲则气滑血清，刺此者，浅而疾之。

黄帝曰：刺婴儿奈何？

岐伯曰：婴儿者，其肉脆，血少气弱，刺此者，以豪刺浅刺而疾发针，日再可也。

黄帝曰：临深决水奈何？

岐伯曰：血清气浊，疾泻之，则气竭焉。

黄帝曰：循掘决冲奈何？

岐伯曰：血浊气涩，疾泻之，则经可通也。

黄帝曰：脉行之逆顺奈何？

岐伯曰：手之三阴，从脏走手；手之三阳，从手走头。足之三阳，从头走足；足之三阴，从足走腹。

黄帝曰：少阴之脉，独下行何也？

岐伯曰：不然。夫冲脉者，五脏六腑之海也，五脏六腑皆禀焉。其上者，出于颃颡，渗诸阳，灌诸精；其下者，注少阴之

大络，出于气街，循阴股内廉，入腘中，伏行骭骨内，下至内踝之后属而别；其下者，并于少阴之经，渗三阴；其前者，伏行出跗属，下循跗入大趾间，渗诸络而温肌肉。故别络结则跗上不动，不动则厥，厥则寒矣。

黄帝曰：何以明之？

岐伯曰：以言导之，切而验之，其非必动，然后乃可明逆顺之行也。

黄帝曰：窘乎哉！圣人之为道也，明于日月，微于毫厘，其非夫子，孰能道之也。

【译文】

黄帝问岐伯：听先生讲解了施针的道理之后，有很多的收获。根据先生所说的施针理论去治病，都是手到病除的，从来没有遇到过治愈不了的顽疾。先生的学问究竟是因为勤学好问使得熟能生巧的呢？还是因为缜密地观察然后思考得来的呢？

岐伯说：一切理论、方法，都要符合自然界与社会人事的变化规律，并且一定会有明确的法则，对各种名物进行规范，订立各种方式、方法和原则，才能得到人们的认可，使人们遵从，这样才能在后世流传。就像匠人不能不用尺寸就猜测长短，不用绳墨就求平直一样；就像工人不用圆规就划圆形，不用矩尺就去划方形一样。知道了这些法则，就可以对事物的性质有所了解，灵活地运用这些法则，就能掌握事物正常和反常的变化规律。

黄帝问：我想听你解释一下，适应事物的性质会怎么样呢？

岐伯说：从水位深的地方掘开堤坝，不需要用太大的功夫和劳力，就能把水放尽；循着地下的通道开决水道，水就很容易通行无阻，对于人体也是如此。人体气机滑涩情况不同，血液的清浊情况不同，经气运行的逆顺情况不同，治疗起来更应该强调本质，因势利导。

黄帝问：人的皮肤有黑白之分、形体有肥瘦之分、年龄有长幼之分，施针的方式是否也各有区别？你能否解释一下。

岐伯说：如果是壮年而体格魁梧人的话，气血就会比较旺盛，皮肤也会比较坚固，治疗其感受外邪的疾病时，就可以施深针并且要留针，肥壮人的刺法是这样。如果病人的肩腋部比较宽阔，颈部的肌肉比较瘦薄，皮肤显得比较粗厚并且色黑，口唇比较肥厚并且下垂，血液颜色深重而黏稠，气行滞涩缓慢，为人贪便宜而又慷慨好施的人，进行治疗的时候可以施深针并且要留针，还可以增加施针的次数。

黄帝问：对瘦人施针的时候应该怎样做？

岐伯说：瘦人的皮肤一般是比较薄的，颜色也比较淡，肌肉显得消瘦，口唇很薄，言、语的声音很轻，他的血是很清稀的，气运行的情况很滑利，既容易出现脱气，对这种病人进行施针的时候应该要浅刺并且要快速出针。

黄帝道：对一般的人施针治疗的时候有什么需要注意的吗？

岐伯说：这首先需要辨别病人肤色的深浅，调治的时候用不同的方法。如果是端正敦厚的人，他的血气也会很调和，对治疗这种病人不能违反常规的针法。

黄帝问道：那么，施针治疗形体比较强壮、骨骼比较坚实的病人时，需要注意什么呢？

岐伯回答说：形体强壮、骨骼坚实的病人，一般都是肌肉丰厚有力的，骨节是比较舒缓灵活，在这类病人里面，性格属于沉稳少动的气行往往显得艰涩，并且血液黏滞，性格属于好胜多动的气机往往显得滑利，并且血液清稀，那么，在对前者进行施针治疗的时候，就需要刺深针而且还要长久地留针，并且要增加施针的次数；对后者进行施针治疗的时候，就应该刺浅针并且要快速地出针。

黄帝问道：那么，如何对患病的婴儿进行施针治疗的呢？

岐伯回答：婴儿的肌肉比较柔弱，血气还不够充盈，所以，在对患病的婴儿进行施针治疗的时候，就只能用毫针来治疗，并且要施浅针，快速出针，每天施针两次就行了。

黄帝问道：如果在施针时遇到与你所说的临深决水相似的状况会怎么样呢？

岐伯回答说：如果对血液清而稀、气行滑利的人使用疾泻法，便会耗尽其真气。

黄帝问：如果遇到与你所说的循掘决冲相似的情况，又会怎么样呢？

岐伯回答：如果对血液比较黏滞，气行滞涩的人使用疾泻法，便会使其气得以通畅。

黄帝问：经脉循行的逆顺是怎样的情况呢？

岐伯回答：手三阴经都是从胸部经上肢走向手指；手三阳经都是从手指向上经肩部走向头部；足三阳经都是从头部经躯干和下肢走向足部；足三阴经都是从足部经下肢走向腹部。

黄帝问道：足三阴经除却足少阴经外都是上行到腹部的，只有足少阴经向下运行，这是为什么呢？

岐伯回答：并非如此，那向下运行的并不是足少阴经，而是冲脉。冲脉是五脏六腑气血的汇聚的地方，五脏六腑都受其滋养。冲脉向上运行的部分，在咽喉之上的后鼻道附近延伸至体表，把气血渗注到各条阳经，使得脉中的精气得到充养。而冲脉向下运行的部分，就注入足少阴肾经的大络，分出于气街达到体表，然后顺着大腿的内侧面向下运行，进入膝腘窝处，又在胫骨里面伏行，向下运行到达内踝后的跟骨上，就又分支成两条。一条并行于足少阴经向下运行，把气血渗注在足三阴经；另一条伏而向前运行，自内踝后的深部只跟骨结节上，向下运行顺着足背走到足大趾，把气血渗注在各条络脉，进而温养肌肉。因此，一旦络脉发生阻结不通的话，便会影响与之相连的冲脉，造成经气厥逆，就会出现足胫冰冷的现象。

黄帝问：那么，如何才能知道经脉血气的运行是否正常呢？

岐伯回答：一方面要用语言来询问病人的症状，一方面要用切脉的方法来诊查局部的病情。对足背的上面的脉搏进行脉诊，检查其是否搏动，如果没有发生经气的厥逆，就不会发生搏动消失的现象。如此，就可以诊查到全部经脉的运行情况是

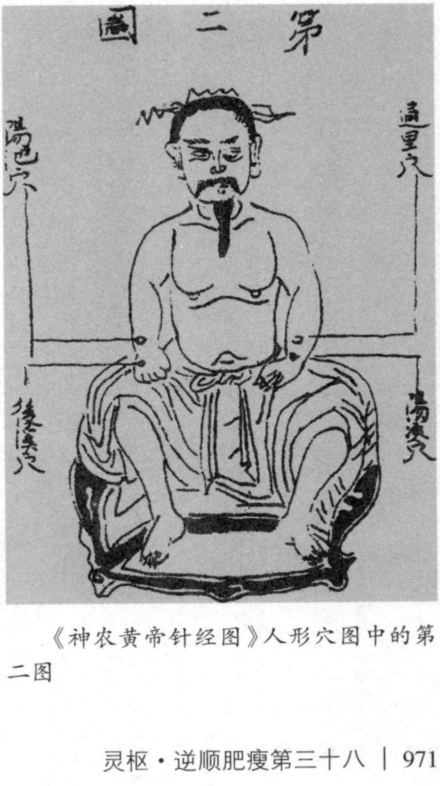

《神农黄帝针经图》人形穴图中的第二图

否正常了。

黄帝说：这些道理真是深奥难懂啊！圣人所总结的这些理论、方法比日月还要光明，比毫厘还要细微，而可以说清楚这些道理的人，非您莫属了！

血络论第三十九

黄帝曰：愿闻其奇邪而不在经者。

岐伯曰：血络是也。

黄帝曰：刺血络而仆者，何也？血出而射者，何也？血少黑而浊者，何也？血出清而半为汁者，何也？发针而肿者，何也？血出若多若少而面色苍苍者，何也？发针而面色不变而烦悗者，何也？多出血而不动摇者，何也？愿闻其故。

岐伯曰：脉气盛而血虚者，刺之则脱气，脱气则仆。血气俱盛而阴气多者，其血滑，刺之则射；阳气畜积，久留而不泻者，其血黑以浊，故不能射。新饮而液渗于络，而未合和于血也，故血出而汁别焉；其不新饮者，身中有水，久则为肿。阴气积于阳，其气因于络，故刺之血未出而气先行，故肿。阴阳之气，其新相得而未和合，因而泻之，则阴阳俱脱，表里相

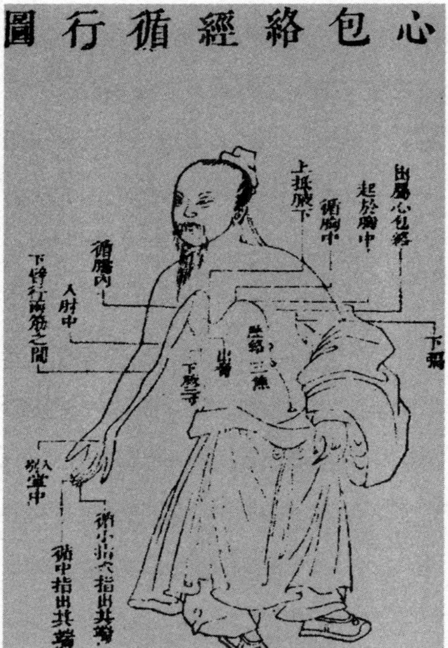

《刺灸心法要诀》中的心包络经循行图

离，故脱色而苍苍然。刺之血出多，色不变而烦悗者，刺络而虚经。虚经之属于阴者阴脱，故烦悗。阴阳相得而合为痹者，此为内溢于经，外注于络，如是者，阴阳俱有余，虽多出血而弗能虚也。

黄帝曰：相之奈何？

岐伯曰：血脉者，盛坚横以赤，上下无常处，小者如针，大者如筋，则而泻之万全也，故无失数矣，失数而反，各如其度。

黄帝曰：针入而肉着者，何也？

岐伯曰：热气因于针则针热，热则肉着于针，故坚焉。

【译文】

黄帝说：我想听你讲一下那种未侵入经脉的奇邪的情况。

岐伯说：没有侵入经脉的奇邪，留滞在络脉，而引起的络脉淤血。

黄帝说：施针于血络使其放血的时候病人会昏倒，这是为什么呢？施针后血液喷射而出的，又是因为什么呢？放出的血呈现色黑浓的，又是什么道理呢？或者放出的血很清稀，有一半就像水汁一样，为什么呢？出针后局部皮肤出现肿起的现象的，是因为什么呢？有的病人放出的血不管多还是少，脸色都会显得苍白，这是因为什么呢？有的病人面色没有变化的，但是拔针后觉得心胸烦闷的，是因为什么呢？有的病人出血尽管很多但是没有痛苦，为什么呢？我想知道这些情况。

岐伯回答：如果脉中的气过于旺盛但是血却相对不足的话，针刺其络脉放血就会脱气，就会使得病人出现晕厥的症状。

如果血和气都属于旺盛，且阴血相对来说更加旺盛的话，血流运行很滑疾流利，所以施针以后血液就会喷射而出；如果病人络脉中的阳气蓄积，长时间地郁滞在内而无法疏通宣泄的话，血液的颜色就会呈现黑红并且变得黏稠，因此施针后血液就不会喷射而出。如果病人刚刚喝过水，津液才刚刚渗入到络脉里面，还没有和血液互相交融，这个时候放血，就会出现血液半呈水液状的现象。针刺前没有饮水的人，这些人体内本来就有水液停积，就会发生水肿病。阴气在阳分聚集起来，渗入脉络，针刺时气就会先于血而出，以致出现局部肿胀。在病人体内的阴气和阳气刚好逢遇，还没来得及相互融合协调就进行施针使用泻法，那么阴阳二气就会同时外泄，造成阴阳二气都出现虚弱，表里相离的情况，这时候病人就会显得脸色苍白。如果出针以后出血太多，脸色尽管没有变化，但心中却显得很烦躁郁闷的病人，那是因为施针血络以后出血造成经脉空虚，便会造成五藏的阴精亏损，出现心中烦躁郁闷的情形。患痹病的病人，其表里的邪气内外相合，滞留在体内，既内溢至经脉中又外注于络脉内。这样的病人经、络二脉都是邪气有余，即使出血量很大也不会虚弱。

黄帝问道：那么，如何才能查知病人血络的情况呢？

岐伯回答：如果观察到病人皮肤的血络显得比较粗大坚实，并且颜色发红，充盈在皮下而没有固定的地方，细小得如针一样小，粗大得如同筷子一样大，对其施以针刺络脉放血的泻法便是安全的。即使如此，医生在施针治疗的时候也不能违背相应的法则，否则，病人就达不到治疗的效果，并且会出现昏仆、烦闷、肿起之类的现象。

黄帝问：针刺入体内后，有被肌肉挤紧的现象，这是为什么呢？

岐伯回答：这是肌肤的热作用于针的后果，针身发热，而针身发热就会使得肌肉在针身黏附，所以针就紧得无法转动。

阴阳清浊第四十

黄帝曰：余闻十二经脉，以应十二经水者，其五色各异，清浊不同，人之血气若一，应之奈何？

岐伯曰：人之血气，苟能若一，则天下为一矣，恶有乱者乎。

黄帝曰：余问一人，非问天下之众。

岐伯曰：夫一人者，亦有乱气，天下之象，亦有乱人，其合为一耳。

黄帝曰：愿闻人气之清浊？

岐伯曰：受谷者浊，受气者清。清者注阴，浊者注阳。浊而清者，上出于咽；清而浊者，则下行。清浊相干，命曰乱气。

黄帝曰：夫阴清而阳浊，浊者有清，清者有浊，清浊别之奈何？

岐伯曰：气之大别，清者上注于肺，浊者下走于胃。胃之清气，上出于口；肺之浊气，下注于经，内积于海。

黄帝曰：诸阳皆浊，何阳浊甚乎？

岐伯曰：手太阳独受阳之浊，手太阴独受阴之清，其清者上走空窍，其浊者下行诸经。诸阴皆清，足太阴独受其浊。

黄帝曰：治之奈何？

岐伯曰：清者其气滑，浊者其气涩，此气之常也。故刺阴者，深而留之；刺阳者，浅而疾之；清浊相干者，以数调之也。

【译文】

黄帝道：我听说人体有十二经脉是相对应于自然界的十二条大河的，但自然界的河流有青、赤、黄、白、黑五色，清浊也都不一样，但是人身的十二经脉气血却是一样的，你能说说它们是怎样相对应的吗？

岐伯说：如果说人体里的血气都一样的话，天下的人便能一心了，天下就会大同，怎么还会发生变乱呢？

黄帝说：我只是说一个人体内的各种血气相同，并不是说所有的人的血气都是一样的。

岐伯说：一个人的体内会有和顺之气，也有混乱之气；而天下繁多的众人里面也会有奸邪不正的坏人，这里面的道理是一样的。

黄帝问道：我希望听你讲述一下人体的清、浊二气。

岐伯回答：人体从水谷饮食禀得到的气为浊，从自然界空气禀得到气为清。浊气输布于阳分进入六腑，清气流注于阴分进入五藏。水谷浊气中清的部分又向上运行从咽喉出来，清气里面浊的部分则向下运行。清浊二气彼此干扰冲突，就叫作“乱气”。

黄帝问：像浊气输布于阳分，清气流注于阴分，浊中有清的部分，清中有浊的部分，那么如何诊查气的清浊情况呢？

岐伯回答：这些情况下的气的流转大致是这样：清的气向上运行输注到肺脏，重浊的气向下运行传导到胃腑。而胃腑中由食物和水化生的浊气中的清气部分又向上运行从口腔出来；肺脏中输注的清气中浊气的部分也向下运行灌渗到全身的经脉，进而在胸中积聚起来，成为气海。

黄帝问：各支阳经皆为浊气所渗注，但是哪条阳经里的浊气最深重呢？

岐伯回答：在各条阳经里面，小肠承接从胃部下行的食物，并对其中的清浊进行分离，所以其所属的手太阳经在各阳经中承受的浊气最深重；在各条阴经里面，肺是呼吸器官，因此其所属的手太阴经在阴经中受清气最多。清气又向上运行到脑窍，浊气又向下运行到各条经脉。在接受清气的五藏中，脾脏是唯一运化食物所生化的精微物质的器官，因此其所属的足太阴经是各阴经中唯一能够承受浊气的。

黄帝问道：那么，如何治疗人体清、浊二气的异常呢？

岐伯说：正常情况下，清气运行表现得滑利，浊气运行表现为滞涩。因此对浊气运行异常而引起的病症进行施针，要刺深针并且要留针；治疗清气运行异常而引起的病症进行施针，要刺浅针并且要快速出针；治疗因清浊相扰所导致的升降失常的病症，就要依据当时具体的情况，如二气相扰的部位、程度等，采用相应的施针方法来治疗。

阴阳系日月第四十一

黄帝曰：余闻天为阳，地为阴，日为阳，月为阴，其合之于人奈何？

岐伯曰：腰以上为天，腰以下为地，故天为阳，地为阴。故足之十二经脉，以应十二月，月生于水，故在下者为阴；手之十指，以应十日，日主火，故在上者为阳。

黄帝曰：合之于脉奈何？

岐伯曰：寅者，正月之生阳也，主左足之少阳；未者六月，主右足之少阳。卯者二月，主左足之太阳；午者五月，主右足之太阳。辰者三月，主左足之阳明；巳者四月，主右足之阳明。此两阳合于前，故曰阳明。申者，七月之生阴也，主右足之少阴；丑者十二月，主左足之少阴。酉者八月，主右足之太阴；子者十一月，主左足之太阴。戌者九月，主右足之厥阴；亥者十月，主左足之厥阴。此两阴交尽，故曰厥阳。

甲主左手之少阳，己主右手之少阳。乙主左手之太阳，戊主右手之太阳。丙主左手之阳明，丁主右手之阳明。此两火并合，故为阳明。庚主右手之少阴，癸主左手之少阴。辛主右手之太阴，壬主左手之太阴。

故足之阳者，阴中之少阳也；足之阴者，阴中之太阴也。手之阳者，阳中之太阳也；手之阴者，阳中之少阴也。

腰以上者为阳，腰以下者为阴。其于五脏也，心为阳中之太阳，肺为阴中之少阴，肝为阴中之少阳，脾为阴中之至阴，肾为阴中之太阴。

黄帝曰：以治之奈何？

岐伯曰：正月、二月、三月，人气在左，无刺左足之阳；四月、五月、六月，人气在右，无刺右足之阳。七月、八月、九月，人气在右，无刺右足之阴；十月、十一月、十二月，人气在左，无刺左足之阴。

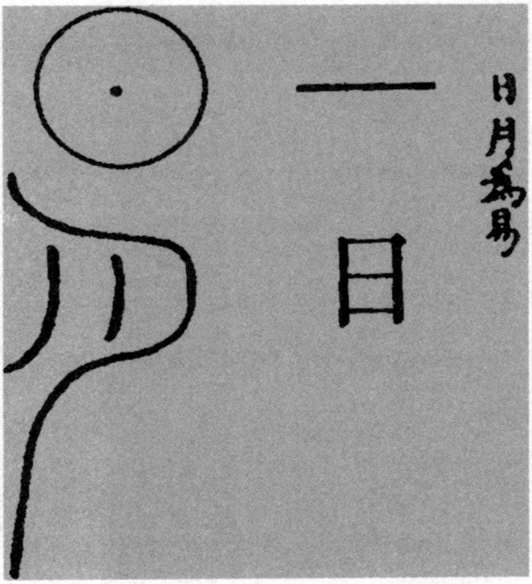

日月为易图，选自宋代佚名辑《周易图》。中医认为，日月运行的自然规律与人的机体运行规律有内在的联系

黄帝曰：五行以东方为甲乙木王春，春者苍色，主肝。肝者，足厥阴也。今乃以甲为左手之少阳，不合于数何也？

岐伯曰：此天地之阴阳也，非四时五行之以次行也。且夫阴阳者，有名而无形，故数之可十，离之可百，散之可千，推之可万，此之谓也。

【译文】

黄帝问：我听说上面的天是属阳的，下面的地是属阴的，太阳属阳，月亮属阴。那么人体与它们是如何应和的呢？

岐伯回答：就人体来说，腰往上的部分与天相对应，因此属阳；腰往下的部分与地相对应，因此属阴。双足的十二条经脉，同一年中的十二个月相对应，月是禀受水性而产生的，所以与十二个月相对应的下肢经脉属阴。在上肢，手有十指，同一旬中的十日相对应，日是禀受火性而产生的，因此上肢经脉属阳。

黄帝问：十二月和十日是如何对应于人体的经脉的呢？

岐伯回答：将十二个月分别用十二地支来代表，其与人双足的十二经的对应关系是：寅为正月，自然界的阳气刚开始出现，对应于左足的少阳胆经；未为六月，对应于右足的少阳胆经；卯为二月，对应于左足的足太阳膀胱经；午为五月，对应于右足的足太阳膀胱经；辰为三月，对应于左足的足阳明胃经；巳为四月，对应于右足的足阳明胃经。阳明的位置在太阳和少阳的中间，因此才叫作阳明。

申为七月，自然界的阴气刚开始出现，对应于右足的足少阴肾经；丑为十二月，对应于足的足少阴肾经；酉为八月，对应于右足的足太阴脾经；子属于十一月，对应于左足的足太阴脾经；戌为九月，对应于右足的足厥阴肝经；亥为十月，对应于左足的足厥阴肝经。厥阴的位置在太阴和少阴的中间，是两者经气必须经过的地方，所以叫作厥阴。将一旬的十日用十天干来代表，其与人双手的十条经脉的对应关系是：甲日相对应于左手的手少阳三焦经；己日相对应于右手的手少阳三焦经；乙日相对应于左手的手太阳小肠经；戊日相对应于右手的手太阳小肠经；丙日相应于左手的手阳明大肠经；丁日相应于右手的手阳明大肠经。丙丁在五行之中属火，阳明因此而得名。庚日相对应于右手的手少阴心经；癸日相对应于左手的手少阴心经；辛日相对应于右手的手太阴肺经；壬日相对应于左手的手少阴肺经。

由于人体腰部以下的位置在性质是属于阴的，因此足三阴经为阴中太阴，阴气旺盛，而足三阳经为阴中少阳，阳气微弱。腰部以上的位置在性质上是属于阳的，所以手三阴经为阳中少阴，阴气微弱，手三阳经为阳中太阳，阳气旺盛。

用这个原理来分析五脏的阴阳可以发现，心处在膈上，心脏性质属火，是阳中太阳；肺处于膈上，肺脏性质是属金，是阳中少阳；肝处于膈下，肝脏性质是属木，是阴中少阳；脾处于膈下，脾脏性质是属土，是阴中至阴；肾处于膈下，肾脏性质是属水，是阴中太阴。

黄帝问：如何利用对经脉和月份相应关系的认识来指导治疗呢？

岐伯说：如果正月、二月、三月的时候，人体里面的阳气是偏重在左侧的足三阳经，所以应该要避免施针于左侧的足少阳胆经、足太阳膀胱经和足阳明胃经；如果是四月、五月、六月的时候，人体内的阳气是偏重在右侧的足三阳经，所以应该要避免施针于右侧的足少阳胆经、足太阳膀胱经和足阳明胃经；如果是七月、八月、九月的时候，人体内的阴气是偏重在右侧的足三阴经，所以要避免施针于右侧的足少阴肾经、足太阴脾经和足厥阴肝经；如果是十月、十一月、十二月的时候，人体内的阴气是偏左侧的足三阴经，所以应该要避免施针于左侧的足少阴肾经、足太阴脾经和足厥阴肝经。

黄帝说：以五行的视角来看，方位中的东和天干中的甲乙的属性都是木。木盛于春，对应五色中的青色，五脏中的肝脏。然而从属于肝脏经脉是足厥阴肝经，如今用甲来对应左手的手少阳三焦经，是不符合五行配天干的规律的，为什么会有这种矛盾呢？

岐伯说：您所说的是以四季的次序和五行的属性与天干地支相配合，而先前说的则是以自然界阴阳变化的规律，配合天干地支，来说明十二经脉的阴阳属性，二者并非同一范畴。阴、阳属于抽象的概念，在不同的领域、不同的范畴里，可以指称十种、百种、千种、万种甚至更多种不同的事物，你所说的矛盾，便是这种现象了。

病传第四十二

黄帝曰：余受九针于夫子，而私览于诸方，或有导引行气、乔摩、灸、熨、刺、焫、饮药，之一者可独守耶，将尽行之乎？

岐伯曰：诸方者，众人之方也，非一人之所尽行也。

黄帝曰：此乃所谓守一勿失，万物毕者也。今余已闻阴阳之要，虚实之理，倾移之过，可治之属，愿闻病之变化，淫传绝败而不可治者，可得闻乎？

岐伯曰：要乎哉问也，昭乎其如日醒，窘乎其如夜瞑，能被而服之，神与俱成，毕将服之，神自得之，生神之理，可着于竹帛，不可传于子孙。

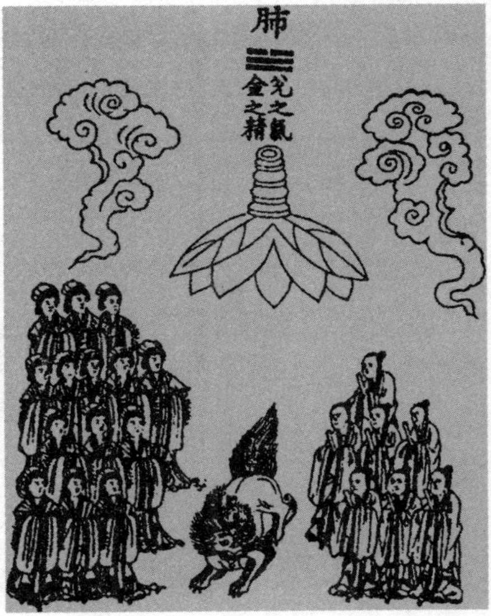

唐代胡愔《黄庭内经五脏六腑图》之肺图

黄帝曰：何谓日醒？

岐伯曰：明于阴阳，如惑之解，如醉之醒。

黄帝曰：何谓夜瞑？

岐伯曰：瘖乎其无声，漠乎其无形，折毛发理，正气横倾，淫邪泮衍，血脉传溜，大气入脏，腹痛下淫，可以致死，不可以致生。

黄帝曰：大气入脏奈何？

岐伯曰：病先发于心，

一日而之肺，三日而之肝，五日而之脾，三日不已，死，冬夜半，夏日中。病先发于肺，三日而之肝，一日而之脾，五日而之胃，十日不已，死，冬日入，夏日出。病先发于肝，三日而之脾，五日而之胃，三日而之肾，三日不已，死，冬日入，夏蚤食。病先发于脾，一日而之胃，二日而之肾，三日而之膂膀胱，十日不已，死，冬入定，夏晏食。病先发于胃，五日而之肾，三日而之膂膀胱，五日而上之心，二日不已，死，冬夜半，夏日昳。病先发于肾，三日而之膂膀胱，三日而上之心，三日而之小肠，三日不已，死，冬大晨，夏晏晡。病先发于膀胱，五日而之肾，一日而之小肠，一日而之心，二日不已，死，冬鸡鸣，夏下晡。诸病以次相传，如是者，皆有死期，不可刺也；间一脏及二三四脏者，乃可刺也。

【译文】

黄帝说：我向先生学习了九针的疗法，又在自己阅读一些方书的时候，知道治疗方法还有导引行气、按摩、灸、熨、针刺、火针和服药等。请问你在治疗的时候，是只采取这些方法中的一种呢，还是需要各种综合起来使用呢？

岐伯说：这些疗法是根据病人所生的不同的病症采用不同的治疗方法，并不需要在一个人身上全部使用。

黄帝说：这也就是把一套的理论完整地贯彻而没有偏差的话，任何复杂的事物也都能应付自如了吧。现在我已经知道了阴阳理论的关键，虚实的原则，还有由于缺乏调护导致的疾病的原理和各种治愈疾病的方法。我还想知道疾病变化的情况，还有因此导致的脏器衰竭而无法医治的病症，你可以说给我听吗?

岐伯说:这个问题是非常重要的。全面地掌握医学的知识,治疗时就会如同是在白天一般头脑清醒;否则就如同在黑夜里一般的糊涂懵懂,无法察觉到什么。掌握了医学的知识,在将其应用到实际的治疗过程中,同时对所学习的知识反复推敲,便能将所学的知识融会贯通,使医术达到很高的境界。这些理论,应该要写在竹帛上以传后世,不应该据为私有而只给自己的子孙流传。

黄帝说:什么是"像身处于白天一般的清醒"?

岐伯说:知道了阴阳流变的道理,就如同迷惑的问题得到了明确的解答,又如同在酒醉后恢复清醒一般。

黄帝说:什么是"像身处于黑夜一般糊涂懵懂"?

岐伯说:无法描绘出疾病的感觉,也无法说出病症的外在特征。病人常出现毛发断折、腠理开泄而导致多汗,正气大量溃散于体外,邪气却在体内旺盛而肆行,经血脉四处流窜,直接进入五藏,导致腹痛,精气下泄的症状。疾病发展到这个阶段,已经到了邪盛两虚的绝境,是不治的死症。

黄帝问道:那么,旺盛的邪气侵入五藏会怎么样呢?

岐伯回答说:旺盛的邪气首先侵入内脏就会发生病变,一天之后就会传播到肺脏,三天后就会传播到肝脏,五天后就会传播到脾脏。假如再过三天病情还没有好转的话,患者就会死亡。如果病发在冬季的话,病人就会在夜半时分死;如果病发在夏季的话,病人就会在正午时分死。旺盛的邪气首先侵入肺脏引发疾病,三天之后就会传播到肝脏,再过一天就会传播到脾脏,再过五天就会传播到胃腑。假如再过十天而病情还没有好转的话，患者就会死亡。如果病发在冬季的话，就会在日落时分死；如果病发在夏季的话，就会在日出时分死。旺盛的邪气首先侵入肝脏引发疾病，三天之后就会传播到脾脏，再过五天就会传播到胃腑，再过三天就会传播到肾脏。假如再过三天而病情还没有好转的话，患者就会死亡。如果病发在冬季的话，病人就会在日落时分死；如果病发在夏季的话，病人就会在清早进餐的时候死。旺盛的邪气首先侵入脾脏引发疾病，一天之后就会传播到胃腑，再过两天就会传播到肾脏，再过三天就会传播到膀胱。假如再过十天而病情还没有好转的话，患者就会死亡。如果病发在冬季的时候，病人就会在夜静人寝时分死；如果病发在夏季的话，病人就会在傍晚进餐时分死。旺盛的邪气首先侵入胃脏引发疾病，五天之后就会传播到肾脏，再过三天就会传播到膀胱，再过五天就会向上运行传播到心脏。假如再过两天而病情还没有好转的话，患者就会死亡。如果病发在冬季的话，病人就会在夜半时分死；如果病发在夏季的话，病人就会在午后死。旺盛的邪气首先侵入肾脏引发疾病，三天之后就会传播到膀胱，再过三天就会向上运行传播到心脏，再过三天就

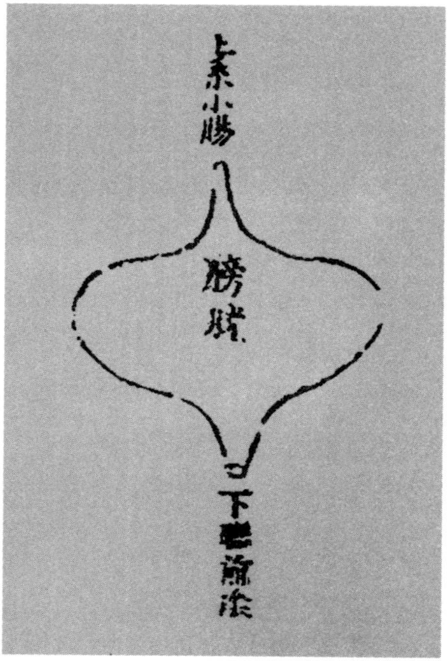

明代高武《针灸聚英》脏腑图之膀胱图

会传播到小肠。假如再过三天而病情还没有好转的话，患者就会死亡。如果在病发冬季的话，病人就会在天色大亮时分死；如果病发在夏季的话，病人就会在黄昏时分死。旺盛的邪气首先侵入膀胱引发疾病，五天之后就会传播到肾脏，再过一天就会传播到小肠，再过一天又会传播到心脏。假如再过两天而病情还没有好转的话，患者就会死亡。如果病发在冬季的话，病人就会在鸡叫的时候死；如果病发在夏季的时候，病人就会在午后的时候死。这些疾病在脏器之间的传播，都有一定的顺序，因此只要病症像这样发展，病人便存在固定的死亡时间，普通情况下是无法通过施针治疗来治愈的。只有当疾病在脏器间的传播，间隔至少一到四个脏器的时候，才能通过施针治疗而痊愈。

淫邪发梦第四十三

黄帝曰：愿闻淫邪泮衍奈何？

岐伯曰：正邪从外袭内，而未有定舍，反淫于脏，不得定处，与营卫俱行而与魂魄飞扬，使人卧不得安而喜梦。气淫于腑，则有余于外，不足于内；气淫于脏，则有余于内，不足于外。

黄帝曰：有余不足有形乎？

岐伯曰：阴气盛则梦涉大水而恐惧，阳气盛则梦大火而燔焫，阴阳俱盛则梦相杀。上盛则梦飞，下盛则梦堕，甚饥则梦取，甚饱则梦予。肝气盛则梦怒，肺气盛则梦恐惧、哭泣、飞扬，心气盛则梦善笑恐畏，脾气盛则梦歌乐，身体重不举，肾气盛则梦腰脊两解不属。凡此十二盛者，至而泻之立已。

厥气客于心，则梦见丘山烟火。客于肺，则梦飞扬，见金铁之奇物。客于肝，则梦山林树木。客于脾，则梦见丘陵大泽，坏屋风雨。客于肾，则梦临渊，没居水中。客于膀胱，则梦游行。客于胃，则梦饮食。客于大肠，则梦田野。客于小肠，则梦聚邑冲衢。客于胆，则梦斗讼自刳。客于阴器，则梦接内。客于项，则梦斩首。客于胫，则梦行走而不能前，及居深地窌苑中。客于股肱，则梦礼节拜起，客于胞脯，则梦溲便。凡此十五不足者，至而补之立已也。

【译文】

黄帝问：我想知道各种病邪是怎么样在体内流散蔓延的。

岐伯回答：邪气从外面侵袭到体内，并不固定在某一处，却向内侵犯脏腑，而且与营气、卫气一起在体内流行，扰动魂魄而使其无法安守，所以导致病人睡眠无法安稳而多梦。如果邪气侵入到五脏的话，便会使人体内阴过盛，外阳不足；如果邪气侵入到六腑的话，便会使人体外阳过盛，内阴不足。

黄帝问道：阴阳之气的过盛或不足，有症状表现出来吗？

岐伯回答说：假如病人的阴寒之气比较旺盛的话，就会梦见过大河而心里觉得恐惧；阳热之气比较旺盛的话，就会梦见烈火熊熊燃烧；阴阳二气都很旺盛的话，就会梦见相互搏杀。假如病人上半身的邪气旺盛的话，就会梦到自己在空中飞翔；假如病人的下半身邪气比较旺盛的话，就会梦到自己往下坠落。假如病人太过饥饿的话，就会梦到自己向人求取东西；假如病人太过饱胀的话，就会梦到自己施与他人。假如病人肝气很旺盛的话，就会梦到自己愤怒；假如病人的肺气很旺盛的话，就会梦到自己恐惧、哭泣、飞腾；假如病人的心气很旺盛的话，就会梦到自己嬉笑不已，或是恐惧畏怯；假如病人的脾气旺盛的话，就会梦到自己唱歌享乐，或者身体沉重而无法动作；假如病人的肾气旺盛的话，就会梦到自己腰脊相离不接。对于所有这些气盛的病症，以针刺泻法进行治疗都可以很快痊愈。

如果邪气侵犯到心脏的话，就会梦到山火烈烈；如果邪气侵犯到肺脏的话，就会梦到飞扬腾越，或是梦到金铁制成的奇怪的东西；如果邪气侵犯到肝脏的话，就会梦到山林树木；如果邪气侵犯到脾脏的话，就会梦到丘陵大泽或被风雨损坏的房屋；如果邪气侵犯到肾脏的话，就会梦到自己身临深渊，或是沉没在水里；如果邪气侵犯到膀胱的话，就会梦到自己游荡到各处；如果邪气侵犯到胃的话，就会梦到食物和饮水；如果邪气侵犯到大肠的话，就会梦到广阔的田野；如果邪气侵犯到小肠的话，就会梦到聚会于城市或交通要道；如果邪气侵犯到胆的话，就会梦到自己和别人争斗诉讼，或者是自杀；如果邪气侵犯到生殖器的话，就会在梦里面性交；如果邪气侵犯到颈部的话，就会梦到自己被斩首；如果邪气侵犯到小腿的话，就会梦到自己行走或是无法前进，或者是看到自己被困在窖苑里面；如果邪气侵犯到大腿的话，就会梦到行跪拜的礼节；如果邪气侵犯到尿道和直肠的话，就会梦到自己大小便。对于所有这些因正气不足、邪气侵体造成的病症，也是可以通过针刺泻法就可以很快治愈的。

顺气一日分为四时第四十四

黄帝曰：夫百病之所始生者，必起于燥湿寒暑风雨，阴阳喜怒，饮食居处，气合而有形，得脏而有名，余知其然也。夫百病者，多以旦慧昼安，夕加夜甚，何也？

岐伯曰：四时之气使然。

黄帝曰：愿闻四时之气。

岐伯曰：春生夏长，秋收冬藏，是气之常也，人亦应之。以一日分为四时，朝则为春，日中为夏，日入为秋，夜半为冬。朝则人气始生，病气衰，故旦慧；日中人气长，长则胜邪，故安；夕则人气始衰，邪气始生，故加；夜半人气入脏，邪气独居于身，故甚也。

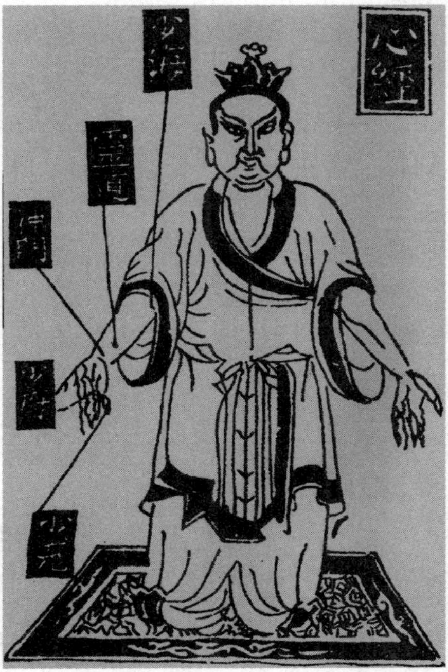

《铜人图经》五输穴图中的心经图

黄帝曰：有时有反者何也？

岐伯曰：是不应四时之气，脏独主其病者，是必以脏气之所不胜时者甚，以其所胜时者起也。

黄帝曰：治之奈何？

岐伯曰：顺天之时，而病可与期。顺者为工，逆者为麤。

黄帝曰：善。余闻刺有五变，以主五输，愿闻其数。

岐伯曰：人有五脏，五脏有五变，五变有五输，故五五二十五输，以应五时。

黄帝曰：愿闻五变。

岐伯曰：肝为牡藏，其色青，其时春，其音角，其味酸，其日甲乙。心为牡藏，其色赤，其时夏，其日丙丁，其音征，其味苦。脾为牝藏，其色黄，其时长夏，其日戊己，其音宫，其味甘。肺为牝藏，其色白，其音商，其时征，其日庚辛，其味辛。肾为牝藏，其色黑，其时冬，其日壬癸，其音羽，其味咸。是为五变。

黄帝曰：以主五输奈何？

岐伯曰：脏主冬，冬刺井；色主春，春刺荥；时主夏，夏刺输；音主长夏，长夏刺经；味主秋，秋刺合。是谓五变，以主五输。

黄帝曰：诸原安合，以致六输？

岐伯曰：原独不应五时，以经合之，以应其数，故六六三十六输。

黄帝曰：何谓脏主冬，时主夏，音主长夏，味主秋，色主春，愿闻其故？

岐伯曰：病在藏者，取之井；病变于色者，取之荥；病时间时甚者，取之输；病变于音者，取之经；经满而血者，病在胃及以饮食不节得病者，取之于合。故命曰味主合。是谓五变也。

【译文】

黄帝说：人所有的疾病，都因为燥湿、寒暑、风、雨等外界环境的侵袭，以及情绪波动、饮食失调、起居缺乏规律乃至性生活不加节制造成的。邪气侵入以后人体就会出现各种病态，祸及内脏所导致的不同的疾病，我已经知道这些情况了。很多病人都在早晨的时候病情减轻而显得神志清爽，正午的时候最为平稳，傍晚病势就会渐渐加重，深夜的时候病势最厉害，这是为什么呢？

岐伯说：这是由清晨、正午、傍晚、深夜人体内阳气的盛衰变化导致的。

黄帝说：我希望能了解这四个时间段里人体阳气的变化。

岐伯说：气候变化的规律：春天是阳气生发的时候，夏天是阳气最隆盛的时候，秋天是阳气收敛的时候，冬天是阳气闭藏的时候，人体的阳气变化也有与之相仿的变化规律。具体到一天来说，早晨的时候就如同春天，中午的时候就如同夏天，傍晚的时候就如同秋天，深夜的时候就如同冬天。人体在早晨的时候是阳气开始复萌，邪气出现衰退，因此清晨时病情会有所好转；中午的时候人的阳气开始逐渐旺盛，到达一天中最盛的阶段，正气能够战胜邪气，因此中午的时候病情最为平稳；傍晚的时候人的阳气开始衰退，邪气就会渐渐嚣张，因此傍晚的时候病情就会恶化；深夜的时候人的阳气都归聚于内脏之内，只有邪气在躯体中肆行，因此深夜的时候病情最为严重。

黄帝说：有时病情的变化会出现与这些规律不符的情况，这是什么道理呢？

岐伯说：这是因为有些疾病与人体阳气的变化关系不大，而主要是由内脏的状态变化来决定的，这种类型的疾病自然会在发病脏器的五行属性被时日所属的五行属性克制的时候就病情加重，在发病脏器的五行属性能克制时日的五行属性的时候病情就会减轻。

黄帝说：如何对这类疾病进行治疗呢？

岐伯说：深入了解日时与病情相应的规律，选取适宜的日时，采用正确的措施，疾病就能治好。可以这样做的医生才称得上是医术高明的医生，而违背这个规律的医生就是庸医了。

黄帝说：您说得很好。我还听说针刺疗法中有“五变”，是针对五种不同的病症，分别用五腧穴——井、荥、输、经、合作为施针的主要穴位来进行治疗。希望听你加以讲解。

岐伯回答：人体的五藏每一个都有色、时、音、味、日五种变化，各与井、荥、输、经、合五腧穴之一相对应，因为五藏共有二十五个腧穴，分别对应春、夏、长夏、秋、冬五季。

黄帝说道：那么，我希望你能讲解这五种变化。

岐伯回答：肝脏是性质属阳，主五色中的青、五季中的春、五音中的角、五味中的酸和十日中的甲、乙日；心脏性质属阳，主五色中的赤、五季中的夏、五音中的徵、五味中的苦和十日中的丙、丁日；脾脏性质属阴，主五色中的黄、五季中的长夏，五音中的宫、五味中的甘、十日中的戊、己日；肺脏性质属阴，主五色中的白、五季中的秋、五音中的商、五味中的辛、十日中的庚、辛日；肾脏性质属阴，主五色中的黑、五季中的冬、五音中的羽、五味中的咸、十日中的壬、癸日。这就是我所说的五藏的五种变化。

黄帝问道：如何依据这五种变化来选择相应的五腧穴呢？

岐伯回答说：五藏是相应于冬的，所以应该施针于井穴；五色是相应于春的，所以应该施针于荥穴；五时是相应于夏的，所以应该施针于腧穴；五音是相应于长夏的，所以应该施针于经穴；五味是相应于秋气的，所以应该施针于合穴。这就是我所说的针对五藏的变化所应针刺的五腧穴。

黄帝问：原来如此。那么在井、荥、输、经、合这五腧穴之外的六腑的原穴，又是如何与五时相对应的呢？

岐伯回答说：原穴并不独立地与五时相应，是同经穴的规律相一致相合于五时。所以说六腑各有井、荥、输、原、经、合，共三十六个腧穴。

黄帝问：什么叫作五藏相应于冬、五色相应于春、五时相应于夏、五音相应于长夏、五味相应于秋呢？希望听你解释一下。

岐伯回答：治疗发于脏器的疾病，应该施针于井穴来治疗；治疗伴有脸色变化症状的疾病，应该施针于荥穴来治疗；治疗忽轻忽重的疾病，应该施针于腧穴来治疗；治疗伴有声音变化症状的疾病，应该施针于经穴来治疗；治疗经脉盛满而存在淤血、胃脏病变，或由于饮食不节制而引发的疾病，那么应该施针于合穴来治疗，所以才说五味相应于秋，故针刺合穴。此即是“五变”的各种表现和针刺五腧穴的原则。

外揣第四十五

黄帝曰：余闻九针九篇，余亲授其调，颇得其意。夫九针者，始于一而终于九，然未得其要道也。夫九针者，小之则无内，大之则无外，深不可为下，高不可为盖，恍惚无穷，流溢无极，畲知其合于天道人事四时之变也。然余愿杂之毫毛，浑束为一，可乎？

岐伯曰：明乎哉问也！非独针道焉，夫治国亦然。

黄帝曰：余愿闻针道，非国事也。

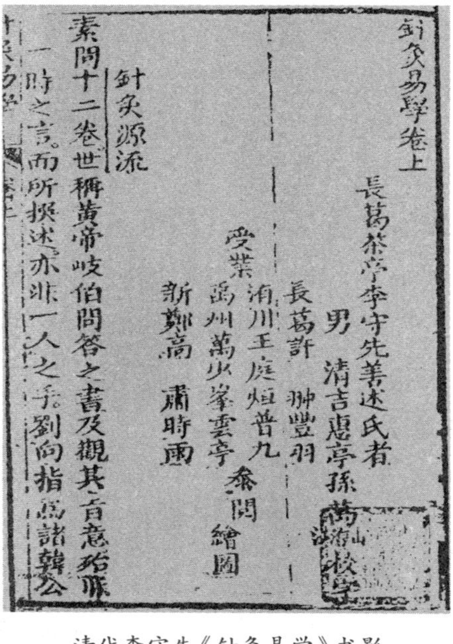
針灸易學卷上

長葛茶亭李守先善述氏著

男 清吉惠亭 孫

長葛許 翀豐羽

受業 洧川王庭烜普九 參閱

禹州萬少峯雲亭 繪圖

新鄭高 肅時雨

針灸源流

素問十二卷世稱黃帝岐伯問答之書及觀其旨意殆非

一時之言而所撰述亦非一人之手劉向指為諸韓公

清代李守先《针灸易学》书影

岐伯曰：夫治国者，夫惟道焉。非道，何可小大深浅，杂合为一乎？

黄帝曰：愿卒闻之。

岐伯曰：日与月焉，水与镜焉，鼓与响焉。夫日月之明，不失其影；水镜之察，不失其形；鼓响之应，不后其声。动摇则应和，尽得其情。

黄帝曰：窘乎哉！昭昭之明不可蔽。其不可蔽，不失阴阳也。合而察之，

切而验之，见而得之，若清水明镜之不失其形也。五音不彰，五色不明，五脏波荡，若是则内外相袭，若鼓之应桴，响之应声，影之似形。故远者，司外揣内；近者，司内揣外，是谓阴阳之极，天地之盖。请藏之灵兰之室，弗敢使泄也。

【译文】

黄帝说：我听你传授了这九篇关于九针的文章，亲自感受到了这一理论的玄妙之处，也颇有一些心得体会。我认为九针层次繁复的思想是统一在一个核心理论体系里面的，但我还未能找到其所在。九针的道理，将相关的全部事物都涵盖其中，又与所有具体的细节都有所涉及，究其深奥，无上高妙不会呆滞的局限于某一种形式，与自然界和人类社会的变化相联系。我想把这复杂得就像牛毛一样的论述归纳一个核心的要领，不知道是否可行？

岐伯说：能够提出这个问题，说明您对这个问题已经认识得很透彻了啊！不仅施针的道理是这样，治理国家，也应该要这样。

黄帝说：我想听你谈一谈施针的道理，并不是治国之道。

岐伯说：无论是治国还是针刺之道，都是需要法则和规律的。如果在治理国家的时候没有法则的话，如何能把各种大、小、深、浅的复杂事物统一在一起呢？

黄帝说：我希望听您把这个道理完整地说一下。

岐伯回答：世间的事物是普遍联系着的，这就像是太阳和月亮、清水和铜镜、鼓槌和回声的情况一样。太阳和月亮光辉照耀下，万物都会出现它们各自的影子；清水和铜镜能够映照出物象，不会偏离其本体的形态；鼓槌落下，鼓声一定会相应地响起来。由此看来，一旦某种事物有了变动，某种现象就会相应发生，本质和表现的联系存在着可以为人所察觉的规律。掌握这些规律，针刺的理论就显而易见了。

黄帝说：这个道理真是深奥啊！它所展现出的智慧的光辉是无法遮蔽的。之所以不会被蒙蔽，是由于它始终围绕着阴阳运行的规律！将各种临床治疗中获得的经验进行归纳、总结，然后再将这些结论运用回切诊中加以检验，通过这种方式获得理论，就像是清水明镜清晰地现出人们的面容一般，不会与实际情况出现有所偏差。病人声音迟滞不清晰、脸色晦暗没有光泽，便是脏器罹患了疾病在外部的表现。这种人体阴阳内外相互影响，使得外资表现出的病症可以反映出内在发生疾病的情况，就如同鼓会随着鼓槌的敲打而发出声音、回声会随着原声的发出而应和、影子会随着身体的出现而出现的道理一般。因此从外部来说，可以通过观察外在的症状来获知内脏的病变；从内部来说，可以通过体察内脏的状态推测外在的症状。这一道理是辨析阴阳之道的最高境界，也是囊括天地万物的总纲。请让我把它藏在灵兰之室，以免它散失了！

五变第四十六

黄帝问于少俞曰：余闻百疾之始期也，必生于风雨寒暑，循毫毛而入腠理，或复还，或留止，或为风肿汗出，或为消瘅，或为寒热，或为留痹，或为积聚，奇邪淫溢，不可胜数，愿闻其故。夫同时得病，或病此，或病彼，意者天之为人生风乎，何其异也？

少俞曰：夫天之风者，非以私百姓也，其行公平正直，犯者得之，避者得无殆，非求人而人自犯之。

黄帝曰：一时遇风，同时得病，其病各异，愿闻其故。

少俞曰：善乎哉问！请论以比匠人。匠人磨斧斤、砺刀削，断材木。木之阴阳，尚有坚脆，坚者不入，脆者皮弛，至其交节，而缺斤斧焉。夫一木之中，坚脆不同，坚者则刚，脆者易伤，况其材木之不同，皮之厚薄，汁之多少，而各异耶。夫木之蚤花先生叶者，遇春霜烈风，则花落而叶萎。久曝大旱，则脆木薄皮者，枝条汁少而叶萎。久阴淫雨，则薄皮多汁者，皮漉而浅。卒风暴起，则刚脆之木，枝折杌伤。秋霜疾风，则刚脆之木，根摇而叶落。凡此五者，各有所伤，况于人乎。

黄帝曰：以人应木奈何？

少俞答曰：木之所伤也，皆伤其枝，枝之刚脆而坚，未成伤也。人之有常病也，亦因其骨节皮肤腠理之不坚固者，邪之所舍也，故常为病也。

黄帝曰：人之善病风厥漉汗者，何以候之？

少俞答曰：内不坚，腠理疏，则善病风。

黄帝曰：何以候肉之不坚也？

少俞答曰：䐃肉不坚而无分理，理者麤理，麤理而皮不致者，腠理疏。此言其浑然者。

黄帝曰：人之善病消瘅者，何以候之？

少俞答曰：五脏皆柔弱者，善病消瘅。

黄帝曰：何以知五脏之柔弱也？

少俞答曰：夫柔弱者，必有刚强，刚强多怒，柔者易伤也。

黄帝曰：何以候柔弱之与刚强？

少俞答曰：此人薄皮肤而目坚固以深者，长冲直肠，其心刚，刚则多怒，怒则气上逆，胸中蓄积，血气逆留，臗皮充肌，血脉不行，转而为热，热则消肌肤，故为消瘅，此言其人暴刚而肌肉弱者也。

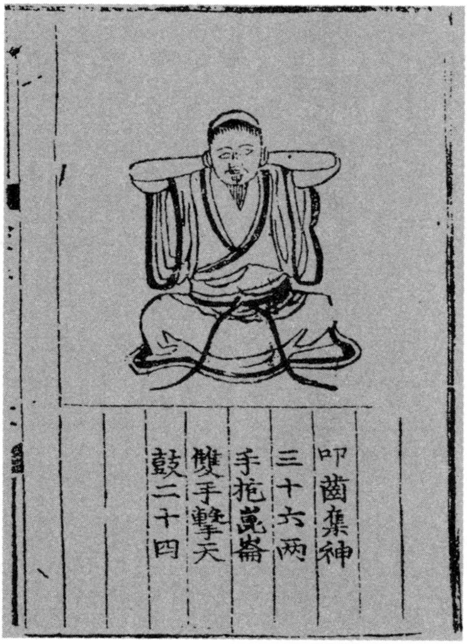
叩齒集神
三十六兩
手抱崑崙
雙手擊天
鼓二十四

明代臞仙《活人心法》中的导引图

黄帝曰：人之善病寒热者，何以候之？

少俞答曰：小骨弱肉者，善病寒热。

黄帝曰：何以候骨之小大，肉之坚脆，色之不一也。

少俞答曰：颧骨者，骨之本也。颧大则骨大，颧小则骨小。皮肤薄而其肉无䐃，其臂懦懦然，其地色殆然，不与其天同色，污然独异，此其候也。然后臂薄者，其髓不满，故善病寒热也。

黄帝曰：何以候人之善病痹者？

少俞答曰：麤理而肉不坚者，善病痹。

黄帝曰：痹之高下有处乎？

少俞答曰：欲知其高下者，各视其部。

黄帝曰：人之善病肠中积聚者，何以候之？

少俞答曰：皮肤薄而不泽，肉不坚而淖泽，如此肠胃恶，恶则邪气留止，积聚乃伤。脾胃之间，寒温不次，邪气稍至；蓄积留止，大聚乃起。

黄帝曰：余闻病形，已知之矣，愿闻其时。

少俞答曰：先立其年，以知其时，时高则起，时下则殆，虽不陷下，当年有冲通，其病必起，是谓因形而生病，五变之纪也。

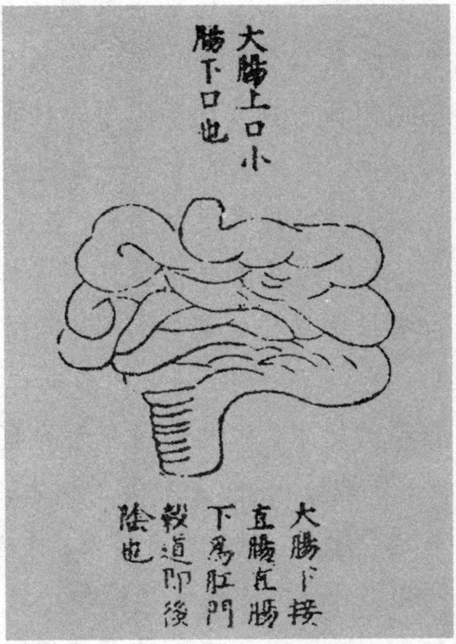

明代高武《针灸聚英》脏腑图之大肠上口、小肠下口图

【译文】

黄帝问少俞：我听说所有疾病的最初阶段，都是风雨寒暑的邪气顺着皮毛侵入到腠理。然而邪气进入腠理之后，或是被排出体外，或是在里面停留，留在体内的邪气有的形成风肿、汗多的

风水病，有的形成了消瘅，有的引发成寒热病，有的形成了长久难治愈的痹症，有的只是积聚在体内，暂时并不发作。同样是邪气引起，可能的结果却数之不尽，请你说说这里面的缘故。此外，有些人是同时得病，但是所患的病症却不尽相同，这难道是由于自然界为不同人生化了不同的邪气吗？多么奇怪啊！

少俞说：自然界的邪气，对每一个人而言都是一样的，并不会因人而异。只有被邪气侵犯的人才会发生疾病，能够躲避邪气的人就不会发生危险。疾病的发生，不是自然界的邪气有意侵袭人体，而是人不能躲避而被邪气所侵。

黄帝问道：那么在同时被邪气侵袭，同时发生病变，但是他们的病情却是不一样。这是为什么呢？

少俞回答：您这个问题问得很好！请允许我用匠人作比喻来说明这个问题。匠人们磨刀砍树的时候，常常会发现树木的向阳面的材质比背阳面的材质坚实，刀斧无法砍入坚硬的向阳一面，而松脆的背阳一面树皮质地松脆，容易砍伐。在树干分叉长结的地方更加坚硬，甚至会使得刀斧残缺。同一棵树木上，木质的坚硬与松脆还不一样，既有坚硬难以砍动的部位，也有松脆易伤的部位，更何况树木品种会不一样，树皮的厚薄当然也会不一样，汁液的多少有所差异也是必然的。开花抽芽较早的树木，如果碰到春天的霜和风，就会花朵零落，叶片枯萎；质地疏松、皮层较薄的树木，遭受持续的暴晒或者大旱，枝条就会干枯、树叶就会萎黄；树皮薄、汁液多的树种，在长期的阴雨之下，树皮就会溃烂和汁液就会渗出；木质刚硬而脆的树种，很容易就会被狂风牵动树根，就会出现枝干折伤；这五种树木，尚且因为自身体质的不同，在不同的天气条件下受到不同的损伤，更何况是人了！

黄帝问道：那么，人体和树木的这些情况有什么相通之处呢？

少俞回答：树木受到损害，都在枝杈上。刚强的枝杈松脆。所以有些人生病较多，也是因为他的骨节、皮肤、腠理不够坚固，邪气就从这些部位进入人体，所以就常常患病。

黄帝问：如何分辨那些易于感染上发汗不止的风厥病的人呢？

少俞回答：肌肉不够坚实，腠理疏松不密，就经常患风厥而出汗不止的病。

黄帝问：那么，医生是以什么作为依据来诊测病人的肌肉的坚实与否的呢？

少俞回答说：聚结的肌肉不够坚实，并且皮肤纹理不清晰，或者就算有纹理也是粗糙的纹理。质地也不够紧密的人，他的腠理也会很疏松。这就是判断病人肌肉的坚实与否的依据。

黄帝问：如何分辨那些易于感染上消渴病的人呢？

少俞回答：五藏不强健的，就会经常得消渴病。

黄帝问：那么，医生以什么作为依据来诊察病人的五藏是否强健呢？

少俞回答：五藏不够强健的人，一定是脾性刚暴强悍的性格。他们常常会愤怒，并对不够强健的五藏造成伤害。

黄帝问：那么，如何分辨那些五藏不够强健而性格刚烈的人呢？

少俞回答：这些人的皮肤比较薄，眼神锐利并且眼窝深陷，眉毛长而直扬，性格刚烈，所以常常发怒。发怒的话，气就会向上冲逆，在胸中郁积，导致血气逆乱而在内滞留，使得皮肤肌肉出现胀满，血脉运行受到阻碍，从而郁积生热，消耗肌肉和皮肤里的津液，从而引发了消渴病。这就是那些性格刚烈而肌肉瘦弱的人的情形。

黄帝问：如何分辨经常患有寒热病症的病人呢？

少俞回答：假如病人的骨骼非常细小，肌肉很柔弱，就会经常发生寒热病症。

黄帝问：医生依据什么来判断病人骨骼大小的情况和肌肉的坚柔和气色的情况的呢？

少俞回答：颧骨是全身骨骼的标杆。颧骨比较粗大的人，他全身上下的骨骼都会很粗大；颧骨是比较低小的人，那么他全身上下的骨骼都会很细小。并且这些人的皮肤比较脆薄，全身上下的肌肉没有丰隆突起的地方，臂膊也显得比较软弱无力，地阁处暗淡无光，与天庭有明显的区别，在所有部位中显得暗淡，这就是肌肉瘦弱、气色不一的表现。此外，双臂肌肉瘦弱的人，精髓里的阴精一定是衰少不足的，因此会常患寒热病症。

黄帝问：医生如何分辨那些易于患痹证的病人呢？

少俞回答：肌肉不够坚实，皮肤纹理粗糙的人就会经常得痹证。

黄帝问：那么，痹病发作于身体的什么部位，是否存在一定的规律？

少俞回答：如果医生想要知道痹病发作于身体的什么部位，就一定要审视各个部位，较虚弱的部位易于染上痹病。

黄帝问：医生如何分辨那些肠子易于染上积聚病症的人呢？

少俞回答：皮肤显得菲薄而不够润泽，肌肉不结实却湿润的人，肠胃功能一定是比较差的，邪气容易留止在里面，从而引发脾胃等脏器的积聚病。再加上如果饮食不按常度的话，外邪进一步侵害脾胃，在肠里面蓄积滞留更甚，从而导致发生严重的积聚病症。

黄帝问：我听您讲述了这些病症的症状，已经掌握了通过外在表现推断疾病的方法。我还想知道一些疾病与时令的关系。

少俞答道：首先要知道当年的天干地支，然后据此推算客气加临于主气的时序顺逆。客气高于主气时，病人的病就会好转；主气高于客气时，病人的病情就会恶化。此外，有的时候尽管并不处于主气高于客气的状态下，但是因为年运的影响，也会引发病症。这是由人的形体、气质类型和年运五行属性的生克关系所决定的，是五变的规律。

本脏第四十七

黄帝问于岐伯曰：人之血气精神者，所以奉生而周于性命者也。经脉者，所以行血气而营阴阳，濡筋骨，利关节者也。卫气者，所以温分肉，充皮肤，肥腠理，司关合者也。志意者，所以御精神，收魂魄，适寒温，和喜怒者也。是故血和则经脉流行，营覆阴阳，筋骨劲强，关节清利矣。卫气和则分肉解利，皮肤调柔，腠理致密矣。志意和则精神专直，魂魄不散，悔怒不起，五脏不受邪矣。寒温和则六腑化谷，风痹不作，经脉通利，肢节得安矣。此人之常平也。五脏者，所以藏精神血气魂魄者也。六腑者，所以化水谷而行津液者也。此人之所以具受于天也，无愚智贤不肖，无以相倚也。然有其独尽天寿，而无邪僻之病，百年不衰，虽犯风雨卒寒大暑，犹有弗能害也；有其不离屏蔽室内，无怵惕之恐，然犹不免于病，何也？愿闻其故。

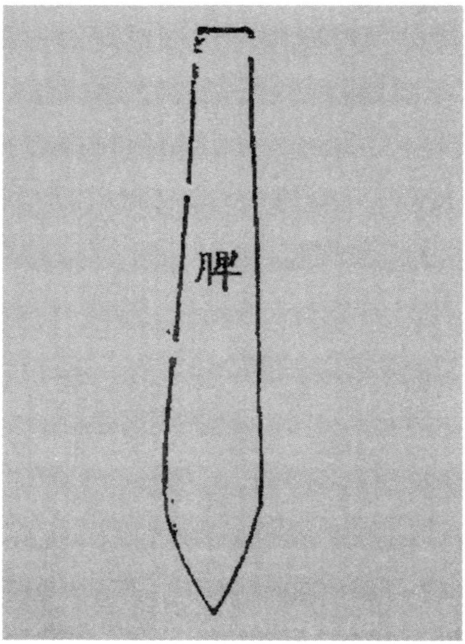

明代高武《针灸聚英》脏腑图之脾脏图

岐伯对曰：窘乎哉问也！五脏者，所以参天地，副阴阳，而连四时，化五节者也。五脏者，固有小大高下坚脆端正偏倾者；六腑亦有小大长短厚薄结直缓急。凡此二十五者，各不同，或善或恶，或吉或凶，请言其方。

心小则安，邪弗能伤，易伤以忧；心大则忧不能伤，易伤于邪。心高则满于肺中，悗而善忘，难开以言；心下则脏外，易伤于寒，易恐以言。心坚则脏安守固；心脆则善病消瘅热中。心端正则和利难伤；心偏倾则操持不一，无守司也。

肺小则少饮，不病喘喝；肺大则多饮，善病胸痹喉痹逆气。肺高则上气肩息咳；肺下则居贲迫肺，善胁下痛。肺坚则不病咳上气；肺脆则苦病消瘅易伤。肺端正则和利难伤；肺偏倾则胸偏痛也。

肝小则脏安，无胁下之病；肝大则逼胃迫咽，迫咽则苦膈中，且胁下痛。肝高则上支贲，切胁悗，为息贲；肝下则逼胃，胁下空，胁下空则易受邪。肝坚则脏安难伤；肝脆则善病消瘅易伤。肝端正则和利难伤；肝偏倾则胁下痛也。

脾小则脏安，难伤于邪也；脾大则苦湊䏚而痛，不能疾行；脾高则䏚引季胁而痛；脾下则下加于大肠，下加于大肠则脏苦受邪。脾坚则脏安难伤；脾脆则善病消瘅易伤。脾端正则和利难伤；脾偏倾则善满善胀也。

肾小则脏安难伤；肾大则善病腰痛，不可以俯仰，易伤以邪。肾高则苦背膂痛，不可以俯仰；肾下则腰尻痛，不可以俯仰，为狐疝。肾坚则不病腰背痛；肾脆则善病消瘅易伤。肾端正则和利难伤；肾偏倾则苦腰尻痛也。凡此二十五变者，人之所苦常病。

黄帝曰：何以知其然也？

岐伯曰：赤色小理者心小，粗理者心大。无髃骬者心高，髃骬小短举者心下。髃骬长者心下坚，髃骬弱小以薄者心脆。髃骬直下不举者心端正，髃骬倚一方者心偏倾也。

白色小理者肺小，粗理者肺大。巨肩反膺陷喉者肺高，合腋张胁者肺下。好肩背厚者肺坚，肩背薄者肺脆。背膺厚者肺端正，胁偏疏者肺偏倾也。

青色小理者肝小，粗理者肝大。广胸反骹者肝高，合胁兔骹者肝下。胸胁好者肝坚，胁骨弱者肝脆。膺腹好相得者肝端正，胁骨偏举者肝偏倾也。

黄色小理者脾小，粗理者脾大。揭唇者脾高，唇下纵者脾下。唇坚者脾坚，唇大而不坚者脾脆。唇上下好者脾端正，唇偏举者脾偏倾也。

黑色小理者肾小，粗理者肾大。高耳者肾高，耳后陷者肾下。耳坚者肾坚，耳薄不坚者肾脆。耳好前居牙车者肾端正，耳偏高者肾偏倾也。

凡此诸变者，持则安，减则病也。

帝曰：善。然非余之所问也。愿闻人之有不可病者，至尽天寿，虽有深忧大恐，怵惕之志，犹不能减也，甚寒大热，不能伤也；其有不离屏蔽室内，又无怵惕之恐，然不免于病者，何也？愿闻其故。

岐伯曰：五脏六腑，邪之舍也，请言其故。五脏皆小者，少病，苦燋心，大愁忧；五脏皆大者，缓于事，难使以忧。五脏皆高者，好高举措；五脏皆下者，好出人下。五脏皆坚者，无病；五脏皆脆者，不离于病。五脏皆端正者，和利得人心；五脏皆偏倾者，邪心而善盗，不可以为人平，反复言语也。

黄帝曰：愿闻六腑之应。

岐伯答曰：肺合大肠，大肠者，皮其应。心合小肠，小肠者，脉其应。肝合胆，胆者，筋其应。脾合胃，胃者，肉其应。肾合三焦膀胱，三焦膀胱者，腠理毫毛其应。

黄帝曰：应之奈何？

岐伯曰：肺应皮，皮厚者大肠厚，皮薄者大肠薄。皮缓腹里大者，大肠大而长，皮急者大肠急而短，皮滑者大肠直，皮肉不相离者大肠结。

心应脉，皮厚者脉厚，脉厚者小肠厚；皮薄者脉薄，脉薄者小肠薄。皮缓者脉缓，脉缓者小肠大而长；皮薄而脉冲小者，小肠小而短。诸阳经脉皆多纡屈者，小肠结。

脾应肉，肉䐃坚大者胃厚，肉䐃么者胃薄。肉䐃小而么者胃不坚；肉䐃不称身者胃下，胃下者下管约不利。肉䐃不坚者胃缓，肉䐃无小里累者胃急。肉䐃多少里累者胃结，胃结者上管约不利也。

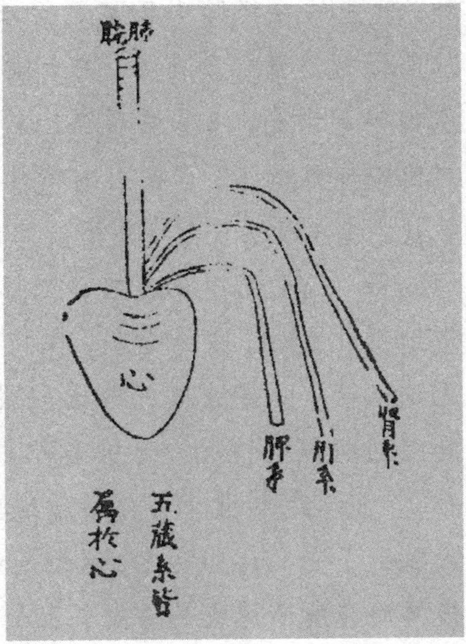

明代高武《针灸聚英》脏腑图之心脏图

肝应爪，爪厚色黄者胆厚，爪薄色红者胆薄。爪坚色青者胆急，爪濡色赤者胆缓。爪直色白无约者胆直，爪恶色黑多纹者胆结也。

肾应骨，密理厚皮者三焦膀胱厚，粗理薄皮者三焦膀胱薄。疏腠理者三焦膀胱缓，皮急而无毫毛者三焦膀胱急。毫毛美而粗者，三焦膀胱直，稀毫毛者，三焦膀胱结也。

黄帝曰：厚薄美恶皆有形，愿闻其所病。

岐伯答曰：视其外应，以知其内脏，则知所病矣。

【译文】

黄帝问岐伯：人体的血、气、精、神，是为人体提供能量，维持人体生活活动的物质。卫气的作用是充盈皮肤和滋润腠理以及控制汗孔的开合；经脉流行血气向各个脏器、器官、骨骼个韧带输布营养；人的意志，是用来统驭精神，收摄魂魄来适应气候寒温变化和调节情绪、调节人体的生理活动。血液调和，就能够在经脉中正常运行，遍布周身而营养身体的内外，从而保持筋骨强劲有力，关节滑利自如。卫气和顺，就能使得肌肉得到滑润，皮肤呈现得比较柔和润泽，腠理紧密；人的意志比较专注的话，那么人的精神就会比较集中，思维显得比较敏捷，魂魄就会安定，并不会产生懊悔愤怒的情绪变化，五脏因此得以避免邪气的侵害；饮食的冷热变化平稳，六腑就能正常地消化食物，供给营养，保持经脉的通畅，让风病、痹病等无法产生，使得肢体关节比较灵活。人体正常的生理状态就是上面所说的情况。五脏是贮藏着精、神、气、血和魂魄的器官，六腑能够传化水谷然后输送由此所得的津液的器官。是先天赋予了它们这些功能，这个是无关乎人的愚笨、聪明、贤能、浅薄而有所增益或是缺失。但是有些人可以享尽天年，邪气无法侵扰，老但是没有显得衰弱，就算是风雨、骤寒暴暑，也不可以令其染病；有些人尽管足不出户，也没有被忧伤、惊恐的刺激，但是还是不能避免生病，这是什么道理呢？我想听你说说看？

岐伯回答：您的问题问得真是高深啊！五脏的状态是受到自然界和阴阳运转的影响，与四时和五季的流转相应和。在不同的个体里面，五脏会有体形大小的不同、位置高低的不同、质地坚脆的不同还有端正偏斜的不同，六腑也会有体形大小、长短、管壁厚薄、走向曲直还有弛缓紧急的差异，上面所说的这二十五种个体的差异，有些对人体有利，有些对人体不利，有些有好处，有些有害处，请让我解释其中的原委。

心脏体形比较小的，心气就容易在里面安守，不易为邪气所害，但比较容易因为忧患而导致内伤；心脏的体形比较大的，不易为忧虑所伤，但容易被外邪侵入而损伤；心脏位置比较高的话，心脏就会挤压肺脏，会使人心中烦闷，并且比较健忘，遇到事也不易用语言来开导他；心脏的位置比较低的话，心阳容易外散，总是很容易被寒邪损害，也容易被语言惊吓到；心脏质地比较坚实的话，心阳就会安定，神气稳固；心脏的质地比较松脆的话，心脏就会容易被消瘅等热病所侵；心脏比较端正的话，那么里面的气血就会呈现调和和流畅，邪气也就不容易对其造成伤害；心脏位置比较斜的话，神气就会外散，使人操持不一，缺乏主见。

肺脏的体形比较小的话，饮水一般会比较少，不会被喘息病所侵；肺脏的体形比较大的话，饮水一般会比较多，容易得胸痹、喉痹和气急上逆之类的病证；肺脏的位置比较高的话，就容易出现气急上逆，造成抬肩喘息、咳嗽；肺脏的位置比较低的话，就会因与贲门的距离过近而气血不畅，所以容易发生胁下疼痛之类的疾病；肺脏的质地比较坚实的话，那么里面的精气就能固守住，所以不会得咳嗽、气急上逆之类的疾病；肺脏的质地比较松脆的话，就会因气机不宣而引起化热，所以常会得消瘅之类的病证；肺脏位置比较端正的话，那么里面的气血就会和调而流畅，难以被邪气所伤害了；肺脏比较斜的话，那么就会得胸部偏痛之类的疾病。

肝脏的体形比较小的话，那么里面所藏的气血就会呈现安宁和调，并且不会发生胁下病痛的疾病；肝脏的体形比较大的话，向下就会压迫到胃腑和食道，引发饮食不入的膈中症以及胁下疼痛；肝脏的位置比较高的话，会上支隔膜，紧贴胁壁，引起息贲疾病；肝脏的位置比较低的话，向下就会压迫到胃腑，但是胁下却是空虚不实的，容易被邪气侵害；肝脏质地比较坚实的话，那么里面所藏的气血就会比较安宁和调，难以被邪气伤害；肝脏的质地比较松脆的话，容易得消瘅之类的病证；肝脏位置比较端正的话，那么里面的气血就会比较和调并且流畅，难以被邪气伤害；肝脏位置比较斜的话，那么就会患胁下疼痛之类的疾病。

脾脏的体形比较小的话，那么里面所藏的气血就会比较安宁而和调，难以被邪气伤害；脾脏的体形比较大的话，就会在充塞胁下的空软处，使人疼痛，导致无法快步行走；脾脏的位置比较高的话，就会患有胁下虚软的地方牵扯到胁下的小肋骨疼痛；脾脏的位置比较低的话，向下就会压迫到大肠，脾脏的质地比较坚实的话，那么里面所藏的气血就会显得比较安宁和调，难以被邪气伤害；脾脏的质地比较松脆的话，容易患消瘅之类的疾病；脾脏位置比较端正的话，那么里面的气血就会显得和调并且流畅，难以被邪气伤害；假如某人的脾脏位置比较斜的话，就总是容易患满胀之类的疾病。

肾脏的体形比较小的话，那么里面所藏的精气就会比较安宁而和调，难以被邪气伤害；肾脏的体形比较大的话，就总是会患腰部疼痛的疾病，使人无法俯仰屈伸，而且易于被外邪所伤；肾脏的位置比较高的话，就会出现脊背部作痛，亦使人无法俯仰屈伸；容易患腰部和尾骶部疼痛的疾病，同样使人无法俯仰屈伸，容易形成狐疝之类的疾病；肾脏的质地比较坚实的话，就不会发生腰背疼痛之类的疾病；肾脏的质地比较松脆的话，就会总是发生消瘅之类的疾病；肾脏位置比较端正的话，那么里面的气血就会显得比较和调并且流畅，难以被邪气伤害；肾脏位置比较斜的话，就会出现腰部和尾骶部作痛之类的疾病。以上所说的这二十五种五脏先天的条件引起的病症，是人体经常发生的病症。

黄帝问：如何才能查知五脏的这些先天条件呢？

岐伯回答：某人肤色比较赤并且纹理致密，这就说明这个人的心脏比较小；某人的皮肤纹理比较粗疏的话，这就说明这个人的心脏比较大；某人的胸骨剑突隐明显的话，这就说明这个人的心脏位置比较高；假如某人的胸骨剑突短小，有鸡胸现象，这就说明这个人的心脏位置比较低；某人的胸骨较剑突较长的话，这就说明这个人的心脏比较坚实；某人的胸骨剑突较小并且比较薄弱的话，这就说明这个人的心脏质壁比较松脆；某人的胸骨剑突直向下方并且没有突起的话，这就说明这个人的心脏位置比较端正；某人的胸骨显得剑突并且偏向一侧，这就说明这个人的心脏位置比较斜。

某人的肤色显得比较白并且纹理致密的话，这就说明这个人的肺脏比较小；某人的皮肤纹理比较粗疏的话，这就说明这个人的肺脏比较大；某人的两肩显得比较宽厚，胸膺比较高起，喉部比较内陷的话，这就说明这个人的肺脏位置比较高；某人的两腋比较紧敛，两胁比较开张的话，这就说明这个人的肺脏位置比较低；某人的肩背宽厚的话，这就说明这个人的肺脏比较坚实；某人的肩背显得较薄，这就说明这个人的肺脏比较松脆；某人的胸背显得比较宽厚的话，这就说明这个人的肺脏位置比较端正；某人的胁部一侧比较低的话，这就说明这个人的肺脏位置比较斜。

某人的肤色比较青并且纹理比较密的话，这就说明这个人的肝脏比较小；某人的皮肤纹理粗疏的话，这就说明这个人的肝脏比较大；某人的胸廓显得比较宽厚，胁骨显得比较高突的话，这就说明这个人的肝脏位置比较高；某人的两胁窄小，扁骨不明显的话，这就说明这个人的肝脏位置比较低；某人的胸胁健美的话，这就说明这个人的肝脏比较坚实；某人的胁骨显得比较细弱的话，这就说明这个人的肝脏比较松脆；某人的胸腹健美并且相互称应的话，这就说明这个人的肝脏位置比较端正；某人的胁骨一侧比较高的话，这就说明这个人的肝脏位置比较斜。

某人的肤色比较黄并且纹理比较密的话，这就说明这个人的脾脏比较小；某人的皮肤纹理比较粗疏的话，这就说明这个人的脾脏比较大；某人的嘴唇上翻的话，这就说明这个人的脾脏位置比较高；某人的嘴唇下垂的话，这就说明这个人的脾脏位置比较低；假如某人嘴唇比较充实的话，这就说明这个人的脾脏比较坚实；某人的嘴唇虽厚却不实的话，这就说明这个人的脾脏比较松脆；某人的嘴唇充实且上下相称的话，这就说明这个人的脾脏位置比较端正；假如某人的嘴唇偏斜耸起的话，这就说明这个人的脾脏位置比较斜。

某人的肤色比较黑并且纹理比较密的话，这就说明这个人的肾脏比较小；某人的皮肤纹理比较粗疏的话，这就说明这个人的肾脏比较大；某人的两耳比较高的话，这就说明这个人的肾脏位置比较高；某人的两耳后侧比较低陷的话，这就说明这个人的肾脏位置比较低；某人的两耳比较坚挺的话，这就说明这个人的肾脏比较坚实；某人的两耳皮肉较薄并且不坚实的话，这就说明这个人的肾脏比较松脆；某人的两耳肥厚，长在下颌骨前面的话，这就说明这个人的肾脏位置比较端正；假如某人两耳不等高的话，这就说明肾这个人的脏位置比较斜。

先天存在这种情况的人，只要加以良好的持护，便可以保持健康，但若调理不善，以致五脏有所损伤，便会罹患疾病了。

黄帝说：您说得很好，但我问的问题不是这个。我希望听你解释的是为什么有些人能够颐养天年，就算他有非常深重的忧虑和非常恐怖的惊惧，也还是不能使得他的正气受到损伤，就算气候冷热巨变，也不能使得他的身体受到侵害；而有些人即使足不出户，心里面没有忧虑恐惧等情志因素的困扰，但还是无法免于被病患所侵害。这是什么缘故呢？希望听你加以解释。

岐伯回答：五脏六腑正是邪气滞留的地方，请允许我解释其根源吧。五脏都比较小的人，就会很少因为外邪的入侵而生病，但心中总是很忧急，忧愁多；五脏都比较大的人，行止速度比较迟缓，但不易受忧愁的困扰。五脏位置都比较高的人，举动往往好高骛远；五脏位置都比较低的人，性格怯弱，安于他人之下；五脏都比较坚实的人，那么他就很少生病；五脏都比较松脆的人，那么他就经常生病；五脏位置都比较端正的人，性情平和，善于与人交往；五脏位置都比较斜的人，心术比较邪恶，常图谋不轨，讲话比较反复无常，不能以常人的标准来评价。

黄帝问：我想知道六腑与其他组织的对应关系。

岐伯回答：肺脏对应大肠，而大肠相应于皮肤；心脏对应小肠，而小肠相应于脉络；肝脏对应胆，而胆相应于筋膜；脾脏对应胃，而胃相应于肌肉；肾脏是对应三焦、膀胱，而三焦、膀胱相应于腠理、毫毛。

黄帝问：它们之间的对应关系是如何表现的呢？

岐伯回答：肺脏对应皮肤。皮肤比较厚的人，那么这个人的大肠就比较厚；皮肤比较薄的人，那么这个人的大肠就比较薄；皮肤比较松弛、腹部隆起的人，那么这个人的大肠就会比较粗大并且较长；皮肤比较绷紧的人，那么这个人的大肠就会比较紧急并且短缩；皮肤比较光滑的人，那么这个人的大肠就会比较舒直而畅；皮肤干枯的人，那么这个人的大肠就会比较涩结。

心脏对应脉络。皮肤比较厚的人，那么这个人的脉管和小肠也比较厚；皮肤比较薄的人，那么这个人的脉管和小肠也比较薄；皮肤比较松弛的人，那么这个人的脉络就会比较弛缓，小肠就会比较粗大并且较长；皮肤比较薄并且脉络比较细小的人，那么这个人的小肠就比较细并且短缩；各条阳经多呈屈曲状地人，那么这个人的小肠就会比较涩结。

脾脏对应肌肉，肌肉的突起处粗而坚实的人，那么这个人的胃壁的肌肉就比较厚；肌肉突起处细而瘦弱的人，肌肉突起的地方不相称应于身体的人，那么这个人的胃的位置就会比较低，胃下口的收束不灵活；肌肉突起的地方不够坚实的人，那么这个人的胃腑就会比较弛缓没有力气；肌肉突起的地方没有累累相连的较小突起的话，那么这个人的胃腑就会比较拘急紧张；肌肉突起的地方多有累累相连的较小突起的话，那么这个人的胃腑就会涩结，胃上口的收束不明显。

肝脏对应指甲，指甲厚实并且色黄的人，那么这个人的胆壁就比较厚；指甲比较菲薄并且色红的话，那么这个人的胆壁就比较薄；指甲比较坚实并且色青的人，那么这个人的胆腑就会比较拘急；指甲比较柔弱并且色赤的人，那么这个人的胆腑就会比较弛缓；指甲平直色白并且没有纹理的人，那么这个人的胆腑就会比较通畅；指甲畸形色黑并且多有纹理的人，那么这个人的胆腑就会涩结。

肾对应骨骼。皮肤纹理比较密而皮肤厚实的人，那么他的三焦和膀胱都会比较厚实；皮肤纹理比较粗而皮肤薄弱的人，那么这个人的三焦和膀胱都薄弱。皮肤纹理比较疏松的人，那么这个人的三焦和膀胱都会比较驰缓；皮肤紧张并且没有毫毛的人，那么这个人的三焦和膀胱都会比较紧敛。毫毛粗壮丰润的人，那么这个人的三焦和膀胱的气就会比较舒畅；毫毛比较稀疏的人，那么这个人的三焦和膀胱的气都会比较涩结。

黄帝说：脏腑的厚薄、好坏都在人体的外部形态上有所表现，我想听你说下脏器的疾病。

岐伯回答：通过诊察脏器所对应的体表上的器官的外部形态，就可以知道内在的脏器的情况，进而了解脏器所发生的疾病了。

禁服第四十八

雷公问于黄帝曰：细子得受，通于九针六十篇，旦暮勤服之，近者编绝，久者简垢，然尚讽诵弗置，未尽解于意矣。《外揣》言浑束为一，未知所谓也。夫大则无外，小则无内，大小无极，高下无度，束之奈何？士之才力，或有厚薄，智虑褊浅，不能博大深奥，自强于学若细子，细子恐其散于后世，绝于子孙，敢问约之奈何？

黄帝曰：善乎哉问也！此先师之所禁，坐私传之也，割臂歃血之盟也，子若欲得之，何不斋乎。

雷公再拜而起曰：请闻命于是也。

乃斋宿三日而请曰：敢问今日正阳，细子愿以受盟。

黄帝乃与俱入斋室，割臂歃血。黄帝亲祝曰：今日正阳，歃血传方，有敢背此言者，反受其殃。

雷公再拜曰：细子受之。

黄帝乃左握其手，右授之书，曰：慎之慎之，吾为子言之。凡刺之理，经脉为始，营其所行，知其度量，内刺五脏，外刺六腑，审察卫气，为百病母，调其虚实，虚实乃止，泻其血络，血尽不殆矣。

雷公曰：此皆细子之所以通，未知其所约也。

黄帝曰：夫约方者，犹约囊也，囊满而弗约，则输泄，方成弗约，则神与弗俱。

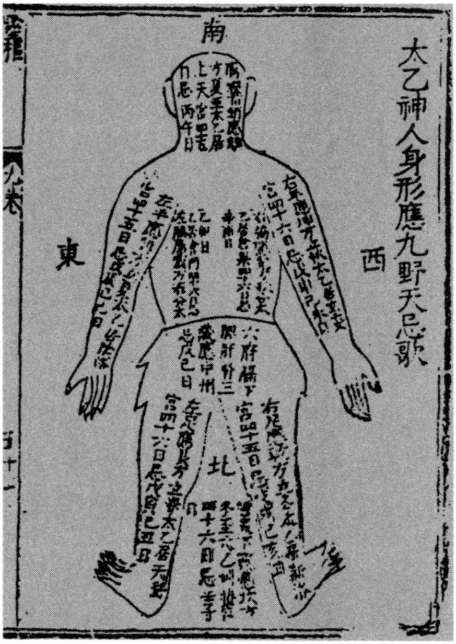

明代马莳《灵枢注证发微》中的人身应九野天忌图

雷公曰：愿为下材者，勿满而约之。

黄帝曰：未满而知约之以为工，不可以为天下师。

雷公曰：愿闻为工。

黄帝曰：寸口主中，人迎主外，两者相应，俱往俱来，若引绳大小齐等。春夏人迎微大，秋冬寸口微大，如是者名曰平人。

人迎大一倍于寸口，病在足少阳，一倍而躁，在手少阳。人迎二倍，病在足太阳，二倍而躁，病在手太阳。人迎三倍，病在足阳明，三倍而躁，病在手阳明。盛则为热，虚则为寒，紧则为痛痹，代则乍甚乍间。盛则泻之；虚则补之，紧痛则取之分肉，代则取血络且饮药，陷下则灸之，不盛不虚，以经取之，名曰经刺。人迎四倍者，且大且数，名曰溢阳，溢阳为外格，死不治。必审按其本末，察其寒热，以验其脏腑之病。

寸口大于人迎一倍，病在足厥阴，一倍而躁，在手心主。寸口二倍，病在足少阴，二倍而躁，在手少阴。寸口三倍，病在足太阴，三倍而躁，在手太阴。盛则胀满、寒中、食不化、虚则热中、出糜、少气、溺色变，紧则痛痹，代则乍痛乍止。盛则泻之，虚则补之，紧则先刺而后灸之，代则取血络而后调之，陷下则徒灸之，陷下者，脉血结于中，中有着血，血寒，故宜灸之，

不盛不虚，以经取之。寸口四倍者，名曰内关，内关者，且大且数，死不治。必审察其本末之寒温，以验其脏腑之病，通其营输，乃可传于大数。

大数曰：盛则徒泻之，虚则徒补之，紧则灸刺且饮药，陷下则徒灸之，不盛不虚，以经取之。所谓经治者，饮药，亦曰灸刺。脉急则引，脉大以弱，则欲安静，用力无劳也。

【译文】

雷公问黄帝：我接受了你传授的《九针》六十篇文章的原理之后，每天都从早到晚地勤奋学习，目前所看的部分，竹筒上的皮条都断了，之前看的竹筒上也已经蒙上灰尘，但是还是不停地阅读和背诵。尽管这样，我还是无法掌握这里面的精义。《外揣》篇里面写到，将繁复散乱的问题归结为一体，我不明白这话是对什么来讲的。既然九针的道理已经大到不能再大，细到不能再细了，其精细、高深已经到了不能计量的程度，这样广博、精微、深奥的内容，如何把它归纳和总结呢？要知道人们的聪明才智，有厚薄的差异，有的人智慧过人，心思缜密，也有的人见识浅薄，无法领会它高深的道理，又无法如我这般刻苦努力地学习。我担心这样长期下去的话，九针这门学术的内容便会失散，后代的子孙也就无法世代地继承下来了，所以我想请教您，怎样对它进行概括呢？

黄帝说：你这个问题题得很好！先师再三告诫的也是这样，不可随意教授他人，一定要经过了割臂歃血的盟誓才能把它传授。如果你想得到它的话，为什么你不至诚地进行斋戒呢？

雷公立即拜了两拜，起身说：请让我依照您的教诲去做。

雷公就独宿斋戒了三天，然后请求黄帝：今天正午的时候，我愿意结盟立誓。

黄帝于是和雷公一同走进斋室，进行割臂歃血的仪式，黄帝亲自祷告说：今天正午时分，我们两个歃血为盟、立下誓言，教授医学要旨，以后如果有人违背今日的誓言，一定要到祸殃。

雷公拜了两拜，起身说：我接受盟誓。

黄帝左手握着雷公的手，右手把书交到他的手上，嘱咐着说：你务必要小心谨慎啊！现在我将其中的道理传授给你，只要是施针的道理，都是以掌握经脉的理论作为基础的，利用经脉运行的规律，了解经脉分布的尺度情况和其中的气血量，针刺的时候，在内要会诊察五脏的顺序，在外要可以诊察六腑的功用，同时还要掌握卫气的变化情况，作为医治各种病症的根本，对病变的虚实情况来予以调理，病症若在血络，使用刺络放血，令恶血、邪气全部排掉，病症就会消失。

雷公说：我已经知道了您所说的这些道理，我只是不明白怎样将其归结在一起掌握其要旨。

黄帝说：要说归结医学理论的方法，就如同捆扎袋子一般，如果袋子都已经装满了却不绑扎住口袋，袋里面的东西就会向外散落出来；学习医学理论后不对其进行归结，便无法把握其精神而活学活用。

雷公问：我就想做个下等才识的人，未完全掌握便进行归结，又会如何？

黄帝回答：尚未完全掌握医学理论及方法便进行归结的人，那也只能成为普通的医生，无法成为天下医生的师表。

雷公说：我想知道做个普通的医生应当掌握的道理。

黄帝说：诊察寸口脉的脉象可以知道五脏的情况，诊察颈部的人迎脉可以知道六腑的情况，寸口脉和人迎脉是相称应，同往来的，它们的扩张和收缩如牵拉一根绳般一致。春夏两季的话，人迎脉就会稍微旺盛一点，秋冬两季的话，寸口脉像就会稍微旺盛一点。呈上述脉象的，便是身体健康、没有疾病的人。

人迎脉象比寸口的脉象还要旺盛一倍，是足少阳经有病；旺盛一倍而躁动不均的，就是在手少阳经有病变；人迎脉象比寸口的脉象还要旺盛两倍，就是在足太阳经有病变；人迎的脉象比寸口的脉象还要旺盛两倍而躁动不均的，就是在手太阳经这个地方有病变；人迎脉象比寸口的脉象还要旺盛三倍，就是在足阳明经这个地方有病变；人迎的脉象比寸口的脉象还要旺盛三倍而躁动不均的，就是在手阳明经这个地方有病变。人迎脉盛大为热，虚为寒，紧为痛痹，代则表明病时轻时重。人迎的脉象比较旺盛的，就要使用泻法；人迎的脉象比较虚弱的，就要使用补法；脉紧痛痹，就应该施针于分肉之间的穴位；脉代则是血络有病，就要施针于络脉放其

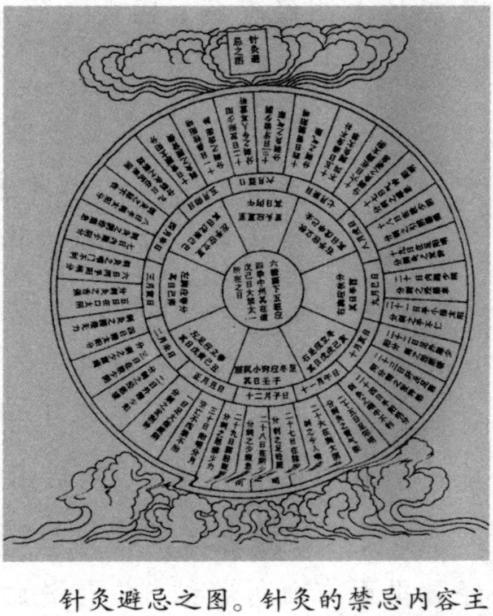

针灸避忌之图。针灸的禁忌内容主要包括以下三个方面：（1）禁刺输穴；（2）针灸后的饮食有相应的禁忌；（3）针灸的时、日、月忌等

恶血，而且要使病人服药；若脉陷下不起，就要使用灸法；脉象既不旺盛也不虚弱的话，则依据发病的经脉，采取相应的医治方法，就是所说的经刺。人迎的脉象比寸口的脉象还要旺盛四倍，并且搏动的速度很快的话，则表明阳气外溢，叫作溢阳。溢阳是阳气被阴气格拒在外的表现，是不治的死证。除了上述情况外，还务必要仔细察看病症的始末，掌握疾病性质的寒热，用以分辨出五脏六腑具体病理变化。

寸口的脉象比人迎的脉象还要大一倍，就是在足厥阴经有病；盛大了一倍并且还显得躁疾的话，就是在手厥阴经有病；寸口脉象比人迎的脉象还要大两倍，那么就是在足少阴经有病；盛大了两倍并且还表现得躁疾的话，那么就是在手少阴经有病；寸口的脉象比人迎的脉象还要大三倍，那么就是在足太阴经有病；盛大了三倍并且还显得躁疾的话，那么就是在手太阴经有病。

寸口脉主阴，若脉象显得盛大，就会出现胀满、寒滞中焦、食不消化等疾病；寸口的脉象显得比较虚弱的话，就表明阴气不足而化生内热，会有热盛中焦、少气、小便颜色异常的现象；脉象紧是痛痹，代则表明病症忽轻忽重。寸口脉象旺盛的话就使用泻法，虚弱的话就使用补法，脉象比较紧的话就先施针然后再使灸法，脉象显得比较代的话，就是血络有病，就先施针于血络来泄去邪血，然后用药物加以调治。脉象虚陷不起的话，则仅能用灸法来进行治疗。寸口脉象是虚陷不起，表明经脉里面有血行凝结，并有淤血在经脉里，这是由于血脉里有寒邪，所以比较适合用灸法来通阳散寒。脉象不旺盛也不虚弱的，则依据发病的经脉，采用相应的医治方法。寸口的脉象比人迎脉象盛大四倍，就是内关，内关是阴气被阳气封闭在体内，此时脉象显得旺盛并且搏动很快速，就是无法医治的死症。除了上述的情况，还务必要仔细察看病症从始至终的寒热变化，用以分辨出五脏六腑的具体病理变化。

与此同时，一定要透彻地了解经脉的运行和输注，这样才可以进一步传授用针灸治疗病症的大法。

针灸治病的大法是脉盛的只采用泻法，脉虚的只采用补法，脉紧的采用灸法、刺法和汤药。脉陷下不起的只采用灸法。如果脉象是既不旺盛也不虚弱的，则依据发病的经脉，采用相应的治疗方法。所说的依据经脉来医治，不仅能用服药的方式，也能用灸法和针刺的方式进行治疗。脉象比较急的话就，可以用导引法来去病，脉象显得比较大并且虚弱的话，适合安心静养，不能勉强用力和劳累过度。

五色第四十九

雷公问于黄帝曰：五色独决于明堂乎？小子未知其所谓也。

黄帝曰：明堂者鼻也，阙者眉间也，庭者颜也，蕃者颊侧也，蔽者耳门也，其间欲方大，去之十步，皆见于外，如是者寿必中百岁。

雷公曰：五官之辨奈何？

黄帝曰：明堂骨高以起，平以直，五脏次于中央，六腑挟其两侧，首面上于阙庭，王宫在于下极，五脏安于胸中，真色以致，病色不见，明堂润泽以清，五官恶得无辨乎。

雷公曰：其不辨者，可得闻乎？

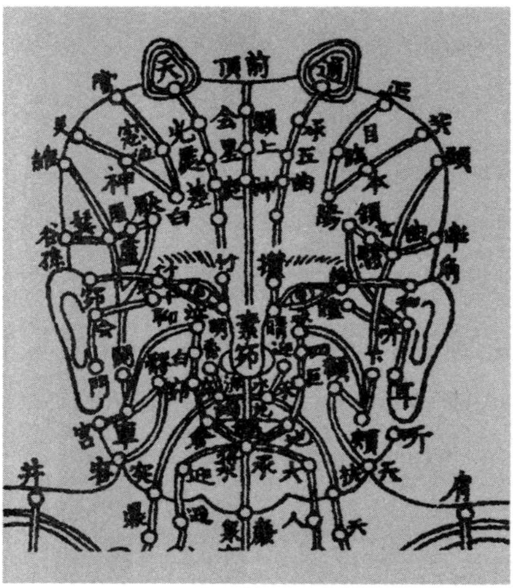

清代廖润鸿《针灸集成》中的明堂图（局部）

黄帝曰：五色之见也，各出其色部。部骨陷者，必不免于病矣。其色部乘袭者，虽病甚，不死矣。

雷公曰：官五色奈何？

黄帝曰：青黑为痛，黄赤为热，白为寒，是谓五官。

雷公曰：病之益甚，与其方衰如何？

黄帝曰：外内皆在焉，切其脉口滑小紧以沉者，病益甚，在中；人迎气大紧以浮者，其病益甚，在外。其脉口浮滑者，病日进；人迎沉而滑者，病日损。其脉口滑以沉者，病日进，在内；其人迎脉滑盛以浮者，其病日进，在外。脉之浮沉及人迎与寸口气小大等者，病难已。病之在脏，沉而大者，易已，小为逆；病在腑，浮而大者，其病易已。人迎盛坚者，伤于寒；气口盛坚者，伤于食。

雷公曰：以色言病之间甚，奈何？

黄帝曰：其色粗以明，沉夭者为甚，其色上行者病益甚，其色下行如云彻散者病方已。五色各有脏部，有外部，有内部也。色从外部走内部者，其病从外走内；其色从内走外者，其病从内走外。病生于内者，先治其阴，后治其阳，反者益甚；其病生于阳者，先治其外，后治其内，反者益甚。其脉滑大以代而长者，病从外来，目有所见，志有所恶，此阳气之并也，可变而已。

雷公曰：小子闻风者，百病之始也；厥逆者，寒湿之起也，别之奈何？

黄帝曰：常候阙中，薄泽为风，冲浊为痹，在地为厥，此其常也。各以其色言其病。

雷公曰：人不病卒死，何以知之？

黄帝曰：大气入于脏腑者，不病而卒死矣。

雷公曰：病小愈而卒死者，何以知之？

黄帝曰：赤色出两颧，大如母指者，病虽小愈，必卒死。黑色出于庭，大如母指，必不病而卒死。

雷公再拜曰：善哉！其死有期乎？

黄帝曰：察色以言其时。

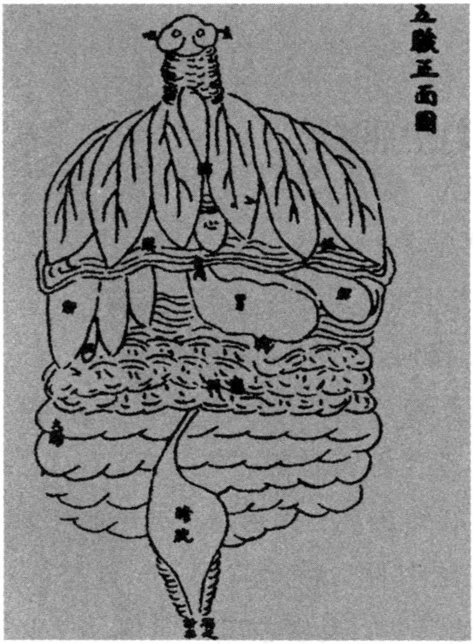

清代严振《循经考穴篇》中的五脏正面图

雷公曰：善乎！愿卒闻之。

黄帝曰：庭者，首面也。阙上者，咽喉也。阙中者，肺也。下极者，心也。直下者，肝也。肝左者，胆也。下者，脾也。方上者，胃也。中央者，大肠也。挟大肠者，肾也。当肾者，脐也。面王以上者，小肠也。面王以下者，膀胱子处也。颧者，肩也。颧后者，臂也。臂下者，手也。目内眦上者，膺乳也。挟绳而上者，背也。循牙车以下者，股也。中央者，膝也。膝以下者，胫也。当胫以下者，足也。巨分者，股里也。巨屈者，膝膑也。

此五脏六腑肢节之部也，各有部分。有部分，用阴和阳，用阳和阴，当明部分，万举万当，能别左右，是谓大道，男女异位，故曰阴阳，审察泽夭，谓之良工。

沉浊为内，浮泽为外，黄赤为风，青黑为痛，白为寒，黄而膏润为脓，赤甚者为血，痛甚为挛，寒甚为皮不仁。五色各见其部，察其浮沉，以知浅深；察其泽夭，以观成败；察其散抟，以知远近；视色上下，以知病处；积神于心，以知往今。故相气不微，不知是非，属意勿去，乃知新故。

色明不粗，沉夭为甚，不明不泽，其病不甚。其色散，驹驹然未有聚，其病散而气痛，聚未成也。肾乘心，心先病，肾为应，色皆如是。

男子色在于面王，为小腹痛，下为卵痛，其圜直为茎痛，高为本，下为首，狐疝㿉阴之属也。

女子在于面王，为膀胱子处之病，散为痛，抟为聚，方员左右，各如其色形。其随而下至胝为淫，有润如膏状，为暴食不洁。

左为左，右为右，其色有邪，聚散而不端，面色所指者也。色者，青黑赤白黄，皆端满有别乡。别乡赤者，其色亦大如榆荚，在面王为不日。其色上锐，首空上向，下锐下向，在左右如法。

以五色命脏，青为肝，赤为心，白为肺，黄为脾，黑为肾。肝合筋，心合脉，肺合皮，脾合肉，肾合骨也。

【译文】

雷公问黄帝：青、赤、黄、白、黑这五种色泽的变化，是单独由明堂这个部位决定的吗？这里面的道理我不太明白。

黄帝说：明堂，说的就是鼻头，两眉的中间就是阙，额部就是天庭，两颊的外侧就是蕃，耳门前的部位

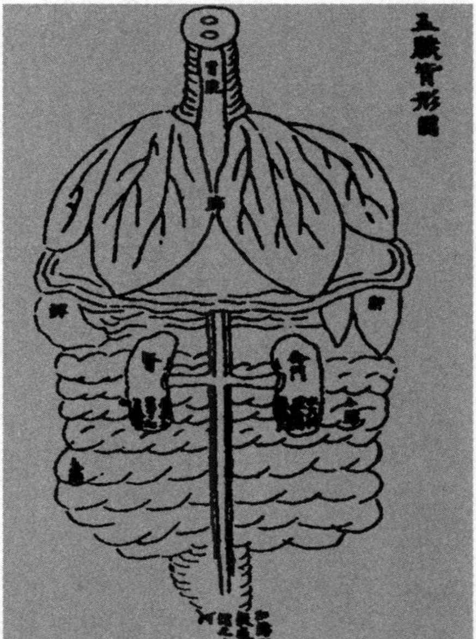

清代严振《循经考穴篇》中的五脏背面图

就是蔽。上述提到的明堂、阙、庭、蕃、蔽这些部位的正常现象应该是端正、宽大、丰满，远离十步以后还能看得清楚。若某人具备了上述特征，就会长寿。

雷公说：如何将面部五官的表现区分开呢？

黄帝说：鼻的正常表现应是鼻骨高起，端正而平直。五脏在面部相对应的部位依照顺序分布的面部中央。六腑在面部的相应部位，列于五脏部位的两旁。头面的情况在两眉间和前额显示，而心的状态情况在两眉之间的下极显示。胸腹内五脏比较安和的话，五脏真气所化生的五种色泽，会正常地表现在面部，不会出现不正常的色泽，鼻部呈现出色泽清润的状态。所以若想将五脏六腑的情况区分开，怎么可以不先将面部五官的表现区分开呢？

雷公说：您可以给我讲解一下通过察看五官来诊视病症的情况吗？

黄帝说：五种色泽在面部的表现有着特定的部位。假如某个部位呈现出色泽隐晦、有深陷入骨的现象的话，就是一定会发病的征兆。假如五种色泽呈现在相乘的部位上，也就是子色呈现在母体上，那么就算病人病很严重，也不会发生死亡。

雷公说：如何通过察看五种色泽来诊视病症呢？

黄帝说：青色和黑色是主司疼痛的，黄色和赤色是主司热的，白色是主司寒的，此即通过五色色泽变化来判断病症的大致情况。

雷公说：如何推断病症是在日益严重，还是在渐渐减轻呢？

黄帝说：病邪在人体内外皆有可能发生，对疾病进退的推断，不但要运用色诊，还要结合脉诊。切按病人的寸口脉时，脉象呈现得比较滑、小、紧而沉的时候，这就表明阴邪已经进入五脏，说明病症日益严重；人迎脉的脉象呈现得比较大、紧而浮的时候，这就表明阳邪已经进入六腑，病情已经加重；寸口的脉象变得浮滑的时候，这就表明五脏内的阴邪在日渐消散，病症是在日渐减轻；人迎的脉象呈现得比较沉而滑的时候，这就表明六腑内的阳邪在日渐消退，病也会日渐减轻。寸口的脉象呈现得比较滑而沉的时候，这就表明五脏内的阴邪在日益旺盛，病情会日渐加重；人迎的脉象呈现得比较滑盛而浮的时候，这就表明六腑内的阳邪在日益旺盛，病在日渐加重。假如病人的人迎脉和寸口脉的脉象呈现为或浮或沉大小相等的情况的时候，这就表明脏腑内阳邪旺盛，疾病难以治愈；病症发生在五脏时，如果脉象表现为比较沉、大的话，这就表示正气充沛，疾病就容易治愈；如果脉象呈现为比较沉而小的话，就表明正气不足，病症难以治好。病症发生在六腑，脉象呈现得比较浮而大的话，就表明正气充沛，那么这个病就会容易治愈；如果见小脉，表示正气虚，无法抵抗外邪，则病症难以治好。如果人迎脉脉象呈现盛而坚的话，就是寒邪导致的外感病；寸口脉象呈现为盛而坚的话，就是因饮食无节制所导致的内伤病。

雷公问：如何依据面部气色的变化来判断病势的轻重呢？

黄帝回答：面色表现得比较浮显而明泽的话，表明病症轻；面色表现为比较沉滞而枯槁的话，表明病症重。假如五种色泽由下向上扩展，这就表明病情在逐渐加重；假如五种色泽由下朝上，就像乌云散尽一样，这就表明疾病就要被治好。五种色泽在面部的表现，都和脏腑所主相对应的部位有关系，整个面部分为内外两部分，内部归属五脏，外部归属六腑。如果五色的变化是从外部开始，逐渐发展到内部，则疾病的发生，是从六腑开始，而逐渐影响到五脏。五色的变化从内部开始，逐渐发展到外部，疾病则是从五脏开始，逐渐影响到六腑。疾病由五脏影响到六腑，应当首先治疗五脏，如果违背了这个原则就会日渐加重病情；如果疾病是由六腑而影响到五脏，就应当首先治疗六腑，然后治疗五脏，如果违背了这个原则，就会日渐加重病情。假如病人的脉象表现得比较滑、大、代、长的话，这就表明邪气是从外界侵入导致发病的。若出现目有所见的幻视和有厌恶感的精神异常的情况，则是由于阳邪侵入阳分而阳气过盛引起的，可以通过使用前面所说的治疗方法并且灵活应用就能痊愈。

雷公问：我听说很多种疾病都是由风邪引起的，气血逆乱的痹证、厥证是由寒邪、湿邪引起的，应当怎样进行辨别呢？

黄帝回答：一般是通过观察两眉之间的色泽来辨别。假如病人的两眉之间表现为色浮而有泽的话，就是风邪导致的疾病；假如病人的两眉之间表现为色沉并且晦浊的话，就是寒湿导致的痹痛，而如果这种沉而晦滞的病色出现在地隔的话，就表明是寒湿导致的厥冷证。一般规律就是这样，都是依据色泽的。不一样的变化来判断病症的。

雷公问：人没有得病却会突然发生死亡，这是什么原因呢？

黄帝回答：这是因为邪气趁人体正气亏损的时候进入腑脏，因此虽然病人平时没有什么病兆，却突然出现死亡。

雷公问：有些人病情虽然已经有了缓解，也会突然发生死亡，该如何解释此种情况呢？

黄帝回答：两颧浮现着赤色，就像拇指一样大小的话，就算病情稍有缓解，但还是会最终出现突然死亡；前额出现黑色，并且就像拇指一样大小的话，尽管平时没有什么病兆，也会突然出现死亡。

雷公拜了两拜，说：您说得很好！以上所说的突然死亡的时间有什么规律吗？

黄帝回答：通过观察五色出现在面部的位置，按照五行生克乘侮的原则，就可以推测死亡的时间。

雷公问：讲得太好了！我想听您细致地说一遍。

黄帝回答：脏腑、肢体与面部各位置的关系是天庭反映头面的状况；咽喉的色诊部位是眉心上部的地方；肺脏的色诊部位是两眉之间；心脏的色诊部位是两目之间；肝脏的色诊部位是两目之间的正下方的鼻柱位置；肝所主位置的左侧，体现胆的情况；脾脏的色诊部位是鼻头；胃腑的色诊部位是鼻翼；大肠腑的色诊部位是面颊的中央；肾脏的色诊部位是大肠腑色诊部位的侧旁；脐部的色诊部位是正对肾脏色诊部位的下方；小肠腑的色诊部位是鼻端以上的两侧；膀胱和子宫的色诊部位鼻端以下的人中沟部位；肩部的色诊部位是两侧颧部；臂部的色诊部位是两颧外侧；手部的色诊部位是臂部的色诊部位以下；胸部和乳房的色诊部位是内眼角上方；背部的色诊部位是沿着耳边向上的地方，大腿的色诊部位是顺着颊车向下的地方；膝部的色诊部位是上下牙床的中央；小腿的色诊部位是膝部的色诊部位以下的地方；足部的色诊部位是正对着小腿色诊部位的下方；大腿内侧的色诊部位是唇边大纹处；膑骨的色诊部位是颊下曲骨处。

上述说的就是五脏、六腑和肢体在面部的对应部位。五脏六腑和肢体发生病变，在相应的部位便会出现色泽异常。总的来说，身在面部所主的位置确定后，就能够正确地诊断疾病了。在治疗时，阴衰而导致阳盛的，应当补阴以配阳。阳衰而导致阴盛者，则应当助阳以和阴。明确了人体各部与面部位置的关系和阴阳盛衰状况，辨证治疗就一定会恰当。左右是阴阳升降的道路，所以辨别色泽在面部左右上下的移动，是辨别阴阳盛衰的重要规律。男子和女子面部色泽上下移动的诊断意义是不同的，男子左为逆右为顺，女子右为逆左为顺，这是因为男女阴阳属性不同。在进行色诊时，除了明确人体各部与面部相应位置的关系外，还要审察面部色泽的荣润与晦暗，那更能算得上是高明的医生了。

病人的面色表现为沉而晦滞，就是在五脏有病；病人的面色表现为浮而润泽的话，就是在六腑有病。病人的面色表现为黄或赤的话，就是风邪导致的疾病；病人的面色表现为青或黑的话，就是疼痛的疾病；病人的面色比较白的话，就是寒症。在疮疡等外科疾病中，某些部位色泽黄润，而且像膏脂一样软的话，就是痈疮导致的生脓；某些部位呈现深红色，就是淤血内留的情况；疼痛强烈，可造成肢体痉挛；寒邪过重，就会导致皮肤麻痹。当人体发生病变，面部就会出现相应位置的色泽，通过观察面色的润泽与晦暗，就能掌握病位的深浅情况；通过诊察病色的润泽和枯槁情况，来掌握病势的善恶情况；通过诊察病色的疏散和凝滞情况，来判断病程的长短情况；通过诊察病色的上下左右位置，来判断病变的部位。而且，只有医生专心致志地仔细诊察，才可以全面掌握病变始末的情况。所以说，如果诊察气色无法细心入微的话，连正常和不正常都无法辨别清楚，就不能知道病变的性质；只有谨慎小心而不放过细节的钻研，才能掌握病变的发展规律。面色不呈现应有的明润，却见沉滞枯槁，病情严重。面色虽然不明润光泽，但是没有沉滞枯槁现象的，病情不重。

假如病人的病色表现得散疏不聚并且没有凝滞的势态的话，就表明病邪会慢慢退散，就算因气滞而作痛，也不会导致积聚之类的病理变化。肾脏的邪气会侵袭心脏，由于心脏先发生了病变，肾脏的邪气才乘虚进入心脏，这时肾所主的黑色便会呈现在面部心所属的两目之间的区域上。通常发生病症后，若病色不呈现在本脏所主的位置上，都能以此类推。

如果是男子的话，假如在鼻准上表现出病色，就表明小腹疼痛，向下牵拉会引起睾丸的疼痛；假如是在人中沟上面表现出病色的话，就表明阴茎在作痛。如果在人中沟上半部显现病色的话，就表明茎根作痛；如果在人中沟的下半部显现病色的话，就表明茎头作痛。上述情况皆属于狐疝、阴囊肿大的症状。

如果是女子的话：如果在鼻准上显现病色的话，就表明有病在膀胱子宫；如果病人的病色表现为散而不聚的话，就是气滞造成的疼痛；如果病色表现为积聚不散的话，就是属于血液积聚的疾病。积聚的表现为：有的为方，有的为圆，有的位于左侧，有的位于右侧，皆与病色的表象相统一。如果病人的病色下行到唇的话，就说明有自淫、带下不洁等病症；如果病人的面色表现为润如膏状的话，大多是因为暴食或饮食不洁导致的病症。

面部色泽的异常变化与体内疾病发生的部位是一致的。如果病色在左侧的话，就说明左侧有病；如果病色在右侧的话，就说明右侧有病。如果是面部有病色，聚散不定并且不端正的话，就表明与病色呈现部位相对应的人体部位出现了疾病。

所说的“五色”，即青、黑、赤、白、黄五种色泽，在正常情况下，深浅适中而充满，分别表现在各自的部位上。异常情况下，色泽会发生变化。比如病人的赤色若呈现于心所主的位置，并且面积大得就像榆荚一样大小的话，就表明心出了病症。如果出现在鼻头，说明疾病在近日内就会发生。如果病人的病色表现为尖端的话，就表明病人的头部比较气虚，有向上发展病邪的趋势；假如病人的病色尖端的话，就表明身体下部正气亏损，有向下发展病邪的趋势。向左向右的情况都和这个辨认法一样。将面部的五种色泽五脏联系起来，青色对应肝、赤色对应心、白色对应肺、黄色对应脾、黑色对应肾。五脏同时又与外在的组织保持相合，而肝与筋相合，心与脉相合，肺与皮相合，脾与肉相合，肾与骨相合。因此各个组织亦分别与五种色泽相关联。

论勇第五十

黄帝问于少俞曰：有人于此，并行并立，其年之长少等也，衣之厚薄均也，卒然遇烈风暴雨，或病或不病，或皆病，或皆不病，其故何也？

少俞曰：帝问何急？

黄帝曰：愿尽闻之。

少俞曰：春青风，夏阳风，秋凉风，冬寒风。凡此四时之风者，其所病各不同形。

黄帝曰：四时之风，病人如何？

少俞曰：黄色薄皮弱肉者，不胜春之虚风；白色薄皮弱肉者，不胜夏之虚风；青色薄皮弱肉，不胜秋之虚风；赤色薄皮弱肉，不胜冬之虚风也。

黄帝曰：黑色不病乎？

少俞曰：黑色而皮厚肉坚，固不伤于四时之风。其皮薄而肉不坚，色不一者，长夏至而有虚风者，病矣。

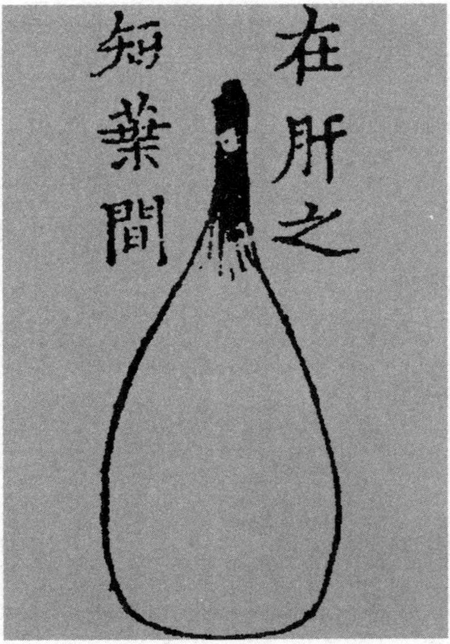

明代吴嘉言《针灸原枢》脏腑图中的胆形象图

其皮厚而肌肉坚者，长夏至而有虚风，不病矣。其皮厚而肌肉坚者，必重感于寒，外内皆然，乃病。

黄帝曰：善。

黄帝曰：夫人之忍痛与不忍痛者，非勇怯之分也。夫勇士之不忍痛者，见难则前，见痛则止；夫怯士之忍痛者，闻难则恐，遇痛不动。夫勇士之忍痛者，见难不恐，遇痛不动；夫怯士之不忍痛者，见难与痛，目转面盻，恐不能言，失气惊，颜色变化，乍死乍生。余见其然也，不知其何由，愿闻其故。

少俞曰：夫忍痛与不忍痛者，皮肤之薄厚，肌肉之坚脆缓急之分也，非勇怯之谓也。

黄帝曰：愿闻勇怯之所由然。

少俞曰：勇士者，目深以固，长衡直扬，三焦理横，其心端直，其肝大以坚，其胆满以傍，怒则气盛而胸张，肝举而胆横，眦裂而目扬，毛起而面苍，此勇士之由然者也。

黄帝曰：愿闻怯士之所由然。

少俞曰：怯士者，目大而不减，阴阳相失，其焦理纵，䯏骬短而小，肝系缓，其胆不满而纵，肠胃挺，胁下空，虽方大怒，气不能满其胸，肝肺虽举，气衰复下，故不能久怒，此怯士之所由然者也。

黄帝曰：怯士之得酒，怒不避勇士者，何脏使然？

少俞曰：酒者，水谷之精，熟谷之液也，其气慓悍，其入于胃中，则胃胀，气上逆，满于胸中，肝浮胆横。当是之时，固比于勇士，气衰则悔。与勇士同类，不知避之，名曰酒悖也。

【译文】

黄帝问少俞：即使有几个人的举动相同，同时行走或者站立，他们也有着相同的年龄，穿着一样的厚薄的衣服厚薄。突然遭到狂风暴雨的恶劣气候变化的时候，有的人会生病，有的人却不生病，这是为什么呢？

少俞说：你想先知道哪一个问题呢？

黄帝说：你就全都详细地说说吧。

少俞说：春季吹的是温风，夏季吹的是热风，秋季吹的是凉风，冬季吹的风是寒风。由于在四个季节分别受到不一样的风邪，因此发病的情况也是不一样的。

黄帝问：四个季节不一样的风邪分别侵入人体内，病人受到风邪会有什么不同呢？

少俞回答：如果是面色发黄，皮肤较薄，肌肉脆弱的人，脾气不足，就承受不了春季风邪的侵扰；如果是面色发白，皮肤较薄，肌肉脆弱的人，肺气不足，就承受不了夏季风邪的侵扰；如果是面色发青，皮肤较薄，肌肉脆弱的人，肝气不足，就承受不了秋冬风邪的侵扰；如果是面色发赤，皮肤较薄，肌肉脆弱的人，心气不足，就承受不了冬季风邪的侵扰。

黄帝问：如果是肤色发黑的人就不会受风邪侵害而导致疾病吗？

少俞回答：如果是肤色发黑，皮肤厚实，肌肉坚劲的人，肾气充足而旺盛，自然不会受到四季风邪的侵扰。可如果是那些皮肤较薄，肌肉坚劲不足，并且肤色也不是一直呈现黑色的人的话，遇到长夏季节的风邪，一样要发病的。而如果是那些皮肤厚实，并且肌肉坚劲的人的话，就算遇到了长夏季节的风邪，也不会导致疾病。如果那些肤色发黑，皮肤厚实，并且肌肉坚劲的人，只有反复受到寒邪的侵扰，内外都受到了风邪的侵害才会发病的。

黄帝说：你说得很好。

黄帝说：人能否耐受得住痛楚，这不是性格的果敢和怯懦决定的。性格勇敢而不能忍耐疼痛者，遇到危难时可以挺身向前，可是感到疼痛时就会退缩不前；性格怯懦而能忍耐疼痛者，听到危难的事情就惊恐不安，遇到疼痛却能忍受而不动摇。勇敢而又能忍耐疼痛者，遇到危难的时候心里面一定没有恐惧，就算受到了伤痛还是会坚持不动的；怯懦又不能耐受疼痛者，遇到危难的地方或者是受到了一些伤痛，就会双目昏眩，无法正视，恐惧得说不出话来，心里面惊跳不已，意气已经丧失掉了，面色大变，痛不欲生。我曾经见到过这样的情况，但不知道会有这些不同表现的原因，您能讲述这里面的道理吗?

少俞说：人能够耐受得住痛楚的情况与否，是和皮肤的厚薄，肌肉的坚脆、弛缓紧急的情况有关的，并不是和性格的果敢怯懦有关的。

黄帝说：我想知道人们性格勇敢或者胆怯有哪些不一样的改变。

少俞说：如果是性格果敢的人的话，目光深沉且坚定，眉毛竖立，皮肤肌肉的纹理横生，心脏位置端正向下垂直，肝脏体形比较大并且比较坚固，胆腑表现为满盈并且扩张，假如发怒的话，怒气充满胸中而胸廓张大，肝气上升而胆气横溢，看上去就仿佛要目眦睁裂，目光呈现闪动，毫毛出现竖立并且面色呈现铁青。这就是勇敢之人的表现。

黄帝说：我希望能够知道性格胆怯的人有哪些表现。

少俞说：如果是性格怯懦的人的话，眼睛虽然很大，但是不含神采，阴阳气血失调，皮肤肌肉的纹理纵生，胸骨比较剑突和短小，肝脏的系膜呈现得比较弛缓，胆腑不满并且还会下垂，肠胃表现为比较直但缺少正常的曲折，胁下出现空虚，就算是正在大怒的时候，怒气也不能充满胸中，肝肺虽然因怒气而暂时上举，但是随着怒气的衰减，肝肺又重新下降，所以无法持续发怒。这就是胆怯之人的表现。

黄帝说：如果怯懦的人喝酒之后，他的发怒，也跟勇士无异，这是哪些脏腑作用的结果呢？

少俞说：水谷的精华是酒，它是谷类经发酵后酿造出来的液体，性质猛烈而滑利。当酒液进入到胃里面的时候，就会导致胃部发生胀满，气机出现上逆，从而在胸中充满，导致肝气盛且浮动，胆气壮横。当一个胆怯的人发生酒醉之时，表面上他的言谈举止与勇士无异，但是酒气过了之后，他仍然会怯态如故，并且还会懊悔自己不该冲动。此种人表面上与勇敢之人很相似，但不知道避忌的情况，这是酒在人体内起的作用，因此叫作酒悖。

背腧第五十一

黄帝问于岐伯曰：愿闻五脏之腧，出于背者。

岐伯曰：胸中大腧在杼骨之端，肺腧在三焦之间，心腧在五焦之间，膈腧在七焦之间，肝腧在九焦之间，脾腧在十一焦之间，肾腧在十四焦之间。皆挟脊相去三寸所，则欲得而验之，按其处，应在中而痛解，乃其腧也。灸之则可，刺之则不可。气盛则泻之，虚则补之。以火补者，毋吹其火，须自灭也。以火泻者，疾吹其火，传其艾，须其火灭也。

【译文】

黄帝问岐伯：我希望知道五藏的腧穴，都是出自背部的什么部位？

岐伯回答说：背中的大腧穴的位置是在项后第一椎骨下的两侧，肺腧穴的位置是在第三椎骨的两边，心腧穴的位置是在第五椎骨的两边，膈腧穴的位置是在第七椎骨的两边，肝腧穴的位置是在第九椎骨的两边，脾腧穴的位置是在第十一椎骨的两边，肾腧穴的位置是在第十四椎骨的两边。这些腧穴的位置都是在脊椎的两侧分布的，左右两穴的距离是三寸左右，距离背正中线大约为一寸五分。假如想要审验某个穴位的位置，就用手按压住那个穴位所在的地方，若病人觉得局部有酸、麻、胀、痛的感觉，或是病人体内原有的疼痛得到减轻，那么那个穴位所在的正确位置就是所按压的位置。对于背腧穴，应该施行灸法，而不能使用针刺法。假如是邪气旺盛有余的话，就使用灸法来泄除，假如正气虚损不足的话，就使用灸法来进行补益。在使用灸法来补益正气的时候，艾火点燃后不可将其吹灭，要使艾炷渐渐烧尽而后自然熄灭；在使用灸法来泄除邪气的时候，艾火点燃后要迅速将其吹灭，并且用手不停地撮聚艾炷，也要等待它熄灭。

卫气第五十二

黄帝曰：五脏者，所以藏精神魂魄者也。六腑者，所以受水谷而行化物者也。其气内干五脏，而外络肢节。其浮气之不循经者，为卫气；其精气之行于经者，为营气。阴阳相随，外内相贯，如环之无端，亭亭淳淳乎，孰能窮之。然其分别阴阳，皆有标本虚实所离之处。能别阴阳十二经者，知病之所生。候虚实之所在者，能得病之高下。知六腑之气街者，能知解结契绍于门户。能知虚石之坚软者，知补泻之所在。能知六经标本者，可以无惑于天下。

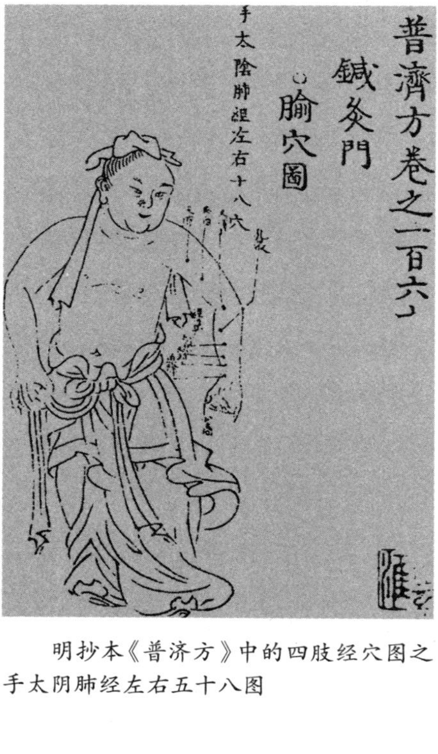

明抄本《普济方》中的四肢经穴图之手太阴肺经左右五十八图

岐伯曰：博哉圣帝之论！臣请尽意悉言之。足太阳之本，在根以上五寸中，标在两络命门。命门者，目也。足少阳之本，在窍阴之间，标在窗笼之前。窗笼者，耳也。足少阴之本，在内踝下上三寸中，标在背腧与舌下两脉也。足厥阴之本，在行间上五寸所，标在背腧也。足阳明之本，在厉兑，标在人迎颊挟颃颡也。足太阴之本，在中封前上四寸之中，标在背腧与舌本也。

手太阳之本，在外踝之后，标在命门之上一寸也。手少阳之本，在小指次指之间上二寸，标在耳后上角下外眦也。手阳明之本，在肘骨中，上至别阳，标在颜下合钳上也。手太阴之本，在寸口之中，标在腋内动也。手少阴之本，在锐骨之端，标在背腧也。手心主之本，在掌后两筋之间二寸中，标在腋下下三寸也。

凡候此者，下虚则厥，下盛则热；上虚则眩，上盛则热痛。故石者绝而止之，虚者引而起之。

请言气街：胸气有街，腹气有街，头气有街，胫气有街。故气在头者，止之于脑。气在胸者，止之膺与背腧。气在腹者，止之背腧，与冲脉于脐左右之动脉者。气在胫者，止之于气街，与承山踝上以下。取此者用毫针，必先按而在久应于手，乃刺而予之。所治者，头痛眩，腹痛中满暴胀，及有新。痛可移者，易已也；积不痛，难已也。

【译文】

黄帝说：五藏是储藏精、神、魂、魄的器官；六腑是受纳、运输和传化饮用及食用物质的器官。由饮食化生而成的精微的气，向内运行进入到五藏，向外运行到全身的肢节。在这些精微之气里面，其中浮漂在外而不在经脉中运行的是卫气，在经脉中运行的是营气。卫气性质属阳，营气性质属阴，两者相依相随而行，内外相互贯通，在体内的运行像圆环一样循环往复永无休止。营气和卫气运行的情况，谁能彻底弄明白呢？然而经脉又分为阴经与阳经，经脉都有各自的起点和终点，都有气血充盛和空虚的不同，经脉之间还有会合、分离的部位。所以，可以区分十二经的阴阳属性的人，就能知道疾病产生于哪一条经脉；能诊察经脉气血虚实的所在位置的人，就能知道疾病的上下的位置；可以了解六腑六气往来通道的情况的人，在诊断和治疗的时候，就可以找到解决关键问题的路径；可以知道病情虚实的坚软情况的人，便能熟知补泻方法的具体应用；知道六经标本的人，就能在治疗复杂的疾病的时候应付自如而没有疑惑。

岐伯说：这是多么精深博大的理论啊！那我就把我所知道的尽量细致地说出来吧。足太阳膀胱经之本，在足跟往上五寸地方的附阳穴，它的标部位置就在左右两络的命门。命门，说的就是两眼内眼角的睛明穴。足少阳胆经之本，在足第四趾外侧端的窍阴穴，它的标部位置就在窗笼的前面。窗笼就是在耳珠前面陷中的听官穴。足少阴肾经之本，在内踝下缘朝上三寸的复溜、交信穴，它的标部位置就在背部的肾俞穴和舌下两条静脉上的金津、玉液穴。足厥阴肝经之本，在行间穴向上五寸的中封穴，它的标部位置就在背部第九椎骨两侧的肝腧穴。足阳明胃经之本，在足次趾端的厉兑穴，它的标部位置就在颊下面结喉两边的人迎穴及上颚鼻后孔到两颊间的位置。足太阴脾经之本，在中封穴前上面四寸中的三阴交穴，它的标部的位置就在背部第十一椎骨两侧的脾腧和舌根部。

手太阳小肠经之本，位于腕部外踝后面的养老穴处，它的标部位置在睛明穴朝上一寸。手少阳三焦经之本，位于第四指和第五指之间的液门穴处，它的标部位置在耳廓后上方的角孙穴和外眼角的丝竹空穴。手阳明大肠经之本，位于肘骨的地方的曲池穴，在手臂的上部还有臂穴，它的标部位置在前额和耳前相合的头维穴。手太阴经之本，位于寸口之中的太渊穴处，它的标部位置在腋下动脉的天府穴。手少阴心经之本，位于掌后锐骨的神门穴，它的标部位置在背部第五椎骨两侧的心腧穴，手厥阴心经之本，位于掌后前臂两筋间距腕上二寸的内关穴，它的标部位置在腋下三寸的天池穴。

一般诊察十二经标本与发病规律是位于下部的本，阳气衰弱的就会导致昏厥，阳气过于旺盛的就会导致发热；位于上部的标，阳气不足的话就会导致眩晕，阳气过于旺盛的话就会出现热痛。所以，标本病变属实的，应当用泻法，彻底驱除邪气而制止疾病的发展。标本病变属虚的，应当用补法来振奋阳气，抵抗邪气。

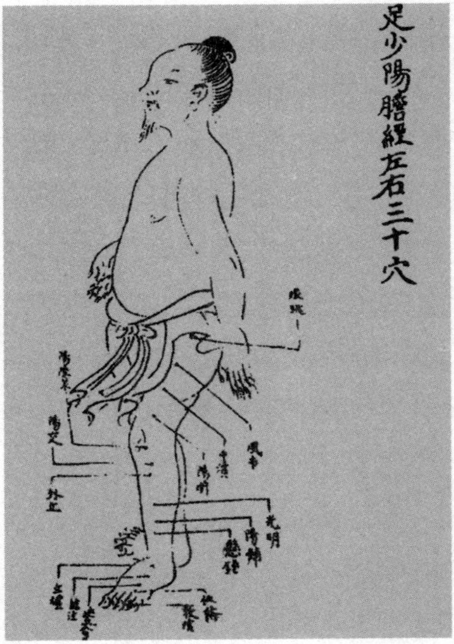

明抄本《普济方》中的足少阳胆经左右三十穴图

请让我再谈谈各部气机所通行的路径。总的来说，人体的胸部、腹部、头部和腿部的气，都有各自通行的道路和输注的部位。头部运行之气，输注于脑。胸部运行之气，输注到胸膺和背部十一椎以上的背腧穴。腹部运行之气，输注到背部十一椎以下的背俞穴和脐部左侧右侧动脉附近冲脉的腧穴肓俞与天枢等。腿部运行之气，输注到足阳明胃经的气冲穴、承山穴和足踝的上下部位。要施针于这些穴位，一定要使用毫针，并且要先用手指按压一会儿，等到脉气到来并且在手下反应的时候，才能进行施针来补益或宣泄。这些穴位所主治的范围，有头痛、眩晕、昏厥、腹痛、脘闷、突发胀满还有初发未久的积聚之类的疾病。对于积聚病，疼痛且切按的时候可以移动，那么这个疾病就还是可以医治的病症，切按的时候无法移动且不疼痛，这个疾病就是难以医治的病症。

论痛第五十三

黄帝问于少俞曰：筋骨之强弱，肌肉之坚脆，皮肤之厚薄，腠理之疏密，各不同，其于针石火焫之痛何如？肠胃之厚薄坚脆亦不等，其于毒药何如？愿尽闻之。

少俞曰：人之骨强、筋弱、肉缓、皮肤厚者耐痛，其于针石之痛，火焫亦然。

黄帝曰：其耐火焫者，何以知之？

少俞答曰：加以黑色而美骨者，耐火焫。

黄帝曰：其不耐针石之痛者，何以知之？

少俞曰：坚肉薄皮者，不耐针石之痛，于火焫亦然。

黄帝曰：人之病，或同时而伤，或易已，或难已，其故何如？

少俞曰：同时而伤，其身多热者易已，多寒者难已。

黄帝曰：人之胜毒，何以知之？

少俞曰：胃厚色黑大骨及肥者，皆胜毒；故其瘦而薄胃者，皆不胜毒也。

【译文】

黄帝问少俞：筋骨的强健和柔弱，肌肉的坚硬和脆弱，皮肤的厚实和轻薄，腠理的疏松和细密，每个人都有不同的情况，他们对针刺和灸灼所造成的疼痛的耐受力是怎么样的呢？除此之外，人的肠胃厚薄程度、坚脆程度也不一样，他们在接受药物治疗的时候的耐受力又是如何的呢？请你仔细地说说。

少俞说：如果是骨骼强健、经脉柔和、皮肤厚实的人的话，那么他耐受疼痛的能力就会比较强，因此对他们在接受针刺和艾火灸灼治疗的时候所受的疼痛也一样可以忍受。

黄帝说：如何得知哪些人能忍受艾火灸灼所造成的疼痛呢？

少俞回答：除了上面所说的人之外，还有那些肤色比较显黑并且骨骼比较康健的人也能忍受艾火灸灼所造成的疼痛。

黄帝说：如何得知哪些人不能忍受针刺所造成的疼痛呢？

少俞说：肌肉坚实但是皮肤比较薄脆的人，就对针刺的疼痛没有什么耐受的能力，理所当然也对灸灼引起的疼痛没有什么耐受能力。

黄帝说：同时生了一种疾病的人，但是有的人很容易就好了，而有的人就比较难好，这是因为什么缘故呢？

少俞说：在相同的时间得了同一种病，以热症为主的人易于治好，以寒症为主的人，就很难被治好。

黄帝问：医生怎样得知病人对药物的耐受程度呢？

少俞回答：如果病人的胃壁比较厚实、肤色比较显黑、骨骼比较粗大、形体比较肥胖的人的话，对药物就有较强的忍受力；那些形体显得比较单瘦并且胃壁比较薄弱的人，对药物的忍受能力就比较弱。

天年第五十四

黄帝问于岐伯曰：愿闻人之始生，何气筑为基，何立而为楯，何失而死，何得而生？

岐伯曰：以母为基，以父为楯，失神者死，得神者生也。

黄帝曰：何者为神？

岐伯曰：血气已和，荣卫已通，五脏已成，神气舍心，魂魄毕具，乃成为人。

黄帝曰：人之寿夭各不同，或夭寿，或卒死，或病久，愿闻其道。

岐伯曰：五脏坚固，血脉和调，肌肉解利，皮肤致密，营卫之行，不失其常，呼吸微徐，气以度行，六腑化谷，津液布扬，各如其常，故能长久。

黄帝曰：人之寿百岁而死，何以致之？

岐伯曰：使道隧以长，基墙高以方，通调营卫，三部三里起，骨高肉满，百岁乃得终。

黄帝曰：其气之盛衰，以至其死，可得闻乎？

岐伯曰：人生十岁，五脏始定，血气已通，其气在下，故好走；二十岁，血气始盛，肌肉方长，故好趋；三十岁，五脏大定，肌肉坚固，血脉盛满，故好步；四十岁，五脏六腑十二经脉，皆大盛以平定，腠理始疏，荣货颓落，发颇斑白，平盛不摇，故好坐；五十岁，肝气始衰，肝叶始薄，胆汁始减，目始不

明；六十岁，心气始衰，苦忧悲，血气懈惰，故好卧；七十岁，脾气虚，皮肤枯；八十岁，肺气衰，魂魄，故言善误；九十岁，肾气焦，四脏经脉空虚；百岁，五脏皆虚，神气皆去，形骸独居而终矣。

黄帝曰：其不能终寿而死者，何如？

岐伯曰：其五脏皆不坚，使道不长，空外以张，喘息暴疾，又卑基墙薄，脉少血，其肉不石，数中风寒，血气虚，脉不通，真邪相攻，乱而相引，故中寿而尽也。

【译文】

黄帝问岐伯：我希望可以知道人刚出生的时候，以什么气作为基础，以什么气作为保障，失去了什么就会死，保留了什么才可以存活？

岐伯说：人在刚出生的时候，根本的气是母亲的阴血，保卫的气是父亲的阳精，如果失去神气的话就会死亡，得到神气的话婴儿就能使得活力保持。

黄帝问：那么什么是神气呢？

岐伯回答：在母体里，随着胎儿的渐渐发育，直到血气发生合和、营气和卫气都已经贯通、五脏已经成形以后，神气就会在这个时候产生，这样一个健全的人就诞生了。

黄帝问：人有不一样的寿命，有的人命短，有的人寿命很长，有的人会突然发生死亡，而有的就是得了疾病以后长久医治不好的，我想听你说一下这里面的道理。

岐伯回答：五脏功能比较强健，血脉比较畅通，肌腠通利并且没有出现凝滞，皮肤的腠理细密并且没有空隙可乘，营气和卫气也是按照常规运行的，呼吸舒缓表现得比较自然而没有出现急粗的现象，气机的运行按照法度，六腑消化饮食水谷的能力正常，并能把所化生的精微和津液传布到周身各处，总的来说就让人体的一切作用都能发挥正常的话，人的寿命就会很长。

黄帝问：有些人会在百岁之后才死去，这是怎样做到的呢？

岐伯回答：鼻孔和人中深邃且长，面部的颊侧和下颌等部位的骨高肉厚而且端正，营气和卫气通畅和谐地运行，颜面上部的额角、中部的鼻和下部的下颌都隆起，骨骼比较鲜明并且肌肉比较丰满的话，就能活到百岁，享受天年。

黄帝问：血气在人的一生中的盛衰变化情况是怎么样的呢，你能说给我听听吗？

岐伯回答：人从出生直到十岁的时候，五脏已经定了型，也已经贯通了血气。人体生长发育的根源是肾脏的精气，精气从下部而上行，因此比较爱跑动；到了二十岁的时候，血气开始出现旺盛，肌肉也开始快速地生长，因此喜爱快步地行走；长到三十岁的时候，五脏已经发育完好，肌肉显得比较强健发达、腠理也显得比较细密，血脉也显得比较盛满充盈，因此喜好从容地散步；长到四十岁的时候，五脏六腑和十二经脉的情况都到达盛满的顶点而且已经稳定下来，这个时候皮肤的腠理开始出现松弛，面部的光泽也随着慢慢地衰退，鬓发也出现了零落的斑白的颜色，精气平衡盛满，因此这个年龄的人比较喜好安坐；长到五十岁的时候，肝气开始出现衰弱，然后是肺叶也开始出现萎缩，胆汁开始慢慢地减少，眼睛开始出现昏花的情况；长到六十岁的时候，心气开始出现了衰弱，因此产生忧虑、悲伤而叹息苦恼的心情，血气已经不充足且运行迟缓，因此喜好躺卧着；长到了七十岁的时候，脾脏的功能已经出现虚弱和亏损，皮肤也变得干枯而完全没有光泽了；长到了八十岁的时候，肺气也衰弱了，魂魄出现离散，因此他们的言谈经常会出现错误；长到九十岁的时候，肾气已经接近枯竭，四脏的经脉都已经开始空虚起来；最后，活到一百岁的时候，五脏的经脉全都已经出现了空虚，神气也都散去了。如此的话，人就只剩下一具躯壳独自存在着，就等着享尽天年以后的终结。

黄帝说：有的人活不到百岁就死了，这是什么原因？

岐伯说：这是由于他的五脏的脏壁不够坚固，功能不够正常，鼻孔和人中的沟不够深邃，鼻孔向外张开，因此呼吸就会显得比较急促，面部的骨骼显得比较卑小，脉管比较薄弱，脉里面的血比较少而不够充盈，肌肉不够强健，肌腠比较松弛，而且还经常遭到风寒的侵袭，血气就会更加虚弱，血脉就会出现运行不通畅的情况，外邪就会比较容易侵入肌体，令正气发生紊乱而邪气侵入人体，因此就会在中年的时候死亡。

逆顺第五十五

黄帝问于伯高曰：余闻气有逆顺，脉有盛衰，刺有大约，可得闻乎？

伯高曰：气之逆顺者，所以应天地、阴阳、四时、五行也。脉之盛衰者，所以候血气之虚实有余不足。刺之大约者，必明知病之可刺，与其未可刺，与其已不可刺也。

黄帝曰：候之奈何？

伯高曰：兵法曰：无迎逢逢之气，无击堂堂之阵。刺法曰：无刺熇熇之热，无刺漉漉之汗，无刺浑浑之脉，无刺病与脉相逆者。

黄帝曰：候其可刺奈何？

伯高曰：上工，刺其未生者也；其次，刺其未盛者也；其次，刺其已衰者也。下工：刺其方袭者也，与其形之盛者也，与其病之与脉相逆者也。故曰：方其盛也，勿敢毁伤，刺其已衰，事必大昌。故曰：上工治未

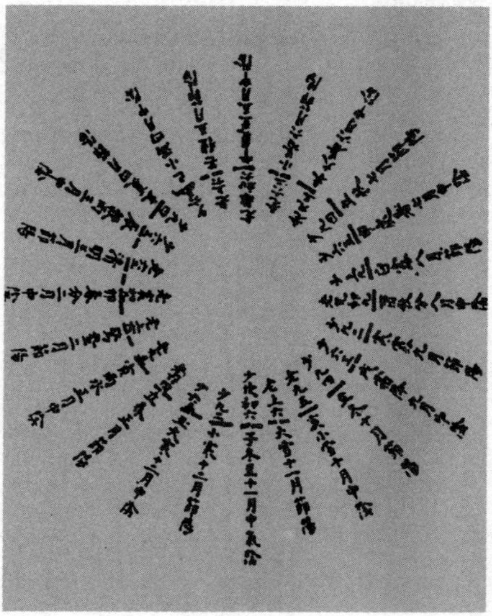

天道以节气相交图，选自宋代朱震《汉上易传·卦图》。中医认为，四季变迁都蕴涵着阴阳消长转化的规律，这对预测病象具有重要的价值

病，不治已病。此之谓也。

【译文】

黄帝问伯高：我听别人说，人体里面的气机的运行是有顺也有逆的，脉象是有盛有衰的，施针也是有根本的原则的。您是否可以讲给我听听呢？

伯高回答：气机运行的顺逆，是和自然界的天地、阴阳、四时、五行相对应的；脉象的盛衰和气血的虚实相关，因此医生通过诊脉来诊察气血的虚实情况；而施针的基本原则的话，就是在施针之前必须要先掌握哪些疾病能用刺法，哪些是疾病是不能用的，哪些疾病是已经到了用针刺皆无法治理的程度。

黄帝问：怎样判断病症是不是适合用刺法呢？

伯高回答：《兵法》上面说：作战的时候要避开敌人攻势猛烈的锐气，对于声威浩大的军阵不要去攻击他。《刺法》上面也说过：热势猛烈而旺盛的时候不可以用刺法，病人大汗不止时也不可用刺法，脉象急速并且纷乱不清的不可以用刺法，病状不相符于脉象的不可以用刺法。

黄帝问：那么，如何把握可刺的时机呢？

伯高回答：医术精湛的医生，在疾病还没有发生以前就已经进施针进行预防；次之，在病邪还很轻浅、疾病还没有严重的时候再进行施针；再次，在邪气已经衰弱、正气开始恢复、疾病正要转好的时候进行施针。医术低浅的医生，在邪气正旺盛的时候，或者是在病热正旺盛的时候，或者是在病情不相符于脉象的时候进行施针。因此说：在病势正旺盛的时候不能施针，否则会损害元气，而在邪气已经开始出现衰退的时候进行施针，一定会收到比较好的效果。因此说，医术精湛的医生，是在还没有发生疾病之前实行预防，并不是在疾病已经形成了的时候再去治疗，说的就是这个道理。

五味第五十六

黄帝曰：愿闻谷气有五味，其入五脏，分别奈何？

伯高曰：胃者，五脏六腑之海也，水谷皆入于胃，五脏六腑皆禀气于胃。五味各走其所喜，谷味酸，先走肝；谷味苦，先走心；谷味甘，先走脾；谷味辛，先走肺；谷味咸，先走肾。谷气津液已行，营卫大通，乃化糟粕，以次传下。

黄帝曰：营卫之行奈何？

伯高曰：谷始入于胃，其精微者，先出于胃之两焦，以溉五脏，别出两行，营卫之道。其大气之抟而不行者，积于胸中，命曰气海，出于肺，循喉咽，故呼则出，吸则入。天地之精气，其大数常出三入一，故谷不入，半日则气衰，一日则气少矣。

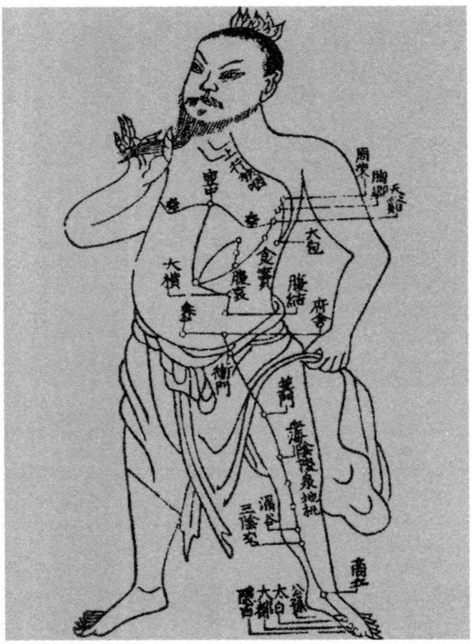

《十四经发挥》图中的足太阴脾经之图

黄帝曰：谷之五味，可得闻乎？

伯高曰：请尽言之。五谷：粇米甘，麻酸，大豆咸，麦苦，黄黍辛。五果：枣甘，李酸，栗咸，杏苦，桃辛。

五畜：牛甘，犬酸，猪咸，羊苦，鸡辛。五菜：葵甘，韭酸，藿咸，薤苦，葱辛。五色：黄色宜甘，青色宜酸，黑色宜咸，赤色宜苦，白色宜辛。凡此五者，各有所宜。

五宜所言五色者。脾病者，宜食粳米饭、牛肉、枣、葵；心病者，宜食麦、羊肉、杏、薤；肾病者，宜食大豆黄卷、猪肉、栗、藿；肝病者，宜食麻、犬肉、李、韭；肺病者，宜食黄黍、鸡肉、桃、葱。

五禁：肝病禁辛，心病禁咸，脾病禁酸，肾病禁甘，肺病禁苦。

肝色青，宜食甘，粳米饭、牛肉、枣、葵皆甘；心色赤，宜食酸，犬肉、麻、李、韭皆酸；脾色黄，宜食咸，大豆、猪肉、栗、藿皆咸。肺色白，宜食苦，麦、羊肉、杏、薤皆苦。肾色黑，宜食辛，黄黍、鸡肉、桃、葱皆辛。

【译文】

黄帝说：五谷有酸、苦、甘、辛、咸五种味道，食物进入人体后，五味如何分别进入五脏呢？

伯高说：五脏六腑的水谷精微物质汇集的地方是胃，一切饮食谷物都是先进入到胃，胃再把消化掉的精微的气的营养传输给五脏六腑。食物的五味同五脏的关系，是按五味、五脏的五行属性相联系，五味分别进入各自所喜爱的脏腑。谷味酸的先进入到肝；如果是味苦的话，就先进入到心；如果是味甜的话，就先先入到脾；如果是味辛的话，就先进入到肺；如果是味咸的话，就先进入到肾。饮食水谷所化生的精微之气、津液正常地运行并传布全身，营气和卫气充盈，一起在全身运行，余下的部分化成糟粕，自上而下依次传化而排出体外。

黄帝问：营气和卫气是怎么样运行的呢？

伯高回答：水谷饮食最先进入到胃腑，其化生出的精微物质从胃腑出来，然后分别运行到上焦和下焦，来灌注滋养五脏。水谷精微所化生的运行迅猛、滑利的部分是卫气，在脉外运行。此即营气和卫气的运行路径。水谷精微的另一部分与吸入的清气结合而形成宗气。宗气不像营气、卫气一样周流全身，而主要是积聚在胸中，所以把胸中称为气海。宗气从肺脏出来，在咽喉这个地方运行，所以肺呼的时候就出来，肺吸的时候就进去，确保人体呼吸运动的正常运行。谷物的精气，贮于气海，大概是呼出三分，而吸入一份，所以，如果半天无法摄入饮食的话，精气就会出现衰减；如果一天无法摄入饮食的话，精气就会出现虚损。

黄帝问：你可以为我说说食物的五种味道吗？

伯高回答：请允许我把这方面的情况仔细地谈谈吧。在五谷里面，粳米的味道比较甘甜，芝麻的味道比较酸，大豆的味道比较咸，麦的味道比较苦，黄黍的味道比较辛；在五果里面，枣的味道比较甘甜，李的味道比较酸，栗的味道比较咸，杏的味道比较苦，桃味的味道比较辛；在五畜里面，牛肉的味道比较甘甜，犬肉的味道比较酸，猪肉的味道比较成，羊肉的味道比较苦，鸡肉的味道比较辛；在五菜里面，葵的味道比较甘甜，韭的味道比较酸，藿的味道比较咸，薤的味道比较苦，葱的味道比较辛。由五种颜色决定五种味道的适应情况，黄色相宜于甘味，青色相宜于酸味，黑色相宜于咸味，赤色相宜于苦味，白色相宜于辛味。

以上五种情况，分别代表着五脏发生疾病时应选择的食物。得了脾病的人脸色比较黄，适合食用粳米饭、牛肉、枣、葵等味道比较甘的食物；得了心病的人脸色比较赤，适合食用麦、羊肉、杏、薤等味道比较苦的食物；得了肾病的人脸色比较黑，适合食用大豆黄卷、猪肉、栗、藿等味道比较咸的食物；得了肝病的人脸色比较青，适合食用芝麻、犬肉、李、韭等味道比较酸的食物；得了肺病的人脸色比较白，适合食用黄黍、鸡肉、桃、葱等味道比较辛的食物。

五脏发生疾病时的禁忌如下：得了肝病的人，禁忌吃味道比较辛的食物；得了心病的人，禁忌吃味道比较咸的食物；得了脾病的人，禁忌吃味道比较酸的食物；得了肾病的人，禁忌吃味道比较甘的食物；得了肺病的人，禁忌吃味道比较苦的食物。

肝发病的时候脸色发青，肝病苦急，适宜食用甘味的食物，粳米饭、牛肉、枣、葵等都属于味道比较甘的食物用以缓解；心发病的时候脸色发赤，心病苦缓，适宜食用味道比较酸的食物用以缓解；脾发病的时候脸色发黄，适宜食用味道比较咸的食物，大豆、猪肉、栗、藿等都属于味道为咸的食物；肺发病的时候脸色发白，苦气向上逆行，适宜食用麦、羊肉、杏、薤等都属于味道比较苦的食物用以排泄病苦之气；肾发病的时候脸色发黑，肾病苦燥，适宜食用黄黍、鸡肉、桃、葱等味道比较辛的食物进行滋润。

水胀第五十七

黄帝问于岐伯曰：水与肤胀、鼓胀、肠覃、石瘕、石水，何以别之。

岐伯答曰：水始起也，目窠上微肿，如新卧起之状，其颈脉动，时咳，阴股间寒，足胫肿，腹乃大，其水已成矣。以手按其腹，随手而起，如裹水之状，此其候也。

黄帝曰：肤胀何以候之？

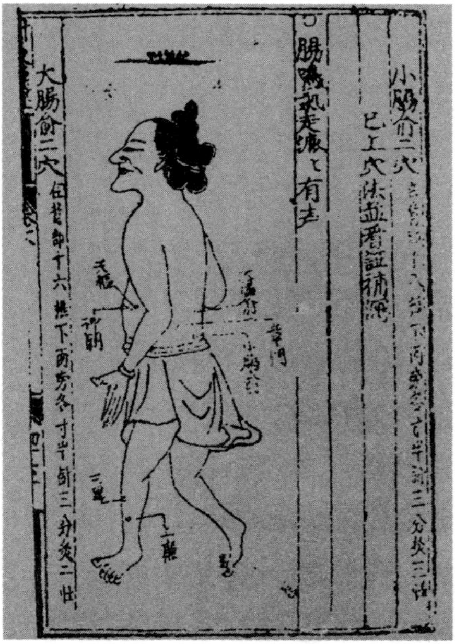

明代何柬《针灸捷径》针灸方图中的肠鸣气走漉漉有声取穴图

岐伯曰：肤胀者，寒气客于皮肤之间，鼕鼕然不坚，腹大，身尽肿，皮厚，按其腹，窅而不起，腹色不变，此其候也。

黄帝曰：鼓胀何如？

岐伯曰：腹胀、身皆大，大与肤胀等也，色苍黄，腹筋起，此其候也。

黄帝曰：肠覃何如？

岐伯曰：寒气客于肠外，与卫气相搏，气不得荣，因有所系，癖而内着，恶气乃起，瘜肉乃生。其始生也，大如鸡卵，稍以益大，至其成如怀子之状，久者离岁，按之则坚，推之则移，月事以时下，此其候也。

黄帝曰：石瘕何如？

岐伯曰：石瘕生于胞中，寒气客于子门，子门闭塞，气不得通，恶血当泻不泻，衃以留止，日以益大，状如怀子，月事不以时下。皆生于女子，可导而下。

黄帝曰：肤胀、鼓胀可刺邪？

岐伯曰：先泻其胀之血络，后调其经，刺去其血络也。

【译文】

黄帝问岐伯：如何来区分水胀跟肤胀、鼓胀、肠覃、石瘕、石水等疾病的状况呢？

岐伯回答：水胀发生初期，病人的下眼睑会出现稍稍肿起的现象，就如同刚刚睡起一般，颈脉的搏动表现得很明显，常常会发生咳嗽，感到大腿内侧寒冷，小腿出现肿胀的现象，腹部胀大，如果出现以上症状，就算是已经形成了水胀的病了。当用手按压着病人的腹部，将手放开之后，病人被压下陷的部位会随着手起来，就如同按压在装有水的囊袋一般。水胀的病候就是这样。

黄帝说：那么如何来判断肤胀病呢？

岐伯说：所说的肤胀病，是因为寒邪侵入到皮肤之间才会形成的。病人的腹部出现胀大，以手叩击腹部的时候会发出鼓音，感觉很空而并不坚硬，全身发生肿胀，皮肤很厚，以手按压病人的腹部，放手之后下陷的部位无法随着起来，腹部的皮色没有异常的变化，肤胀病的症状就是这样。

黄帝问：鼓胀病有什么表现呢？

岐伯回答：腹部出现胀满，全身上下都出现肿大，这和肤胀病的表现一样，但得鼓胀病的人皮肤呈青黄色，腹壁的青筋出现暴起。鼓胀的症状就是这样。

黄帝问：如何来判断肠覃病呢？

岐伯回答：寒邪侵入人体后，邪气滞留在肠体外面，相搏于卫气，导致卫气无法正常运行，寒邪与卫气滞留在身体深处，附着于肠外，病邪逐渐增长，便生成了息肉。肠覃病之初，腹部的肿块就和鸡蛋一样大小，此后随着病情的发展渐渐地增大，当疾病完全形成的时候，就如同妇女怀孕一般，病程长的会长达多年，用手按压的时候会感到肿块的质地很坚硬，用手推抚的时候能够移动，然而月经依旧按时来潮。肠覃的症状就是这样。

黄帝问：石瘕病有什么症状呢？

岐伯回答：石瘕这种疾病生在子宫里，是因为寒邪侵入，留滞于子宫颈口，令子宫颈口闭塞，气机就会出现不通，理应按时排泄的经血无法排泄，因此凝滞不行而在子宫里面留积，凝结成块，病人的腹部一天天地慢慢地增大，就像怀孕一样，月经的来潮也无法按时。得此疾病的全部都为女子，治疗时应活血化瘀，通导攻下，引导瘀血下行。

黄帝问：那么，可以用施针的办法来治疗肤胀病和鼓胀病吗？

岐伯说：医治上述两种疾病，先施针于腹部胀起的有瘀血的脉络，并且使用泻法，然后依据病情的虚实情况加以调理，要以祛除其血络内的瘀血为主。

贼风第五十八

黄帝曰：夫子言贼风邪气之伤人也，令人病焉，今有其不离屏蔽，不出室穴之中，卒然病者，非不离贼风邪气，其故何也？

岐伯曰：此皆尝有所伤于湿气，藏于血脉之中，分肉之间，久留而不去；若有所堕坠，恶血在内而不去。卒然喜怒不节，饮食不适，寒温不时，腠理闭而不通。其开而遇风寒，则血气凝结，与故邪相袭，则为寒痹。其有热则汗出，汗出则受风，虽不遇贼风邪气，必有因加而发焉。

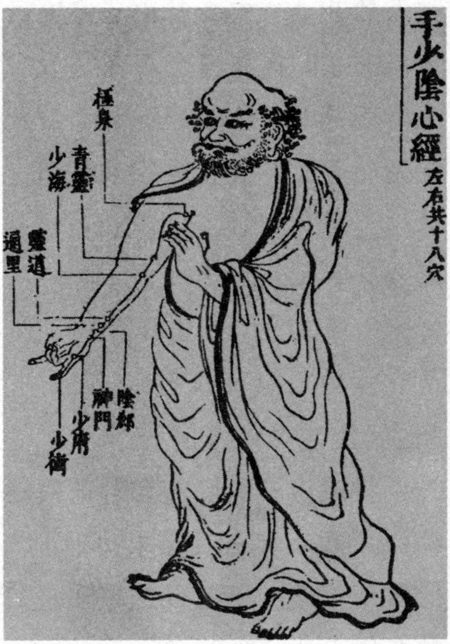

明代张介宾《类经图翼》经穴图之手少阴心经图

黄帝曰：今夫子之所言者，皆病人之所自知也。其毋所遇邪气，又毋怵惕之所志，卒然而病者，其故何也？唯有因鬼神之事乎？

岐伯曰：此亦有故邪留而未发，因而志有所恶，及有所慕，血气内乱，两气相搏。其所从来者微，视之不见，听而不闻，故似鬼神。

黄帝曰：其祝而已者，其故何也？

岐伯曰：先巫者，因知百病之胜，先知其病之所从生者，可祝而已也。

【译文】

黄帝说：先生常说人体被贼风邪气伤害后，人就会生病，但是有的人没有离开房屋而且还被保护得很严密，也没有被贼风邪气侵袭，却会突然生病，这是为什么呢？

岐伯说：这种情况出现，都是这些人平时已经被邪气伤害了却没有察觉的缘故，比如曾经被湿气伤害到，湿邪侵扰人体后，在血脉里面和分肉之间潜伏着，在体内长久地滞留而没有被驱除出去；或者是由于自高处跌下来，使得瘀血滞留在人体中未排出；也有发生突然的过度的喜怒情绪的变化，或者是因为饮食不当，或者是不注意依照气候的冷热变化而调整自己的生活习惯，导致腠理出现闭塞，从而壅而不通；或者是正当腠理开泄的时候感染了风寒，这样就会导致血气发生凝结，新风寒和体内原有的邪气相搏结，寒痹就会发生了；又或者是因为体内有热而出汗，出汗导致肌腠疏松而被风邪侵害。这些人即使没有受到贼风邪气的侵袭，也必定是外邪和体内原有的邪气相结合，才导致发病的。

黄帝说：今天先生所说的这些，都是病人自己能够觉察得到的。然而有些人既未受到邪气的侵扰，也没有惊悸恐怖之类的情绪变化，却会突然导致疾病，这又是何故呢？难道是有鬼神在作祟致病吗？

岐伯说：这种情况还是由于人体里面有旧邪还没有发作，

加上情志发生变化，或是厌恶，或是倾慕而不遂心，从而导致血气内乱，紊乱的气血和潜藏于人体内的宿邪相搏结而导致发病。因为这种疾病的原因是隐而不显，气血与宿邪搏结的体内变化是不容易察觉，因此一旦突发的时候，就如同是鬼神作祟一般。

黄帝问：此种病既然并非是鬼神作祟，但有时候这种疾病可以使用祝咒画符之类的手段来治好，这是为什么呢？

岐伯回答：以前的巫医熟知一定的医治病症的方法，并且在施术以前已经掌握了病人发病的原因，所以可以通过使用祝咒画符等手段来治好疾病。

卫气失常第五十九

黄帝曰：卫气之留于腹中，搐积不行，菀蕴不得常所，使人支胁胃中满，喘呼逆息者，何以去之？

伯高曰：其气积于胸中者，上取之；积于腹中者，下取之；上下皆满者，旁取之。

黄帝曰：取之奈何？

伯高对曰：积于上，泻人迎、天突、喉中；积于下者，泻三里与气街；上下皆满者，上下取之，与季胁之下一寸；重者，鸡足取之。诊视其脉大而弦急，及绝不至者，及腹皮急甚者，不可刺也。

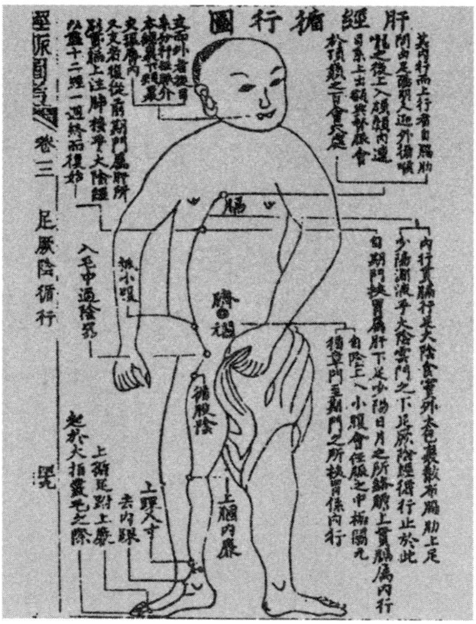

清代陈惠畴《经脉图考》经脉图中的肝经循行图

黄帝曰：善。

黄帝问于伯高曰：何以知皮肉、气血、筋骨之病也？

伯高曰：色起两眉薄泽者，病在皮；唇色青黄赤白黑者，病在肌肉；营气濡然者，病在血气；目色青黄赤白黑者，病在筋；耳焦枯受尘垢，病在骨。

黄帝曰：病形何如，取

之奈何？

伯高曰：夫百病变化，不可胜数，然皮有部，肉有柱，血气有输，骨有属。

黄帝曰：愿闻其故。

伯高曰：皮之部，输于四末。肉之柱，在臂胫诸阳分肉之间，与足少阴分间。血气之输，输于诸络，气血留居，则盛而起。筋部无阴无阳，无左无右，候病所在。骨之属者，骨空之所以受益而益脑者也。

黄帝曰：取之奈何？

伯高曰：夫病变化，浮沉深浅，不可胜究，各在其处，病间者浅之，甚者深之；间者小之，甚者众之，随变而调气，故曰上工。

黄帝问于伯高曰：人之肥瘦、大小、寒温，有老壮少小，别之奈何？

伯高对曰：人年五十已上为老，二十已上为壮，十八已上为少，六岁已上为小。

黄帝曰：何以度知其肥瘦？

伯高曰：人有肥、有膏、有肉。

黄帝曰：别此奈何？

伯高曰：䐃肉坚，皮满者，肥。䐃肉不坚，皮缓者，膏。皮肉不相离者，肉。

黄帝曰：身之寒温何如？

伯高曰：膏者其肉淖，而粗理者身寒，细理者身热。脂者其肉坚，细理者热，粗理者寒。

黄帝曰：其肥瘦大小奈何？

伯高曰：膏者，多气而皮纵缓，故能纵腹垂腴。肉者，身体容大。脂者，其身收小。

黄帝曰：三者之气血多少何如？

伯高曰：膏者多气，多气者热，热者耐寒。肉者多血则充形，充形则平。脂者，其血清，气滑少，故不能大。此别于众人者也。

黄帝曰：众人奈何？

伯高曰：众人皮肉脂膏不能相加也，血与气不能相多，故其形不小不大，各自称其身，命日众人。

黄帝曰：善。治之奈何？

伯高曰：必先别其三形，血之多少，气之清浊，而后调之，治无失常经。是故膏人，纵腹垂腴；肉人者，上下容大；脂人者，虽脂不能大者。

【译文】

黄帝问：卫气在胸腹里面留滞，积聚且运行失常，郁结而无法运行到正确的位置，使人出现胸胁、胃脘胀满、喘息气逆等病状，如何来治疗这样的疾病呢？

伯高回答：卫气在胸中郁积而发病的，就要取上部的腧穴进行施针治疗；卫气是在腹中郁积导致发病的话，就要取下部的腧穴进行施针治疗；卫气是在胸腹里面郁积，令胸胁脘腹胀满的，就要取上下部及靠近胸腹的腧穴进行施针治疗。

黄帝问：具体应该取哪些腧穴呢？

伯高回答：卫气在胸中郁积，那么就施针于足阳明胃经的人迎穴、任脉的天突穴以及廉泉穴，并且要使用泻法；卫气在腹中郁积，就施针于足阳明胃经的三里穴和气街穴，并且要使用泻法；卫气郁积在胸腹中的话，上下都感到胀满时，就在上施针于人迎、天突、廉泉等穴，在下施针于三里、气街穴，还有季胁下一寸的章门，都是使用泻法；病情严重的，就要使用鸡足针法取穴。如果是诊察到病人的脉搏表现得比较大并且弦急，或者是出现脉绝不至的情况，或者是腹部皮肤太过绷急的话，就不能使用针刺法治疗。

黄帝说：先生说得真好。

黄帝问伯高：医生怎样得知病人皮、肉、气、血、筋、骨所发生的病变呢？

伯高回答：病人的两眉之间呈现色泽暗淡而少泽的话，就是在皮肤有病邪；假如病人的唇色出现或青、或黄、或赤、或白、或黑的现象的话，就是在肌肉有病邪；病人的营气外泄，皮肤多汗且润泽的话，就是在血气有病邪；假如病人的目色出现或青、或黄、或白、或赤、或黑的现象的话，就是在筋有病邪；假如病人的耳廓呈现干枯色深且易附着污垢的话，就是在骨骼有病邪。

黄帝问：这些疾病的表现和变化是怎么样的，如何来进行施针治疗呢？

伯高回答：疾病的症状是各种各样的，没有办法说得清楚，但是，皮肤有它所体现的部位，肌肉有它隆厚的地方，血气有它输注到的经脉，骨骼有与其相连属的关节，出现病症后相对应的部分就会分别出现不一样的症状。

黄帝说：我想知道这里面包含的道理。

伯高说：皮肤所表现的部位主要在四肢。肌肉的主干主要在上肢和下肢所有阳经经过的肌肉隆起处，以及足少阴肾经经过的肌肉隆起处。气血输注之处，主要在体表的血络，如果血气发生留滞的话就会出现盈满和胀起；筋所主的位置不分阴阳和左右，只要根据病变所在部位来进行治疗即可；骨骼相连处的关节腔，可以接受津液的滋补，并朝上运输精气从而使得脑髓得到补益。

黄帝问：如何来进行施针治疗呢？

伯高回答：疾病的发展有很多变化，病变部位的浮沉，疾病程度的深浅，都是没有办法说得穷尽的，要依据不同的病症的具体情形进行医治。疾病的程度轻的话要浅刺，疾病程度重的话要深刺，疾病程度轻的话适宜少取一些穴位，疾病程度重的话适宜多取一些穴位。会根据病情的变化选取不一样的治疗方法来调理气机的医生，才算得上是医术精湛的医生。

黄帝问伯高：人体的肥瘦大小，身型的大小，体表的寒温情况，还有年龄的老、壮、少、小，是如何区分的呢？

伯高回答：人的年龄超过五十岁的叫作“老”，超过二十岁的叫作“壮”，十八岁以下的叫作“少”，六岁以下的叫作“小”。

黄帝问：以什么标准来判断人的肥瘦的呢？

伯高回答：人体有多脂、多膏、多肉三种不一样的类型。

黄帝问：对于这三种类型的人如何来区分呢？

伯高回答：凸起的肌肉比较坚实，皮肤比较肥满的话，就是多脂的人；凸起的肌肉不够坚实，皮肤比较松弛，就是多膏的人；皮肤和肌肉都很坚实致密并且不相分离的话，就是多肉的人。

黄帝问：人身体的寒热又是如何来区分的呢？

伯高回答：多膏之人，肌肉柔和润泽，皮肤腠理粗疏的话体质就偏寒，腠理比较细密的话体质就会偏热。多脂之人，肌肉比较坚实，皮肤腠理比较细密的话体质就偏热，皮肤腠理比较粗疏的话体质就偏寒。

黄帝问：怎样区分身体的肥瘦和大小呢？

伯高回答：多膏之人，阳气比较旺盛而皮肤比较松弛，因此腹壁常常出现松弛的情况；多肉之人，身形比较宽大；多脂之人，肌肉结实且身形比较瘦小。

黄帝问：这三种类型的人气血情况是怎样的呢？

伯高回答：多膏之人，阳气就会比较旺盛，体质偏热，就比较能耐寒；多肉之人，阴血就会比较旺盛，能使得肌肉和形体得到充养，寒热不偏，全身平和；多脂之人，他们的血比较清，气显得比较滑利并且比较少，因此身形不大。上述情况和一般人是有所不同的。

黄帝说：一般人的情况是怎样的呢？

伯高回答：一般人的皮、肉、脂、膏都没有过多或过少的情况，血和气也能保持着平衡，并没有出现偏多的情况，因此他们的身形既不大也不小，身体的各部位都显得很匀称，一般人的情况就是这样。

黄帝说：说得很好。对这三种类型的人出现的病症应怎样治疗呢？

伯高回答：首先一定要分清楚多膏、多脂、多肉这三种不一样的身体类型，各型人血的多少情况，气的清浊情况，而后依据病情的虚实情况来加以调治，医治时不可违背一般的医治原则。因此说，多膏之人的形体特点是宽肥、腹肉出现下垂；多肉之人的形体特点是身体上下都显得比较宽大；多脂之人的体形特点是即使脂肪很多，但是体型并不显得很大。

玉版第六十

黄帝曰：余以小针为细物也，夫子乃言上合之于天，下合之于地，中合之于人，余以为过针之意矣，愿闻其故。

岐伯曰：何物大于天乎？夫大于针者，惟五兵者焉。五兵者，死之备也，非生之具。且夫人者，天地之镇也，其不可不参乎？夫治民者，亦唯针焉。夫针之与五兵，其孰小乎？

黄帝曰：病之生时，有喜怒不测，饮食不节，阴气不足，阳气有余，营气不行，乃发为痈疽。阴阳不通，两热相搏，乃化为脓，小针能取之乎？

岐伯曰：圣人不能使化者为之，邪不可留也。故两军相当，旗帜相望，白刃陈于中野者，此非一日之谋也。能使其民，令行禁止，士卒无白刃之难者，非一日之教也，须臾之得也。夫至使身被痈疽之病，脓血之聚者，不亦离道远乎。夫痈疽之生，脓血之成也，不从天下，不从地出，积微之所生也。故圣人自治于未有形

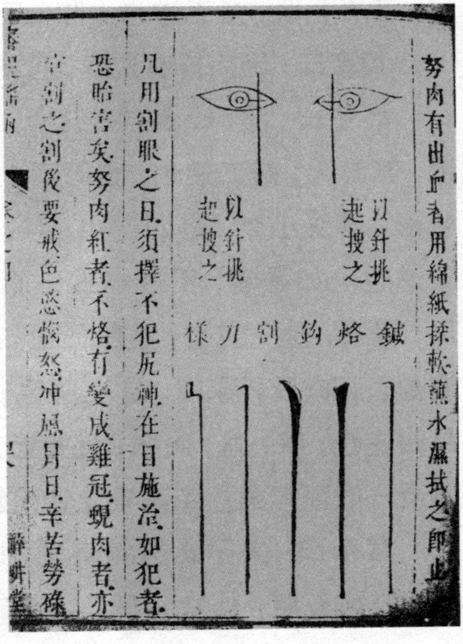

明代傅仁宇《审视瑶函》中的眼科针刀图

也，愚者遭其已成也。

黄帝曰：其已形，不予遭，脓已成，不予见，为之奈何？

岐伯曰：脓已成，十死一生，故圣人弗使已成，而明为良方，著之竹帛，使能者踵而传之后世，无有终时者，为其不予遭也。

黄帝曰：其已有脓血而后遭乎，不导之以小针治乎？

岐伯曰：以小治小者其功小，以大治大者多害，故其已成脓血者，其唯砭石、铍、锋之所取也。

黄帝曰：多害者其不可全乎？

岐伯曰：其在逆顺焉。

黄帝曰：愿闻逆顺。

岐伯曰：以为伤者，其白眼青，黑眼小，是一逆也；内药而呕者，是二逆也；腹痛渴甚，是三逆也；肩项中不便，是四逆也；音嘶色脱，是五逆也。除此五者为顺矣。

黄帝曰：诸病皆有逆顺，可得闻乎？

岐伯曰：腹胀，身热，脉大，是一逆也；腹鸣而满，四肢清泄，其脉大，是二逆也；衄而不止，脉大，是三逆也；咳且溲血，脱形，其脉小劲，是四逆也；咳，脱形，身热，脉小以疾，是谓五逆也。如是者，不过十五日而死矣。其腹大胀，四末清，脱形，泄甚，是一逆也；腹胀便血，其脉大，时绝，是二逆也；咳，溲血，形肉脱，脉搏，是三逆也；呕血，胸满引背，脉小而疾，是四逆也；咳，呕，腹胀，且飧泄，其脉绝，是五逆也。如是者，不及一时而死矣。工不察此者而刺之，是谓逆治。

黄帝曰：夫子之言针甚骏，以配天地，上数天文，下度地纪，内别五脏，外次六腑，经脉二十八会，尽有周纪，能杀生人，不能起死者，子能反之乎？

岐伯曰：能杀生人，不能起死者也。

黄帝曰：余闻之则为不仁，然愿闻其道，弗行于人。

岐伯曰：是明道也，其必然也，其如刀剑之可以杀人，如饮酒使人醉也，虽勿诊，犹可知矣。

黄帝曰：愿卒闻之。

岐伯曰：人之所受气者，谷也。谷之所注者，胃也。胃者，水谷气血之海也。海之所行云气者，天下也。胃之所出气血者，经隧也。经隧者，五脏六腑之大络也，迎而夺之而已矣。

黄帝曰：上下有数乎？

岐伯曰：迎之五里，中道而止，五至而已，五往而脏之气尽矣，故五五二十五而竭其输矣，此所谓夺其天气者也，非能绝其命而倾其寿者也。

黄帝曰：愿卒闻之。

岐伯曰：闚门而刺之者，死于家中；入门而刺之者，死于堂上。

黄帝曰：善乎方！明哉道！请著之玉版，以为重宝，传之后世，以为刺禁，令民勿敢犯也。

【译文】

黄帝说：我认为小针是一种很细小的物品，先生却说它上与天相合，下与地相合，中与人相合，我觉得是你夸大了针的作用，我想听您说说这里面包含的道理。

岐伯说：天可以包罗万象，还有什么可以大过天呢？对于人体的作用来说，能比针大的，就只有刀、剑、矛、矢、戟这五种兵器了。但是这五种兵器都是用来杀人的，并非是用来治病救人的。天地之间最珍贵的就是人了，针刺可以医治疾病，救人生命，细小的针难道就没有办法和天、地互相参合了吗？在为百姓治疗疾病的时候，时刻也不能离开这小小的针具。从这个意义上来说，针和五种兵器的作用，谁大谁小难道不是已经显而易见了吗！

黄帝说：疾病初发的时候，或喜怒无常，或饮食没有节制，这会导致阴气不足，阳气旺盛有余，导致营气发生郁滞不行，从而出现了痈疽病。营气和卫气出现气血阻滞不通，体内有余的阳热的营卫气血淤滞所产生的热邪相搏，熏蒸皮肤而化成了脓。发生了这样疾病的时候，可以用小针来治疗吗？

岐伯说：医术高明的医生发现了这种疾病的话，一定会在早期的时候进行治疗，令病邪不能长留在体内，以防止变化。就好像是两军在作战，旗帜已经相望，在旷野已经出现了刀光剑影的时候，这绝对不是一天的计谋就能决定出来的。如果可以让民众做到令必行，禁必止，让兵士达到敢于冲锋陷阵而不怕牺牲的程度，也不是一天就能够教育得出来的，不是顷刻之间就能做得到的。如果身体已经得了痈疽的病，并且已经形成了脓血，这个时候再想用微针来进行治疗，这不是远远背离了养生防病之道了吗？从痈疽的发生，直到脓血的形成，既非从天而降，亦非从地而生，而是因为机体被病邪侵犯之后，还没有来得及祛除，导致其逐渐积累才会形成的。因此，医术高明的医生在痈疽还没有形成前就积极进行预防，让病情不会继续发展，愚钝的医生，不知道要在早期进行防治，医治的都是已经形成的痈疽病。

黄帝问：如果痈疽已经形成，没有及时进行治疗，脓已经生成又没有察觉，又该怎么办呢。

岐伯回答：假如已经生成了脓，死的可能远大于生，生命非常危险，因此医术精湛的医生会在早期的时候进行诊断，不等疾病形成就把它消灭在萌芽的阶段，并且在简帛上记录一些好的方法，令有才能的人可以学习、继承，让医学的方法世世代代传下去，没有失传的时候，使医生不再犯以上相似的错误。

黄帝问：假如痈疽已经形成，并且化生成脓血后，就会危及生命，这个时候能不能用小针导流放脓医治呢？

岐伯回答：如果是用小针来调治较轻浅的痈疽的话，没有什么明显功效；如果是用大针来刺破较深重的痈疽的话，又恐导致不利的后果。所以，当痈疽已经形成生脓的时候，只适合用砭石、铍针、锋针来刺破排脓进行治疗。

黄帝问：有些痈疽已经恶化，还可以治疗吗？

岐伯回答：这是由痈疽病症的顺逆来决定的。

黄帝问：我想听你讲讲顺逆的情况。

岐伯说：当痈疽之病为害的时候，病人眼白变青，眼珠变小的话，这就是第一逆候的现象；病人服用药物之后又呕出的话，这就是第二逆候的现象；病人是腹中疼痛，并且非常地口渴的话，这就是第三逆候的现象；病人的肩部和颈项转动不灵便的话，这就是第四逆候的现象；病人声音嘶哑，脸上没有血色的话，这就是第五逆候的现象。除了这五种逆证之外的都是顺候的现象。

黄帝问：所有病症都有顺逆的情况，你可以说给我听听吗？

岐伯回答：病人出现腹部胀满，全身发热，脉搏表现得比较洪大的话，表明邪盛正虚，此为逆证之一；病人的腹中发生鸣响并且出现胀满，四肢清冷，还会出现腹泻不止，并且脉搏表现得比较洪大的话，表明阴证得阳脉，此为逆证之二；病人出现鼻血不止，并且脉搏表现得比较洪大的话，表明阴虚邪实，此为逆证之三；病人出现咳嗽不止，小便发生带血，形体显得极瘦并且肌肉如脱，脉形呈现得比较细小并且搏动有力的话，此为逆证之四；如果病人出现咳嗽不止，形体显得极瘦并且肌肉如脱，全身出现发热，脉形表现为细小并且搏动频数的话，表明正气衰退而显出真脏脉，此为逆证之五。若出现上述五种逆证，病人十五天以内就会死亡。五逆的急症分别是：病人的腹部出现胀极，四肢呈现清冷，形体显得极瘦并且肌肉如脱，还有腹泻不止，表明脾阳已经衰败，为一逆；病人的腹部出现胀满，大便出现带血，脉形表现为宽大并且常常歇止，表明孤阳将脱，为二逆；病人出现咳嗽不止，并且小便出现带血，形体显得极瘦而且肌肉如脱，脉象表现为搏动有力并且在指下击打，表明胃气已绝，为三逆；病人出现呕血，胸部发生满痛，并且牵扯到脊背，脉形表现为细小并且搏动急数，表明元气亏损严重而邪气依然旺盛，为四逆；病人出现咳嗽，呕吐，腹部发生胀满并且完谷不化的泄泻，脉象表现为绝而不至，表明邪气充盛、元气已脱，为五逆。如果病人出现上面所说的五种逆证，一天之内就会死亡。医生没有仔细审察上面所说的各种逆候的迹象而轻率地施针的话，就叫作“逆治”。

黄帝说：先生所说针的作用非常大，可以相配于天地。上合天文，下合地理，符合自然界变化规律，在内能和五藏相连，在外与六腑相通，可疏通十二经脉、引导血气，使得二十八脉可以融汇畅通。但是，如果违背了施针的原则，便会伤害人的生命而无法救治生命接近死亡的人，你能告诉我运用针刺，救治生命而不伤害人的性命的方法吗？

岐伯说：错用针刺会伤害人的生命，正确地运用针刺也不能救活死去的人。

黄帝说：我听了这些，总认为里面太缺少仁爱和道义了，我想听你具体地讲讲其中的规律，以免再错施于人。

岐伯说：这是十分清楚明白的道理，也是必然的结果。不善用针，就好像用刀剑可以杀人，饮酒过多可以导致人发生沉醉一样。这里面的道理不用诊视也能得知。

黄帝说：我想听你详细地说说其中的道理。

岐伯说：水谷饮食是人体禀受的精气的来源，水谷饮食注入胃中，所以胃是物化生气血的源泉。在自然界中，大海蒸腾而生的云气在天下游行。在人中，胃化生而成的气血随着十二经脉运行。经脉为五脏六腑精气往来的通道，如果在这些通道的要害部位，运用逆着经气运行的方向进行针刺，就会泻真气而导致死亡。

黄帝说：经脉关键的位置在人体上下有特定的数目和部位吗？

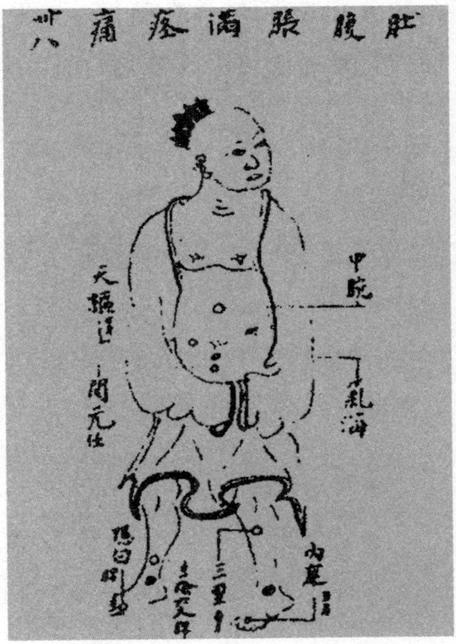

明抄本《针灸集成》针方图中的肚腹涨满疼痛取穴图

岐伯说：如果施针于手

阳明大肠经的五里穴，脏气就会运行到中途而止。每一脏的真气如果连续误刺五次就会被泄尽。所以连续误治五次就会使某一脏的真气泄尽，连续泄二十五次的话，那么五藏所输注的精气就会全部竭绝，这就是所说的劫夺了人的天真之气。因此，不是针刺本身能够损伤人的性命，而是不知针刺治疗禁忌的人，误刺而劫夺天真之气的结果。

黄帝说：我希望你能详细地说一下其中的道理。

岐伯说：妄自施针于气血出入的关键位置，刺得浅一点，病人回到家里面才会死；如果刺得深的话，在医者的堂上病人就会死了。

黄帝说：你说的这些针刺方法非常好，道理也很明白，请允许我把它们刻录在玉版上，像珍宝一样收藏着，用以流传后世，作为施针治疗的禁忌，令医生们不敢违背针刺的原则。

五禁第六十一

黄帝问于岐伯曰：余闻刺有五禁，何谓五禁？

岐伯曰：禁其不可刺也。

黄帝曰：余闻刺有五夺。

岐伯曰：无泻其不可夺者也。

黄帝曰：余闻刺有五过。

岐伯曰：补泻无过其度。

黄帝曰：余闻刺有五逆。

岐伯曰：病与脉相逆，命曰五逆。

黄帝曰：余闻刺有九宜。

岐伯曰：明知九针之论，是谓九谊。

黄帝曰：何谓五禁？愿闻其不可刺之时。

岐伯曰：甲乙日自乘，无刺实，无发蒙于耳内。丙丁日自乘，无振埃于肩喉廉泉。戊己日自乘四季，无刺腹去爪泻水。庚辛日自乘，无刺关节于股膝。壬癸日自乘，无刺足胫。是谓五禁。

黄帝曰：何谓五夺？

岐伯曰：形肉已夺，是一夺也；大夺血之后，是二夺也；大汗出之后，是三夺也；大泄之后，是四夺也；新产及大血之后，是五夺也。此皆不可泻。

黄帝曰：何谓五逆？

岐伯曰：热病脉静，汗已出，脉盛躁，是一逆也；病泄，脉洪大，是二逆也；着痹不移，䐃肉破，身热，脉偏绝，是三逆也；淫而夺形，身热，色夭然白，及后下血衃，血衃笃重，是谓四逆也；寒热夺形，脉坚搏，是谓五逆也。

【译文】

黄帝问岐伯：我听说刺法里面有“五禁”的说法，那么“五禁”是什么呢？

岐伯回答：所说的“五禁”就是禁止针刺，只要是碰到禁日，就要避免施针于某些部位。

黄帝问：我还听说刺法里面还有“五夺”的说法，那么“五夺”又是什么呢？

岐伯回答：所说的“五夺”就是在气血虚弱、元气大虚的时候不可以用泻法进行针刺，以免更加损害元气。

黄帝问：我还听说刺法里面还有“五过”的说法，那么“五过”是什么呢？

岐伯回答：所说的“五过”就是说在施针治疗时，是补还是泻都不能超过一定的限度。

黄帝问：我还听说刺法里面有“五逆”的说法，那么“五逆”是什么呢？

岐伯回答：假如病人的病候和脉象出现相反情况就叫作“五逆”。

黄帝问：我还听说刺法里面有“九宜”的说法，那么“九宜”是什么呢？

岐伯回答：熟知九针的理论，并且恰当地进行运用，就叫作“九宜”。

黄帝问：什么是“五禁”呢？我希望能知道什么时间不可以进行施针。

岐伯回答：天干和人体相对应，甲乙日与头相应，因此只要是碰到甲乙的日子，不能施针于头部，也不能使用“发蒙”的针法施针于耳内。丙丁日与肩喉相应，因此只要是丙丁的日子，不能用“振埃”的方法施针于肩部、咽喉和廉泉穴。戊己日与腹部相应，因此只要是戊己的日子，不能施针于腹部，也不能使用“去爪”的方法来泻除水邪。庚辛日与股膝相应，所以只要是庚辛的日子，不能施针于股膝部位的腧穴。壬癸日与足胫相应，所以只要是壬癸的日子，不能施针于足部和胫部地穴位。这就是所说的针刺“五禁”。

黄帝问：什么叫作“五夺”呢？

岐伯回答：五夺说的是五种由于正气散失而形成的大虚的病症。病人的形体显得极瘦并且肌肉已脱的话，这就是一夺；病人大失血之后，这就是二夺；病人出大汗之后，这就是三夺；病人大泻之后，这就是四夺；五夺皆是元气亏损严重，都不能使用泻法。

黄帝问：具体来说，“五逆”是什么呢？

岐伯回答：病人得了热病，但脉象表现沉静，汗出之后，脉象反而显得盛躁，就是一逆；病人得了泄泻的病，但是脉象显得比较洪大，就是二逆；病人得了痹阻之证，疼痛不移，肘膝隆起部位的肌肉溃破，全身发热，而一侧脉偏绝、难以捉摸，就是三逆；病人纵欲过度，耗尽精液，形体消瘦，全身发热，脸色白而没有色泽，并且大便夹有紫黑的血块，出血很严重，就是四逆；病人长时间患寒热病，造成身形消瘦，脉象反而坚实、有力，就是五逆。

动输第六十二

黄帝曰：经脉十二，而手太阴、足少阴、阳明，独动不休，何也？

岐伯曰：是明胃脉也。胃为五脏六腑之海，其清气上注于肺，肺气从太阴而行之，其行也，以息往来，故人一呼脉再动，一吸脉亦再动，呼吸不已，故动而不止。

黄帝曰：气之过于寸口也，上十焉息，下八焉伏，何道从还，不知其极。

岐伯曰：气之离脏也，卒然如弓弩之发，如水之下岸，上于鱼以反衰，其余气衰散以逆上，故其行微。

黄帝曰：足之阳明，何因而动？

岐伯曰：胃气上注于肺，其悍气上冲头者，循咽，上走空窍，循眼系，入络脑，出顑，下客主人，循牙车，合阳明，并下人迎，此胃气别走于阳明者也。故阴阳上下，其动也若一。故阳病而

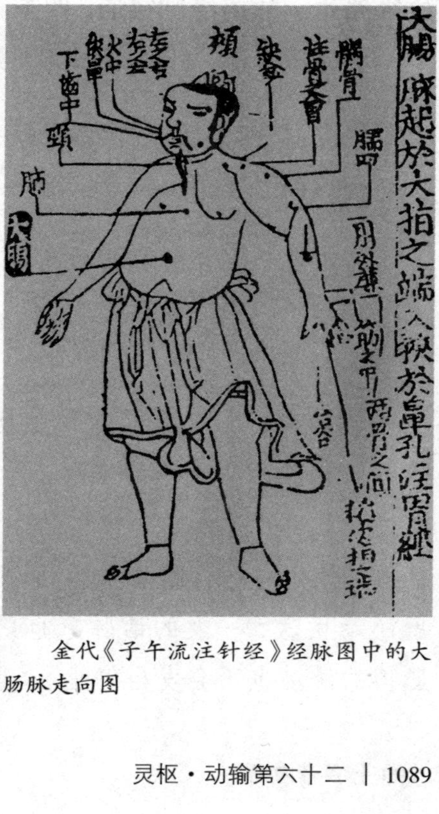

金代《子午流注针经》经脉图中的大肠脉走向图

阳脉小者为逆，阴病而阴脉大者为逆。故阴阳俱静俱动，若引绳相倾者，病。

黄帝曰：足少阴何因而动？

岐伯曰：冲脉者，十二经之海也，与少阴之大络，起于肾下，出于气街，循阴股内廉，邪入腘中，循胫骨内廉，并少阴之经，下入内踝之后，入足下；其别者，邪入踝，出属附上，人大指之间，注诸络，以温足胫，此脉之常动者也。

黄帝曰：营卫之行也，上下相贯，如环之无端，今有其卒然遇邪气，及逢大寒，手足懈惰，其脉阴阳之道，相输之会，行相失也，气何由还？

岐伯曰：夫四末阴阳之会者，此气之大络也。四街者，气之径路也。故络绝则径通，四末解则气从合，相输如环。

黄帝曰：善。此所谓如环无端，莫知其纪，终而复始，此之谓也。

【译文】

黄帝说：在人体十二经脉里面，手太阴肺经、足少阴肾经、足阳明胃经三经的经脉是呈现为搏动不止并且在外表现着的，这是为什么呢？

岐伯说：足阳明胃脉和脉搏的跳动有着紧密的关系。胃是五脏六腑所需营养的来源，胃里面水谷精微所化生而成的清气，向上运行注入肺，肺气始于手太阴肺经，运行至周身十二经脉，肺气的运行随着呼吸运动而往复，所以人一呼的话脉象就跳动两次，一吸的话脉象也跳动两次，呼吸运动不停下来，脉搏的跳动也不会发生停止。

黄帝问：脉气从手太阴肺经的寸口经过的时候，气其盛衰上下是不同的，进时脉气非常充盈，退时脉气衰微，脉气究竟是从什么道路上来去呢？我不知道其中包含的道理。

岐伯回答：脉气离开脏腑而向外运行到达经脉的时候，就好像箭突然离开弦那样迅疾，又好像急流下冲到堤岸一样的急速，因此开始的时候脉气是比较强盛的。当脉气向上运行到达鱼际之后，便会出现由盛转衰的迹象，这是由于脉气到此已经衰弱、消微，且向上逆行，因此气行之势就会显得比较微弱。

黄帝问：足阳明胃经为什么跳动不止？

岐伯回答：胃气向上运行流注到肺，其中迅速而剽悍的气向上冲行到头部，顺着咽喉而向上走到七窍，顺着眼球深处的脉络，向内与脑相络，接着出于面部，向下运行与足少阳胆经的客主人穴会合，顺着颊车，会合于足阳明胃经，并向下运行到结喉两侧的人迎部位，胃气别行而向足阳明经运行的路径就是这样。所以，手太阴的寸口脉和足阳明的人迎脉的搏动现象是一致的。因此如果疾病为阳病而人迎的脉象反而小的话就是逆象，如果是阴病而寸口的脉象反而大的也是逆象。所以寸口脉相合于人迎脉，如果静的话就会一起静，如果动的话就会一起动，就如同牵引绳索一般协调匀称；如果二者失去了平衡，出现偏盛或者偏衰的现象的时候，就会患病。

黄帝问：足少阴肾经为什么跳动不止？

岐伯回答：足少阴脉的跳动，是因为与冲脉并行的原因。冲脉为十二经脉之海，它和足少阴的络脉，共同起于肾下，出

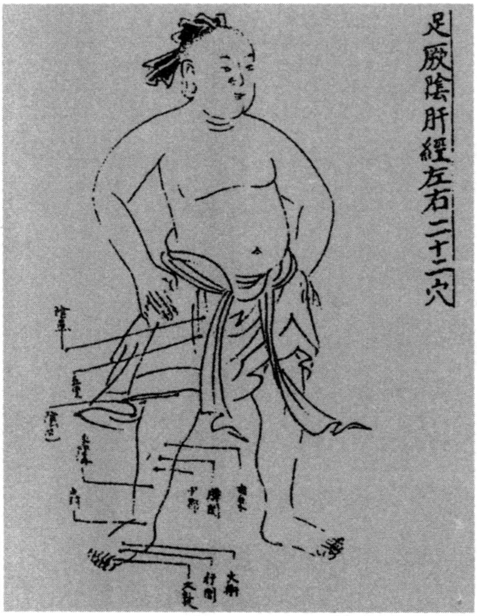

明抄本《普济方》中的足厥阴肝经左右二十二穴图

于足阳明胃经的气冲穴，顺着大腿的内侧，斜行运行进入膝部腘窝里面，再顺着胫骨的内侧，相并于足少阴肾经，向下运行进入到足内踝以后，进入到脚下。它的一条支脉，斜着运行进入到内踝，从足背外侧近踝的地方出来，运行进入到足大趾间，注入足少阴经在足胫部的各络脉，用以发挥温养胫部与足部的作用，这就是足少阴经脉跳动不止的原因。

黄帝问：营气卫气的运行，在人身的上下贯通，循环往复而不止息。如果突然被邪气侵袭，或者被严寒刺激的话，外邪滞留于四肢，就会出现手足懈惰而没有力气，脉管内外的营气和卫气循行的道路、气血相互输注会合的地方就会出现失常紊乱。那么，在这种情况下，营气和卫气是怎样回循往复的呢？

岐伯回答：阴阳经脉会合的地方是四肢的末端，同时也是营卫的气运行的大络。头、胸、腹、胫四个部分的气街，是营气和卫气运行的时候的必经之路。因此就算邪气阻滞了小的脉络后，类似四街这样的一些大的路径便会被打通，营气和卫气依然可以运行；当四肢末端的邪气被解除了以后，各个经脉又会如当初一样通连，营气和卫气重又在此转输会合，循环往复、永不止息。

黄帝说：你说得很好！通过上述阐释，对于如环无端，周而复始的道理，我更加明白了。

五味论第六十三

黄帝问于少俞曰：五味入于口也，各有所走，各有所病。酸走筋，多食之，令人癃；咸走血，多食之，令人渴；辛走气，多食之，令人洞心；苦走骨，多食之，令人变呕；甘走肉，多食之，令人挽心。余知其然也，不知其何由，愿闻其故。

少俞答曰：酸入于胃，其气涩以收，上之两焦，弗能出入也，不出即留于胃中，胃中和温，则下注膀胱，膀胱之胞薄以懦，得酸则缩绻，约而不通，水道不行，故癃。阴者，积筋之所终也，故酸入而走筋矣。

黄帝曰：咸走血，多食之，令人渴，何也？

少俞曰：咸入于胃，其气上走中焦，注于脉，则血气走之，血与咸相得则凝，凝则胃中汁注之，注之则胃中竭，竭则咽路焦，故舌本干而善渴。血脉者，中焦之道也，故咸入而走血矣。

黄帝曰：辛走气，多食之，令人洞心，何也？

少俞曰：辛入于胃，其气走于上焦，上焦者，受气而营诸阳者也，姜韭之气熏之，营卫之气不时受之，久留心下，故洞心。辛与气俱行，故辛入而与汗俱出。

黄帝曰：苦走骨，多食之，令人变呕，何也？

少俞曰：苦入于胃，五谷之气，皆不能胜苦，苦入下脘，三焦之道皆闭而不通，故变呕。齿者，骨之所终也，故苦入而走骨，故入而复出，知其走骨也。

黄帝问道：甘走肉，多食之，令人悗心，何也？

少俞回答说：甘入于胃，其气弱小，不能上至于上焦，而与谷留于胃中者，令人柔润者也，胃柔则缓，缓则虫动，虫动则令人悗心。其气外通于肉，故甘走肉。

【译文】

黄帝问少俞：食物进入到人体里面后，五种味道都能进入到相对应的脏腑经络，五脏六腑也会在五种味道的影响下发生相对应的病理变化。比如酸味是进入到筋的，食用过多的酸味，小便就会发生不通；咸味是进入到血的，食用过多的咸味，人就会觉得口渴；辛味是进入到气分的，食用过多的辛味，人的心中就会出现空虚；苦味是进入到骨的，食用过多的苦味，人就会发生呕吐；甘味是进入到肌肉的，食用过多的甘味，人的心中就会出现烦闷。这些情况我都知道，却不知道是什么原因造成的，想听你讲解一下。

少俞回答：酸味的食物进入到胃里面后，因为酸味涩滞，而且有收敛的作用，仅可行于上、中二焦，而无法很快地很快吸收转化，就会在胃里面留滞着。如果胃里面比较温和的话，就能促使酸味下注于膀胱，膀胱的皮比较薄软，所以遇到酸味的话就会出现卷曲并且收缩，致使膀胱出口紧束不通，影响尿液的排出，因而形成小便不通的病征。前阴为宗筋汇集之处，肝脏主筋，因此酸味进入胃后而走筋。

黄帝问：咸味善于走血分，如果食用过多的咸味的话，人就会觉得口渴，为什么会这样呢？

少俞回答：咸味进入到胃里面以后，咸味之气上行到中焦，输注到血脉，同血相合，随血而行，血和咸味相合，就会使血液浓稠，血液浓稠就需要胃中的水液接连注入血脉中进行补充。如此的话胃里面的水液就会出现匮乏，影响咽部的津液输送，令病人觉得咽部和舌根部都感到干燥，因此就会感到口渴。血脉为中焦化生的精微输送到全身的路径，血液亦出于中焦，咸味向上行于中焦，因此咸味进入到胃以后，就会趋向于走血。

黄帝问：辛味善于走气分，食用过多辛味的人会觉得心里面空虚，为什么会这样呢？

少俞回答：辛味进入到胃里面以后，辛味之气向上运行到上焦，上焦的功用是把来自中焦的水谷精微之气而向外输送到体表，食用过多的葱、姜、蒜、韭之类的辛味食物便会熏蒸到上焦，营气和卫气也会受到影响，并且辛味会在胃里面久留，因此病人会觉得心里面空虚。辛味和卫阳之气同行，因此当辛味进入到胃里面后就会令卫阳之气外达而汗出，辛味就会与汗液一同排出，这便是辛味走气的道理。

黄帝问：苦味善于走骨，食用过多的苦味，人就会发生呕吐，并使牙齿的颜色改变，为什么会这样呢？

少俞回答：苦味进入到胃里面以后，五谷之气皆无法战胜它。苦味运行进入到下脘后，三焦气行的道路就会受其影响出现闭阻而不通。三焦若不通畅，胃中食物就无法通调、传布，因此胃气就会出现上逆导致作呕。牙齿为骨的外露部分，苦味经过牙齿进入到人体内而又随着呕吐通过牙齿出来，所以可以知道苦味是趋向于走骨的。

黄帝问：甘味善于走肌肉，食用过多的甘味，人就会觉得烦闷，为什么会这样呢？

少俞回答：甘味进入到胃以后，会腻碍胃内的气机，令胃气小而弱，无法向上运行到上焦，而和饮食水谷一起在胃中留滞，因此胃气也显得很柔润。胃气柔润则气行缓慢，易于化湿生虫，寄生虫由于食甘味而在胃内蠕动，因此人就会觉得烦乱。除此之外，甘味能够进入到脾，脾是主肌肉的，甘味在外和肌肉相通的，因此说甘味善于走肌肉。

阴阳二十五人第六十四

黄帝曰：余闻阴阳之人何如？

伯高曰：天地之间，六合之内，不离于五，人亦应之。故五五二十五人之政，而阴阳之人不与焉。其态又不合于众者五，余已知之矣。愿闻二十五人之形，血气之所生，别而以候，从外知内何如？

岐伯曰：悉乎哉问也！此先师之秘也，虽伯高犹不能明之也。

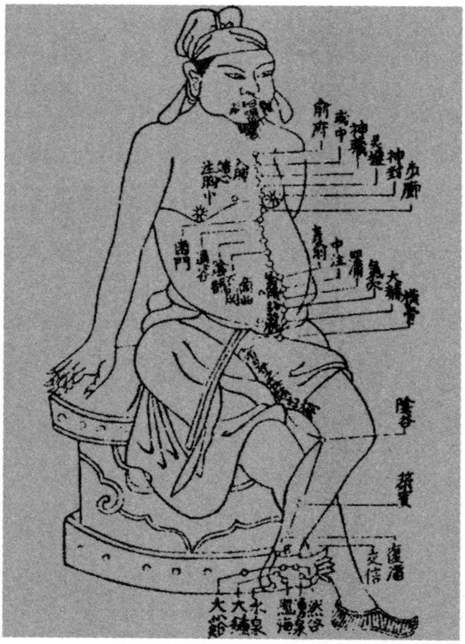

《十四经发挥》图中的足少阴肾经之图

黄帝避席遵循而却曰：余闻之，得其人弗教，是谓重失，得而泄之，天将厌之。余愿得而明之，金柜藏之，不敢扬之。

岐伯曰：先立五形，金木水火土，别其五色，异其五形之人，而二十五人具矣。

黄帝曰：愿卒闻之。

岐伯曰：慎之慎之，臣请言之。

木形之人，比于上角，

似于苍帝。其为人苍色，小头，长面，大肩背，直身，小手足，好有才，劳心，少力，多忧劳于事。能春夏不能秋冬，感而病生，足厥阴佗佗然。大角之人，比于左足少阳，少阳之上遗遗然。左角之人，比于右足少阳，少阳之下随随然。钛角之人，比于右足少阳，少阳之上推推然。判角之人，比于左足少阳，少阳之下括括然。

火形之人，比于上征，似于赤帝。其为人赤色，广剧，锐面小头，好肩背髀腹，小手足，行安地，疾心，行摇，肩背肉满，有气轻财，少信，多虑，见事明，好颜，急心，不寿暴死。能春夏不能秋冬，秋冬感而病生，手少阴核核然。质征之人，比于左手太阳，太阳之上肌肌然。少征之人，比于右手太阳，太阳之下慆慆然。右征之人，比于右手太阳，太阳之上鲛鲛然。质判之人，比于左手太阳，太阳之下支支颐颐然。

土形之人，比于上宫，似于上古黄帝。其为人黄色，圆面，大头，美肩背，大腹，美股胫，小手足，多肉，上下相称，行安地，举足浮，安心，好利人，不喜权势，善附人也。能秋冬不能春夏，春夏感而病生，足太阴敦敦然。太宫之人，比于左足阳明，阳明之上婉婉然。加宫之人，比于左足阳明，阳明之下坎坎然。少宫之人，比于右足阳明，阳明之上枢枢然。左宫之人，比于右足阳明，阳明之下兀兀然。

金形之人，比于上商，似于白帝。其为人方面，白色，小头，小肩背，小腹，小手足，如骨发踵外，骨轻，身清廉，急心，静悍，善为吏。能秋冬不能春夏，春夏感而病生，手太阴敦敦然。钛商之人，比于左手阳明，阳明之上廉廉然。右商之人，比于左手阳明，阳明之下脱脱然。大商之人，比于右手阳明，阳明之上监监然。少商之人，比于右手阳明，阳明之下严严然。

水形之人，比于上羽，似于黑帝。其为人黑色，面不平，大头，廉颐，小肩，大腹，动手足，发行摇身，下尻长，背延延然，不敬畏，善欺绐人，戮死。能秋冬不能春夏，春夏感而病生，足少阴汗汗然。大羽之人，比于右足太阳，太阳之上颊颊然。少羽之人，比于左足太阳，太阳之下纡纡然。众之为人，比于右足太阳，太阳之下洁洁然。桎之为人，比于左足太阳，太阳之上安安然。是故五形之人二十五变者，众之所以相欺者是也。

黄帝曰：得其形不得其色，何如？

岐伯曰：形胜色，色胜形者，至其胜时年加，感则病行，失则忧矣。形色相得者，富贵大乐。

黄帝曰：其形色相胜之时，年加可知乎？

岐伯曰：凡年忌下上之人，大忌常加七岁，十六岁、二十五岁、三十四岁、四十三岁、五十二岁、六十一岁，皆人之大忌，不可不自安也，感则病行，失则忧矣。当此之时，无为奸事，是谓年忌。

黄帝曰：夫子之言，脉之上下，血气之候，以知形气奈何？

岐伯曰：足阳明之上，血气盛则髯美长；血少气多则髯短；故气少血多则髯少；血气皆少则无髯，两吻多画。足阳明之下，血气盛则下毛美长至胸；血多气少则下毛美短至脐；行则善高举足，足指少肉，足善寒；血少气多则肉而善瘃；血气皆少则无毛，有则稀枯悴，善痿厥足痹。

足少阳之上，气血盛则通髯美长；血多气少则通髯美短；血少气多则少髯；血气皆少则无须，感于寒湿则善痹，骨痛爪枯也。足少阳之下，血气盛则胫毛美长，外踝肥；血多气少则胫毛美短，外踝皮坚而厚；血少气多则胻毛少，外踝皮薄而软；血气皆少则无毛，外踝瘦无肉。

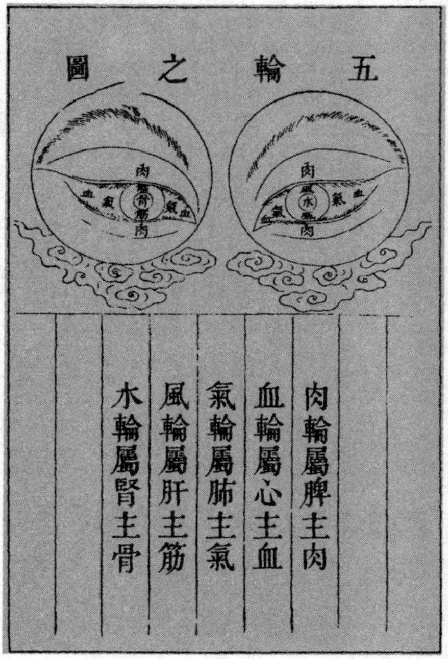

《医宗金鉴·眼科心法》中的五轮图

足太阳之上，血气盛则美眉，眉有毫毛；血多气少则恶眉，面多少理；血少气多则面多肉；血气和则美色。足太阳之下，血气盛则跟肉满，踵坚；气少血多，则瘦跟空；血气皆少则喜转筋，踵下痛。

手阳明之上，血气盛则髭美；血少气多则髭恶；血气皆少则无髭。手阳明之下，血气盛则腋下毛美，手鱼肉以温；气血皆少则手瘦以寒。

手少阳之上，血气盛则眉美以长，耳色美；血气皆少则耳焦恶色。手少阳之下，血气盛则手卷多肉以温；血气皆少则寒以瘦；气少血多则瘦以多脉。

手太阳之上，血气盛则有多须，面多肉以平；血气皆少则面瘦恶色。手太阳之下，血气盛则掌肉充满；血气皆少则掌瘦以寒。

黄帝曰：二十五人者，刺之有约乎？

岐伯曰：美眉者，足太阳之脉气血多；恶眉者，血气少；其肥而泽者，血气有余；肥而不泽者，气有余，血不足；瘦而无泽

者，气血俱不足。审察其形气有余不足而调之，可以知逆顺矣。

黄帝曰：刺其诸阴阳奈何？

岐伯曰：按其寸口人迎，以调阴阳，切循其经络之凝涩，结而不通者，此于身皆为痛痹，甚则不行故凝涩。凝涩者，致气以温之，血和乃止。其结络者，脉结血不和，决之乃行。故曰：气有余于上者，导而下之；气不足于上者，推而休之；其稽留不至者，因而迎之；必明于经隧，乃能持之。寒与热争者，导而行之；其宛陈血不结者，则而予之。必先明知二十五人，则血气之所在，左右上下，刺约毕也。

【译文】

黄帝问：我听说人又阴阳类型之分，他们是怎样划分的呢？

伯高说：在天地之间和宇宙间所有事物都禀受五行之气，亦无法脱离五行运动变化的规律，人也如此。根据人的先天禀赋不同，也各自体现着木、火、土、金、水五行性质的特征。每一类型的人又表现出五种个体差异，所以，人群中体现了二十五种类型。然而二十五种人的形体特征、性格特点与阴阳类型的人是不同的。阴阳类型的太阴之人、少阴之人、太阳之人、少阳之人、阴阳和平之人的情况我已经知道了。我想了解二十五种不同类型的人的形态，还有他们血气的生成情况，如果分别进行候察的话，那么如何能从外部表现来测知病人内部的情况呢？

岐伯说：你问的问题很详细啊！这是先师所藏的秘密的心得，即使是伯高也无法把这里面的道理理解透彻。

黄帝离开座位，向后退了几步，非常恭谨地说：我听人家说如果遇见合适的人而不将理论教授给他是严重的损失，如果掌握了此种学术却不加看重，随便向外泄露的话，上天也要厌恶和嫌弃他。我急切地想掌握这种学术并且对它深入领悟，之后会将它放在金匮里面保存着，不会随便把它宣扬出去。

岐伯说：首先要明确金、木、水、火、土这五种类型的人，之后再用五色作为依据来区分上面所说的五种人，如此就易于得知二十五中人的形态了。

黄帝说：我想听你详细说说。

岐伯回答：一定要非常的谨慎小心啊！就让我为你讲解一下吧。

身形和性情秉承了木性的人，属于木音里面的上角，相似于东方的苍帝。此类人的形态特点是：肤色为青色，头部比较小，脸型比较长，肩背显得比较宽大，躯干显得比较直，手脚都比较小，很有才气，喜欢用心机，体力不是很强，总是为各样的事务而忧心劳神。这类人对时令的适应情况是，对春夏的温热比较能够耐受，对秋冬的寒凉比较不能耐受，秋冬的时候容易感染邪气而导致发病。这类人归于足厥阴肝经，性格特征是比较柔美和安重，为禀受木气最全面的人。另外还有四种禀受木气不全的人，分左右上下四种：在木音中属于大角一类的人，位于左上方，归入到左足少阳经之上，其性格特征是柔弱且退缩不前；木音中属于左角的这一类人，位于右下方，归入到右足少阳经之下，性格的特征是显得比较随和顺从。木音中属于钛角的这一类人，位于右上方，归入到右足少阳经之上，性格特征是比较向前进取。木音中属于判角的这一类人，位于左下方，归入到左足少阳经之下，性格特征是比较正直不阿而缺乏变通。

身形和性情秉承火性的人，属于火音里面的上徵，相似于南方的赤帝。此类人的形态特点是：肤色为红色，脊背宽广，脸显得很尖瘦，头部很小，肩背腹和两腿各个部分的发育情况都比较良好，手脚比较小，步履显得比较稳重，走路很快并且会摇肩，背部和肩部的肌肉显得比较丰满，做事表现得有气魄，对钱财一般不看重，但是缺乏信用，疑虑比较多，察看及分析事物明快且透彻，气色很好，性情比较急躁，一般不太长寿，容易发生暴亡。此类人对时令的适应情况是，对春夏的温热比较能够耐受，对秋冬的寒凉比较不能够耐受，秋冬的时候容易感染邪气导致发病。这类人在五音中比作上徵，归入到手少阴心经，为秉承火气最全面的一类人，性格特征是对事物认识深刻、追求实际效果、办事果断而迅速。另有四种禀受火气不全的人，分为左右上下四种：在火音中属于质徵的这一类人，就归入到左手太阳经之上，性格特征是比较光明正大。在火音中属于少徵的这一类人，就归入到右手太阳经之下，性格特征是比较多疑。在火音中属于右徵的这一类人，就归入到右手太阳经之上性格特征是比较欢欣踊跃。在火音中属于质判的这一类人，就归入到左手太阳经之下，性格特征是比较乐观自得。

身形和性情秉承土性的人，属于土音里面的上宫，相似于中央的黄帝。此类人的形态特点是：肤色显得比较黄，脸显得比较圆，头部显得比较大，肩背的肌肉显得比较丰厚，腹很大，大腿和足胫部显得比较健壮，手脚比较小，肌肉显得比较丰满，身体全身上下显得比较匀称，步履显得比较稳并且举足比较轻，内心显得比较安静，喜欢做对别人有益的事，不喜好权势，擅长团结人。此类人对时令的适应情况是，对秋冬的寒凉比较能耐受，对春夏的温热比较不能耐受，春夏的时候容易感染邪气导致发病。这类人在土音中叫作上官，归入到足太阴脾经，为禀受土气最为全面的人，性格特征是为人比较忠厚诚实。另外还有四种禀受土气不全的人，也分成左右上下四种：在土音中属于太官的这一类人，就归入到左足阳明经之上，土气不充足，性格特征是比较平和柔顺。在土音中属于加官的这一类人，归入到左足阳明经之下，性格特征是为人比较持重。在土音中属于少官这一类人，归入到右足阳明经之上，土气不足，性格特征是为人比较圆滑灵活。在土音中属于左官的这一类人，归入到右足阳明经之下，土气不足，性格特征是性格比较独立。

身形和性情秉承金性的人，属于金音里面的上商，相似于西方的白帝。此类人的形态特点是：脸显得比较方，肤色显得比较白，头显得比较小，肩背也显得比较小，腹很小，手脚也很小，足跟显得比较坚厚，他们的骨就像是生长在足踵的外侧一样，身体显得比较轻捷，他们的禀性比较廉洁，但是性情会比较急躁，静的时候显得很安静安，动的时候就显得很剽悍，刚悍但是却能很沉着，因此适合做官吏。这类人对时令的适应情况是，对秋冬的寒凉比较能耐受，对春夏的温热比较不能够耐受，春夏的时候容易感染到邪气导致发病。这类人在金音中叫作上商，归入到手太阴肺经，为禀受金气最全面的人，性格特征是比较果敢决断。另外四种禀受金气不全的人，分成左右上下四种：在金音中属于敛商的这一类人，归入到左手阳明经之上，金气不充足，性格特征是为人比较廉洁自守。在金音中属于右商的这一类人，归入到左手阳明经之下，他们的性格特征是为人比较潇洒舒缓。在金音中属于大商的这一类人，归入到右手阳明经之上，性格特征是为人比较善察是非。在金音中属于少商的这一类人，归入到右手阳明经之下，性格特征是为人比较庄重威严。

身形和性情秉承水性的人，属于水音里面的上羽，相似于北方中的黑帝。此类人的形态特点是：肤色显得比较黑，面部比较多皱纹，头显得比较大，面颊显得比较清瘦，肩显得比较小，腹显得比较大，手脚比较好动，走路的时候身体显得比较摇摆，自腰到尻距离比较长，背部也显得很长。他们一般没有敬畏的人和事，喜欢欺骗别人，总是会被杀戮导致死亡。这类人对时令的适应情况是，对秋冬的寒凉比较能耐受，对春夏的温热比较不能耐受，春夏的时候比较容易感染邪气导致发病。这一类人在水音中叫作上羽，归入到足少阴肾经，为禀受水性最全面的人，性格特征是为人人格比较卑下。在水音中属于大羽的这一类人，归入到右足太阳经之上，水气不充足的性格特征是为人比较洋洋自得。在水音中属于少羽的这一类人，归入到左足太阳经之下，水气不充足性格特征是不管善恶都可以和他们周旋。在水音中属于众羽的这一类人，归入到右足太阳经之下，水气不充足性格特征是为人比较洁身自好。在水音中属于桎羽的这一类人，归入到左足太阳经之上，水气不充足，性格特征是为人比较平静、稳定而拘谨。上述木、火、土、金、水五种形态的人，由于各自的禀赋不一样，特点也各不相同，因而是有着二十五种变化。

黄帝问：如果从五行理论的角度来看，人体已经具有了二十五种类型中某种身形特征，然而没有具备与之相对应的肤色，这是为什么呢？

岐伯回答：根据五行相克的规律，如果出现了形体的五行属性和肤色的五行属性出现相克的情况，或者是肤色的五行属性和形体的五行属性出现相克的反常现象，再加上年忌的相加，又感染到了病邪，就会导致生病。如果疏于治疗、治疗错误，或是自己粗心大意，不注重调养，就不能避免有生命之忧。如果身形和肤色互相对应的话，则表明形质与气机协调，是平安、健康的表现。

黄帝问：如果身形和肤色相克的话，年忌的相加可以得知吗？

岐伯回答：一般人重要的年忌，自七岁这一大忌年开始，一般情况下是每递加九岁就是一个年忌，也就是从七岁开始，十六岁、二十五岁、三十四岁、四十三岁、五十二岁、六十一岁，这几个岁数都是人的大忌之年。在这些年忌里，人应该特别注意对自己身体及精神的保养，在日常生活作息及行为举止上切勿自我损伤，否则就容易遭受到病邪的侵袭而生病。如果已经生病之后又不注意调养治疗的话，病人就会有性命之忧了。因此，人每当到了以上年忌的年龄时，就要格外注意调养，预防疾病发生，更不可做奸邪的事情，以免损伤身体，年忌的意义就是这个。

黄帝问：你曾经说过，依据手足的十二经脉在人体的上下运行及气血多少的变化，可以反映到人体表面的现象，到底是怎样的呢？

岐伯回答：运行在人体上部的足阳明经脉，如果血气比较旺盛的话，那么人两颊的胡须就会显得比较美并且比较长；如果病人比较血少气多的话，那么他的胡须就会比较短；如果病人比较气少血多的话，那么他的胡须就会比较稀少；如果病人的血气都很少的话，那么病人就会没有胡须，并且口角两侧的皱纹比较多。运行在人体下部的足阳明经脉，如果血气比价旺盛的话，那么人的毫毛就会显得比较美并且比较长，甚至可以延续到胸部；如果是血比价多气比较少的话，那么病人的毫毛就会显得比较美并且比较短，只是能长到脐部，行走的时候喜好高抬两脚，足趾上的肌肉比较少，足部经常感觉寒冷；如果是血比较少气比较多的话，那么病人就容易出现冻疮；如果是血气都比较少的话，那么下部就不会长出毫毛，就算有也是比较稀少并且枯悴的，此种人容易得痿、厥、痹之类的疾病。

运行在人体上部的足少阳经脉，如果气血比较旺盛的话，那么病人的两颊连鬓的胡须显得比较美并且比较长；如果是血比较多气比较少的话，那么两颊连鬓的胡须就会显得比较美并且比较短；如果是血比较少气比较多的话，那么病人的胡须就会比较稀少；如果病人的血气都比较少的话，那么就不会生胡须，如果感染了寒湿的病邪的话，就容易出现痹痛还有骨痛、爪甲干枯之类的疾病。运行于人体下部的足少阳经，如果血气比较旺盛的话，那么腿胫部的毫毛就会比较美并且比较长，足外踝的肌肉肥厚；如果是血比较多气比较少的话，那么腿胫部的毫毛就会比较美并且比较短，足外踝这个地方的皮肤坚实且厚；如果是血比较少气比较多的话，那么腿胫部的毫毛就会显得比较稀少，足外踝这个地方的皮肤就会显得比较软和薄；如果病人的血气都比较少的话，那么病人的腿胫部就会没有毫毛，足外踝显得比较瘦薄并且没有肌肉。

运行于人体上部的足太阳经脉，如果血气比较旺盛的话，那么人的两眉就会显得清秀比较长，眉里面有长得长的毫毛；如果病人的血比较多气比较少，那么病人的两眉就会显得粗疏不整，并且脸部有很多细小的皱纹；如果病人是血比较少气比较多的话，那么病人的面部的肌肉就会显得比较丰满；如果病人的血气显得比较调和的话，那么人的面色就会显得比较润泽和美丽。运行于人体下部的足太阳经，如果血气都比较旺盛的话，那么足跟部的肌肉就会比较丰满并且坚实；如果病人是气比较少血比较多的话，那么病人的足跟部肌肉就会显得比较瘦弱、空软而没有力量；如果病人的血气都比较少的话，就会容易出现痉挛转筋、足跟痛之类的疾病。

运行于人体上部的手阳明经脉，如果血气比较旺盛的话，那么人嘴上边的胡须机会长得秀美；如果病人是血比较少气比较多的话，那么病人嘴上边的胡须就会显得比较稀少；如果病人的血气都比较少的话，那么病人的嘴上边就会不长胡须。运行于人体下部的手阳明经，如果血气比较旺盛的话，那么腋毛就会比较秀美，手掌鱼际的肌肉就会显得比较温暖；如果病人的气血都比较少的话，那么病人的两手就会显得比较瘦薄并且比较寒凉。

运行于人体上部的手少阳经脉，如果血气比较旺盛的话，那么病人的眉毛就会比较秀美并且比较长，耳色就会比较红润；如果血气都比较少的话，那么病人的耳部就会出现焦枯和晦暗。运行于人体下部的手少阳经脉，如果血气都比较旺盛的话，那么病人的手部肌肉就会显得比较坚实饱满；如果血气都比较少的话，那么病人的手部肌肉就会显得比较消瘦并且比较寒凉；如果气比较少血比较多的话，那么病人的手部皮肉就会比较瘦薄，脉络就会比较显露在外。

运行于人体上部的手太阳经脉，如果血气比较旺盛，那么病人唇上下的胡须就会显得比较多，面部的肌肉显得比较丰满并且比较平正；如果血气都比较少的话，那么病人的面部就会显得比较消瘦并且比较晦暗枯槁。运行于人体下部的手太阳经脉，如果血气比较旺盛的话，那么病人的手掌的肌肉就会比较饱满；如果病人的血气都比较少的话，那么病人的手掌的肌肉就会显得比较瘦薄并且比较寒凉。

黄帝问：对于这二十五种类型的人，在用针刺治疗的时候有一定的原则吗？

岐伯回答：如果病人的眉毛显得比较秀美，表明足太阳经脉的气血比较充足；如果是病人的眉毛显得比较粗梳没有光泽，表明足太阳经脉的气血都比较少；如果病人肌肉饱满并且肤色显得比较润泽，表明血气比较旺盛有余；如果病人肌肉饱满但是肤色并不润泽，表明气比较多而血比较少；如果病人肌肉消瘦并且肤色并不润泽，表明气血都比较缺乏。细致地观察人身形的外在表现及人体内气血的盈亏，就能测知病症的虚实、病情的顺逆，如此一来就可以进行适当的医治，不致耽误治病的时机。

黄帝说：如何对三阴三阳经所出现的疾病进行施针治疗呢？

岐伯说：诊查病人的人迎、寸口的脉象，以诊视病人阴阳盛衰的变化情况，再顺着经络所运行的部位，诊查病人是否有结聚等气血凝滞、阻涩不通的现象，如果气血瘀滞不畅通，一般都会发生痛痹的疾病，这是因为阳气严重不充足，气运行不畅，造成血液瘀滞，医治时就应该要用针刺的方法补充气机，令阳气运行到这个部位，用以温通其瘀滞的气血，等到气血通调之后就要停止治疗。对于气血结聚在小的络脉而导致血脉瘀滞不通的，可以施针放出瘀血，使得脉络得到开通，消除瘀血，气血就能正常运行了。因此说：只要是上部的病气旺盛有余的，就应该要用上病下取的取穴方法，才能引导病气可以向下运行；只要是上部的正气不够的，就要使用推而扬之的施针方法，令正气可以向上运行，让气血实现新的平衡；如果气总是不至而无针感，或是气运行迟缓且中途停滞，就应该要在气停滞的地方快速针刺，以迎接并引导其气，令其运行至病所。一定要先知道经脉循行的情况，才能准确地使用各种不一样的施针方法。如果有寒热交争的情况，那么就依据阴阳盛衰情况的不同，补其不足，泻其有余，调节气血实现平衡；如果经脉里面尽管有郁滞但没有淤结的血话，就依据不同情况进行不同治疗。总而

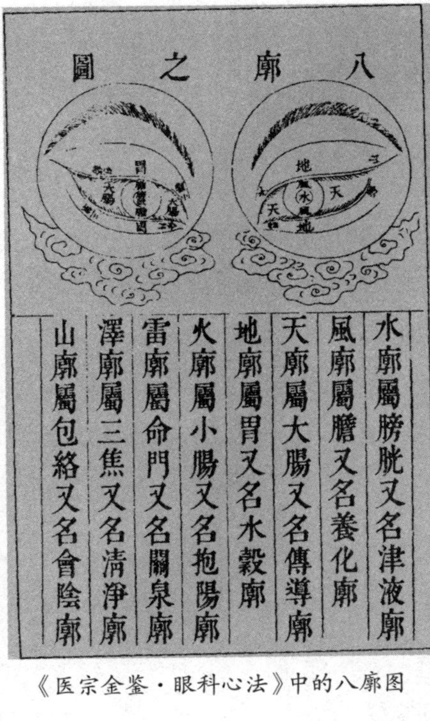

《医宗金鉴·眼科心法》中的八廓图

言之，一定先明了二十五种人不一样的外部特点、各部位经脉上下气血的充盈或盛微，还有内部的病理机制等具体情形，也就可以依此来确定医治的方法了。

五音五味第六十五

右征与少征，调右手太阳二。左商与左征，调左手阳明上。少征与大宫，调左手阳明上。右角与大角，调右足少阳下。大征与少征，调左手太阳上。众羽与少羽，调右足太阳下。少商与右商，调右手太阳下。桎羽与众羽，调右足太阳下。少宫与大宫，调右足阳明下。判角与少角，调右足少阳下。釱商与上商，调右足阳明下。釱商与上角，调左足太阳下。

上征与右征同，谷麦，畜羊，果杏，手少阴藏心，色赤，味苦，时夏。上羽与大羽同，谷大豆，畜彘，果栗，足少阴，藏肾，色黑，味咸，时冬。上宫与大宫同。谷稷，畜牛，果枣，足太阴，藏脾，色黄，味甘，时季夏。上商与右商同，谷黍，畜鸡，果桃，手太阴，藏肺，色白，味辛，时秋。上角与大角同，谷麻，畜犬，果李，足厥阴，藏肝，色青，味酸，时春。

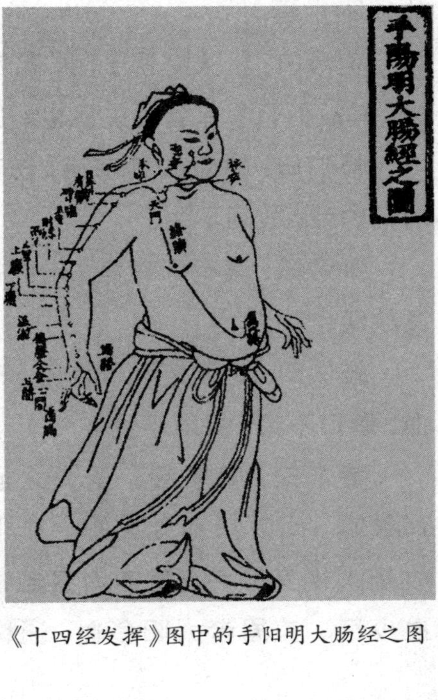

《十四经发挥》图中的手阳明大肠经之图

大宫与上角同，右足阳明上。左角与大角同，左足阳明上。少羽与大羽同，右足太阳下。左商与右商同，左手阳明上。加宫与大宫同，左足少阳上。质判与大宫同，左手太阳下。判角与大角同，左足少阳下。大羽与大角同，右足太阳上。大角与大宫同，右足少阳上。

右征、少征、质征、上征、判征。左角、釱角、上角、大角、判角。右商、少商、钛商、上商、左商。少宫、上宫、大宫、加宫、左角宫。众羽、桎羽、上羽、大羽、少羽。

黄帝曰：妇人无须者，无血气乎？

岐伯曰：冲脉、任脉，皆起于胞中，上循背里，为经络之海。其浮而外者，循腹右上行，会于咽喉，别而络唇口。血气盛则充肤热肉，血独盛则澹渗皮肤，生毫毛。今妇人之生，有余于气，不足于血，以其数脱血也，冲任之脉，不荣口唇，故须不生焉。

黄帝曰：士人有伤于阴，阴气绝而不起，阴不用，然其须不去，其故何也？宦者独去何也？愿闻其故。

岐伯曰：宦者去其宗筋，伤其冲脉，血泻不复，皮肤内结，唇口内荣，故须不生。

黄帝曰：其有天宦者，未尝被伤，不脱于血，然其须不生，其故何也？

岐伯曰：此天之所不足也，其任冲不盛，宗筋不成，有气无血，唇口不荣，故须不生。

黄帝曰：善乎哉！圣人之通万物也，若日月之光影，音声鼓响，闻其声而知其形，其非夫子，孰能明万物之精。是故圣人视其颜色，黄赤者多热气，青白者少热气，黑色者多血少气。美眉者太阳多血，通髯极须者少阳多血，美须者阳

明多血，此其时然也。

夫人之常数，太阳常多血少气，少阳常多气少血，阳明常多血多气，厥阴常多气少血，少阴常多血少气，太阴常多血少气，此天之常数也。

【译文】

属于火音里面的右徵和少徵类型的人，调治的部位就应该是右手太阳小肠经的上部。属于金音里面的左商和火音里面的左徵类型的人，调治的部位就应该是左侧手阳明大肠经的上部。属于火音里面的少徵和土音里面的太宫类型的人，调治的部位就应该是左侧手阳明经脉的上部。属于木音里面的右角和大角类型的人，调治的部位就应该是右侧足少阳胆经的下部。属于火音里面的大徵和少徵类型的人，调治的部位就应该是左侧手太阳经的上部。属于水音里面的众羽和少羽类型的人，调治的部位就是右侧足太阳膀胱经的下部。属于金音里面的少商和右商类型的人，调治的部位就是右侧手太阳小肠经的下部。属于水音里面的桎羽和众羽类型的人，调治的部位就应该是右侧足太阳膀胱经的下部。属于土音里面的少宫和太宫类型的人，调治的部位就应该是右侧足阳明胃经的下部。属于木音里面的判角和少角类型的人，调治的部位就应该是右侧足少胆阳经的下部。属于金音里面的鈦商和上商类型的人，调治的部位就应该是右侧足阳明胃经的下部。属于金音里面的鈦商和木音里面的上角类型的人，调治的部位就应该是左侧足太阳膀胱经的下部。

上徵和右徵都是火音类型性质的人，调养的时候要选择五谷中的麦，五畜中的羊，五果中的杏等带有苦味的食物。它们是对应于经脉里面的手少阴心经，呈现的颜色为赤色，与苦味食物较为相宜，对夏季气候很适应。上羽和大羽都是水音类型性质的人，调理的时候要选择五谷中的大豆，五畜中的猪，五果里面的栗等带有咸味的食物。它们是相对应于经脉里面的足少阴肾经，呈现的颜色为黑色，与咸味食物较为相宜，对冬季气候很适应。上宫和大宫都是土音类型性质的人，调理的时候要选用五谷里面的谷子，五畜里面的牛，五果里面的枣等带有甜味的食物，它们是对应于经脉里面的足太阴脾经，呈现颜色为黄色，与甜味食物较为相宜，对长夏的气候相适应。上商和右商都是金音类型性质的人，调养的时候要选用五谷里面的黍，五畜里面的鸡，五果里面的桃等带有辛味的食物，它们是相对应于经脉里面的手太阴肺经，呈现的颜色为白色，与辛味食物较为相宜，对秋季气候很适应。上角和大角都是木音类型性质的人，调养的时候要选用五谷里面的芝麻，五畜里面的犬，五果里面的李等带有酸味的食物，它们是相对应于五脉里面的足厥阴肝经，呈现的颜色为青色，与酸味食物较为相宜，对春节气候很适应。

属于土音里面的太宫类型和木音里面的上角类型的人，都可以在右侧足阳明胃经的上部加以调治；属于木音里面的左角类型和大角类型的人，都可以在左侧足阳明胃经的上部加以调治；属于水音里面的少羽类型和大羽类型的人，都可以在右侧足太阳膀胱经的下部加以调治；属于金音里面的左商类型和右商类型的人，都可以在左侧手阳明大肠经的上部加以调治。属于土音里面的加宫类型和大宫类型的人，都可以在左侧足少阳胆经的上部加以调治。属于火音里面的判徵类型和土音里面的太宫类型的人，都可以在左侧手太阳小肠经的下部加以调治。属于木音里面的判角类型和大角类型的人，都可以在左足侧少阳胆经的下部加以调治。属于水音里面的大羽类型和木音里面的大角类型的人，都可以在右足太阳膀胱经的上部加以调治。属于木音里面的大角类型和土音里面的太宫类型的人，都可以在右足少阳胆经的上部加以调治。

属于火音的五种类型，即右徵、少徵、质徵、上徵、判徵；属于木音的五种类型，即右角、釱角、上角、大角、判角；属于金音的五种类型，即右商、少商、钛商、上商、左商；属于土音的五种类型，即少宫、上宫、大宫、加宫、左宫；属于水音的五种类型，即众羽、桎羽、上羽、大羽、少羽。

黄帝问：妇女是不长胡须的，那么是因为她们没有血气吗？

岐伯回答：冲脉与任脉，都是从胞中开始的，顺着脊椎的里边向上循行，经、络脉气血在这里汇合、聚集。它在体表外部较浅的部分循行，顺着腹部向上运行，在咽喉部会合，其中的一个分支，别出咽喉，绕口、唇循环运行。如果血气都

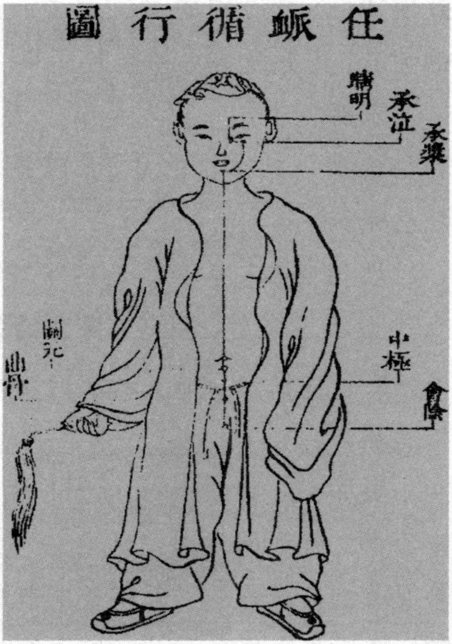

清代吴谦等人《刺灸心法要诀》中的任脉循行图

很旺盛的话，那么就会使得皮肤得到滋养，使得肌肉得到温养，从而变得湿润有光泽，而毫毛只有营血充足并渗入到皮肤中时才会长出来。而妇女的生理特征恰巧是气有余但血缺乏，这是因为经血会按月排出体外，她们的冲、任经脉气血都出现了亏虚，不足以让口唇四周得到荣养，因此无法生长胡须。

黄帝问：有的男子的阴器受到了损伤，而出现阳痿并且无法勃起，失去了性能力，可是他的胡须还能够继续生长，这是为什么呢？但是宦者实行阉割之后是不会长胡须的，又是因为什么呢？请你说说其中的理由。

岐伯回答：宦者们接受阉刑是割掉了睾丸的，使得冲脉受到损伤，导致冲脉中的血向外泻出，伤口愈合后皮肤变得干结，致使冲脉、任脉中的血液无法正常运行。口唇四周就没有气血的荣养，因此没有办法生长胡须。

黄帝问：有一种人是属于天阉，宗筋没有受到损害，亦非如妇女那般时常排出月经，可是他们也无法生长胡须，这是为什么呢？

岐伯回答：这是先天的生理缺陷，这类人的人冲、任的二脉气血都不旺盛，阴茎、睾丸的发育也并不健全，宗筋也不全备，虽有气但是确血，无法向上运行荣养到口唇四周，因此无法长胡须。

黄帝说：你说得很好啊！智慧高的人可以洞察世间的万事万物，就如同日月有光彩一般，就如同日月的光辉，可以立竿见影，擂鼓作响，听到鼓响就能知道鼓的形状，因此而能知彼，除了先生以外的人，谁还能掌握了世间万事万物的博大精深的道理呢！因此智慧高的人，只要诊查病人的脸色，就可以推知病人体内气血的情况了。如果病人的脸色黄赤，就说明他体内多热气；如果病人的脸色青白，就说明他体内的热气不足；如果病人的脸色比较黑，就说明他体内多血少气；如果病人的眉毛秀美，那么他的太阳经脉的血就比较多；如果病人的须髯相连于耳鬓，那么他的少阳经脉的血就比较多；如果病人的胡须秀美，那么病人的阳明经脉的血就比较多。这些都是普遍的规律。

一般情况下，人体个经脉气血的状况都是这样的：太阳经经常是血比较多气比较少；少阳经脉经常是气比较多血比较少；阳明经常常是血比较多气也比较多；厥阴经经常是气比较多血比较少，少阴经脉常常是血比较多气比较少；大阴脉常常是血比较多气比较少。这是人体生理的正常规律。

百病始生第六十六

黄帝问于岐伯曰：夫百病之始生也，皆生于风雨寒暑，清湿喜怒。喜怒不节则伤脏，风雨则伤上，清湿则伤下。三部之气，所伤异类，愿闻其会。

岐伯曰：三部之气各不同，或起于阴，或起于阳，请言其方。喜怒不节，则伤脏，脏伤则病起于阴也；清湿袭虚，则病起于下；风雨袭虚，则病起于上，是谓三部。至于其淫泆，不可胜数。

黄帝曰：余固不能数，故问先师，愿卒闻其道。

岐伯曰：风雨寒热，不得虚，邪不能独伤人。卒然逢疾风暴雨而不病者，盖无虚，故邪不能独伤人，此必因虚邪之风，与其身形，两虚相得，乃客其形，两实相逢，众人肉坚。其中于虚邪也，因于天时，与其身形，参以虚实，大病乃成。气有定舍，因处为名，上下中外，分为三员。

是故虚邪之中人也，始于皮肤，皮肤缓则腠理开，开则邪从毛发入，入则抵深，深则毛发立，毛发立则淅然，故皮肤痛。留而不去，则传舍于络脉，在络之时，痛于肌肉，其痛之时息，大经代去。留而不去，传舍于经，在经之时，洒淅喜惊。留而不去，传舍于俞，在俞之时，六经不通，四肢则肢节痛，腰脊乃强。留而不去，传舍于伏冲之脉，在伏冲之时，体重身痛。留而不去，传舍于肠胃，在肠胃之时，贲响腹胀，多寒则肠鸣飧泄，食不化；多热则溏出糜。留而不去，传舍于肠胃之外，募原之间，留着于脉，稽留而不去，息而成积。或着孙脉，或着络脉，或着经脉，或着俞脉，或着于伏冲之脉，或着于膂筋，或着于肠胃之募原，上连于缓筋，邪气淫泆，不可胜论。

黄帝曰：愿尽闻其所由然。

岐伯曰：其着孙络之脉而成积者，其积往来上下，臂小孙络之居也，浮而缓，不能句积而止之，故往来移行肠胃之间，水凑渗注灌，濯濯有音，有寒则䐜胀满雷引，故时切痛。其着于阳明之经，则挟脐而居，饱食则益大，饥则益小。其着于缓筋也，似阳明之积，饱食则痛，饥则安。其着于肠胃之募原也，痛而外连于缓筋，饱食则安，饥则痛。其着于伏冲之脉者，揣之应手而动，发手则热气下于两股，如汤沃之状。其着于膂筋，在肠后者，饥则积见，饱则积不见，按之不得。其着于输之脉者，闭塞不通，津液不下，孔窍干壅。此邪气之从外入内，从上下也。

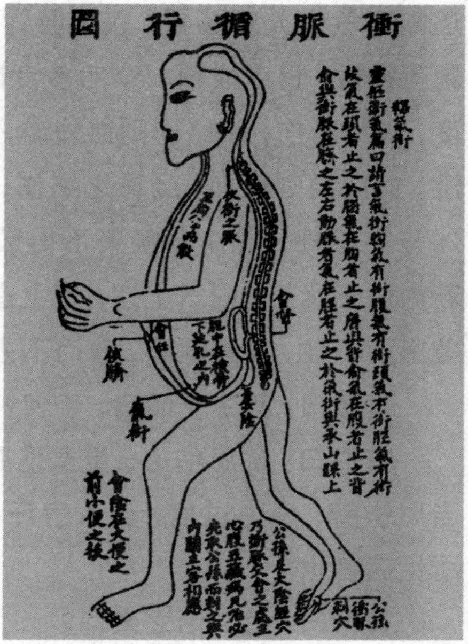

清代陈惠畴《经脉图考》奇经图中的冲脉循行图

黄帝曰：积之始生，至其已成奈何？

岐伯曰：积之始生，得寒乃生，厥乃成积也。

黄帝曰：其成积奈何？

岐伯曰：厥气生足悗，悗生胫寒，胫寒则血脉凝涩，血脉凝

涩则寒气上入于肠胃，入于肠胃则䐜胀，䐜胀则肠外之汁沫迫聚不得散，日以成积。卒然多食饮，则肠满；起居不节，用力过度，则络脉伤；阳络伤则血外溢，血外溢则衄血；阴络伤则血内溢，血内溢则后血；肠胃之络伤，则血溢于肠外，肠外有寒，汁沫与血相抟，则并合凝聚不得散，而积成矣。卒然外中于寒，若内伤于忧怒，则气上逆，气上逆则六俞不通，温气不行，凝血蕴里而不散，津液涩渗，着而不去，而积皆成矣。

黄帝曰：其生于阴者，奈何？

岐伯曰：忧思伤心，重寒伤肺，忿怒伤肝，醉以入房，汗出当风伤脾；用力过度，若入房汗出浴，则伤肾。此内外三部之所生病者也。

黄帝曰：善。治之奈何？

岐伯答曰：察其所痛，以知其应，有余不足，当补则补，当泻则泻，毋逆天时，是谓至治。

【译文】

黄帝问岐伯：各种疾病的原因，都是因为风、雨、寒、暑、寒、湿等外邪的侵袭，还有喜、怒等情绪内伤而引起的。喜怒没有节制，就会使得内脏受到损伤；在外感染到风雨之邪，就会使得人体的上部受到损伤；感染了湿冷的邪，就会使得人体的下部受到损伤。人的上、中、下三部感染到的邪气不一样，我想听听其中的道理。

岐伯回答：从致病方面来说，它们都是邪气，但其性质是不一样的。喜怒哀乐属于人的情感，风雨寒暑属于自然现象，阴冷潮湿属于大地环境，因此有的是病先在阴分发生，有的是病先在阳分发生，请允许我来对这里面的道理讲解一下吧。只要因为喜怒不进行节制而引起的疾病，都会对五藏造成损伤，五藏的性质属阴，这就是所说的病起于阴；冷湿的邪气是乘虚侵袭到人体的下部的，这就是所说的病起于下。风雨的邪气是乘虚侵袭到人体的上部的，这就是所说的病起于上。这是依据邪气的致病特点划分的三个部分。而说到邪气对人体的侵害所带来的各种变化，那就更加复杂而难以说清楚了。

黄帝说：我当然说不明白这些变化无常的病情，因此才向您请教，希望可以完全搞清楚其中的道理。

岐伯说：风雨寒暑等邪气，如果不碰到身体发虚的情况，通常是不会使得人体受到伤害而致病的。突然遭遇到急风暴雨但是没有生病的人，就是由于他的身体比较健壮，正气不会出现虚弱，所以邪气也无法独自让人致病的。因此首先身体发虚，然后又遭到贼风邪气的侵袭，就是因素相合，因此就会疾病；通常来说，假如病人的身体比较健壮，肌肉比较结实，又碰到比较正常的四时气候，人就不会轻易得病。决定疾病发生的因素，是四时的气候是否正常，身体的情况是否虚弱，也就是说，人体内正气缺乏而邪气旺盛，就会导致疾病。通常情况下邪气都是根据它们各自的不同性质而侵害人体的固定的部位的，然后依据侵害的部位的不一样，确定不同的命名。从纵的角度来说，人体可分成上、中、下三部；从横的角度来说，人体可分成表、里、半表半里三个部分。

虚邪侵害到人体的话，一定先从最外层的皮肤开始侵犯，如果皮肤出现弛缓，腠理发生开泄，那么邪气就会抓住机会从毛孔进入人体，如果侵害渐渐加深，通常会引起恶寒颤抖、毫毛直竖的现象，皮肤也会感到被紧紧束缚般的疼痛。如果让邪气滞留下来不除去的话，就会逐渐传到脉络，当脉络中出现邪气时，肌肉就会发生疼痛。疼痛时而发作时而停止，络脉中的邪气就会向经脉传播。如果邪气一直滞留着不除去，病人总是会觉得寒栗恶寒，并且容易受到惊吓。如果让邪气滞留下来不除去的话，就会进入输脉并潜伏下来。当邪气在输脉留滞的时候，就会损伤到足太阳经的六经腧穴，使其无法传到四周，四肢关节就会发生疼痛，腰脊也会感到强烈的疼痛感。如果让邪气滞留下来不除去的话，就会进入人脊内的冲脉中，冲脉受到损害，病人就会出现体重身痛的疾病。如果邪气一直滞留不除去的话，就会进一步传输进入到肠胃，并在那里隐藏起来。肠胃中出现邪气后，病人就会出现肠鸣腹胀的疾病，这个时候如果寒邪比较旺盛的话就会出现肠鸣、泄泻，消化不良之类的疾病；如果是热邪旺盛的话就会出现湿热下利或者大便糜烂，肛门也会有炽热的感觉。如果让邪气滞留下来不除去的话，就会传输进入到肠胃之外、半表半里间的募原也会被邪气侵入，一旦邪气滞留在血脉中，就会和气血出现相互凝结的情况，时间一长就会结聚成为积块。总的来说，邪气在侵袭人体以后，有的是在小的孙络里面留滞，有的是在络脉里面留滞，有的是在经脉里面留滞，有的是在输脉里面留滞，有的是在伏冲之脉里面留滞，有的是在脊膂之筋里面留滞，有的是在肠胃外的募原里面留滞，向上与缓筋相连，各个人体组织因为邪气的渗入、蔓延、泛滥而出现类型不一样的疾病，很难用语言说完。

黄帝说：我想听你讲一下它从开始到结束的原因和内在变化的原理。

岐伯回答：邪气留滞在孙络形成积证，疼痛点在上下往来地移动，由于停积的位置是孙络，而孙络是显得比较浮浅并且弛缓的，不可以将积限定于一处而使其无法移动，因此疼痛就带有了移动的特点。假如积停留的孙络位于肠胃之间，则肠胃之间的水液渗透灌注，则会形成水液停聚，吸收代谢失调，就会有濯濯水鸣的声音；寒邪盛则阳不化水，上下不运，气机不通，腹部胀满雷鸣，并出现刀割样疼痛。若邪气留在足阳明经而形成积滞，积滞位于脐的两旁，病人饱食之后积块就会变得比较大，饥饿的时候积块就会变得比较小。如果邪气停留、成积的位置在缓筋留在缓筋，其形状表现和阳明经的积块相似，但疼痛的特点是饱食则出现疼痛，饥饿时则不痛。如果邪气留肠胃之膜原而成积，疼痛时牵连到肠外的缓筋，特点是饱食后不痛、饥饿时疼痛。如果邪气留在伏冲之脉而成积，用手切按腹部，搏动应手，并随着搏动而阵阵作痛。举手时则患者自觉有一股热气下行，放射到两股之间，就像用热汤浇灌一样，难以忍受。邪气留在膂筋而成积，饥饿时肠胃空虚，积形可以触摸得到，饱食后肠胃充实则触摸不到。邪气留在输脉而成积，脉道闭塞不通，津液不能上下输布，汗孔或其他孔窍干涩，壅塞不通。这些都是邪气从外部侵犯到内部，从上部而转变到下部的临床表现。

黄帝问：积证自开始出现到成形的过程是怎样的呢？

岐伯回答：刚开始出现积证的时候，是由于病人感染了寒邪，寒邪之气向上运行，就会发生积证。

黄帝问：寒邪又是怎样治病的呢？

岐伯回答：寒邪所造成的厥逆的气，首先堵塞了足部阳气，使得血液凝涩，逐渐又导致胫部寒冷，胫部寒冷进而使血脉凝滞，久之，寒冷之邪上逆进入肠胃，导致气机不通而腹胀，腹胀则肠道外组织间的水液汁沫聚积不得消散，这样日益加重而形成积病。又由于病人突然发生暴饮暴食，导致肠里面的水谷太过充满，再加上病人的起居比较无常，或者劳累过度的话，都会损伤到细小的经脉。如果损伤到阳络表层较浅，血液就会发生外溢，所以就会发生鼻子出血的症状；如果损伤到较深的阴络，就会导致血液发生内溢，所以就会出现便血的情况。如果病人的肠胃的络脉受到了损伤，肠道外的腹腔组织间都是溢出的血，如果这个时候肠的外面刚好有寒气的话，那么汁沫就会和外溢的血凝结起来，两者如果出现相互凝结并且不消散的话，就形成了积证。此外病人外感寒邪，内又有忧伤思虑，或是郁怒愤懑等情志损伤，气机就会出现上逆，如果气逆的话六经的气血就会出现运行不畅，阳气就会无法正常运行了，如果血液没有了阳气的温煦就会发生凝结不散，津液也会显得比较涩滞而无法正常输布，也会因此而留滞无法消散，也就形成了积证。

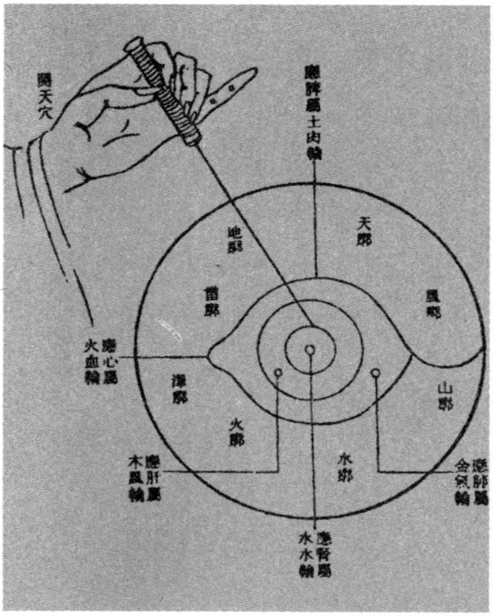

《元亨疗马牛驼全集》中的五轮八廓图。五轮是指人眼部的风轮、血轮、气轮、水轮、肉轮，八廓是指胆经清净廓、肾经会阴廓、膀胱经津液廓、胃经水谷廓、大肠经传送廓、小肠经阙泉廓、肺经养化廓、命门抱阳廓。五轮八廓与人体五脏相对应，为古代医者验病所应用黄帝说：那些“病生于阴”的致病因素都是什么呢？

岐伯说：病人太过忧愁思虑，心脏就会受伤，病人在外感染了寒邪再加上食用寒冷的饮食，肺脏就会受伤；病人太过忿恨、恼怒，肝脏就会受伤；病人酒醉后行房，或者是汗出后受风，脾脏就会受伤；病人用力过度，或者是行房之后出汗又在水中沐浴，肾脏就会受伤。这些规律就是内外三部致病的原因所在。

黄帝说：你说得很好。那么如何进行治疗呢？

岐伯回答：对疼痛的特点和部位进行仔细地查看，那么就可以知道病变的原因，以其虚实和表现出的各种症状为依据，适当地使用补法和泻法，同时要遵守四季气候和脏腑间的关系，这就是正确的治疗原则。

行针第六十七

黄帝问于岐伯曰：余闻九针于夫子，而行之于百姓，百姓之血气各不同形，或神动而气先针行，或气与针相逢，或针已出气独行，或数刺乃知，或发针而气逆，或数刺病益剧，凡此六者，各不同形，愿闻其方。

岐伯曰：重阳之人，其神易动，其气易往也。

黄帝曰：何谓重阳之人？

岐伯曰：重阳之人，熇熇高高，言语善疾，举足善高，心肺之脏气有余，阳气滑盛而扬，故神动而气先行。

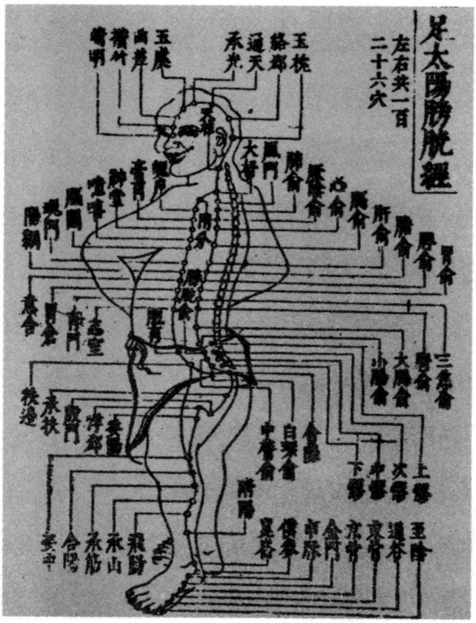

明代张介宾《类经图翼》经穴图之足太阳膀胱经

黄帝曰：重阳之人而神不先行者，何也？

岐伯曰：此人颇有阴者也。

黄帝曰：何以知其颇有阴也？

岐伯曰：多阳者多喜，多阴者多怒，数怒者易解，故曰颇有阴，其阴阳之离合难，故其神不能先行也。

黄帝曰：其气与针相逢

奈何?

岐伯曰:阴阳和调而血气淖泽滑利,故针入而气出疾,而相逢也。

黄帝曰:针已出而气独行者,何气使然?

岐伯曰:其阴气多而阳气少,阴气沉而阳气浮者内藏,故针已出,气乃随其后,故独行也。

黄帝曰:数刺乃知,何气使然?

岐伯曰:此人之多阴而少阳,其气沉而气往难,故数刺乃知也。

黄帝曰:针入而气逆者,何气使然?

岐伯曰:其气逆与其数刺病益甚者,非阴阳之气,浮沉之势也,此皆麤之所败,工之所失,其形气无过焉。

【译文】

黄帝问岐伯:我从先生这里知道了九针的理论,替百姓使用九针的技术来治病的过程中,看到百姓的气血有不同的盛衰情况,施针后有不一样的反应,这种差别很明显。有的在进针之前神情就有了变化,精神高度紧张,并对针感有强烈的反应。有的进针后马上就有得气的感觉。有的在出针后才有反应。还有的很不敏感,经过数次针刺才有反应。有的甚至下针后就出现气逆、晕针等不良反应。更有甚者,经过几次针刺治疗后病情反而加重。这六种情况,表现都不一样,我希望能够知道这里面的道理。

岐伯说:如果是阳气比较重的人,就会比较容易激动,具体表现就是非常敏感,对针感有很强烈的反应。

黄帝问：重阳之人是什么样的人？

岐伯回答：重阳之人，他们的神气禀性如同火一样轰轰烈烈，精力充沛，说话爽朗流利，趾高气扬。这是由于它的心肺两脏的气有余，功能强大，阳气旺盛就容易变得激越昂扬，因此他们的神气比较容易激动，对针刺有着强烈的反应。

黄帝问：但是有的重阳之人，他们的神气是不容易被激动，这是什么原因呢？

岐伯回答：这种人就是除了有旺盛的阳气外，阴气也很旺盛，阳中有阴。

黄帝问：如何才能知道病人阳中有阴，阴气也很旺盛呢？

岐伯回答：多阳的人一般情绪饱满，精神愉悦，通常喜上眉梢，多阴的人一般压抑、忧郁、心情紧张、多发怒，并且是多次发怒但是又比较容易缓解，通过这些表现可以说明阳中有阴，阳被阴滞留，阴阳之气的离合会显得比较困难，因此病人神情就没那么激动了，也没有那么强烈的反应了。

黄帝问：有的人对针的敏感度高，针一刺进立即就会有得气的反应，这是为什么呢？

岐伯回答：原因在于人体内的阴阳处于平衡调和的状态，血气的运行就会比较润泽和滑利，因此针一刺进就会有得气的反应。

黄帝问：有的人在出针以后才会有得气的反应，其内在的机制是怎样的呢？

岐伯回答说：这种人阴气比较多并且阳气比较少，阴的功能主沉降，阳的功能主升浮，则沉潜蕴藏处于优势的地位，因此针刺的反应比较缓慢，在出针以后，阳气才会随着针而发生上浮，他的反应才会随着出现。

黄帝问：有的人数次针刺后才会有得气的反应，这是什么原因呢？

岐伯回答：原因在于这类人多阴而少阳，他的气机下沉到很深的部位，气很难达到，对针刺的感觉十分迟钝，因此多次施针以后才会发生反应。

黄帝又问：有的人刚刚进针即出现气逆、晕针等不良反应，这是什么原因？

岐伯回答：进针后出现气逆晕针的不良反应，以及病情在经过多次针刺治疗后反而加重恶化者，并不是患者的体质阴阳偏盛偏衰，以及气机的升浮沉降造成的，都是因为医生本身技术不高明，是治疗上的失误，与患者的形气体质无关。

上膈第六十八

黄帝曰：气为上膈者，食饮入而还出，余已知之矣。虫为下膈，下膈者，食晬时乃出，余未得其意，愿卒闻之。

岐伯曰：喜怒不适，食饮不节，寒温不时，则寒汁流于肠中，流于肠中则虫寒，虫寒则积聚守于下管，则肠胃充郭，卫气不营，邪气居之。人食则虫上食，虫上食则下管虚，下管虚则邪气胜之，积聚以留，留则痈成，痈成则下管约。其痈在管内者，即而痛深；其痈在外者，则痈外而痛浮，痈上皮热。

黄帝曰：刺之奈何?

岐伯曰：微按其痈，视气所行，先浅刺其傍，稍内益深，还而刺之，毋过三行，察其沉浮，以为深浅。已刺必熨，令热入中，日使热内，邪气益衰，大痈乃溃。伍以参禁，以除其内，恬憺无为，乃能行气，后以咸苦，化谷乃下矣。

【译文】

黄帝问：对于因为气机郁结在上，形成食后即吐的上膈证，我已经对它很清楚了。但是由于虫在下部积聚而发生的下膈证，呕吐现象在食后一天左右才会出现，我还不太明白这个道理，请你把它详尽地告诉我吧。

岐伯说：由于不能很好地调节情志活动，饮食没有节制，并且无法适应气候的寒温的话，就会导致脾胃运化的功能失常，肠道中注入了寒汁。寒冷促使肠道中的寄生虫汇集在一起，虫在下脘盘踞，肠胃扩张，卫气不能正常营运，邪气也滞留在这里。在人饮食的时候，虫闻到了气味，就会向上运行求食，虫向上运行求食，下脘就会出现空虚的状态，邪气就会从这里乘虚侵入，并且在里面积聚，时间久了，就会形成臃肿。臃肿形成了以后，肠道就会变得比较狭窄，传化就会出现不利，因此食后一天，仍会吐出。如果臃肿是在下脘里，疼痛的部位就会比较深；在下脘的外面，疼痛的部位就会显得比较浮浅，同时发生痈的部位的皮肤就会发热。

黄帝问：如何进行施针治疗这种病证呢？

岐伯回答：具体方法是：首先用手轻按住痈部进行按摩，对臃肿部位的大小和病气发展的动向进行观察。先在痈的周围进行浅刺，渐渐进针到深部。这样反复地进行施针，次数不可超过三次。进针的浅深程度，决定于病位的深度。施针以后，一定要使用温熨法，使得热气能够直达到内部。只要阳气慢慢温煦、畅通，那么寒邪的气就会日趋衰退了，内痈自然就会溃散了。在治疗的同时，还要配合适当的护理，清心寡欲，使元气得以恢复。然后再服用比较咸苦的药物来加以调理，以软坚化积，从而消化食物，并传输到下部。

忧恚无言第六十九

黄帝问于少师曰：人之卒然忧恚而言无音者，何道之塞，何气出行，使音不彰，愿闻其方。

少师答曰：咽喉者，水谷之道也。喉咙者，气之所以上下者也。会厌者，声音之户也。口唇者，音声之扇也。舌者，声音之机也。悬雍垂者，声音之关也。颃颡者，分气之所泄也。横骨者，神气所使，主发舌者也。故人之鼻洞涕出不收者，颃颡不开，分气失也。是故厌小而疾薄，则发气疾，其开阖利，其出气易；其厌大而厚，则开阖难，其气出迟，故重言也。人卒然无音者，寒气客于厌，则厌不能发，发不能下，至其开阖不致，故无音。

黄帝曰：刺之奈何?

岐伯曰：足之少阴，上系于舌，络于横骨，终于会厌。两泻其血脉，浊气乃避。会厌之脉，上络任脉，取之天突，其厌乃发也。

【译文】

黄帝问少师：有的人会出现突然忧愤而导致发不出声音，这是因为哪条道路发生了阻塞呢？又是什么样的气机阻碍造成气机不通行，导致没有办法发出声音了呢？我希望能知道这里面的道理。

少师回答：咽部下通于胃，是受纳水谷的必经之路。喉咙下通于肺，是气息呼吸出入的道路。会厌在咽部和喉咙之间，能够开启和闭合，是声音发出的门户。口唇的开张和闭合，犹如开启言语声音的两扇门。舌体上下前后运动，是言语声音的枢机。悬雍垂，是发音成声的关键所在。颃颡又称后鼻道，声音气流一部分由此通过，协助发声。横骨因舌骨横于舌根而得名，受意识支配，是控制舌体运动的组织。所以，鼻腔涕液流而不能收摄，则颃颡闭塞不通，分气失职，多伴有鼻塞声重。会厌薄小的人一般呼吸畅快，开合流利，所以语言流畅；若会厌厚大，开合就不利，气体出入迟缓，所以说话滞涩或者口吃不畅。如果人突然失音，是因为会厌感受了风寒之邪，气道不利，会厌启闭失权，气机不畅，发声器官功能失调，就形成了所谓的失音症。

黄帝说：那么如何进行施针治疗失音症呢？

岐伯说：足少阴肾经，由足部向上运行，与舌根相系，与横骨相联络，在喉间厌这个地方停止。针刺治疗时，应当重复使用泻法来两次施针于足少阴肾经向上同会厌相连的血脉，放血将其中的邪气泻掉，这样的方法可以祛除浊邪，会厌中的足少阴肾经是相联络于任脉的，再施针于任脉的天突穴，会厌的开合功能就可以得到恢复，因此就可以发出声音了。

寒热第七十

黄帝问于岐伯曰：寒热瘰疬在于颈腋者，皆何气使生？

岐伯曰：此皆鼠瘘寒热之毒气也，留于脉而不去者也。

黄帝曰：去之奈何？

岐伯曰：鼠瘘之本，皆在于脏，其末上出于颈腋之间，其浮于脉中，而未内着于肌肉，而外为脓血者，易去也。

黄帝曰：去之奈何？

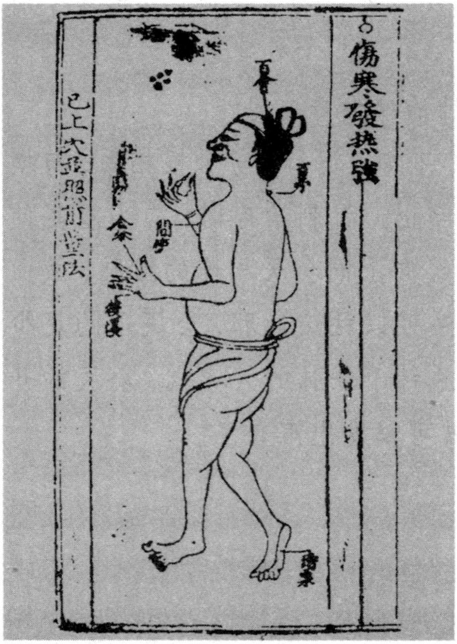

明代何柬《针灸捷径》针灸方图中的伤寒发热强取穴图

岐伯曰：请从其本引其末，可使衰去而绝其寒热。审按其道以予之，徐往徐来以去之，其小如麦者，一刺知，三刺而已。

黄帝曰：决其生死奈何？

岐伯曰：反其目视之，其中有赤脉，上下贯瞳子，见一脉，一岁死；见一脉半，一岁半死；见二脉，二岁死；见二脉半，二岁半死；见三脉，三岁而死。见赤脉不下贯瞳子，可治也。

【译文】

黄帝问岐伯：发冷、发热的瘰疬病，大多是在颈部和腋下发生的，这是什么原因造成的？

岐伯说：这都是因为经脉中停留鼠瘘证的寒热毒气，无法消除，导致了这样的结果。

黄帝说：如何治疗这种病呢？

岐伯说：内脏是鼠瘘的病根，但是它所出现的症状，却只表现在项部和腋部。假如毒气游动的位置只在表浅的经脉，而没有在深部的肌肉停留下来而在外部化成脓血的，便容易治疗。

黄帝说：怎样将它消除呢？

岐伯说：应该从致病的根源入手，以对正气予以充实，并通过治疗外在的瘰疬毒邪，以消除发冷发热的症状。同时，要仔细诊查发病的脏腑经脉，以便按照经脉选择穴位，进行针刺治疗。用针的时候出入都要比较缓慢，以实现扶正祛邪的目的。瘰疬还在刚开始的时候，形状小得就像麦粒一样的话，施针一次就会见效，施针三次就可以治好。

黄帝说：怎样对瘰疬病做预后呢？

岐伯说：具体方法是：翻开并查看病人的眼睑，假如病人的眼睛里面有红色的脉络，并且是从上向下贯瞳子的话，就是病情恶化的表现。如果病人红色的脉络出现了一条，就会在一年以内死亡；如果病人红色的脉络出现了半条，就会在一年半以内死亡；如果病人红色的脉络出现了两条，就会在两年以内死亡；如果病人红色的脉络出现了两条半，就会在两年半以内死亡；如果病人红色的脉络出现了三条，就是在三年以内死亡。如果病人只有红色的脉络而瞳子没有被贯通，就是还可以进行医治。

邪客第七十一

黄帝问于伯高曰：夫邪气之客人也，或令人目不瞑，不卧出者，何气使然？

伯高曰：五谷入于胃也，其糟粕、津液、宗气分为三隧。故宗气积于胸中，出于喉咙，以贯心脉，而行呼吸焉。营气者，泌其津液，注之于脉，化以为血，以荣四末，内注五脏六腑，以应刻数焉。卫气者，出其悍气之慓疾，而先行于四末、分肉、皮肤之间而不休者也。昼日行于阳，夜行于阴，常从足少阴之分间，行于五脏六腑。今厥气客于五脏六腑，则卫气独卫其外，行于阳，不得入于阴，行于阳则阳气盛，阳气盛则阳跻陷；不得入于阴，阴虚，故目不瞑。

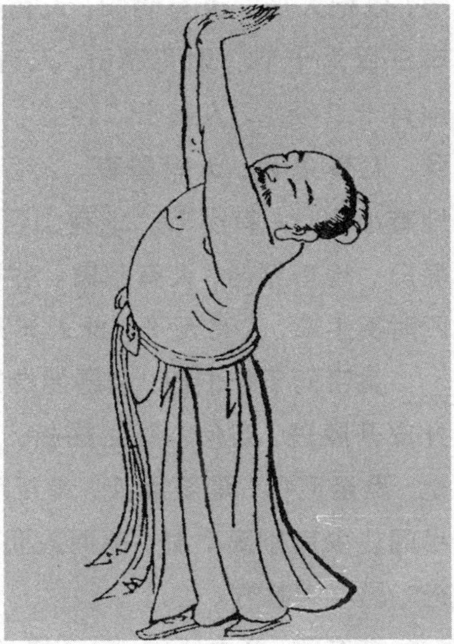

陈希夷导引坐功图中的芒种五月节坐功图

黄帝曰：善。治之奈何？

伯高曰：补其不足，泻其有余，调其虚实，以通其道而去其邪，饮以半夏汤一剂，阴阳以通，其卧立至。

黄帝曰：善。此所谓决

渎壅塞，经络大通，阴阳和得者也。愿闻其方。

伯高曰：其汤方以流水千里以外者八升，扬之万遍，取其清五升煮之，炊以苇薪火，沸置秫米一升，治半夏五合，徐炊，令竭为一升半，去其滓，饮汁一小杯，日三稍益，以知为度。故其病新发者，复杯则卧，汗出则已矣。久者，三饮而已也。

黄帝问于伯高曰：愿闻人之肢节以应天地，奈何？

伯高答曰：天圆地方，人头圆足方以应之。天有日月，人有两目。地有九州，人有九窍。天有风雨，人有喜怒。天有雷电，人有音声。天有四时，人有四肢。天有五音，人有五脏。天有六律，人有六腑。天有冬夏，人有寒热。天有十日，人有手十指。辰有十二，人有足十指、茎、垂以应之；女子不足二节，以抱人形。天有阴阳，人有夫妻。岁有三百六十五日，人有三百六十节。地有高山，人有肩膝。地有深谷，人有腋腘。地有十二经水，人有十二经脉。地有泉脉，人有卫气。地有草蓂，人有毫毛。天有昼夜，人有卧起。天有列星，人有牙齿。地有小山，人有小节。地有山石，人有高骨。地有林木，人有募筋。地有聚邑，人有䐃肉。岁有十二月，人有十二节。地有四时不生草，人有无子。此人与天地相应者也。

黄帝问于岐伯曰：余愿闻持针之数，内针之理，纵舍之意，扞皮开腠理，奈何？脉之屈折，出入之处，焉至而出，焉至而止，焉至而徐，焉至而疾，焉至而入？六腑之输于身者，余愿尽闻。少序别离之处，离而入阴里，别而入阳表，此何道而从行？愿尽闻其方。

岐伯曰：帝之所问，针道毕矣。

黄帝曰：愿卒闻之。

岐伯曰：手太阴之脉，出于大指之端，内屈，循白肉际，至本节之后太渊，留以澹，外屈，上于本节、下内屈，与阴诸络会于鱼际，数脉并注，其气滑利，伏行壅骨之下，外屈出于寸口而行，上至于肘内廉，入于大筋之下，内屈上行臑阴，入腋下，内屈走肺，此顺行逆数之屈折也。

心主之脉，出于中指之端，内屈循中指内廉以上留于掌中，伏行两骨之间，外屈出两筋之间，骨肉之际，其气滑利，上二寸，外屈出行两筋之间，上至肘内廉，入于小筋之下，留两骨之会，上入于胸中，内络于心脉。

黄帝曰：手少阴之脉独无腧，何也？

岐伯曰：少阴，心脉也。心者，五脏六腑之大主也，精神之所舍也，其脏坚固，邪弗能容也。容之则心伤，心伤则神去，神去则死矣。故诸邪之在于心者，皆在于心之包络，包络者，心主之脉也，故独无腧焉。

黄帝曰：少阴独无腧者，不病乎？

岐伯曰：其外经病而脏不病，故独取其经于掌后锐骨之端。其余脉出入屈折，其行之徐疾，皆如手少阴心主之脉行也。故本腧者，皆因其气之虚实疾徐以取之，

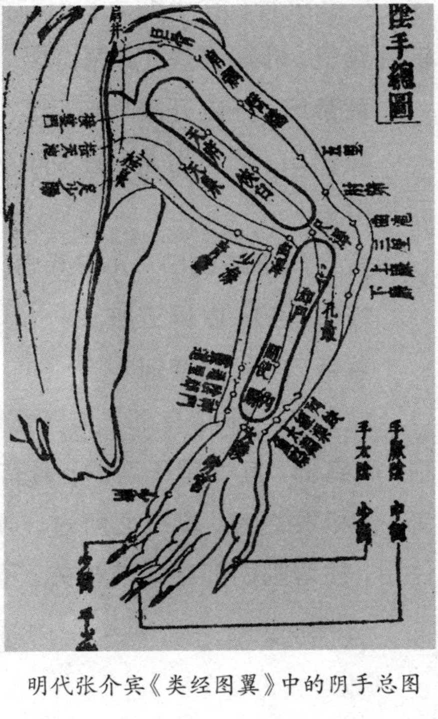
明代张介宾《类经图翼》中的阴手总图

是谓因冲而泻，因衰而补，如是者，邪气得去，真气坚固，是谓因天之序。

黄帝曰：持针纵舍奈何？

岐伯曰：必先明知十二经脉之本末，皮肤之寒热，脉之盛衰滑涩。其脉滑而盛者，病日进；虚而细者，久以持；大以涩者，为痛痹；阴阳如一者，病难治。其本末尚热者，病尚在；其热已衰者，其病亦去矣。持其尺，察其肉之坚脆、大小、滑涩、寒温、燥湿。因视目之五色，以知五脏而决死生。视其血脉，察其色，以知其寒热痛痹。

黄帝曰：持针纵舍，余未得其意也。

岐伯曰：持针之道，欲端以正，安以静，先知虚实，而行疾徐，左手执骨，右手循之，无与肉果；泻欲端以正，补必闭肤，辅针导气，邪得淫泆，真气得居。

黄帝曰：扞皮开腠理奈何？

岐伯曰：因其分肉，左别其肤，微纳而徐端之，适神不散，邪气得去。

黄帝问于岐伯曰：人有八虚，各何以候？

岐伯答曰：以候五脏。

黄帝曰：候之奈何？

岐伯曰：肺心有邪，其气留于两肘；肝有邪，其气流于两腋；脾有邪，其气留于两髀；肾有邪，其气留于两腘。凡此八虚者，皆机关之室，真气之所过，血络之所游，邪气恶血，固不得住留，住留则伤筋络骨节机关，不得屈伸，故病挛也。

【译文】

黄帝问伯高：邪气侵犯到人体，一些时候会导致人无法闭目入睡，这是什么原因呢？

伯高回答：食物进入胃中，通过消化吸收后，宗气聚于上焦，津液出于中焦，糟粕由下焦排出体外，这三条路就是进入人体内的食物的最终走向。上焦的宗气在胸里面积聚，从喉咙出来，与心肺相连成为呼吸之气。中焦化生成的营气，会分泌出津液，渗注到经脉里面，化成血液。在外可以使得四肢得到营养，在内就会流注到五脏六腑，向全身运输，对应于昼夜的时间。卫气是水谷化生而成的悍气，流动快速凶猛且顺畅，四肢、分肉和皮肤是它最先运行的部分。它白天的时候以足太阳膀胱经为开端，在阳分中运行，夜间的时候从足少阴肾经开始在阴分中运行，运行于全身，没有片刻停顿。厥逆之气滞留在五脏六腑的话，卫气就会只能在阳分运行，而无法运行进入到阴分。因为卫气只能在阳分运行，就会导致在表的阳气比较旺盛，使阳跷的脉气充盈；卫气无法运行进入到阴分，就会阴虚，因此造成失眠。

黄帝说：你说得很好！那么应该如何进行治疗呢？

伯高说：首先用针刺补阴分的不足，泻阳分的有余，使阴阳相互协调，疏通营卫运行的道路，消除引起营卫逆乱的邪气。然后再服用半夏汤一剂，通调阴阳经气，这样病人就可以安然入睡了。

黄帝说：你说得很好。这种针药双管齐下的治疗方法，就如同将水道挖开，对里面的淤塞进行清除一样，让经络得到畅通，阴阳得到调和。你可以把这种汤的组成、制法和服用方法告诉我吗？

伯高回答：这种汤，就是要用八升长流的水制作，先煮此水，用杓扬之千万遍，然后沉淀澄清，取上面的清水五升，以芦苇为燃料进行煎煮。等到水发生滚沸以后，再放入一升秫米，制出半夏五合，继续用慢火来进行煎煮，等到药汤的量浓缩到一升半的时候，再把药渣去掉就做成了。每次服用的量是一小杯，每天服用三次，渐次加一点量，以见效为限度。新患病的病人，服药以后病人很快就能入睡了，出汗以后，病就会好转了；病的时间就算很久了，服用三剂这样的药后也能够痊愈了。

黄帝问伯高：我希望能够知道人的肢体是如何与自然界中的现象联系起来的？

伯高回答：天是圆形的，地是方形的，头圆，相应于天，足方，相应于地；天上有太阳和月亮，人有两个眼睛；大地有九个州，人有九个孔窍；天有不一样的风雨气候，人有喜怒情绪；天上有雷电轰响，人有声音；天上有四时的变化，人有四肢；天上有五音，人有五藏；天上有六个音律，人有六腑；天上有冬夏的差异，人有寒热截然相反的表现；天上有十个天干，人有十个手指；天上有十二个时辰，人有十个脚趾、阴茎和睾丸；女子不够十二的数，因此能够受孕怀胎来补足这个数；天上有阴阳之分，人有夫妻之合；一年里面有三百六十五天，人有三百六十五个骨骼；地面上有很多高山，人有肩和膝；地面上也有很多深谷，人有腋窝和腿窝；地面上有十二条比较大的河流，人有十二条主要的经脉；地下有泉脉在潜流，人有卫气的运行；地面上会有丛生的杂草，人有毫毛；天上有白昼黑夜变更，人有起卧交替；天上有众星，人有牙齿；地上有许多小山包，人有小关节；地上有山石耸起，人有高骨；地面上有许多林木，人有密布的筋膜；地上有村镇人烟会聚，人有肌肉的隆起；一年里面有十二个月，人体四肢有十二个关节；大地上有四时都草木不生的荒地，人也会有终身不育的男女。上面所说的都是人与天地相对应的现象。

黄帝问岐伯：我想知道持针的原则，进针的道理以及怎样用手指将皮肤伸展，以使腠理得到开泄，此外，再有就是经脉怎样地屈折，在哪里出入，在哪里会合，在经气流注的过程中，从哪里出，到哪里止，在哪里缓慢，哪里又疾急，到哪里而入？又是在哪里进入六腑的腧穴而通贯于全身？关于这些经脉循序运行的情况，我想听你讲解一下。除此之外，在经脉的经别分出的地方？阳经是怎样以腧穴分出而进入阴经，阴经又是怎样由腧穴分出而进入阳经的呢？它们之间是通过什么路径沟通的呢？你可以全面地把这些道理说说。

岐伯说：你所提的问题，已经将针法的要理全都包括进去了。

黄帝说：请你具体说说吧。

岐伯回答：手太阴肺经，从拇指的尖端出来，然后向里面曲折，顺着大指内侧的赤白肉际直达大指本节后面的太渊穴，在这里经气汇集到一起，寸口脉由此形成。然后再向外面曲折，向上运行到本节的下方，再向内屈行与各阴脉络合在鱼际部位。因为这里会聚了几条阴经，因而它的脉气充实、顺畅。手太阴肺经伏行到大指本节后的腕骨，然后向外弯曲，在寸口部浮出，沿着臂曲侧外缘上行，到肘内侧而进入肘关节的大筋之下，又向内屈折上行，通过上臂臑部的内侧进入腋下，向内屈行进入肺中。这就是手太阴肺经由手至胸逆行屈折出入的顺序。

手厥阴心包经，出于中指指尖，内屈沿中指内侧上行，流注于掌中的劳宫穴，然后伏行于尺骨和桶骨之间再向外屈折出行于两筋之间的骨肉交界处，它的脉气流动滑利，离开腕部上行二寸后，向外屈折出行于两筋之间，上至肘内侧，进入小筋之下，流注于尺骨和桡骨在肘关节的会合处，再沿臂上行入于胸中，内部与心脏相连。

黄帝问：只有手少阴经没有腧穴，这是什么原因呢？

岐伯回答：手少阴属于心的经脉，由心所主，而心主宰着五脏六腑，是存储精气的内脏。心脏坚固的，外邪无法侵入。如果外邪侵入的话，就会使得心脏受到损伤，神气就会消散，人也就会死亡。通常各种邪气中，但凡对心脏进行侵犯的，都会对心包络经进行侵袭。主宰心包络经的经脉是手厥阴心包经，因此只有手少阴心经脉没有腧穴。

黄帝问：只有手少阴心经没有腧穴，莫非它就对病邪没有感觉吗？

岐伯回答：脏腑各自都有自己的经脉，脏是居在里面的，经是在外面运行的，心脏比较坚固不容易受邪气的侵害，在外面运行的经脉则会因为被邪气侵袭而致病。因此，当心经有病时，可以施针于本经在掌后面锐骨的顶端的神门穴进行治疗。其他经脉的出入曲折运行情况，脉气运行的快慢，都如同手太阴经和手厥阴心包经的循行情况那般。因此各个经脉生病时，可以施针于少阴本经上的腧穴进行治疗。治疗的时候，都要以该经脉气的虚实快慢情况做来依据，分别加以调治。如果是邪气比较旺盛的话就使用泻法，如果是正气比较虚衰的话就使用补法。唯有如此，才可以祛除邪气，加固真气，这是与自然规律相符的治法。

黄帝问：针刺治疗又该如何进行呢？

岐伯回答：必须要首先知道十二经脉的始终的位置、皮肤的寒热现象以及脉象的盛衰和滑涩情况，然后再对是否采用针刺疗法做出决定。如果病人的脉象滑并且旺盛，就说明病势在蔓延；如果病人的脉象虚弱并且细，表明病时较长精气发虚；如果病人的脉象大并且涩，就说明是血气阻塞的痛痹；如果病人的表里都受了伤，血气都出现衰败，寸口脉和人迎脉在气势上有着基本相同的表现，说明病就很难治疗，不适合针刺了。只要是病人的胸腹四肢还继续呈现热象，就表明病邪还未退去，治疗还得继续；热度退去，说明已经消散了邪气，就表明病已经痊愈。同时，通过诊察尺肤肌肉的坚实与脆弱，皮肤的滑涩与寒温、燥湿等情况，以及观察两目的五色，可以分辨五藏的病变，判断疾病的预后。观察血络所呈现的不同色泽，便能推断是寒热、痛痹等症。

黄帝说：针刺治疗的操作方法和穴位的选取，我对它内在的含义还无法进行详尽的了解。

岐伯说：操作施针的法则，首要的就是态度端正，心神一定要安静，专心致志，掌握疾病的虚实情况，而后再考虑使用快、慢、补、泻的手法。用左手将骨骼肌肉的位置标示出来，用右手取穴进针，进针力度要适中，不要太猛，来防止肌纤维缠裹住针导致出现弯针、滞针的不良后果。使用泻法的时候，要垂直进针；使用补法的时候，一定要按闭皮肤上面的针眼，方可出针。在针刺过程中还应采用提、插、捻、转等辅助行针方法，以导引正气，消散邪气，真气自然就固守体内了。

黄帝问：如何进行针刺能将皮肤拉伸而使腠理开泄呢？

岐伯回答：用手按在分肉间的穴位上，从穴位的皮肤上进针，轻微地用力，慢慢地垂立进针，这种刺皮而不伤肉的针法，恰好使神气不散乱而又能达到开泄腠理、排除病邪的效果。

黄帝问：人体的肘窝、腋窝、髋窝、膝窝这八个气血经常流注的地方称为“八虚”，由此能分别诊察什么疾病呢？

岐伯回答：可以通过诊察五藏的病变来知道。

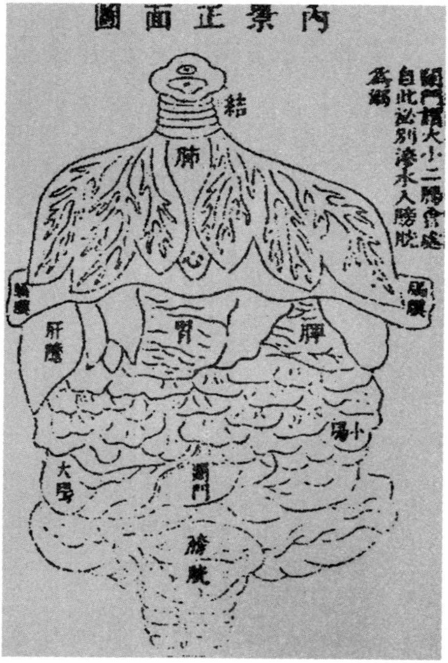

清代王宏翰《医学原始》中的内景正面图

黄帝说：如何来诊察呢？

岐伯说：肺和心都有了邪气的话，那么邪气可顺着它的经脉注入两肘窝；肝有了邪气的话，那么邪气能同经脉一起注入两腋窝处；脾有了邪气的话，能和经脉一同流入髀窝；肾有了邪气的话，那么邪气会和经脉一同流入位于两侧的腘窝部。这八虚所在的部位都是四肢关节屈伸的枢纽，也是真气和血络通行、会合的重要处所。所以，切不可让邪气和恶血在这些部位上面停滞。如果出现停留的话，就会使得经脉筋骨受到损伤，导致关节出现屈伸不利，因此出现拘挛的病候。

通天第七十二

黄帝问于少师曰：余尝闻人有阴阳，何谓阴人，何谓阳人？

少师曰：天地之间，六合之内，不离于五，人亦应之，非徒一阴一阳而已也，而略言耳，口弗能徧明也。

黄帝曰：愿略闻其意，有贤人圣人，心能备而行之乎？

少师曰：盖有太阴之人、少阴之人、太阳之人、少阳之人、阴阳和平之人，凡五人者，其态不同，其筋骨气血各不等。

黄帝曰：其不等者，可得闻乎？

少师曰：太阴之人，贪而不仁，下齐湛湛，好内而恶出，心和而不发，不务于时，动而后之，此太阴之人也。

少阴之人，小贪而贼心，见人有亡，常若有得，好伤好害，见人有荣，乃反愠怒，心疾而无恩，此少阴之人也。

太阳之人，居处于于，好言大事，无能而虚说，志发于四野，举措不顾是非，为事如常自用，事虽败而常无悔，此太阳之人也。

少阳之人，諟谛好自责，有小小官，则高自宜，好为外交，而不内附，此少阳之人也。

阴阳和平之人，居处安静，无为惧惧，无为欣欣婉然从物，或与不争，与时变化，尊则谦谦，谭而不治，是谓至治。古之善用针艾者，视人五态乃治之，盛者泻之，虚者补之。

黄帝曰：治人之五态奈何？

少师曰：太阴之人，多阴而无阳，其阴血浊，其卫气涩，阴阳不和，缓筋而厚皮，不之疾泻，不能移之。

少阴之人，多阴少阳，小胃而大肠，六腑不调，其阳明脉小而太阳脉大，必审调之，其血易脱，其气易败也。

太阳之人，多阳而少阴，必谨调之，无脱其阴，而泻其阳，阳重脱者易狂，阴阳皆脱者，暴死不知人也。

少阳之人，多阳少阴，经小而络大，血在中而气外，实阴而虚阳，独泻其络脉则强，气脱而疾，中气不足，病不起也。

阴阳和平之人，其阴阳之气和，血脉调，谨诊其阴阳，视其邪正，安容仪，审有余不足，盛则泻之，虚则补之，不盛不虚，以经取之。此所以调阴阳，别五态之人者也。

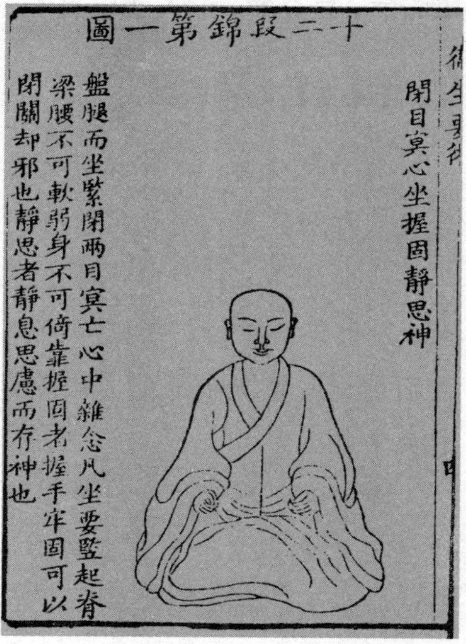

清代潘霨《十二段锦》第一图，闭目冥心坐握固静思神之图。中国古人修养论上主静，宋代周敦颐曾说："圣人定之以中正仁义而主静，立人极焉。故圣人与天地合其德，日月合其明，四时合其序，鬼神合其吉凶。故曰立天之道曰阴与阳，立地之道曰柔与刚，立人之道曰仁与义。"

黄帝曰：夫五态之人者，相与毋故，卒然新会，未知其行也，何以别之？

少师答曰：众人之属，不如五态之人者，故五五二十五人，而五态之人不与焉。五态之人，尤不合于众者也。

黄帝曰：别五态之人奈何？

少师曰：太阴之人，其状黮黮然黑色，念然下意，临临然长大腘，然未偻，此太阴之人也。

少阴之人，其状清然窃然，固以阴贼，立而躁崄，行而似伏，此少阴之人也。

太阳之人，其状轩轩储储，反身折腘，此太阳之人也。

少阳之人，其状立则好仰，行则好摇，其两臂两肘则常出于背，此少阳之人也。

阴阳和平之人，其状委委然，随随然，颙颙然，愉愉然，暶暶然，豆豆然，众人皆曰君子，此阴阳和平之人也。

【译文】

黄帝问少师：我曾经听人家说过人有阴阳的不同，那么阳性之人和阴性之人是如何区分的呢？

少师回答：在自然界中，万事万物的归属，都不能离开五行，人也包括在内。所以人的类型不只是有阴阳两种。关于这方面的详细情况也只能大略地说说，因为简单的语言是无法将它说清楚的。

黄帝说：希望你能给我简略地说说其中的大意，比方说其中的贤人和圣人，才智是超群的，他们的禀赋是否阴阳均衡，行为也做到公正无私呢？

少师说：人大体上分为五种类型，即“太阴的人”、“少阴的人”、“太阳的人”、“少阳的人”和“阴阳和平的人”。这五种类型的人，形态不一，筋骨的强弱情况、气血的盛衰情况也存在着差异。

黄帝问：可以告诉我这五种类型的人的区别吗？

少师回答：所说的“太阴的人”，内心贪得无厌而没有仁义道德，外表上谦虚恭敬，内心里面阴狠奸诈，贪婪索取，讨厌贡献，不在外表现出喜怒，不识时务，只知道为己牟利，在行动方面习惯使用后发制人的手段。“太阴的人”的特征就是这样。

“少阴的人”，他们为人处世的时候喜欢贪小便宜，深藏贼心，嫉妒是其天性，遇到别人有损失，就如同自己得了好处一样觉得满足，喜好伤害别人，见到别人有荣誉就会觉得心里面恼恨，心性上喜欢嫉妒，怀恨在心而不知恩图报。“少阴的人”的特征就是这样。

“太阳的人”，他们平常喜欢到处显示自己，得意扬扬，爱说大话，却没有什么真正的学问，好高骛远，做事盲目不考虑后果，总认为自己是正确的，就算在事业上失败了也还是没有后悔的心。“太阳的人”的特征就是这样。

“少阳的人”，他们为人处事比较小心谨慎，自尊心强，爱慕虚荣，如果得了个小小的官职，就会表现得很高傲自得，喜欢宣扬自己，喜好和人交际，不喜欢平淡无名、无声无息地工作。“少阳的人”的特征就是这样。

“阴阳和平的人”，他们心胸开阔而不斤斤计较，无欲无求而不欢喜过度，遵循事物发展的规律，对个人得失不放在心上，而且比较擅长与时势的变化相适应，就算有了尊贵的身份，还是会很谦逊，常常用道理来使人信服，让人心悦诚服，而非依靠势力来统治别人，拥有良好的治理才华。“阴阳和平的人”的特征就是这样。古时候擅长施针的人，便是根据人的这五种类型特征分别施治的，对邪气旺盛的人使用泻法，对正气缺乏的人使用补法。

黄帝问：怎么样治疗五种不同类型的病人呢？

少师回答："太阴的人"，体内多阴而无阳，他们的阴血一般比较稠浊并且卫气会出现涩滞，无法调和阴阳二气，筋膜会出现弛缓，皮肤比较厚实。在对这种类型病人进行治疗的时候，如果不赶快使用泻法将其阴分泻掉，就不能将病情扭转过来。

"少阴的人"，体内多阴少阳，胃腑显得比较小并且小肠显得比较大，六腑的功能不相协调。胃小，其足阳明胃的脉气显得比较弱小；肠大，其手太阳小肠的脉气会显得比较旺盛。血液耗脱和气衰败的病症就容易在这类人身上出现。所以进行调治时必须对其阴阳盛衰的状况进行详细的察看。

"太阳的人"，体内多阳少阴，对这种人进行治疗的时候，一定要谨慎小心地加以调治，不能耗伤病人的阴血，以防止出现阴气虚脱的状况，而只能使用泻法泄除病人阳气，但是要防止泻阳过度，如果损伤了太多的阳气，则易于造成阳气外脱，外部虚阳浮动，形成狂症。如果病人的阴血阳气都被耗伤而出现外脱，病人就会出现暴死或突然发生昏厥的严重后果。

"少阳的人"，体内多阳少阴，这类人经脉显得比较细小，络脉相对来说显得比较粗大，经脉部位较深，属性为阴，络脉部位比较浅，属性为阳，因此治疗的时候对其阴经使用补法，对其阳络使用泻法，就能使疾病痊愈。可是"少阳的人"以气为主，如果泄其络脉泄得过多，阳气又会被迫迅速消耗，以致中气不足，这样疾病就难以痊愈了。

"阴阳和平的人"，体内阴阳之气和谐，血脉比较和调、顺畅。医生在对这种类型病人进行治疗的时候，应谨慎地察看阴阳的盛衰、邪气和正气的虚实，并且要端详其面容和仪表，以推断脏腑、经脉、气血的有余或不足，而后再根据这个来进行适当的治疗，如果是邪气旺盛的话就使用泻法，如果是正气不足的话就使用补法，对虚实变化不显著的病症则以病邪所在处的经脉为依据选取穴位进行治疗。上面的这些调治阴阳的方法，在治疗时须针对五种类型人的特征来分别进行。

黄帝说：如果和五种类型的人素不相识，刚刚见面，对他的行为又不了解，哪用什么作为辨别的依据呢？

少师回答：一般的人是不拥有这五种类型的特征的，因此五类型的人里面是并不包括“阴阳二十五人”。由于五态人是很有代表性的五种类型的人，他们不同于一般人。

黄帝说：那么应该如何对五种形态的人进行辨别呢？

少师说：属于太阴的人，他们的面色就会显得比较阴沉和黑暗，并且经常会假意谦虚，虽然他们的身材高大，但是他们经常卑躬屈膝、点头哈腰的故作姿态，有这些表现的就是属于太阴一类人。

属于少阴的人，他们的外貌好像显得很清高，可是他们的行动比较鬼鬼祟祟，经常偷偷摸摸的，心里面常有阴险害人的贼心，站立的时候会出现躁动不安的情绪，行走时身体前倾，有这些表现的就是属于少阴一类人。

属于太阳的人，高昂着头，挺胸凸肚，得意扬扬，看上去很傲慢，自命不凡，有这些表现的就是属于太阳这一类人。

属于少阳的人，站立的时候习惯把头仰得很高，行走的时候习惯摇摆身体，总是会把手反挽在背后，有这种表现的就是属于少阳这一类人。

属于阴阳平和的人，外表比较从容稳重，举止也比较大方，性格比较和顺，善于和环境相适应，他们的态度通常比较严肃，他们的品行也比较端正，待人接物总是很和颜悦色的样子，他们的目光比较慈祥和善，作风也显得比较光明磊落，言谈举止都恰到好处，能够有条不紊地处理事情，大家都叫他们为有德行的人。有这种表现的就是属于阴阳调和这类人。

官能第七十三

黄帝问于岐伯曰：余闻九针于夫子，众多矣，不可胜数，余推而论之，以为一纪。余司诵之，子听其理，非则语余，请正其道，令可久传，后世无患，得其人乃传，非其人勿言。

岐伯稽首再拜曰：请听圣王之道。

黄帝曰：用针之理，必知形气之所在，左右上下，阴阳表里，血气多少，行之逆顺，出入之合，谋伐有过。知解结，知补虚泻实，上下气门。明通于四海，审其所在，寒热淋露，以输异处，审于调气，明于经隧，左右肢络，尽知其会。

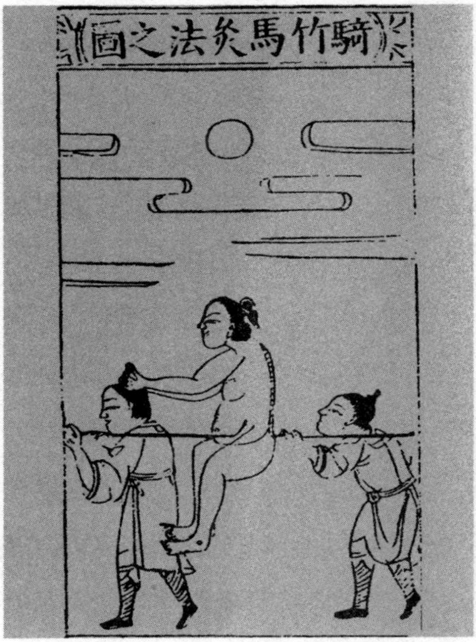

明代医书《针灸大全》中的骑竹马灸法之图。骑竹马灸是我国古代治疗外科痈疽的一种特殊灸法

寒与热争，能合而调之，虚与实邻，知决而通之，左右不调，把而行之。明于逆顺，乃知可治，阴阳不奇，故知起时，审于本末，察其寒热，得邪所在，万刺不殆，知官九针，刺道毕矣。

明于五俞，徐疾所在，屈伸出入，皆有条理，言阴与阳，合于五行，五脏六腑，亦有所藏，四时八风，尽有阴阳，各得其位，合于明堂，各处色部，五脏六腑，察其所痛，左右上下，知其寒温，何经所在。审皮肤之寒温滑涩，知其所苦。膈有上下，知其气所在。

先得其道，稀而疏之，稍深以留，故能徐入之。大热在上，推而下之，从下上者，引而去之，视前痛者，常先取之。大寒在外，留而补之，入于中者，从合泻之。针所不为，灸之所宜，上气不足，推而扬之，下气不足，积而从之，阴阳皆虚，火自当之，厥而寒甚，骨廉陷下，寒过于膝，下陵三里，阴络所过，得之留止，寒入于中，推而行之，经陷下者，火则当之，结络坚紧，火所治之。不知所苦，两蹻之下，男阴女阳，良工所禁，针论毕矣。

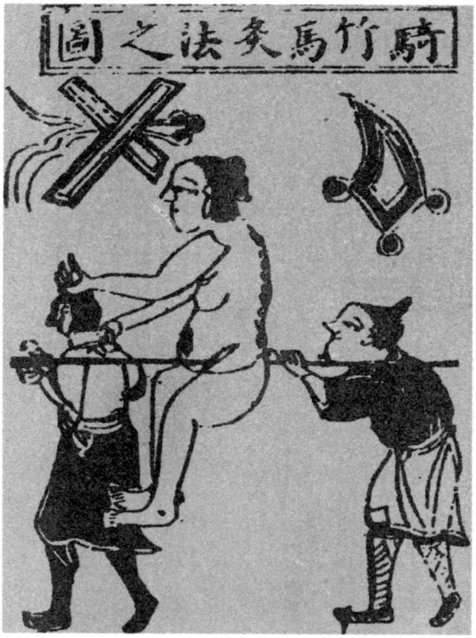

明代朱鼎臣《针灸全书》中的骑竹马灸法之图。骑竹马灸是我国古代治疗外科痈疽的一种特殊灸法

用针之服，必有法则，上视天光，下司八正，以辟奇邪，而观百姓，审于虚实，无犯其邪。是得天之灵，遇岁之虚，救而不胜，反受其殃。故曰：必知天忌，乃言针意。法于往古，验于来今，观于窈冥，通于无穷，麤之所不见，良工之所贵，莫知其形，若神髣佛。

邪气之中人也，洒淅动形。正邪之中人也微，先见于色，不知于其身，若有若无，若亡若存，有形无形，莫知其情。是故上工之取气，乃救其萌芽；下工守其已成，因败其形。是故工之用针也，知气之所在，而守其门户，明于调气，补泻所在，徐疾之意，所取之处。

泻必用员，切而转之，其气乃行，疾而徐出，邪气乃出，伸而迎之，遥大其穴，气出乃疾。补必用方，外引其皮，令当其门，左引其枢，右推其肤，微旋而徐推之，必端以正，安以静，坚心无解，欲微以留，气下而疾出之，推其皮，盖其外门，真气乃存。用针之要，无忘其神。

雷公问于黄帝曰:《针论》曰：得其人乃传，非其人勿言。何以知其可传？

黄帝曰：各得其人，任之其能，故能明其事。

雷公曰：愿问官能奈何？

黄帝曰：明目者，可使视色。聪耳者，可使听音。捷疾辞语者，可使传论。语徐而安静，手巧而心审谛者，可使行针艾，理血气而调诸逆顺，察阴阳而兼诸方。缓节柔筋而心和调者，可使导引行气。疾毒言语轻人者，可使唾痈咒病。爪苦手毒，为事善伤者，可使按积抑痹。各得其能，方乃可行，其名乃彰。不得其人，其功不成，其师无名。故曰：得其人乃言，非其人勿传，此之谓也。手毒者，可使试按龟，置龟于器下，而按其上，五十日而死矣；手甘者，复生如故也。

【译文】

黄帝问岐伯：我听你讲解了很多九针的道理，多到甚至没有办法说清。我仔细地推究过这里面的道理，通过归纳和整理，概括成了比较系统的理论。现在我念出来给你听听，假如在理论上有什么不对的地方，请你就告诉我，让我进行修正，这样它就可以永远流传到后世了，使后世能正确地理解它，从而避免受到疾病的危害。当然只有遇到了可靠的人，我才会将这套高深的理论传给他，如果是不可靠的人的话我就不传授了。

岐伯行了礼再拜说：请允许我来恭听圣主所讲的理论吧。

黄帝说：用针时，最重要的是做到心中有数，知道脏腑形气所在的上下左右的部位，分别阴阳表里的关系以及十二经脉气血的多少，经气运行的逆顺情况，以及血气出入运行会合流注的腧穴等，这样便可以将各种情况综合起来考虑以便对疾病做出处理。同时，还要掌握祛除结聚的方法，并且知道补虚泻实方法的运用，能将精气在各条经脉中上下贯通的气穴辨别清楚，了解经脉和气海、血海、髓海、水谷之海彼此之间的相通相应关系。诊察出疾病的所在，以及表现出来的热寒、羸弱疲困等虚实症状，需要周密考虑，因病邪所侵袭的气血输注之处，其部位是各不相同的，所以治疗时要根据各经荥穴和输穴不同的部位以选取相应的穴位。而且还要谨慎地给脉气加以调养。还要掌握经气分布运行及表里关系要非常明确，对经络与左右支络交合之处的细节也要做到了如指掌。

如果病人出现寒热交争等阴阳不和的现象，则要能够将具体症状综合起来进行观察和调治。对于那些类似于虚实证的疾病，也可依据经脉的盛衰情况，对病人进行疏通治疗。如果病人的大络中有外邪侵入，左侧邪气旺盛，会影响右边发病，右侧邪气旺盛，则会影响左边发病，因此必须准确掌握病邪停留的部位，采用谬刺法进行治疗，即左病刺右、右病刺左。把疾病的顺逆情况进行了区分的话，就可以提前通知顺者可治，逆者不可治的差别了。如果脏腑经脉的阴阳没有偏差，因外界气候能影响内脏，所以由此可了解某些疾病的起因与时令有关。同时也需要推究疾病的标本，观察其寒热的变化，懂得病邪侵入传变的规律及其盘踞的地方，然后进行针刺治疗，就是刺一万遍，也不会发生危险。掌握九针的不同的性能，并能使它们各自发挥自己的作用的话，就能够说全面了解了施针治疗的方法。

要对手足十二经的井、荥、输、经、合五腧穴的功能有清晰的认识，这样就能针对虚实的病情运用或快或慢的针法进行治疗，经气的往来运行、屈曲伸展、由表入里都存在着一定的规律。提到人体的阴和阳，它们也是符合五行的。五脏六腑是和天地之间的阴阳、五行相合的，五藏是储藏精气的地方，六腑是传化水谷的地方。四时的气和八节的风都有阴阳的差异，人的面部，也分别与阴阳五行相配，同腑脏相合，并且可以在有明堂之称的鼻部集中表现出，其在各部位表现出不同的色泽，可以看做是五脏六腑内在变化的标志。如观察其疼痛的部位，结合在面部左右上下所显现的颜色，就可以知道疾病的属寒属温，以及哪条经脉有病。审察皮肤的寒温、滑涩，可以知道患者的痛苦的部位以及疾病的阴阳虚实。膈分上下，膈上是心肺居住的地方，膈下是肝脾肾居住的地方。诊察膈膜的上下的情况，就能知道病气所在的脏器部位了。

了解经脉运行的规律，然后才能进行施针。针对不同的病情，选取正确的穴位。若正气不足的，用针宜少而进针要慢，进到一定深度，久留其针以待正气恢复。如果是在上半身有大热的话，就应该推热向下运行，使其下和于阴；如果病人病邪的发展方向是自下往上的话，就应该引导它上逆的邪气将其消除。病情复杂的，治疗时要有先后之分，通常情况下，要先治疗先发病的地方。如果是在表有大寒的话，就应该要留针来补阳气，帮助阳气胜寒气。如果寒邪已经进入到里面的话，应该选取正确的穴位以泄出寒邪。凡是不适用针刺疗法的病，通常都是使用艾灸法。如果病人是属于上气不足的话，就可以使用“推而扬之”的方法使得病人的气达到充盈；如果病人是属于下气不足的话，就可以用“积而从之”的留针法随气以将下部的气补足。如果病人是属于阴阳两虚的疾病的话，治疗时可用艾灸法。假如病人是属于经气厥逆导致出现严重寒邪现象，寒邪没过膝部并且骨侧的肌肉出现陷下，要灸治足三里穴进行治疗。再比如，在阴络分布的部位，有寒邪侵袭并滞留在其内，或者从络脉到内脏都有寒邪渗入，就应当使用“推而行之”法将寒邪消除。如果是寒邪发生凝结而导致经气下陷，就要使用艾灸法来祛除寒邪；如果由于寒邪凝结导致络脉坚紧的话，也要使用艾灸法来治疗；假如对疼痛的准确部位不清楚，就应该施针于阳跷脉的申脉穴和阴跷脉的照海穴。男子以阳跷为经，女子以阴跷为经，如果男子患病的话却施针于阴跷，而如果是女子患病施针于阳跷，则效果就会完全相反了，就是高明的医生所禁忌的做法。能将这些技术牢牢掌握并娴熟地进行应用，用针的理论就全部齐备了。

治疗时运用针刺法，一定要掌握方法和原则。首先要熟知自然界的各种现象，在上要对日月星辰等天体的运行规律进行观察，在下要了解四时、节气候的变化情况，来避免邪气侵入到人体。更重要的是在老百姓中间将这些预防疾病的知识普及开来，能使他们做到对这些邪气带给人体的影响心中有数，及时进行预防，从而避免因为感染到邪气而生病。如果遇到了不符合时令的风雨灾害，或是在气运不足的年份未加以防范，而医生又不了解这些自然变化，不能及时治疗，病情就会加重。因此只有掌握了天时顺逆情况和宜忌的事项，才可谈论施针治疗的重要意义。要取法古人的经验并验证于临床实践，还要吸取现实的治疗经验，只有细致入微地观察那些玄渺难见的形迹，才可以对变化无穷的疾病有透彻的理解。医术低浅的医生是不会注意到这些方面的，而医术精湛的医生却会很重视它。假如无法审查到细微的形迹变化的话，那么疾病就会显得比较神秘莫测而不易把握了。

邪气侵害了人体，人就会出现恶寒战栗的症状；正邪侵害到人体的时候，其结果是在病人的气色上有一些稍微的变化，而病人的身体上并没有什么特殊的感觉，这个时候如果邪气是显得若有若无，若存若亡，而且症状也不是十分明显，通常很难感受到，所以就不能轻易地知道病人确切的病情。因此医术精湛的医生能依据脉气细微的变化，在疾病刚开始的时候就进行治疗；而如果是医术低浅的医生没有掌握这种方法，往往已经形成疾病，才了解怎么样进行治疗，这毫无疑问会严重损伤到人的形体。因此医生在施针的时候，一定要了解脉气所运行的情况，以及邪气所处的部位，然后再守候邪气出入的门户，审视情势，明确调理气机的方法，什么时候应该使用补法，什么时候应该使用泻法，进针应该要快还是应该要慢，还有应该施针于哪些穴位。

如果使用泻法，手法必须灵活麻利，直接施针于病的地方并且要转针，如此经气就畅通无阻。快速地进针，缓慢地出针，来引导邪气的外出，进针的时候，针尖的方向要和经气的运行方向相迎，出针的时候要摇动针体以张大针孔，才能快速地外泄邪气。如果使用补法，手法一定要沉着，精神淡定，从容舒缓，先在皮肤上进行按摩，以达到缓解肌肉紧张、放松肌肉的目的，再找准穴位，左手对腧穴周围的皮肤进行按摩以触动经气，再用右手推循着皮肤，轻轻地进行捻转，缓慢地进针，针身一定要始终处于端正的状态，同时医生一定要安心静神，等候气的到来，气到了以后，要稍微地留针，等待经气通畅以后快速地出针，按揉皮肤，闭合针孔，如此的话真气就能在内存守而不向外泄了。总而言之，用针的秘诀和关键，在于神气的调理、保养，千万不要忽略这一点。

雷公问黄帝：《针论》上面说：见到了合适的人才能传授给他针刺的理论，如果是不合适的人就不可传授给他。那么如何知道这个人是否可以传授呢？

黄帝说：根据每个人的特点，让他承担一定的技术职能，在实际工作中观察他的技能，就知道他们是否可以传授了。

雷公说：我希望知道如何根据才能任用人才。

黄帝说：眼睛比较明亮、视力比较好的人，就可以给他们传授诊察颜色的能力；听觉比较灵敏的人，就可以给他们传授辨听声音的能力；说话比较流利、思维比较敏捷的人，就可以给他们传授理论，让其进行理论的传播；言语比较缓慢、行动比较安静、手比较巧心比较细的人，就可以给他们传授针灸的方法，用来调理正气和血气、对各种逆乱不顺的疾病进行调治，对阴阳盛衰的情况进行观察，同时还可以从事处方配药的精细工作；肢节比较缓和、筋骨比较柔顺、心气比较平和的人，就可以给他们传授导引按摩的技术，让他通过运行气血来治疗疾病；嫉妒成性、口舌比较恶毒、言语比较轻薄的人，就可以让他们做“唾痈咒病”的事；手足生硬、凶狠，做事经常会损坏器具的人，就可以给他们传授按摩积聚、抑制痹痛的技术。依据各人的才能，发挥他的特长，各种治疗方法就能推行。这样，他们工作才能做好，名声就会流传开来。如果传授的人不合适的话，那么接受传授的人功业也无法成就，老师的技能也就无法得到发扬光大，声誉也会受到影响。因此说，见到合适的人，才能给他传授理论知识，如果是不合适的人的话，就不能给他传授，说的就是这个道理。至于手是否比较狠毒，可以做个用手按乌龟的实验，在器具下面放一只乌龟，把他的手放在器具的上面，每天按一次，手比较狠毒的人，乌龟五十天就死了；如果是手不狠毒并且比较柔顺的人，就算按了五十天乌龟还会是活着的。

论疾诊尺第七十四

黄帝问于岐伯曰：余欲无视色持脉，独调其尺，以言其病，从外知内，为之奈何？

岐伯曰：审其尺之缓急、小大、滑涩，肉之坚脆，而病形定矣。视人之目窠上微痈，如新卧起状，其颈脉动，时咳，按其手足上，窅而不起者，风水肤胀也。

尺肤滑其淖泽者，风也。尺肉弱者，解并安卧。脱肉者，寒热不治。尺肤滑而泽脂者，风也。尺肤涩者，风痹也。尺肤麤如枯鱼之鳞者，水泆饮也。尺肤热甚，脉盛躁者，病温也；其脉盛而滑者，病且出也。尺肤寒，其脉小者，泄、少气。尺肤炬然先热后寒者，寒热也。尺肤先寒，久大之而热者，亦寒热也。

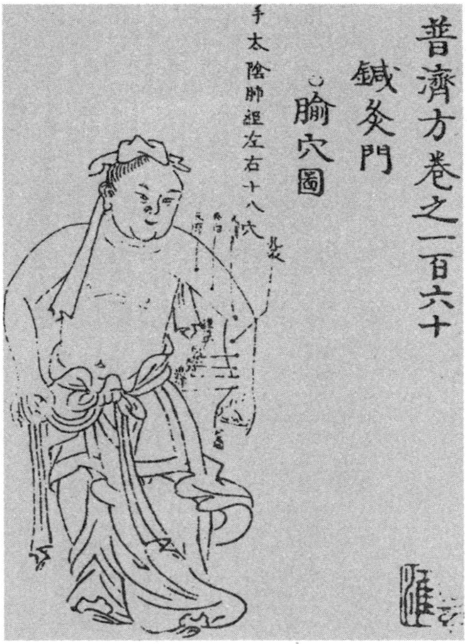

明抄本《普济方》中的腧穴图

肘所独热者，腰以上热；手所独热者，腰以下热。肘前独热者，膺前热；肘后独热者，肩背热。臂中独热者，腰腹热；肘后麤以下三四寸热者，肠中有虫。掌中热者，腹中热；掌中寒者，腹中寒。鱼上白肉有青血脉者，胃中有寒。尺炬然热，人迎大者，当夺血。尺坚大，脉小甚，少气，免有加，立死。

目赤色者，病在心，白在肺，青在肝，黄在脾，黑在肾。黄色不可名者，病在胸中。诊目痛，赤脉从上下者，太阳病；从下上者，阳明病；从外走内者，少阳病。诊寒热，赤脉上下至瞳子，见一脉，一岁死；见一脉半，一岁半死；见二脉，二岁死；见二脉半，二岁半死；见三脉，三岁死。

诊龋齿痛，按其阳之来，有过者独热，在左左热，在右右热，在上上热，在下下热。

诊血脉者，多赤多热，多青多痛，多黑为久痹，多赤、多黑、多青皆见者，寒热身痛。而色微黄，齿垢黄，爪甲上黄，黄疸也；安卧，小便黄赤，脉小而涩者，不嗜食。

人病，其寸口之脉，与人迎之脉，小大等及其浮沉等者，病难已也。

女子手少阴脉动甚者，妊子。

婴儿病，其头毛皆逆上者，必死。耳间青脉起者，掣痛。大便赤瓣飧泄，脉小者，手足寒，难已；飧泄，脉小，手足温，泄易已。

四时之变，寒暑之胜，重阴必阳，重阳必阴，故阴主寒，阳主热，故寒甚则热，热甚则寒，故曰：寒生热，热生寒，此阴阳之变也。故曰：冬伤于寒，春生病热；春伤于风，夏生飧泄肠澼；夏伤于暑，秋生痎；秋伤于湿，冬生咳嗽。是谓四时之序也。

【译文】

黄帝问岐伯：我希望能够不用通过望色、诊脉的方法而只靠对尺肤的诊察，就能说出疾病的部位和性质，根据外在的表现来推测病人内在的变化，要做出正确的诊断，临床上应用的具体方法有哪些呢？

岐伯说：对尺肤的紧急弛缓情况、高起瘦削情况、滑润涩滞情况的各种表现进行详尽、细微的察看，就能确定病形了。如果看到病人眼胞上有轻微浮肿的现象，就如同刚刚睡醒的样子，颈部的人迎脉有清晰的搏动脉象，并且会经常咳嗽，如果用手按压病人的手足的话，被按的地方就会发生深陷不起的情况，同时有这些表现，就能确诊是风水肤胀病。

尺部的皮肤显得比较滑而不涩并且比较润泽，就是患了风病；尺部的肌肉显得比较松软柔弱，身体倦怠，嗜睡，卧床不起，肌肉消瘦，是寒热虚劳之病，不容易治愈。尺部肌肤显得比较滑润就像青脂一样的，就是患了风病；尺部肌肤显得比较涩滞不滑，就是患了风痹病；尺部肌肤显得比较粗糙干燥，就像干枯鱼鳞一样，是脾脏虚弱衰老、水饮不化的水湿痰饮病的表现；尺部肌肤显得比较灼热，脉象比较旺盛并且比较躁动，就是患了温病。脉象显得比较旺盛并且畅通无阻，就是病邪即将被驱出，正气即将渐复，病即将痊愈的表现；尺部肌肤显得比较寒冷，脉象比较小而却没有力气，就是患了泄泻或气虚的病；尺部的肌肤热得烫手，先发热然后才发冷，就是患了寒热往来之类的疾病；尺部肌肤先是感到寒冷，久按以后才感觉到发热，也是寒热往来之类的疾病。

发热的部位只有肘部，就是腰以上的部位有热象；发热的部位只有手部，就是腰以下的部位有热象。原因在于肘部与腰上相应，手部与腰下相应。发热的部位只有肘关节前面，就是前胸部位有热象；发热的部位只有肘关节后面，就是肩背部位有热象；发热的部位只有手臂中部，就是腰腹部位有热象。肘部后缘以下三四寸的地方感到热，就是肠里面出现了寄生虫。掌心感到热，就是腹里面有热象；掌心发寒，就是腹里面有寒象。手鱼际上白肉部分出现青色的血脉，就意味着胃中侵入了寒邪。尺部皮肤热到烫手，并且人迎的脉象比较旺盛，是热盛伤阴、营血耗损的失血症的表现；尺部肌肤急紧并且人迎脉弱小，就是气虚元阳不足的疾病。倘若还出现烦闷难安等情形，并且日甚于日，则是阴阳都要绝迹的症状，人会很快死去。

眼睛发红，就说明在心脏有病；眼睛发白，就说明在肺脏有病；眼睛发青，就说明在肝脏有病；眼睛发黄，就说明在脾脏有病；眼睛发黑，就说明在肾脏有病。眼睛发黄同时又掺杂其他的颜色，而且难用语言描述的，就是在胸里面有病。对眼睛疾病进行诊察时，如果有赤色脉络从上睑延伸到下睑的话，是在足太阳经发生的疾病；赤色脉络自下睑延伸到上睑的话，是在足阳明经发生的疾病；赤色脉络自外眦延伸到内眦的话，是在足少阳经发生的疾病。对有寒热发作的瘰疬病进行诊察时，如果有赤色脉络将瞳子上下贯通，发现一条赤脉，一年以后病人就会死亡；发现一条半的赤脉，一年半以后病人就会死亡；发现两条赤脉，两年以后病人就会死亡；发现两条半赤脉，两年半以后病人就会死亡；发现三条赤脉，三年以后病人就会死亡。

对由龋齿引发的疼痛进行诊察时，要对经过两侧面颊而交叉环绕于口周围的阳明脉进行按压，有经气太过的部位必然单独发热。左侧发病，就说明是在左侧阳明经有热；右侧发病，就是右侧的阳明经有热；在上的上热，在下的下热。

对皮肤上呈现的血脉进行诊察时，赤色越多，发热情况越严重。青色越多，疼痛越剧烈。黑色越多，就是经久不愈的痹证。如果有多处部位红、黑、青的颜色都混在一起表现出来的，就是寒热相兼的疾病。身体疲乏伴有隐痛并且肤色微黄，牙齿表现为色黄并且污浊，爪甲上面也表现为黄色，就是得了黄疸病。精神较倦怠并且嗜睡，小便呈现黄赤的颜色，脉显得比较小，并且阻塞不畅又不润滑，就会出现不欲饮食的症状。

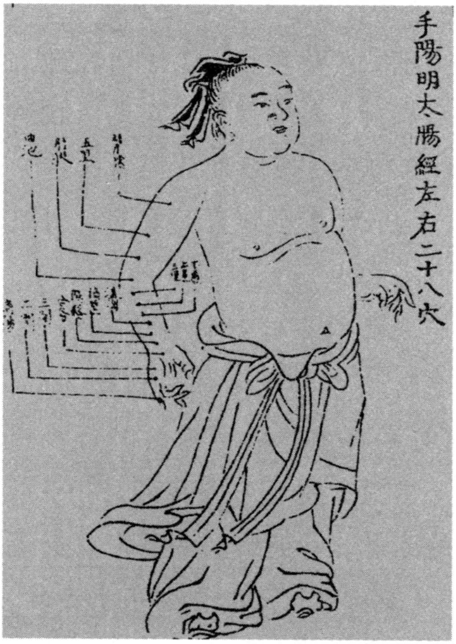

明抄本《普济方》中的手阳明大肠经左右的二十八穴图

人感染疾病以后，位于手桡骨部位的寸口脉和颈部的人迎脉搏动力量大小齐等，浮沉现象表现又相一致的，则这种疾病就很难治愈了。

掌后尺骨侧凹陷的部位为神门穴，是手少阴心经的动脉所在之处。这条动脉平时细小而隐潜，如果女子的这条动脉搏动明显增强，就是怀孕的表现。

婴儿有病时，其头发如果蓬乱枯槁，并且向上竖立的，为不治之症。观察耳廓间细小脉络，如果出现脉色青黑紫暗，并且形态鼓起，说明有筋肉抽搐、腹痛的症状。假如病人的大便腹泻是青绿色并且呈现瓣状，就是脾胃虚寒、食物不化的飧泄病的表现。再加上脉搏比较弱小，手足比较冰凉的现象，则说明脾胃阳气将要耗尽，这种病就会很难治愈；假如脉搏比较弱小，但是手足犹然比较温暖，那么这种腹泻就比较容易治好。

四季的气候变化、寒暑交替的规律是，阴盛到达顶点的时候就会转变成阳，阳盛到顶点的时候就转变成阴。阴性是属于寒的，阳性是属于热的。因此寒到一定程度的时候就会变热，热到一定程度的时候就会变寒。所以才有了寒生热、热生寒的说法，天地间阴阳相互转化、此消彼长的道理就是这样。因此，如果在冬天的时候感染了寒邪，却不会立即发病，而是先在人体内部潜伏下来从而形成伏邪，到了春天就会患温热病；如果在春天的时候感染了风邪，却不会立即发病，到了夏天就会出现泄泻、痢疾的病；如果在夏天的时候感染了暑邪，却不会立即发病，到了秋天就会出现疟疾；如果在秋天的时候感染了湿邪，却不会立即发病，而是在人体潜伏下来，到了冬天就会出现咳嗽病。这是因为四季气候差异，根据四季变化的次序特点而形成的不同类型的疾病。

刺节真邪第七十五

黄帝问于岐伯曰：余闻刺有五节，奈何？

岐伯曰：固有五节：一曰振埃，二曰发矇，三曰去爪，四曰彻衣，五曰解惑。

黄帝曰：夫子言五节，余未知其意。

岐伯曰：振埃者，刺外，去阳病也。发矇者，刺腑输，去腑病也。去爪者，刺关节肢络也。彻衣者，尽刺诸阳之奇输也。解惑者，尽知调阴阳，补泻有余不足，相倾移也。

黄帝曰：刺节言振埃，夫子乃言刺外经，去阳病，余不知其所谓也，愿卒闻之。

岐伯曰：振埃者，阳气大逆，上满于胸中，愤䐜肩息，大气逆上，喘喝坐伏，痛恶埃烟，䭠不得息，请言振埃，尚疾于振埃。

黄帝曰：善。取之何如？

岐伯曰：取之天容。

黄帝曰：其咳上气穷诎胸痛者，取之奈何？

岐伯曰：取之廉泉。

黄帝曰：取之有数乎？

岐伯曰：取天容者，无过一里，取廉泉者，血变而止。

帝曰：善哉。

黄帝曰：刺节言发矇，余不得其意。夫发矇者，耳无所闻，目无所见。夫子乃言刺腑输，去腑病，何输使然？愿闻其故。

岐伯曰：妙乎哉问也！此刺之大约，针之极也，神明之类也，口说书卷，犹不能及也，请言发矇耳，尚疾于发矇也。

黄帝曰：善。愿卒闻之。

岐伯曰：刺此者，必于日中，刺其听宫，中其眸子，声闻于耳，此其输也。

黄帝曰：善。何谓声闻于耳？

岐伯曰：刺邪以手坚按其两鼻窍，而疾偃其声，必应于针也。

黄帝曰：善。此所谓弗见为之，而无目视见而取之，神明相得者也。

黄帝曰：刺节言去爪，夫子乃言刺关节肢络，愿卒闻之。

岐伯曰：腰脊者，身之大关节也。肢胫者，人之管以趋翔也。茎垂者，身中之机，阴精之候，津液之道也。故饮食不节，喜怒不时，津液内溢，乃下留于睾，血道不通，日大不休，俯仰不便，趋翔不能，此病荥然有水，不上不下，铍石所取，形不可匿，常不得蔽，故命曰去爪。

帝曰：善。

黄帝曰：刺节言彻衣，夫子乃言尽刺诸阳之奇输，未有常处也，愿卒闻之。

岐伯曰：是阳气有余而阴气不足，阴气不足则内热，阳气有余则外热，内热相搏，热于怀炭，外畏绵帛近，不可近身，又不可近席，腠理闭塞，则汗不出，舌焦唇槁，腊干嗌燥，饮食不让美恶。

黄帝曰：善。取之奈何？

岐伯曰：或之于其天府、大杼三痏，又刺中膂以去其热，补足手太阴以去其汗，热去汗稀，疾于彻衣。

黄帝曰：善。

黄帝曰：刺节言解惑，夫子乃言尽知调阴阳，补泻有余不足，相倾移也，惑何以解之？

岐伯曰：大风在身，血脉偏虚，虚者不足，实者有余，轻重不得，倾侧宛伏，不知东西，不知南北，乍上乍下，乍反乍复，颠倒无常，甚于迷惑。

黄帝曰：善。取之奈何？

岐伯曰：泻其有余，补其不足，阴阳平复，用针若此，疾于解惑。

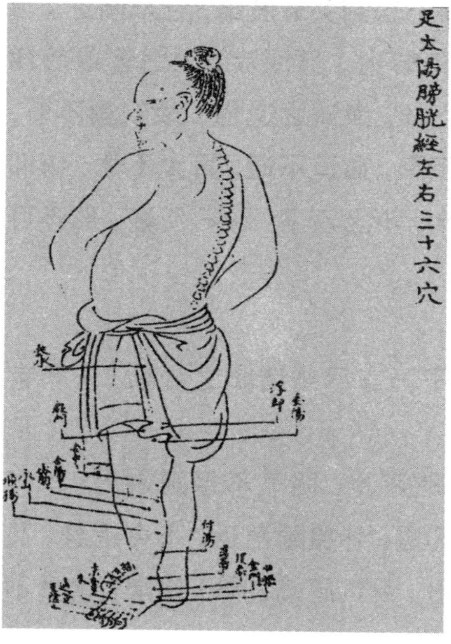

明抄本《普济方》中的足太阴膀胱经左右三十六穴图

黄帝曰：善。请藏之灵兰之室，不敢妄出也。

黄帝曰：余闻刺有五邪，何谓五邪？

岐伯曰：病有持痈者，有容大者，有狭小者，有热者，有寒者，是谓五邪。

黄帝曰：刺五邪奈何？

岐伯曰：凡刺五邪之方，不过五章，痹热消灭，肿聚散亡，寒痹益温，小者益阳，大者必去，请道其方。

凡刺痈邪，无迎陇，易俗移性不得脓，脆道更行，去其乡，不安处所乃散亡。诸阴阳过痈者，取之其输泻之。

凡刺大邪，日以小，泄夺其有余，乃益虚，剽其通，针其邪，肌肉亲视之，毋有反其真。刺诸阳分肉间。

凡刺小邪，日以大，补其不足乃无害，视其所在迎之界，远近尽至，其不得外侵而行之，乃自费。刺分肉间。

凡刺热邪，越而苍，出游不归乃无病，为开通辟门户，使邪得出，病乃已。

凡刺寒邪，日以温，徐往徐来致其神，门户已闭气不分，虚实得调，其气存也。

黄帝曰：官针奈何？

岐伯曰：刺痈者用铍针，刺大者用锋针，刺小者用员利针，刺热者用鑱针，刺寒者用毫针也。

请言解论。与天地相应，与四时相副，人参天地，故可为解。下有渐洳，上生苇蒲，此所以知形气之多少也。阴阳者，寒暑也，热则滋雨而在上，根荄少汁。人气在外，皮肤缓，腠理开，血气减，汁大泄，皮淖泽。寒则地冻水冰，人气在中，皮肤致，腠理闭，汗不出，血气强，肉坚涩。当是之时，善行水者，不能往冰；善穿地者，不能凿冻；善用针者，亦不能取四厥；血脉凝结，坚搏不往来者，亦未可即柔。故行水者，必待天温冰释冻解，而水可行，地可穿也。人脉犹是也，治厥者，必先熨调和其经，掌与腋、肘与脚、项与脊以调之，火气已通，血脉乃行，然后视其病，脉淖泽者，刺而平之；坚紧者，破而散之，气下乃止，此所谓以解结者也。

用针之类，在于调气，气积于胃，以通营卫，各行其道。宗气留于海，其下者注于气街，其上者走于息道。故厥在于足，宗气不下，脉中之血，凝而留止，弗之火调，弗能取之。用针者，必先察其经络之实虚，切而循之，按而弹之，视其应动者，乃后取之而下之。六经调者，谓之不病，虽病，谓之自已也。一经上实下虚而不通者，此必有横络盛加于大经，令之不通，视而泻之，此所谓解结也。

上寒下热，先刺其项太阳，久留之，已刺则熨项与肩胛，令热下，合乃止，此所谓推而上之者也。

上热下寒，视其虚脉而陷之于经络者取之，气下乃止，此所谓引而下之者也。

大热遍身，狂而妄见、妄闻、妄言，视足阳明及大络取之，虚者补之，血而实者泻之，因其偃卧，居其头前，以两手四指挟按颈动脉，久持之，卷而切推，下至缺盆中，而复止如前，热去乃止，此所谓推而散之者也。

黄帝曰：有一脉生数十病者，或痛、或痈、或热、或寒、或痒、或痹、或不仁，变化无穷，其故何也？

岐伯曰：此皆邪气之所生也。

黄帝曰：余闻气者，有真气，有正气，有邪气，何谓真气？

岐伯曰：真气者，所受于天，与谷气并而充身也。正气者，正风也，从一方来，非实风，又非虚风也。邪气者，虚风之贼伤人也，其中人也深，不能自去。正风者，其中人也浅，合而自去，其气来柔弱，不能胜真气，故自去。

虚邪之中人也，洒淅动形，起毫毛而发腠理。其入深，内搏于骨，则为骨痹。搏于筋，则为筋挛。搏于脉中，则为血闭不通，则为痈。搏于肉，与卫气相搏，阳胜者则为热，阴胜者则为寒，寒则真气去，去则虚，虚则寒。搏于皮肤之间，其气外

发，腠理开，毫毛摇，气往来行，则为痒。留而不去，则痹。卫气不行，则为不仁。

虚邪偏客于身半，其入深，内居营卫，营卫稍衰，则真气去，邪气独留，发为偏枯。其邪气浅者，脉偏痛。

虚邪之入于身也深，寒与热相搏，久留而内著，寒胜其热，则骨疼肉枯；热胜其寒，则烂肉腐肌为脓，内伤骨，内伤骨为骨蚀。有所疾前筋，筋屈不得伸，邪气居其间而不反，发于筋溜。有所结，气归之，卫气留之，不得反，津液久留，合而为肠溜，久者数岁乃成，以手按之柔。已有所结，气归之，津液留之，邪气中之，凝结日以易甚，连以聚居，为昔瘤，以手按之坚。有所结，深中骨，气因于骨，骨与气并，日以益大，则为骨疽。有所结，中于肉，宗气归之，邪留而不去，有热则化而为脓，无热则为肉疽。凡此数气者，其发无常处，而有常名也。

【译文】

黄帝问岐伯：我听说刺法分为五节，具体情况是怎么样的呢？

岐伯回答：施针方法里面的确是有五节的说法的，它的本质上说的是五种针刺的方法，第一种叫作振埃，第二种叫作发蒙，第三种叫作去爪，第四种叫作彻衣，第五种叫作解惑。

黄帝说：先生所说的这五节刺法，我对它的具体含义还是不太明白。请你详细地讲给我听。

岐伯说：振埃针法，就是施针于四肢和浅表运行的经脉，以对阳病进行治疗；发蒙针法，就是施针于六腑的腧穴，以对腑病进行治疗；去爪针法，就是施针于关节支络；彻衣针法，就是普遍施针于诸阳经的奇穴；解惑针法，就是调和人体的阴阳情况，少补多泻，使其恢复相对的平衡，就能治愈疾病。

黄帝说：刺节中的振埃，您说得对。浅层的经脉运用针刺法，来对阳病进行治疗，可我对其中的原理还是不很清楚，我想听你详细地说一说。

岐伯回答：振埃之法，说得具体一些就是运用针刺对阳气大逆，布满胸中，胸部发胀，呼吸时有张口抬肩现象等疾病进行治疗，或者是胸中之气向上运行冲逆，致使发生气喘吁吁，只能坐、伏而不易仰卧，讨厌尘埃和烟气，一碰到烟尘就会加重病情，致使喉咙出现噎阻，呼吸不通畅的现象。此法称为振埃的原因在于，治疗这种病收效极快，立竿见影，甚至比振落尘埃还要迅速。

黄帝说：先生说得很好！那该选取哪一个穴位呢？

岐伯回答：选取手太阳小肠经的天容穴。

黄帝问：假如出现咳嗽上气，胸部发生痛痹的现象，应该选取哪一个穴位呢？

岐伯回答：选取任脉的廉泉穴。

黄帝问：选取这两个穴位时，对针刺有相应的要求吗？

岐伯回答：选取天容穴的话，针刺深度不能超过一寸；选取廉泉穴的话，发现病人血色一变浅就应该马上停针。

黄帝说：先生说得很好！

黄帝问：刺节中所说的发蒙法，我还没将它的含义搞清楚。发蒙法原本以耳聋听不见，目盲看不见的疾病为治疗对象的，先生说的却是施针于六腑的腧穴，那究竟针刺什么腧穴能将这耳目病治愈呢？我想知道这里面的道理。

岐伯回答：您问的问题很妙呀！针刺最妙的地方就在这里，是施针技术的极致境界了，其中的秘诀只能意会不能言传，只靠日常说的和记录在书本中的内容，还无法将它神乎其神的奥妙阐释清楚，我所描述的发蒙，它的见效速度，要远远快过启发蒙聩。

黄帝说：先生说得很好！那么，我希望能彻底地知道这方面的内容。

岐伯说：针刺治疗这种病，一定要在日中的时候进行，施针于手太阳小肠经的听宫穴，借助手法的运用让针刺感应到瞳子，并使耳朵中可以听见发出的响声，这就是对本病进行治疗时要取的主要穴位。

黄帝说：您说得很好！那要让耳朵听到声音又该如何做呢？

岐伯回答：在对听宫穴运用针刺法的同时，用手紧紧地按压住两侧的鼻，紧接着合口，使气上行经过耳目，如此一来耳朵中就可以在进行针刺的同时相应地发出声音。

黄帝说：先生说得很好！这真是不知不觉中，就让针刺感应进行传导，什么也没看见，效果却显著地体现出来，的确是太神奇了。

黄帝问：刺节上面所说的去爪法，您说是对关节的支络进行针刺，我希望能彻底知道这里面的道理。

岐伯回答：腰脊是身体内的关节中较大的一个，下肢是人行走的核心所在，站立时要靠它支撑；阴茎有生育繁殖的功能，可用来交媾排精，同时津液也通过它排出。假如病人的饮食不节制，喜怒过度的话，津液的运行和代谢就会受到影响，导致津液向内溢出，阴囊就会逐渐地肿大起来，病人就会出现俯仰不便，行走比较困难现象。发生这种病变是水液聚积造成的，导致上下水道无法通调。这个时候应该要使用铍针、砭石来进行治疗。因为这种病人的阴部显得比较肿大，所以就算是宽松的下衣也难以遮掩，因此祛除积水是治疗的目的所在，就好像是剪去多余的爪甲一般，因此取名为去爪。

黄帝说：您说得很好！

黄帝问：刺节中所提到的彻衣法，您说的是遍刺六腑之别络，没有固定的部位，我希望能够彻底地了解一下这方面的情况。

岐伯回答：此方法是针对阳气旺盛有余并且阴气显得比较虚弱不足的疾病来说的。阴气虚弱不足就会在内生成虚热，阳气旺盛有余就会在外见到实热，内外两热的彼此搏结在一起，其热度比怀抱着的炭火还要有过之而无不及。由于炽热异常，因此只想裸露身体而不想被衣服所遮盖，更不敢让人接近身体，更甚者由于怕热而不想身体贴近床褥。因为腠理闭塞，汗无法流出，热邪无法向体外散出，使口舌焦渴，嘴唇显得比较干燥，皮肤会发生枯裂，咽喉比较干涩，并且无法辨别饮食的滋味。

黄帝说：先生说得很好！那么，如何进行施针治疗呢？

岐伯说：首先施针于手太阴肺经的天府穴和足太阳膀胱经的大杼两穴，每个穴位施针三次；然后施针于膀胱经的中膂穴，以泻除体内的邪热；最后对手太阴经和足太阴经运用补法，来让病人出汗。待热势退去、汗液减少的时候，疾病就治好了。其见效的速度，比脱去外衣还要迅速！

黄帝说：先生说得很好！

黄帝又问道：刺节中所提到的解惑法，您说的要全部知道调和阴阳和运用补泻的道理，使人体内阴阳虚实相互变化移易，以达到平衡。那么，到底是如何解除疑惑的呢？

岐伯回答：人患上了中风之类的病，一定有地方偏虚，虚者即正气不足，实者即邪气充足有余，所以病人的行为举止会出现轻重失宜的情况，身体倾斜反侧，成俯伏欲倒的形态。情况严重时，能导致神志不清，意识模糊，无法分清东西南北，症状的出现上下不定，错乱无常态，因而它比纯粹的神志不清的疾病要更为严重。

黄帝说：先生说得很好！那么，应该如何进行治疗的呢？

岐伯说：无论症状复杂到何种程度，必须要将其多余的邪气泻掉，对其不足的正气进行补充，从而使其阴阳达到平衡状态。这种针刺之法是对其根本的治疗，见效快，速度比只对神志不清进行消除还要迅速！

黄帝说：先生说得真好！请允许我记录下来这些内容，并把它放在灵兰之室里面收藏，进行精心的保存，绝不敢随便将其泄露。

黄帝问：我听说有方法可以对五邪进行针刺，请问五邪是什么呢？

岐伯回答：病有持久的臃肿的，有属实的，有属虚的，有属热的，有属寒的，所说的五邪就是这样。

黄帝问：那么，如何用针刺对五邪引起的疾病进行治疗呢？

岐伯回答：使用施针治疗五邪病的方法，不过五条。针对瘅热的疾病，就一定要消灭热邪；针对臃肿聚集的疾病，一定要使得痈邪消散；身上出现寒痹的，就要助阳热以对血气进行温煦；体内有虚邪的，要对阳气进行补充以使其强健；邪气旺盛的，必须要将邪气清除掉。请让我来把这些方法详细地说明一下。

通常对痈邪进行治疗时，不能在初期邪气旺盛之时，与其锐势正面相对而胡乱使用铍针刺破排脓。应耐心地加以调治，这样痈毒就会不化脓，此时应改换不同的方法进行针刺，使邪毒不在固定的部位留聚，这样，病邪就会渐行消散。所以不论是阳经还是阴经，只要是经过臃肿所生的部位，就要施针于该经的腧穴并且要使用泻法。

通常对大邪进行针刺，应用针刺迫使邪势减小，也就是泻其有余，从而使邪气日趋虚衰，在进行针刺治疗时，要急于疏通病邪，刺中病邪的所在，肌肉自然就亲附致密，观察到邪气泄去，真气就相应恢复了功能。因实邪多在三阳，使用这种方法的时候应该是施针于各阳经的分肉之间。

通常小邪多数的时候都出现在分肉间，针刺方法是必须日益壮大其真气，补其正气的不足，邪气就不致为害了。同时审查邪气的所在，当其尚未深入的时候，迎而夺之。这样远近的真气尽至，正气充足，外邪则难以内陷。治疗时不要针刺太过，因为这样往往会损伤正气，在使用这种方法的时候应该是要施针于分肉之间。

在施针于热邪弛张的疾病的时候，应当把邪气发越于外，而使之由热转凉，邪被排出后，不再发热，即属无病了。所以在针刺时要用疏泄的手法，为邪气疏通道路，开辟门户，使腠理开泄，让热邪可以外出而发生散越的话，疾病就能治好了。

在施针于寒邪疾病的时候，应当用温法，以保养正气，针刺时缓慢进针，待其得气则疾速出针。出针后，针孔已闭合，正气才不会外散。这样可使神气恢复正常，精气渐渐旺盛，从而达到补气行血散寒的目的，如此的话，虚实就能调和，真气也就保护周密、存于内部了。

黄帝问：要施针治疗这五邪的时候，应该选用什么样的针具呢？

岐伯回答：施针于痈邪凝滞的疾病的时候，要选用有刃且锋利的铍针；施针于实邪的时候，要使用锋针；施针于虚邪的时候，要选用员利针；施针于热邪的时候，要使用镵针；施针于寒邪的时候，要使用毫针。

请让我再来说说有关解结的道理。人体是相配合于天地自然的，同四季有着密不可分的联系。将人与天地相参的道理为依据，才可以对解结发表看法。例如，下面有湿润的泥土，上面才可以长出茂盛的苇蒲，从它们长势茂盛与否的情况，就可以推断出水泽有多大的面积。依据这个道理，通过人外部形体强弱的情况，就能将气血的多少推测出来。阴阳二气发生运动和变化，可通过寒来暑往的气候变化进行说明。天气炎热的话，阳

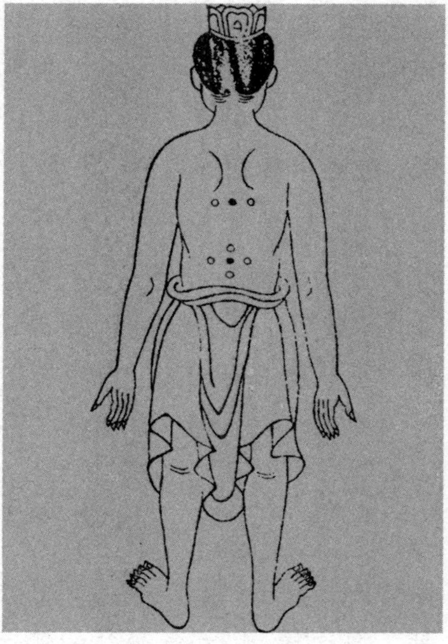

宋代《圣济总录》中的取四花穴法图，四花灸是我国古代劳疾的一种特殊灸法

气散发到上部，水湿就会蒸发而向上升腾在空中形成云雨，此时草木的根茎中水分的含量就降低了。人体在热气的熏蒸下，阳气游动到外部，所以皮肤表现得比较弛缓，腠理显得比较开疏，血气也比较消减，汗液出现大泄，体表发生湿滑；天气寒冷的时候，土地冻结，水就会凝成冰，人体阳气也在身体里面沉藏着，所以皮肤的腠理比较细密，腠理发生闭合，不出汗液，血气显得比较旺盛，肌肉显得比较坚紧不润滑。寒冷的季节里面，就算是擅长游泳行舟的人，也无法在冰中来往；就算是擅长掘地的人，也很难开凿冻土。同样，擅长用针的人，在体内阴寒旺盛的情况下，也取法直接治疗四肢厥冷的疾病。倘若由于寒冷致使血脉发生了凝结，如冰一般坚硬，血气无法流畅地运行，在这种情况下要让它即刻恢复到柔软状态是不可能的事。因此，行水的人一定要等到天气变暖，河冰出现消融以后，才能在水面上来往运行；掘地的人也一定要等到天气变暖，冻土出现松解以后，才能去挖掘土地。人的血脉也是同样的道理，针刺只有在阳气运行、血脉疏通后才能进行。治疗四肢厥冷的疾病的时候，一定要先用温熨的方法，调和经脉，在手掌、腋下、肘部、脚部、颈部还有脊背使用熨灸法，等到温热的气通达到各处以后，血脉的运行也就恢复到正常状态了，然后对病情进行诊察，假如经脉里面的血液流行的比较滑利，则说明身体表层有卫气浮动，就用施针的方法让其平复；假如病人的脉搏显得比较坚实紧急，则是寒邪旺盛的表现，就要用破除的方法让其消散，等到厥逆的气衰退、阳气复原之后才能停针。像这样，以邪气聚结的情况为依据先疏通后治疗的方法，就是所说的解结。

只要是用施针的方法来治疗疾病的，主要目的在于对气机进行调节。人气从水谷中来，水谷之气在胃腑里面积储，转化成营气和卫气分别运行在各自的路径中，宗气在胸中直流滞留、积聚而形成气海，其向下运行的气体灌注于气街穴处，其上行的气体走向呼吸道里。所以，如果是在足部发生了厥冷的病的话，宗气就无法正常地按照由上向下的方向进行了，脉络里面的血液就会发生凝结和留滞而导致运行不畅，像这样的疾病假如不先使用温熨的方法来使气血得到温通的话，针刺治疗就无法实现预期的疗效。运用针刺治疗疾病，必须要先诊察病人经络的虚实通塞情况，用手来回切按，弹动经脉，感觉到应指而动的部位，然后取针刺入穴内。如果手足的六经脉气都比较和调通达的话，一般来说是没有病患的，就算有病也会自己痊愈。如果某一经脉发生上实下虚而阻塞不畅的情况，就一定是因为横行的络脉发生淤滞后阻碍了大经脉的运行，导致发生阻塞不通的现象，针对这样的情况，治疗时应将发病的部位找到，对其使泻法，这也是所说的解结的方法。

假如病人上部有寒象、下部有热象，就要先施针于足太阳膀胱经位于颈部四周的穴位，并且留针的时间要长。施针过后再温熨病人的颈部和肩胛部，这样做的好处是能将上部的寒邪赶走，使热气从下到上融会贯通，此时才能停针，这就是所说的“推而上之”的治疗方法。

假如病人上部有热象，下部有寒象，诊察发现病人下部经络中存在下陷不充的虚脉，就应当运用补法，使其阳气向下运行后，才能停止施针。所说的“引而下之”的治疗方法就是这样。

出现全身高热，神情狂躁不安，并有幻视、幻听、胡言乱语现象的，就要诊察足阳明经的正经和脉络的虚实情况，然后进行取穴、施针。如果是虚证的话就使用补益的方法，如果有瘀血并且属于实证的话就使用泻法。同时，在病人仰卧时，医生坐在病人的头顶的前面，以两手的拇指和食指，将患者两侧颈动脉部挟持住，进行按压，挟持的时间要长一些。并捏起肌肤，遵从从上到下的方向进行切按，一直到两锁骨上窝缺盆处停止。然后重复上面所说的动作，待到热邪散去以后，才能停止按抚。所说的“推而散之”的治疗方法就是这样。

黄帝问：有一条经脉上有病邪，却导致发生了几十种疾病，也许是疼痛，也是痈疽，也许是发热，也许是恶寒，也许是瘙痒，也许是痹痛，也许是麻木不仁、无法活动，病症变化多端，这里面有什么样的缘故呢？

岐伯回答：这些病变都是因为被不同种类的邪气侵害才会产生的。

黄帝问：我听说气的叫法很多，有真气，有正气，有邪气等不同的名称。那它们分别指的是什么呢？

岐伯回答：所说的真气，是从先天的精气那里禀受而来的，相合于水谷精微的气，并且对全身进行供养。它为人体生命活动提供了动力，并能抵御外邪。所说的正气，又名风气，是指与季节保持一致的正常气候，它是在不同的季节中，从这个季节中所主的方向而来的风。如春季从东方来的风，夏季从南方来的风，秋季从西方来的风，冬季从北方来的风。这些迎合季节的风，一般不会引发疾病。而所说的邪气，又名虚风，它是一种贼风，于无形中伤害人体。一旦对人体造成伤害，使人体受伤的部位比较深，所以无法自行散除。正风就算是对人体造成了损伤，也使人体受伤的部位比较浅显，疾病也很轻微，因此可以自行恢复，其中的原因在于正风的来势相对来说比较柔弱一些，无法战胜人体内的真气，因此无须治疗就会自行散去。

如果虚邪的贼风侵犯到人体的话，病人就会发生寒慄，怕冷，毫毛发生竖起，肌肤松散，腠理出现开泄之类的症状。假如邪气对骨骼进行侵害，就会导致骨痹；对筋进行侵害，就会发生筋挛；在经脉里进行侵害，就会使得血脉发生闭塞不通，血气积聚而化热形成臃肿；如果在肌肉进行侵害，就会相搏于卫气，阳气旺盛的时候就会出现热象，阴气旺盛的时候就会发生寒象。寒邪比较旺盛，真气就会被迫离散，就会表现出虚象，人体正气空虚衰退后，阳气不足，就会比较畏寒。如果邪气在皮肤之间搏结，而且向外发泄的话，腠理就会出现开疏，毫毛就会发生动摇和脱落；如果在皮肤间进行侵害，同卫气搏结而散发出体外，促使腠理打开，毫毛脱落，如果邪气运行于皮腠之间生成疾患，病人的皮肤就会发痒；如果邪气留滞而不去的话，营气和卫气不能调和，就会导致痹证；如果仅仅是卫气出现滞涩不畅通地运行，就会导致麻木不仁。

虚邪贼风侵犯到身体一侧，会侵入比较深的位置，就会在营气和卫气里面滞留，营气和卫气功能出现衰竭，那么真气也会随之离去了，但是邪气就会在体内独留，这个时候病人就会出现半身不遂的偏瘫症。如果邪气是对比较表浅的部位进行侵害，也会引起血脉出现不和从而导致病人半身疼痛。

如果虚邪侵犯人体的部位比较深，寒热集结，并且留居在体内久留不去的话，倘若阴寒达到旺盛状态，阳热不举，营气凝结阻塞，骨节就会发生疼痛，肌肉就会出现枯萎；倘若旺盛的热邪，阴不盛阳，肌肉就会出现腐烂，并且逐渐化脓；假如虚邪进入到更深的部位，使得骨骼受到损伤，就会形成骨骼坏死的骨蚀；假如邪气在筋部积聚，则筋脉就会发生屈曲无法伸展，邪气在里面长久地留居无法消退，就会出现筋瘤；邪气集结起来回到体内，卫气积留而不能复出，以致阳不化水，津液不能输布，留于肠胃与邪气相搏结，成为肠瘤，但是发展得比较慢，拖延数年，假如邪气集结起来回到体内，津液就会发生停留不行，又连续受到邪气侵袭而凝结不散，情况日益加重并且发展迅速，邪气接连积聚的话就会导致昔瘤，如果用手按压的时候会觉得坚硬；如果邪气在深层的骨部集结并滞留下来，成为疾患，日益扩大，从而出现骨瘤；假如邪气是在肌肉结聚，如果有内热存在，就会转化成脓水，没有内热的时候就会转化成为肉瘤。上面所说的这几种邪气致病的情况，变化多端，发病时也没有固定部位，按照症状表现，都会有固定的名称。

卫气行第七十六

黄帝问于岐伯曰：愿闻卫气之行，出入之合，何如？

岐伯曰：岁有十二月，日有十二辰，子午为经，卯酉为纬。天周二十八宿，而一面七星，四七二十八星，房昴为纬，虚张为经。是故房至毕为阳，昴至心为阴，阳主昼，阴主夜。故卫气之行，一日一夜五十周于身，昼日行于阳二十五周，夜行于阴二十五周，周于五藏。是故平旦阴尽，阳气出于目，目张则气上行于头，循项下足太阳，循背下至小趾之端。其散者，别于目锐眦，下手太阳，下至手小指之间外侧。其散者，别于目锐眦，下足少阳，注小趾次指之间。以上循手少阳之分侧，下至小指之间。别者以上至耳前，合于颔脉，注足阳明，以下行至跗上，入五趾之间。其散者，从耳下下手阳明，入大指之间，入掌中。其至于足也，入足心，出内踝下，行阴分，复合于目，故为一周。

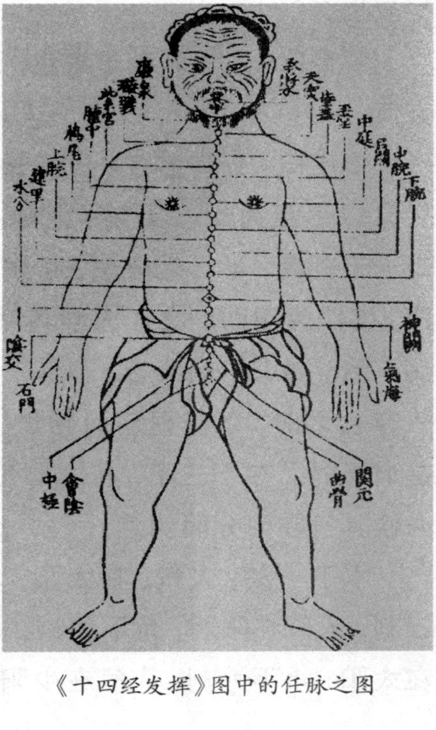

《十四经发挥》图中的任脉之图

是故日行一舍，人气行一周，与十分身之八；日行二舍，人气行三周于身，与十分身之六；日行三舍，人气行于身五周，与十分身之四；日行四舍，人气行于身七周，与十分身之二；日行五舍，人气行于身九周；日行六舍，人气行于身十周，与十分身之八；日行七舍，人气行于身十二周在身，与十分身之六；日行十四舍，人气二十五周于身有奇分，与十分身之二，阳尽于阴，阴受气矣。其始入于阴，常从足少阴注于肾，肾注于心，心注于肺，肺注于肝，肝注于脾，脾复注于肾为周。是故夜行一舍，人气行于阴脏一周与十分藏之八，亦如阳行之二十五周，而复合于目。阴阳一日一夜，合有奇分十分身之四，与十分藏之二，是故人之所以卧起之时有早晏者，奇分不尽故也。

黄帝曰：卫气之在于身也，上下往来不以期，候气而刺之奈何？

伯高曰：分有多少，日有长短，春秋冬夏，各有分理，然后常以平旦为纪，以夜尽为始。是故一日一夜，水下百刻，二十五刻者，半日之度也，常如是毋已，日入而止，随日之长短，各以为纪而刺之。谨候其时，病可与期；失时反候者，百病不治。故曰：刺实者，刺其来也；刺虚者，刺其去也。此言气存亡之时，以候虚实而刺之。是故谨候气之所在而刺之，是谓逢时。在于三阳，必候其气在于阳而刺之；病在于三阴，必候其气在阴分而刺之。

水下一刻，人气、在太阳；水下二刻，人气在少阳；水下三刻，人气在阳明；水下四刻，人气在阴分。水下五刻，人气在太阳；水下六刻，人气在少阳；水下七刻，人气在阳明；水

下八刻，人气在阴分。水下九刻，人气在太阳；水下十刻，人气在少阳；水下十一刻，人气在阳明；水下十二刻，人气在阴分。水下十三刻，人气在太阳；水下十四刻，人气在少阳；水下十五刻，人气在阳明；水下十六刻，人气在阴分。水下十七刻，人气在太阳；水下十八刻，人气在少阳；水下十九刻，人气在阳明；水下二十刻，人气在阴分。水下二十一刻，人气在太阳；水下二十二刻，人气在少阳；水下二十三刻，人气在阳明；水下二十四刻，人气在阴分。水下二十五刻，人气在太阳，此半日之度也。从房至毕一十四舍，水下五十刻，日行半度。

回行一舍，水下三刻与七分刻之四。大要曰：常以日之加于宿上也，人气在太阳。是故日行一舍，人气行三阳行与阴分，常如是无已，天与地同纪，纷纷盼盼，终而复始，一日一夜，水下百刻而尽矣。

【译文】

黄帝问岐伯：我希望能够知道卫气在人体内是怎样运行的？何时散出体外？何时进入体内？会合的地方又在哪里？

岐伯回答：一年里面有十二个月，一天里面有十二个小时。子的位置在北，午的位置在南，将南北连接起来的竖线是经，形成了一条纵向的经线；卯的位置在东，酉的位置在西，将东西连接起来，形成了横向的纬线。天体围绕着星宿循环运行，分别散布于东南西北四个方位，每一方位各有七个星宿，四七一共二十八个星宿。房宿的位置在东，昴宿的位置在西，相对就形成了横向的纬线；太阳以东方的房宿为起点，顺着黄道途经南方到达西方的毕宿，时间包括了卯、辰、巳、午、未、申六个时辰，这六个时辰是白天，属阳；太阳从西方的昴宿，沿黄道经过北方到达东方的心宿，时间是酉、戌、亥、子、丑、寅六个时辰，这六个时辰是夜晚，属阴。一个昼夜中，卫气就在全身运行五十个周期，白昼的时候在阳分运行二十五个周期，夜间的时候在阴分运行二十五个周期，并在五藏中循环运行。在清晨的时候，卫气在阴分的循行过程结束，卫气从目进入阳分，眼睛也就睁开了。接着卫气就从目内眦向上运行到头部，再经过颈部顺着足太阳膀胱经的通路向下运行，经过背部向下运行，到达足小趾外侧端的至阴穴。其中一部分又自目外眦分出来，向下顺着手太阳小肠经运行，最后到达手小指外侧端的少泽穴。另一部分散行的，同样自目外眦分出来，顺着足少阳胆经向下运行，注入足小趾和第四趾之间的窍阴穴。卫气又从上部循手少阳三焦经所过的部位向下行，到达手小指和无名指之间的关冲穴。在手少阳处别行的卫气，向上运行到达耳朵前面，相会合于颔部的经脉，一起注入足阳明胃经，然后顺着经脉向下运行，到足背这个地方，分散流入足中趾间的历兑穴。另外还有散行的部分，自耳部向下运行，顺着手阳明大肠经运行，注入手大指和食指间的商阳穴，再络入到手掌里面。行至足部的卫气，进入到足心，再从内踝出来，运行进入到足少阴肾经，通过足少阴肾经在阴分运行，顺着足少阴经分出的阴脉向上运行和眼睛复合，在足太阳经的睛明穴交会。卫气运行一周的顺序就是这样。

所以，卫气的运行依照天体昼夜间的运动时间而同步进行的。当太阳运行到一宿的时间叫作一舍，卫气就在体内运行了一周又十分之八；当太阳运行两舍，卫气就在体内运行了三周又十分之六；当太阳运行三舍，卫气就在体内运行了五周又十分之四；当太阳运行四舍，卫气就在体内运行了七周又十分之二；当太阳运行五舍，卫气就在体内运行了九周；当太阳运行六舍，人体的卫气就在体内运行了十周又十分之八；当太阳运行七舍，卫气就在体内运行了十二周又十分之六；当太阳运行十四舍，卫气就在体内运行了二十五周及余数的十分之二。如此下去，太阳运行周天的二分之一，白天更迭为夜晚，卫气也会从阳分转入阴分。卫气刚开始进入到阴分的时候，一般情况下是自足少阴肾经注入肾脏中，再从肾脏注入到心脏，再从心脏注入肺脏，再从肺脏注入肝脏，再从肝脏注入脾脏，再从脾脏回注到肾脏形成一周。因此，夜间日行一舍所花的时间，卫气在阴分中同样运行了一周又十分之八。卫气在阴分循行了二十五个周期以后，从眦目而出后进入阳分。一昼夜的时间中，卫气在人体运行五十周次，可是按照上述每舍卫气运行一周又十分之八作为公式计算，太阳运行二十八舍，卫气循行共计为五十周又十分之四，这样就有一个十分之四周的余数，包括阳分的十分之二周和阴分的十分一周。因为人的卧起有早有晚，所以在计算上九出现了奇零的余数。

黄帝问：卫气在人体运行的时间，上下循行往返的时间都是不固定的，治疗时如何选择时机而进行针刺呢？

伯高回答：因为太阳运行的位置不同，昼夜也有长短的差异，春夏秋冬各个不同的节气，昼夜长短都有一定的规律。一般来说是把日出时间当做测算标准，此时标志着夜晚结束白天开始，卫气也是从此时开始在阳分中运行。在一个日夜的时间里面，漏壶的水会下落一百个刻度，如此的话二十五刻刚好是半个白昼的刻度数。卫气就随着时间的推移不停地循环运行。到了日落时分的时候就是白昼结束了。就这样根据太阳的升落来确定昼与夜，再根据昼夜长短来判断卫气的运行出入情况，来进行针刺。进行针刺时，要等到气至时再下针，才能得到预期的效果。如果失去时机，违反了候气的原则而胡乱用针，无论是什么疾病都无法治愈。候气而刺的方法，对于实证，应当在气到来的时候针刺，属于泻法；对于虚证，应当在气运行过去之后针刺，属于补法。换句话说，在气行盛衰之时，要根据对其虚实诊察的情况运用针刺法。因此，要小心谨慎地诊察卫气运行的部位然后进行施针，抓准时机。假如在三阳经发生病变的话，就一定要等到卫气在阳分运行的时候再施针；假如是在三阴经发生病变的话，就一定要等到卫气在阴分运行的时候再施针。

由清晨开始，水减少一刻的时间，人体内的卫气运行到手足太阳经；水减少两刻的时间，人体内的卫气运行到手足少阳经；水减少三刻的时间，人体内的卫气运行到手足阳明经；水减少四刻的时间，人体内的卫气运行到阴分；水减少五刻的时间，人体内的卫气又从阳分运行到手足太阳经；水减少六刻的时间，人体的卫气运行到手足少阳经；水减少七刻的时间，人体的卫气运行到手足阳明经；水减少八刻的时间，人体的卫气在阴分；水减少九刻的时间，人体内的卫气运行到手足太阳经；水减少十刻的时间，人体内的卫气运行到手足少阳经；水减少十一刻的时间，人体内的卫气运行到手足阳明经；水减少十二刻的时间，人体内的卫气在阴分。水减少十三刻的时间，人体内的卫气运行到手足太阳经；水减少十四刻的时间，人体内的卫气运行到手足少阳经；水减少十五刻的时间，人体内的卫气运行到手足阳明经；水减少十六刻的时间，人体内的卫气在阴分。水减少十七刻的时间，人体内的卫气运行到手足太阳经；水减少十八刻的时间，人体内的卫气运行到手足少阳经；水减少十九刻的时间，人体内的卫气运行到手足阳明经；水减少二十刻的时间，人体内的卫气在阴分。水减少二十一刻的时间，人体内的卫气运行到手足太阳经；水减少到二十二刻的时间，人体内的卫气运行到手足少阳经；水减少的二十三刻的时间，人体内的卫气运行到手足阳明经；水减少到二十四刻的时间，人体内的卫气在阴分。水减少到二十五刻的时间，人体内的卫气运行到手足太阳经。上面得度数记录的是卫气在半个白天中的运行情况。从房宿开始至毕宿为止，运行十四舍，经过正个白天，水减少五十刻，太阳运行二分之一个周天；由昴宿开始至心宿为止，运行时间同样是十四舍，经过正个黑夜，水同样减少五十刻，太阳又运行了二分之一个周天。在一昼夜中，总计减少水一百刻，水运行二十八舍，整整一周天。

太阳每运行经过一个星宿，水减少三又七分之四刻。总的来说，情况一般是这样的，太阳每运行到上一星宿刚过，下一宿开始的时候，人体的卫气一般也会运行到手足太阳经。因此，太阳每完成一星宿的时间，卫气也完成三阳与阴分的循环运行。再碰到太阳在下一星宿之上时，卫气又恰行于手足太阳经。卫气就是如这般相应于太阳并且运行循环没有休止的时候，和自然天体的运行节奏、规律步调一致。虽然卫气在人体进行的循环过程貌似比较纷乱，但是实际上是比较有纲有序的，它们的运行终而复始。在一个昼夜的时间里水下落一百个刻度，而卫气在人体里面运行的五十个周期的就完成了。

九宫八风第七十七

太一，常以冬至之日，居叶蛰之宫四十六日，明日居天留四十六日，明日居仓门四十六日，明日居阴洛四十五日，明日居天宫四十六日，明日居玄委四十六日，明日居仓果四十六日，明日居新洛四十五日，明日复居叶蛰之宫，曰冬至矣。

太一日游，以冬至之日，居叶蛰之宫，数所在，日从一处，至九日，复返于一，常如是无已，终而复始。太一移日，天必应之以风雨，以其日风雨则吉，岁美民安少病矣。先之则多雨，后之则多汗。

太一在冬至之日有变，占在君；太一在春分之日有变，占

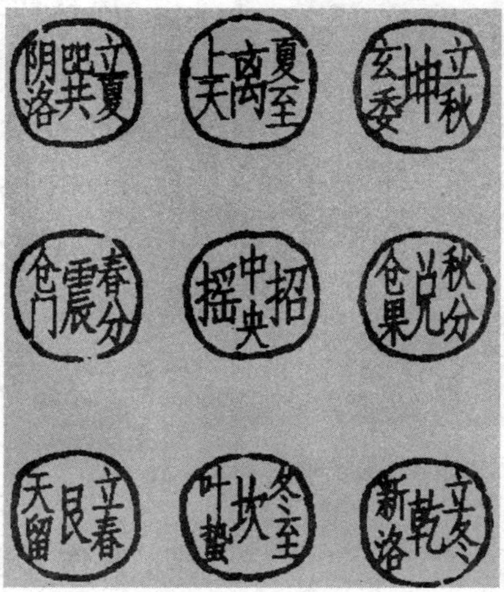

立夏 巽 阴洛
夏至 离 上天
立秋 坤 玄委
春分 震 仓门
招摇 中央
秋分 兑 仓果
立春 艮 天留
冬至 坎 叶蛰
立冬 乾 新洛

合八风虚实邪正

在相；太一在中宫之日有变，占在吏；太一在秋分之日有变，占在将；太一在夏至之日有变，占在百姓。所谓有变者，太一居五宫之日，病风折树木，扬沙石。各以其所主，占贵贱。因视风所从来而占之。

风从其所居之乡来为实风，主生，长养万物。从其冲后来为虚风，伤人者也，主杀、主害者。谨候虚风而避之，故圣人日避虚邪之道，如避矢石然，邪弗能害，此之谓也。

是故太一入徙，立于中宫，乃朝八风，以占吉凶也。风从南方来，名曰大弱风，其伤人也，内舍于心，外在于脉，气主热。

风从西南方来，名曰谋风，其伤人也，内舍于脾，外在于肌，其气主为弱。

风从西方来，名曰刚风，其伤人也，内舍于肺，外在于皮肤，其气主为燥。

风从西北方来，名曰折风，其伤人也，内舍于小肠，外在于手太阳脉，脉绝则溢，脉闭则结不通，善暴死。

风从北方来，名曰大刚风，其伤人也，内舍于肾，外在于骨与肩背之膂筋，其气主为寒也。

风从东北方来，名曰凶风，其伤人也，内舍于大肠，外在于两胁腋骨下及肢节。

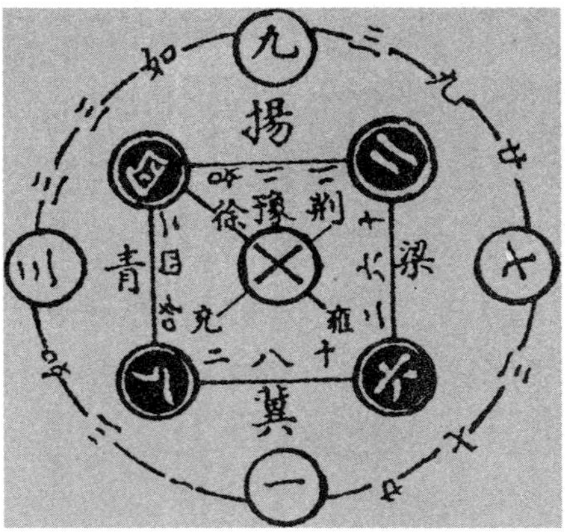

九宫图，选自元代张理《易象图说外篇》。北周甄鸾曰："九宫者，即二四为肩，六八为足，左三右七，戴九履一，五居中央。"在中国古代，"九宫"之法在占、术、算、医、纬、建等方面都有广泛的应用

风从东方来，名曰婴兀风，其伤人也，内舍于肝，外在于筋纽，其气主为身湿。

风从东南方来，名曰弱风，其伤人也，内舍于胃，外在肌肉，其气主体重。

此八风皆从其虚之乡来，乃能病人。三虚相搏，则为暴病卒死。两实一虚，病则为淋露寒热。犯其雨湿之地，则为痿。故圣人避风，如避矢石焉。其有三虚而偏中于邪风，则为击仆偏枯矣。

【译文】

北极星位于在天极的正中，北斗星绕着它旋转，一年中从东向西依次移行。在冬至这一天，北斗星的斗柄指向北方的坎位叶蛰宫，并在此区间运行四十六天，然后再经过冬至、小寒、大寒这三个节气。在期满后的下一天，立春这一天，就开始移居东北方的天留宫，在这个区域运行四十六天，经过立春、雨水、惊蛰这三个节气。在期满后的下一天，春分这一天，就开始移居东方的仓门宫，在这个区域运行四十六天，经过春分、清明、谷雨这三个节气。在期满之后的下一天，立夏这一天，就开始移居东南方的阴洛宫，在这个区域运行四十五天，经过立夏、小满、芒种这三个节气。在期满之后的下一天，夏至这一天，就开始移居南方的离位上天宫，在这个区域运行四十六天，经过夏至、小暑、大暑这三个节气。在期满之后的下一天，立秋这一天，就开始移居西南方的委宫，在这个区域运行四十六天，经过立秋、处暑、白露这三个节气。在期满之后的下一天，秋分这一天，就开始移居西方的果宫，在这个区域运行四十六天，经过秋分、寒露、霜降这三个节气。在期满之后的下一天，立冬这一天，就开始移居西北方的新洛宫，在这个区域运行四十五天，经过立冬、小雪、大雪这三个节气。在期满后的下一天，就开始移居北方的叶蛰宫，北斗重回叶蛰宫，又一个冬至日到来了。

太一日复一日地游历九宫的规律，是以冬至这一天，临于北方的叶蛰宫，是八卦中属于一数的坎位，这时阴气已极，天之阳气萌生，以此为起点，推算每一天所在的位置，其规律是从开始必属于一数的坎位出发，在各个方位依次游行了九天，最后仍回复到属于一数的坎位。经常像这样循环不休，终而复始地轮转着。在太一从上一宫移指到下一宫的第一天，也就是交节的日子，天象一定会有风雨与之相应。假如这一天风温和、雨细小，那就是吉祥的征兆。因为风雨及时适量的年景，必定有着丰足的收成，六畜兴旺，百姓会安康没有疾病；假如这一天风雨没有应时到来的话，就说明这一年雨比较多，有洪涝灾害。相反，如果交节之后出现风雨，说明这一年比较少雨多旱。

太一临叶蛰宫，时交冬至，太一是天元的主宰，居于帝位，南面而治。冬至这一天又是一岁之始，位于正北，所以与君王相应；在交春分节这一天，如果气候剧烈变化，就预示着这个国相有灾难，因为相位在左，负责教化布政，而春分东临卯正，春气阳和，所以与国相相应。太一在中宫之时，也就是寄居于四隅立春、立夏、立秋、立冬各自交节的那些天，气候发生突变，预示国中大小官，吏有灾变。因为他们分治国中，各司其守，立春、立夏、立秋、立冬分治四隅与普通官吏相应；在交秋分节的这一天，气候有骤然变化，预示将军的灾患，因为将位在右，职司杀伐，而秋分西临酉正，秋气肃杀，所以与将军相应；在交夏至节的这一天，气候有剧烈变化，预示百姓们有祸患，因为夏至南临午正，阳气升发，庶物蕃盛，与操百业而生的亿万百姓相应。所谓气候有突然变化，是指太一临上述五宫的日子，出现折断树木，飞沙走石的狂风。这种气候，根据出现在不同的节气，其伤害性会反映在不同的阶层。因此，也是预测不同身份的人受病的依据。同时还应当察看风向的来路，作为预测气候正常与否的依据。凡是风来自当令的方位，比如说时值冬至，位临子方，气候以阴寒为特点，应当以北风凛冽为顺；时交春分，位临卯方，天气温和，应当以东风拂煦为顺；时交夏至，位临午方，天气炎热，应当以南风烘熔为顺；时交秋分，位临酉方，天气清凉，应当以西风萧肃为顺。这样的正位之风，又叫作实风，主生长，养育万物，反之，如果风从当令相对的方位而来，出现与季节相抵触的气候，叫虚风。它能够伤人致病，主摧残，危害万物。平时应密切注视这种异常气候，谨慎地加以预防。所以那些对养生之道素有高度修养的人，时刻防避四时不正之气，免受它的危害，就像躲避箭矢礌石一样，从而使外邪不能内侵，保证机体健康，就是这个道理。

所以太一迁移立于中宫，才能朝向八风，以预测凶吉。

假如从南方来的风的话，就是大弱风。大弱风损害人体，向内侵入到心脏，在外损害经脉，它性质属于南方火热之邪，所以气主热性病症。

假如从西南方来的风的话，就是谋风。谋风损害人体，向内侵入到脾脏，在外伤害人的肌肉，它性质属于后天之本，所以气主虚性疾病。

假如从西方来的风的话，就是刚风。刚风损害人体，向内侵入到肺脏，在外伤害人的皮肤，它性质属于金性，风性暴烈，所以气主燥性疾病。

假如从西北方来的风的话，就是折风。折风损害人体，向内侵入到小肠，在外伤害手太阳的经络。如果是脉气竭绝，病情加重并深入扩散；如果是脉道发生阻闭，气机郁结不通，通常会导致突然死亡。

假如从北方来的风的话，就是大刚风。大刚风损害人体，向内侵入到肾脏，在外伤害病人的骨骼和肩部、脊背旁侧的筋膜，它的性质属于阴寒，遏伤肾之阳气，气主寒性疾病。

假如从东北方来的风的话，就是凶风。凶风损害人体，向内侵入到大肠，在外伤害两胁两腋的骨下还有四肢关节。

假如从东方来的风的话，就是婴儿风。婴儿风损害人体，向内侵入到肝脏，在外伤害人体筋膜会聚的地方，因东方是水乡湿地，东风多雨，所以其气主湿性疾病。

假如从东南方来的风的话，就是弱风。弱风损害人体，向内侵入到胃腑，在外伤害肌肉，因东南湿气盛，其气重浊，所以主身体沉重一类的疾病。

这八种风都是从与时令不相当的方位来的，都属于虚风贼邪，因为它与时令相违背，属不正之气，因此才会损害人体而致病。人与自然息息相关，如果人体虚弱，时值这一年的气运衰微，恰逢月廓亏空，又失却时宜之和，这样三虚相结合，内外相因，正不胜邪，就会得暴病，猝然死亡。如果三虚之中只犯一虚，也能发生疲劳困倦，寒热相兼的病症。如果冒雨或涉水，或久居潮湿之地，感受湿邪，就会出现痿证。所以，讲究养生之道的人，防范虚风邪气，就如同躲避箭矢檑石一般。否则，一旦三虚相遇，就可能偏中邪风，而发生昏厥在地，或半身不遂一类的疾病。

九针论第七十八

黄帝曰：余闻九针于夫子，众多博大矣，余犹不能寤，敢问九针焉生？何因而有名？

岐伯曰：九针者，天地之大数也，始于一而终于九。故曰：一以法天，二以法地，三以法人，四以法时，五以法音，六以法律，七以法星，八以法风，九以法野。

黄帝曰：以针应九之数奈何？

岐伯曰：夫圣人之起天地之数也，一而九之，故以立九野；九而九之，九九八十一，以起黄钟数焉，以针应数也。

一者天也，天者阳也，五脏之应天者肺；肺者，五脏六腑之盖也；皮者，肺之合也，人之阳也。故为之治针，必以大其头而锐其末，令无得深入而阳气出。

二者地也，人之所以应土者，肉也。故为之治针，必筩其身而员其末，令无得伤肉分，伤则气得竭。

三者人也，人之所以成生者，血脉也。故为之治针，必大其身而员其末，令可以按脉勿陷，以致其气，令邪气独出。

四者时也，时者，四时八风之客于经络之中，为瘤病者也。故为之治针，必筩其身而锋其末，令可以泻热出血，而痼病竭。

五者音也，音者，冬夏之分，分于子午，阴与阳别，寒与热争，两气相搏，合为痈脓者也。故为之治针，必令其末如剑锋，可以取大脓。

六者律也，律者，调阴阳四时而合十二经脉，虚邪客于经络而为暴痹者也。故为之治针，必令尖如氂，且员且锐，中身微大，以取暴气。

七者星也，星者，人之七窍，邪之所客于经，而为痛痹，舍于经络者也。故为之治针，令尖如蚊虻喙，静以徐往，微以久留，正气因之，真邪俱往，出针而养者也。

八者风也，风者，人之股肱八节也，八正之虚风，八风伤人，内舍于骨解腰脊节腠理之间，为深痹也。故为之治针，必长其身，锋其末，可以取深邪远痹。

九者野也，野者，人之节解皮肤之间也，淫邪流溢于身，如风水之状，而溜不能过于机关大节者也。故为之治针，令尖如挺，其锋微员，以取大气之不能过于关节者也。

黄帝曰：针之长短有数乎？

岐伯曰：一曰镵针者，取法于巾针，去末寸半，卒锐之，长一寸六分，主热在头身也。

二曰圆针，取法于絮针，筩其身而卵其锋，长一寸六分，主治分间气。

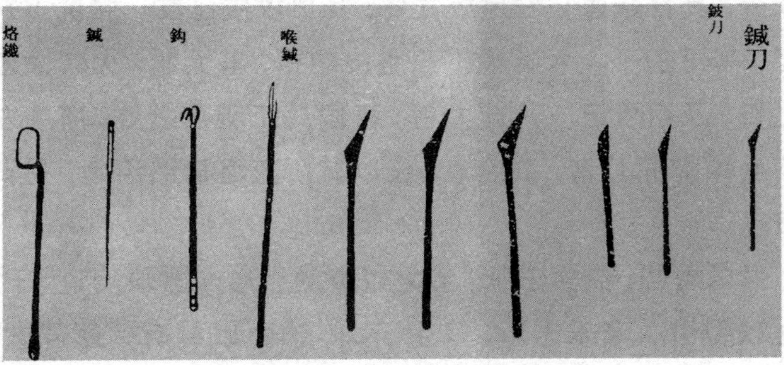

清代孙震元《疡科会粹》中的针刀图

三曰鍉针，取法于黍粟之锐，长三寸半，主按脉取气，令邪出。

四曰锋针，取法于絮针，筩其身，锋其末，长一寸六分，主痈热出血。

五曰铍针，取法于剑锋，广二分半，长四寸，主大痈脓，两热争者也。

六曰员利针，取法于氂针，微大其末，反小其身，令可深内也，长一寸六分，主取痈痹者也。

七曰毫针，取法于毫毛，长一寸六分，主寒热痛痹在络者也。

八曰长针，取法于綦针，长七寸，主取深邪远痹者也。

九曰大针，取法于锋针，其锋微员，长四寸，主取大气不出关节者也。针形毕矣，此九针大小长短法也。

黄帝曰：愿闻身形应九野奈何？

岐伯曰：请言身形之应九野也，左足应立春，其日戊寅己丑。左胁应春分，其日乙卯。左手应立夏，其日戊辰己巳。膺喉首头应夏至，其日丙午。右手应立秋，其日戊申己未。右胁应秋分，其日辛酉。右足应立冬，其日戊戌己亥。腰尻下窍应冬至，其日壬子。六腑膈下三脏应中州，其大禁，大禁太乙所在之日，及诸戊己。凡此九者，善候八正所在之处，所主左右上下身体有痈肿者，欲治之，无以其所直之日溃治之，是谓天忌日也。

形乐志苦，病生于脉，治之以灸刺。形苦志乐，病生于筋，治之以熨引。形乐志乐，病生于肉，治之以针石。形苦志苦，病生于咽喝，治之以甘药。形数惊恐，筋脉不通，病生于不仁，治之以按摩醪药，是谓形。

五脏气：心主噫，肺主咳，肝主语，脾主吞，肾主欠。

六腑气：胆为怒，胃为气逆哕，大肠小肠为泄，膀胱不约为遗溺，下焦溢为水。

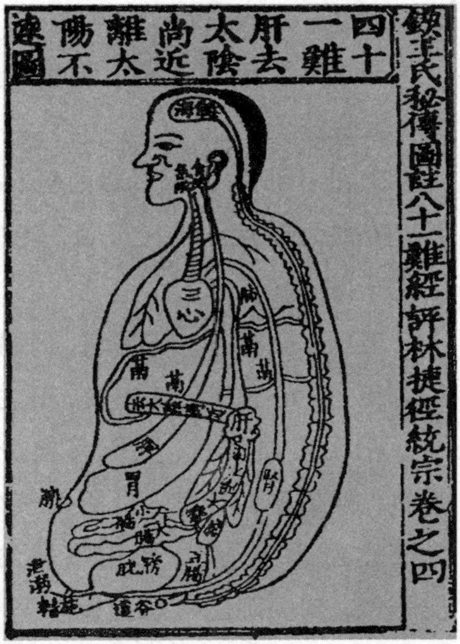

明代王文洁《图注八十一难经评林捷径》中的侧人脏腑图

五味：酸入肝，辛入肺，苦入心，甘入脾，咸入肾，淡入胃，是谓五味。

五并：精气并肝则忧，并心则喜，并肺则悲，并肾则恐，并脾则畏，是谓五精之气并于脏也。

五恶：肝恶风，心恶热，肺恶寒，肾恶燥，脾恶湿，此五脏气所恶也。

五液：心主汗，肝主泣，肺主涕，肾主唾，脾主涎，此五液所出也。

五劳：久视伤血，久卧伤气，久坐伤肉，久立伤骨，久行伤筋，此五久劳所病也。

五走：酸走筋，辛走气，苦走血，咸走骨，甘走肉，是谓五走也。

五裁：病在筋，无食酸；病在气，无食辛；病在骨，无食咸；病在血，无食苦；病在肉，无食甘。口嗜而欲食之，不可多也，

必自裁也，命曰五裁。

五发：阴病发于骨，阳病发于血，阴病发于肉，阳病发于冬，阴病发于夏。

五邪：邪入于阳，则为狂；邪入于阴，则为血痹；邪入于阳，转则为癫疾；邪入于阴，转则为瘖；阳入之于阴，病静；阴出之于阳，病喜怒。

五藏：心藏神，肺藏魄，肝藏魂，脾藏意，肾藏精志也。

五主：心主脉，肺主皮，肝主筋，脾主肌，肾主骨。

阳明多血多气，太阳多血少气，少阳多气少血，太阴多血少气，厥阴多血少气，少阴多气少血；故曰：刺阳明出血气，刺太阳出血恶气，刺少阳出气恶血，刺太阴出血恶气，刺厥阴出血恶气，刺少阴出气恶血也。

足阳明太阴为表里，少阳厥阴为表里，太阳少阴为表里，是谓足之阴阳也。手阳明太阴为表里，少阳心主为表里，太阳少阴为表里，是谓手之阴阳也。

【译文】

黄帝说：我听你谈了九针方面的知识，觉得内容博大精深！可是我对有些问题还是无法彻底地领悟，我想知道是如何产生九针的？又是凭借什么而得名？

岐伯说：九针的产生，是依据天地间普遍的数理关系来定的。天地之间的数理，都是自一开始，至九而终的。与这种自然数理相对应，第一种针法取法于天，第二种针法取法于地，第三种针法取法于人，第四种针法取法于四时，第五种针法取法于五音，第六种针法取法于六律，第七种针法取法于七星，第八种针法取法于八风，第九种针法取法于九州的分野。

黄帝说：九针是如何与自然数理相对应的呢？

岐伯说：圣人创立了从一到九的数理，所以把大地定成九个分野，如果九九相乘的话，就产生了黄钟数。针与数相对应，就有了九针的名称。

第一种针法是对应天的，天性质属阳。而人体的五藏里面，肺主呼吸，在外与天气相应，所以肺脏的位置最高，所以被称五脏六腑的顶盖，好像天空笼盖在万物之上一样。肺脏的外合于皮毛，皮毛位于体表，属阳分。所以据此制造成镵针，其形状一定是针头比较大并且针尖比较锐利的，以利于浅刺，并容易掌握针刺的深度。此针适合治疗病邪在皮肤的疾病，以疏泄阳气，解表退热。

第二种针法是对应于地的，地性质属土。人体里面相应于地的是肌肉。所以据此制成圆针，其形状一定要针身呈现圆柱状并且针尖比较圆滑的，此针适用于治疗邪气在肌肉的病症，针刺时不能损伤分肉，如果肌肉的分理被针具刺伤的话，阳气就会出现衰竭。

第三种针法是对应于人的。人的生长发育和生命活动，依赖于血脉的充养。所以针对血脉疾病制成鍉针，针身要大，针尖圆而钝，用它可以按压穴位；疏通血脉，引导正气得以充实，使邪气自然外出，以防因刺入过深而引邪内陷。

第四种针法是对应于四季之数的。四时的意思是，如果四时八风的贼风邪气，侵入人体的经络中，能使血脉留滞淤结，而形成经久不愈的顽固性疾病。所以，为了治疗四季发生的痼疾而制成锋针，针身呈现圆柱状并且针尖比较锋利的，这样在使用针具的时候就能用来把热邪泻除，把血络刺破，令邪气散尽，痼疾就能痊愈。

第五种针法是对应于五音之数的。音为五数，位于一和九的中央。一代表冬至一阳初生之时，月建在子；九代表夏至阳气极盛之时，月建在午。而五数正当一到九数的中央，暑往寒来，阴阳消长的变迁，由此可分。这说明人体的阴阳也位于两端，相互别离，寒热不调，而相互搏结，使肉腐化脓，则形成臃肿。这种病适用铍针治疗，取其针的尖端一定是如剑锋一般锋利，这样在使用针具的时候就能用来割破痈脓来放脓。

第六种针法是相对应于六律之数的。因六律六吕，高低有节，可以用来与阴阳调适，并相应于四季，在人体里面相合于十二经脉。如果贼风邪气侵入经络，使阴阳失调、气血堵塞、营卫不通，就会出现突发邪气痹阻的疾病。因此为了治疗突发邪气痹阻的病而制造成员利针，针尖如同长毛一般的，既长且锐，针身的中部略微显得比较粗大，这样就能用来施针治疗突发邪气痹阻的疾病。

第七种针法是相对应于七星之数的。相应于人体的七窍的。人的周身上下分布着许多孔窍，像天上的星辰一样密集。邪气经过七窍侵入到经络之间，久留不去，就会使气血凝结停滞，导致痛痹。所以，为了治疗这种疾病而制造成毫针，针尖就像蚊虻之类的嘴那样尖细。持针治疗时，手法要轻，缓慢地进针，轻轻地捻转并且长久地留针，令正气充实，只要邪气消散，真气就会恢复。出针后，正气就可以得到充实。

第八种针法是相对应于八风之数的。人体的肱部和股部的肩、肘、髋、膝八个大关节与之相应。如果来自八方的不正之风侵害人体，就会向内侵入到骨缝腰脊关节腠理之间，形成邪气深陷的痹病。所以，为了治疗这种疾病而制造的长针，针身比较长并且针尖比较锋利，在使用针具的时候就能用来施针于邪气深入导致痹阻的疾病。

第九种针法是相应于九野之数的。人体的关节、骨缝和皮肤之间与之相应。如果邪气旺盛，在全身流溢，就会引发风水病一样的浮肿。这是因为水液下流却无法通过大的关节，从而使得肌肤积水的缘故。所以，为了治疗这种疾病而制造的大针，针尖端显得比较圆滑的，针体粗长，使用针具的时候施针于无法通过关节的旺盛之邪。

黄帝问：针具的长短都是有一定的度数吗？

岐伯回答：第一种针具是镵针。是模仿巾针的样子做成的。此针针头较大，在离尖端半寸的地方突出，呈箭状，针的长度是一寸六分。镵针适合浅刺，主要用来疏通发散体表的阳气，治疗在头身有热的疾病。

第二种针具是员针。模仿絮针的样子做成的，针身是圆柱状的，形状好像竹管，针尖表现为卵圆形，针的长度是一寸六分，主要用来治疗分肉之间的邪气。

第三种针具是鍉针。是模仿黍粟的圆锐形状做成的，针身圆而微尖，针的长度是三寸半，主要是用来按压经脉，活血祛瘀，行散气滞，泻出邪气。

第四种针具是锋针。也是模仿絮针的样子做成的，针身表现为圆柱状，但是针尖比较锐利，针的长度是一寸六分，可用来泻热，达到放掉恶血的目的。

第五种针具是铍针。是仿照剑的尖锋形状做成的，宽度是二分半，长度是四寸，只要是用来治疗因寒热搏结而形成的大痈脓肿之类的疾病。

第六种针具是员利针。是仿照长毛的形状做成的，针尖长，针身反而显得比较小，使针比较容易深入，针的长度是一寸六分，主要是用来治疗臃肿、痹病。

第七种针具是毫针。是仿照毫毛的形状做成的，针的长度是一寸六分，主要是用来治疗在经络由邪气导致的寒热和疼痛痹阻的疾病。

第八种针具是长针。是仿照綦针的样子做成的，针的长度是七寸，主要是用来治疗久远的疾病。

第九种针具是大针。仿照锋针做成的，针的尖端显得比较圆，针的长度是四寸，主要是用来施针于阳气无法通利关节导致积水成肿的疾病。上面介绍的就是九针的形状以及大小长短的情况。

黄帝说：我想知道人的身体各部应于九野的情况。

岐伯回答：请允许我为您讲解人的形体相应于九野的情况。春夏属阳，气从左而升，因此左足的位置在东北方艮宫，在节气上相应于立春日，主司戊寅、己丑二日；左胁的位置在东方震宫，在节气上相应于春分日，主司乙卯；左手的位置在东南方巽宫，在节气上相应于立夏日，主司戊辰、己巳二日；前胸、咽喉、头面的位置在南方离宫，在节气上相应于夏至日，正是阳气极盛之时，主司丙午；右手的位置在西南方坤宫，在节气上相应于立秋日，主司戊申、己未二日；右胁的位置在西方兑宫，在节气上相应于秋分日，主司辛酉；右足的位置在西北方乾宫，节气上相应于立冬日，主司戊戌、己亥二日；腰、臀和下窍的位置在北方坎宫，节气上相应于冬至日，这时阴气极盛，主司壬子；六腑和胸膈以下的肝、脾、肾三脏的位置在中宫，它的大禁日就是太一移行各宫的日子和每个戊己的日子。以上所述的内容可用来推测八正的位置。按照九宫所主左右上下的方位，凡身体各部患有臃肿的，如果要进行治疗，切不可在它相应的时日里，刺破排脓，这就是所谓的天忌日。

形体比较安逸，精神比较苦闷的人，多发生经脉疾病，应当用艾灸和针刺治疗；形体比较劳苦，心志比较愉悦的人，多发筋脉疾病，应当用熨法来导引治疗；形体比较安逸，心志比较愉悦的人，多在肌肉处发生疾病，应当用针法和砭石治疗；形体比较劳苦，精神也比较苦闷的人，多发声音嘶哑、咽喉堵塞或呼吸不畅的疾病，应当用甘和的药物治疗；多次遇到惊恐的人，筋膜就会不利，多发生肌肤麻木不仁的疾病，应当用按摩和酒剂治疗。以上所述就是五种形态发病时各自的特征和治疗方法。

五藏之气失调，各有所主的病症：心气不舒，常表现为嗳气比较多；肺气不利，常表现为咳嗽比较多；肝气郁结，常表现为语言比较错乱；脾气不和，常表现为喜好吞酸；肾气衰竭，常表现为哈欠比较多。

六腑之气失调，各有所主的病症：胆气郁而不畅，常表现为愤怒比较多；胃气上逆，常表现为发生气逆呃逆的现象；小肠清浊不分、大肠传导不利的话，就常表现为出现泄泻；膀胱出现气虚而不能约束的话，常表现为会发生遗尿；下焦水道出现不通，水液就会泛溢于皮肤，就会出现水肿。

五味进入到胃以后，按照它们的属性各归其相应的脏腑。

酸味性质属木，进入到肝；辛味性质属金，进入到肺；苦味性质属火，进入到心；甘味性质属土，进入到脾；咸味性质属水，进入到肾。这就是五味归于脏腑的情况。

五藏的精气并聚到一脏的病症：精气并聚到肝脏，则肝气郁闷而生忧虑；精气并聚到心脏，则心气亢盛而嬉笑不止；精气并聚到肺脏，肺脏抑郁而悲伤；精气并聚到肾脏，则水气亢盛，火气衰败，多发心悸、惊恐等症；精气并聚到脾脏，脾气过盛而胆气衰虚，就会出现胆小、多畏的症状。五藏的精气并聚到某一脏而引起的病变就是这样。

五藏根据各自不同的性能而各有所恶：肝主筋，风大的时候筋脉就会发生拘急，所以恶风；心主血脉，太热的时候就会灼伤到血脉，扰乱心神，因此恶热；肺主气，遇寒的话就会气滞不宣，皮毛就会发生闭塞，所以恶寒；肾主水，天性喜润，太燥的话就会伤精，还会骨枯髓消，因此恶燥气；脾主土，太湿的话会使得脾受困，所以恶湿。五藏所憎恶的五气的情况就是这样。

五藏化生的体液的情况是：心脏主化生汗液，肝脏主化生泪液。肺脏主化生涕液，肾脏主化生唾液，脾脏主化生涎液。五液与五藏的联系就是这样。

五种劳逸过度引起的损伤是：长久地视物，会损伤血；长久地躺卧，会损伤气；长久地坐着，会损伤肉；长久地站立，会损伤骨；长久地行走，会损伤筋。五种劳逸失调引起的病变就是这样。

五味按其属性在入于五藏时各走向情况分别是：酸味是进入到肝的，肝主筋，所以酸走筋；辛味是进入到肺的，肺主气，所以辛走气；苦味是进入到心的，心主血脉，所以苦走血；咸味是进入到肾的，肾主骨，因此咸走骨；甘味是进入到脾的，脾主肌肉，所以甘走肉。五味趋向人体部位的不同情况就是这样。

患病后对五味的禁忌情况：酸味收敛，筋宜柔软而不宜收敛，所以有筋病病人不宜食用酸味的食物；辛味发散，气宜聚敛不喜发散，所以气病病人不可过食辛味的食物；咸能软坚，骨宜坚不喜软，所以骨病病人不宜食用咸味的食物；苦味主燥，血不喜燥，所以血病病人不宜食用苦味的食物；甘味壅滞，肌肉不喜壅滞，所以病在肌肉的人不宜食用甘味的食物。假如病人偏嗜某味的食物而想要食用的话，也不要过量，一定要自我节制。这就是节制饮食五味的具体情况。

五藏病变，各发生在其相应的部位和季节：肾为阴脏而主骨则肾阴的病多发生在骨；心为阳脏而主血，则心阳的病多发生在血；脾为阴脏而主肌肉，则脾阴的病多发生在肌肉；肝为阳脏而主春，则属于肝脏的阳病发源于冬季；肺为阴脏而主秋，则属于肺脏的阴病发源于夏季。

五种邪气侵扰发生的病变分别是：邪气进入到阳分而为阳邪，邪热炽热，病人就会神志狂乱；邪气进入到阴分而为阴邪，阴盛就会营血凝滞不通，引发血痹症；邪气进入到阳分，并且邪与阳相搏，阳气受伤，病人就会出现头部的疾病；邪气进入到阴分，并且邪与阴相搏，阴气受伤，病人就会失音不语；邪气自阳分转入到阴分，病人常表现为静默少言；如果邪气是自阴分出于阳分，病人常表现为多烦躁喜怒。

五藏各有所藏的精神意识活动为心藏神，肺藏魄，肝藏魂，脾藏意，肾藏精和志。

五藏对躯体各部分分别有其所主心主脉，肺主皮毛，肝主筋，脾主肌肉，肾主骨。

六经中的气血有多少的差异，在针刺治疗疾病时，应根据气血的多少制定治疗法则。气多血多的，可以用泻法；气少血少的，就不能用泻法。阳明经中多血多气，所以针刺时，既可以泻其气，又可以泻其血；太阳经中多血少气，所以针刺时，只宜泻其血，不宜泻其气；少阳经中多气少血，针刺时只宜泻其气，不宜泻其血；太阴经中多血少气，针刺时只宜泻其血，不宜泻其气；厥阴经中多血少气，针刺时只宜泻其血，不宜泻其气；少阴经中多气少血，针刺时只宜泻气，不宜泻血。

足三阳经和足三阴经的表里相配：足阳明胃经相表里于足太阴脾经，足少阳胆经相表里于足厥阴肝经，足太阳膀胱经相表里于足少阴肾经，这是足三阳经和足三阴经的表里配属关系。手阳明大肠经相表里于手太阴肺经，手少阳三焦经相表里于手厥阴心包经，手太阳小肠经相表里于手少阴心经为表里。这是手三阴经相表里于手三阳经的情况。

岁露论第七十九

黄帝问于岐伯曰：经言夏日伤暑，秋病疟，疟之发以时，其故何也？

岐伯对曰：邪客于风府，病循膂而下，卫气一日一夜，常大会于风府，其明日日下一节，故其日作晏。此其先客于脊背也，故每至于风府则腠理开，腠理开则邪气入，邪气入则病作，此所以日作尚晏也。卫气之行风府，日下一节，二十一日下至尾底，二十二日入脊内，注于伏冲之脉，其行九日，出于缺盆之中，其气上行，故其病稍益。至其内搏于五脏，横连募原，其道远，其气深，其行迟，不能日作，故次日乃畜积而作焉。

黄帝曰：卫气每至于风府，腠理乃发，发则邪入焉。其卫气日下一节，则不当风府奈何？

岐伯曰：风府无常，卫气之所应，必开其腠理，气之所舍节，则其府也。

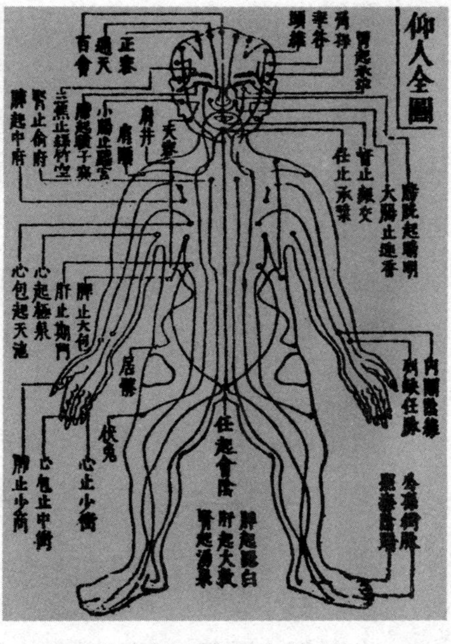

明代张景岳《类经图翼》中的仰人全图

黄帝曰：善。夫风之与

疟也，相与同类，而风常在，而疟特以时休何也？

岐伯曰：风气留其处，疟气随经络沉以内搏，故卫气应乃作也。

帝曰：善。

黄帝问于少师曰：余闻四时八风之中人也，故有寒暑，寒则皮肤急而腠理闭，暑则皮肤缓而腠理开。贼风邪气，因得以入乎？将必须八正虚邪，乃能伤人乎？

少师答曰：不然。贼风邪气之中人也，不得以时。然必因其开也，其入深，其内极病，其病人也卒暴；因其闭也，其入浅以留，其病也徐以迟。

黄帝曰：有寒温和适，腠理不开，然有卒病者，其故何也？

少师答曰：帝弗知邪入乎？虽平居，其腠理开闭缓急，其故常有时也。

黄帝曰：可得闻乎？

少师曰：人与天地相参也，与日月相应也。故月满则海水西盛，人血气积，肌肉充，皮肤致，毛发坚，腠理郄，烟垢著。当是之时，虽遇贼风，其入浅不深。至其月郭空，则海水东盛，人气血虚，其卫气去，形独居，肌肉减，皮肤纵，腠理开，毛发残，膲理薄，烟垢落。当是之时，遇贼风则其入深，其病人也卒暴。

黄帝曰：其有卒然暴死、暴病者何也？

少师答曰：三虚者，其死暴疾也；得三实者，邪不能伤人也。

黄帝曰：愿闻三虚。

少师曰：乘年之衰，逢月之空，失时之和，因为贼风所伤，是谓三虚。故论不知三虚，工反为粗。

帝曰：愿闻三实。

少师曰：逢年之盛，遇月之满，得时之和，虽有贼风邪气，不能危之也。

黄帝曰：善乎哉论！明乎哉道！请藏之金匮，命曰三实，然此一夫之论也。

黄帝曰：愿闻岁之所以皆同病者，何因而然？

少师曰：此八正之候也。

黄帝曰：候之奈何？

少师曰：候此者，常以冬至之日，太一立于叶蛰之宫，其至也，天必应之以风雨者矣。风雨从南方来者，为虚风，贼伤人者也。其以夜半至也，万民皆卧而弗犯也，故其岁民小病。其以昼至者，万民懈惰而皆中于虚风，故万民多病。虚邪入客于骨而不发于外，至其立春，阳气大发，腠理开，因立春之日，风从西方来，万民又皆中于虚风，此两邪相搏，经气结代者矣。故诸逢其风而遇其雨者，命曰遇岁露焉。因岁之和，而少贼风者，民少病而少死；岁多贼风邪气，寒温不和，则民多病而死矣。

黄帝曰：虚邪之风，其所伤贵贱何如？候之奈何？

少师答曰：正月朔日，太一居天留之宫，其日西北风，不雨，人多死矣。正月朔日，平旦北风，春，民多死，正月朔日，平旦北风行，民病多者，十有三也。正月朔日，日中北风，夏，民多死。正月朔日，夕时北风，秋，民多死。终日北风，大病死者十有六。正月朔日，风从南方来，命曰旱乡；从西方来，命曰白骨，将国有殃，人多死亡。正月朔日，风从东方来，发屋，扬

沙石，国有大灾也。正月朔日，风从东南方行，春有死亡。正月朔，天利温不风，籴贱，民不病；天寒而风，籴贵，民多病。此所谓候岁之风，𧏾伤人者也。

二月丑不风，民多心腹病。三月戌不温，民多寒热。四月巳不暑，民多瘅病。十月申不寒，民多暴死。

诸所谓风者，皆发屋，折树木，扬沙石，起毫毛，发腠理者也。

【译文】

黄帝问岐伯：医经里面说：如果夏天被暑邪所伤，秋天就会引起疟疾。但是疟疾的发作有一定的时间性，这里面的道理是怎么样的呢？

岐伯说：暑虐之邪是从督脉的风府穴侵入人体的，然后就顺着脊椎向下运行。人体的卫气在一个日夜里面就会运行五十周次，月初时按常规首先会合于风府穴，与稽留于风府穴的邪气相遇，疾病就会发作，随着时间的推移，卫气的会合，循着脊椎逐日下行一节，这样卫气与邪气相遇，就一天晚于一天。因为邪气是先侵入到脊背，所以每次卫气运行到风府的时候，腠理就会开泄，邪气就会乘隙侵入，疟疾就会发作。邪气一天天深入，卫气逐日逐节下移，因此疟疾发作的日子，总是会向后推迟。卫气的运行，月初首先出人会合于风府，然后每天沿脊椎下行一节，历时二十一日，就向下运行到尾骶骨。第二十二天就会进入到脊里面，流注于伏冲脉，并至此开始向上运行。到月底总共移行九天，上出于左右两个缺盆之间。因为此时期卫气向上运行一天天升高，因此发病的时间就一天比一天早。

邪气内迫五脏，连系于募原，因为邪气已经深入，和体表距离较远，不能及时与外出的卫气相搏，因此疟疾无法每天都发作，要积到第二天相遇才发作，于是形成了隔日发作的疟疾。

黄帝问：卫气每次运行到风府时，腠理就会开泄，邪气就会乘隙侵入，导致疟疾发作。但是，卫气逐日逐节下降，并不是每天都达到风府穴，疟疾为什么还会发作呢？

岐伯回答：邪气侵入人体，并没有固定的部位，它并非永远从风府穴侵入。卫气每日下行一节，其相应的部位，腠理必定开放，只要邪气留止在这个地方，必然引起邪正交争的反应。所以凡是有卫气运行出入，有邪气停留的地方，就会发病。

黄帝说：您说得真好。风邪所引起的疾病和疟疾相似而属同类，但是风邪引发的病症，总是持续存在的，疟疾的发作却是间歇性的，这又是为什么呢？

岐伯说：因为风邪通常停留在肌表组织之间，卫阳之气不时地与之相遇交争，因此症状会持续存在；但是疟邪通常是顺着经络深入，内迫五脏。因此只是在卫气运行到疟邪所在的时候，疟疾才会发作。

黄帝说：您说得很好。

黄帝问少师：我听说四季里面当八方正风侵害到人体，有寒暑气候的不同。如果寒冷的话，皮肤就会出现紧急，腠理就会发生闭塞；如果炎热的话，皮肤就会发生弛缓，腠理就会出现开泄。那么，贼风邪气是乘人体皮肤腠理开泄时侵入到人体呢？还是一定在四时八风气候异常时才侵入？

少师回答：不是完全这样的。贼风邪气侵害到人体的时间不固定，并不是刻板地依据四时八风的规律，但必须在人体的皮肤腠理出现开泄时，才能乘虚而入，这时人体内部往往精亏气虚，卫表不固，邪气容易深陷。在这种情况下，病情就要严重些，发病也较急促。如果在皮腠闭合时，即使邪气侵入，因人体正气不亏，也只能逗留在表浅部位，病势就会较轻，发病也比较迟缓。

黄帝问：有时气候的寒温比较适宜，人们的腠理也没有出现开泄，但是还是有人会突发疾病，这是为什么呢？

少师回答：邪气侵入的原因你不知道吗？就算是生活起居正常，但腠理的开闭和缓急情况，是有其内在的原因和固定的时间规律的。

黄帝说：可以听你讲讲吗？

少师说：人与天地自然变化密切相关，日月运行亏满也会对人体产生影响。因此，在月轮圆满的时候，海水在西方盈满旺盛而形成大潮。这时候，人体的血气就会比较充盈，肌肉就会比较紧实，皮肤就会比较致密，毛发就会比较柔韧，腠理就会比较周密，皮肤脂垢就会比较多。这个时候，就算贼风邪气侵入，侵害的也会比较浅的部位而不深入；到了月轮残亏的时候，海水在东方盈满而形成大潮，人体的血气就会出现衰减，卫气就会发生衰退，外形虽然正常，但肌肉就会比较瘦弱，皮肤就会比较松弛，腠理发生开泄，毛发就会比较枯悴，皮肤肌肉的纹理就会比较疏浅，皮肤脂垢就会比较少。这个时候，如果贼风邪气侵犯，侵害的部位就会比较深，疾病的发作也迅急。

黄帝问：假如有人突然发病或是死亡，是什么缘故呢？

少师回答：假如人的身体原本就虚弱，又遇到三虚的情况，内外相因病，人就会突然发病或是死亡的状况；假如病人处于三实的环境下，邪气就无法侵害到人体。

黄帝说：我想知道三虚是什么。

少师说：在岁气不及的虚年，月晦无光，四时气候也失和的时候，人最容易遭受贼风邪气的侵袭，这就是三虚。如果不了解三虚的理论，即使医毫知识达到相当的高度，也与技术粗浅的庸医毫无差别。

黄帝说：那什么是三实呢？

少师说：在岁气有余的盛年，月亮又盈满，气候四时调和，虽有贼风邪气也不能危害人体，这就叫做三实。

黄帝说：多么精深的理论啊！你讲述得也十分明白。请允许我将它记录下来并且在金匮里面藏着。不过，这只是有关一个人发病的道理。

黄帝又说：我还想听听在一年之中，有许多人得相同的病，疾病呈现出流行的趋势的情况。这是什么原因造成的呢？

少师说：这要靠观察八节时，四正、四隅气候的正常与异常对人体的影响来得知。

黄帝问：那么，如何来对这一类疾病进行诊察呢？

少师回答：这种观察气象的方法，通常是在北斗星指向正北方的子正之位，太阳运行黄道北极，时间交至冬至，到了这一天，如果有风雨天气的出现，并且风雨从南方来的，叫做虚风。这是能够伤害人体的贼风邪气。如果风雨来时正在半夜，人们都居于室内安睡，邪气无从冒犯，这就预示着当年很少人生病。如果风雨出现在白天，人们多在室外活动而防范松懈，就容易被虚风邪气所中伤，因此生病的人就较多。在冬季感受了虚邪，由肾深潜入骨而不及时发病，形成伏邪，到了立春阳气渐渐旺盛的时候，腠理就会开泄，那么伏邪就会待机发动，假如立春这天再出现西风，百姓们又遭受立春这天与时令不相当的虚邪损害，伏邪合并新邪，留结在经脉之中，两种邪气交结，就会发病。凡是这样，在正交八节之时迎面而来的虚风邪气，都会给人们带来普遍的危害。一年之内出现的这种异常的风雨，称为岁露。总之，一年之中气候调和，或很少有异常气候的出现，人们患病的就少，死亡也会少。相反，一年之中寒温不时，风雨不调，人们患病的就多，死亡也会比较多。

黄帝问：虚风邪气伤害人体的轻重程度，怎么判断呢？

少师回答：在正月初一这天，月建在寅，太一的位置在东北方的天留宫，这天假如刮西北风但是没有下雨的话，人生病死亡的就比较多。正月初一的时候刮北风，那么春季患病的人死亡的就比较多。正月初一的早晨刮北风，就比较多人患病，大约是十分之三；正月初一的中午刮北风，到了夏天，疾病就会呈流行趋势，而且死亡较多。正月初一的傍晚刮北风，到了秋天，就会有很多人因病而死。假如整天都在刮北风的话，就会有大病流行，大约有十分之六的人会死亡。正月初一的时候，假如风自南方刮来，就是旱乡；自西方刮来，就是白骨，这时将有大病在全国流行，人们死亡就较多。正月初一的时候，假如风自东方刮来，并且使得房屋摇撼，飞沙走石，摧毁树木，给人们造成大的灾难。正月初一的时候，如果风自东南方刮来，病人到春天就会死。正月初一的时候，如果气候比较温和，不刮风，就便预示这一年风调雨顺、五谷丰收、粮价低廉、人民康泰。正月初一的时候，如果天气比较寒冷并且刮风，就歉收年景的先兆，将会灾荒四起，粮价昂贵，人们也多灾多病。这说明，可以在正月初一的这一天，通过观察天气和风向，预测当年虚邪伤人发病多少的情况。

在二月的丑日，假临近春分多风的时候，如不起风的话，患心腹疾病的人就比较多；在三月的戌日，春天即将过去，夏天即将到来的时候，天气还没有暖和的话，生寒热病的人就比较多；在四月的巳日，天之阳气开始旺盛，夏天已至时，天气还没有热的话，得瘅热病的人就比较多；在十月的申日，冬天已经到来，地之阴气开始旺盛，天气还没有冷的话，暴死的人就比较多。

上面所说的风，指的都是能使得房屋损坏、树木折断、出现飞沙走石的大风，使得人们的毫毛竖起，腠理出现开泄，伤人致死。

大惑论第八十

黄帝问于岐伯曰：余尝上于清冷之台，中阶而顾，匍匐而前则惑。余私异之，窃内怪之，独瞑独视，安心定气，久而不解。独博独眩，披发长跪，俛而视之后，久之不已也。卒然自上，何气使然？

岐伯对曰：五脏六腑之精气，皆上注于目而为之精。精之窠为眼，骨之精为瞳子，筋之精为黑眼，血之精为络，其窠气之精为白眼，肌肉之精为约束，裹撷筋骨血气之精而与脉并为系，上属于脑，后出于项中。故邪中于项，因逢其身之虚，其入深，则随眼系以入于脑，入于脑则脑转，脑转则引目系急，目系急则目眩以转矣。邪其精，其精所中，不相比也，则精散，精散则视歧，视歧见两物。

目者，五脏六腑之精也，营卫魂魄之所常营也，神气之所生也。故神劳则魂魄散，志意乱。是故瞳子黑眼法于阴，白眼赤脉法于阳也，故阴阳合传而精明也。目者，心使也；心者，神之舍也，故神精乱而不转，卒然见非常处，精神魂魄，散不相得，故曰惑也。

黄帝曰：余疑其然。余每之东苑，未曾不惑，去之则复，余唯独为东苑劳神乎？何其异也？

岐伯曰：不然也。心有所喜，神有所恶，卒然相惑，则精神乱，视误故惑，神移乃复。是故间者为迷，甚者为惑。

黄帝曰：人之善忘者，何气使然？

岐伯曰：上气不足，下气有余，肠胃实而心肺虚，虚则营卫留于下，久之不以时上，故善忘也。

黄帝曰：人之善饥而不嗜食者，何气使然？

岐伯曰：精气并于脾，热气留于胃，胃热则消谷，谷消故善饥。胃气逆上，则胃脘寒，故不嗜食也。

黄帝曰：病而不得卧者，何气使然？

岐伯曰：卫气不得入于阴，常留于阳。留于阳则阳气满，阳气满则阳蹻盛，不得入于阴则阴气虚，故目不瞑矣。

黄帝曰：病目而不得视者，何气使然？

岐伯曰：卫气留于阴，不得行于阳。留于阴则阴气盛，阴气盛则阴蹻满，不得入于阳则阳气虚，故目闭也。

黄帝曰：人之多卧者，何气使然？

岐伯曰：此人肠胃大而皮肤湿，而分肉不解焉。肠胃大则卫气留久，皮肤湿则分肉不解，其行迟。夫卫气者，昼日常行于阳，夜行于阴，故阳气尽则卧，阴气尽则寤。故肠胃大，则卫气行留久；皮肤湿，分肉不解，则行迟。留于阴也久，其气不清，则欲瞑，故多卧矣。其肠胃小，皮肤滑以缓，分肉解利，卫气之留于阳也久，故少瞑焉。

黄帝曰：其非常经也，卒然多卧者，何气使然？

岐伯曰：邪气留于上焦，上焦闭而不通，已食若饮汤，卫气留久于阴而不行，故卒然多卧焉。

黄帝曰：善。治此诸邪奈何？

岐伯曰：先其脏腑，诛其小过，后调其气，盛者泻之，虚者补之，必先明知其形，志之苦乐，定乃取之。

【译文】

黄帝问岐伯：我攀登过很高的清冷之台，当我走到台阶的中层的时候，向四处瞭望，然后俯身向前行进，就会感到头晕眼花，精神迷惑。这种不正常的感觉，让我心里觉得很奇怪，尽管我闭目冥神或睁眼观看，安心定气，想要镇静下来，但是过了很久也无法消除这种感觉，还是会觉得头晕目眩，即便披散开头发，赤脚而跪在台阶上，力求形体舒缓，使精神轻松，但是当我又向下看的时候，眩晕还是很久无法停止。可是有时在突然之间，这种情况却自动消失了，这是为什么呢？

岐伯回答：五脏六腑的精气，都是向上输注到眼睛，而让眼睛能看得见东西。肾脏的精气滋养瞳孔，肝脏的精气在滋养黑眼，心脏的精气滋养内外眼角处的血络，肺脏的精气滋养白睛，脾脏的精气滋养眼胞。脾脏的精气包裹着肝、肾、心、肺的精气，与经络合并，形成目系，向上运行相连属于脑，向后面运行与颈部的中间连系。如果邪气侵害到颈部，如果又碰到病人的身体比较虚弱的时候，邪气侵入的部位就会比较深，并顺着目系侵入到脑部。邪气侵入到脑部后，会使人感觉头脑晕转，并引发目系的拘急，进而导致两目眩晕的病症。

假如邪气侵害到眼部的精气，使精气在外离散，就会发生视歧。所说的视歧，就是会出现把一件物品看作是两件的情况。眼睛既是五脏六腑精气的会聚的地方，也是营、卫、气、血、精、神、魂、魄循行和贮藏的地方，其视物清晰的功能，是以神气为基础的。因此，人太过劳累的话，魂魄就会出现离散，意志就会出现错乱，眼睛迷离而无神气。瞳孔属于肾，黑睛属于肝，二者为阴脏的精气所滋养；白睛属肺，眼球的赤脉属于心，二者依赖阳脏的精气所滋养。因此只有阴脏的精气阳脏的精气相互和调并且会聚，目睛才会视物清明。眼睛能视物清明，主要受心的掌握，心脏是心神的藏守的地方。假如精神出现离散，阴脏的精气和阳脏的精气不能相互协调，突然看到异常的景物，就会引起心神不安，精失神迷，魂飘魄散，所以发生迷惑眩晕的症状。

黄帝问：您的说法是否是正确的，我心里面有怀疑。每次我去东苑登高观望的时候，都会发生心神不定的情况，待到离开那里以后就又会恢复正常了。难道只有我在东苑才劳神吗？这种怪异的事情是什么原因造成的呢？

岐伯回答：并不是这样。每个人都有自己喜好的东西，也有厌恶的东西，一旦喜恶这两种情绪相遇，精气就会发生逆乱，从而出现视觉错乱、迷乱晕眩症状。而当离开当时的环境后，精神就会随之转移，以后就会恢复正常。总之，出现这种症状，较轻的仅是精神一时迷糊，好像不能辨别方向似的，较重的就会出现精神迷乱而头目眩晕。

黄帝问：有的人比较健忘，这是为什么呢？

岐伯回答：这是因为人的心、肺之气不足，上部之气就虚；肠胃之气充实，下部之气就盛。因为心肺之气虚，营气和卫气就在肠胃里面长久地留滞而无法按时向上宣布敷布，神气得不到充养，人就会出现比较健忘的症状。

黄帝问：有的人经常有饥饿感但是却没有食欲，这是为什么呢？

岐伯回答：这是因为饮食入胃后化生的精气，输送于脾。

如果邪热之气在胃腑里面独留。由于胃腑有热而消化力增强，人就常觉得饥饿；邪气迫使胃气上逆，导致胃脘滞塞，不能接受和容纳食物，所以食欲不振。

黄帝说：人因病而不能入睡，这是为什么呢？

岐伯说：卫气在白天行于阳分，人处于清醒状态，夜间卫气入于阴分，人就能入睡。如果卫气不能入于阴分，经常停留在阳分，就会使卫气在人体的阳分处于盛满状态，相应的阳跻脉就偏盛，卫气不能入于阴分，就形成阴气虚，阴虚不能敛阳，所以就不能安睡。

黄帝说：人因病而出现两目闭合不能视物，这是为什么呢？

岐伯说：这是因为卫气滞留于阴分，不能外行于阳分。留滞在阴分使阴气偏盛，阴跻脉随之而盛满，卫气既然不得行于阳分，便形成阳虚，所以愿意闭目而不欲视物。

黄帝说：有的人有嗜睡病症，是什么原因引起的呢？

岐伯说：这种病状的人，肠胃比较宽大，皮肤比较涩滞，肌肉间不润滑。肠胃大的话，卫气停留在人体的时间就会比较长；皮肤涩滞的话，分肉之间不润滑，卫气在体表的运行就会比较迟缓。卫气在人体运行的正常规律是白天在阳分运行，夜间在阴分运行。当卫气随昼夜交替在人体阳分运行已尽，由阳人阴时，人就入睡了；卫气在人体阴分运行已尽，由阴出阳，人便觉醒。因为这种人肠胃比较大，卫气在体内稽留的时间过久，加上皮肤比较涩滞，分肉不滑利，卫气在体表运行比较缓慢，所以人就精神不振，困倦而嗜睡；肠胃比较小，皮肤就会比较滑利并且弛缓，分肉也比较解利，卫气在阳分运行的时间也比较长，所以睡眠较少。

黄帝说：有的人不是经常嗜睡，而是突然出现嗜睡的症状，这是为什么呢？

岐伯说：邪气在上焦留滞，使上焦气机闭塞不通，如果在饱食后，病人又暴饮热汤，卫气停滞在胃肠中，就会在阴分久留而无法于阳经，因此会突然出现嗜睡的症状。

黄帝说：说得很好。以上这些疾病怎样治疗呢？

岐伯说：首先要观察脏腑的虚实，辨明病变的部位，即使是轻微邪气，也必须先加以消除，然后再调理营卫之气。邪气盛的话就用泻法，正气虚的话就用补法。但一定要先掌握病人形体的劳逸和情志的苦乐情况，再根据明确的诊断才能进行治疗。

痈疽第八十一

黄帝曰：余闻肠胃受谷，上焦出气，以温分肉，而养骨节，通腠理。中焦出气如露，上注溪谷，而渗孙脉，津液和调，变化而赤为血，血和则孙脉先满溢，乃注于络脉，皆盈，乃注于经脉。阴阳已张，因息乃行，行有经纪，周有道理，与天合同，不得休止。切而调之，从虚去实，泻则不足，疾则气减，留则先后。从实去虚，补则有余。血气已调，形气乃持。余已知血气之平与不平，未知痈疽之所从生，成败之时，死生之期有远近，何以度之，可得闻乎？

岐伯曰：经脉留行不止，与天同度，与地合纪。故天宿失度，日月薄蚀，地经失纪，水道流溢，草萓不成，五谷不殖，径路不通，民不往来，巷聚邑居，则别离异处，血气犹然，请言其故。夫血脉营卫，周流不休，上应星宿，下应经数。寒邪客于经络之中则血泣，血泣则不通，不通则卫气归之，不得复反，故痈肿。寒气化为热，热胜则腐肉，肉腐则为脓，脓不泻则烂筋，筋烂则伤骨，骨伤则髓消，不当骨空，不得泄泻，血枯空虚，则筋骨肌肉不相荣，经脉败漏，薰于五脏，藏伤故死矣。

黄帝曰：愿尽闻痈疽之形与忌曰名。

岐伯曰：痈发于嗌中，名曰猛疽，猛疽不治，化为脓，脓不泻，塞咽，半日死；其化为脓者，泻则合豕膏，冷食，三日而已。

发于颈，名曰夭疽，其痈大以赤黑，不急治，则热气下入渊腋，前伤任脉，内薰肝，肺，熏肝，肺十余日而死矣。

阳留大发，消脑留项，名曰脑烁，其色不乐，项痛而如刺以针，烦心者死不可治。

发于肩及臑，名曰疵痈，其状赤黑，急治之，此令人汗出至足，不害五脏，痈发四、五日逞焫之。

发于腋下，赤坚者，名曰米疽，治之以砭石，欲细而长，疏砭之，涂已豕膏，六日已，勿裹之。其痈坚而不溃者，为马刀挟瘿，急治之。

发于胸，名曰井疽，其状如大豆，三、四日起，不早治，下入腹，不治，七日死矣。

发于膺，名曰甘疽，色青，其状如谷实栝楼，常苦寒热，急治之，去其寒热，十岁死，死后出脓。

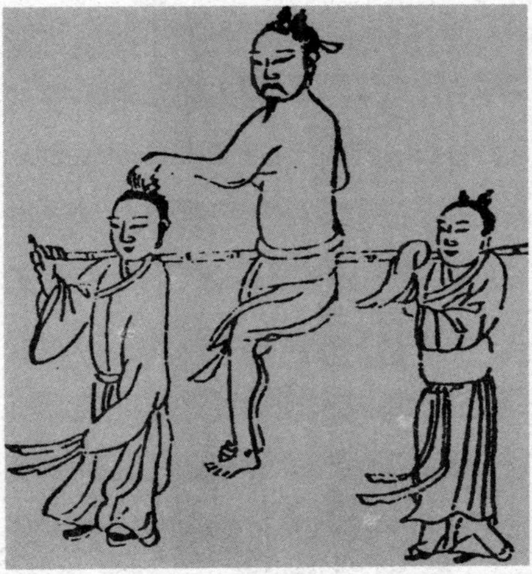

元代医书《痈疽神妙灸经》中的骑竹马灸法之图。骑竹马灸是我国古代治疗外科痈疽的一种特殊灸法

发于胁，名曰败疵，败疵者，女子之病也，灸之，其病大痈脓，治之，其中乃有生肉，大如赤小豆，剉陵翘草根各一升，以水一斗六升煮之，竭为取三升，则强饮厚衣，坐于釜上，令汗出至足已。

发于股胫，名曰股胫疽，其状不甚变，而痈脓搏骨，不急治，三十日死矣。

发于尻，名曰锐疽，其状赤坚大，急治之，不治，三十日死矣。

发于股阴，名曰赤施，不急治，六十日死，在两股之内，不治，十日而当死。

发于膝，名曰疵痈，其状大，痈色不变，寒热，如坚石，勿石，石之者死，须其柔，乃石之者生。

诸痈疽之发于节而相应者，不可治也。发于阳者，百日死；发于阴者，三十日死。

发于胫，名曰兔啮，其状赤至骨，急治之，不治害人也。

发于内踝，名曰走缓，其状痈也，色不变，数石其输，而止其寒热，不死。

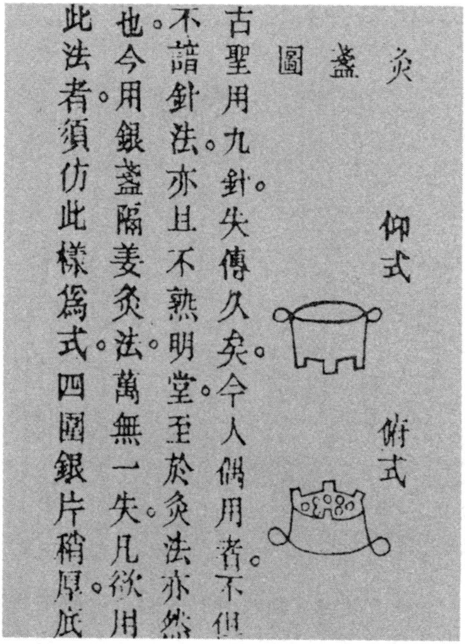

灸盞圖

古聖用九針。失傳久矣。今人偶用者。不但不諳針法。亦且不熟明堂。至於灸法亦然也。今用銀盞隔姜灸法。萬無一失。凡欲用此法者。須仿此樣爲式。四圍銀片稍厚。底

清代雷丰《灸法秘传》中的灸盏图

发于足上下，名曰四淫，其状大痈，急治之，百日死。

发于足傍，名曰厉痈，其状不大，初如小指发，急治之，去其黑者，不消辄益，不治，百日死。

发于足趾，名脱痈，其状赤黑，死不治；不赤黑，不死。不衰，急斩之，不则死矣。

黄帝曰：夫子言痈疽，何以别之？

岐伯曰：营卫稽留于经脉之中，则血泣而不行，不行则卫气从之而不通，壅遏而不得行，故热。大热不止，热胜则肉腐，肉腐则为脓。然不能陷骨髓，不为焦枯，五脏不为伤，故命曰痈。

黄帝曰：何谓疽？

岐伯曰：热气淳盛，下陷肌肤，筋髓枯，内连五脏，血气竭，当其痈下，筋骨良肉皆无余，故命曰疽。疽者，上之皮夭以坚，上如牛领之皮。痈者，其皮上薄以泽。此其候也。

【译文】

黄帝说：我听说肠胃受纳饮食物以后，所化生的精气沿着不同的通道运行于全身。这里面的卫气出于上焦，能够使得肌肉和皮肤得到温养，使筋骨关节得到荣养，使腠理得到开通。这里面的营气出于中焦，如同雨露润泽大地一般，流注于人体肌肉的大小空隙之间，而且渗进细小的孙络里面，相并于津液而调和，通过心肺的气化作用，就化成红色的血运行在人体的脉道中。血液运行和顺而秩序井然，孙络就会首先出现盈满，才会输注到络脉，络脉全都盈满而溢泄，才会输注到经脉，这样阴经、阳经的血气充盛，就会伴着呼吸运动流畅地运行于周身。营卫的运行有一定的规律和循环道路，与天体的运行一样，周而复始，无休无止。发病的时候，要根据病人的虚实情况然后给予调治。用泻法去治疗实证，就能使邪气衰减，但泻得太过，反会损伤正气。泻法宜急速出针，可迫使邪气衰减，若仅用留针法，不能及时泻邪，则病情先后如一，仍不见好转。相反，用扶正的方法，可以消除虚弱的现象，但过于补了，也会助长邪之势。经过调治，气血就会协调，形体和神气也就可以保持正常的生理活动了。有关血气是否平和的道理，我已经了解了，但是还不知道为什么会发生痈疽的原因和机理如何掌有痈疽形成和败坏的时间，又怎样推断病人的死亡的期限，你能说给我听吗？

岐伯说：经脉里面气血的运行，循环不止，同天地的运动规律一致，因此在天体运转失常的时候，就会发生日食和月食；如果地上的江河阻塞或决溃的话，地面上就会泛滥成灾，导致不长草木，不生五谷；道路不通，民众不能往来，常年居住在城镇和乡村的百姓分居在不同的地方。人体里面运行的气血也是这样，让我讲解一下这里面的道理。人体的血脉营卫循环运行没有休止，在上相应于星宿的运转，在下相应于河水的流动。寒邪侵入到经络里面，会使血液运行发生滞涩，血行滞涩，卫气就会在局部留聚，无法反复循行而郁结在某处，形成臃肿。寒邪郁久而化热，热气亢盛，肌肉就会溃烂化脓，脓液无法外泄，就会使得筋膜腐烂而伤骨，骨受伤以后骨髓也会消损，假如脓毒不在骨节的空隙，热毒就不能向外排泄，如此的话就会导致血液枯竭，使筋骨和肌肉都得不到荣养，经脉就会随着出现衰败和损伤，热毒就会深入到五脏的本体。严重损害到五脏，人就会死。

黄帝说：我想希望能全面地了解一下痈疽的形状、生死期限和名称。

岐伯说：在咽喉发生痈疽，就是猛疽。此病不及时治疗的话，就容易化脓，脓液无法排泄，咽喉就会出现堵塞，半天以内就会死。如果是已经化了脓的，先施针排脓，再在口中含凉的猪油，三天以后就会痊愈。

在颈发生部痈疽，就是夭疽。夭疽发病的部位比较肿大，颜色呈现赤黑，不及时治疗的话，热毒就会发生下移，侵入到腋下的渊腋穴，向前面可损伤任脉，在内灼伤肝肺，十几天以内就会死亡。

邪热亢盛，滞留于颈部，上侵而消烁脑髓，就是脑烁。病状是神情凄惨，闷闷不乐，颈项发生如同用针刺一般的疼痛。如果热毒内侵而心中烦躁的话，就是无法医治的死证了。

痈疽发生在肩部及臂臑部位的，就是疵痈。症状是局部呈现为赤黑，应当抓紧进行治疗。患这种痈疮的人会出汗，直到足部，因为致病的毒气浮浅在体表，不能深陷，就不会损伤五脏，即使在发病已四五天，但只要速用艾灸治疗，也会很快痊愈。

痈疽发生在腋下部位的，常表现为色赤而质坚的，就是米疽。米疽在治疗的时候应当用细而长的石针稀疏地砭刺患处，然后涂上猪油膏，不需包扎，六天以内就能痊愈。如果是米疽的质地比较坚硬并没有溃烂的话，就是马刀挟瘿类的疾病，应当赶快采取适宜的方式治疗。

痈疽发生在胸部的话，就是井疽。其形状就如同大豆一般，此证如果在刚发生的三四天内不赶快治疗的话，疮毒就会侵入到腹中，成为不治的死证，病人七天以后就会死亡。

痈疽发生在胸部两侧的话，就是甘疽。其局部为青色，形状如同楮实或者瓜蒌一般，病人常常发冷或发热，发生此病后应当尽快治疗，驱逐寒热。如果治疗不及时，可拖延十年之久而死亡，死后疮口还会有脓液流出来。

痈疽发生在胁部的话，就是败疵。败疵是女子容易得的疾病。如果拖延时间过久，就会发展为大的脓肿，其中还生有赤小豆大小的肉芽。治疗的时候，把一升连翘的茎叶和一升它的根切碎，用一斗六升水加以煎煮，煮成三升，趁热服用，还要穿上厚暖的衣服，坐在热水锅的旁用蒸汽熏，就能使病人全身出汗直到足部，病就能痊愈。

痈疽发生在大腿和小腿的话，就是股胫疽。此病的外部没有显著变化，但是臃肿所化的脓液紧附在骨上的话，如果不及时治疗，三十天之后病人就会死亡。

痈疽发生在尾骶部的话，就是锐疽。锐疽症状为外形肿大并且质硬，颜色呈现为红赤，应当赶快治疗，否则三十天以后病人就会死。

痈疽发生在大腿的内侧的话，就是赤施。如果不及时治疗的话，六十天之后病人就会死。痈疽同时发生在两腿的内侧，就是毒邪耗损真阳，多属不治的死证，十天之后病人就会死亡。

痈疽发生在膝部的话，就是疵痈。疵痈症状为外形肿大，肤色不会改变，时常发冷发热，患处坚硬，这是还未化脓的表现，一定不能用砭石进行刺疗，如果要用砭石刺疗的话，就会导致病人死亡。必须要等到质地变软之后才能用砭石刺疗，排脓泻除毒邪，疾病就可以治愈。

痈疽发生在关节，并且内外、上下、左右相应地发生各种痈疽，就无法治愈了。痈疽发生在阳经所在的部位，一百天之后病人就会死；发生在阴经的位置，三十天之后病人就会死。

痈疽发生在胫部的话，就是兔啮。兔啮病状为外形红肿，毒邪可深入到骨，应当及时治疗，如果无法及时治疗的话，就会危害到生命。

痈疽发生在内踝的话，就是走缓。走缓症状为外形和痈一样，但是肤色没有变化。用石针在患病的地方多次砭刺，用以消除寒热的症状，病人就不会死亡。

痈疽发生在足心、足背部的话，就是四淫。四淫症状和大痈一样，如果无法及时治疗的话，一百天之后病人就会死亡。

痈疽发生在足傍的话，就是厉痈。厉痈症状为外形不是很大，从足小趾开始发病，并呈现黑色，应当迅速治疗以消除黑色，假如黑色不仅不退，反而还加重的，就是不治的死证，一百天之后病人就会死亡。

痈疽发生在足趾的话，就是脱痈。脱痈症状如果表现为赤黑色，就表示毒气太重，就是无法医治的死证；如果没有呈现赤黑色，就表明毒气较轻，就是能治愈的生证。假如通过治疗病情还是没有缓解，就要尽快切除病人的病趾，否则毒气内侵至脏腑。就会死亡。

黄帝问：你所说的痈和疽，应该怎样辨别呢？

岐伯回答：营气在经脉里面滞留，血液也就会随着出现涩滞不畅，就会影响卫气，卫气也会无法畅达，使壅积于内而化生毒热。毒热继续发展，便使肌肉腐烂化脓。但是这种毒热仅仅浮浅在体表，不能深陷到骨髓，所以骨髓不会被烧灼而消铄枯竭，五脏也不会被它损伤，这种疾病就是痈。

黄帝说：疽是什么呢？

岐伯说：如果热毒亢盛，深陷于肌肤的内部，使筋膜溃烂，骨髓焦枯，并影响到五脏，使气血耗竭。因为其发病部位比痈的发病部位深，使得筋骨肌肉等都溃烂无遗，这就是疽。疽的特点是病人皮色枯暗，质地比较坚硬就好像牛颈皮，而痈的特点是皮比较薄并且比较润泽。这就是痈和疽的不同之处。

国学经典

黄帝内经

张志聪　译

叁

煤炭工业出版社

·北　京·

【译文】

黄帝问：五气相互交合主岁，太过和不及交替，这个道理我已经知道了。六气分时主治，其司天在泉之气到来时所起的变化是怎样的？

岐伯拜了拜，回答说：您的提问太高明了！这是天地自然的变化规律，也是人体与天地变化相适应的规律。

黄帝说：人体是怎样与司天在泉之气相应的？

岐伯说：这是受自然规律所支配的，是很多医生都困惑不解的问题。

黄帝说：我想听听这其中的道理。

岐伯说：厥阴风木司天，气从风化；少阴君火司天，气从热化；太阴湿土司天，气从湿化；少阳相火司天，气从火化；阳明燥金司天，气从燥化；太阳寒水司天，气从寒化。根据客气所在的脏位，来确定疾病的变化。

黄帝问：在泉之气的气化是怎样的？

岐伯说：与司天之气的气化情况相同，间气的气化也是如此。

黄帝问：什么叫间气？

岐伯说：间气是指间隔于司天和在泉左右的气。

黄帝问：间气与司天、在泉有何分别？

岐伯说：司天在泉是主岁之气，主管一年的气化，间气则主一步（六十天）的气化。

黄帝道：好！一年之中气化的变化情况怎样？

岐伯说：厥阴风木在司天为风化，在泉为酸化，在司岁运为苍化，在间气为动化；少阴君火在司天年为热化，在泉为苦化，不司岁运之化，在间气为灼化；太阴湿土在司天为湿化，在泉为甘化，在司岁运为黅化，在间气为柔化；少阳相火在司天为火化，在泉为苦化，在司岁运为丹化，在间气为明化；阳明燥金在司天为燥化，在泉为辛化，在司岁运为素化，在间气为清化；太阳寒水在司天为寒化，在泉为咸化，在司岁运为玄化，在间气为藏化。因此作为医生，必须了解六气所司的气化，以及五味、五色的产生与五藏之所宜，然后才能理清气化的太过、不及和疾病发生情况的关系。

黄帝说：厥阴风木在泉为酸化，这我已经知道了。风的气化运行情况怎样呢？

岐伯说：风气行于地，这是本于地之气而为风化，火、湿、燥、寒等气也是这样。因为六气本于天的，是天之气；本于地的，是地之气。天地之气相互交合，于是六节气分，万物得以化生。所以说：要谨慎地审察六气之所宜，不能贻误病机，就是这个意思。

黄帝说：六气司天在泉而发病时，如何用药？

岐伯说：依据每年司岁之气的情况，收备相应的药物，就不会有所遗漏。

黄帝问：每年与岁气相应的药物是怎样的？

岐伯说：得岁气的药物能得到天地纯净之精气。

黄帝问：每年与岁运相应的药物是怎样的？

岐伯说：司岁运的药物和主岁气的药物相同，唯一不同的是岁运有太过和不及之别。

黄帝说：不得司岁之气的药物是怎样的？

岐伯说：其气散而不专。所以与属于司岁之气化的药物相比，虽然外形相同，在等级上却存在分别，如气味有厚薄的不同、性能有躁静的不同、疗效有较大不同、药力所及有深浅的不同，说的就是这个道理。

黄帝说：六气主岁时损伤五藏的情况，应当怎样阐释？

岐伯说：用脏气所不胜之气来阐释，才是关键。

黄帝说：如何治疗？

岐伯说：如果司天之气淫胜在下的运气，就以其所胜之气来平调；如果在泉之气淫胜其内的五运，就以其所胜之气来治疗。

黄帝说：说得好。但也有岁气平和而得病的，又该如何治疗？

岐伯说：仔细观察阴阳病变所在的位置，进行调整，以达到下调、稳定的状态。正病用正治法，反病用反治法。

黄帝说：先生说观察阴阳所在的位置来调治，医论中说人迎和寸口脉象顺应，像牵引绳索一样大小相等的，称为平脉。那阴脉在寸口应该是怎样的？

岐伯说：看主岁的是南政还是北政，就可以知道了。

黄帝说：请您详细地给我讲一讲。

岐伯说：北政主岁的年份，其气居北，少阴在泉，两手寸口脉象沉细而伏，都不应指；厥阴在泉，则右手寸口脉象沉细而伏，不应于指；太阴在泉，其左手寸口脉象沉细而伏，不应于指。南政主岁的年份，其气居南，少阴司天，两手寸口脉象沉细而伏，都不应指；厥阴司天，则右手寸口脉象沉细而伏，不应于指；太阴司天，则左手寸口脉象沉细而伏，不应于指。凡是寸口脉不应于指的，根据南政北政所应相反的规律来诊察就可以见了。

黄帝问：尺部的脉候是怎样的？

岐伯说：北政主岁的年份，三阴在泉，则寸部不应；三阴司天，则尺部不应。南政主岁的年份，三阴司天，则寸部不应；三阴在泉，则尺部不应。左右脉是一样的。所以说：能掌握要领的，用一句话就可以概括，而不能掌握要领，就会散乱无绪。说的就是这个道理。

黄帝说：说得好。司天在泉之气，淫胜于内而致病的情况是怎样的？

岐伯说：厥阴在泉的年份，风气淫盛，则地气不明，原野昏暗，草类提早成熟。人们多发的疾病是洒洒然颤抖，怕冷，常常呻吟，打哈欠，心痛并感觉撑满，而两侧胁里拘急不舒，饮食不进，咽鬲不利，进食则呕吐、腹胀、多嗳气，大便或放屁后感觉轻松，好像病情有所消减，浑身沉重。

少阴在泉的年份，热气淫盛，川泽中阳气蒸腾，阴处反觉清明。人们多发的疾病是腹中鸣响、逆气上冲胸脘、气喘、不能久立、寒热、皮肤疼痛、视力模糊、齿痛、项肿、寒热交争如疟疾、少腹疼痛、腹部胀大。因为气候温热，所以虫类迟迟伏藏。

太阴在泉的年份，草类提早开花，湿气淫胜，山岩峡谷之间昏暗浑浊，黄色见于水位，与至阴之气色相交合。人们多发的疾病是饮邪积聚而心痛、耳聋、反应迟钝、咽喉肿胀、喉痹等症状、阴病并有出血、少腹疼痛、小便不通、气上冲头痛、眼如脱出、颈项部似拔折、要不似折断、大腿不能转动、膝弯积滞不灵、小腿肚像要裂开。

少阳在泉的年份，火气淫盛，郊野烟明，天气时寒时热。人们易患泄泻如注、下痢赤白、少腹疼痛、小便赤红，严重的甚至大便下血。其余症候与少阴在泉之年的症状相同。

阳明在泉的年份，燥气淫盛，雾气清凉昏暗。人们多发的疾病是时常作呕，呕吐苦水，频频叹息、胁部疼痛不能转侧，甚至咽喉干燥、面有尘灰之色、身体干枯无光泽，足外侧觉得发热。

太阳在泉的年份，寒气淫盛，气候寒凉肃穆。人们易发的疾病是少腹部疼痛牵引睾丸、腰脊疼痛，上冲心脘作痛、出血、咽喉痛、颌下肿大。

黄帝说：说得好。该如何治疗呢？

岐伯说：凡是在泉之气，风气太过而浸淫体内的，用辛凉药主治，并以苦味药辅佐，用甘味药缓和肝木，用辛味药驱散风邪；热气太过而浸淫体内的，用咸寒药主治，并以甘苦药调治，用酸味药收敛阴气，用苦味药发泄热邪；湿气太过而浸淫体内的，用苦热药主治，并以酸淡药辅助，用苦味药干燥湿气，用淡味药渗泄湿邪；火气太过而浸淫体内的，用咸冷药主治，并用苦辛药辅助，用酸味药收敛阴气，用苦味药来发泄火邪；燥气太过而浸淫体内的，用苦温药主治，并用甘辛药辅助，用苦味药泄下；寒气太过而浸淫体内的，用甘热药主治，并用苦辛药辅助，用咸味药泻除水气，用辛味药润泽，用苦味药加固阳气。

黄帝说：说得好。司天之气的变化又是怎样呢？

岐伯说：厥阴司天，风气淫胜，则天空尘埃昏暗，云雾扰动不宁，寒冷的季节出现春天的气候特征，流水不能结冰，蛰虫不去潜伏。人们易患胃脘、当心处疼痛、上撑两胁、咽鬲不利、饮食不进、舌头僵硬、食则呕吐、冷泻、腹胀、小便不通。因为气候温暖，蛰伏的虫类迟迟不藏，发病的根源在于脾脏。如果冲阳脉断绝，说明胃气已败，不可医治。

少阴司天，热气淫胜，天气郁热，君火施政，热极就会有大雨来临。人们易患胸中烦热、咽喉干燥、右胁胀满、皮肤疼痛、寒热、咳喘、唾血、便血、衄血、鼻塞流涕、喷嚏、呕吐、小便颜色异常，甚至疮疡、浮肿、肩、背、臂、臑以及缺盆等处疼痛，心痛、肺胀、腹胀满、气满鼓胀、咳嗽，发病的根源在肺脏。如果尺泽脉断绝，说明肺气已败，不可医治。

太阴司天，湿气淫胜，天气阴沉昏暗，乌云满布，雨水增多反而使草木枯槁。人们易患浮肿、骨痛、阴痹，阴痹之病按压而不知痛处，腰、脊、头项疼痛，时时眩晕、大便困难、阳痿、饥饿而不欲进食、咳唾则有血、心悸如悬等病症，发病的根源在肾脏。如果太溪脉断绝，说明肾气已败，不可医治。

少阳司天，火气淫胜，温热之气布化，秋季燥金的政令不平。人们易患头痛、发热恶寒而发疟疾、热气在上、皮肤疼痛、色便黄赤，传于里则为水病，身面浮肿、腹部胀满、仰面喘息、泄泻暴注、下痢赤白、疮疡、咳嗽吐血、心烦、胸中闷热，甚至鼻腔出血等病症，发病的根源在肺脏。如果天府脉断绝，说明肺气已败，不可医治。

阳明司天，燥气淫胜，树木繁荣推迟，草类生长较晚，在人则筋骨发生变化。大凉之气会使天气反常，树木生发之气被抑制而郁伏于下，草类的花叶均现焦枯，蛰伏的虫类出动。人们易患胠胁疼痛，寒凉清肃之气感受之后则为疟疾，咳嗽、腹中鸣响、暴注泄泻、大便稀溏、心胁突然剧痛、不能转侧、咽喉干燥、面如尘色、腰痛，男子颓疝，妇女少腹疼痛，眼睛昏昧不明，眼角疼痛，疮疡痈痤等症状，发病的根源在肝脏。如果太冲脉断绝，说明肝气已败，不可医治。

太阳司天，寒气淫胜，寒气非时而至，水多结冰，如遇戊癸火运炎烈，则有暴雨冰雹。在人则血脉变化于内，发生痈疡，易发厥逆心痛，呕血、便血、衄血、鼻塞流涕、时常悲伤、眩晕仆倒、胸腹满胀、手热、肘臂挛急、腋部肿、心悸不安、胸胁胃脘不舒、面部发红、眼睛色黄、常常嗳气、咽喉干燥，甚至面黑如饴，口渴欲饮，发病的根源在心脏。如果神门脉断绝，说明心气已败，不可医治。所以说，通过脉气的搏动情况，就可以推测其相应脏器的发病情况。

黄帝说：说得好。该如何治疗这些疾病呢？

岐伯说：司天之气，风气淫胜，用辛凉药主治，佐以苦甘药调治，以甘味药舒缓木气，以酸味药泄除风邪；热气淫胜，用咸寒药主治，佐以苦甘药调治，以酸味药收敛阴气；湿气淫胜，用苦热药主治，佐以酸辛药调治，以苦味药燥湿，以淡味药泄湿；如果湿邪甚于上部而有热，用苦味温药主治，佐以甘辛药调治，以发汗法恢复其常态而止；火气淫胜，用咸冷药主治，佐以苦甘药调治，以酸味药收敛阴气，以苦味药发泄火邪，以酸味药复其真气，热淫淫胜的与此相同；燥气淫胜，用苦温药主治，佐以酸辛药调治，以苦味药下其燥结；寒气淫胜，用辛热药主治，佐以苦甘药调治，以咸味药泄其寒邪。

黄帝说：说得好！本气虚弱不足而邪气偏胜所引发的疾

病，应该如何治疗？

岐伯说：风气在泉，而反被清气所胜的，用酸温药主治，佐以苦甘药调治，以辛味药平之；热气在泉，而反被寒气所胜的，用甘热药主治，佐以苦辛药调治，以咸味药平之；湿气在泉，而反被热气所胜的，用苦冷药主治，佐以咸甘药调治，以苦味药平之；或握在泉，而反被寒气所胜的，用甘热药主治，佐以苦辛药调治，以咸味药平之；燥气在泉，而反被热气所胜的，用平寒药主治，佐以苦甘药调治，以酸味药平之；以冷热平和为目的；寒气在泉，而反被热气所胜的，用咸冷药主治，佐以甘辛药调治，以苦味药平之。

黄帝问：司天之气反被邪气所胜而引发的疾病，应该如何治疗？

岐伯说：风木之气司天，清凉之气偏胜的，用酸温药主治，佐以甘苦调治；热气司天，寒水之气偏胜的，用甘温药主治，佐以苦酸辛调治；湿气司天，热气偏胜的，用苦寒药主治，佐以苦酸药调治；火气司天，寒气偏胜的，用甘热药主治，佐以苦辛药调治；燥气司天，热气偏胜的，用辛寒药主治，佐以苦甘药调治；寒气司天，热气偏胜的，用咸冷药主治，佐以苦辛药调治。

黄帝问：人六气偏胜会引发哪些疾病？

岐伯说：厥阴风木之气偏胜，就会耳鸣头眩，胃中翻腾混乱而欲吐，胃脘横鬲处寒冷的症状。大风屡起，倮虫不能生长，人们就会胠胁气滞，化而成热，出现小便黄赤，胃脘当心处疼痛，上支两胁胀满，肠中鸣响，少腹疼痛，利下赤白，甚至呕吐，咽鬲之间堵塞不通。

少阴君火之气偏胜，就会病心下热，常常感觉饥饿，脐下有动气上逆，热气游走三焦。炎暑到来时，树木因之流津，草类因此枯败，人们易患气逆呕吐，烦躁，腹部胀满疼痛，大便溏泻甚至传变成血痢。

太阴湿土之气偏胜，火气郁于内而盛疮疡，流散在外则病发腋下至胁部疼痛，甚至心痛。热气格拒在上部，所以会出现头痛、喉痹、颈项僵硬。如果只是因为湿气偏胜而内郁，寒迫下焦，就会痛于头顶，牵引至眉间，胃中满闷。多雨之后，湿化之象才开始出现，在人则出现少腹胀满，腰臀部沉重而强直，妨碍入房，泄泻如注，足下温暖，头部沉重，足胫浮肿，水饮发于内而浮肿见于上部。

少阳相火之气偏胜，热气客于胃，人易患烦心、心痛、目赤、欲呕、呕酸、易饥饿、耳痛、小便赤色、易惊、谵妄。暴热之气销烁津液，草木萎枯，河水干涸，介虫屈服。人们易患少腹部疼痛，痢下赤白等病。

阳明燥金之气偏胜，那么清凉之气发于内，左侧腋下至胁部疼痛，大便溏泄，在内则咽喉阻塞，呼吸吞咽不利，在外则为㿗疝。寒凉肃杀之气布化，草木的花叶变色，有毛的虫类死亡。人们易患胸中不舒，咽喉阻塞而咳嗽的病症。

太阳寒水之气偏胜，凝肃凛冽之气到来，有非时之冰冻，羽类之虫延迟生化。人们多发痔疮、疟疾，寒气入胃就会产生心病，阴部生疮疡，小便不利，疼痛连及两股内侧，筋肉拘急麻木，血脉凝滞，络脉郁滞充盈而色变，或为便血，皮肤因气血郁积而肿胀，腹中痞满，饮食减少，热气上逆，因为头项巅顶脑户等处疼痛，目疼如脱出，寒气入于下焦传变成水泻。

黄帝道：如何来治疗这些疾病？

岐伯说：厥阴风气偏胜所产生的疾病，用甘清药主治，佐以苦辛药调治，用酸味药泻其胜气；少阴热气偏胜所产生的疾病，用辛寒药主治，佐以苦咸药调治，用甘味泻其胜气；太阴湿气偏胜所产生的疾病，用咸热药主治，佐以辛甘药调治，用苦味药泻其胜气；少阳火气偏胜所产生的疾病，用辛寒药主治，佐以甘药咸调治，用甘味药泻其胜气；阳明燥金偏胜所产生的疾病，用酸温药主治，佐以辛甘药调治，用苦味药泻其胜气；太阳寒气偏胜所产生的疾病，用苦热药主治，佐以辛酸药调治，用咸味药泻其胜气。

黄帝问：六气报复而致病的情况是怎样的？

岐伯说：您问得真详细啊！厥阴风气来复，就会导致少腹部坚满，腹胁之内拘急暴痛的症状，在自然界就会树木倒卧、尘沙飞扬、倮虫不得繁荣。人们还会气厥心痛、多汗、呕吐、饮食不下，或食入后又吐出，筋脉抽痛，眩晕、手足逆冷，甚至风邪入脾，食入痹阻不能消化，必吐出而后已。如果冲阳脉断绝，多属死证。

少阴火气来复，就会出现懊恼烦热的症状，使人出现烦躁、鼻塞流涕、打喷嚏、少腹绞痛。火势旺盛现于外，咽喉干燥，大便时泄时止，动气生于左腹部而向上逆行于右侧，咳嗽、皮肤疼痛、突然失音、心痛、昏迷，战栗寒战、谵语妄动、寒罢而发热，口渴欲饮水、少气、骨软萎弱、肠道梗塞而大便不通、肌肤浮肿、呃逆、嗳气。少阴火热之气生化推迟，因此流水不会结冰，热气流行，介虫不蛰伏。人多病痱疹、疮疡、痈蛆、痤、痔等外症，甚至热邪入肺，咳嗽、鼻渊。如果天府脉断绝，多属死证。

太阴湿气来复，则湿气变化而大行，于是人就会出现身体沉重、胸腹满闷、饮食不消化、阴气上逆、胸中不爽、水饮生于内，咳喘有声等病。如果经常大雨发作，洪水就会淹没田地，鱼类游行于陆地，人们多病头顶痛而重，抽痛瘛疭加剧，呕吐、神情默默、口吐清水，甚至湿邪入肾，泄泻不止。如果太溪脉断绝，多属死证。

少阳热气来复，则大热来临，干燥灼热，介虫亦死亡。人就多病惊恐、痉挛抽搐、咳嗽、衄血、心热烦躁、小便频繁、怕风、厥逆之气上行，面如土色，眼跳不止。火气内生则上为口糜、呕逆、吐血、便血，发为疟疾，则恶寒鼓栗、寒极转热、咽喉部干槁、渴而善饮，小便变为黄赤、少气、脉萎弱。气蒸热化则为水病，发为浮肿，甚至邪气入肺，咳嗽、便血。如果尺泽脉断绝，多属死证。

阳明燥金来复，清冷肃杀之气流行，树木苍老枯败，兽类多生疫病。人们多发病于胺下至胁部，燥气偏行于左侧，善于叹息，甚至心痛痞满，腹胀而泄泻，呕吐苦水、咳嗽、呃逆、烦心。病在膈中，头痛，甚至邪气入肝，惊骇，痉挛。如果太冲脉断绝，多属死证。

太阳寒气来复，则寒气上行，水结成雨和冰雹，禽类因此死亡。人们则多患心胃生寒气、胸腹滞塞堵闷、心痛痞满、头痛、易伤悲、时常眩仆、饮食减少、腰臀部疼痛，屈伸不便。如大地开裂，冰厚而坚，阳光不温暖，人们就多病少腹痛牵引睾丸并连及腰脊，逆气上冲于心，导致反吐清水或呃逆嗳气，甚至邪气入心，易忘易悲。如果神门脉断绝，多属死证。

黄帝说：说得好。如何治疗这些疾病呢？

岐伯说：厥阴之气来复所产生的疾病，用酸寒药主治，佐以甘辛药调治，以酸泻其邪，以甘缓其急；少阴之气来复所产生的疾病，用咸寒药主治，佐以苦辛药调治，以甘泻其邪，以酸收敛，辛苦发散，以咸攻其坚；太阴之气来复所产生的疾病，用苦热药主治，佐以酸辛药调治，以苦泻其邪，燥其湿、渗其湿；少阳之气来复所致的病，用咸冷药主治，佐以苦辛药调治，以咸攻坚，以酸收敛，以辛苦发汗，发汗之药不必避忌热天，但不要触犯温凉的药物，少阴复气所致的病，用发汗药物时与此法相同；阳明之气来复所产生的疾病，用辛温药主治，佐以苦甘药调治，以苦渗泄，以苦通下，以酸补虚；太阳之气来复所产生的疾病，用咸热药主治，佐以甘辛药调治，以苦坚其脆弱。

治疗各种胜复之气所产生的疾病，寒的用热药，热的用寒药，温的用清药，清的用温药，气散的用收敛之药，气抑的用发散之药，燥的使用润泽之药，急的使用缓和之药，坚硬的使用柔软之药，脆弱的使用坚固之药，衰弱的用补药，亢盛的使用泻药。用各种方法安定正气，使其清静安宁，于是病气衰退，各归其类属，自然无偏生之害。这是治疗的基本方法。

黄帝道：说得好。气分上下是怎么回事？

岐伯说：身半以上，气有三，是人身应天的部分，由司天之气主管；身半以下，气也有三，是人身应地的部分，由在泉之气主管。用上下来指明它的胜气和复气，用气来指明人身部位和疾病。“半”就是指天枢。所以上部的三气强胜而下部的三气都病的，就用地气之名来命名人身受病的脏气；下部的三气强胜而上部的三气都病的，就用天气之名来命名人身受病的脏气。上面所说的，是指胜气已经到来，而复气还在伏藏没有发生；若复气已经到来，不能用司天和在泉之名来区分，就应该以复气为依据。

黄帝问：胜气和复气的变化，有一定的时候吗？到时候就一定有胜气和复气出现吗？

岐伯说：四时有固定的位置，而胜复之气的有无，却不一定。

黄帝问：这是为什么呢？

岐伯说：初之气至三之气，由司天之气主持，是胜气常见的时位；四之气至终之气，由在泉气主持，是复气常见的时位。有胜气才有复气，没有胜气就没有复气。

黄帝道：说得好。复气已经退去，胜气却又出现的情况是怎样的？

岐伯说：有胜气就一定有复气，这本没有一定的规律，知道气衰败才会停止。复气之后又有胜气发生，而胜气之后没有相应的复气发生，就会出现灾患，这是因为破坏了生机。

黄帝道：有复气到来而复气本身反病的，又是什么原因呢？

岐伯说：复气到来的时候，不是它的时令的正位，其气与其位不能想得。复气若大复其胜气，复气本身就虚，而主时之气又胜，因此反而致病。这是指火、燥、热三气来说的。

黄帝道：如何治疗？

岐伯说：六气之胜气所致的疾病，轻微就随顺它，严重就制止它；复气所致的疾病，和缓就平调它，暴烈就削弱它。都应该随着胜气来治疗被抑制之气，不论用药的次数多少，总以达到和平为目的。这是治疗的基本原则。

黄帝说：说得好。客气与主气的胜复情况怎样？

岐伯说：客气与主气之间，只有胜而没有复。

黄帝问：如何区别是逆是顺？

岐伯说：主气胜是逆，客气胜是顺，这是自然规律。

黄帝问：它们发病的情况是怎样的？

岐伯说：厥阴风木司天，客气胜则耳鸣、眩晕，甚至咳嗽；主气胜则胸胁疼痛，舌头僵硬不能说话。少阴君火司天，客气胜则鼻塞、喷嚏、颈项强硬、肩背发热、头痛、少气、发热、耳聋、目眩，甚至浮肿，出血、疮疡、咳嗽气喘；主气胜则心热烦躁，甚至胁痛，支撑胀满。太阴湿土司天，客气胜则头面浮肿、气喘；主气胜则胸腹胀满，食后胸腹闷乱。少阳相火司天，客气胜则发疹于皮肤，以及丹疮疡、呕吐气逆、喉痹、头痛、咽喉肿痛、耳聋、血溢，内症为手足抽搐；主气胜则胸满，咳嗽抑息，甚至咳血。阳明燥金司天，清气复而有余，则咳嗽、衄血、咽喉等色、心膈中热，假如咳嗽不止而咳血，就会死亡。太阳寒水司天，客气胜则胸闷不利、鼻流清涕、受寒即咳嗽；主气胜则喉咙有痰鸣。

厥阴风木在泉，客气胜则大关节活动不利，在内则拘挛抽搐，在外则运动不灵；主气胜则筋骨振摇强直，腰腹时时疼痛。少阴君火在泉，客气胜则腰痛，尻、股、膝、髀足部疾病，以及闷乱烦热、浮肿不能长久站立，大小便就会失常；主气胜则逆气上冲，心痛发热，膈内病以及众痹发作，病发于胠胁，汗出不止、四肢厥逆等。

太阴湿土在泉，客气胜则足痿，行走困难，不能长久站立，大小便频繁，如果湿客下焦，就会引发濡泻、浮肿、房事不利等；主气胜则寒气上逆而痞满，饮食不下，甚至发为疝痛。

少阳相火在泉，客气胜则病腰腹痛而反恶寒，甚至泄下白沫、小便白浊；主气胜则热反上行而侵犯到心胸，心痛，发热，中焦格拒而生呕吐。少阴君火在泉的病症与此相同。

阳明燥金在泉，客气胜则清气扰动于下，少腹坚满而频频腹泻的病症；主气胜则病腰重，腹痛，少腹生寒，大便溏泄，寒气逆于肠内，上冲胸中，甚至喘息、不能长久站立。

太阳寒水在泉，寒气的复气在内有余，就会出现腰尻疼痛，屈伸不利，股、胫、足、膝中疼痛的病症。

黄帝说：说得好。由六气司天、在泉、主气胜、客气胜所引发的疾病呢？

岐伯说：对于上冲的，用抑制降逆法；对于陷下的，用举陷升提法；对于有余的，用折减法；对于不足的，用补益法；这样有利于正气的辅助，用适宜的药食来调和，必须使主客之气平和，根据其寒温，客主之气相同的用逆治法，相反的用从治法。

黄帝说：治寒用热药，治热用寒药，主客之气相得用逆治法，不相得用从治法，我已经知道了。那么怎样适宜运用药味呢？

岐伯说：厥阴风木之气为主气主位致病时，泻应当用酸法，补应用辛法；少阴君火、少阳相火之气为主气主位致病时，泻应当用甘法，补应当用咸法；太阴湿土之气为主气主位致病时，泻应当用苦法，补应用甘法；阳明燥金之气为主气主位致病时，泻应当用辛法，补应当用酸法；太阳寒水之气为主气主位致病时，泻应当用辛法，补应当用苦法。

厥阴风木之气为客气致病时，补应当用辛法，泻应当用酸法，缓应当用甘法；少阴君火之气为客气致病时，补应当用咸法，泻应当用甘法，收应当用酸法；阴客气为病，补应当用甘法，泻应当用苦法，缓应当用甘法；少阳相火之气为客气致病时，补应当用辛法，泻应当用甘法，坚应当用咸法；阳明燥金之气为客气致病时，补应当用酸法，泻应当用辛法，泄应当用苦法；太阳寒水之气为客气致病时，补应当用苦法，泻应当用咸法，坚应当用苦法，润应当用辛法。这都是为了开发腠理，使津液通利和阳气通畅。

黄帝说：说得好。我想听听阴和阳划分为三阴三阳的问题，如何划分的呢？

岐伯说：它是根据阴阳之气的多少和作用的大小来划分的。

黄帝问：阳明是如何确定的？

岐伯说：阳明就是太阳和少阳相合的时位。

黄帝问：厥阴又是如何确定的？

岐伯说：厥阴就是太阴和少阴交接结束的位置。

黄帝说：六气有太过和不及之分，引发的疾病有虚实之别，治疗有缓急的不同，方知有大方和小方的差异，我想听听这方面有什么原则？

岐伯说：病气的部位有高下的差别，所患的疾病有远近的区分，症状有内外的差异，治疗用药法有轻重的不同，总之要让药物直接作用发病部位，以发挥药效。

《大要》说，君药一味，臣药二味，这是奇方的原则；君药二味，臣药四味，这是偶方的原则；君药二味，臣药三味，这是奇方的原则；君药二味，臣药六味，这是偶方的原则，患病的时间短，就用奇方，患病的时间长，就用偶方；发汗治疗时不用奇方，攻下治疗时不用偶方；补益上虚与治疗上邪时用缓方，补益下虚与治疗下邪时用急方；急方气味纯厚，缓方气味淡薄。要让药物直接到达发病部位以发挥疗效，指的就是这个道理。病位深而远，药物运行到中途就能发挥作用，还能够凭借饮食的作用使药物直达病位，但一定不能违背上述的组方原则和各方剂的使用法则。所以调理气机时，病位浅而近，用奇方或偶方剂量要小；病位深而远，用奇方或偶方剂量要大。方剂大的是药味数少而量重，方剂小的是药味数多而量轻。药味多的用九味，药味少的用两味。假如用奇方，在疾病尚未痊愈时再用偶方，叫作重方；假如用偶方，在疾病尚未痊愈时，可用相反的药物佐配，这就是药物的寒热温凉性质和所治疗的疾病性质相反的道理。

黄帝说：说得好。疾病发生的根源是风、寒、暑、热、湿、燥、火六气，这些我已经知道了。如果疾病的发生和三阴三阳之标有关系，怎样进行治疗呢？

岐伯说：疾病的发生和六气之本的性质相反，而与三阴三阳之标一致，在治疗时只要反求其本，就能找到治标的方法。

黄帝道：说得好。如果六气偏胜，怎样诊察疾病？

岐伯说：观察六气偏胜，主要观察偏胜之气到来后对其所胜脏器的影响。清气大来，燥气为胜，金胜克木，风木受邪，肝病就发生了；热气大来，火气为胜，火胜克金，燥金受邪，肺病就发生了；寒气大来，水寒气为胜，水胜克火，火热受邪，心病就发生了；湿气大来，湿土气为胜，土胜克水，寒水受邪，肾脏病就发生了；风气大来，风木气为胜，木胜则克土，湿土受邪，脾脏病就发生了。也就是说，内脏感受了胜气所产生的邪气就会得病；如果遇到运气不及的年份，邪气就重；如果岁气和四时之气不和，邪气也重；月廓空虚的时候，其邪会更加严重；重复感受邪气，其病就危险了。有了胜气，一定有复气出现。

黄帝问：六气引发疾病时，人体的脉象有何变化？

岐伯说：厥阴风木之气到来时，脉象为弦；少阴君火之气到来时，脉象为钩；太阴湿土之气到来时，脉象为沉；少阳相火之气到来时，脉象为大而浮；阳明燥金之气到来时，脉象短而涩；太阳寒水之气到来时，脉象为大而长。脉来平和，气机就调和；脉来大而急，就是病脉；脉象的阴阳属性和季节气候的阴阳属性相反，则很快就会死亡。

黄帝问：六气各有标本之分，但从化却不相同，这是为什么？

岐伯说：六气有从本而化的，有既从本也从标而化的，还有既不从标也不从本而化的。

黄帝说：我希望听你详细地讲一讲其中的道理。

岐伯说：少阳、太阴从本化，少阴、太阳既从本又从标，阳明、厥阴不从标本而从其中气。所以从本的化生于本；从标的化生于标；从标本的化生于标本；从中气的化生于中气。

黄帝说：脉象与症状一致却与疾病的本质相反，怎样辨察呢？

岐伯说：脉象和病症表面看是符合的，但是按而无力不能应指而搏，好像是阳证又不是阳证，这就是各种真寒假热症的脉象和疾病本质不一致的情况。

黄帝说：在各种阴证中，如果脉象和病症相反，如何根据脉象诊察？

岐伯说：脉象和病症表面看是符合的，但是按而搏指有力。这就是相符的情况。所以，各种疾病的发生，有的在六气之本，有的在三阴三阳之标，有的在中。治疗时，病在本的，按六气之本的规律就能够痊愈；病在标的，按三阴三阳的规律就能够痊愈；病在中气的，按中气的规律就能够痊愈；病在本也在标的，标本兼治就能够痊愈；有的在本而治标就能够痊愈；有的在本就治本，在标就治标，在中气就治中气就能够痊愈。违逆其病气而治疗的，是正治；顺从其病气而治疗的，是逆治。

所以说：掌握了标与本的理论，临证时就不会迷惑不解；明白了逆与顺的治法，就能进行正确的治疗。没有困惑指的就是这个意思。不知道这些理论，不仅不能深入谈论诊法，对经义的理解也会错乱。所以《大要》说：医术粗浅的医生，沾沾自喜，以为什么病都明白了，临证实刚说是热症，寒病又发作了。这是因为即便是相同的邪气所生的病变也会有不同，假如不懂六气标本逆从的理论，就不能正确诊断疾病，甚至会扰乱经旨，指的就是这个道理。

标本的理论，简明宽泛，精深博大，只要掌握要领，就能通晓许多病的变化。掌握理论虽然容易，但运用不当就会造成伤害。仔细辨察标本的变化，就能根据气候和规律正确调治气机。懂得胜复之气的理论，就可以指导人们养生防病。这就是自然界六气变化的正常规律。

黄帝问：胜气与复气的变化，其早至、迟至是怎么回事？

岐伯说：胜气的致病情况是，胜气到来时就会发病，待病气积聚时，复气就会发生。复气的致病情况是，胜气结束时就会发病，如果在复气所应的时位病情就严重。胜气有轻重，复气有多少，胜气平缓，复气也平缓，胜气虚，复气也虚，这是自然界六气变化的正常规律。

黄帝说：胜复之气的发作，有时与六气时位不一致，或后于时位而出现，这是为什么？

岐伯说：因为六气的发生和变化，盛衰有所不同。寒暑温凉，就是六气盛衰变化所产生的，表现在辰戌丑未四季月的变化。故阳气的运动，开始于温而盛于暑；阴气的运动，开始于凉而盛于寒。春夏秋冬四季，有一定的时差。所以《大要》说：春天的温暖，渐渐转变为夏天的暑热；秋天的凉爽肃杀，渐渐转变为冬天的凛冽。洁身辨察四季月的变化规律，掌握气候的回归，如此可以知道六气变化的结束，察知六气变化的开始。就是这个意思。

黄帝问：时间差有没有固定的度数？

岐伯说：大概有三十度。

黄帝道：那么这种情况在脉象上有何表现？

岐伯说：时差与正常时的脉象相同，当令的气候多去，应时的脉象就会随之消失。《脉要》说：春天没有沉脉，夏天没有弦脉，冬天没有涩脉，秋天没有数脉，这是四时气候不相通。春沉而太过、夏弦而太过、冬涩而太过、秋数而太过，就是病脉。交错杂乱、反复出现、提早消失、推迟消失的，也是病脉。和季节完全相反的，就会死亡。所以说：季节的变化和人体的生理病理变化是完全一致的，如同秤杆秤砣，协调才能维持平衡。阴阳之气清静和缓，生化就正常；扰动不宁，就会引发疾病。就是这个道理。

黄帝道：幽和明是什么意思呢？

岐伯说：太阴、少阴相交至尽的时位是幽；太阳、少阳接合的时位是明。幽明阴阳配合，就有了寒暑的分别。

黄帝问：二分和二至各是什么意思？

岐伯说：气来并且极盛的叫作至，气平分均等的叫作分。冬至、夏至时，季节变化与时令一致，春分、秋分时，集结地变化明显不同。因此，二分二至是自然界变化的总纲。

黄帝说：您说的春分秋分，气候开始于交节之前；冬至夏至，气候开始于交节之后，我已经知道了。然而六气往来变化，六气主岁不是固定不变的，其补泻的方法又是怎样的呢？

岐伯说：根据司天和在泉之气所主之时的不同，决定治疗用药。然后根据六气所宜，正确选用药味，这是治疗的法则。左右间气的治法也与此相同。《大要》说：少阳相火主令，先甘后咸；阳明燥金主令，先辛后酸；太阳寒水主令，先咸后苦；厥阴风木主令，先酸后辛；少阴君君火主令，先甘后咸；太阴湿土主岁，先苦后甘。不仅要遵守上述的规则，还要佐以所宜的药物，助其化生的本源之气，这样就算是适合了六气。

黄帝说：说得好。所有的疾病都是由风、寒、暑、湿、燥、火六气的变化所产生的。医经上说：实证用泻法，虚证用补法，我把它告诉了医生，但是医生们在运用中并不能收到十全的效果。我想要这些重要的理论广泛流行，让治疗效果像用槌打鼓，用手拔刺，用水清污一样有把握，使他们都能成为医术高超的医生，您可以详细地告诉我吗？

岐伯说：要仔细辨析病机，准确无误地判断，就一定要掌握六气的规律，不能有偏差。

黄帝说：我想听您讲述一下病机，它的内容有哪些？

岐伯说：凡是风病出现头摇、肢体震颤、头晕目眩的，病邪在肝；凡是寒病出现筋脉拘急的，病邪在肾。凡是气病出现喘急胸闷的，病邪在肺。凡是湿病出现浮肿胀满的，病邪在脾。凡是热病出现神志混乱、肢体抽搐的，病邪在火。凡是疼痛出现瘙痒疮疡的，病邪在心。凡是厥逆出现二便不通畅或失禁的，病邪在下焦。凡是痿证出现喘逆呕吐的，病邪在上焦。凡是出现口噤不开、鼓颌颤抖、神志不安的，病因都属于火。凡是出现痉病、颈项强急的，病因都属于湿。凡是出现气逆上冲的，病因都属于火。凡是出现胀满腹大的，病因都属于热。凡是出现躁动不安、发狂越常的，病因都属于火。凡是出现突发强直的，病因都属于风。凡是出现因病有声、叩之如鼓的，病因都属于热。凡是出现浮肿、疼痛酸楚、惊骇不宁的，病因都属于火。凡是出现转筋反折、排泄水液的，病因都属于热。凡是出现排泄的水液澄明清冷的，病因都属于寒。凡是出现呕吐酸水、急剧下利的，病因都属于热。

所以《大要》说：谨慎地掌握病机理论，根据疾病属性，对已出现的症状探求原因；对未出现的症状探求原因；对属实的疾病，寻求发生实证的原因；对属虚的疾病，寻求发生虚证的原因。首先分析五气中何气偏胜、五藏中何脏偏盛，然后疏通其血气，使之调和通畅，趋于正常，就是这个意思。

黄帝道：讲得好。药物的五味阴阳属性以及作用是怎么样的呢？

岐伯说：有辛甘发散作用的药物，属阳；有酸苦涌泄作用的药物，属阴；有咸味涌泄作用的药物，属阴；有淡味渗泄作用的药物，属阳。辛甘酸苦咸淡六者，其作用有的收敛，有的发散，有的缓和，有的迅急，有的燥湿，有的润泽，有的柔软，有的坚实，根据各自的功能进行选择，以调理气机，平复偏胜之气给人体造成的损伤。

黄帝说：有的疾病不是因六气的胜复变化而发生的，应该怎样进行治疗呢？有毒和无毒药物，应该先用哪种、后用哪种呢？我想听听其中的道理。

岐伯说：有毒无毒药物的运用必须视疾病具体情况而定，以病情轻重和方剂大小为依据。

黄帝说：请您讲讲制方的基本原则。

岐伯说：君药一味，臣药二味，是小方的组成法；君药一味，臣药三味，佐药五味，是中方的组成法；君药一味，臣药三味，佐药九味，是大方的组成法。寒病用热药治疗，热病用寒药治疗，病轻的逆其病气而治，病重的从其病气而治，坚实的用消减法，邪气客犯的用驱除法，虚劳的用温养法，郁结的用消散法，滞留的用攻伐法，干燥的用滋润法，拘急的用舒缓法，惊悸的用安神法，上逆的用上越法，下位的用下泻法，或用按摩法，或用洗浴法，或用敷贴药物法，或用截断制止法，或用宣通开泄法，或用发散法，实际运用要适可而止，依据病情来酌定。

黄帝问：什么是逆治和从治？

岐伯说：逆治就是正治法，从治就是反治法。顺从病症的药物多少，要根据病情来制定。

黄帝问：什么是反治？

岐伯说：就是假热用热药，假寒用寒药，胀满用补养药，泄利用泻下药。要制伏疾病的本质，必先探求其发病的根本原因。反治之法开始，药性与病性有些相同，但最终本质上是不同的。这种方法可以消除积聚，发散坚结，调理气机，使疾病痊愈。

黄帝说：说得好。应和六气的变化而发生的疾病，应该怎么治疗？

岐伯说：有逆治法，有从治法，有先逆后从法，有先从后逆法。不管怎么治，目的都是疏通气血，使气机通达，这是治病的关键。

黄帝说：说得好。如何治疗体内病症和体表病症呢？

岐伯说：体内病症影响到体表的，就应当先治其体内病；体表病症影响到体内的，就应当先治其体表病；如果体内病症影响到体表而偏重于体表的，应当先治其体表，后治体内病；如果体表病症影响到体内而偏重于体内的，应当先治其体内，后治体表病；如果是体内与体表病症不相干的，就治疗主要病症。

黄帝说：说得好。火热之气来复，使人恶寒发热，就像疟疾的症状一般，有的一天一发，有的间隔数天一发，这是为什么呢？

岐伯说：因为胜复之气相逢时，阴阳之气有多少的关系。阴气多而阳气少，发作的间隔时间就长；阳气多而阴气少，发作的间隔时间就短。这是因为胜气与复气相互搏斗，阴气阳气互有盛衰。疟疾病的发作规律也是这个道理。

黄帝说：医论说，治寒症用热药，治热症用寒药，医生是不能违背这些准则而改变其规律的。但是总有这种情况：有些热病，服用寒药后反而更热；有些寒病，服用热药后反而更寒。这样不但原有的寒与热依旧存在，还增加了新病，应当怎么办呢？

岐伯说：热病用寒药而反热的，应该滋养其阴；寒病用热药而反寒的，应该补益其阳，这就是求其属类的治疗方法。

黄帝说：说得好。服寒药而反热，服热药而反寒，这是什么原因呢？

岐伯说：这是因为只治疗了当旺之气，而没有兼顾脏腑本气，所以会出现相反的结果。

黄帝说：治求其属，而不是只治旺盛之气，可还是会出现相反的结果，为什么？

岐伯说：您问得真详尽啊！这是因为对药物的五味运用不当。五味进入肠胃后，各有其发挥作用的部位，酸味先入肝，苦味先入心，甘味先入脾，辛味先入肺，咸味先入肾。长期服用，能增强脏腑之气，这是物质生化基本规律。但长期增补脏气，会使脏气偏盛引发疾病。

黄帝说：说得好。方剂组成中的君和臣是什么意思？

岐伯说：治病的主要药物是君药，辅佐君药的药物是臣药，辅助臣药的药物是使药，并不是指药物的上、中、下三品的意思。

黄帝问：药物的上、中、下三品是指什么？

岐伯说：药物的上、中、下三品是用来说明药物有无毒性和毒性大小的。

黄帝问：说得好。疾病的内外以及治疗原则是怎样的呢？

岐伯说：依据六气的变化规律治疗时，必须辨识阴阳，确定病位的内外，然后根据病因和病位，内病从内治，外病从外治，浅轻的用调和法，严重的用平定法，急重的就要使邪气快速排出，病在体表的用发汗法，病在体内的用攻下法。选用寒热温凉不同属性的药物，根据疾病的性质和部位，随其所宜采用药，以退病邪。谨慎地遵守以上的治疗法则，就能取得全效，使气穴畅达，使人健康长寿。

黄帝说：说得好。

著至教论篇第七十五

黄帝坐明堂，召雷公而问之曰：子知医之道乎？

雷公对曰：诵而未能解，解而未能别，别而未能明，明而未能彰，足以治群僚，不足治侯王。愿得受树天之度，四时阴阳合之，别星辰与日月光，以彰经术，后世益明，上通神农，著至教疑于二皇。

帝曰：善。无失之，此皆阴阳表里上下雌雄相输应也，而道上知天文，下知地理，中知人事，可以长久，以教众庶，亦不疑殆，医道论篇，可传后世，可以为宝。

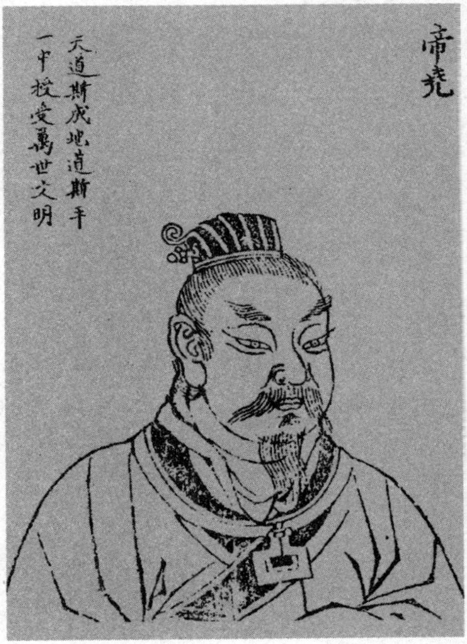

帝尧像

雷公曰：请受道，讽诵用解。

帝曰：子不闻《阴阳传》乎？

曰：不知。

帝曰：夫三阳天为业，上下无常，合而病至，偏害阴阳。

雷公曰：三阳莫当，请闻其解。

帝曰：三阳独至者，是

三阳并至，并至如风雨，上为巅疾，下为漏病。外无期，内无正，不中经纪，诊无上下，以书别。

雷公曰：臣治疎愈，说意而已。

帝曰：三阳者，至阳也，积并则为惊，病起疾风，至如礔砺，九窍皆塞，阳气滂溢，干嗌喉塞，并于阴则上下无常，薄为肠澼。此谓三阳直心，坐不得起，卧者便身全，三阳之病。且以知天下，何以别阴阳，应四时，合之五行。

雷公曰：阳言不别，阴言不理，请起受解，以为至道。

帝曰：子若受传，不知合至道以惑师教，语子至道之要。病伤五脏，筋骨以消，子言不明不别，是世主学尽矣。肾且绝，惋惋日暮，从容不出，人事不殷。

【译文】

黄帝端坐在明堂，召见雷公，问道：你精通医学的道理吗？

雷公说：我虽然通读医书却不能理解其中的道理，即便能理解，但不能分析辨别，有的虽能分析辨别却不知其中的精奥，有的虽能了解其中的精奥却不能在临证时去做。所以我的医术用于治疗百姓还是可以的，却不能够治疗侯王的疾病。我很希望能得到用以分析天地自然之道的法度，并据以综合四时阴阳，测察日月星辰，从而使经典昭明于天下，使后世更加明了，其功勋可以与二皇媲美。

黄帝说：很好。不要忘掉，这些内容都是阴阳表里、上下雌雄相互应和、感应的道理。就医学而言，应该上通天文、下通地理、中晓人事，这样的学术才能长久流传，用来教导群众，也不会再产生丝毫困惑，可以传给后世，并将成为宝贵的资料。

雷公说：请您将这些理论传授给我，以便我阅读学习，钻研理解。

黄帝向雷公问道：你知道《阴阳传》这本著作吗？

雷公说：我还不知道。

黄帝说：三阳之气守护人身之表，顺应天气变化的作用。如果手足经脉运行不正常，那么内患外邪就会相合而生病，损害阴阳之用。

雷公问："三阳莫当"这句话是什么意思？

黄帝说：三阳独至，就是手足太阳二经邪气偏胜，合并而至，来势猛烈，上犯于头引发头顶疾病，下犯于腹使大小便失禁。在外没有明显的征象，在内不知道病传何处，病变与一般发病规律不同，因此临证诊断时，经常无法确定其病属上属下，应据《阴阳传》加以识别。

雷公说：我医术粗浅，所治疾病很少能够治愈，请您说说其中的原因，解除我的疑惑。

黄帝说：三阳是至盛之阳，阳气积并而发病，主要表现为惊骇，起病像风一样迅速，像霹雳一样猛烈，九窍因此而闭塞不通，阳气盈溢，咽干喉塞。若邪气并入于阴分，会导致上下失常，下迫于肠，就会引发肠澼。这是三阳之邪积并，影响经脉，坐下就不能起立，卧下而全身沉重。以上虽然说的是三阳之病，但从中可以进一步知道天与人的关系，也能知道如何区别四时阴阳，以及如何与五行的相互配合。

雷公说：您讲得如此清晰，我尚且不能理解，您如果讲述得晦涩，我就更加不能理解了。请您再讲解得详细一些，以使我通晓这个深奥的道理。

黄帝说：你受老师的传授，如果不能把它和精深重要的理论相配合，就不能完全领会，甚至困惑。我现在告诉你这其中的要领：若人患病伤及了五藏，筋骨就会日渐小。如果像你所说的不清不楚，世上的医学就会失传。例如肾气将绝，人就会终日惶恐不安，早晚尤其严重，浑身无力，即便空闲无事，也不愿出门，厌恶应酬人事。

示从容论篇第七十六

黄帝燕坐，召雷公而问之曰：汝受术诵书者，若能览观杂学，及于比类，通合道理，为余言子所长。五脏六腑，胆胃大小肠脾胞膀胱，脑髓涕唾，哭泣悲哀，水所从行，此皆人之所生，治之过失，子务明之，可以十全，即不能知，为世所怨。

雷公曰：臣请诵《脉经·上下篇》甚众多矣，别异比类，犹未能以十全，又安足以明之。

帝曰：子别试通五脏之过，六腑之所不和，针石之败，毒药所宜，汤液滋味，具言其状，悉言以对，请问不知。

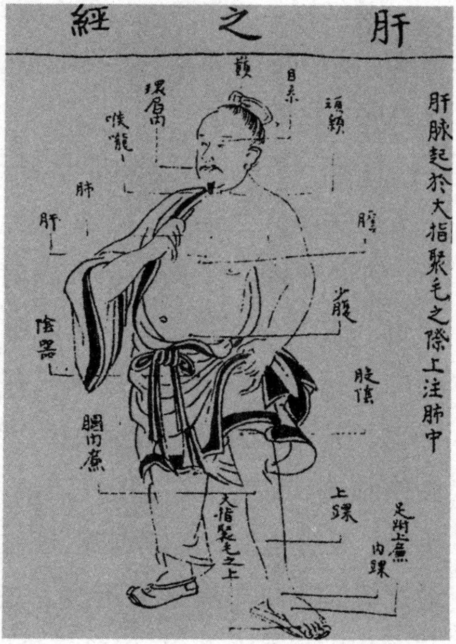

金代《子午流注针经》经脉图中的肝之经走向图

雷公曰：肝虚、肾虚、脾虚，皆令人体重烦冤，当投毒药刺灸砭石汤液，或已或不已，愿问其解。

帝曰：公何年之长而问之少，余真问以自谬也。吾问子窈冥，子言《上下篇》以对，何也？夫脾虚浮似肺，肾小浮似脾，肝急沉散似肾，此皆工之所时乱也，然从容得之。若夫三脏土木水参居，此童子之所知，问之何也？

雷公曰：于此有人，头痛筋挛骨重，怯然少气，哕噫腹满，时惊，不嗜卧，此何脏之发也？脉浮而弦，切之石坚，不知其解，复问所以三脏者，以知其比类也。

帝曰：夫从容之谓也。夫年长则求之于腑，年少则求之于经，年壮则求之于脏。今子所言皆失，八风菀热，五脏消烁，传邪相受。夫浮而弦者，是肾不足也。沉而石者，是肾气内著也。怯然少气者，是水道不行，形气消索也。咳嗽烦冤者，是肾气之逆也。一人之气，病在一脏也。若言三脏俱行，不在法也。

雷公曰：于此有人，四支解堕，喘咳血泄，而愚诊之，以为伤肺，切脉浮大而紧，愚不敢治，粗工下砭石，病愈多出血，血止身轻，此何物也？

帝曰：子所能治，知亦众多，与此病失矣。譬以鸿飞，亦冲于天。夫圣人之治病，循法守度，援物比类，化之冥冥，循上及下，何必守经。今夫脉浮大虚者，是脾气之外绝，去胃外归阳明也。夫二火不胜三水，是以脉乱而无常也。四支解堕，此脾精之不行也。喘咳者，是水气并阳明也。血泄者，脉急血无所行也。若夫以为伤肺者，由失以狂也。不引比类，是知不明也。夫伤肺者，脾气不守，胃气不清，经气不为使，真脏坏决，经脉傍绝，五脏漏泄，不衄则呕，此二者不相类也。譬如天之无形，地之无理，白与黑相去远矣。是失吾过矣，以子知之，故不告子，明引比类从容，是以名曰诊轻，是谓至道也。

【译文】

黄帝安闲地坐着，召唤雷公问道：你研习医术，诵读医书阅览了医学以外的著作，能鉴别异同，可以说融会贯通了医学理论。对我谈谈你的学习心得吧。比如五藏、六腑、胆、胃、大肠、小肠、脾、胞、膀胱、脑髓、鼻涕、唾液、哭泣、悲哀以及水液运行，都是人体赖以生存的，也是临证时容易出差错的，必须通晓了这些道理，在治疗中才能取得好的效果，如果不能明白，就会因为失误治疗而遭到人们的怨恨。

雷公说：我诵读过《脉经》上、下篇很多遍，但鉴别异同、取类比象还不能尽善尽美，又怎能说完全懂得呢？

黄帝说：那么你在《脉经·上下篇》之外，根据通晓的知识，来讲讲五藏的病变、六腑的不和、针石的禁忌、毒药的适宜、汤液的滋味等，要尽量具体地对我描述，我也会详尽地回答你，如有其他疑问，请提出来。

雷公说：肝虚、肾虚、脾虚都能使人身体沉重、心情烦躁，采用毒药、刺灸、砭石、汤液等方法治疗后，可有的治愈，有的没有治愈，我想知道这应如何解释？

黄帝说：你的年龄很大，可所提的问题却如此幼稚，也许是我提的问题不恰当吧。我问的是《脉经·上下篇》以外的比较深奥的道理，而你却从《脉经·上下篇》的内容来回答，是什么缘故呢？脾脉虚浮像肺脉，肾脉本应微沉，肾脉小浮像脾脉，肝脉急沉像肾脉，这是很多医生都容易诊察错误的。但是按照正确的法则就能分辨清楚。至于脾、肝、肾三脏分属木、土、水，部位相近，都在膈下腹里。这是小孩子都知道的，你为什么还要问呢？

雷公说：假如有个病人头痛、筋脉拘挛、骨节沉重、虚怯少气、哕噫腹满、时常惊骇、不想睡觉，这是哪一脏器有病呢？他的脉象浮取而弦，重按坚硬如石，我不了解其中的道理，还要再问问如何用三脏的脉象比类？

黄帝说：这就需要从容详细地分析。一般来说，年长的人多饮食过度，所以应该从六腑来测知；年少的人经常运动，所以应从经络来探求；年壮的人大多嗜欲伤情，所以应从五藏去诊察。现今你所谈的与这三条都不相符。八风积聚热气，五藏消损内伤，这是外部的邪气向内传变。所以脉浮取而弦者，是肾气不足；重按而石坚者，是肾气内著而不行；虚怯少气的人，是水津不能输布以致形体消损，气息怯弱；咳嗽烦闷，是肾气上逆的缘故。这是人受邪的情况，其病变部位在于肾脏，如果认为肝脾肾三脏俱病，是不合医理和临床实际的。

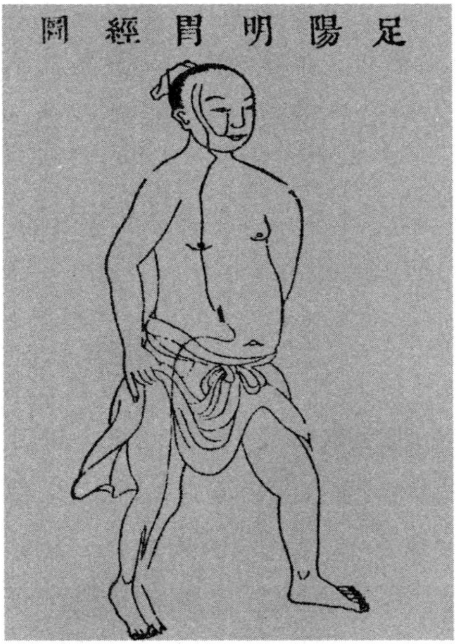

清吴谦等《外科心法要诀》中的足阳明胃经图

雷公又问：有一个病人，四肢怠惰无力、喘息咳嗽、肠道出血，我去诊察，以为是肺受伤，切诊其脉象却浮大而紧实，我就不敢治疗了。有个医术粗陋的医生用砭石治疗了，病出血更多，血止住后全身就感觉轻快，这是什么病呢？

黄帝说：你所能治疗的和能熟知的疾病，已经很多了，可是就此病来说，错却在你。比如鸿雁，有时也会飞至高空，那个医术粗陋的医生不过是偶然所得而已。圣人治病，总是遵循法度，引物比类，以达到高深的境界，察上可以及下，不拘守一经。现在，病人的脉象浮大而虚，这是脾气外绝，不能为胃输送津液，导致津液全部归于阳明。二火不能胜三水，所以脉象就散乱失常了。四肢倦怠无力，是脾精不能输布的缘故。气喘咳嗽，是水气并走阳明的关系。大便出血，是经脉缩急，血不畅行而旁溢的缘故。假如把本病诊断为伤肺，这是极其错误的。不能引物比类，主要是认识还不够透彻、明确。肺气受伤，则脾气不足，胃气不清，肺经之气丧失应有功能，肺脏虚损败坏，经脉偏绝不行，不能宣发和肃降输布精气，五藏精气漏泄，不衄血则呕血。这就是伤肺伤脾的不同。就如天之无象可求，地无方可理，黑白相差很远。你这次诊断失误是我的过错，我本以为你已经了解了所以没有告诉你，这里明确引用并比类《从容》的内容，所以称为诊法的法则，因为它们确实是高深奥妙的医学要理啊。

疏五过论篇第七十七

黄帝曰：呜呼远哉！闵闵乎若视深渊，若迎浮云，视深渊尚可测，迎浮云莫知其际。圣人之术，为万民式，论裁志意，必有法则，循经守数，按循医事，为万民副。故事有五过四德，汝知之乎？

雷公避席再拜曰：臣年幼小，蒙愚以惑，不闻五过与四德，比类形名，虚引其经，心无所对。

帝曰：凡未诊病者，必问尝贵后贱，虽不中邪，病从内生，名曰脱营。尝富后贫，名曰失精。五气留连，病有所并。医工诊之，不在脏腑，不变躯形，诊之而疑，不知病名。身体日减，气虚无精，病深无气，洒洒然时惊，病深者，以其外耗于卫，内夺于荣。良工所失，不知病情，此亦治之一过也。

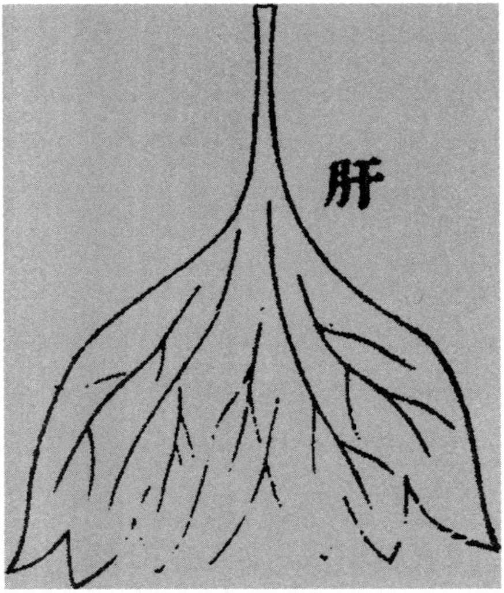

明代张介宾《类经图翼》脏腑图中的肝脏图

凡欲诊病者，必问饮食居处，暴乐暴苦，始乐后苦，皆伤精气，精气竭绝，形体毁沮。暴怒伤阴，暴喜伤阳，厥气上行，满脉去形。

愚医治之，不知补泻，不知病情，精华日脱，邪气乃并，此治之二过也。

善为脉者，必以比类奇恒，从容知之，为工而不知道，此诊之不足贵，此治之三过也。

诊有三常，必问贵贱，封君败伤，及欲侯王。故贵脱势，虽不中邪，精神内伤，身必败亡。始富后贫，虽不伤邪，皮焦筋屈，痿躄为挛。医不能严，不能动神，外为柔弱，乱至失常，病不能移，则医事不行，此治之四过也。

凡诊者，必知终始，有知余绪，切脉问名，当合男女。离绝菀结，忧恐喜怒，五脏空虚，血气离守，工不能知，何术之语。尝富大伤，斩筋绝脉，身体复行，令泽不息。故伤败结，留薄归阳，脓积寒炅。粗工治之，亟刺阴阳，身体解散，四肢转筋，死日有期。医不能明，不问所发，唯言死日，亦为粗工，此治之五过也。

凡此五者，皆受术不通，人事不明也。故曰：圣人之治病也，必知天地阴阳，四时经纪，五脏六腑，雌雄表里，刺灸砭石，毒药所主，从容人事，以明经道，贵贱贫富，各异品理，问年少长，勇怯之理，审于分部，知病本始，八正九候，诊必副矣。

治病之道，气内为宝，循求其理，求之不得，过在表里。守数据治，无失俞理，能行此术，终身不殆。不知俞理，五脏菀热，痈发六腑。诊病不审，是谓失常，谨守此治，与经相明，《上经》《下经》，《揆度》《阴阳》，《奇恒》《五中》，决以明堂，审于终始，可以横行。

【译文】

黄帝说：深远啊！探求医学之道就如同探视万丈深渊，又好像仰望天空中的浮云，深远尚且可以测量深度，而浮云却不能看到它的边际。圣人的医术，是众人的典范，其讨论裁定医学上的知识，必有一定的法则。只有遵从自然规律来探求医学理论，才能为众人造福。所以，医生有五过和四德，你知道吗？

雷公离开座位，拜了拜说：我年少愚笨，见识浅薄，不曾听说过五过和四德。虽然也能比类形证名目，但只是空洞地引用理论，不能真正明白深远博大的道理，不能回答你的问题。

黄帝说：医生给病人诊治之前，必须询问清楚患者的职位高低情况。如果是从前位居显贵后来失势，病人虽然没有受到外邪的侵袭，疾病也会由内而生，这种病叫“脱营”。如果是原来富贵后来穷困而生的病，就叫“失精”。这些病都是由于五脏之中的邪气留滞不去，使得病情兼并并日渐累及而成的。医生诊病时，认为病变不在脏腑，身体形态会没有明显变化，就疑惑不能确定疾病的属性。但患者的身体日渐瘦削，气虚精竭，病情加重，就会阳气耗散，变得怕冷。时常惊恐不安。这种病势之所以会日益加重，是因为情志郁结，外部耗损了卫气，内部劫夺了荣血的关系。若遇到这些疾病，即便是医术很高的医生，如果不问清病人的有关情况。就不能找出原因，治愈疾病。这是诊断治疗疾病上的第一种过失。

医生诊病时，一定要问清楚病人的饮食情况和居住环境，有无突然喜乐、悲伤、或先喜乐后悲伤，这些都会损耗精气，使精气枯竭，形体衰败。暴怒则伤阴，暴喜则伤阳，阴阳都损伤，会使人气厥逆而上行，气血上涌，导致经脉胀满，形体羸瘦。医术粗陋的医生，在诊治这种疾病时，不知道该用补法还是泻法，又不了解病情，致使精气日渐虚损衰弱，让邪气盛实。这是诊断治疗疾病上的第二种过失。

擅长诊脉的医生，一定会将一般得疾病和异常的疾病类比，细致深入地了解病人的脉象变化。如果医生不懂得这个道理，做出的判断就没有值得称许的了。这是诊断治疗疾病上的第三种过失。

医生诊病时，有三种情况一定问清楚，即病人的贫贱、富贵、苦乐。首先是要问明病人在社会的地位贵贱，其次要了解他是否遭遇到地位的变迁和挫折，以及是否有当官的欲望。因为原来高官显赫的人，一旦失势，虽然没有受到外部邪气的侵袭，而精神上却会感到伤害，导致身体损坏，甚至死亡。如果病人原来富有后来贫穷，虽然没有受到外部邪气的侵袭，也会导致皮肤毫毛焦枯不泽、筋脉拘急，进而发生痿躄或拘挛。对这些疾病，如果医生没有严谨认真的态度，就不能转变病人的精神意识，而仅是顺从病人之意，敷衍诊治。这样病人的疾患不能消除，这样的治疗也没有疗效。是诊断治疗疾病上的第四种过失。从医生的嘱咐，而表现得柔弱无能，举止不当，从而导致治疗失败，不能很好地根除疾病。这是第四种易犯的过失。

医生诊病时，必须了解发病的全部过程，以及与疾病相关的情况。在切脉诊病时，应参照男女的生理特点和病理差异。如果出现了生离死别、情绪郁结、忧伤惊恐或喜怒等情志变化，都会使五脏空虚，气血离散。如果医生不知道这些，还谈什么诊疗方法呢！原来富有的人，由于失去了财势导致身心受到了创伤，导致筋脉的荣养断绝，却仍然勉强劳作，导致津液不能产生，所以形体损败，气血滞留于内，郁结而从阳化热，使肌肉腐烂而生痈脓，亦可产生寒热病。医术粗陋的医生治疗时，总是针刺阴阳经脉，使病人的身体日渐消瘦、不能行动自如、四肢痉挛拘急，这样病人的死期也就不远了。所以，当医生不能明辨病情，不问疾病发生的缘由，只看到疾病的预后不良症状，这只能是一个草率的庸医。是诊断治疗疾病上的第五种过失。

上述的五种过失，都是由于医生的学术不精，又不清楚人情世故所致。所以说：圣人治病，必须通晓自然界阴阳的变化，四时寒暑的规律，五脏六腑经脉阴阳表里的关系，然后施用针刺、艾灸、砭石、毒药疗法，还要懂得人情事理，了解诊治疾病的常规。人因贵贱贫富而各有不同的品性，体质强弱、年龄长幼、个性勇怯等也各有不同，医生要注意这些情况，审察病色出现的部位，这样会知道病的本源，并结合四时八风正气及三部九候的脉象进行分析，才能正确诊断并治疗疾病。

治病的关键，是人体脏气内守，并以此探求邪正变化的机理。如果人体五脏的变化不大，他的病便是介于阴阳内外之间。治病时应遵守一定的规范，不要违背取穴的方法，能这样来进行医疗，就能终身避免医疗过失。如果不清楚取穴的方法，而妄加刺灸，会使五脏之气郁结化热，六脏出现臃肿。若诊病不能审慎周密，就叫失常，只有遵守这些诊治法则，才能与经旨相符。根据《上经》《下经》《揆度》《阴阳》《奇恒》的相关理论，在通过观察病人的面部色泽审察疾病初起与终了的过程，治疗时就能得心应手，无治不效。

徵四失论篇第七十八

黄帝在明堂，雷公侍坐。黄帝曰：夫子所通书受事众多矣，试言得失之意，所以得之，所以失之。

雷公对曰：循经受业，皆言十全，其时有过失者，请闻其事解也。

帝曰：子年少智未及邪？将言以杂合耶？夫经脉十二，络脉三百六十五，此皆入之所明知，工之所循用也。所以不十全者，精神不专，志意不理，外内相失，故时疑殆。

诊不知阴阳逆从之理，此治之一失矣。

受师不卒，妄作杂术，谬言为道，更名自功，妄用砭石，后遗身咎，此治之二失也。

不适贫富贵贱之居，坐之薄厚，形之寒温，不适饮食之宜，不别人之勇怯，不知比类，足以自乱，不足以自明，此治之三失也。

诊病不问其始，忧患饮食之失节，起居之过度，或伤于毒，不先言此，卒持寸口，何病能中，妄言作名，为粗所穷，此治之四失也。

是以世人之语者，驰千里之外，不明尺寸之论，诊无人事。治数之道，从容之葆，坐持寸口，诊不中五脉，百病所起，始以自怨，遗师其咎。是故治不能循理，弃术于市，妄治时愈，愚心自得。呜呼！窈窈冥冥，孰知其道！道之大者，拟于天地，配

于四海，汝不知道之谕，受以明为晦。

【译文】

黄帝坐在明堂里，雷公在近旁侍坐。黄帝说：你读书受业已经多时了，你试谈谈对医疗上的成功与失败的看法，为什么有时候能成功，为什么有时候会失败。

雷公说：在我学习医学和治疗疾病的过程中，大家都说遵循医经上的理论和老师传授的技术就可以得到十全的效果，可我这样去做了，却还是难免会有过失，这是为什么呢？

黄帝说：您是因为你年少而考虑不周到呢？还是杂合了众人的学说而缺乏分析呢？十二经脉和三百六十五络脉，这是人们所知道的，也是医生所遵循和常用的。你之所以不能收到十全的疗效，是因为治病时注意力不够集中，没有认真分析探求，不明白体外和体内病变之间的关系，所以常常产生疑惑，出现失误。

诊病不知道阴阳逆从的道理，这是治病失败的首要原因。

随同师父学习，尚未精通就半途而废，盲目施行不正规的疗法，将错的东西误以为真理，乱立病名夸大自己的功劳，乱施砭石之术，不但治不好疾病，反会给病人留下终身痛苦。这是治病失败的第二个原因。

治病不了解病人的贫富贵贱、居处环境的好坏、身体的寒温、不注意病人饮食的喜恶宜忌、不区分病人性情的勇怯、不知道用比类异同的方法进行分析，就足以使自己头脑混乱，不能明确诊断。这是治病失败的第三个原因。

诊病的时候不问病人发病的缘由，以及是否曾有过精神上的伤害，饮食是否没有节制，生活起居是否没有规律，是否中毒等情况，就仓促切脉。怎能确诊病情？于是胡言乱语，编造病名。这种粗率的治疗作风会贻害无穷。这是治病失败的第四个原因。

有的医生喜欢夸大其词，其言语夸大到千里以外，但却不明白尺寸的道理，不明白人情事理。医生诊病时，要细致深入地分析病情，有的医生只知道诊察寸口，却诊断不出五脏之脉，更不知道疾病的起因，遇到难题，就埋怨自己学术不精，甚至归罪于老师教得不好。所以治病如果不能遵循医理，即使开业行医，没有医术也只是盲目治疗，偶然治愈就沾沾自喜。唉！医道之精微深奥，有谁能彻底了解其中的道理？医学理论就像天地一样远大，就像四海一样广深，必须反复研习。如果不懂得这个道理，即便老师传授得好，也不能彻底明白。

阴阳类论篇第七十九

孟春始至，黄帝燕坐，临观八极，正八风之气，而问雷公曰：阴阳之类，经脉之道，五中所主，何脏最贵？

雷公对曰：春甲乙青，中主肝，治七十二日，是脉之主时，臣以其脏最贵。

帝曰：却念《上下经》、阴阳从容，子所言贵，最其下也。

雷公致斋七日，旦复侍坐。帝曰：三阳为经，二阳为维，一阳为游部，此知五脏终始。三阳为表，二阴为里，一阴至绝作朔晦，却具合以正其理。

雷公曰：受业未能明。

帝曰：所谓三阳者，太阳为经，三阳脉至手太阴，弦浮而不沉，决以度，察以心，合之《阴阳》之论。所谓二阳者，阳明也，至手太阴，弦而沉急不鼓，炅至以病皆死。一阳者，少阳也，至手太阴，上连人迎，弦急悬不绝，此少阳之病也，专阴则死。

三阴者，六经之所主也，交于太阴，伏鼓不浮，上空志心。二阴至肺，其气归膀胱，外连脾胃。一阴独至，经绝，气浮不鼓，钩而滑。

此六脉者，乍阴乍阳，交属相并，缪通五脏，合于阴阳，先至为主，后至为客。

雷公曰：臣悉尽意，受传经脉，颂得从容之道，以合从容，不知阴阳，不知雌雄。

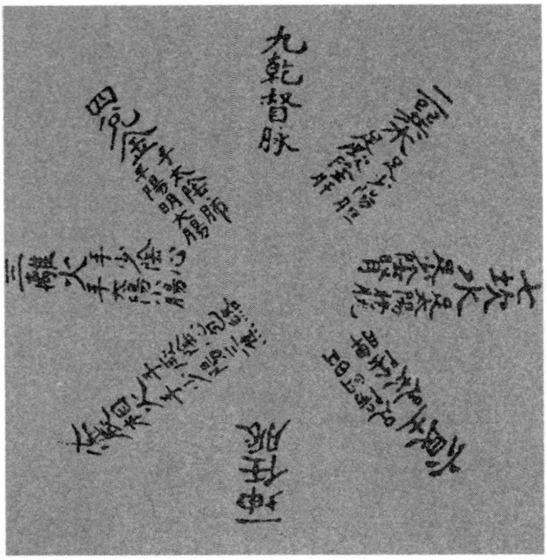

人身督任脉手足经脉应洛书先天八卦图，选自清代江永《河洛精蕴》。此图阐述了洛书及先天八卦与人体经脉的对应关系

帝曰：三阳为父，二阳为卫，一阳为纪。三阴为母，二阴为雌，一阴为独使。

二阳一阴，阳明主病，不胜一阴，脉耎而动，九窍皆沉。三阳一阴，太阳脉胜，一阴不能止，内乱五脏，外为惊骇。二阴二阳，病在肺，少阴脉沉，胜肺伤脾，外伤四支。二阴二阳皆交至，病在肾，骂詈妄行，巅疾为狂。二阴一阳，病出于肾，阴气客游于心脘下空窍堤，闭塞不通，四支别离。一阴一阳代绝，此阴气至心，上下无常，出入不知，喉咽干燥，病在土脾。二阳三阴，至阴皆在，阴不过阳，阳气不能止阴，阴阳并绝，浮为血瘕，沉为脓胕。阴阳皆壮，下至阴阳，上合昭昭，下合冥冥，诊决死生之期，遂合岁首。

雷公曰：请问短期。

黄帝不应。雷公复问。

黄帝曰：在经论中。

雷公曰：请闻短期。

黄帝曰：冬三月之病，病合于阳者，至春正月脉有死征，皆归出春。冬三月之病，在理已尽，草与柳叶皆杀，春阴阳皆绝，期在孟春。春三月之病，曰阳杀，阴阳皆绝，期在草干。夏三月之病，至阴不过十日，阴阳交，期在溓水。秋三月之病，三阳

俱起，不治自已。阴阳交合者，立不能坐，坐不能起。三阳独至，期在石水。二阴独至，期在盛水。

【译文】

立春这天，黄帝安闲地坐着，欣赏四面八方的远景，伺察着八风所至的方向，问雷公道：按照阴阳的分析方法和经脉理论，以及五藏主时的规律，你认为哪一脏器最重要？

雷公说：春季是四季的开始，属甲乙木，颜色为青，五藏中主肝，肝旺盛在春季七十二日，此时也是肝脉当令之时，所以我认为肝脏最重要。

黄帝说：我根据《上下经》中的《阴阳》、《从容》篇可以知道，你所认为最重要的，却恰恰是五藏中最不重要的。

雷公斋戒了七天，清晨又在黄帝身旁侍坐。黄帝说：三阳为经，二阳为纬，一阳为游部，知道了这些，可以知道五藏之气运行的终始了。三阳为表，二阴为里，一阴为阴气之最终，又是阳气的开始，好像阴晦的交界，都符合阴阳终始的道理。

雷公说：我还不懂其中的意义。

黄帝说：所谓的三阳，是指太阳经脉，其脉至于手太阴寸口，见脉象弦浮不沉，这是病脉，应判断气血盛衰，并参照阴阳之论，来分辨出好坏。所谓二阳，就是阳明经脉，其脉至于手太阴寸口，见脉象弦而沉急无力，这是病脉，如果出现在火热大至之时，就有死亡的危险。所谓一阳，就是少阳经脉，其脉至于手太阴寸口，上连人迎穴。见脉象弦急而不绝，这是病脉，如果出现有阴而无阳的真脏脉，就会死亡。

三阴就是手太阴肺经，是六经的主宰，其气交会于寸口，如果脉象浮鼓不浮，是太阴之气下陷而不能上升，以致心志空虚。二阴就是少阴，其脉至于肺，其气归于膀胱，外与脾胃相连。一阴就是厥阴，如果其脉独至于寸口，是经气已断绝，而脉气浮取于外的现象，所以脉不能鼓，钩而滑。

以上六种脉象，或者阳脏见阴脉，或者阴脏见阳脉，交属相并，错综复杂，都是通过五藏气化而出现的，要运用阴阳之理来分析。如果出现上述脉象，则先出现在寸口之处的为主，后出现在寸口的为客。

雷公说：我已经完全知道您的意思了，您以前传授给我的经脉道理以及我从《从容》上读到的道理，和今天您所讲的从容之法是相符合的，但我还不懂其中阴阳和雌雄的意义。

黄帝说：太阳经就像父亲那样高尊，阳明经就像一个护卫，少阳经相当于枢纽；太阴经就像母亲般滋养诸经，少阴经就像雌性那样内守，厥阴经就像使者般交通着阴阳。

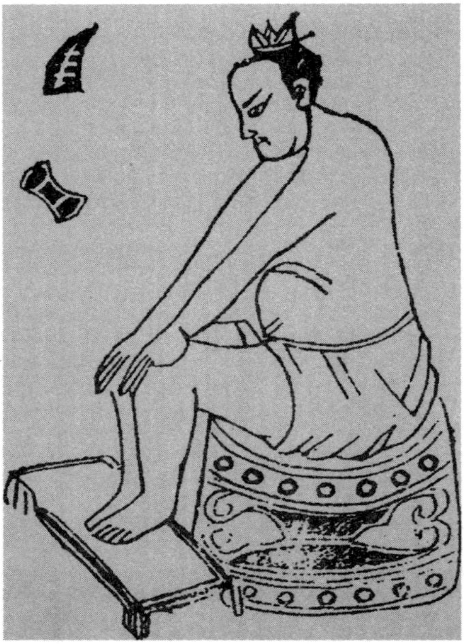
明成化九年刊《针灸四书》灸膏肓穴法图

二阳一阴是阳明主病，二阳不胜一阴，阳明脉虚软不动，九窍之气沉滞而不通利。三阳一阴为病，太阳脉胜，寒水之气亢盛，一阴之气不能遏制，使五藏内乱，外现惊恐。二阴二阳则病在肺，少阴脉沉而无力，少阴之气胜肺伤脾，可损伤四肢。二阴与二阳皆至交会，土邪欺辱水，病在肾，则有狂骂妄行，巅疾倒仆的症状。二阴一阳，阴胜于阳，病在肾，阴气客游在心脘，阳气不能敷布四肢，汗孔被阻塞而隔闭不同，四肢好像跟躯体分离了一样。一阴一阳，假如木胜克土，出现间歇代脉这是厥阴之气上至于心发生的病变，或上或下，没有固定的地方，饮食无味，二便不能控制，咽喉干燥，病在脾。二阳三阴发病，包括至阴脾土在内。阴气不能至于阳，阳气不能达于阴，阴阳相互隔绝，阳浮于外则内成血瘕，阴沉于里则外成肿疡；如果阴阳之气都亢盛，而病变趋向于下，在男子则会阳道生病，女子则会阴道生病。上观天道，下察地理，参合诊察来判断病人的死生日期。这样才能懂得一年当中何气居首，五藏之中何脏最重要。

雷公说：请问为什么人患上某些疾病后会在很短的时间内死亡？

黄帝没有回答。雷公再次发问。

黄帝才回答说：这在古代医经里有论述。

雷公又问：如何知道哪些疾病会在短期内死亡呢？

黄帝说：冬季三月的时候生病，如果病症脉象都属阳盛，春季正月时，脉象就有死征，初春交夏，阳盛阴衰的时候，病人就会死亡。冬季三月生病，如果病人脉证之理毫无生机，则死期是草发芽柳生叶之时，如果到春天阴阳之气都散尽，病人在正月就会死亡。春季三月生病，叫“阳杀”，阴阳之气都散尽，死期秋季草木干枯的时候。夏季三月生病，脾病而有死征的，不超过十天就会死；脉象阴阳交错，水清之时就会死。秋天三月生病，如果出现三阳的症状，不用治疗也会自己痊愈。若是阴阳交错导致的病，则会出现站立不能坐下，坐下而不能站起。如果丹阳脉单独出现，有阳而无阴，则冰坚如石时会死；二阴脉独至，有阴而无阳，死期则是正月雨水节。

方盛衰论篇第八十

雷公请问：气之多少，何者为逆？何者为从？

黄帝答曰：阳从左，阴从右，老从上，少从下，是以春夏归阳为生，归秋冬为死，反之，则归秋冬为生，是以气多少，逆皆为厥。

问曰：有余者厥耶？

答曰：一上不下，寒厥到膝，少者秋冬死，老者秋冬生。气上不下，头痛巅疾，求阳不得，求阴不审，五部隔无征，若居旷野，若伏空室，绵绵乎属不满日。是以少气之厥，令人妄梦，其极至迷。三阳绝，三阴微，是为少气。是以肺气虚则使人梦见白物，见人斩血借借，得其时则梦见兵战。肾气虚则使人梦见舟船溺人，得其时则梦伏水中，若有畏恐。肝气虚则梦见菌香生草，得其时则梦伏树下不敢起。心气虚则梦救火阳物，得其时则梦燔灼。脾气虚则梦饮食不足。得其时则梦筑垣盖屋。此皆五脏气虚，阳气有余，阴气不足，合之五诊，调之阴阳，以在《经脉》。

诊有十度，度人、脉度、脏度、肉度、筋度、俞度。阴阳气尽，人病自具。脉动无常，散阴颇阳，脉脱不具，诊无常行，诊必上下，度民君卿，受师不卒，使术不明，不察逆从，是为妄行，持雌失雄，弃阴附阳，不知并合，诊故不明，传之后世，反论自章。

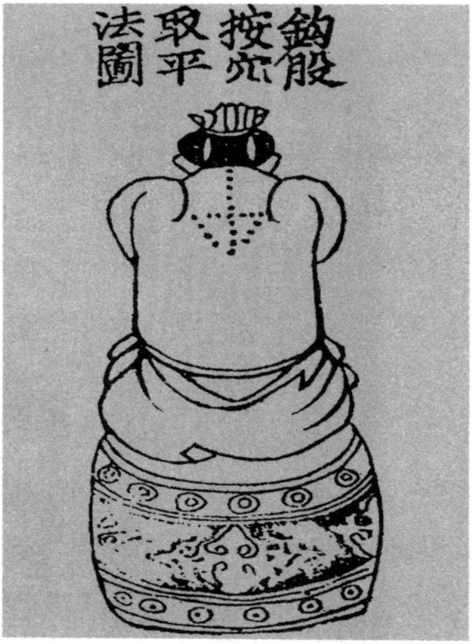

明成化九年刊《针灸四书》灸膏肓穴法图中的坐点坐灸法。膏肓穴法形成于宋代，庄绰系统总结各家灸膏肓穴法，编成《灸膏肓腧穴法》一书

至阴虚，天气绝；至阳盛，地气不足。阴阳并交，至人之所行。阴阳并交者，阳气先至，阴气后至。是以圣人持诊之道，先后阴阳而持之，《奇恒》之势乃六十首，诊合微之事，追阴阳之变，章五中之情，其中之论，取虚实之要，定五度之事，知此乃足以诊。是以切阴不得阳，诊消亡，得阳不得阴，守学不湛，知左不知右，知右不知左，知上不知下，知先不知后，故治不久。知丑知善，知病知不病，知高知下，知坐知起，知行知止，用之有纪，诊道乃具，万世不殆。

起所有余，知所不足，度事上下，脉事因格。是以形弱气虚死；形气有余，脉气不足死；脉气有余，形气不足生。是以诊有大方，坐起有常，出入有行，以转神明，必清必净，上观下观，司八正邪，别五中部，按脉动静，循尺滑涩，寒温之意，视其大小，合之病能，逆从以得，复知病名，诊可十全，不失人情，故诊之或视息视意，故不失条理，道甚明察，故能长久。不知此道，失经绝理，亡言妄期，此谓失道。

【译文】

雷公向黄帝请教说：人体内阴阳之气的盛衰情况是怎样的？怎么样是逆？怎么样是顺？

黄帝说：阳气的运行是从左到右，阴气的运行是从右到左；老年人之气自上而下运行，少年人之气自下而上运行。如果阳气归于春夏季节，病人就能痊愈；归于秋冬二季，病人就会死亡。反之，如果阴气归于秋冬季节，病人就能痊愈；归于春夏二季，病人就会死亡。所以不论气盛或气衰，只要与主时之气相逆，就会引发厥症。

雷公问：气有余也会发生厥症吗？

黄帝说：阳气一味上升而不下降，厥冷就会从足底扩延至膝部。如果在秋冬季节患病，少年人会死亡，老年人会康复。阳气上升而不下降，一定会引发头痛以及其他的巅顶部疾病。这种厥病，说它属阳，找不出阳热；说它属阴，找不出阴寒，五藏之气隔绝，没有显著的征象，病人好像置身于旷野之外，又好像居住在空室之内，视物不清，对细微的东西，全神贯注也看不清楚。所以，少年的气厥症，使人会做荒诞的梦，五藏之气越虚弱，梦境越怪诞迷乱。三阳之脉悬绝，三阴之脉细微，就是少气形成厥症的脉象。肺气虚则会梦见白色的东西，或者杀人血肉横流的场面，如果遇到肺脏所主的秋季或庚辛日金旺之时，则会梦见战争。肾气虚则梦见从船上落水淹死，如果遇到肾脏所主的冬季或壬癸日水旺之时，就会梦见潜伏在水中，害怕而恐慌。肝气虚则梦见芬芳的草木，如果遇到肝脏所主的春季或甲乙日木旺之时，就会梦见藏匿在大树底下不敢出来。

心气虚则梦见救火或雷电交加，如果遇到心脏所主的夏季或丙丁日火旺之时，就会梦见火在焚烧自己的身体。脾气虚则会梦到饮食不足而腹饿口渴，如果遇到脾脏所主的长夏季或戊己日土旺之时，就会梦见建造房屋。以上梦境都是因为五藏气虚，阳气有余，阴气不足所导致。治疗时要参照五藏的症状，调其阴阳，审察十二经脉的表里虚实。

诊法有十度，就是揆度人体的脉度、脏度、肉度、筋度、腧度。在掌握了阴阳属性虚实之后，对病情就可以有全面了解。脉动异常时，耗散阴气，就会使阳气亢盛；脉象虚弱不显时，诊断就没有常法可从。诊病时必须知道病人身份的高低贵贱与疾病的关系。如果对老师的传授不能全部领悟，医术就不能达到高深的境界；如果不能辨察阴阳之气的逆顺变化，诊病时就会倒行逆施。偏于补阴，阳气就会受到伤伐；偏于补阳，阴气就会受到损耗。不明白阴阳平衡的道理就不能准确诊察病情。将错误方法传给后世，荒谬的理论就暴露无遗。

地气虚弱，天之阳气就会衰绝；天气盛，地之阴气就会不足。能使阴阳之气相互交汇融通，这是作为有修养的医生所能做到的。阴阳之气交汇融通，是阳气先至，阴气后至。所以，圣人诊病的时候，是掌握了阴阳之气先后的规律，根据《奇恒之势》所载的六十篇诊法辨别正常和异常，把各种诊察所得的点滴细微的临床资料综合起来，追寻阴阳盛衰的变化规律，了解五藏的病情，做出准确无误的结论，并根据虚实纲要来确定测度脉、脏、肉、筋、腧的阴阳虚实，知道了这些，才可以诊断病情。所以切其阴气而不能了解其阳，这种诊脉的方法是不能在世上通行的；切其阳而不能了解其阴，其所学的技术也是不高明的。只知其一不知其二不能全面地了解，这样的医道就不会长久。知道了好的状况以及不好的情况；知道有病时候的症状，也要知道没有病时候的症状；既要知道高，也要了解下；既要知道坐，也要知道起；既要知道行，也要知道止。能做到这样有条不紊，反复推求，诊断的步骤才算全备，也才能永无过失。

举其有余的一面，就能知道其不足的一面，考虑到病人的上下各部，诊断就可穷究其理。例如形弱气虚的，必死；形气有余而脉气不足的，必死；脉气有余而形气不足的，可以得生。因此，诊病有一定的大法，医生应该起坐有准则，举动有规律，头脑灵活，而且一定要冷静地上下观察，来分辨四时八节的邪气，辨别邪气侵犯于五藏的哪一脏；触按脉息的动静，诊察尺部皮肤的滑涩寒温情况；观察病人大小便的变化，参合病态，以测知是逆是顺，同时也能知道疾病名称，这样诊视疾病，可以达到十全，也不会违背人情。所以诊病的时候，无论是观察病人呼吸，还是观察病人的神色，都不会失去条理。医理高明，就能长久无过失。如果不知道这些道理，违背了法则，乱谈病情，妄下结论，就不符合治病救人的医道。

解精微论篇第八十一

黄帝在明堂，雷公请曰：臣授业传之，行教以经论，从容形法，阴阳刺灸，汤药所滋。行治有贤不肖，未必能十全。若先言悲哀喜怒，燥湿寒暑，阴阳妇女，请问其所以然者，卑贱富贵，人之形体所从，群下通使，临事以适道术，谨闻命矣。请问有毚愚仆漏之问，不在经者，欲闻其状。

帝曰：大矣。

公请问：哭泣而不出者，若出而少涕，其故何也？

帝曰：在经有也。

复问：不知水所从生，涕所从出也。

帝曰：若问此者，无益于治也，工之所知，道之所生也。夫心者，五脏之专精也。目者其窍也，华色者，其荣也，是以人有德也，则气和于目，有亡，忧知于色。是以悲哀则泣下，泣下水所由生。水宗者，积水也，积水者，至阴也，至阴者，肾之精也。宗精之水所以不出者，是精持之也，辅之，裹之，故水不行也。夫水之精为志，火之精为神，水火相感，神志俱悲，是以目之水生也。

故谚言曰：心悲名曰志悲。志与心精，共凑于目也。是以俱悲则神气传于心精，上不传于志而志独悲，故泣出也。泣涕者，脑也，脑者阴也，髓者骨之充也，故脑渗为涕。志者骨之主也，是以水流而涕从之者，其行类也。夫涕之与泣者，譬如人之兄弟，急则俱死，生则俱生，其志以早悲，是以涕泣俱出而横行也。夫人涕泣俱出而相从者，所属之类也。

雷公曰：大矣。请问人哭泣而泪不出者，若出而少，涕不从之，何也？

帝曰：夫泣不出者，哭不悲也。不泣者，神不慈也。神不慈则志不悲，阴阳相持，泣安能独来。夫志悲者惋，惋则冲阴，冲阴则志去目，志去则神不守精，精神去目，涕泣出也。且子独不诵不念夫经言乎？厥则目无所见。夫人厥则阳气并于上，阴气并于下。阳并于上，则火独光也；阴并于下，则足寒，足寒则胀也。夫一水不胜五火，故目眦盲。是以冲风，泣下而不止。夫风之中目也，阳气内守于精，是火气燔目，故见风则泣下也。有以比之，夫火疾风生乃能雨，此之类也。

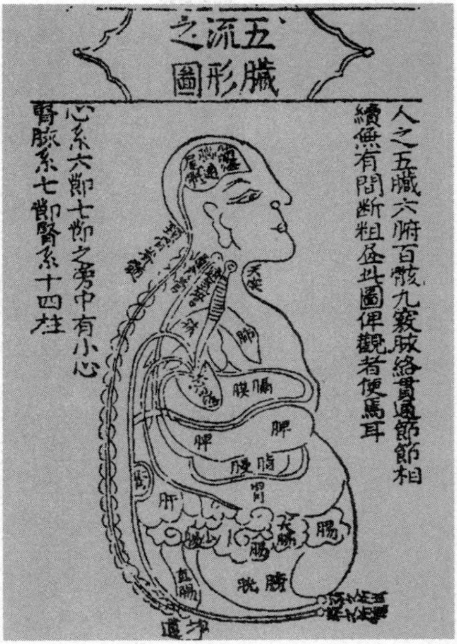

明代吴文炳《针灸大成》中的侧人五脏流形之图

【译文】

黄帝在明堂里，雷公说：我接受了您传给我的医道，并将其教授给别人，所教的内容是医经理论，如从容形法、阴阳刺灸以及汤药的作用。然而他们在临症上，因有聪明和愚笨的差别，所以未必能做到十全十美。我教授的方法是，首先告诉他们悲哀喜怒、燥湿寒暑等不同气候与诊病的关系，以及有关阴阳妇女等施治的情况，再让他们回答所以然的道理。至于贫贱富贵和人的形体等方面的情况，则具体结合病人来进行讲解。现在我还有一些很愚昧简单的问题，在经典中找不到，想请您讲解。

黄帝说：你提问很有深度啊！

雷公问道：人在哭泣时没有眼泪，或者流出很少的眼泪和一些鼻涕，这是怎么回事？

黄帝说：这个问题在医经中有记载。

雷公又问：眼泪是如何产生的？鼻涕又是从何而来的？

黄帝说：你问的这些问题，对治疗上虽没有多大帮助，但也是作为医生应该了解的，因为这些是医学中的基本常识。心是五脏中专主精气的器官，双眼是它在外的孔窍，面色是它的外在表现。所以一个人在心里有得意的事，则神气和喜悦之色在双眸；如果遇到失意的事，忧愁的神色就会表现在面色上。因此，人悲伤时就会哭泣，所流出的泪水来源于体内积聚的水液。水液聚集的地方是人的至阴，至阴就是肾藏之精，来源于肾精的水液，之所以在平时不外泄，是因为肾精能制约它、夹持它、包裹它的缘故。肾水的精气是志，心火的精气是神，肾水与心火之气相互感应，神和志都感受到了悲伤之情，泪水就产生了。所以俗语说：心悲叫作志悲。这是因为肾志与心精共同会合于双目。

所以心肾俱悲，则神气传于心精，而不传于肾志，肾志独悲，水失去了精的制约，泪水就出来了。哭泣并且鼻涕流出来的，原因在于脑，脑属阴。骨髓，是骨的充养物质，而藏在脑中，鼻窍又通于脑，所以脑髓渗出就形成了鼻涕。肾志是骨的主宰，因此泪水流出后，鼻涕也会随之而出，鼻涕和泪是同类的关系。鼻涕和眼泪，就好像兄弟，危急则同死，安乐则共存。如果肾志悲伤，脑髓也随之悲伤，所以鼻涕会随着眼泪一起流出。鼻涕和眼泪之所以能随之流出，是因为它们都同属于水。

雷公说：你讲的道理太深奥博大了！那么，人哭泣时没有眼泪，或者即使有眼泪也很少，而且鼻涕也不跟着流出，是为什么呢？

黄帝说：哭泣时没有眼泪，是内心不够悲伤。遇到悲哀之事而不哭泣，是心神缺少爱怜之情，所以肾志就不会悲伤，心神和肾志相持而不能相互交感，眼泪怎么会流出来呢？志悲，就会有凄惨之意。凄惨的情绪冲于脑际，肾志就会离目而去；肾志离目而去，则神不能守精；精和神都离开了眼睛，眼泪和鼻涕就会流出来。你难道没有读过或没有想到医经上所说的话吗？医经上说，人患了厥症后，眼睛就会看不见东西。人患了厥症，阳气就会并走于上部，阴气会并走于下部。阳气在上部，则上部亢热，阴气在下部，则足部发冷，足寒就会发胀。一水不胜五火，所以眼睛看不见东西。所以，人迎风就会流泪不止的，是因为风邪侵袭双目时，阳气内守于精，火气燔目，所以风吹就会流泪。这就好像自然界中火热之气亢盛就会产生风，疾风过后往往要下雨一样。

灵枢

《黄帝内经·灵枢经》序

昔黄帝作《内经》十八卷。《灵枢》九卷，《素问》九卷，乃其数焉。世所奉行唯《素问》耳。越人得其一二而述《难经》，皇甫谧次而制《甲乙》，诸家之说，悉自此始。其间或有得失，未可为后世法。则周如《南阳活人书》，称咳逆者哕也，谨按《灵枢》曰：新谷气入于胃，与故寒气相争，故曰哕。举而并之，则理可断矣。又如《难经》第六十五篇，是越人标指《灵枢》本输之大略，世或以为流注，谨按《灵枢经》曰：所言节者，神气之所游行出人也，非皮肉筋骨也；又曰：神气者，正气也；神气之所游行出人者，流注也；井荥输经合者，本输也。举而并之，则知相去不啻天壤之异。但恨《灵枢》不传久矣，世莫能究。

夫为医者，在读医书耳，读而不能为医者有矣，未有不读而能为医者也。不读医书，又非世业，杀人尤毒于挺刃。是故古人有言曰：为人子而不读医书，犹为不孝也。

仆本庸昧，自髦迄壮，潜心斯道，颇涉其理。辄不自揣，参对诸书，再行校正家藏旧本《灵枢》九卷，共八十一篇，增修音释，附于卷末，勒为二十四卷。庶使好生之人，开卷易明，了无差别。除已具状经所属申明外，准使府指挥依条申转运司，选论详定，具书送秘书省国子监。分拨专访请名医，更名参详，免误将来，利益无穷，功实有自。

九针十二原第一

黄帝问于岐伯曰：余子万民，养百姓，而收其租税。余哀其不给，而属有疾病。荣欲勿使被毒药，无用砭石，欲以微针通其经脉，调其血气，营其逆顺出入之会。令可传于后世，必明为之法。令终而不灭，久而不绝，易用难忘，为之经纪。异其章，别其表里，为之终始。令各有形，先立针经。愿闻其情。

岐伯答曰：臣请推而次之，令有纲纪，始于一，终于九焉。请言其道。小针之要，易陈而难入，粗守形，上守神。神乎神，客在门，未睹其疾，恶知其原。刺之微，在速迟，粗守关，上守机，机之动，不离其空，空中之机，清静而微，其来不可逢，其

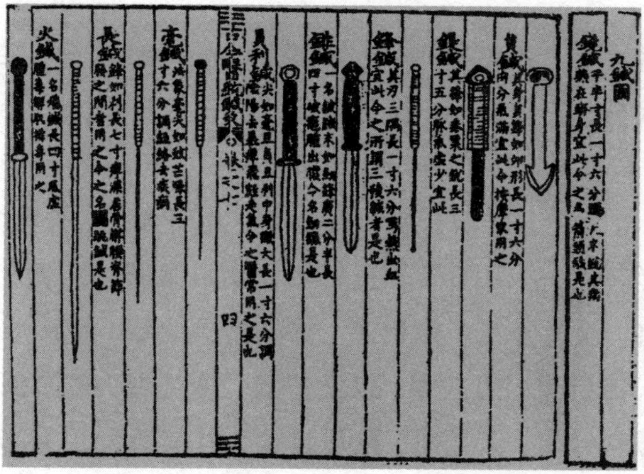

明代徐春甫《古今医统》中的九针图

往不可追。知机之道者，不可挂以发，不知机道，叩之不发，知其往来，要与之期，粗之闇乎，妙哉工独有之。往者为逆，来者为顺，明知逆顺，正行无问。逆而夺之，恶得无虚，追而济之，恶得无实，迎之随之，以意和之，针道毕矣。

凡用针者，虚则实之，满则泄之，宛陈则除之，邪胜则虚之。《大要》曰：徐而疾则实，疾而徐则虚。言实与虚，若有若无，察后与先，若存若亡，为虚与实，若得若失。

虚实之要，九针最妙，补泻之时，以针为之。泻曰：必持内之，放而出之，排阳得针，邪气得泄。按而引针，是谓内温，血不得散，气不得出也。补曰随之，随之意若妄之，若行若按，如蚊虻止，如留如还，去如弦绝，令左属右，其气故止，外门已闭，中气乃实，必无留血，急取诛之。

持针之道，坚者为宝，正指直刺，无针左右，神在秋毫，属意病者，审视血脉者，刺之无殆。方刺之时，必在悬阳，及与两卫，神属勿去，知病存亡。血脉者，在俞横居，视之独澄，切之独坚。

九针之名，各不同形：一曰鑱针，长一寸六分；二曰员针，长一寸六分；三曰鍉针，长三寸半；四曰锋针，长一寸六分；五曰铍针，长四寸，广二分半；六曰员利针，长一寸六分；七曰毫针，长三寸六分；八曰长针，长七寸；九曰大针，长四寸。鑱针者，头大末锐，去泻阳气。员针者，针如卵形，揩摩分间，不得伤肌肉者，以泻分气。提针者，锋如黍粟之锐，主按脉勿陷，以致其气。锋针者，刃三隅，以发痼疾，铍针者，末如剑锋，以取大脓。员利针者，大如厘，且员且锐，中身微大，以取暴气。毫针者，尖如蚊虻喙，静以徐往，微以久留之而养，以取痛痹。长

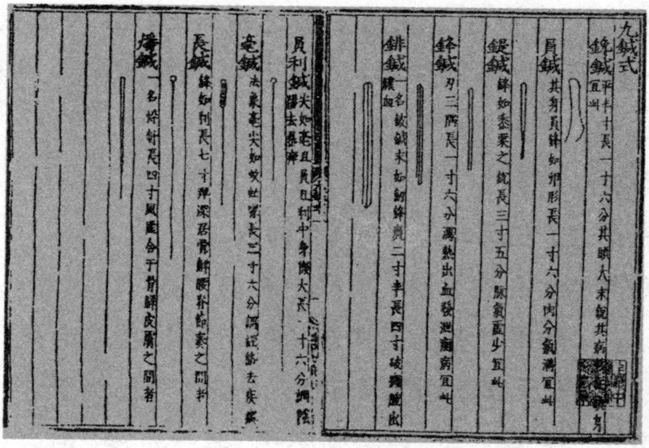

明代高武《针灸节要》中的九针图

针者，锋利身薄，可以取远痹。大针者，尖如梃，其锋微员，以泻机关之水也。九针毕矣。

夫气之在脉也，邪气在上，浊气在中，清气在下。故针陷脉则邪气出，针中脉则浊气出，针大深则邪气反沉，病益。故曰：皮肉筋脉各有所处，病各有所宜，各不同形，各以任其所宜。无实无虚，损不足而益有余，是谓甚病，病益甚。取五脉者死，取三脉者恇；夺阴者死，夺阳者狂，针害毕矣。

刺之而气不至，无问其数；刺之而气至，乃去之，勿复针。针各有所宜，各不同形，各任其所为。刺之要，气至而有效，效之信，若风之吹云，明乎若见苍天，刺之道毕矣。

黄帝曰：愿闻五脏六腑所出之处。

岐伯曰：五脏五俞，五五二十五俞；六腑六俞，六六三十六俞。经脉十二，络脉十五，凡二十七气，以上下，所出为井，所溜为荥，所注为俞，所行为经，所入为合，二十七气所行，皆在五俞也。节之交，三百六十五会，知其要者，一言而终，不知其要，流散无穷。所言节者，神气之所游行出入也，非皮肉筋骨也。

观其色，察其目，知其散复；一其形，听其动静，知其邪正。右主推之，左持而御之，气至而去之。

凡将用针，必先诊脉，视气之剧易，乃可以治也。五脏之气已绝于内，而用针者反实其外，是谓重竭，重竭必死，其死也静，治之者，辄反其气，取腋与膺；五脏之气已绝于外，而用针者反实其内，是谓逆厥，逆厥则必死，其死也躁，治之者，反取四末。

刺之害中而不去，则精泄；害中而去，则致气。精泄则病益甚而恇，致气则生为痈疡。

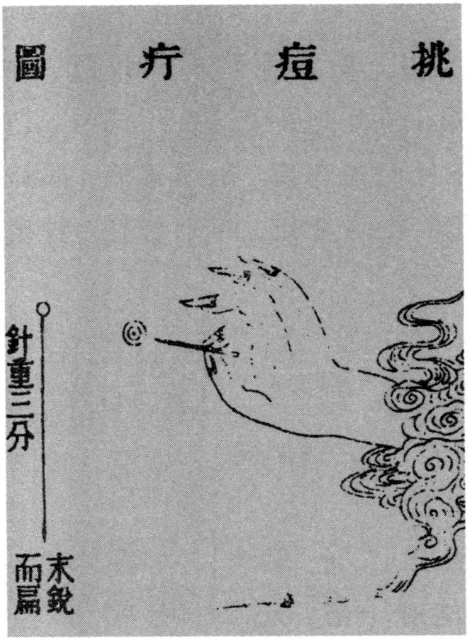

清代吴谦等《医宗会鉴》中的挑痘针

五脏有六腑，六腑有十二原，十二原出于四关，四关主治五脏。五脏有疾，当取之十二原。十二原者，五脏之所以禀三百六十五节气味也。五脏有疾也，应出十二原，十二原各有所出，明知其原，睹其应，而知五脏之害矣。

阳中之少阴，肺也，其原出于大陵，大陵二。阳中之太阳，心也，其原出于大陵，大陵二。阴中之少阳，

肝也，其原出于太冲，太冲二。阴中之至阴，脾也，其原出于太白，太白二。阴中之太阴，肾也，其原出于太溪，太溪二。膏之原出于鸠尾，鸠尾一。肓之原出于脖胦，脖胦一。凡此十二原者，主治五脏六腑之有疾者也。

胀取三阳，飧泄取三阴。

禀今夫五脏之有疾也，譬犹刺也，犹污也，犹结也，犹闭也。刺虽久，犹可拔也；污虽久，犹可雪也；结虽久，犹可解也；闭虽久，犹可决也。或言久疾之不可取者，非其说也。

夫善用针者，取其疾也，犹拔刺也，犹雪污也，犹解结也，犹决闭也。疾虽久，犹可毕也。言不可治者，未得其术也。

刺诸热者，如以手探汤；刺寒清者，如人不欲行。阴有阳疾者，取之下陵三里，正往无殆，气下乃止，不下复始也。疾高而内者，取之阴之陵泉；疾高而外者，取之阳之陵泉也。

【译文】

黄帝问岐伯说：我就像爱护自己的儿女一样爱护万千民众，抚养他们，并向他们征收钱粮赋税。我同情他们在生活上不能自给自足，而且他们还时不时地发生疾病。所以为了更好地治疗他们的病，我不想采用药物和砭石的治疗方法，而只是希望用细小的针扎进皮肤里，用来疏通他们的经脉，调和气血，并且使气血能够在经脉中循环畅通，用来达到祛除疾病的目的。要想让这种疗法流传于后世，必须阐明它的使用规则，令它永远不消匿，永远不失传。同时，这个规则要做到容易操作才能不被忘掉，就必须条理有序，章节清楚，明辨表里关系，还要遵循气血在人的身体运行的规律。要加以说明各种针具的形状和用途，基于以上考虑，我先编写了一部针经。我想知道您对此有怎样的看法。

岐伯回答道：请允许我按照次序，从第一种针到第九种针，条理清晰地一一陈述。下面我就先来谈谈运用针来治病的道理。掌握用小针来治病的方法，说起来是很容易的，但是要达到更高的境界就比较困难了。医术粗浅的医生仅仅通过病人的外表就诊断病情，医术精湛的医生则会根据病人精神状况和气血盛衰状况来诊断病情。医术精湛的医生能够判断气血盛衰，还能知道积聚在人体内的邪气出入的地方。医生判断不出疾病的性质，怎么能知道发病的根源从而进行正确的治疗呢？针刺的巧妙，关键在于正确运用疾徐的手法。医术低下的医生仅仅是根据症状，对在关节附近的与病情对应症状的穴位进行治疗，而医术高超的医生注重观察病人经络气机的变化，以找到正确的穴位来治疗疾病。人体经络气机的循行与气穴是息息相关的。这些气穴能将气血虚实盛衰的变化，微妙地表现出来。邪气旺盛的时候，千万不能使用迎上而补的方法，当邪气衰退的时候，千万不能用泻法来驱除邪气。懂得经络气机的运行变化道理的医生能小心把握气来去的时机，灵活地运用补泻的手法，不会有丝毫的差失；不懂得经络气机的运行变化道理的医生在应该补泻时不能及时治疗，就好像是箭在弦上却没有射出的道理一样。所以运用针刺疗法的医生一定要掌握气机往来顺逆盛衰的变化，才能正确地把握住针刺施行的时间，达到最佳的治疗效果。对于这一点，医术粗浅的医生无法懂得；只有医术精湛的医生才能体会到个中的奥妙。什么是气的逆顺？气去的时候，经脉是虚弱、微小的，这就是逆；气来的时候，经脉是平稳、柔和的，就是顺。掌握气逆顺变化的道理，就可以大胆地使用针刺而不用犹豫了。依照经气的循行方向，向经气所来的方向刺针，与它的来势相悖，采用泻法，正气怎么会不更加虚弱呢？相应地，顺着经气的去路刺针，顺应它的去势，用补法补其不足，邪气怎么会不更加充盈呢？所以，无论是用泻法迎其邪而泄，还是用补法随其去而补，要想调和虚实，都要在仔细观察气机变化后，加以灵活应用。用心体会这里面的奥妙，针刺的道理也就尽在其中了。

凡是用针刺的运用之法是属于虚证的，正气虚弱时就用补法充实，邪气满实时就用泻法疏泄，对于气血淤结而产生的病症，就需要用泻血法来排除积压的病邪，邪气旺盛也应用泻法，使邪气外泄，由实转虚。《大要》里面说：进针的时候要慢出针的时候要快，能使正气充实，不外泄，这就是补法，快进针并且慢出针，能使邪气外泄，由盛转虚，这就是泻法。书中所说的实和虚，是指针刺下去之后感觉到的，针下有气就是实，针下无气就是虚。然而，得气的时候，气的往来迅速，只有用心体验才有所感觉。依据针刺后气来的先后顺序，能知道正气的虚实和邪气的存亡，从而给予适宜的治疗。通常情况下，运用补泻法之时，对正气虚的人要用补法使其充实，让他若有所得；对于邪气盛的人，要用泻法使其虚，让他好像有所失。

虚实补泻的要点，以九针最为奇妙。补和泻各自有适宜的时机，都可以通过针刺来配合当时气的开和往来。泻法是指要迅速地持针刺入，得到气之后则要徐缓出针，这是为了通过针刺在属阳的体表打开一条通道，以此来泄去邪气。假如病症适宜用泻法，出针时候按闭针孔的话，就会让邪气闭于体内，血气不能疏散，这就是常说的内温。内温会使瘀血不散，邪气不外泄。补法是指顺着经气将去的方向施针，以补其气。在气之后随时施针，医者的意念和手法，好像是若无其事、轻松自在。而在施针导气和按穴下针时，又要十分轻快，就好像有只蚊子叮在皮肤似有若无的感觉。在留针和出针时，则要像蚊子叮咬完皮肤虽已飞走，感觉上却像蚊子依然在皮肤上停留般的轻妙；出针时，像离弦的箭一样的利落、迅疾。用右手来出针，用左手急按住针孔，以防止中气外泄，这就如同关闭外面的窗户一样，这样，中气就会充实，瘀血也不会停留。这种补正祛邪的疗法需要避免的是滞留恶血，如果络脉上留下了恶血，要及时用刺络放血法将其除掉。

持针的准则，以有坚定的力量最宝贵。进针时用右手的拇指、食指和中指捏住针具，端正直刺，万不可偏左或偏右。在运针时，持针者要把精神集中到针端，还要留意观察病人的情况。与此同时能够审察病人血脉的虚实，进行针刺时才不会造成恶果。将要进行针刺的时候，要注意观察病人的双眼和面部神色的改变，通过观察病人的神气和五脏六腑的气是否消散，就能判断病是存在还是消失。至于有些病症，血脉横布在经穴之间，更加容易看清，在用手摸按的时候，因为邪气郁结，会感觉有病的部位十分坚实。

九针的名称和形状各不相同：第一种叫镵针，一寸六分长；第二种叫员针，一寸六分长；第三种叫鍉针，三寸五分长；

第四种叫锋针，一寸六分长；第五种叫铍针，四寸长，二分半宽；第六种叫员利针，一寸六分长；第七种叫毫针，三寸六分长；第八种叫长针，七寸长；第九种叫大针，四寸长。镵针，针头大、针尖锐利，可用于泻去肌肤表面的邪热；员针，针尖犹如卵形，适于按摩，可治疗分肉之间的病邪，不会对肌肉有所损伤，还能疏泄分肉之间的邪气；鍉针，针尖如米粒一样微圆而且尖锐，主要用于按压经脉，使气血畅通，使用时不可刺入肌肉，以免损伤正气；锋针，针尖锋利，三面有刃，可用来热血活络和治疗各种难治之症；铍针，针尖像剑锋般锐利，适用于治疗痈疡等疾病，可用于刺破除脓；员利针，针尖像牦尾，圆而且锐利，针身有点粗，适用于急性病的治疗；毫针，针尖和蚊虻的嘴一样细，用于等待气的徐徐到来，针身细小，适合长久地留针来养真气，此外，还可用于治疗痛痹；长针，针尖锐利、针身很细，可以用来治疗久治不愈的痹症；大针，针体如杖，又大又粗，针锋略微呈圆形，适于治疗因水气滞留在关节内而引起的浮肿疾病，可泻去壅滞的积水。以上就是关于九针的全部情况。

邪气侵犯经脉而引发疾病的具体情况是这样的：阳邪之气从头部入侵，因此在人的上部，饮食不节制引起的浊气常常留在人的肠胃里，因此处在人体的中部。寒湿之气常从脚部入侵，因此处在人体的下部。所以在施针的时候，针刺头部骨陷中的孔穴，就能使阳邪之气随针排出；针刺阳明之脉，就能排掉停留在肠胃里的浊气；如果病在浅层却把针刺得过深，邪气反而会被随之引到更深层，从而使得病势更加严重。所以说：皮、肉、筋、脉各有它们各自的位置，各种疾病的治疗也有着各自相对应的孔穴。病情各不相同，要依据情况选择相对应的孔穴，慎重施针。要区分清楚虚证和实证，不能用补法来治疗实证，用泻法来治疗虚证。如果在正气不足的时候采用泻法，或者在邪气充盛的时候采用补法，那么会使得病情加重，使病人更加痛苦。病人病重的时候，如果取阴经五藏的孔穴泻经气，病人就会死亡；如果取阳经六腑的孔穴泻经气，可使人身体羸弱，难以恢复。误伤阴经会使病人死亡，误伤了阳经会气使病人失志发狂。这些都是针刺不当的害处。

进针之后，假如没有得气的感觉，表明尚未得气，应该继续行针刺，不必局限于针刺的次数，总之要一直到获得经气为止。使用针刺以后如果已经得气，就要出针，不必再行针刺和留针了。九针各有不同的功能，针形也各不相同。要根据病情选择与之相适应的针。针刺的关键是得气，只有得气之后才能达到治疗的效果。治疗的可靠，就好像风吹云散之后看到晴朗的苍天，一切清明可见一样。这些都是针刺的道理。

黄帝说：我想听您说一下五脏六腑经气发出之处的具体情况。

岐伯回答说：五藏各有一条经脉，每一条经脉各有井、荥、输、经、合五个腧穴，共有二十五个腧穴。六腑也各有一条经脉，每一条经脉各有井、荥、输、原、经、合六个腧穴，共有三十六个腧穴。人体里面共有经脉十二条，络脉十五条，加起来是二十七条经络，也就是二十七条脉气，它们在人的全身上下运行。脉气发的地方，像泉水之源，称为“井”，脉气经过的地方，像泉源开始流动的细水流，叫作“荥”，脉气所灌注的地方，像水流逐渐在深处汇合，称为“输”，脉气运行的地方，好像大水流快速地流过一样，叫作“经”，脉气注入的地方，像百川汇集在一起注入大海，称为“合”。十二经脉、十五络脉的二十七条气脉出入灌入运行的地方，就是井、荥、输、经、合这五腧穴之中了。全身上下，关节等部位的相交之处，共有三百六十五个腧穴。必须强调的是，这里所说的关节等部位的相交之处，是神气游走和内外出入的地方，而不是指皮、肉、筋、骨。知道了它的特点，掌握这其中奥妙要领的人，一句话就能清清楚楚地说明问题；而不懂得其中奥妙要领的人，就会感觉杂乱无章，不能完全了解这些腧穴了。

在行针时，一定要仔细观察病人的气色和眼神，了解他们神志气血是耗损了还是有所恢复，要尽量使诊断出来的疾病内在变化与在形体上反映出来的症状一致，还要诊脉，以脉象的动静了解他们体内虚邪与正邪之风的具体情况。进针时，用右手拿针、进针，用左手的两个手指夹持针身，以防偏斜或弯曲。针进入后，待到针下得气，就可以出针了。

只要是需要用针刺进行治疗的，都要首先给病人把脉，只有依据脉象所反映出来的病势，才能根据这些情况进行相对应的针刺治疗。如果体内的五脏之气已经衰竭了，就是阴虚，施针者反而用针补在外的阳经，阳越盛则阴越虚，虚上加虚，这种情况就叫“重竭”。得重竭的人一定会死，这是由于五脏之气虚绝致死，所以死得很安静。之所以造成重竭，是因为治疗者违背了经气运行的规则。阴气越虚越应该补阴气，误取腋下和胸前的脏气所出的腧穴，致使脏气更加衰竭。而五脏之气已虚于外的病人，是阳虚，如果施针者反而去补在内的阴经，阴气越盛则阳气越虚，就会导致阴气阳气不能相接的病症，这种结果就叫作“逆厥”。逆厥者也一定会死亡，这是五脏之气有余致死，所以死的时候很烦躁。这也是因为治疗者违背了经气的运行规则。阳气越虚应该补阳，而误取四肢末端的穴位，使得阳气更加衰竭。

对于针刺用泻法的，如果针石刺中了病邪的要害却留针不去，就会导致精气外泄；在刺中了病害，但没有运用适宜的针刺手法，就立即出针，会使邪气滞留在针刺的地方，导致郁壅。假如出针太快，邪气滞留在气分上，则会引发痈疡。

五藏有在外的六腑与之相对应，五藏六腑之气表里相通。六腑与五脏之气相应的还有十二个原穴。十二原穴的经气注入的源头，多是出自肘膝以下的四肢关节，针刺这些四肢关节以下的腧穴，可以治疗五藏的疾病。五藏有疾病，都可以从十二原穴上治疗。因为十二个原穴，是五藏把全身三百六十五节的经气会聚在体表的部位。所以五藏有病，就会在十二原穴上有所反应。而十二原穴也各自有自己所反映的内脏，了解其各自在穴位上的表现，观察它们的情况，就能知道五藏的病变与否。

五藏中的心肺处于膈上的位置，属于阳位，但是又有阴阳之分，肺是属于阳位中的少阴。它的原穴是太渊，左右各一穴，共两穴。心属于阳部的阳脏，是阳中之太阳，它的原穴是大陵，也是左右各一穴。五藏中的肝、脾、肾都居于胸膈下的位置，是阴位，并且也有阴阳之分。肝是阴部的阳脏，其原穴是太冲，左右各一穴；脾是阴位中的至阴，其原穴是太白，左右各一穴；肾是阴位中的太阴，其原穴是太溪，左右各一穴。另外，膏和肓两个原穴，都在胸腹部脏器附近。膏的原穴是鸠尾，属任脉，只有一穴。肓的原穴是气海，属任脉，也是只有一穴。以上这五藏共有十穴，再加上膏和肓各一穴，共计十二个原穴，这些都是脏腑经络之气输注于体表的地方，通过它们能治疗五藏六腑的疾病。

治疗腹胀的病就取足三阳经，也就是足太阳膀胱经、足阳明胃经、足少阳胆经的穴位。治疗飧泄的病就取足三阴经，也就是足太阴脾经、足少阴肾经、足厥阴肝经的穴位。

如果五藏有病，就好像肌肉里被扎了刺、物体被污染、绳索被打了结，河道被泥沙淤塞住一样。但是，肌肉扎刺的时间虽然长，还是可以拔除的；物体沾染污渍的时日虽然久，仍是可以清洗掉的；即使绳子打结的时间很久，也还是可以解开的；即便江河淤塞得再久，也仍是可以被疏通的。

有人认为患病的时间长了就无法针刺治疗了，这种说法是不对的，擅长施针的人治疗疾病，就像在拔刺、洗污点、解开绳索、疏通河道一样。不管患病的时间多久，仍然还可以治愈，认为病的时间久了就无法救治的人，是因为他还没有掌握针刺的技术。

用针刺来治疗各种热症，应该用浅刺法，手法要轻而且迅捷，如同用手触摸滚热的水，刚刚触到就收回一样。用针刺来治疗寒性和肢体清冷的病患时，当用深刺留针法，静候得气，就应该像游子眷恋家乡而不愿远行一样。在内的阴分如果是阳邪侵入而伴有发热，治疗时应当取阳明胃经的足三里穴，准确地刺入，治疗方法要正确，不可懈怠大意，等到得气并且邪气退了才能停针。如果邪气不退，就应该继续用针刺治疗。如果病位出现在上部，而且属于内脏，治疗时就要取太阴脾经的阴陵泉穴；假如病位出现在上部，而属于外腑，治疗时就应该取少阳胆经的阳陵泉穴。

本输第二

黄帝问于岐伯曰：凡刺之道，必通十二经络之所终始，络脉之所别处，五输之所留，六腑之所与合，四时之所出入，五脏之所溜处，阔数之度，浅深之状，高下所至。愿闻其解。

岐伯曰：请言其次也。肺出于少商，少商者，手大指端内侧也，为井木；溜于鱼际，鱼际者，手鱼也，为荥；注于太渊，太渊，鱼后一寸陷者中也，为俞；行于经渠，经渠，寸口中也，动而不居，为经；入于尺泽，尺泽，肘中之动脉也，为合，手太阴经也。

心出于中冲，中冲，手中指之端也，为井木；溜于劳宫，劳宫，掌中中指本节之内间也，为荥；注于大陵，大陵，掌后两骨之间方下者也，为俞；行于间使，间使之道，两筋之间，三寸之中也，有过则至，无过则止，为经；入于曲泽，曲泽，肘内廉下陷者之中也，屈而得之，为合，手少阴也。

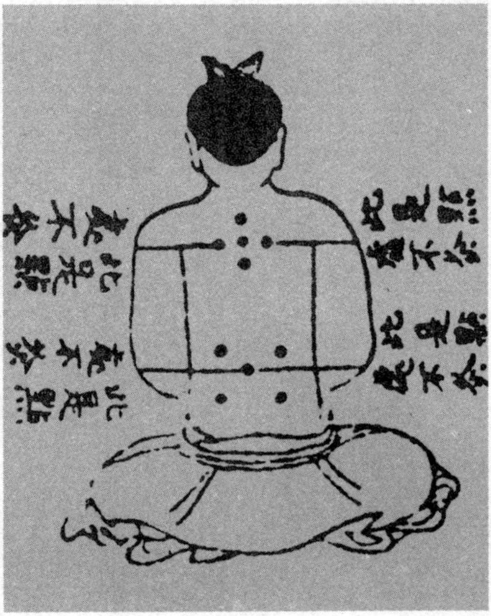

正统道藏本《上清紫庭追痨仙方》灸方图

肝出于大敦，大敦者，

足大指之端及三毛之中也，为井木；溜于行间，行间，足大趾间也，为荥；注于太冲，太冲，行间上二寸陷者之中也，为俞；行于中封，中封，内踝之前一寸半，陷者之中，使逆则宛，使和则通，摇足而得之，为经；入于曲泉，曲泉，辅骨之下，大筋之上也，屈膝而得之，为合，足厥阴也。

脾出于隐白，隐白者，足大趾之端内侧也，为井木；溜于大都，大都，本节之后，下陷者之中也，为荥；注于太白，太白，腕骨之下也，为俞；行于商丘，商丘，内踝之下，陷者之中也，为经；入于阴之陵泉，阴之陵泉，辅骨之下，陷者之中也，伸而得之，为合，足太阴也。

肾出于涌泉，涌泉者，足心也，为井木；溜于然谷，然谷，然骨之下者也，为荥；注于太溪，太溪，内踝之后，跟骨之上，陷中者也，为俞；行于复溜，复溜，上内踝二寸，动而不休，为经；入于阴谷，阴谷，辅骨之后，大筋之下，小筋之上也，按之应手，屈膝而得之，为合，足少阴经也。

膀胱出于至阴，至阴者，足小趾之端也，为井金；溜于通谷，通谷，本节之前外侧也，为荥；注于束骨，束骨，本节之后，陷者中也，为俞；过于京骨，京骨，足外侧大骨之下，为原；行于昆仑，昆仑，在外踝之后，跟骨之上，为经；入于委中，委中，腘中央，为合，委而取之，足太阳也。

胆出于窍阴，窍阴者，足小趾次指之端也，为井金；溜于侠溪，侠溪，足小趾次指之间也，为荥；注于临泣，临泣，上行一寸半陷者中也，为俞；过于丘墟，丘墟，外踝之前下，陷者中也，为原；行于阳辅，阳辅，外踝之上，辅骨之前，及绝骨之端也，为经；入于阳之陵泉，阳之陵泉，在膝外陷者中也，为合，伸而得之，足少阳也。

胃出于厉兑，厉兑者，足大趾内次指之端也，为井金；溜于内庭，内庭，次趾外间也，为荥；注于陷谷，陷谷者，上中指内间上行二寸陷者中也，为俞；过于冲阳，冲阳，足跗上五寸陷者中也，为原，摇足而得之；行之解溪，解溪，上冲阳一寸半陷者中也，为经；入于下陵，下陵，膝下三寸，胻骨外三里也，为合；复下三里三寸为巨虚上廉，复下上廉三寸为巨虚下廉也，大肠属上，小肠属下，足阳明胃脉也，大肠小肠，皆属于胃，是足阳明也。

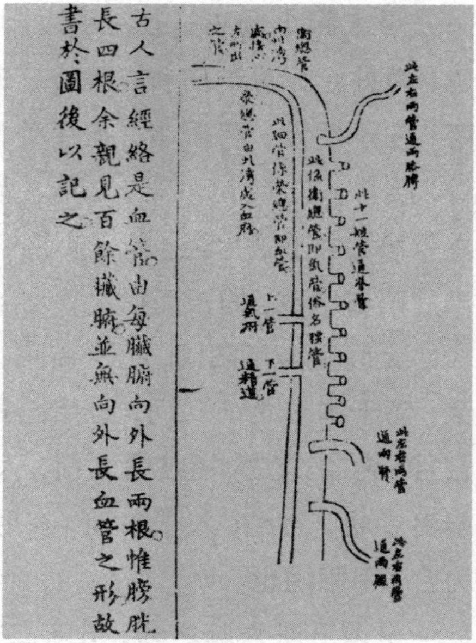

清代王清任《医林改错》中的经络图

三焦者，上合手少阳，出于关冲，关冲者，手小指次指之端也，为井金；溜于液门，液门，小指次指之间也，为荥；注于中渚，中渚，本节之后陷者中也，为俞；过于阳池，阳池，在腕上陷者之中也，为原；行于支沟，支沟，上腕三寸，两骨之间陷者中也，为经；入于天井，天井，在肘外大骨之上陷者中也，为合，屈肘乃得之；三焦下腧，在于足大趾之前，少阳之后，出于腘中外廉，名曰委阳，是太阳络也。手少阳经也。三焦者，足少阳太阴之所将，太阳之别也，上踝五寸，别人贯腨肠，出于委阳，并太阳之正，入络膀胱，约下焦，实则闭癃，虚则遗溺，遗溺则补之，闭癃则泻之。

手太阳小肠者，上合手太阳，出于少泽，少泽，小指之端也，为井金；溜于前谷，前谷，在手外廉本节前陷者中也，为荥；注于后溪，后溪者，在手外侧本节之后也，为俞；过于腕骨，腕骨，在手外侧腕骨之前，为原；行于阳谷，阳谷，在锐骨之下陷者中也，为经；入于小海，小海，在肘内大骨之外，去端半寸陷者中也，伸臂而得之，为合，手太阳经也。

大肠上合手阳明，出于商阳，商阳，大指次指之端也，为井金；溜于本节之前二间，为荥；注于本节之后三间，为俞；过于合谷，合谷，在大指歧骨之间，为原，行于阳溪，阳溪在两筋间陷者中也，为经；入于曲池，在肘外辅骨陷者中，屈臂而得之，为合，手阳明也。

是谓五脏六腑之俞，五五二十五俞，六六三十六俞也。六腑皆出足之三阳，上合于手者也。

缺盆之中，任脉也，名曰天突，一次任脉侧之动脉，足阳明也，名曰人迎；二次脉手阳明也，名曰扶突；三次脉手太阳也，名曰天窗；四次脉足少阳也，名曰天容；五次脉手少阳也，名曰天牖；六次脉足太阳也，名曰天柱；七次脉颈中央之脉，督脉也，名曰风府。腋内动脉，手太阴也，名曰天府。腋下三寸，手心主也，名曰天池。刺上关者，呿不能欠；刺下关者，欠不能呿。刺犊鼻者，屈不能伸；刺两关者，伸不能屈。足阳明侠喉之动脉也，其俞在膺中。手阳明次在其腧外，不至曲颊一寸。手太阳当曲颊。足少阳在耳下曲颊之后。手少阳出耳后，上加完骨之上。足太阳挟项大筋之中发际。阴尺动脉在五里，五俞之禁也。

肺合大肠，大肠者，传道之府。心合小肠，小肠者，受盛之

腑。肝合胆，胆者，中精之腑。脾合胃，胃者，五谷之腑。肾合膀胱，膀胱者，津液之腑也。少阳属肾，肾上连肺，故将两脏。三焦者，中渎之腑也，水道出焉，属膀胱，是孤之腑也。是六腑之所与合者。

春取络脉诸荥，大经分肉之间，甚者深取之，间者浅取之。夏取诸俞孙络肌肉皮肤之上。秋取诸合，余如春法。冬取诸井诸俞之分，欲深而留之。此四时之序，气之所处，病之所舍，脏之所宜。转筋者，立而取之，可令遂已。痿厥者，张而刺之，可令立快也。

【译文】

黄帝问岐伯：所有想知道施针治病的道理的人，就一定得知道十二经脉和脉络出入运行的起点和终点，十五脉络从正经所别出的地方，井、荥、输、经、合这些五藏的腧穴处在四肢的哪个部位，六腑与五藏表里相通的联系，人体随着四季气候的变化而表现出来的相应的精血虚实情况，五藏的气血与经脉灌注会聚在体表的位置，经脉与络脉、孙络的尺寸，在深浅部的分布状况，以及上至头面、下至肢末的连接情况。我希望听听你对这些问题有何看法？

岐伯回答道：请让我依次来谈谈这些问题。肺脏的起点是少商穴。少商穴位于手的大指端的内侧，它叫井穴，五行中属木。脉气自井穴走出后，运行到鱼际穴。鱼际穴位置在手掌大鱼际的中后方，叫作荥穴。脉气在此灌注太渊穴。太渊穴的位置在手掌大鱼际后一寸的凹陷地方的中间位置，叫作腧穴。脉气从这里运行到经渠穴，经渠穴的位置在寸后方的凹陷中，也就是切脉时中指的位置，这里桡动脉始终不止息地跳动，叫作经穴。脉气从这里汇入尺泽穴，尺泽穴的位置在肘横纹中央的动脉应手的地方，叫作合穴。手太阴肺经所属的五腧穴就是这样的。

心脏脉气的起点是心包络经的中冲穴。中冲穴的位置在手中指的指端，叫作井穴，五行中属木。脉气自井穴走出后，运行到劳宫穴。劳宫穴的位置在手掌中央中指本节的后方中间，叫作荥穴。脉气从这里流注到大陵穴，大陵穴的位置在手掌后腕关节第一横纹的中央，桡骨和尺骨之间的桡侧腕屈肌腱的尺侧凹陷中，叫作腧穴。脉气由此通行到间使穴，间使穴位的位置在手掌后三寸的两筋之间的凹陷中。当本经发生病变的时候，就会在这个部位上有所表达，而在没有病变的时候就没有异常反应。它叫作经穴。脉气从这里汇入曲泽穴，曲泽穴的位置在肘横纹中，肱二头肌腱内侧，当肘窝横纹中央稍微偏于尺侧的凹陷时，取此穴时先使手臂稍微曲起，它叫作合穴。手少阴心经所属的五腧穴就是这样。

肝脏脉气的起点是大敦穴，大敦穴位于足大趾外侧离趾甲根一分支处，也可以说是在大趾被侧的三毛中（即大趾第一节的背面，趾甲根之后），它叫井穴，属五行中的木；脉气自井穴出发，游行到行间穴，行间穴位于足大趾和次趾之间，它叫荥穴；买齐自这里流注到太冲穴，太冲穴位于行间穴上二寸，第二趾骨连接部位前的凹陷里，它叫腧穴；脉气自这里运行到中封穴，中封穴位于足内踝前一寸五分处的凹陷中，针刺这个穴位时，假如与经气运行的方向相悖，就会使气血凝结，假如顺应经气运行的方向，就会使气血通畅，足部上仰，穴位的地方会出现凹陷，即得此穴，它叫经穴；脉气从此进入曲泉穴，曲泉穴位于膝内辅骨突起的下方和大筋上方的凹陷中，此穴在屈膝时即可准确得到，它叫合穴。足厥阴肝经所属的五腧穴就是这样的。

脾脏脉气的起点是隐白穴，隐白穴的位置在足大趾内侧前端，叫作井穴，五行中属木；脉气从井穴出发后游行到大都穴，大都穴的位置在足大趾本节之后的凹陷的中间，叫作荥穴；脉气由此灌注到太白穴，太白穴的位置在足内侧核骨下方的凹陷中，叫作腧穴；脉气再由此经行到商丘穴，商丘穴在足内踝下面的凹陷的地方，叫作经穴；脉气从这里汇入到阴陵泉穴，阴陵泉穴的位置在膝内侧辅骨突起的后下方的凹陷中，脚伸直，在胫骨头内侧后下方的凹陷中即可得此穴，叫作合穴。足太阴经所属的五腧穴运行情况就是这样。

肾脏脉气的起点是涌泉穴，涌泉穴的位置在足底心的凹陷中，叫作井穴，五行中属木；脉气自井穴出然后流行到然谷穴，然谷穴的位置在足内踝前方大骨下部凹陷中，它叫作荥穴；脉气在这里灌注到太溪穴，太溪穴的位置在内踝骨后方、跟骨上方的凹陷中，叫作腧穴；脉气从这里到复溜穴，复溜穴的位置在内踝上二寸、有

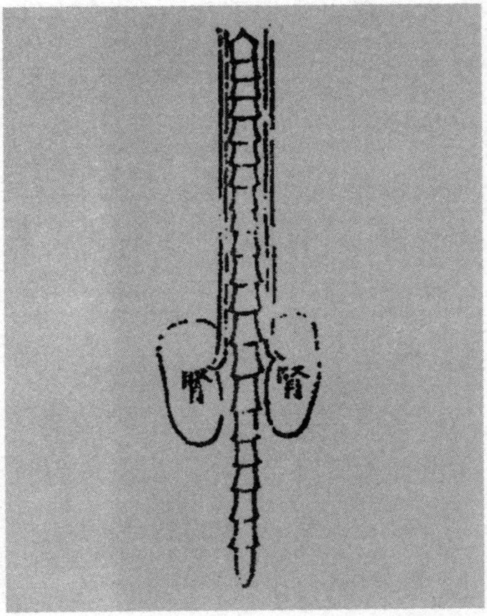

明代高武《针灸聚英》脏腑图之肾脏图

动脉跳动不止的地方，叫作经穴；脉气在此汇入到阴谷穴，阴谷穴的位置在膝内侧辅骨后面，大筋的下面，小筋的上面，按压后能感觉到有动脉跳动之处，屈膝，在腘横纹内侧端二筋之间的凹陷中，即可得此穴，它叫合穴。足少阴肾经所属的五腧穴的运行情况就是这样。

膀胱经脉气的起点是至阴穴，至阴穴的位置在足小趾端外侧、离趾甲一分许之处，叫作井穴，五行之中属金；脉气自井穴出，然后流行到通谷穴，通谷穴在足小趾外侧本节前的凹陷中，叫作荥穴；脉气由此灌注到束骨穴，束骨穴的位置在足小趾外侧本节后面的凹陷的中间，叫作腧穴；脉气从这里进入京骨穴，京骨穴的位置在足外侧大骨下方赤白肉际处的凹陷中，叫作原穴；脉气再由此经行到昆仑穴，昆仑穴的位置在足外踝的后方、跟骨的上方的凹陷中，叫作经穴；脉气从此处到达委中穴，委中穴的位置在膝部腘横纹的中央，叫作合穴，屈膝即可取准此穴。足太阳膀胱经所属的五腧穴和原穴的运行情况就是这样。

胆腑脉气的起点是窍阴，窍阴穴的位置在第四足趾末端的外侧，叫作井穴，五行之中属金；脉气自井穴出发，然后流行到侠溪穴，侠溪穴的位置在足小趾次趾之间、本节前的凹陷中，叫作荥穴；脉气由此流注到临泣穴，临泣的位置在侠溪穴上行一寸五分、足小趾次趾本节后的凹陷中，叫作腧穴；脉气再由此过到丘墟穴，丘墟穴的位置在足外踝前下的凹陷中，叫作原穴；脉气从此运行到阳辅穴，阳辅穴的位置在足外踝上四寸、辅骨之前、绝骨末端之处，叫作经穴；脉气从这里到达阳陵泉穴，阳陵泉穴的位置在膝下一寸、外辅骨头前下方的凹陷中，叫作合穴，伸展下肢即可取准此穴。足少阳胆经所属的五腧穴和原穴的运行情况就是这样。

胃腑脉气的起点是历兑穴，厉兑穴的位置在足大趾内侧、第二足趾的前端，叫作井穴，五行之中属金；脉气自井穴出发，然后流行到内庭穴，内庭穴的位置在第二足趾外侧的本节前的凹陷中，为荥穴；脉气由此灌注到陷谷穴，陷谷穴的位置在足中趾和次趾之间、内庭上两寸、本节后方的凹陷中，叫作腧穴；脉气再由此过到冲阳穴，冲阳穴的位置在足跗上五寸的凹陷中，叫作原穴，摇动足部可准确取到这个穴位；脉气从这里经行到解溪穴，解溪穴的位置在冲阳后一寸五分、足跗关节上的凹陷中，叫作经穴；脉气从此汇入到下陵穴，下陵穴的位置就是膝眼下三寸、胫骨外缘处的足三里穴，叫作合穴；脉气再自从此往下，在足三里穴下三寸的地方，叫上巨虚穴；再往下，在上巨虚穴下三寸处，叫作下巨虚穴。大肠的脉气寄属于上巨虚穴，小肠的脉气寄属于下巨虚穴，这两个穴位都属于足阳明胃经的腧穴。因此大肠和小肠都与胃相连，脉气相通。足阳明胃经所属的五腧穴和原穴的大致运行情况就是这样。

三焦腑横穿胸腹腔上中下三部，在上部与之相连的是手少阳三焦经。它的脉气出自关冲穴，关冲穴处于无名指前端靠近小指的一侧，叫作井穴，五行之中属金；脉气自井穴出发，然后流行到液门穴，液门穴的位置在小指和无名指的指缝间，叫作荥穴；脉气由此灌注到中渚穴，中渚穴的位置在本节之后、两骨之间的凹陷中，叫作腧穴；脉气再由此过到阳池穴，阳池穴的位置在手腕背侧横纹的凹陷中，叫作原穴；脉气然后经行到支沟穴，支沟穴的位置在腕后面三寸、两骨间凹陷处，叫作经穴；脉气从这里进入到天井穴，天井穴的位置在肘外大骨上面的凹陷的地方，叫作合穴，屈肘的时候就能准确取到这个穴位。三焦经的分布是由手至头，但是有一个与它脉气相通并由其所主而位于足部的下腧穴，其脉气在足太阳膀胱经之前，上行足少阳胆经之后，别出于膝腘正中外一寸处的两筋间的凹陷处，叫作委阳，它不仅是足太阳膀胱经的络穴，还是足太阳膀胱经的络脉所别出的地方。这就是手少阳三焦经所属的五腧穴、原穴以及下腧穴的大致情况。因为三焦和肾、膀胱关系密切，加上三焦的下腧穴是足太阳膀胱经的经脉别出之处，其脉气在足踝上方五寸的地方，并从本经分出而进入并横穿小腿肚，又从委阳穴进入体表，再从这里进入足太阳膀胱经的本经，并进入腹腔，与膀胱相连，束缚下焦。所以，委阳穴可主治三焦气化异常而导致的属于膀胱病症的病变，例如，病邪进入三焦后引起的小便不通一类的实证，或者因为三焦虚弱引发的小便失禁一类的虚证。治疗时，属虚的应该用补法，属实的应该用泻法。

手太阳小肠腑，位于腹部，它的经气向上与手太阳经相合。它的脉气源于少泽穴，少泽穴位于手小指前端的外侧，叫作井穴，五行之中属金；脉气自井穴出发，然后流行到前谷穴，前谷穴的位置在手小指外侧本节前的凹陷的地方，叫作荥穴；脉气由此灌注到后溪穴，后溪穴的位置在手小指外侧小指本节后的凹陷中，叫作腧穴；脉气再由此过到腕骨穴，腕骨穴的位置在手外侧腕骨前方的凹陷中，叫作原穴；脉气然后经行到阳谷穴，阳谷穴的位置在手掌后方锐骨下的凹陷的地方，叫作经穴；脉气最后汇入到小海穴，小海穴的位置在肘内侧离大骨外缘五分处的凹陷中，需要手臂的伸展方能准确取得此穴，它叫作合穴。以上就是手太阳小肠经所属的五腧穴和原穴运行的情况。

大肠腑位于下部，它的经气却向上与手阳明经相合。它的脉气从商阳穴开始，商阳穴的位置在大拇指内侧、食指的前端外侧部，叫作井穴，五行之中属金；脉气自井穴流出，然后流行到二间穴，它叫荥穴；脉气从此处注入食指桡侧本节后方凹陷中的三间穴，叫作腧穴；脉气由此过到合谷穴，合谷穴的位置在手上拇指与食指的掌骨间，叫作原穴；脉气然后经行到阳溪穴，阳溪穴的位置在腕关节桡侧、两筋之间的凹陷处，叫作经穴；脉气最后汇入到曲池穴，曲池穴的位置在肘外侧辅骨内的凹陷的地方，屈肘方能取得该穴位，它被称为合穴。手阳明大肠经所属的五腧穴和原穴的运行情况就是这样。

以上这些就是五藏六腑脉气出入流注所经过的主要腧穴，五藏各有五穴，总共二十五个腧穴，六腑各有六穴，总共三十六个腧穴。六腑的经气都经由足太阳、足阳明、足少阳这三条阳经出发的，而其中的三焦腑、大肠腑、小肠腑的经气又向上分别合于手三阳经。因此，每腑都有各自与之相对应的经脉，彼此之间的关系也十分密切。

左右两缺盆学的中间的正中线，就是任脉的天突穴。天突穴两边的第二行经脉上的穴位，靠近任脉侧面动脉搏动的地方，属于足阳明胃经，叫人迎穴；人迎穴之外的第三行经脉上的穴位，属于手阳明大肠经，叫扶突穴；扶突穴外的第四行经脉上的穴位，属于手太阳小肠经，叫天窗穴；天窗穴之后的第五行经脉上的穴位，属于足少阳胆经，叫天容穴；天容穴之后的第六行经脉上的穴位，属于手少阳三焦经，叫天牖穴；天牖穴之后的第七行经脉上的穴位，属于足太阳膀胱经，叫天柱穴；天柱穴之后的位于颈部正中间的第八行经脉上的穴位，属于督脉，叫风府穴。位于腋内动脉搏搏动处的穴位，属于手太阴肺经，叫天府穴；此外，位于腋下三寸的地方的穴位，属于手厥阴心包络经，叫天池穴。用针刺上关穴的时候，只有张开嘴巴才能看到穴位所在的凹陷，因此取穴时要张嘴，不能闭嘴。相反刺下关穴的时候，只有闭嘴才能看到穴位所在的凹陷，如果张嘴，凹陷就会消失，因此取穴时应该闭嘴，切忌张嘴。在刺犊鼻穴的时候，穴位所在的凹陷要在屈膝时才能得到，因此取穴时要弯曲膝盖而不能伸直。在刺内关穴与外关穴时，取穴则要伸手而不能使之弯曲。足阳明经的人迎穴位处在结喉两边的动脉搏动处，该经腧穴则分布在胸壁中，与它脉气相通。其次是手阳明大肠经的扶突穴，它处在足阳明经的人迎穴之外，没有到达曲颊，在曲颊下一寸远之处。从该处向四周展开的是手太阳小肠经的天窗穴，它正位于当下颌角下方动脉搏动处的凹陷中。此处斜上的位置是足少阳胆经的天容穴，它位于耳下部、下颌角后方。从这里向四周展开的是手太阳三焦经的天牖穴，它位于耳后方，由此处往上即是完骨穴。由该处向四周展开的是足太阳膀胱经的天柱穴，它位于颈部大筋外侧沿发际的凹陷中。属阴的尺动脉，位于手阳明大肠经的五里穴的地方，如果误刺此穴，会致使运行于井、荥、腧、经、合五腧穴的脏气衰绝，因此不可针刺此穴。

肺与大肠相互贯通，大肠是输送废物、排泄粪便的腑。心和小肠相互贯通，小肠是接收由胃下移的腐熟的食物，并区分水液和污物的腑。肝和胆相互贯通，胆是储存和排泄胆汁的腑。脾和胃相互贯通，胃是接受和消化食物的腑。肾和膀胱相互贯通，膀胱是储存和排泄小便的腑。手少阳三焦属于肾，肾脏的经脉在上部与肺相连，肺能通调水道，因此肾脏能掌控三焦和膀胱两个水腑，负责水液代谢。三焦，是周围水液通行的途径，可以排解水道，与膀胱相连。但是就像上面说的一样，肺、心、肝、脾、肾这五藏都各有一腑与之贯通，可六腑中，只有三焦没有其他的器脏来配合，因此它被称为孤腑。六腑与五藏相配合的情况就是这样。

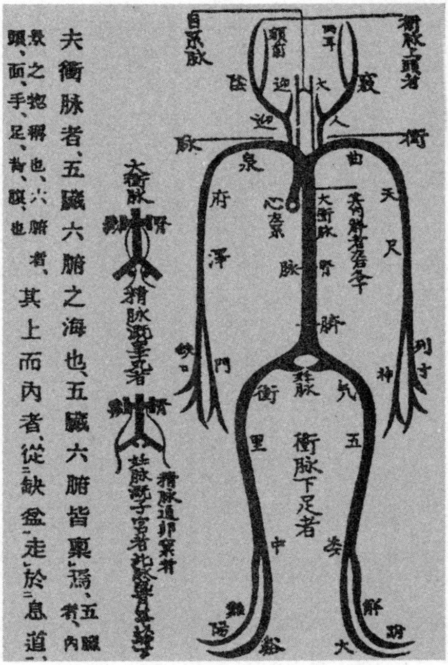

日本石坂宗哲《古诊脉说》中的经络图

在春季施针时，应该施针于浅表部位的络脉、十二经的荥穴或大经的分肉之间的穴位，病重的就刺深一点，病轻的就刺浅一点；在夏季施针时，应该施针于十二经的腧穴、孙络或者浮于皮肤表面的浅表部位；在秋季施针时，应取十二经的合穴，其他的就参照春季的施针方法，也应该在大经分肉之间取位，并依据病势的轻重程度，把握针刺的深浅度；在冬季施针时，应该施针于十二经的井穴或者各经的腧穴以及背腧穴等，要刺深针还要留针。采用这些针刺之法，不仅是顺应四时气候的规律，还因为经气应和四季有不同的流注部位、病邪在四季居留部位的不同，以及五藏在四季各有不同特点。如果要治转筋病，针刺时就让病人站着来受针，这样可以迅速消除痉挛的现象。如果要治四肢偏废的痿厥病，就让病人仰卧并舒展四肢来受针，这样才能使气血通畅地运行，可以让病人感到轻快。

小针解第三

所谓易陈者，易言也。难入者，难著于人也。粗守形者，守刺法也。上守神者，守人之血气有余不足，可补泻也。神客者，正邪共会也。神者，正气也。客者，邪气也。在门者，邪循正气之所出入也。未睹其疾者，先知邪正何经之疾也。恶知其原者，先知何经之病所取之处也。刺之微在数迟者，徐疾之意也。粗守关者，守四肢而不知血气正邪之往来也。上守机者，知守气也。机之动不离其空中者，知气之虚实，用针之徐疾也。空中之机，清净以微者，针以得气，密意守气勿失也。其来不可逢者，气盛不可补也。其往不可追者，气虚不可泻也。不可挂以发者，言气易失也。扣之不发者，言不知补泻之意也，血气已尽而气不下也。知其往来者，知气之逆顺盛虚也。要与之期者，知气之可取之时也。粗之闇者，冥冥不知气之微密也。妙哉！工独有之者，尽知针意也。往者为逆

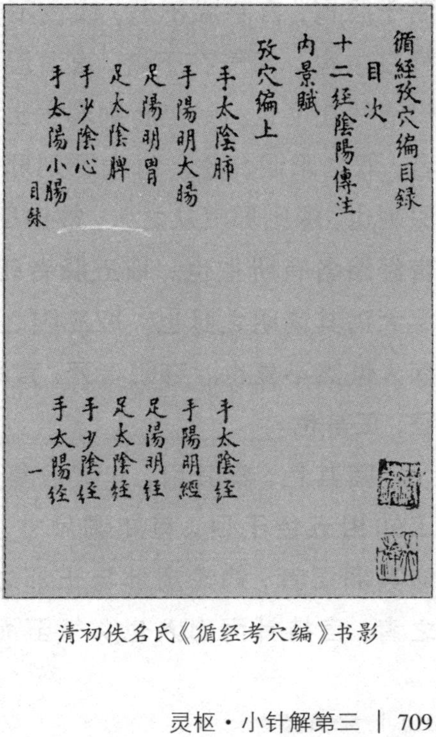
循經攷穴編目録
目次
十二経陰陽傳注
内景賦
攷穴編上
手太陰肺　手太陰経
手陽明大腸　手陽明經
足陽明胃　足陽明経
足太陰脾　足太陰経
手少陰心　手少陰経
手太陽小腸　手太陽経
目録　一

清初佚名氏《循经考穴编》书影

者，言气之虚而小，小者逆也。来者为顺者，言形气之平，平者顺也。明知逆顺，正行无问者，言知所取之处也。迎而夺之者，泻也。追而济之者，补也。

所谓虚则实之者，气口虚而当补之也。满则泄之者，气口盛而当泻之也。宛陈则除之者，去血脉也。邪胜则虚之者，言诸经有盛者，皆泻其邪也。徐而疾则实者，言徐内而疾出也。疾而徐则虚者，言疾内而徐出也。言实与虚，若有若无者，言实者有气，虚者无气也。察后与先，若亡若存者，言气之虚实，补泻之先后也，察其气之已下与常存也。为虚与实，若得若失者，言补者佖然若有得也，泻则恍然若有失也。

夫气之在脉也，邪气在上者，言邪气之中人也高，故邪气在上也。浊气在中者，言水谷皆入于胃，其精气上注于肺，浊溜于肠胃，言寒温不适，饮食不节，而病生于肠胃，故命曰浊气在中也。清气在下者，言清湿地气之中人也，必从足始，故曰清气在下也。针陷脉则邪气出者，取之上。针中脉则邪气出者，取之阳明合也。针太深则邪气反沉者，言浅浮之病，不欲深刺也，深则邪气从之入，故曰反沉也。皮肉筋脉各有所处者，言经络各有所主也。取五脉者死，言病在中，气不足，但用针尽大泻其诸阴之脉也。取三阳之脉者，唯言尽泻三阳之气，令病人恇然不复也。夺阴者死，言取尺之五里五往者也。夺阳者狂，正言也。

睹其色，察其目，知其散复，一其形，听其动静者，言上工知相五色于目，有知调尺寸小大缓急滑涩，以言所病也。知其邪正者，知论虚邪与正邪之风也。右主推之，左持而御之者，言持针而出入也。气至而去之者，言补泻气调而去之

也。调气在于终始一者，持心也。节之交三百六十五会者，络脉之渗灌诸节者也。

所谓五脏之气已绝于内者，脉口气内绝不至，反取其外之病处与阳经之合，有留针以致阳气，阳气至则内重竭，重竭则死矣，其死也，无气以动，故静。所谓五脏之气已绝于外者，脉口气外绝不至，反取其四末之输，有留针以致其阴气，阴气至则阳气反入，入则逆，逆则死矣，其死也，阴气有余，故躁。所以察其目者，五脏使五色循明，循明则声章，声章者，则言声与平生异也。

【译文】

所说的“易陈”，是指运用小针的要领说起来简单。“难入”是指它的精妙之处并不明显，难以了解。医术粗浅的医生只知道死板地拘泥于刺法。医术精湛的医生能辨别病人的血气情况来决定补泻之法。正气和邪气都滞留在血脉中，彼此争斗，才引发了各种病变的。“神”，是指正气，“客”，是指邪气。邪气从正气出入的地方侵入人体，并在人体周身循行，无一处不去。事先没弄清楚疾病的性质和病症之所在，就盲目地进行治疗是错误的，要针刺就一定要先知道邪正的虚实情况和发生病变的经脉。这些都没有诊明，又如何了解病源在哪里呢？所以，只有先知道哪个经脉发生了病变，才能决定应该取用哪个经脉和穴位，这才是正确的治疗方法。针刺的精妙之处在于掌握进针和出针速度的快慢。医术低浅的医生只会根据病症在关节附近取用跟症状相对应的穴位，而并不知道诊断血气的盛衰和邪气与正气的进退变化等情况。技术精湛的医生能诊察和掌握气机的虚实变化，并据此采取补泻之法。气机的活动情况都反映在腧穴上，只要了解了气机的虚实变化变化规律，就可采取正确的补泻手法了。

穴位中气血活动的变化情况是精而微妙的，在针下已经得气的时候，还必须仔细体察气的出入循环情况，这样才能掌握下针的最佳时机。邪气旺盛的时候，切不能迎势而上采用补法。邪气已退正气还很虚弱的时候，不可妄自使用泻法，以防止真气衰竭。针下得气时候，一定要把握时机来运用针刺手法，不可有毫发的差失，因为得气的感觉是转瞬即逝的。不懂得随气机的虚实变化而适时进行补泻的医生，常常会丢掉好时机，就如同箭扣在弓弦上，该射的时候却没有射出去一样，这只会损伤病人的血气，终归无法消除邪气。能掌握气的出入循行情况，才能掌握气机的虚实盛衰。知道了奇迹变化的重要性，就能掌握针刺的最佳时机。医术粗浅的医生似乎浑然不知，不能体察气机变化的精妙。医术精湛的医生总是异乎寻常，能准确运用针法和体察气机的出入循行变化的意义。经气已退时，脉气虚弱、微小的叫逆。经气慢慢到来时，脉象平稳、柔和，平和的叫顺。了解气机的顺逆关系，就可以准确无误地选取恰当的穴位，并毫无疑问地决定治疗的方法了。迎着经气运行的方向下针，属于泻法；顺着经气运行的去势下针，是补法。在寸口脉象虚的时候，应该采用补法补益正气；在寸口脉象旺盛的时候，应该使用泻法泄出邪气。体内有郁积已久的血脉恶血就要用泻血法去排出去；假如各个经脉的邪气都已经很旺盛的时候，就应当使用泻法把邪气驱除。缓慢地进针而迅速出针，此针法为补法，可使正气充实；快速地进针而缓慢地出针的针法为泻法，能泄除邪气。

所说的虚实是指施针后针下是否得气。得气的属于正气实，不得气属于正气虚；要根据各条经脉经气的虚实情况，来确定补法和泻法施针的先后顺序。采用补法补充正气时，患者会感觉到体内气血有充实的感觉，好像有所得一样；如若使用泻法排除邪气，患者会有轻快的感觉，好像有所失去一样。不同的邪气侵入人体后，会侵犯不同的部位，风寒外邪之气入侵人体时，通常先在头部发病，因此说邪气在上部。人喝的水，吃的五谷杂粮，都是被胃所消化后，再经脾的吸收、运化，把产生的精微之气上输到肺部，通过肺气的分布输送到全身各处，而其中的浊气滞留在肠胃之中，通过大小便排出体外。所以说如果寒热不合适，饮食没有节制的话，就会影响消化、吸收以及排泄功能，进而引发肠胃疾病，因此说浊气在中部。而清冷潮湿的地气一般是从脚部开始侵入人体的，因此说清气在下部。邪气入侵人的上部，并在头部发病时，应知道外邪侵入的经脉，然后在头部取穴，使邪气随针泄出。要想排掉那些停留在肠胃中的浊气，治疗时就要施针于足阳明胃经的合穴足三里穴。那些邪气处在浅表部位的疾病，进行治疗的时候不适合施针过深，假如误用深刺，会使浅表的邪气顺着针进入到人的体内，因此说“反沉”。皮、肉、筋、脉各有自己固定的部位，每个部位都有各自对应着的经络，它们既是经络出现病症的地方，也是主治此病的地方。如果病邪处在内脏而使五脏之气虚弱的，却用针在五脏的各条阴经上用泻法排气，就会使五脏之气衰竭而致死。不顾及虚实情况，就在病人六腑的三阳经上猛泻其气，就会使患者身体虚衰而最终难以恢复。假如取尺泽穴上三寸的动脉，也就是肘上三寸属于手阳明大肠经的五里穴（五脏的阴气出于此），连续泻五次，就会泄尽五脏的阴气，导致死亡。如果误泻三阳经的正气，就会损伤阳气，令人发狂，这是对错误施针的正面告诫。医生一定要给以重视，千万不可漠不关心。

医术精湛的医生能够懂得观察病人的神色和眼部的色泽变化，并且懂得分析病人寸口脉象所表达出的大小缓急滑涩的不同情况，进而诊明属于何种病变。“知其邪正”是说可以知道疾病是由四时八节的贼风（虚邪）引起的，还是由于过度疲惫后腠理开泄所遭受的风邪（正邪）引起的。“右主推之，左持而御之”是说进出针时左手与右手的姿势和动作。“气至而去之”，是说在用针补泻的方法的时候，下针后一定要使针下得气，等到调和的气机后，才可以出针。“调气在于终始一”，是说医生运针调气最重要的是自始至终都要专心致志。“节之交三百六十五会”，指的全身三百六十五个穴位，都是经脉中的血气由络脉渗灌到全身筋骨皮肉各个部位的融会贯通的地方。

五脏在内的精气已经衰竭，脉口出现虚弱，似有若无的现象。像这样的阴虚证，应当采取补其阴精的治疗方法，可是如果在针刺时取用气显现出来的病症所处的腧穴和阳经的合穴，并用留针充实在外的阳气，就会使阳气更加充溢，阴气更加损耗，从而加重五脏精气的衰竭，这样，已经内竭的五脏精气有一次遭到损伤，必会致死。临死时，病人因脏气虚弱、衰竭，阴不补阳，没有力气，而显得十分安静。五脏在外的精气已经衰竭，而脉口出现脉象虚弱、轻取欲无的现象，属于阳气衰竭的重症，应当采取补实阳气的方法进行治疗，可是在施针治疗的时候取位于四肢末端的腧穴，并留针来补充内在的阴气，从而使阴气过盛而让已衰竭的阳气内陷，并且更加衰竭，阳气内入会引发阴阳逆乱的厥逆证，厥逆会导致死亡。死亡时，由于阳并于阴，阴气过盛，阴阳逆乱，所以会出现烦躁的现象。在前面所说的“睹其色，察其目”等句子中，要特别强调“察其目”的作用。五脏精气的旺盛能使眼睛炯炯有神和面部五色明朗，因此要察目，精气旺盛的话，发出的声音就会高而响亮。声音高而响亮，此处的响亮是指发出的声音与平常不同。

邪气藏府病形第四

黄帝问于岐伯曰：邪气之中人也，奈何？

岐伯答曰：邪气之中人高也。

黄帝曰：高下有度乎？

岐伯曰：身半已上者，邪中之也；身半已下者，湿中之也。

故曰：邪之中人也，无有常，中于阴则溜于腑，中于阳则溜于经。

黄帝曰：阴之与阳也，异名同类，上下相会，经络之相贯，如环无端。邪之中人，或中于阴，或中于阳，上下左右，无有恒常，其故何也？

岐伯曰：诸阳之会，皆在于面。中人也，方乘虚时，及新用力，若饮食汗出腠理开，而中于邪。中于面则下阳明，中于项则下太阳，中于颊则下少阳，其中于膺背两胁亦中其经。

黄帝曰：其中于阴奈何？

岐伯答曰：中于阴者，常从臂胻始。夫臂与胻，其阴皮薄，其肉淖泽，故俱受于风，独伤其阴。

黄帝曰：此故伤其脏乎？

岐伯答曰：身之中于风也，不必动脏。故邪入于阴经，则脏气实，邪气入而不能客，故还之于腑。故中阳则溜于经，中阴则溜于腑。

黄帝曰：邪之中人脏，奈何？

岐伯曰：愁忧恐惧则伤心。形寒寒饮则伤肺，以其两寒相感，中外皆伤，故气逆而上行。有所堕坠，恶血留内，若有所大怒，气上而不下，积于胁下，则伤肝。有所击仆，若醉入房，汗出当风，则伤脾。有所用力举重，若入房过度，汗出浴水，则伤肾。

黄帝曰：五脏之中风，奈何？

岐伯曰：阴阳俱感，邪乃得往。

黄帝曰：善哉。

黄帝问于岐伯曰：首面与身形也，属骨连筋，同血合于气耳。天寒则裂地凌冰，其卒寒，或手足懈惰，然而其面不衣，何也？

岐伯答曰：十二经脉，三百六十五络，其血气皆上于面而走空窍，其精阳气上走于目而为睛，其别气走于耳而为听，其宗气上出于鼻而为臭，其浊气出于胃，走唇舌而为味。其气之津液皆上熏于面，而皮又厚，其肉坚，故天气甚寒，不能胜之也。

黄帝曰：邪之中人，其病形何如？

岐伯曰：虚邪之中身也，洒淅动形。正邪之中人也微，先见于色，不知于身，若有若无，若亡若存，有形无形，莫知其情。

黄帝曰：善哉。

黄帝问于岐伯曰：余闻之，见其色，知其病，命曰明，按其脉，知其病，命曰神；问其病，知其处，命曰工。余愿闻见而知之，按而得之，问而极之，为之奈何？

岐伯答曰：夫色脉与尺之相应也，如桴鼓影响之相应也，不得相失也，此亦本末根叶之出候也，故根死则叶枯矣。色脉形肉不得相失也，故知一则为工，知二则为神，知三则神且明矣。

黄帝曰：愿卒闻之。

岐伯答曰：色青者，其脉弦也；赤者，其脉钩也；黄者，其脉代也；白者，其脉毛，黑者，其脉石。见其色而不得其脉，反得其相胜之脉，则死矣；得其相生之脉，则病已矣。

黄帝问于岐伯曰：五脏之所生，变化之病形何如？

岐伯答曰：先定其五色五脉之应，其病乃可别也。

黄帝曰：色脉已定，别之奈何？

岐伯曰：调其脉之缓、急、小、大、滑、涩，而病变定矣。

黄帝曰：调之奈何？

岐伯答曰：脉急者，尺之皮肤亦急；脉缓者，尺之皮肤亦缓；脉小者，尺之皮肤亦减而少气；脉大者，尺之皮肤亦贲而起；脉滑者，尺之皮肤亦滑；脉涩者，尺之皮肤亦涩。凡此变者，有微有甚。故善调尺者，不待于寸，善调脉者，不待于色。能参合而行之者，可以为上工，上工十全九；行二者，为中工，中工十全七；行一者，为下工，下工十全六。

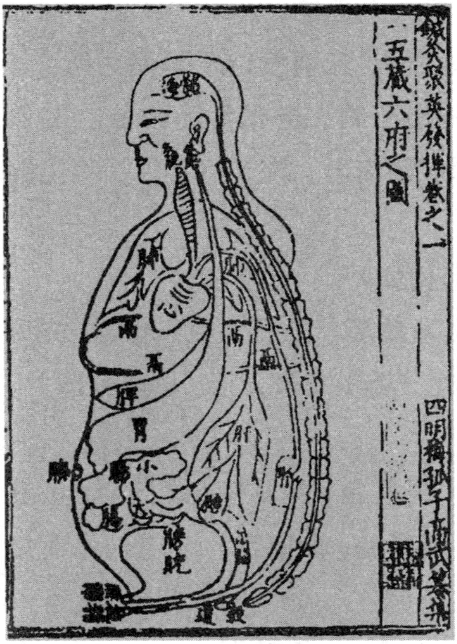

明代高武《针灸聚英》中的侧人五脏六腑之图

黄帝曰：请问脉之缓、急、小、大、滑、涩之病形何如？

岐伯曰：臣请言五脏之病变也。心脉急甚者为瘛疭；微急为心痛引背，食不下。缓甚为狂笑；微缓为伏梁在心下，上下行时唾血。大甚为喉吤；微大为心痹引背，善泪出。小甚为善哕；微小为消瘅。滑甚为善渴；微滑为心疝引脐，小腹鸣。涩甚为瘖；微涩为血溢，维厥，耳鸣，颠疾。

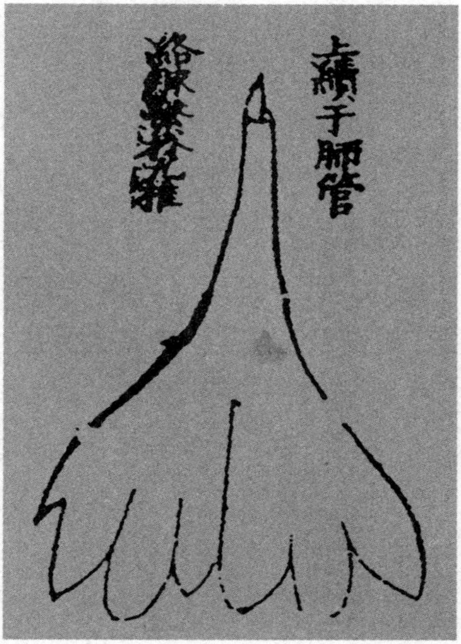

明代吴嘉言《针灸原枢》脏腑图中的肝脏形象之图

肺脉急甚为癫疾；微急为肺寒热，怠惰，咳唾血，引腰背胸，若鼻息肉不通。缓甚为多汗；微缓为痿瘘，偏风，头以下汗出不可止。大甚为胫肿；微大为肺痹引胸背，起恶日光。小甚为泄；微小为消瘅。滑甚为息贲上气；微滑为上下出血。涩甚为呕血；微涩为鼠瘘，在颈支腋之间，下不胜其上，其应善痠矣。

肝脉急甚者为恶言；微急为肥气，在胁下若覆杯。缓甚为善呕；微缓为水瘕痹也。大甚为内痈，善呕衄；微大为肝痹阴缩，咳引小腹。小甚为多饮；微小为消瘅。滑甚为㿗疝；微滑为遗溺。涩甚为溢饮，微涩为瘛挛筋痹。

脾脉急甚为瘛疭；微急为膈中，食饮入而还出，后沃沫。缓甚为痿厥；微缓为风痿，四肢不用，心慧然若无病。大甚为击仆；微大为疝气，腹里大，脓血在肠胃之外。小甚为寒热；微小为消瘅。滑甚为㿉癃，微滑为虫毒蛕蝎腹热。涩甚为肠㿉；微涩为内㿉，多下脓血。

肾脉急甚为骨癫疾；微急为沉厥奔豚，足不收，不得前后。缓甚为折脊；微缓为洞，洞者，食不化，下嗌还出。大甚为阴痿；微大为石水，起脐已下至小腹腄腄然，上至胃脘，死不治。小甚为洞泄；微小为消瘅。滑甚为癃㿉；微滑为骨痿，坐不能起，起则目无所见。涩甚为大痈；微涩为不月沉痔。

黄帝曰：病之六变者，刺之奈何？

岐伯答曰：诸急者多寒，缓者多热，大者多气少血，小者血气皆少，滑者阳气盛，微有热，涩者多血少气，微有寒。是故刺急者，深内而久留之。刺缓者，浅内而疾发针，以去其热。刺大者，微泻其气，无出其血。刺滑者，疾发针而浅内之，以泻其阳气而去其热。刺涩者，必中其脉，随其逆顺而久留之，必先按而循之，已发针，疾按其痏，无令其血出，以和其脉。诸小者，阴阳形气俱不足，勿取以针，而调以甘药也。

黄帝曰：余闻五脏六腑之气，荥输所入为合，令何道从入，入安连过，愿闻其故。

岐伯答曰：此阳脉之别入于内，属于腑者也。

黄帝曰：荥输与合，各有名乎？

岐伯答曰：荥输治外经，合治内腑。

黄帝曰：治内腑奈何？

岐伯曰：取之于合。

黄帝曰：合各有名乎？

岐伯答曰：胃合于三里，大肠合入于巨虚上廉，小肠合入于巨虚下廉，三焦合入于委阳，膀胱合入于委中央，胆合入于阳陵泉。

黄帝曰：取之奈何？

岐伯答曰：取之三里者，低跗取之。巨虚者，举足取之。委阳者，屈伸而索之；委中者，屈而取之；阳陵泉者，正竖膝予之齐，下至委阳之阳取之。取诸外经者，揄申而从之。

黄帝曰：愿闻六腑之病。

岐伯答曰：面热者足阳明病，鱼络血者手阳明病，两跗之上脉竖陷者足阳明病，此胃脉也。

大肠病者，肠中切痛而鸣濯濯，冬日重感于寒即泄，当脐而痛，不能久立，与胃同候，取巨虚上廉。

胃病者，腹䐜胀，胃脘当心而痛，上肢两胁，膈咽不通，食饮不下，取之三里也。

小肠病者，小腹痛，腰脊控睾而痛，时窘之后，当耳前热，若寒甚，若独肩上热甚，及手小指次指之间热，若脉陷者，此其候也，手太阳病也，取之巨虚下廉。

三焦病者，腹气满，小腹尤坚，不得小便，窘急，溢则水留，即为胀，候在足太阳之外大络，大络在太阳少阳之间，亦见于脉，取委阳。

膀胱病者，小腹偏肿而痛，以手按之，即欲小便而不得，肩上热，若脉陷，及足小指外廉及胫踝后皆热，若脉陷，取委中央。

胆病者，善太息，口苦，呕宿汁，心下澹澹，恐人将捕之，嗌中吤吤然，数唾，在足少阳之本末，亦视其脉之陷下者，灸之，其寒热者，取阳陵泉。

黄帝曰：刺之有道乎？

岐伯答曰：刺此者，必中气穴，无中肉节，中气穴则针染于巷，中肉节即皮肤痛。补泻反则病益笃。中筋则筋缓，邪气不出，与其真相搏，乱而不去，反还内著。用针不审，以顺为逆也。

【译文】

黄帝问岐伯：风天、雨天、寒天、暑天里的邪气（外邪）是如何侵犯人体的？

岐伯回答：外邪更容易从上部侵犯人体。

黄帝又问：邪气侵袭的部位在上还是在下，是否有固定的规律？

岐伯答：出现在上半身的病症，是因为感染了风寒等外邪；出现在下半身的病症，是由湿邪所引发的。但这只不过是普遍的规律罢了，实际并不一定这样。

因为邪气侵袭人体后，发病的部位不一定在它侵入的地方。外邪侵犯了五藏的阴经，会流传到属阳的六腑；外邪侵犯了阳经，会流传至这条经往来运行的路径上，并在那里发病。

黄帝说：阴经与阳经虽然名称不同，但它们都是属于经络系统，是运行气血的组织，它们各自汇合在人体的上部或下部，贯通全身的经脉，就好像圆环一样没有终点。邪气在侵害人体的时候，有的侵入阴经，有的侵入阳经，而发病的地点可以在上、下、左、右的任何位置，没有一定的规律，这是为什么呢？

岐伯回答：手足三阳经都是在头部会合的。邪气来袭的时候也是在人体正气不足时乘虚而入的，或是在耗费力气而疲惫之时，或是在饮食汗出导致腠理开张之时乘虚侵入。因为足三阳经的运行通路，都是从头到脚的。所以邪气侵犯面部就往下运行到足阳明胃经；邪气侵犯颈部就往下运行到足太阳膀胱经；侵犯颊部就往下运行到足少阳胆经；邪气侵犯胸背两胁部位，也会分别侵袭以上这三阳经并在它们各自所属的运行通路上发病。

黄帝问：外邪是怎样侵犯阴经的呢？

岐伯回答：外邪侵犯阴经的时候，经常从手臂和足胫内侧开始侵入，因为这些部位的内侧皮肤薄，肌肉也比较润滑。所以当身体的各部位都感染风邪的时候，这些薄弱部位更容易被侵犯。

黄帝又问：邪气侵犯了阴经之后，是否就会损伤五藏呢？

岐伯答：即便身体染上了风邪，五藏未必都会损伤。当邪气侵入阴经的时候，如果五藏充实而不虚弱，即使邪气入侵，也不能在那里停留，而是顺着经气从五藏退至六腑。所以，阳经感染邪气后，会直接导致本经发病；而阴经感染邪气后，如果脏气充溢，邪气就会从内里发至表面，散布至五藏融会贯通的六腑，并引发病症。

黄帝问：病邪是如何侵犯人体五藏的呢？

岐伯回答：精神常处于忧愁恐惧的时候心脏会受到伤害。身体受了寒气，却又饮用冷水，两寒共同侵袭，肺脏会受到伤害。这是因为内外两种寒邪之气相互感应，相会交合，会同时损伤内里的肺脏和外在的皮毛，所以就会使肺气不能清肃下降而上逆，并引发哮喘、咳嗽等病症。如果是从高处摔下而导致的淤血积留在体内的情况，这时情绪过于愤怒，就会使气上逆不下，血也会随之上行，在胸胁以下郁结，肝脏就会受到伤害。

如果是受到了击打摔倒在地上，或者是在酗酒后行房事、发汗后受了风凉，脾脏就会受到伤害。如果太过尽力举起重物，或者是房事过度，出汗后直接凉水浴洗，肾脏都会受到伤害。

黄帝问：那么五藏受到风邪侵袭的具体情况是怎样的呢？

岐伯回答：只有在属阴的五藏在内受了伤，属阳的六腑在外有所感应，导致内外都很虚弱的情况下，邪气才会长驱直入地侵入到五藏。

黄帝说：你说得太好了。

黄帝问岐伯：人的头脸和身体与周身的各个部位，所有的筋骨都紧密相连，气血也相通、相合循行。然而在天气寒冷的时候，地都被冻裂、冰雪寒意袭人，这个时候如果突然寒冷，人们通常会缩手缩脚，懒于动作，然而他们的面部却能裸露在外，并不需要像身体那样用什么东西来遮盖，这是什么原因呢？

岐伯回答：人体的十二经脉和与它相通的三百六十五络，它们的血气都从头面部而起，并且分注到各个孔窍之中。其中精阳之气上注到眼中，使眼睛能够看见；旁行之气向上运行注入耳中，使耳能够听见；其积在胸内的宗气向上运行而于鼻中出来，使鼻能够闻到；而胃腑的谷气，从胃中运行出来上达唇舌，使唇舌能有味觉。特别是各种精气的津液也都上行熏蒸到面部，而且面部的皮肤很厚，肌肉也很紧实，所以就算天气非常寒冷，它也能抵抗风寒。

黄帝问：外邪侵犯人体，其表现在外的病情是怎样的呢？

岐伯回答：虚邪之气侵袭人的身体后，病情较重，表现在外就是病人会感觉冷得瑟瑟发抖；正邪之气侵袭人体后，病情较轻，最初只是在人的面色上有所反应，而在身体的其他部位并没有显现，这种感觉好像有病又好像没有病，邪气好像已经消退又好像还滞留在体内，在外表上，可能会表现出一些病的迹象，也可能一点迹象都没有。因此很难掌握它的病情。

黄帝说道：您说得很对！

黄帝问：我听说，通过诊察面色就能掌握病情的人，可以称之为智慧明达的人；通过为病人切按脉象就能掌握病情的人，可以称之为医术精湛的人；通过询问病情就能掌握患病的位置的人，可以称之为医术精熟的人。我想听你解释一下为什么通过诊察面色就能了解病情、通过切按脉象就能掌握病情，通过询问病情就能探究患病部位的所在呢？

岐伯回答：这是因为病人的气色、脉象、尺肤都和疾病密切相连。就好像用鼓槌来敲打鼓之后就能听到鼓声一样，一定不会出现差池；这也如同树木的根与叶的关系一样。树木的根气死后它的枝叶也会枯败。病人的气色、脉象和身体肌肉的变化，都是相统一的，它们都是内里疾病在外的表现。所以只知道从问诊这第一个方面去把握的医生是一般技术熟练的医生，能够从切诊这第二个方面去把握的医生就是智慧超群的医生，而只有能够从望诊这第三个方面去把握的医生才是技术精湛而又智慧明达的医生。

黄帝说：我想听您详细说说有关气色和脉象等方面的问题。

岐伯说：如果面色发青的病人，那么跟它相对应的脉象应该表现为笔直而且长的弦脉；如果面色发赤的病人，那么与它相对应的脉象应该表现为来时充实去时衰竭的钩脉；如果面色发黄的病人，那么与它相对应的脉象应该表现为柔软、虚弱的代脉；如果面色发白的病人，那么与它对应的脉象应该表现为虚肿而轻微的毛脉；如果面色发黑的病人，那么与它相对应的脉象应该表现为沉稳、坚定的石脉。上面所说的就是气色和脉象之间的对应情况，假如观察到病人的某种面色却切诊不到与之对应的脉象，反而切诊出与它相克的脉象，这就是死脉，这表明患者情况十分危急，甚至会死亡；如果切诊到与其相应的脉象，那么即便有病，疾病必然也会痊愈。

黄帝问岐伯：五藏发生的疾病，以及它的内里变化和在体表的表现是怎样的呢？

岐伯回答：只有首先明确了五藏和五色、五脉的相生关系，然后才能辨别五藏所生的各种疾病。

黄帝问道：明确了气色、脉象和五藏的对应关系后，如何辨别病情呢？

岐伯回答：只要在诊察出脉象的缓急、小大、滑涩等情况之后，才能确定五藏疾病的变化情况。

黄帝问道：如何诊察脉象和尺肤的情况呢？

岐伯回答：脉象急促的病人，尺部的皮肤也会表现得很紧张；脉象徐缓的病人，尺部的皮肤就会表现得放松；脉象细小的病人，尺部的皮肤也会显得消瘦而少气；脉象粗大的病人，尺部的皮肤也会显得大而突起；脉象滑利的病人，尺部的皮肤也会显得平滑；脉象蹇涩的病人，尺部的皮肤也会显得干涩。所有这些变化，有的表现得明显，有的表现得不明显。因此，善于诊察尺肤的医生可以不用诊察寸口的脉象；善于切脉的医生可以不用观察面部的气色。如果能够在诊断疾病过程中综合地运用察色、诊脉和观察尺肤的医生可称之为“上工”，这样的上工在医治人的时候十个病人中就有九个人被治愈；能够在诊断疾病过程中运用气色、脉象、尺肤这三种中的两种方法的医生可称之为“中工”，这样的中工在医治人的时候十个病人之中就有七人能被治愈；能够在诊断疾病过程中运用气色、脉象、尺肤这三种中的一种方法的医生可称之为“下工”，这样的下工在医治人的时候十个病人之中就有六个人能被治愈。

黄帝问道：那么缓急、小大、滑涩的脉象所对应的病状是怎样的呢？

岐伯回答：我根据与五藏对应的脉象的病症一一说明吧。心脉非常急促的人，会发生手脚抽搐；如果是略微急促的话，就会发生心痛扩散到背部，牵引背部也痛，并且难以下咽食物。心脉非常缓慢的人，会表现出神散而狂笑不止；如果是略微徐缓的话，就是潜伏在心胸下的伏梁病，堵塞感有时上行有时下行，有时还会吐血。心脉非常粗大的人，喉咙梗塞不通；如果是略微粗大的话，就会发现血脉运行不畅的心痹，痛感会扩散到肩背部，并引起肩背痛，让人容易流眼泪。心脉显得非常细小的人，时常会发生呃逆；而心脉略微细小的人，会发生进食过多却又容易饥饿的消瘅病。心脉非常滑利的人，因血热而躁，会常常感觉干渴；而略微滑利的人，会出现热在于下的现象，就会发生心疝并扩散到脐部，并伴有小腹中有鸣响的声音。心脉非常蹇涩的人，会发现嗓子沙哑，不能说话；如果是略微蹇涩的话，会因血盛而发生吐血等病症，或者四肢厥逆和耳鸣等头部的疾患。

肺脉非常急促的人会得癫痫；而如果是略微急促的，就是肺中寒气和热气共存的病症，多表现为倦怠无力，还会咳嗽吐血，并且会扩散到腰背和胸部作痛，还可能表现为鼻中生出赘肉导致呼吸不畅。如果肺脉非常徐缓的人，就比较多汗；如果是略微徐缓的话，会出现手脚软弱无力的痿症、瘘疮病、半身瘫痪，以及头部不断发汗的病症。肺脉非常粗大的人，一般会足胫发肿；如果是肺脉略微粗大的话，就是肺痹，此病发作时还会扩散到胸背作痛，并且怕见日光。肺脉非常细小的人，会得泄泻病；如果是略微细小的话，就是消瘅病。肺脉非常滑利的人，会发生喘息气急，肺气上升；而如果是略微滑利的话，就会发生口鼻出血和前后阴出血。肺脉非常蹇涩的人，会发生呕血；如果是略微蹇涩的话，就会得鼠瘘病，此病在颈项和腋肋下发病，使人感到下轻上重，难以支撑身体。另外，病人还总是感到下肢疲软无力。

肝脉非常急促的人，会出现情绪失常，胡言乱语；而如果是略微急促，就会出现肝气郁结在胁下的肥气病，就像是倒置的杯子。肝脉非常徐缓的人，会常常呕吐；而如果是略微徐缓的，就会发生水湿结聚胁下的水瘕痹。肝脉非常粗大的人，应为肝气郁盛而内里有臃肿，这种病常表现为经常发生呕吐和流鼻血；如果是略微粗大的，就会得肝痹，此时阴器萎缩，咳嗽也会牵引起小腹的作痛。肝脉非常细小的人，会出现口渴多饮；如果是略微细小的，就会得消瘅病。肝脉非常滑利的人，会发生阴囊肿大的㿗疝病；而如果是略微滑利的，就会发生遗尿病。肝脉非常蹇涩的人，会出现饮水流行归于四肢的溢饮病；而如果是略微蹇涩的，就会出现因血虚而引发的筋脉拘挛不舒的筋痹。

脾脉非常急促的人，会发生四肢抽搐；而如果是略微急促的话，就会发生膈中病，症状是脾气不能上行，饮食之后立即吐出，大便中会有涎沫等。脾脉非常徐缓的人，会出现四肢疲软无力，发冷；徐缓的，就会得风痿，常表现为四肢痿弱无力，活动不灵敏，但此病发生在经络而不是内脏，所以病人神态很清醒，就好像没有患病一样。脾脉非常粗大的人，会出现猝然昏厥之症；略微粗大的，会出现疝气，此病是由脾气郁滞而引起的，腹中有许多脓血但在肠胃之外。脾脉非常细小的人，会发生寒热交迫之症；略微细小的，就是得了消瘅病。脾脉非常滑利的人，会发生阴囊肿大和小便不通；略微滑利的，会出现因腹中的湿热熏蒸在脾而生发的各种虫病。脾脉非常蹇涩的人、略微蹇涩的，会出现肠腑溃烂腐化的内溃病，症状是大便中有脓血。

肾脉非常急促的人，会得骨癫疾，此病邪已深入骨髓；略微急促的，会出现由肾气沉滞而导致的失神昏厥之症和肾脏积气的奔豚证，还会出现两肢难以屈伸，不通大小便的症状。肾脉非常徐缓的人，会得脊痛如折的病症；略微徐缓的，就会是洞病。洞病的症状不能消化饮食、食入之后立即吐出。肾脉非常粗大的人，会发生阳痿病；略微粗大的，就会是石水病，症状是从脐下开始肿胀，肿胀之势往下直抵小腹，使之胀满下坠，有不适的感觉。如果肿胀再上行到胃脘部位的话，这就是很难治愈的死症。肾脉非常细小的人，会发生洞泄病；略微细小的，就会得消瘅。肾脉非常滑利的人，会发生小便不通、阴囊肿大；略微滑利的，就会得骨痿病，常表现为坐下后就不能再站起来，勉强站起来后眼前却看不见任何东西。肾脉非常涩的人，会出现因血气阻塞而外发的大痈；略微涩的，就会出现妇女月经不调和久治不愈的痔疾。

黄帝问：那么在疾病变化过程中出现的六种脉象，应该采用怎么样的施针方法呢？

岐伯回答：出现各种急促的病脉，常常是因为寒邪；出现徐缓的病脉，常常是因为热邪；出现粗大的病脉，常常是因为阳盛而多气，阴气衰竭而血不足；出现细小的病脉，常常是因为阳盛阴衰，气血都不足；出现滑利的病脉，常常是因为阳气偏盛而微有热；出现涩的病脉，常常是因为气阻滞不畅，而且阳气衰弱而少有寒。所以，在对急促脉象的病变进行施针的时候，应当较深地进针并且长久地留针；在对徐缓脉象的病变进行施针的时候，应当较浅地进针并且迅疾地出针，使热邪随针外泄；在对粗大脉象的病变进行施针治疗的时候，应当轻轻地泻去其中有余的气，但是不要使其出血；在对滑利脉象的病变进行施针的时候，应该在进针后立即出针，进针要浅，以疏泄体表的阳气，驱散热邪；在对涩脉象的病变进行施针的时候，一定要刺中病人的经脉，再顺着经气的运行方向行针，并且要长久地留针，在施针前首先要按摩经脉循行通路，使其气血畅通利于经气循行，在出针之后，要立即按住针孔，以防出血，从而调和经脉中的气血；出现各种细小脉象的病变，都是因为阳虚阴弱、气血不足、内外精气都很少造成的，所以不要施针治疗，而应该使用缓和的药物加以调养。

黄帝说：我听说五藏六腑的脉气都是自井穴出发，灌注到荥穴和腧穴，最终进入合穴的。那么这些脉气是如何进入合穴的，进入之后又跟哪些脏腑经脉相合呢？我想听您讲讲其中的原因。

岐伯回答：您说的是手足各阳经从别络进入内部并与六腑

相连属的情况。

黄帝问道：荥穴、腧穴与合穴，都有各自相应的治疗作用吗？

岐伯回答：荥穴、腧穴的脉气都浮现在较浅的部位，因此它们适合于治疗那些显现在体表和经脉上的病变；而合穴的脉气深陷在内里，适合于治疗内腑的疾病。

黄帝问：怎么治疗人体内腑的病变呢？

岐伯回答：应该取各腑之气和足三阳经相合的部位（即下合穴）进行治疗。

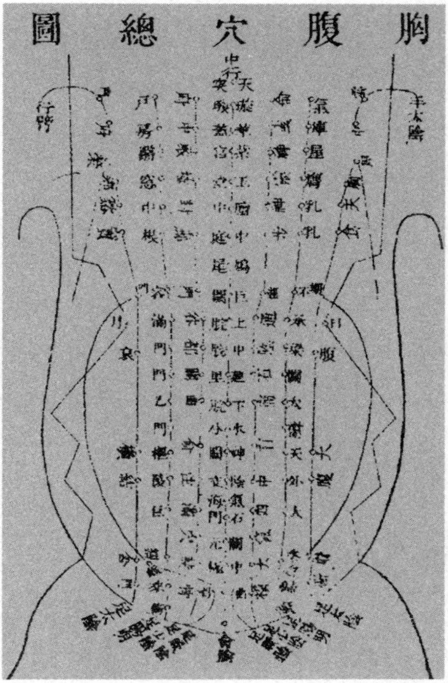

清代吴谦等人所撰《医宗会鉴》中的胸腹总穴图

黄帝问道：六腑的腑气分别与足三阳经相合的部位都各有名称吗？

岐伯回答说：胃腑的腑气与本经的合穴足三里穴相合；大肠腑的腑气与足阳明胃经的上巨虚穴相合；小肠腑的腑气与足阳明胃经的下巨虚穴相合；三焦腑的腑气与足太阳膀胱经的委阳穴相合；膀胱腑的腑气与本经的合穴委中穴相合；胆腑的腑气与本经的合穴陵泉穴相合。

黄帝问：这些合穴都如何取穴？

岐伯回答：取足三里穴的时候，要把足背放得低平才取得准；取上、下巨虚穴的时候，要把足抬起才能取准；取委阳穴的时候，要先屈伸下肢找准腘窝横纹的位置，然后在腘窝横纹的外侧取穴；取委中穴的时候，要把膝屈起来才取得准；取阳陵泉穴的时候，要身体端正地蹲坐，并竖起膝盖，然后沿膝盖外缘一直向下，从委阳穴的外侧来取穴。此外，在取浅表经脉上的荥输各穴治疗外经疾病时，都必须伸展四肢，使经脉平顺、气血畅通后，再取穴。

黄帝说道：我想听你谈谈六腑发病的情况。

岐伯回答：如果是面部发热，就表明是足阳明经胃腑有了疾病；如果是手鱼际部位络脉充血，就可能是手阳明大肠腑发生了病变；如果两足跗上侧（冲阳穴处）的动脉坚实而竖或者虚软下陷，就可能是足阳明胃腑发生了病变，因为这个动脉（冲阳脉）也是观察胃气的要脉。

大肠发病的时候，肠中会一阵一阵地剧烈作痛，同时伴有因水气在肠中来回冲荡而发出的肠鸣。在冬季的时候，倘若再感受了寒邪，会很快发生泄泻，同时肚脐周围也会感到疼痛难忍，病人难以长时间地站立。由于大肠发病的症状与胃相似，故应取足阳明胃经的上巨虚穴进行治疗。

胃腑病变的症状是腹部胀满，在胃脘部的心窝部位非常疼痛，甚至疼痛感从此处向上移，牵引两侧的胸胁疼痛，胸膈和咽部之间阻滞不通，还会饮食不下，这时候就可以取胃腑的下合穴，也就是本经（足阳明胃经）的足三里穴。

小肠腑发病的时候，症状表现为小腹作痛，睾丸受腰脊牵连而疼痛，并常常有小便困难或下腹不适很想排除大便，又无法一泄为快的现象。此外，在小肠运行的通路上常会有以下情况发生：或是耳前发热或发冷，只有肩上很热，或是小指和无名指之间发热，还会表现为络脉凹陷不起等。这些症状都是小肠腑一类疾病的反应。对于手太阳小肠腑的疾病，取穴治疗时，可以施针于小肠腑的下肢的下合穴，也就是足阳明胃经的下巨虚穴。

三焦腑疾病的症状是由气滞所引起的腹气胀满，尤其是小腹部常常胀得发硬，会出现小便不通并且窘迫难受；小便不利则水道不利，水道不利则水液不出，水溢于皮下的时候就会形成水肿，但是留在腹中也会导致胀病。三焦腑的病变会显现在足太阳膀胱经外侧的大络上，这个大络在足太阳膀胱经与足少阳胆经之间。另外，此病变还会表现在其本经（手少阳三焦经）的经脉上，三焦腑发生疾病时，应该取三焦腑在下肢的下合穴，也就是足太阳膀胱经的委阳穴进行治疗。

膀胱腑病变的症状是小腹偏肿而且疼痛，如果用手按压小腹的话，就会很想小便却又尿不出来。同时，在膀胱经运行的通路上会出现肩背部发热，肩背部经脉所在的地方下陷不起，足小趾的外侧、胫骨、踝骨的后部都可能会同时发热，或者这些部位的经脉运行的地方下陷不起的现象。治疗这些病变时，就可以取用膀胱腑的下合穴，也就是本经中的委中穴。

胆腑病变的症状是常常叹息并长出气，口中觉得苦，因为胆汁上溢还会常常呕吐苦水；心悸总是不安，就好像有人要来逮捕自己一样处于恐惧之中，心跳不止，像怕被人捉到似的；喉中像被东西堵塞住一样，总想往外吐，却什么也没有。出现这种情况的时候，可以在足少阳胆经运行通路的起点或终点处取穴，即可治疗此类病变，或者找到因血气不足而引起的络脉凹陷不起的部位进行施针治疗。如果是出现寒热往来交替的病症，取穴治疗时应取胆腑的下合穴，也就是本经的杨陵泉穴。

黄帝问：针刺以上各穴，是否有固定的规律?

岐伯回答：在针刺这些穴位的时候，切记要刺中气穴，而千万不能误刺在皮肉之间或骨节相连的地方。如果刺中了气穴，医生手下就会有针尖在空荡的街巷中游行的感觉，针体进出流畅；如果是刺中皮肉之间或骨节相连的地方，不但医生会有针体进出涩滞的感觉，病人也会感到疼痛；假如应该用补法却误用了泻法，或者应该用泻法而误用了补法，会加重病情；如果是误刺在筋上的话，就会损伤筋脉，引起筋弛缓不收，另外邪气也不会除去，反而和真气交争纠缠着不肯离开，就会使气机逆乱，可邪气不仅无法驱散，反而是内陷，加重病情。这些都是因为用针不够审慎、错误诊察病的性质和妄用刺法所致。

根结第五

岐伯曰：天地相感，寒暖相移，阴阳之道，孰少孰多。阴道偶，阳道奇，发于春夏，阴气少，阳气多，阴阳不调，何补何泻？发于秋冬，阳气少，阴气多，阴气盛而阳气衰，故茎叶枯槁，湿雨下归，阴阳相移，何泻何补？奇邪离经，不可胜数，不知根结，五脏六腑，折关败枢，开合而走，阴阳大失，不可复取。九针之玄，要在终始，故能知终始，一言而毕，不知终始，针道咸绝。

太阳根于至阴，结于命门，命门者目也。阳明根于厉兑，结于颡大，颡大者钳耳也。少阳根于窍阴，结于窗笼，窗笼者耳中也。太阳为开，阳明为合，少阳为枢。故开折则肉节渎而暴病起矣，故暴病者取之太阳，视有余不足。渎者皮肉宛膲而弱也。合折则气无所止息而痿疾起矣，故痿疾者取之阳明，视有余不足。无所止息者，真气稽留，邪气居之也。

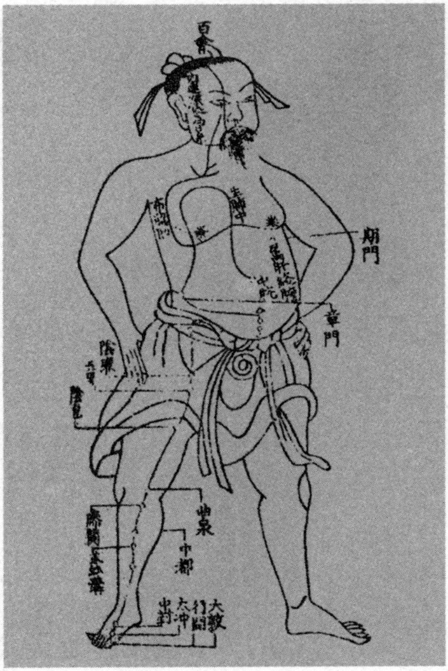

《十四经发挥》图中的足厥阴肝经之图

枢折即骨繇而不安于地，故骨繇者取之少阳，视有余不足。骨繇者，节缓而不收也。所谓骨繇者，摇故也，当窃其本也。

太阴根于隐白，结于太仓。少阴根于涌泉，结于廉泉。厥阴根于大敦，结于玉英，络于膻中。太阴为合，厥阴为阖，少阴为枢。故开折则仓廪无所输，膈洞，膈洞者取之太阴，视有余不足，故开折者，气不足而生病也。合折即气绝而喜悲，悲者取之厥阴，视有余不足。枢折则脉有所结而不通，不通者取之少阴，视有余不足，有结者，皆取之不足。

足太阳根于至阴，溜于京骨，注于昆仑，入于天柱、飞扬也。足少阳根于窍阴，溜于丘墟，注于阳辅，入于天容、光明也。足阳明根于厉兑，溜于冲阳，注于下陵，入于人迎、丰隆也。手太阳根于少泽，溜于阳谷，注于小海，入于天窗、支正也。手少阳根于关冲，溜于阳池，注于支沟，入于天牖、外关也。手阳明根于商阳，溜于合谷，注于阳溪，入于扶突、偏历也。此所谓十二经者，盛络皆当取之。

一日一夜五十营，以营五脏之精，不应数者，名曰狂生。所谓五十营者，五脏皆受气。持其脉口，数其至也，五十动而不一代者，五脏皆受气；四十动一代者，一脏无气；三十动一代者，二脏无气；二十动一代者，三脏无气；十动一代者，四脏无气；不满十动一代者，五脏无气。予之短期，要在终始。所谓五十动而不一代者，以为常也，以知五脏之期。予之短期者，乍数乍疏也。

黄帝曰：逆顺五体者，言人骨节之小大，肉之坚脆，皮之厚薄，血之清浊，气之滑涩，脉之长短，血之多少，经络之数，余已知之矣，此皆布衣匹夫之士也。夫王公大人，血食之君，身体柔脆，肌肉软弱，血气慓悍滑利，其刺之徐疾浅深多少，可得同之乎？

岐伯答曰：膏粱菽藿之味，何可同也。气滑即出疾，其气涩则出迟，气悍则针小而入浅，气涩则大而入深，深则欲留，浅则欲疾。以此观之，刺布衣者，深以留之，刺大人者，微以徐之，此皆因气慓悍滑利也。

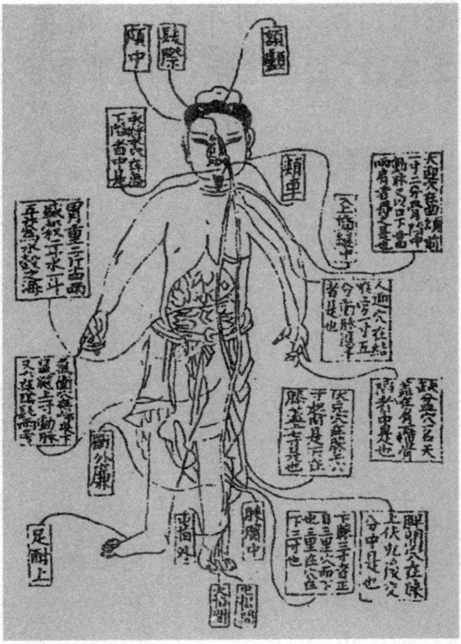

宋代朱肱《活人书》中的经络图，描绘了人体的器官部位及经络

黄帝曰：形气之逆顺奈何？

岐伯曰：形气不足，病气有余，是邪胜也，急泻之。形气有余，病气不足，急补之。形气不足，病气不足，此阴阳气俱不足也，不可刺之，刺之则重不足，重不足则阴阳俱竭，血气皆尽，五脏空虚，筋骨髓枯，老者绝灭，壮者不复矣。形气有余，病气有余，此谓阴阳俱有余也，急泻其邪，调其虚实。故曰有余者泻之，不足者补之，此之谓也。

故曰：刺不知逆顺，真邪相搏。满而补之，则阴阳四溢，肠胃充郭，肝肺内(月真)，阴阳相错。虚而泻之，则经脉空虚，血气竭枯，肠胃(佴耴)辟，皮肤薄著，毛腠夭膲，予之死期。故曰：用针之要，在于知调阴与阳，调阴与阳，精气乃光，合形与气，使神内藏。故曰：上工平气，中工乱脉，下工绝气危生。

故曰：下工不可不慎也。必审五藏变化之病，五脉之应，经络之实虚，皮之柔粗，而后取之也。

【译文】

岐伯说：天地之气是相互感应的，寒暖也相交推移。从阴阳的属性上来看，春夏秋冬四季所含的阴和阳，阴阳的象数不同，双数是阴，单数是阳。由此也就形成了阴阳盛衰的种种现象。如果发病的时间在春夏，因为春夏属阳，昼长夜短，就会阴气过少而阳气过多，所以其病性也通常是阴气少而阳气多，对于这种阴阳不调和的疾病，应该在哪个经脉上用补法和泻法？如果发病的时间是在秋冬，因为秋冬属阴，昼短夜长，这个季节阳气少、阴气多，所以其病性也通常是阳气少而阴气多。此时就会阳气衰而阴气盛，所以草木的茎叶因得不到阳光的温暖都会枯萎，雨水、露水、湿气都会下渗并滋润到根部，使它更粗壮，这就顺应了自然界阴阳消长的规律，完成了阴阳的转移变化。依据阴阳盛衰相互转化的情况，又该在哪条经脉上使用补法和泻法呢？在经受了因四季气候不正常而引起的病邪后，因为治疗方法错误致使病邪离开经脉，流无定所，甚至深入腑脏，这种情况数不胜数，这主要是不知根结的所在。不懂五藏六腑的开、阖、枢的作用，就会导致关枢破败，脏腑开阖失常精气流失无法存留体内，阴阳之气大受损伤了，正气无法抵抗病邪，这样病就更加难治了。九针的妙用，了解经脉根结是关键。如果知道了经脉根结的含义，九针的道理一句话就能说清楚了。如果不知道经脉根结的含义，针刺的理论就要消亡了。

足太阳膀胱经从足小趾外侧的至阴穴开始，终点在面部的面门。命门的位置就是内眼角的睛明穴。足阳明胃经从足次趾端的厉兑穴开始，终点在额角处的颡大穴。颡大穴的位置就是位于耳上、额角处的发际边缘的头维穴。足少阳胆经从足小趾之侧的次趾端的足窍阴穴开始，终点在耳部的窗笼穴。窗笼穴的位置就是位于耳孔前、耳屏之前的凹陷中的听宫穴。太阳是三阳之表，主表为开；阳明是三阳之里，主里而为阖；少阳介于表里之间，传输内外，就好像是门户的枢一样，为枢。因为太阳主表为开，敷布在皮肤表层的阳气能够抵御外邪的侵入，所以开的功能受到损伤，就会使皮肤表层的阳气不固定、皮肤粗劣，外邪容易侵犯人体导致暴病的发生。因此在暴病发生的时候就可以施针于太阳膀胱经的腧穴，并根据病症的虚实用补泻的方法进行治疗。所谓"渎"，是指皮肉的干枯和萎弱。阳明主里，为阖，禀受阳气来供养内脏，如果阖的功能遭受到损害，阳气就会无所止息地交争从而引起痿病发生。因此在痿病发生的时候可以施针于足阳明胃经的腧穴，并根据病症的虚实情况用补泻的方法进行治疗。所谓"无所止息"，是说胃气留滞不畅，就会导致真气的滞留，病邪停留不去而引发痿病。少阳介于表里之间，传输内外，为枢。如果是枢的转输功能丧失，就会发生骨繇病，两腿不能稳定着地。因此在发生骨繇的时候，可以施针于少阳胆经的腧穴，并根据病症的虚实情况用补泻的方法进行治疗。此病称为骨繇，是由于患了这种病后病人会肢体瘫痪，身体震颤不定。要治疗上述的这些病，应该依据三阳经开、阖、枢的特定作用和与之对应的病变，从各种病变的具体症状中找出发病原因，这样才能采取有效的治疗方法。

足太阴脾经从足大趾内侧之端的隐白穴开始，以中脘穴为终。足少阴肾经从足心的涌泉穴开始，以咽喉部的廉泉穴为终。足厥阴肝经从足大趾之端的大敦穴开始，以在胸部的玉堂穴为终，向下与膻中穴相连。太阴经是三阴之表，为开；厥阴经为三阴之里，为阖；少阴经处于表里之间，为枢。因为足太阴主脾，在表为开，如果损伤开的功能，脾就无法消化，脾胃里所产生的水谷之气就没有办法转输，从而导致上部出现阻滞不通的膈塞，下部出现空洞无底的洞泄。膈塞、洞泄症发生的时候，就应该施针于足太阴脾经的腧位，并根据病症的虚实情况和泻其有余、补其不足的原则进行治疗。所以，一旦足太阴脾开的功能受损，就会导致阴中的阳气亏损，进而引发此类疾病。足厥阴主肝，在里为阖，如果阖的功能丧失，病人就会气机不畅通从而容易觉得悲愁，精神忧郁。在治疗情绪悲愁病人，就可以施针于足厥阴肝经的腧穴，并根据病症的虚实情况用泻其有余、补其不足的原则进行治疗。足少阴主肾，处于表里之间，为枢，如果枢的转输功能丧失，脉气就会郁结不通畅，进而导致大小便不利。在肾经脉气不通的时候，就可以施针于足少阴肾经的腧穴，并根据病症的虚实情况适当地采用泻其有余、补其不足的原则进行治疗。所有这类经气郁结阻滞的疾病，都属于虚证，治疗时应采取补其不足的方法。

足太阳膀胱经的根部在本经的井穴至阴穴，它的脉气流到原穴京骨穴，然后灌注到昆仑穴，接着往上运行到天柱穴，往下运行汇入飞扬穴。足少阳胆经的根部在本经的井穴历兑穴，它的脉气流到原穴丘墟穴，灌入井穴阳辅穴，向上运行汇入天冲穴，往下运行汇入光明穴。足阳明胃经的根部在本经的井穴厉兑穴，它的脉气流到原穴冲阳穴，灌入合穴足三里穴，往上运行汇入人迎穴，往下运行汇入丰隆穴。手太阳小肠经的根部在本经的井穴少泽穴，它的脉气流到原穴阳谷穴，灌注合穴小海穴，往上运行汇入天窗穴，往下运行汇入支正穴。手少阳三焦经的根部在本经的井穴关冲穴，它的脉气流到原穴阳池穴，灌注到井穴支沟穴。往上运行汇入天牖穴，往下运行汇入外关穴。手阳明大肠经的根部在本经的井穴商阳穴，它的脉气流到原穴合谷穴，灌注到井穴阳溪穴，往上运行汇入扶突穴，往下运行汇入偏历穴。上面所说的这些，就是手足三阳经左右共十二条经脉的起点、流入之处、注入之处和进入之处，只要是因气血在经络中满盛而引发的疾病，都可以取这些穴位泻其有余。

脉气在一个昼夜中在人体上下循行五十次，为五藏运输精气。如果它循行的次数过多或过少，不能达到周行五十次的次数，就属失常的状态，叫做“狂生”。所以说的周行五十次，最重要的作用就是令五藏都能得到精气的营养。要想知道这种内在的功能是否健全，可以通过切按寸口的脉象，来计算它的跳动次数。如果在切按寸口脉象时，脉搏的跳动在五十次中没有一次中止，这就表明五藏精气充盈，能够得到精气的营养；假如脉搏的跳动四十次中有一次中止的情况，表明五藏中有一个脏器没有受到精气的营养而衰竭了；假如脉搏的跳动三十次中有一次中止的情况，表明五藏中有两个脏器没有受到精气的营养而衰竭；假如脉搏的跳动二十次中有一次中止的情况，表明五藏中有个三脏器没有受到精气的营养而衰竭；假如脉搏的跳动十次中有一次的中止的情况，表明五藏中有四个脏器没有受到精气的营养而衰竭；脉搏的跳动不满十次中有一次中止的情况，表明五藏全都没有受到精气的灌注而衰竭。因此，依据脉搏跳动停歇的情况，就可以预知病人死亡的实践，对于它的要点，本经《始终》篇中已经详尽叙述。总而言之，如果脉搏在五十次跳动过程中没有一次停歇，就是五藏健全、脏气充足的正常脉象；如果脉搏在跳动过程中出现停歇或者时快时慢的不规则现象，就表明病人短期内可能死亡。

黄帝问：人的五种不同形体之间的差别，以及正常形体与异常形体之间的差别，是说各种人的骨节有大小之别，肌肉有坚脆之别，皮肤有厚薄之别，血液有清浊之别，气的运行有滑涩之别，经脉有长短之别，血分多少之别以及经络数目有差别。对于这些情况我都已经懂得了。可是，这都是针对一般的平民而说的。对于那些王公贵族、生活优裕的居士，他们的生活优越，身体柔弱，肌肉绵软，血气运行迅速、润滑，跟那些辛苦劳动的人在身体状况和生活水平上大相径庭，那么给他们施针来治疗疾病的时候，入针出针的速度，进针的深浅，取穴的多少，是一样的吗？

岐伯回答：对于肉食细粮的人与吃粗粮豆叶的人所得的疾病的治疗方法怎么能一样呢？通常的针刺原则是气行平滑的，要早出针；气行涩滞的，要晚出针；因为气行滑润的，针感出现比较快，要用小针，浅刺；气行涩滞的，针感出现比较慢，要用大针，深刺。深刺的时候要长久地针，浅刺时要迅疾地出针。依据上述的针刺原则，给一般平民施针的时候，应该要深刺还要留针；给王公贵族施针的时候，应该用小针并且慢刺，迅速出针。原因是这类人的经气运行迅疾而滑润。

黄帝问：外表形体的表现和得病的脏腑功能的表现有时一致，有时不一致，对于这种情况，应怎样区分并进行治疗呢？

岐伯回答：如果外表身体并不壮实，受病脏腑的功能却亢进，外表看似虚弱而内里强实，这就是邪气在体内占上风的表现，理所当然要用泻法来泄除体内的邪气；如果外表看起来很壮实，受病腑脏功能却低下，外表看似强壮而内里虚弱，就要用补法来补益正气；如果病人外表看起来也很虚弱，受病脏腑的功能也很低下，这表明阴阳表里的血气都已虚竭。针对这种情况，不能使用施针的方法来治疗，假如误用针刺，就会导致虚上加虚，进而导致内外阴阳全部衰绝，血气亏尽，五藏精气衰竭，筋骨萎缩软弱，骨髓干枯。精气衰竭的老年人，会因此渐趋衰绝，甚至死亡；精气充盈的青年人，会因此而损耗严重，身体也将难再康复。如果外表壮实，而受病脏腑的功能也亢进，这表明阴阳表里的血气全都盛实的情况，也应该尽快用泄法来泻除体内的邪气，排除病邪，调整正气。因此，病气有余的属实证，宜用泻法治疗；病气不足的，属虚证，宜用补法治疗，就是这个道理。

因此，用针刺治疗却不懂形体病气顺逆的意义和补泻的作用，就会使得正气与邪气的相互搏斗挣扎。如果是邪气却采用了补法，就会导致阴阳各经的血气阻滞不畅，并积聚腹内，导致腹部胀满，也会出现因肝肺的脏气得不到疏通致使气机在内郁积，阴阳运行失常并发生错乱的现象。如果是正气虚却采用了泻法，就会导致经脉空虚，气血亏损直至枯竭，肠胃运化软弱无力，皮肤病弱包骨，毛发脱落，皮肤的纹理萎缩软弱，看此情况，即可知病人将死了。因此，施针治疗的关键，就是要懂得调和阴阳平衡。只有调和好了阴阳，精气才可以充足，形体与神气才能相合，神气内藏而不散。由此看来，高明的医生，能使失常的气血运行恢复常态；而一般的医生，诊断得不够准确，治疗得不够恰当，就会扰乱经气；医生医术粗浅，不辨虚实，乱用补泄之法，则有可能亏绝精气而危及病人生命。因此，医术粗浅的医生在诊断病情和治疗疾病时一定要审慎小心。针刺之前，一定要先明察由五藏引发的各种病症，五藏的脉象与病症的相应情况，经络的虚实状况，以及皮肤的柔粗，在此之后才能适当地选取经穴进行施针治疗。

寿夭刚柔第六

黄帝问于少师曰：余闻人之生也，有刚有柔，有弱有强，有短有长，有阴有阳，愿闻其方。

少师答曰：阴中有阴，阳中有阳，审知阴阳，刺之有方，得病所始，刺之有理，谨度病端，与时相应，内合于五脏六腑，外合于筋骨皮肤。是故内有阴阳，外亦有阴阳。在内者，五脏为阴，六腑为阳；在外者，筋骨为阴，皮肤为阳。故曰病在阴之阴者，刺阴之荥俞；病在阳之阳者，刺阳之合；病在阳之阴者，刺阴之经；病在阴之阳者，刺络脉。故曰病在阳者命曰风，病在阴者命曰痹，阴阳俱病命曰风痹。病有形而不痛者，阳之类也；无形而痛者，阴之类也。无形而痛者，其阳完而阴伤之也，急治其阴，无攻其阳；有形而不痛者，其阴完而阳伤之也，急治其阳，无攻其阴。阴阳俱动，乍有形，乍无形，加以烦心，命曰阴胜其阳，此谓不表不里，其形不久。

黄帝问于伯高曰：余闻形气，病之先后，外内之应奈何？

伯高答曰：风寒伤形，忧恐忿怒伤气。气伤脏，乃病脏；寒伤形，乃应形；风伤筋脉，筋脉乃应。此形气外内之相应也。

黄帝曰：刺之奈何？

伯高答曰：病九日者，三刺而已。病一月者，十刺而已。多少远近，以此衰之。久痹不去身者，视其血络，尽出其血。

黄帝曰：外内之病，难易之治奈何？

伯高答曰：形先病而未入脏者，刺之半其日；脏先病而形乃应者，刺之倍其日。此外内难易之应也。

黄帝问于伯高曰：余闻形有缓急，气有盛衰，骨有大小，肉有坚脆，皮有厚薄，其以立寿夭奈何？

伯高答曰：形与气相任则寿，不相任则夭。皮与肉相果则寿，不相果则夭。血气经络胜形则寿，不胜形则夭。

黄帝曰：何谓形之缓急？

伯高答曰：形充而皮肤缓者则寿，形充而皮肤急者则夭。形充而脉坚大者顺也，形充而脉小以弱者气衰，衰则危矣。若形充而颧不起者骨小，骨小则夭矣。形充而大肉䐃坚而有分者肉坚，肉坚则寿矣；形充而大肉无分理不坚者肉脆，肉脆则夭矣。此天之生命，所以，立形定气而视寿夭者。必明乎此，立形定气，而后以临病人，决死生。

黄帝曰：余闻寿夭，无以度之。

伯高答曰：墙基卑，高不及其地者，不满三十而死；其有因加疾者，不及二十而死也。

黄帝曰：形气之相胜，以立寿夭奈何？

伯高答曰：平人而气胜形者寿，病而形肉脱，气胜形者死，形胜气者危矣。

黄帝曰：余闻刺有三变，何谓三变？

伯高答曰：有刺营者，有刺卫者，有刺寒痹之留经者。

黄帝曰：刺三变者奈何？

伯高答曰：刺营者出血，刺卫者出气，刺寒痹者内热。

黄帝曰：营卫寒痹之为病奈何？

伯高答曰：营之生病也，寒热少气，血上下行。卫之生病也，气痛时来时去，怫忾贲响，风寒客于肠胃之中。寒痹之为病也，留而不去，时痛而皮不仁。

黄帝曰：刺寒痹内热奈何？

伯高答曰：刺布衣者，以火焠之。刺大人者，以药熨之。

黄帝曰：药熨奈何？

伯高答曰：用淳酒二十升，蜀椒一升，干姜一斤，桂心一斤，凡四种，皆㕮咀，渍酒中。用绵絮一斤，细白布四丈，并内酒中。置酒马矢煴中，盖封涂，勿使泄。五日五夜，出绵絮，曝干之，干复渍，以尽其汁。每渍必晬其日，乃出干。干，并用滓与绵絮，复布为复巾，长六七尺，为六七巾，则用之生桑炭，炙巾以熨寒痹所刺之处，令热入至于病所，寒复炙巾以熨之，三十遍而止。汗出以巾拭身，亦三十遍而止。起步内中，无见风，每刺必熨，如此病已矣。

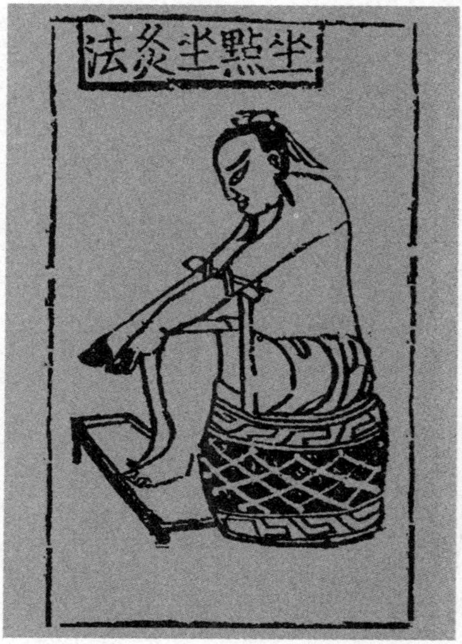

明成化九年刊《针灸四书》灸膏肓穴法图中的坐点坐灸法

【译文】

黄帝问少师：我听说人生在世，因为每个人的天资不同，性情有刚柔之分，身体强弱有不同，身长也有高矮的差异，所有的生理病理的现象，从性质上来说，都有阴阳的分别，我想听你谈谈这其中的差异和针对这些差别应该采取的不同针刺之法。

少师回答：人体内部的阴阳，是方方面面的，它们的属性只是相对而言。阴中可以再分出阴，阳中还可以再分出阳。只有先掌握了阴阳的规律，才能找到适宜的针刺方法来调和它们。只有了解发病时的病情是属于阴还是阳，治疗时才有依据。同时，必须细心推测开始发病的原因，依据四季气候的变化来掌握病的性质和特点。另外，所采取的治疗方法，在内与五脏六腑的病症相应和，在外与筋骨皮肤的病症相应和，如此才能得到好的治疗效果。不只是体内有阴阳的分别，体表之上也有阴阳之别。在体内，五藏属阴，六腑属阳；而在体表之上，筋骨是阴，皮肤是阳。依据这种内外阴阳的关系和病症发生的部位，就能基本选定取用哪个穴位进行针刺治疗。因此，内为阴，体内的五藏也属于阴，假如五藏发病，也就是所说的病在阴中之阴，就可以施针于阴经的荥穴和腧穴；同样的，外为阳，体外的皮肤也属于阳，假如皮肤发病，也就是所说的病在阳中之阳，就可以施针于阳经的合穴；另外，外为阳，体外的筋骨却属于阴，假如筋骨发病，也就是说病在阳中之阴，就可以施针在阴经的经穴；同样的，内为阴，体内的六腑却属于阳，假如六腑有了疾病，也就是说病在阴中之阳，就可以施针于络穴。至于疾病的征象，发病的部位也可用阴阳划分。如果病邪在体表阳分的叫风；病邪在体表阴分的叫痹；如果表里阴分和阳分都发生病变的话，叫作“风痹”疾病在外表有形态变化而病人自己却感觉不到不适，那么疾病在浅表，此类疾病属阳；疾病在外表没有形体变化而病人自己却能感受到疼痛的，病在阴处，此类疾病属阴。在病人的体表是无恙的，却有疼痛感的疾病，这是属阳的。属阳的体表完好无恙，属阴的五脏六腑发生了病变，因此应该赶快治疗属阴的五脏六腑，而无须医治病人属阳的皮肉筋骨。相反，如果是外部有病症的形态而病人却感觉不到疼痛感的疾病，是属阴的五脏六腑没有病，属阳的体表遭到了损害，就应该迅速治疗属阳的皮肉筋骨，而无须治疗病人属阴的五脏六腑。如果表里阴阳同时有病，有时会在体表有病态反应，有时会因病在脏腑而体表没有任何病态表现。如果病者心情焦躁不安的话，那么就是阴病甚于阳病，也就是属阴的五脏病得较重，这种情况是生病既不完全在体表，也不完全在五脏六腑，如果疾病发展到表里阴阳都有病的阶段，就不好治愈了，不久后就会形体衰败了。

黄帝问伯高：我听说外在的形体和内在的气机有疾病的时候，发病的先后和发生在内或外的疾病都与病因相合，关于此的具体情况是怎样的呢？

伯高回答：风寒从外表侵入时，一定最先侵袭外在的形体；忧愁、恐惧和愤怒等情绪刺激，一定最先扰乱体内气机的运行。气机的运行失调，就会导致五藏不和谐，使五藏发病；寒邪侵犯形体时，令外在的形体受到伤害，同时在肌肤之表出现与之相应的疾病；风邪伤及了筋脉时，筋脉也会出现相应的病患。这就是形体和气机受到损伤后，在外与在内相应发病的情形。

黄帝问：该怎样依据患病时间的长短恰当地施针呢？

伯高回答：病了九天的话，只要施针三次就可痊愈了；如果是病了一个月，也只是施针十次就可治愈了。不管患病的时间是长还是短，都可根据一病三天针刺一次的原则，来估算针刺治疗的最合理的次数。如果是长久地患痹病而没有被治愈的话，就要观察病人的血络，在有淤血的地方用刺络放血的方法把恶血泄尽。

黄帝问：由外因和内因所导致的不同病症，在针刺时难易程度也有所不同，那么具体的情况是怎样的呢？

伯高回答：外邪损伤人体，形体先发病而没有转入内脏的，此病在浅表，针刺的次数可在一般标准的基础上减去一半，也就是说，原来得病一个月需要针刺十次的，现在只需针刺五次即可；内因致病的，内脏先发病，然后由里及表，使在外面的形体也出现相应疾患的，是病在深处，对此，针刺的次数要在一般标准的基础上增加一倍，也就是说，原来得病一个月需要针刺十次的，现在需要针刺二十次。这是以患病一个月为标准，来说明治疗由外因和内因致病时的难易。

黄帝问伯高：我听说人的外形有缓急的分别，元气也有盛衰的区分，骨骼有大小之别，肌肉有坚脆之别，皮肤有厚薄之别，如何根据这些来判断一个人寿命的长短呢？

伯高回答：如果形体和元气相称，内外平衡，寿命就长；如果形体与元气不相称，不平衡的话，就命短。皮肤厚重，肌肉坚实，能够相称的人就长寿；皮肤厚重，肌肉松脆，不相称的人就命短。血气经络满溢充足，比外表形体强的人就长寿；内在的血气经络衰竭虚空，情况比形体糟的人就命短。

黄帝又问：什么是形体的缓急？

伯高回答：形体充实、皮肤柔缓的人，寿命就长；形体充实而皮肤紧绷的人，就命短。形体壮实，脉象坚大有力的，是表里一致，在内在外都很强盛，叫顺；外形虽然壮实但是脉象弱小无力的，是外实内虚，脉气空虚，叫气衰。如果出现气衰就是说明寿命不长了。如果形体虽然壮实但是颧骨低凹的，是骨骼小，有这种状况的人通常会短命。如果形体壮实，而且臀部肌肉丰腴，肩、肘、髀、膝等肌肉突起之处也都坚固紧实、肤纹清晰的，叫肉坚，肉坚实的人通常都会长寿；形体充实而臀部肌肉消瘦，没有肤纹也不够坚固紧实的，是肉脆，肉脆的人通常都会短命。正是因为每个人的先天禀赋的不同才造成这些情况，所以要根据这些体形的强弱、在内元气的盛衰，以及形体和气血是否平衡协调，从而推断病人的寿命长短的情况。医生一定要掌握这个道理，只有了解怎样判断形体的强弱，确定元气的盛衰，诊察形体和元气是否平衡统一，才能准确地诊断病情、决定治疗方法、判断病人的生死。

黄帝说：我听说可通过观察人的某些部位来判断人的寿命的长短，可是一个人到底能活多大年纪，我还是无法猜度。

伯高回答：就面部而言，假如耳朵周围的骨骼低陷，矮平短小，还不如耳前的肌肉高，这样的人不到三十岁就会死。如果加上因外感内伤等原因所致的疾病，这个人又可能活不过二十岁。

黄帝问：形体有时比元气胜，有时候比元气弱，如何通过这个来判断人的寿命长短呢？

伯高回答：普通人，气比形体强的，即使外表瘦弱矮小，也会长寿；病人，肌肉都已经极度消瘦了，即使是元气胜过形体，也就是说元气还未衰竭，可是形体很难恢复，形体脱陷则元气很难单独存在，所以也最终会死亡；如果是外形胜过元气的情况，因为元气已衰绝，气衰神也衰，所以即便在外的形体和肌肉没有消瘦，病情也十分严重，不会长寿。

黄帝问：我听说刺法中有“三变”之说，“三变”指的是什么？

伯高回答：“三变”就是依据不同的病症而制定的三种相应的针刺方法，包括，刺病在营分的，刺病在卫分的，以及刺寒痹滞留在经络中的。

黄帝问：针刺治疗这三种病应采用什么方法？

伯高回答：刺营分的时候，要用点刺放血地方法，使营分的病邪随淤血外泄；刺卫分的时候，用摇大针孔的方法，疏泄卫气，驱散病邪；刺寒邪留滞经络而形成的痹证，采用针后药熨的方法，使热气进入内里温暖经脉，消散寒邪。

黄帝问：营分、卫分、寒痹的病状各有什么表现呢？

伯高回答：营分病主要表现在恶寒与发热交替发作，气虚弱而无力，病邪在营血并上下恣意运行的情况。卫分病则表现为因气机不通所导致的气痛，即形体无异，却有疼痛之感，忽来忽去，时好时坏，并伴有胸腹的满闷或者肠鸣等症状，这是因为风寒等外邪客居在肠胃中，使得气机不畅而引起的。寒痹症是因为寒邪停滞在经络之间，血脉凝结不行所导致的，症状表现为久病不愈，肌肉常常疼痛，还伴有皮肤麻木的感觉。

黄帝问：刺寒痹时使热气内入的方法是什么样的呢？

伯高回答：病人的体质不同，方法也有所不同。对于普通的老百姓，他们身体健壮，皮肤丰厚，肌肉坚实，治疗时可以用火针的治疗方法；而对于王公贵族，他们养尊处优，皮肤薄弱，肌肉松弛，就用针后药熨的方法来治疗。

黄帝问：药熨的制法和应用是怎样的呢？

伯高回答：药熨之法是用二十升醇酒，一升蜀椒，一斤干姜、一斤桂心，总计四种药料。将后三种药用牙齿嚼成豆粒一样大小的碎屑后，用酒来浸泡；再用一斤丝绵，四丈细白布，一起放入酒里面浸泡。然后把盛酒的容器，放在燃烧的干马粪上煨烤，给酒器加盖，并且用泥来封固住，不要让它泄气。烤五天五夜后再把细布与丝绵拿出来晒干，晒干后再浸在酒里面，这样反复地把药酒浸干为止。每浸泡一次，都要浸泡一整天的时间，然后取出来晒干。等到酒完全被吸干以后，就把药渣拿出去晒干，并把药渣和丝绵都放在夹袋里。夹袋是双层的布对折以后制成的，每个夹袋有六尺到七尺长，总共需要做成六七个夹袋。要用夹袋的时候，把夹袋放在上面桑炭火上烤热，再用它温熨寒痹局部进行针刺的部位，让热气可以渗透到病邪所在之处。夹袋如果冷了，就再将它放到桑炭火上烘热，烤热后再熨，像这样熨敷三十次。熨后患者会出汗，出汗后就用手巾来揩身，也要做三十遍。擦干液体后，病人要在无风的室内活动，千万不能受风。根据这样的方法，每次施针治疗的时候一定要用药熨的方法，这样的话，病就会被治好了，这就是用药熨使热气内入的方法。

官针第七

凡刺之要，官针最妙。九针之宜，各有所为，长短大小，各有所施也，不得其用，病弗能移。疾浅针深，内伤良肉，皮肤为痈。病深针浅，病气不泻，支为大脓。病小针大，气泻太甚，疾必为害。病大针小，气不泄泻，亦复为败。失针之宜，大者泻，小者不移，已言其过，请言其所施。

病在皮肤无常处者，取以鑱针于病所，肤白勿取。病在分肉间，取以圆针于病所。病在经络痼痹者，取以锋针。病在脉，气少当补之者，取以鍉针于井荥分俞。病为大脓者，取以铍针。病痹气暴发者，取以圆利针。病痹气痛而不去者，取以毫针。病在中者，取以长针，病水肿不能通关节者，取以大针。病在五脏固居者，取以锋针，泻于井荥分俞，取以四时。

凡刺有九，以应九变。一曰俞刺：俞刺者，刺诸经荥输脏俞也。二曰远道刺：远道刺者，病在上，取之下，刺腑俞也。三曰经刺：经刺者，刺大经之结络经分也。四曰络刺：络刺者，刺小络之血脉也。五曰分刺：分刺者，刺分肉之间也。六曰大泻刺：大泻刺者，刺大脓以铍针也。七曰毛刺，毛刺者，刺浮痹皮肤也。八曰巨刺，巨刺者，左取右，右取左。九曰焠刺，焠刺者，刺燔针则取痹也。

凡刺有十二节，以应十二经。一曰偶刺：偶刺者，以手直心若背，直痛所，一刺前，一刺后，以治心痹，刺此者，傍针之也。二曰报刺：报刺者，刺痛无常处也，上下行者，直内无拔针，以左手随病所按之，乃出针复刺之也。三曰恢刺，恢刺者，直刺傍之，举之前后，恢筋急，以治筋痹也。四曰齐刺：齐刺者，直入一，傍入二，以治寒气小深者。或曰三刺，三刺者，治痹气小深者也。五曰扬刺，扬刺者，正内一，傍内四，而浮之，以治寒气之博大者也。六曰直针刺，直针刺者，引皮乃刺之，以治寒气之浅者也。七曰输针，输刺者，直入直出，稀发针而深之，以治气盛而热者也。八曰短刺，短刺者，刺骨痹，稍摇而深之，致针骨所，以上下摩骨也。九曰浮刺，浮刺者，傍入而浮之，以治肌急而寒者也。十曰阴刺，阴刺者，左右率刺之，以治寒厥，中寒厥，足踝后少阴也。十一曰傍针刺，傍针刺者，直刺傍刺各一，以治留痹久居者也。十二曰赞刺，赞刺者，直入直出，数发针而浅之出血，是谓治痈肿也。

脉之所居深不见者，刺之，微内针而久留之，以致其空脉气也。脉浅者勿刺，按绝其脉乃刺之，无令精出，独出其邪气

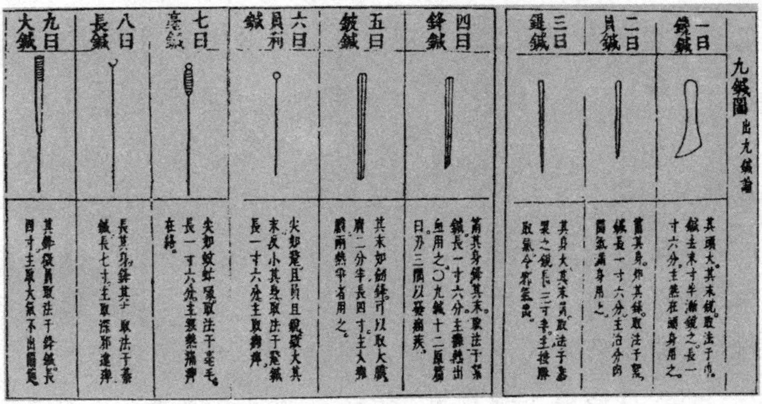

明代张介宾《类经图翼》中的九针图

耳。所谓三刺则谷气出者，先浅刺绝皮，以出阳邪；再刺则阴邪出者，少益深，绝皮致肌肉，未入分肉间也；已入分肉之间，则谷气出。故《刺法》曰：始刺浅之，以逐邪气而来血气；后刺深之，以致阴气之邪；最后刺极深之，以下谷气。此之谓也。故用针者，不知年之所加，气之盛衰，虚实之所起，不可以为工也。

凡刺有五，以应五脏。一曰半刺，半刺者，浅内而疾发针，无针伤肉，如拔毛状，以取皮气，此肺之应也。二曰豹文刺，豹文刺者，左右前后针之，中脉为故，以取经络之血者，此心之应也。三曰关刺，关刺者，直刺左右，尽筋上，以取筋痹，慎无出血，此肝之应也，或曰渊刺，一曰岂刺。四曰合谷刺，合谷刺者，左右鸡足，针于分肉之间，以取肌痹，此脾之应也。五曰输刺，输刺者，直入直出，深内之至骨，以取骨痹，此肾之应也。

【译文】

针治的关键，就是要选用符合规格的针具。临床治疗之所以会需要九种针具，就是因为九种针各有不同的治疗效果，长针、短针、大针、小针，每一种针都有不同的施针对象。如果不能选用适当，就不能治疗疾病。如果病痛在皮肤表面，而针却刺得很深，那么就容易使肌肉受到伤害，从而引发皮肤脓肿；如果病痛在肌肉深处，却针刺得很浅，那么不但病邪不能排除，反而会使皮肤产生大面积的疮疡；病变轻浅却使用大针来治疗，会导致元气外泄而加剧病情；疾病深重却使用小针来治疗，邪气就会得不到排泄，治疗也就没有效果了。可见，在施针的时候没有选择适宜的针具，应该用小针的情况下用了大针，针刺过度，就会伤害元气；应该用大针的情况却用了小针，针刺力度不够，就会导致疾病不能被治好。上文中我已经阐述了错误使用针具的害处，下面就让我来说一说针具的正确使用方法。

病在皮肤的位置并不是固定不变的，可采用针刺病痛之处，以便消散风热，可如果患处的皮肤苍白无红肿，就表明风热已经散去，就不可再使用针刺了。病痛位于皮下浅层肌肉中或肌腱之间，可采用员针来按摩病痛之处，使血气顺畅。如果病痛位于经络，属顽固性痹症的，可采用锋针医治，刺络放血。病痛位于经脉，属脉气不足的虚证，要用补法来施针治疗的，可采用针按压在经脉上的井、荥、输、经、合等腧穴，令其血气畅通。如果是化脓性的疾病，可采用剑形的铍针切割排除脓血。如果是突然发生的痹症，可采用员利针来治疗，将其深刺入人体，可治疗暴痛。而如果是疼痛久治不愈的痹症，就应该用毫针来治疗，毫针可以长时间留针于病人身上，以消除痛痹。如果病位深在里面，就应该要选用长针来治疗，去除内在的邪气。如果是患了水肿病，关节间因积水而导致关节无法通利的，可采用针锋略圆的大针来针刺关节，以泄去关节间的积水。如果病痛固留于五藏，也可采用锋针医治，在个经脉的井穴、荥穴等腧穴上施行泻法，同时依据腧穴与四时的关系灵活治疗。

通常来说，针刺的方法有九种，分别适应九种不同病变。第一种是输刺法，即针刺十二经位于四肢的荥穴、腧穴和背部位于足太阳膀胱经上的五藏腧穴。第二种是远道刺法，指病在人的上半身，却针刺离病痛处较远的下半身的腧穴，即足三阳经所属的下肢腧穴；第三种是经刺法，即针刺病人经脉中经和络间纠结不顺之处；第四种是络刺法，即针刺皮下浅处小脉络隶属的细小静脉，令其出血，以便泄除邪气；第五种是分刺法，即针刺肌与肉的空隙，此法适用于邪气位于经脉分肉之间的情况；第六种是大泻刺法，即用铍针针刺脓疡的地方，此法适用于比较严重的化脓情况；第七种是毛刺法，毛刺是浅刺的一种，即针刺入皮肤却不入肉，此法适用于皮肤表层的痹症；第八种是巨刺法，即病痛在身体的左侧却针刺身体右侧的腧穴，用火病痛在身体右侧却针刺身体左侧的腧穴；第九种是焠刺，即将针烧热后来医治寒痹症。

还有十二种刺法，分别来医治十二经的不同疾病。第一种是偶刺法，即将手对准胸口和后背，当痛之所在，一针刺在前胸，一针刺在后背。此法可以用来治疗因心气闭塞而导致胸口疼痛的心痹。使用这种方法的时候一定要用斜针来刺进病人的身体，以免损伤内脏。第二种是报刺，用来治疗痛无所定、痛势时上时下的疾病。针刺时在痛处用右手将针直刺入体内，不立刻拔针，用左手沿着疼痛处循按，按到新的痛处后再拔针，然后将针刺入新的痛处。第三种是恢刺法，即把针直接刺入筋旁，然后前后左右地提插捻转行针，使针孔变大，令筋急之症得以舒缓。这种方法一般用来治疗因为筋脉拘挛而导致疼痛的痹症。第四种是齐刺法，即先在病痛部位正中刺一针，然后再在其两旁各刺一针。这个方法用来治疗寒气侵入的范围小但是部位很深的疾病。因为此法三针并用，所以也被称为三刺。三刺主要用来治疗那些寒气范围小但居在人体内部较深的疾病。第五种是扬刺法，即先将一针刺入病变正中，另外再刺四针在四周，五针都用浅刺。此法用来治疗寒气滞留范围广但居于人体浅处的病症。第六种是直针刺法，针刺时提起穴位处的皮肤，然后把针刺入皮肤，但不刺入肌肉。此法治疗寒气滞留部位比较浅显的病症。第七种是输刺法，在实施时，进针和出针的动作都必须迅速，而且应当直入直出。虽然它取用的穴位很少，但刺入却很深。一般用来治疗气盛的热病，主要功能是退热。第八种是短刺法，主要用于治疗骨节浮肿，无法行动，身体局部发寒的骨痹。施针时慢慢地进针，进针后稍微摇动针身，然后逐渐往深处进针，等到针尖到达骨头附近，要提插针具，使针尖与骨头发生摩擦。第九种是浮刺法，即将针斜刺入人体病痛之处的旁边，只浅刺人的肌表。此法用来治疗肌肉挛急且病性属寒的病变。第十种是阴刺法，即左右都刺。此法用于医治阴寒内盛的寒厥症。因为寒厥症和足少阴肾经有关，所以医治寒厥症的人，必须针刺其足内踝后方之肾经的原穴太溪穴，并且穴位左右都要施针。第十一种是傍针刺法，即在病痛部位直刺一针，另外位于其旁再刺一针。此法用于治疗邪气久滞不去的留痹症。第十二种是赞刺法，进针和出针都很迅速，且直入直出。施用此法时，需快速地在病痛处浅刺多针，令其出血以泻淤血、消除臃肿。

对于那些深居在人体内部不显露在外、人用肉眼无法看见的经脉，施针的时候要轻轻地进入其内，留针时间稍久，目的是为了引导孔穴中的脉气上行，使人产生针感。而对于那些位于人体浅表，显露在外的经脉，则不能直接急刺，而应当先按绝其脉，避开血管，然后施针。这样做可避免经脉出血，也不会使精气外泄，只会将邪气驱散。“三刺”是一种能使谷气出现而产生针感的刺法。先将针浅刺进皮肤，以此来泻除卫分的阳邪；之后将针刺入深处，用这种方法来泄除营分的阴邪之气。而这深刺也仅是稍微深刺一点，比皮肤的浅层略深，此时针穿过皮肤，靠近肌肉，但还不到分肉之间。最后将针刺入分肉的中间，使谷气出，病人就会产生酸胀的针感。因此古代医书《刺法》中说道："先浅刺皮肤。使人体浅表的邪气得以驱散，从而让人血气顺畅，之后再深刺一些，以泻去阴分的邪气，最后刺得极深，等针到达一定深度时，就能够通导谷气而使人产生针感。"这段话所说的正是"三刺"。可见，医生使用针法治疗病痛，如果不知道一年中风、寒、暑、湿、燥、火六气盛行的时间，不能掌握节气中六气的盛衰虚实，以及其所引起的疾病状况，这种人就不能当医生。

此外还有五种刺法，用于治疗与五藏有关的疾病。方法一是半刺法，即先将针浅刺进皮肤，不损伤肌肉，其施针的动作就像从身体上拔毫毛一样。此法是为了轻微地刺激体表皮肤，以便泄出皮肤浅表的邪气。由于肺主皮毛，所以这就是肺脏相对应的刺法。方法二是豹文刺法，即在病变处的周围多次行针，以至皮肤上的针孔呈豹纹状。此法用来刺中络脉、泄出瘀血为准，主要用来消散经络间的瘀血。由于心主血脉，因此这是与心脏相对应的刺法。方法三是关刺法，直接针刺四肢关节附近筋腱的尽端，一般用来治疗筋痹。施针的时候不能出血。由于肝主筋腱，因此这是与肝脏相对应的刺法，此法又叫渊刺法，也叫岂刺法。方法四是合谷刺法，即在病痛处正入一针，左右斜入两针，使针呈"个"字状如同鸡足，合谷刺是将针刺入分肉间，用来治疗肌痹。由于脾主肌肉，因此这是与脾脏相对应的刺法。方法五是输刺法，实施输刺时，进针和出针的速度都要十分迅速，用针既要直入直出，又要深刺到骨头附近。此法一般用来治疗骨痹。由于肾主骨，因此这是与肾脏相对应的刺法。

本神第八

黄帝问于岐伯曰：凡刺之法，先必本于神。血、脉、营、气、精、神，此五脏之所藏也，至其淫泆离脏则精失，魂魄飞扬，志意恍乱，智虑去身者，何因而然乎？天之罪与人之过乎？何谓德气生精、神、魂、魄、心、意、志、思、智、虑，请问其故？

岐伯答曰：天之在我者德也，地之在我者气也，德流气薄而生者也。故生之来谓之精，两精相搏谓之神，随神往来者谓之魂，并精而出入者谓之魄，所以任物者谓之心，心有所忆谓之意，意之所存谓之志，因志而存变谓之思，因思而远慕谓之虑，因虑而处物谓之智。故智者之养生也，必顺四时而适寒暑，和喜怒而安居处，节阴阳而调刚柔，如是则僻邪不至，长生久视。

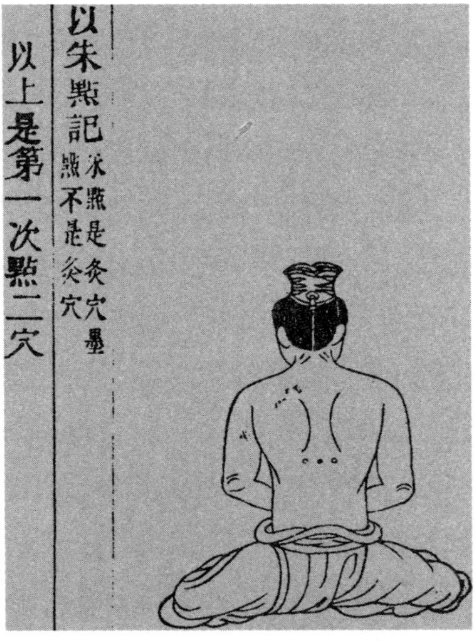

宋代《圣济总录》中的四花穴灸法图，四花灸是我国古代治疗劳疾的一种特殊灸法。

是故怵惕思虑者则伤神，神伤则恐惧流淫而不止。因悲哀动中者，竭绝而失生。喜乐者，神惮散而不藏。愁忧者，气闭塞而不行。盛怒者，迷惑而不治。恐惧者，神荡惮而不收。

心怵惕思虑则伤神，神伤则恐惧自失，破䐃脱肉，毛悴色夭，死于冬。脾忧愁而不解则伤意，意伤则悗乱，四肢不举，毛悴色夭，死于春。肝悲哀动中则伤魂，魂伤则狂忘不精，不精则不正，当人阴缩而挛筋，两胁骨不举，毛悴色夭，死于秋。肺喜乐无极则伤魄，魄伤则狂，狂者意不存人，皮革焦，毛悴色夭，死于夏。肾盛怒而不止则伤志，志伤则喜忘其前言，腰脊不可以俯仰屈伸，毛悴色夭，死于季夏。恐惧而不解则伤精，精伤则骨酸痿厥，精时自下。是故五脏主藏精者也，不可伤，伤则失守而阴虚，阴虚则无气，无气则死矣。是故用针者，察观病人之态，以知精神魂魄之存亡得失之意，五者以伤，针不可以治之也。

肝藏血，血舍魂，肝气虚则恐，实则怒。脾藏营，营舍意，脾气虚则四肢不用，五脏不安，实则腹胀，经溲不利。心藏脉，脉舍神，心气虚则悲，实则笑不休。肺藏气，气舍魄，肺气虚则鼻塞不利，少气，实则喘喝，胸盈仰息。肾藏精，精舍志，肾气虚则厥，实则胀，五脏不安。必审五脏之病形，以知其气之虚实，谨而调之也。

【译文】

黄帝问岐伯：只要使用针刺法，务必先以病人的精神活动情况为治疗依据。血、脉、营、气、精、神，这些都是藏守在五藏里面的人类生命活动的物质基础和精神动力，而其中又以神气的功用最大。如果人过分放任七情六欲而导致神气从五藏离失，那么五藏的精气就会消散，魂魄就会飘荡，意志就会烦乱，同时还会失去聪慧以及思索能力。可人为什么会出现这种症状呢？是天意的惩罚？还是人为的过失？另外，什么是德气，它为什么会产生精、神、魂、魄、心、意、志、思、虑、智，产生的过程又是怎样的呢？请你告诉我其中的道理。

岐伯回答：天给予我们生化之机，地给予我们长养之气，长养之气随着生化之机而变动，阴阳二气交合抟聚，于是世间万物才化生而成形。因此，阴阳两气交合而演化成生命的原始物质叫精；阴阳两精结合而产生的生命活力叫作神；随着神来往活动而出现的知觉机能叫作魂；跟精气同出入而产生的神气功能叫作魄；让人自发地去了解客观事物的主观能动性叫作心；心里有记忆而产生欲念的过程叫作意；决定将留存的欲念贯彻的过程叫作志；为了使志成为现实而反复考虑的过往叫作思；因思索而推想出结果的过程叫作虑；因思虑而定出巧妙处理事物之法的过程叫作智。因此，智者的养生之法，定当顺应四时，以适应气候的寒暑转化，他们不过喜、不过怒，能很好地适应四周的环境变化，并能协调阴阳盛衰，使刚柔相济。如此，他们便可百病不侵，延年益寿，不易衰老。

恐惧、担忧、思索、焦躁太过会伤害神气。损伤了神气，病人就会有恐惧、畏缩之感，而五藏的精气也会流失不止。因过分哀伤而损伤了内脏的人，就会气机竭绝而亡；过度喜乐的人，会导致神气四散而不能藏守在内；过度愁忧的人，会导致气机闭塞而不能正常运行；大怒的人，就会神智昏迷而失去常态；过度恐惧的人，神气散失而无法收敛。

神藏于心，惊惧、警惕、思索、焦虑，会伤害神气。神伤的人，时常感到恐惧而丧失自控能力，并出现膝髀等处的肌肉塌陷以及遍身肌肉萎缩的症状。长久下去的话，等到皮毛显得憔悴、气色显得枯槁的时候，人就会在冬季水旺的时候身亡。意藏于脾，忧虑过度又长期无法消除，就会伤害意。意受到损伤，人便会觉得胸膈烦闷，手足举动无力的症状。进一步发展，等到毛发零落、肤色暗淡的时候，人就会在春季木旺的时候身亡。魂藏于肝，过分悲伤影响到内脏，就会伤害魂。魂伤，人就会精神迷乱而无法清醒地了解四周状况，以至于意识不清而举动失常，同时还会出现前阴器萎缩，筋脉拘挛，两胁骨痛的症状。进一步发展，等到皮毛憔悴、气色枯夭的时候，人就会在秋季金旺的时候身亡。魄藏于肺，过度喜乐不知节制，就会伤害魄。魄受到损伤，人就会癫狂，以至进入意识全无、旁若无人的状态，还会出现皮肤枯黄等症状。进一步发展，等到皮毛憔悴、气色枯夭的时候，人就会在夏季火旺的时候身亡。志藏于肾，大怒无法遏止，就会伤害志。志受到损伤，人就会因为记忆力衰退而常常忘记自己说的话，还会出现腰际难以转动，无法任意俯仰屈伸等症状。进一步发展，等到皮毛憔悴，气色枯夭的时候，人就会在夏季土旺的时候身亡。恐惧过度又长时间无法消除，就会伤害精。精受到损伤，人就会出现骨节酸软痿弱，四肢发冷，常常遗精滑泄等症状。综上所述，五藏是主要藏精的地方，而精气又是生命活动的物质基础，因此五藏中的任何一脏都不能受到损伤。如果五藏受了损伤，那么五藏所藏的精就会失守，精气流失殆尽，人就会出现阴虚。阴是阳的物质基础，精气流失而导致阴虚，就会使人缺乏营养，从而不能化成阳气，更无法进行气化活动。缺乏阳气和气化活动，人的身体就无法吸收和传输养分，那么人的生命就会终结。所以，施针治病的医生，应该要仔细观看病人的神情和病态，从而掌握他们精、神、魂、魄、意、志的旺盛或衰竭的情况。如果五藏的精气都已经耗伤，那么就不能用针刺进行治疗了。

血液藏于肝中，而代表人精神状态的魂又依附在肝血中。肝气空虚，肝血缺乏，人就会容易产生恐惧；肝气旺盛，人就容易发怒。营气藏于脾中，而隶属人精神活动的意又依附在营气中。脾气虚弱，人就会四肢不便运动、五藏不能调和，脾气积压，运行不畅，人就容易发生腹中胀满，大小便不利的症状。心支配人全身血液运行，而代表人全部思维活动的神又依附在血液中。心气虚弱了，人容易产生悲哀之感；心气旺盛，人就会嬉笑不止。人的真气藏于肺中，而代表人体器官运动功能的魄又依附在血液中，肺气虚弱了，人容易感到鼻塞不利呼吸，或者是短气；肺气壅实，人就会喘促、胸部胀闷、仰面呼吸等症状。五脏六腑的阴精藏于肾中，而隶属人精神活动的志又依附在阴精中。肾气虚弱，元气不足，人就会四肢厥冷；肾气旺盛，人就会下腹肿胀，五藏运行异常。因此，医治时，医生首先要诊察五藏疾患的病状，分析各脏元气的虚实，然后依据病症谨慎地予以调理，才能取得好的治疗效果。

终始第九

凡刺之道，毕于终始，明知终始，五脏为纪，阴阳定矣。阴者主脏，阳者主腑，阳受气于四末，阴受气于五脏。故泻者迎之，补者随之，知迎知随，气可令和。和气之方，必通阴阳，五脏为阴，六腑为阳，传之后世，以血为盟，敬之者昌，慢之者亡，无道行私，必得夭殃。谨奉天道，请言终始。

终始者，经脉为纪，持其脉口人迎，以知阴阳有余不足，平与不平，天道毕矣。所谓平人者不病，不病者，脉口人迎应四时也，上下相应而俱往来也，六经之脉不结动也，本末之寒温之相守司也，形肉血气必相称也，是谓平人。少气者，脉口人迎俱少而不称尺寸也。如是者，则阴阳俱不足，补阳则阴竭，泻阴则阳脱。如是者，可将以甘药，不可饮以至剂。如此者弗灸，不已者因而泻之，则五脏气坏矣。

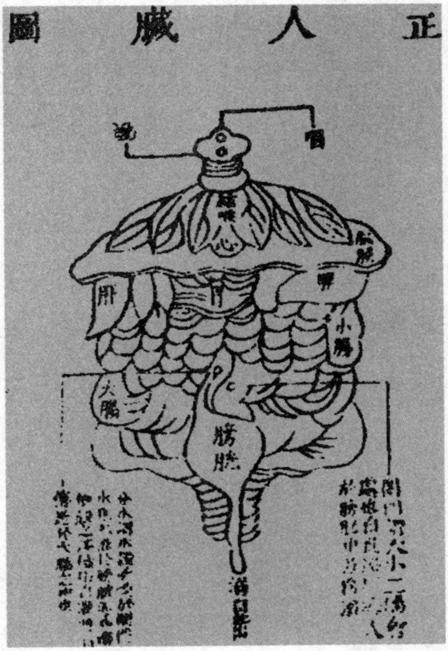

明刊三卷本《铜人腧穴针灸图经》中的正人脏图。正人脏图，即从正面看的人体脏图

人迎一盛，病在足少阳，一盛而躁，病在手少阳。人迎二盛，病在足太阳，二盛而躁，病在手太阳。人迎三盛，病在足阳明，三盛而躁，病在手阳明。人迎四盛，且大且数，名曰溢阳，溢阳为外格。脉口一盛，病在足厥阴，厥阴一盛而躁，在手心主。脉口二盛，病在足少阴，二盛而躁，在手少阴。脉口三盛，病在足太阴，三盛而躁，在手太阴。脉口四盛，且大且数者，名曰溢阴，溢阴为内关，内关不通，死不治。人迎与太阴脉口俱盛四倍以上，命曰关格，关格者与之短期。

人迎一盛，泻足少阳而补足厥阴，二泻一补，日一取之，必切而验之，疏取之，上气和乃止。人迎二盛，泻足太阳，补足少阴，二泻一补，二日一取之，必切而验之，疏取之，上气和乃止。人迎三盛，泻足阳明而补足太阴，二泻一补，日二取之，必切而验之，疏取之，上气和乃止。脉口一盛，泻足厥阴而补足少阳，二补一泻，日一取之，必切而验之，疏而取，上气和乃止。脉口二盛，泻足少阴而补足太阳，二补一泻，二日一取之，必切而验之，疏取之，上气和乃止。脉口三盛，泻足太阴而补足阳明，二补一泻，日二取之，必切而验之，疏而取之，上气和乃止。所以日二取之者，太阳主胃，大富于谷气，故可日二取之也。人迎与脉口俱盛三倍以上，命曰阴阳俱溢，如是者不开，则血脉闭塞，气无所行，流淫于中，五脏内伤。如此者，因而灸之，则变易而为他病矣。

凡刺之道，气调而止，补阴泻阳，音气益彰，耳目聪明，反此者血气不行。所谓气至而有效者，泻则益虚，虚者脉大如其故而不坚也，坚如其故者，适虽言故，病未去也。补则益实，实者脉大如其故而益坚也，夫如其故而不坚者，适虽言快，病未去也。故补则实，泻则虚，痛虽不随针，病必衰去。必先通十二经脉之所生病，而后可得传于终始矣。故阴阳不相移，虚实不相倾，取之其经。

凡刺之属，三刺至谷气，邪僻妄合，阴阳易居，逆顺相反，沉浮异处，四时不得稽留淫泆，须针而去。故一刺则阳邪出，再刺则阴邪出，三刺则谷气至，谷气至而止。所谓谷气至者，已补而实，已泻而虚，故以知谷气至也。邪气独去者，阴与阳未能调，而病知愈也。故曰补则实，泻则虚，痛虽不随针，病必衰去矣。

阴盛而阳虚，先补其阳，后泻其阴而和之。阴虚而阳盛，先补其阴，后泻其阳而和之。三脉动于足大趾之间，必审其实虚。虚而泻之，是谓重虚，重虚病益甚。凡刺此者，以指按之，脉动而实且疾者，疾泻之，虚而徐者则补之，反此者，病益甚。其动也，阳明在上，厥阴在中，少阴在下。膺俞中膺，背俞中背，肩膊虚者取之上。重舌，刺舌柱以铍针也。手屈而不伸者，其病在筋，伸而不屈者，其病在骨，在骨守骨，在筋守筋。补须一方实，深取之，稀按其痏，以极出其邪气；一方虚，浅刺之，以养其脉，疾按其痏，无使邪气得入。邪气来也紧而疾，谷气来也徐而和。脉实者，深刺之，以泄其气；脉虚者，浅刺之，使精气无得出，以养其脉，独出其邪气。

刺诸痛者，其脉皆实。故曰：从腰以上者，手太阴阳明皆主之；从腰以下者，足太阴阳明皆主之。病在上者下取之，病在下者高取之，病在头者取之足，病在腰者取之腘。病生于头者头重，生于手者臂重，生于足者足重，治病者先刺其病所从生者也。

春气在毛，夏气在皮肤，秋气在分肉，冬气在筋骨，刺此病者各以其时为齐。故刺肥人者，以秋冬之齐；刺瘦人者，以春夏之齐。病痛者阴也，痛而以手按之不得者阴也，深刺之。病在上者阳也，病在下者阴也。痒者阳也，浅刺之。病先起阴者，先治其阴而后治其阳；病先起阳者，先治其阳而后治其阴。刺热厥者，留针反为寒；刺寒厥者，留针反为热。刺热厥者，二阴一阳；刺寒厥者，二阳一阴。所谓二阴者，二刺阴也；一阳者，一刺阳也。久病者，邪气入深，刺此病者，深内而久留之，间日而复刺之，必先调其左右，去其血脉，刺道毕矣。

凡刺之法，必察其形气，形肉未脱，少气而脉又躁，躁厥者，必为缪刺之，散气可收，聚气可布。深居静处，占神往来，闭户塞牖，魂魄不散，专意一神，精气之分，毋闻人声，以收其精，必一其神，令志在针，浅而留之，微而浮之，以移其神，气至乃休。男内女外，坚拒勿出，谨守勿内，是谓得气。

凡刺之禁，新内勿刺，新刺勿内。已醉勿刺，已刺勿醉。新怒勿刺，已刺勿怒。新劳勿刺，已刺勿劳。已饱勿刺，已刺勿饱。已饥勿刺，已刺勿饥。已渴勿刺，已刺勿渴。大惊大恐，必定其气，乃刺之。乘车来

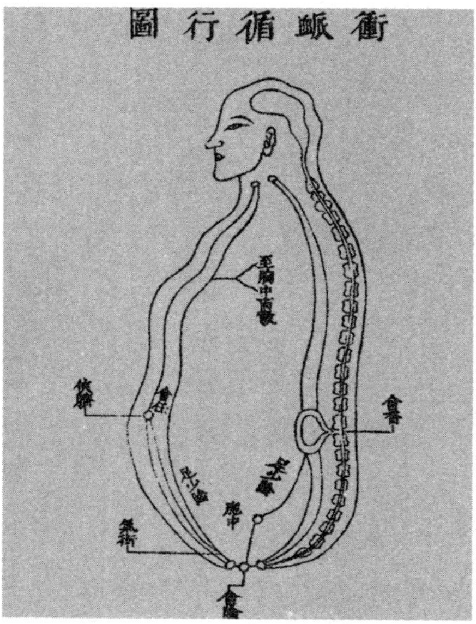

清代吴谦等人《刺灸心法要诀》中的冲脉循行图

者，卧而休之，如食顷乃刺之。出行来者，坐而休之，如行千里顷乃刺之。凡此十二禁者，其脉乱气散，逆其营卫，经气不次，因而刺之，则阳病入于阴，阴病出为阳，则邪气复生，粗工勿察，是谓伐身，形体淫乱，乃消脑髓，津液不化，脱其五味，是谓失气也。

太阳之脉，其终也，戴眼，反折，瘛瘲，其色白绝皮，乃绝汗，绝汗则终矣。少阳终者，耳聋，百节尽纵，目系绝，目系绝一日半则死矣，其死也，色青白乃死。阳明终者，口目动作，喜惊妄言，色黄，其上下之经，盛而不行则终矣。少阴终者，面黑齿长而垢，腹胀闭塞，上下不通而终矣。厥阴终者，中热嗌干，喜溺心烦，甚则舌卷，卵上缩而终矣。太阴终者，腹胀闭不得息，气噫善呕，呕则逆，逆则面赤，不逆则上下不通，上下不通则面黑，皮毛憔而终矣。

【译文】

针刺的所有道理和原则，都在《始终》中有详细的记载。熟练地掌握《始终》篇的内容和要旨，遵守五藏的原则，就可以明确阴经、阳经的关系。五藏控制着人的手足三阴经，六腑控制着人的手足三阳经。阳经承接的脉气来源于四肢末梢，阴经承接的脉气来源于五藏。因此，泻法是直面脉气的来向刺针，夺取其势；补法是随着脉气的去向刺针，补充其势。掌握了迎顺补泻的原则的人，就可以调和脉气。不过想掌握调和脉气的方法，还需要明白阴阳的含义和规律，如五藏在内属阴，六腑在外属阳。如果要向后世传授这些道理，让后世人受益，学习者要歃血盟誓，严肃地学习它，刻苦地钻研它。郑重认真学习，应用这些知识，就能够使医治达到好的治疗效果；相反，轻视它，就无法取得医治的应有效果，甚至这些知识就会消亡。医生如果不按照这些知识中所标明的准则去做，而是一意孤行，那么就让病人的生命受到危害，从而导致严重后果。世间万物的演化发展都须遵循自然规律。在此，让我根据自然规律的原则来谈谈始终的含义。

始终，就是以人体内部的十二经脉为纲纪，通过诊察寸口和人迎两处的脉象，来了解人体五藏六腑虚实盛衰的变化和人体内部阴阳的平衡与否。这样自然规律作用于人体的大致情况就知道了。所说的平人，就是没有病的人。没有生病的人的脉口和人迎的脉象与四季的阴阳虚实是相适应的；其脉气也是相互呼应，往来不息的；其手足六经的脉搏，不过慢，也不过快；其属于本的内部脏气和属于末的外部皮肤，能在寒温之性上协调一致；其形肉和血气也能彼此协调。这种人就叫作“平人”。气短的病人，其脉口和人迎的脉象都会表现出虚弱无力，并且脉搏的长度还低于正常水平。这种情况是阴阳都不足症状。治疗的时候，补其阳气，会使得阴气衰竭；泻其阴气，又会使得阳气脱泄。这种情况只能用温和的药剂来调补，无法用大补大泻的汤剂来医治。这种情况也一定不能用针灸治疗，如果施用了针灸就会使病人阴气耗竭。如果由于病人长时间无法康复，就用泻法来治疗，那么病人五藏的精气就会被伤害。

人迎脉比寸口脉大一倍的，疾病应在足少阳胆经；大了一倍的同时又有躁动的表现，病邪的位置在手少阳三焦经。人迎脉比寸口脉大两倍的，疾病应在足少阳膀胱经；大了二倍的同时又有躁动的表现，病邪的位置在手太阳小肠经。人迎脉比寸口脉大三倍的，疾病应在足阳明胃经；大了三倍的同时又有躁动的表现，病邪的位置在手阳明大肠经。人迎脉比寸口脉大四倍的，并且脉象又大又快的，那是六阳经的脉气旺盛至极而流溢在外的表现，此种情况叫作“溢阳”；出现溢阳时，阳气旺盛至极就会拒绝阴气，阴气无法外达就会出现阴阳无法交合的情况，这种情况被称为“外格”。寸口脉比人迎脉大一倍的，病邪的位置在足厥阴肝经；大了一倍的同时又有躁动的现象，病邪的位置在手厥阴心包经。寸口脉比人迎脉大两倍的，病邪的位置在足少阴肾经，大了二倍的同时又有躁动的现象，病邪的位置在手少阴心经。寸口脉比人迎脉大三倍的，病邪的位置在足太阴脾经；大了三倍的同时又有躁动的现象，病邪的位置在手太阴肺经。寸口脉比人迎脉大四倍，而且脉象表现得又大又数，那是六阴经的脉气旺盛至极流溢在外的现象，这就是“溢阴”的情况了；出现溢阴时，阴气旺盛至极，阳气无法内入，以致阴阳无法交合，这种情况被称为“内关”。内关是阴阳表里不通的表现，是不治之症。人迎处和手太阴经所属的寸口处，如果人迎与寸口的脉象都大于平常的四倍以上，那就说明阴阳两气都旺盛至极从而导致了阴阳互斥的现象，就是“关格”；病人如果有关格的脉象，那就距离死亡不远了。

人迎脉比寸口脉大一倍的，疾病应在足少阳胆经，治疗此病应该用泻法来泻足少阳胆经，又因为肝胆相表里，胆实则肝虚，所以用补法来补足厥阴肝经。医治的时候需要选择两个泻法穴位、一个补法穴位来进行针刺，一天施针一次，同时还必须按切人迎与脉口的脉象，以审查病情有无好转，治疗有无效果。如果切按到躁动的脉象，就需要针刺肝胆二经的脉气所出

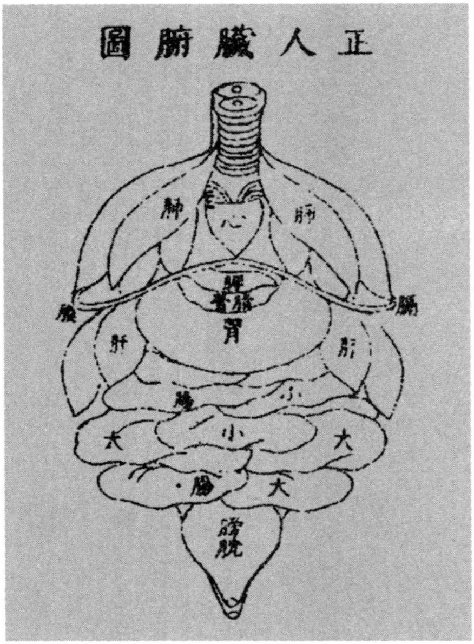

明代吴崑《针方六集》中的正人脏腑图

的穴位，脉气和了再止针。人迎脉比寸口脉大两倍的，疾病应在足太阳膀胱经，治疗此病应该用泻法来泻足太阳膀胱经，又因为膀胱与肾相表里，膀胱实则肾虚，所以用补法来补足少阴肾经。医治的时候选择两个泻法穴位、一个补法穴位来进行针刺，每两天施针一次，同时还必须按切人迎与寸口的脉象，以审查病情有无好转，治疗有无效果。如果切按到躁动的脉象，就需要针刺膀胱经和肾经的脉气所出的穴位，脉气和了再止针。人迎脉比寸口脉大三倍的，疾病应在足阳明胃经，治疗此病应该用泻法泻足阳明胃经，又因为胃与脾相表里，所以还需用补法补其足太阴脾经。医治的时候选择两个泻法的穴位、一个补法的穴位来进行针刺，每日刺两次，同时还必须按切人迎和寸口的脉象，以审查病情有无好转，治疗有无效果。如果切按到躁动的脉象，就需要针刺脾经和胃经的脉气所在的穴位，脉气和了再止针。此处，一日内可针刺两次的原因是，胃处于中焦，支配水谷的消化和吸收，为足太阴脾经和足阳明胃经提供脉气，由于胃所受纳的谷气最为丰富，所以它的脉气也最为充盛，故而在脾胃二经上一日内可针刺两次。如果人迎与寸口的脉象都比平常的脉象大了三倍以上的，说明人体阴气、阳气都旺盛至极而流溢于腑脏，这种情况叫作“阴阳俱溢”。出现此病，人的内外不畅通，就会导致血脉闭塞，气机不通，真气无处可行而流溢于内，这样便会损伤人的五藏。此种情况下，如果误用灸法妄图打破内外，就会引起病变而导致其他的病症。

凡是针刺的原则，都能以调和阴气和阳气为目标。阴阳之气通过治疗而调和后，针刺就要立刻停止，不能针刺过度，过度就会发生病变。内属阴，外属阳，补法补其内在的正气，泻法来泻其外来的邪气，如此五藏就会气势充沛、功能健全，病人就会声音响亮、耳朵清晰、眼睛明亮，身体健康。否则，倘若是泻法泻其内在的正气，补法补其外在的邪气，抑或是医治过度，都会让患者血气运行不通畅。医治实证时如果针下有感应，那么针刺就取得了疗效。这时，倘若再用泻法，就会使病人的病气更加减弱。这个时候病人的脉象和之前的一样大，但是反而不如患病时候脉象的坚实有力。如果使用泻法后，病人的脉象和患病时一样坚实，那么就算病人说他已经恢复了，事实上他的病也仍未去除。治疗虚证时，当针下有感应而表明针刺已经产生疗效时，这个时候如果对病人采用补法，那么病人的正气就会更加充沛，这时，病人的脉象和患病时一样大，但比患病时坚实。如果使用补法后，病人的脉象和患病时一样不坚实，这时候虽然病人已经感到轻快舒服，病邪却还是没有被除去。因此正确地使用补法，就会使正气充实；正确地使用了泻法，就会使病痛减弱。如此，即使病痛不能随着针刺的进行而立即驱除，病人的病情也一定会有所减轻进而会全然恢复。要取得如此满意的疗效，医生一定要首先通晓十二经脉的相关知识和其病发症状乃至病理转机，然后才能明白《始终》篇的真正含义，从而在临床上达到好的效果。阴经和阳经都有各自归属的脏腑，并且此种对应的关系不会变更。所以要治疗不同的疾病，只要依据病状确定患病的脏腑，从患病脏腑所属经脉上的腧穴着手治疗就可以了。

凡是施针治疗的方法，均需使用三刺法从浅到深地分成三个步骤来针刺，以引导谷气来复使人产生针感，从而达到良好的治疗效果。如邪僻不正之气乱与血气混合；或本该深居于内的阴越位于外、本该处于外的阳却深陷于内而引发的内外阴阳错乱；或由血气循行逆顺颠倒而导致的血气运行异常；或经脉之气沉浮异常而导致的内外经气各失其所、杂乱而行；或脉气无法与四时相适应而出现的升降变化；或外部邪气滞留在人体内部，充斥于腑脏经脉。这些疾病都应当用针刺来消除。应用三刺法时，一刺，将针刺入皮肤浅表处，把阳邪除去；二刺，将针刺进略深之处，把阴邪除去；三刺，将针刺进更深处，当针到达一定深度时，人就会因谷气出而产生针感，当人感觉到正气而至时就说明疗效已经产生，可以拔针了。“谷气至”就是说，施用补法，病人就表现出正气充盈的样子；施用泻法，病人就会表现出病邪衰退的样子。医生通过这些表现就能判断出“谷气至”。如果针刺排除人体病邪，即使这时病人的阴阳血气还未调和，也能得知病就要被治愈了。因此说正确使用补法，就一定能使病人正气充盈；正确使用泻法，就一定能使病人病邪衰竭。如此，就算病痛没有随着出针而痊愈。病人的病情也一定会有所减轻进而全然康复。

对于阴经邪气旺盛而阳经的正气虚弱的病，医治时就应该首先用补法补正气，再用泻法泻除阴经的邪气，如此才能使阴阳调和。对于阴经正气虚弱而阳经邪气旺盛的病，医治时，要先补其正气，再泻其阴经的邪气，如此才能阴阳调和。足阳明胃经、足厥阴肝经和足少阴肾经这三条经脉的疾病，都可以通过它们所属的位于足大趾附近的动脉搏动情况反映。施针的时候，一定要先明辨这三条经脉上的病症的虚实，然后再确定治疗之法。如果是虚证的情况下却用了泻法，就会使病人虚上加虚，这叫“重虚”。得了重虚，病势就会加剧。所以，只要这三条经脉发生疾病需要针刺时，应该先用手指切按它们所属的动脉，脉象如果又实又快的话，就用泻法来泻除邪气；如果是又虚又慢，就用补法来补益正气；如果针法使用恰巧相反，以补法对实证，以泻法对虚证，病势就会加剧。这三经之脉在其所属的动脉上搏动部位各不相同，足阳明胃经位于冲阳穴，在足趾之上；足厥阴肝经位于太冲穴，在足趾之内；足少阴肾经位于太溪穴，在足附的下面。阴经的运行要经过膺部，膺腧是散布在胸部两侧的腧穴，取之可以治疗病状出现在膺部的、属于阴经的疾病。阳经的运行经过背部的腧穴，取之可以医治出现在内部的、属于阳经的疾病。如果肩膊出现肿胀麻木等虚证的话，可以从上肢经脉所属的腧穴治疗，因为上肢经脉运行经过肩膊部。对于患舌病的病人，可以用剑形铍针，刺其舌下大筋脉，以排出恶血。手指弯曲无法伸直的人，病在筋腱；手指伸直无法弯曲的人，病在骨上，应该治疗骨，而不能错误地治疗筋腱；病在筋腱，应该治疗筋腱，而不能错误地治疗骨。以针刺之法治疗时，选用补法或泻法，需依据脉象的虚实来定。脉象实而有力的，取深刺之法，出针后缓按针孔，以便令里面的邪气尽量排出。脉象虚而无力，取浅刺法，以保养经脉，令其不会过分损耗，出针后急按针孔，防止邪气从此处侵入。邪气入侵，来势凶猛，脉象紧而急；谷气来至，正气旺盛，脉象缓而平。因此脉象坚实的，说明邪气充盛，当取用深刺之法以排出邪气；脉象虚弱的，说明正气羸弱，当取用浅刺之法以保存精气、保养脉气，仅让邪气泻出。

以针刺法医治各种疼痛之病，要一律采用泻法，因为疼痛之病的脉象都是坚实的。所以说：依据循经近刺的取穴原则，从腰部往上的疾病，都是属于手太阴肺经和手阳明大肠经的主治范围；从腰部往下的疾病，都是属于足太阴脾经和足阳明胃经主治的范围。依据循经远刺的取穴原则，如果疾病发生在上部，可施针于下部的腧穴来进行医治；如果疾病发生在下部，可施针于上部的腧穴来进行医治；如果疾病发生在头部，头必然会觉得重；疾病生在手部，手臂必然会觉得重；疾病生在足部，足必然会觉得重。治疗这些疾病的时候，依据治病求本的原则，需要先刺最初患病之处，以治其本。

邪气侵入人体，常常会因季节不同而深浅有别。春天阳气生发，病邪多侵入体表的皮毛；夏天阳气旺盛，病邪多侵入皮下浅层；秋天阳气收敛，病邪多侵入分肉处；冬天阳气闭藏，病邪多侵入人体筋骨。因此治疗这些与四时有关的疾病时，针刺的深浅要随着季节的不同和发病处的深浅而变化。此外，针刺的深浅还应当因人而异，就算相同的季节，倘若病人体质各异，那么对其针刺的深浅就应当有别。如，对于肥胖的人，不管何时，施针的时候，都应当对其使用通常在秋冬季节才使用的深刺之法；给瘦弱的人，不管何时，施针的时候，都应当对其使用通常在春夏季节才使用的浅刺法。感到疼痛的疾病，多半是寒邪滞留不散导致的，属阴；按压在疼痛之处却无压痛感的疾病，病邪深藏在人体深处，也属阴。治疗这些阴证，都应该用深针。由于阳主升，因此疾病的位置在上部，大多属阳证；由于阴主降，疾病的位置在下部，大多是属阴证。病人皮肤瘙痒，则表明病邪位于皮肤浅表，是属于阳证，应该用浅针。对于起于阴经而传于阳经的疾病，应该首先治疗阴经，先治其本，然后再治疗阳经，以治其末；相反，对于起于阳经而传于阴经的疾病，应该首先治疗阳经，先治其本，然后再治疗阴经，以治其末。用针刺的方法医治热厥病时，如果留针太久，就会使病性从热变成寒；用针刺的方法医治寒厥症时，如果留针太久，就会使病性从寒变成热。施针于热厥证的时候，如果想达到令阴气充盈、阳气衰退的目的，就应以补法针刺阴经两次，并以泻法刺阳经一次；施针于寒厥证时，如果想达到令阳气充盈、阴气衰退的目的，就应以补法针刺阳经两次，并以泻法针刺阴经一次。所说的“二阴”，是说在阴经施针两次；“一阳”，是指在阳经施针一次。患病的时间长了，邪气已经是深入体内。针治此类宿疾，应该用深针，并且长久地留针，如此才能去除深藏于内的病邪。此外还需要一日针刺一次，这样连续不断的针刺一直到病好为止。另外，认得经脉之气是左右贯通的，因此医生需要审视病人身体左右病邪的盛衰情况，医治时也要首先调和病人身体左右的脉气，而如果有淤血的存在，医治时还得先是施与泻血法，以除去血脉中的郁结，这样才能达到好的疗效。掌握了上述方法，针刺的原则也就大致通晓了。

只要是针刺的法则，都是规定医生需要先诊察病人的形体的强弱和元气的盛衰。如果形肉还没有极度消瘦，只有元气衰竭、脉象躁动，那么对于此种气虚脉躁而厥逆的病症，治疗这种病一定要使用谬刺法，即右病刺左络、左病刺右络。这样的话，病人散失的精气就可以收聚，郁结的邪气就可以散开了。施针的时候，医生必须神定气静，如同居住在深幽之处，这样才能细心诊察患者的神气活动的情况。此外，医生还必须精神内守，如同关上门窗隔绝外界，这样医生才能专心致志，才能诊察到病人精气的分合变化。针刺时，医生不应留心其他声音，这样才能收敛意念，当意念收敛后，医生一定要集中精神，全神贯注于针刺上，之后才可以开始行针。病人初次接受针治或畏惧针治的，对其采用浅刺留针法。如果病人仍觉不适，那么医生捻针就需要更加轻微，同时还要将针尖提至皮下，以转移病人注意力，消除其紧张心理。之后，医生需耐心行针，等到针下气时方可停止。

使用针刺的治疗方法时，还应严守如下禁忌：不久之前行过房事的不能施针；在施针后不久也不能行房事。正当醉酒的人，不能施针；已经施针过的人，不能紧接着就酗酒；方才发怒的人，不可以施针；施针后的人，不能发怒；劳累的人，不能施针；已经施针过的人，不要过度劳累。饱食之后的人，不可以施针；已经施针过的人，不能食得过饱。饥饿的人，不可以施针；已经施针过的人，不能受饥饿。正渴的人，不可以施针；已经施针过的人，不要受渴。至于异常惊恐的人，医生需要等到他的精神、血气平静之后才能行针。病人若乘车来治病，医生应该让他躺在床上休息大约一顿饭的时间后再给他施针；病人若步行很远前来就诊，医生应该叫他坐下休息大约走十里路的时间，才可以施针。病人只要触犯了上面这十二种针刺禁忌，脉象大多会紊乱，正气就会耗散，营卫也会失调，而经脉的经气不能正常循行，血气也无法正常地周流全身。这时，医生如果不首先诊察病人是否触犯了这些禁忌，而是根据病症草率地施针，就会导致病人位于浅表的疾病侵入内脏，或者令原来位于内脏的疾病外出而在人体浅表产生病症。这样，病人的邪气就会更加充盈，而正气就会更加衰竭。庸医不体察这些禁忌，而妄自针刺，可以说是在摧残患者的身体，这种情况就叫作“伐身”。“伐身”会导致病人身形瘦弱、身体虚弱，脑髓消损，津液没有办法化生，甚至会使病人无法运化饮食五味的精微以产生精气，而造成真气耗竭，这种情况就是所说的“失气”。

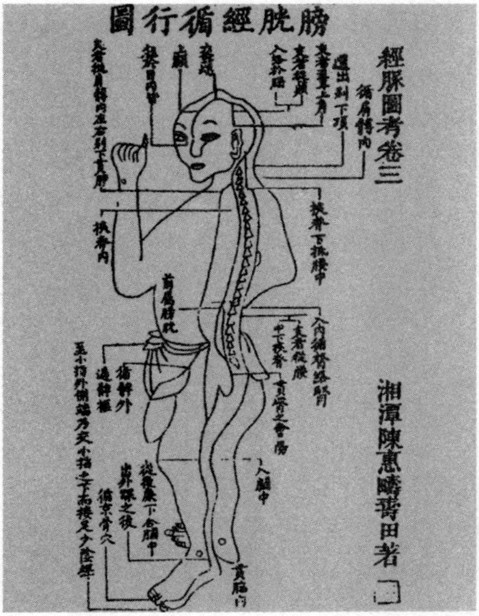

清代陈惠畴《经脉图考》经脉图中的膀胱经循行图

手足太阳二经脉气，在它将要断绝的时候，病人的眼睛往上看，角弓反张开，手足不停地抽搐，脸色苍白，全身的皮肤没有血色，并且汗水暴下，暴汗一出，人也就快死了。手足少阳二经脉气，在它将要断绝的时候，病人会出现耳聋，周身关节松弛没有力气，因联系眼球和脑的脉气竭绝而导致眼珠不能够转动的症状。当病人眼珠无法转动时，过一日半的时间病人就会死亡。病人临死的时候，脸色由青转白，立刻死去。手足阳明二经脉气，在它将要断绝的时候，病人就会出现口眼抽动并歪斜，时作惊恐，并且胡言乱语，脸色蜡黄等症状。手阳明经所属的动脉在上，足阳明经所属的动脉在下，当病人上下手足二经的动脉脉象躁动时，说明他的胃气已经断绝，脉气不能运行，病人当时就会死亡。手足少阴二经脉气，在它就要断绝的时候，病人会出现脸色发黑，牙龈变短，牙齿变长而且有很多污垢，腹部显得胀满，上下气机不通等症状，这时也已经接近死亡了。手足厥阴二经脉气，在它就要断绝的时候，病人会出现胸中燥热，咽喉易干，小便频繁，心烦闷等症状，严重时还会出现舌卷，睾丸上缩等症状，然后就会死亡。手足太阴二经脉气，在它就要断绝的时候，病人会出现腹部胀闷，呼吸不畅，多嗳气，多呕吐等症状。病人呕吐的时候，气机向上逆行，气机向上逆行就会脸色赤红。如果气不向上逆行，就说明病人上下不通，上下不通，就会使病人脸色发黑，皮毛显得焦枯，人也因此而死亡。

经脉第十

雷公问于黄帝曰:《禁脉》之言，凡刺之理，经脉为始，营其所行，制其度量，内次五脏，外别六腑，愿尽闻其道。

黄帝曰：人始生，先成精，精成而脑髓生，骨为干，脉为营，筋为刚，肉为墙，皮肤坚而毛发长，谷入于胃，脉道以通，血气乃行。

雷公曰：愿卒闻经脉之始生。

黄帝曰：经脉者，所以能决死生，处百病，调虚实，不可不通。

肺手太阴之脉，起于中焦，下络大肠，还循胃口，上膈属肺，从肺系横出腋下，下循臑内，行少阴心主之前，下肘中，循臂内上骨下廉，入寸口，上鱼，循鱼际，出大指之端；其支者，从腕后直出次指内廉，出其端。

是动则病，肺胀满膨膨而喘咳，缺盆中痛，甚则交两手而瞀，此为臂厥。是主肺所生病者，咳，上气，喘渴，烦心胸满，臑臂内前廉痛，厥，掌中热。气盛有余，则肩背痛，风寒，汗出中风，小便数而欠。气虚则肩背痛，寒，少气不足以息，溺色变。为此诸病，盛则泻之，虚则补之，热则疾之，寒则留之，陷下则灸之，不盛不虚，以经取之。盛者，寸口大三倍于人迎，虚者，则寸口反小于人迎也。

大肠手阳明之脉，起于大指次指之端，循指上廉，出合谷

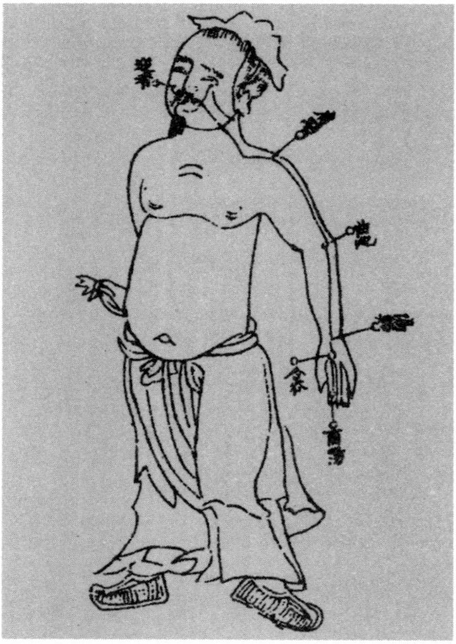

明代吴嘉言《针灸原枢》经穴图中的手阳明大肠经人形之图

两骨之间，上入两筋之中，循臂上廉，入肘外廉，上臑外前廉，上肩，出髃骨之前廉，上出于柱骨之会上，下入缺盆络肺，下膈属大肠；其支者，从缺盆上颈贯颊，入下齿中，还出挟口，交人中，左之右，右之左，上挟鼻孔。

是动则病，齿痛颈肿。是主津液所生病者，目黄口干，鼽衄，喉痹，肩前臑痛，大指次指痛不用。气有余则当脉所过者热肿，虚则寒慄不复。为此诸病，盛则泻之，虚则补之，热则疾之，寒则留之，陷下则灸之，不盛不虚，以经取之。盛者，人迎大三倍于寸口，虚者，人迎反小于寸口也。

胃足阳明之脉，起于鼻之交頞中，旁纳太阳之脉，下循鼻外，入上齿中，还出挟口环唇，下交承浆，却循颐后下廉，出大迎，循颊车，上耳前，过客主人，循发际，至额颅；其支者，从大迎前下人迎，循喉咙，入缺盆，下膈属胃络脾；其直者，从缺盆下乳内廉，下挟脐，入气街中；其支者，起于胃口，下循腹里，下至气街中而合，以下髀关，抵伏兔，下膝膑中，下循胫外廉，下足跗，入中指内间；其支者，下廉三寸而别，下入中指外间；其支者，别跗上，入大指间，出其端。

是动则病，洒洒振寒，善呻数欠颜黑，病至则恶人与火，闻木声则惕然而惊，心欲动，独闭户塞牖而处，甚则欲上高而歌，弃衣而走，贲响腹胀，是为骭厥。是主血所生病者，狂疟温淫汗出，鼽衄，口㖞唇胗，颈肿喉痹，大腹水肿，膝膑肿痛，循膺、乳、气街、股、伏兔、骭外廉、足跗上皆痛，中指不用。气盛则身以前皆热，其有余于胃，则消谷善饥，溺色黄。气不足则身以前皆寒慄，胃中寒则胀满。为此诸病，盛则泻之，虚则补之，热则疾之，寒则留之，陷下则灸之，不盛不虚，以经取之。盛者，人迎大三倍于寸口，虚者，人迎反小于寸口也。

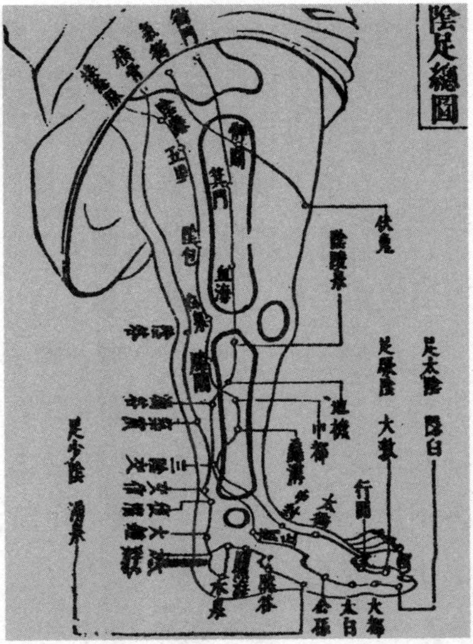

明代张介宾《类经图翼》中的阴足总图

脾足太阴之脉，起于大指之端，循指内侧白肉际，过核骨后，上内踝前廉，上踹内，循胫骨后，交出厥阴之前，上膝股内前廉，入腹属脾络胃，上膈，挟咽，连舌本，散舌下；其支者，复从胃，别上膈，注心中。

是动则病，舌本强，食则呕，胃脘痛，腹胀善噫，得后与气则快然如衰，身体皆重。是主脾所生病者，舌本痛，体不能动摇，食不下，烦心，心下急痛，溏、瘕、泄、水闭、黄疸，不能卧，强立，股膝内肿厥，足大指不用。为此诸病，盛则泻之，虚则补之，热则疾之，寒则留之，陷下则灸之，不盛不虚，以经取之。盛者，寸口大三倍于人迎，虚者，寸口反小于人迎也。

心手少阴之脉，起于心中，出属心系，下膈络小肠；其支者，从心系上挟咽，系目系；其直者，复从心系却上肺，下出腋下，下循臑内后廉，行太阴心主之后，下肘内，循臂内后廉，抵掌后锐骨之端，入掌内后廉，循小指之内出其端。

是动则病，嗌干心痛，渴而欲饮，是为臂厥。是主心所生病者，目黄胁痛，臑臂内后廉痛厥，掌中热痛。为此诸病，盛则泻之，虚则补之，热则疾之，寒则留之，陷下则灸之，不盛不虚，以经取之。盛者，寸口大再倍于人迎，虚者，寸口反小于人迎也。

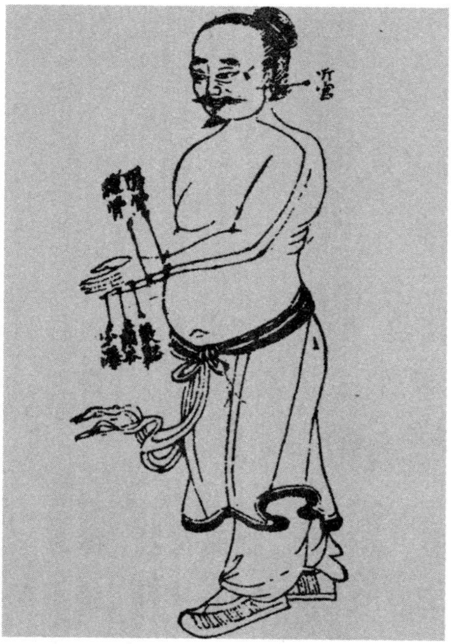

明代吴嘉言《针灸原枢》经穴图中的手太阳小肠经人形之图

小肠手太阳之脉，起于小指之端，循手外侧上腕，出踝中，直上循臂骨下廉，出肘内侧两筋之间，上循臑外后廉，出肩解，绕肩胛，交肩上，入缺盆络心，循咽下膈，抵胃属小肠；其支者，从缺盆循颈上颊，至目锐眦，却入耳中；其支者，别颊上颇抵鼻，至目内眦，斜络于颧。

是动则病，嗌痛颔肿，不可以顾，肩似拔，臑似折。是主液所生病者，耳聋目黄

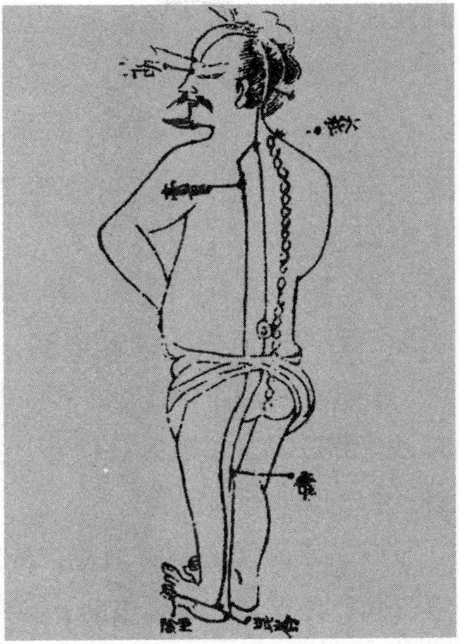

明代吴嘉言《针灸原枢》经穴图中的足太阳膀胱经人形之图

颊肿，颈颔肩臑肘臂外后廉痛。为此诸病，盛则泻之，虚则补之，热则疾之，寒则留之，陷下则灸之，不盛不虚，以经取之。盛者，人迎大再倍于寸口，虚者，人迎反小于寸口也。

膀胱足太阳之脉，起于目内眦，上额交巅；其支者，从巅至耳上角；其直者，从巅入络脑，还出别下项，循肩髆内，挟脊抵腰中，入循膂，络肾属膀胱；其支者，从腰中下挟脊贯臀，入腘中；其支者，从髆内左右，别下贯胛，挟脊内，过髀枢，循髀外从后廉下合腘中，以下贯踹内，出外踝之后，循京骨，至小指外侧。

是动则病，冲头痛，目似脱，项如拔，脊痛腰似折，髀不可以曲，腘如结，踹如裂，是为踝厥。是主筋所生病者，痔疟狂癫疾，头囟项痛，目黄泪出鼽衄，项背腰尻腘踹脚皆痛，小指不用。为此诸病，盛则泻之，虚则补之，热则疾之，寒则留之，陷下则灸之，不盛不虚，以经取之。盛者，人迎大再倍于寸口，虚者，人迎反小于寸口也。

肾足少阴之脉，起于小指之下，邪走足心，出于然谷之下，循内踝之后别入跟中，以上踹内，出腘内廉，上股内后廉，贯脊属肾络膀胱；其直者，从肾上贯肝膈，入肺中，循喉咙，挟舌本；其支者，从肺出络心，注胸中。

是动则病，饥不欲食，面如漆柴，咳唾则有血，喝喝而喘，坐而欲起，目䀮䀮如无所见，心如悬若饥状，气不足则善恐，心惕惕如人将捕之，是为骨厥。是主肾所生病者，口热舌干，咽肿上气，嗌干及痛，烦心心痛，黄疸肠澼，脊股内后廉痛，痿厥嗜卧，足下热而痛。为此诸病，盛则泻之，虚则补之，热则疾之，寒则留之，陷下则灸之，不盛不虚，以经取之。灸则强食生肉，缓带披发，大杖重履而步。盛者，寸口大再倍于人迎，虚者，寸口反小于人迎也。

心主手厥阴心包络之脉，起于胸中，出属心包络，下膈，历络三焦；其支者，循胸出胁，下腋三寸，上抵腋下，循臑内，行太阴少阴之间，入肘中，下臂行两筋之间，入掌中，循中指出其端；其支者，别掌中，循小指次指出其端。

是动则病，手心热，臂肘挛急，腋肿，甚则胸胁支满，心中憺憺大动，面赤目黄，喜笑不休。是主脉所生病者，烦心心痛，掌中热。为此诸病，盛则泻之，虚则补之，热则疾之，寒则留之，陷下则灸之，不盛不虚，以经取之。盛者，寸口大一倍于人迎，虚者，寸口反小于人迎也。

三焦手少阳之脉，起于小指次指之端，上出两指之间，循手表腕，出臂外两骨之间，上贯肘，循臑外，上肩，而交出足少阳之后，入缺盆，布膻中，散落心包，下膈，循属三焦；其支者，从膻中上出缺盆，上项，系耳后，直上，出耳上角，以屈下颊至䪼；其支者，从耳后入耳中，出走耳前，过客主人前，交颊，至目锐眦。

是动则病，耳聋浑浑焞焞，嗌肿喉痹。是主气所生病者，汗出，目锐眦痛，颊痛，耳后肩臑肘臂外皆痛，小指次指不用。为此诸病，盛则泻之，虚则补之，热则疾之，寒则留之，陷下则灸之，不盛不虚，以经取之。盛者人迎大一倍于寸口，虚者人迎反小于寸口也。

胆足少阳之脉，起于目锐眦，上抵头角，下耳后，循颈行手少阳之前，至肩上，却交出手少阳之后，入缺盆；其支者，从耳后入耳中，出走耳前，至目锐眦后；其支者，别锐眦，下大迎，合于手少阳，抵于䪼，下加颊车，下颈合缺盆，以下胸中，贯膈络肝属胆，循胁里，出气街，绕毛际，横入髀厌中；其直者，从缺盆下腋，循胸过季胁，下合髀厌中，以下循髀阳，出膝外廉，下外辅骨之前，直下抵绝骨之端，下出外踝之前，循足跗上，入小指次指之间；其支者，别跗上，入大指之间，循大指歧骨内出其端，还贯爪甲，出三毛。

是动则病，口苦，善太息，心胁痛不能转侧，甚则面微有尘，体无膏泽，足外反热，是为阳厥。是主骨所生病者，头痛颔痛，目锐眦痛，缺盆中肿痛，腋下肿，马刀侠瘿，自汗出振寒，疟，胸胁肋髀膝外至胫绝骨外踝前及诸节皆痛，小指次指不用。为此诸病，盛则泻之，虚则补之，热则疾之，寒则留之，陷下则灸之，不盛不虚，以经取之。盛者，人迎大一倍于寸口，虚者，人迎反小于寸口也。

肝足厥阴之脉，起于大指丛毛之际，上循足跗上廉，去内踝一寸，上踝八寸，交出太阴之后，上腘内廉，循股阴入毛中，过阴器，抵小腹，挟胃属肝络胆，上贯膈，布胁肋，循喉咙之后，上入颃颡，连目系，上出额，与督脉会于巅；其支者，从目系下颊里，环唇内；其支者，复从肝别贯膈，上注肺。

是动则病，腰痛不可以俯仰，丈夫㿉疝，妇人少腹肿，甚则嗌干，面尘脱色。是肝所生病者，胸满呕逆飧泄，狐疝遗溺闭癃。为此诸病，盛则泻之，虚则补之，热则疾之，寒则留之，陷下则灸之，不盛不虚，以经取之。盛者，寸口大一倍于人迎，虚则，寸口反小于人迎也。

手太阴气绝则皮毛焦，太阴者行气温于皮毛者也，故气不荣则皮毛焦，皮毛焦则津液去皮节，津液去皮节者则爪枯毛折，毛折者则毛先死，丙笃丁死，火胜金也。

手少阴气绝则脉不通，脉不通则血不流，血不流则髦色不泽，故其面黑如漆柴者，血先死，壬笃癸死，水胜火也。

足太阴气绝者则脉不荣肌肉，唇舌者肌肉之本也，脉不荣则肌肉软，肌肉软则舌萎人中满，人中满则唇反，唇反者肉先死，甲笃乙死，木胜土也。

足少阴气绝则骨枯，少阴者冬脉也，伏行而濡骨髓者也，故骨不濡则肉不能著也，骨肉不相亲则肉软却，肉软却故齿长而垢发无泽，发无泽者骨先死，戊笃已死，土胜水也。

足厥阴气绝则筋绝，厥阴者肝脉也，肝者筋之合也，筋者聚于阴气，而脉络于舌本也，故脉弗荣则筋急，筋急则引舌与卵，故唇青舌卷卵缩，则筋先死，庚笃辛死，金胜木也。

五阴气俱绝则目系转，转则目运，目运者为志先死，志先死则远一日半死矣。六阳气绝，则阴与阳离，离则腠理发泄，绝汗乃出，故旦占夕死，夕占旦死。

经脉十二者，伏行分肉之间，深而不见；其常见者，足太阴过于外踝之上，无所隐故也。诸脉之浮而常见者，皆络脉也。

六经络，手阳明少阳之大络，起于五指间，上合肘中。饮酒者，卫气先行皮肤，先充络脉，络脉先盛，故卫气已平，营气乃满，而经脉大盛。脉之卒然动者，皆邪气居之，留于本末；不动则热，不坚则陷且空，不与众同，是以知其何脉之动也。

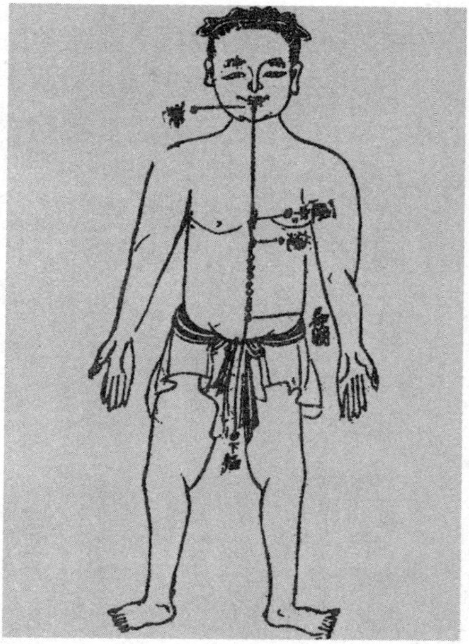

明代吴嘉言《针灸原枢》经穴图中的任脉人形之图

雷公曰：何以知经脉之与络脉异也？

黄帝曰：经脉者常不可见也，其虚实也，以气口知之，脉之见者，皆络脉也。

雷公曰：细子无以明其然也。

黄帝曰：诸络脉皆不能经大节之间，必行绝道而出入，复合于皮中，其会皆见于外。故诸刺络脉者，必刺其结上，甚血者，虽无结，急取之以泻其邪而出其血，留之发为痹也。

凡诊络脉，脉色青则寒且痛，赤则有热。胃中寒，手鱼之络多青矣；胃中有热，鱼际络赤；其暴黑者，留久痹也；其有赤有黑有青者，寒热气也；其青短者，少气也。凡刺寒热者皆多血络，必间日而一取之，血尽乃止，乃调其虚实；其小而短者少气，甚者泻之则闷，闷甚则仆不得言，闷则急坐之也。

手太阴之别，名曰列缺，起于腕上分间，并太阴之经直入掌中，散入于鱼际。其病实则手锐掌热，虚则欠故，小便遗数，取之去腕半寸，别走阳明也。

手少阴之别，名曰通里，去腕一寸半，别而上行，循经入于心中，系舌本，属目系。其实则支膈，虚则不能言，取之掌后一寸，别走太阳也。

手心主之别，名曰内关，去腕二寸，出于两筋之间，循经以上系于心包络。心系实则心痛，虚则为头强，取之两筋间也。

手太阳之别，名曰支正，上腕五寸，内注少阴；其别者，上走肘，络肩髃。实则节弛肘废，虚则生肬，小者如指痂疥，取之所别也。

手阳明之别，名曰偏历，去腕三寸，别入太阴；其别者，上循臂，乘肩髃，上曲颊偏齿；其别者，入耳合于宗脉。实则龋聋，虚则齿寒痹隔，取之所别也。

手少阳之别，名曰外关，去腕二寸，外绕臂，注胸中，合心主。病实则肘挛，虚则不收，取之所别也。

足太阳之别，名曰飞扬，去踝七寸，别走少阴。实则鼽窒头背痛，虚则鼽衄，取之所别也。

足少阳之别，名曰光明，去踝五寸，别走厥阴，下络足跗。实则厥，虚则痿躄，坐不能起，取之所别也。

足阳明之别，名曰丰隆，去踝八寸，别走太阴；其别者，循胫骨外廉，上络头项，合诸经之气，下络喉嗌。其病气逆则喉痹瘁瘖，实则狂巅，虚则足不收，胫枯，取之所别也。

足太阴之别，名曰公孙，去本节之后一寸，别走阳明；其别者，入络肠胃。厥气上逆则霍乱，实则肠中切痛，虚则鼓胀，取之所别也。

足少阴之别，名曰大钟，当踝后绕跟，别走太阳；其别者，

并经上走于心包，下外贯腰脊。其病气逆则烦闷，实则闭癃，虚则腰痛，取之所别者也。

足厥阴之别，名曰蠡沟，去内踝五寸，别走少阳；其别者，径胫上睾，结于茎。其病气逆则睾肿卒疝，实则挺长，虚则暴痒，取之所别也。

任脉之别，名曰尾翳，下鸠尾，散于腹。实则腹皮痛，虚则痒搔，取之所别也。

督脉之别，名曰长强，挟膂上项，散头上，下当肩胛左右，别走太阳，入贯膂。实则脊强，虚则头重，高摇之，挟脊之有过者，取之所别也。

脾之大络，名曰大包，出渊腋下三寸，布胸胁。实则身尽痛，虚则百节尽皆纵，此脉若罗络之血者，皆取之脾之大络脉也。

凡此十五络者，实则必见，虚则必下，视之不见，求之上下，人经不同，络脉异所别也。

【译文】

雷公问黄帝:《禁脉》篇上说，要通晓针刺的原理，应该首先了解经脉系统，知道经脉循行的部位和起止处，明白经脉长、短、大、小的衡量标准，知晓经脉在内与五藏相属、在外与六腑相通的关系。这些原理，我想听您更详尽地解说一次。

黄帝回答：人最初被孕育之时，先是父母的阴阳之气交合而生成人之精，精发育成熟后就生成了脑髓，之后人体才会渐渐形成，用骨骼来支撑身体，用脉道来营藏气血，永恒刚韧的筋来加固骨骼，用肌肉来保护脏腑、筋骨和血脉的墙壁，皮肤坚韧毛发就会长出来，这样人的形体就形成了。在人出生后，五谷入胃，化生精微而营养全身，脉道因此贯通，而后血气便能在脉道中运行不止，滋养身体，维持生命。

雷公说：我希望了解经脉的起始之处和它们在全身运行、分布的状况。

黄帝说：经脉除了可以承载血气的运行、滋补身体以外，还能够被用来判断人的生死，诊断和治疗许多疾病、调和虚实，因此掌握经脉的知识是必要的。

手太阴经是肺的经脉，它开始于中焦胃脘部，向下面绕行而与大肠相联络，又返回来环绕着胃的上口运行，继而上穿横膈膜，联络它所隶属的肺，而后从气管横走，从腋下出来，又向下运行沿着上臂的内侧，运行在手少阴心经和手厥阴心包经的前面，继而向下运行到肘内，再顺着前臂内侧和桡骨的下缘，入桡骨小头内侧、动脉搏动处的寸口处，接着上行至大拇指根部手掌肌肉隆起处的鱼际，再顺着鱼际的边沿循行到大拇指尖端。它的一条支脉，从手腕后与其分出，一直走向食指的内侧端，和手阳明大肠经相接。

当手太阴肺经的经气出现不寻常的变化时，病人则会有肺部胀闷、咳嗽、气喘、缺盆处作痛等症状。剧烈咳嗽时，病人经常双手交叉按抚胸部，同时还会出现头晕眼花的症状，这就是臂厥病，此病由肺经的经气上逆所致。由于手太阴肺经上的腧穴主治肺部所生的病，病状主要有：咳嗽上气，喘促。口渴，心烦胸闷，上臂内侧的前端有痛感，掌心发热等。如果本经经气过盛，病人肩背部便会感染风寒的时候感到疼痛，因出汗而容易感染风寒，就会出现小便频繁但是量少等症状；如果本经气虚弱不足，也会引起肩背部遇寒疼痛，同时也会气短不足，呼吸不畅，尿液颜色有变等症状。上述疾病在治疗时，由经气充盛所致就应该施与泻法，由经气缺乏所致就应该施与补法；病性属热的，就要用速针法，病性属寒的，就需要用留针法；属于阳气衰竭而导致脉道虚陷的，施与灸法；不是由经气充盛而导致，也不是由经气虚乏所致，而是由经气循行异常所致的，就可以从本经所属的腧穴着手治疗。由本经经气充盛而导致的疾病，病人寸口脉的脉象比人迎脉的大三倍；由本经经气衰弱而导致的疾病，病人寸口脉的脉象小于人迎脉的脉象。

手阳明经是大肠的经脉，它从食指的前端开始，顺着食指的上缘，穿过拇指和食指歧骨中间的合谷穴，向上运行，到达拇指后方、腕部外侧两筋间的凹陷处，然后再沿上臂外侧的前沿进入肘部的外侧，后顺着上臂的外侧前缘上行到肩部，沿着肩峰的前缘出，再上行至脊柱骨上，在大椎穴和诸阳经会合，再向下运行进入缺盆，而后下行和与本经相对应的肺相接，然后再通过横膈，归入到大肠。它的一条支脉，从缺盆分出后向上运行到颈部，经过面颊，再进入下齿龈中，再出口腔挟行于口唇旁，而后左右两脉在人中处交叉，左脉向右方运行，右脉向左方运行，最后向上挟行于鼻孔的两侧，在鼻翼边的迎香穴与足阳明胃经相接。

当手阳明大肠经的经气出现不正常变化时，病人就会出现牙齿疼痛、颈部肿胀的症状。由于手阳明大肠经上的腧穴主治的是津液缺乏之病，病状是眼睛黄浊，口中干渴，鼻中流清涕并伴有出血，喉咙肿闭，肩前和上臂疼痛，食指疼痛得无法活动。如果本经经气旺盛有余的话，在经脉经过的地方就会发热发肿；如果本经经气虚弱不足，病人就会出现发冷发抖，不易回暖等病状。上述疾病在医治时，由经气充盛而导致的就要施与泻法，由经气缺乏所导致的就要施与补法；如果是热症的话就应该用速刺法，如果是寒症的话就应该用留针法；属于阳气衰竭而导致脉道虚陷的，需施与灸法；不是经气充盛所导致，也不是由经气虚乏所致，而是由经气循行异常所致的，就可以从本经所属的腧穴着手治疗。由本经经气充盛而导致的疾病，病人人迎脉的脉象比寸口脉的大三倍；由本经经气缺乏而导致的疾病，病人人迎脉的脉象小于寸口脉的脉象。

足阳明经是胃的经脉，它自鼻孔两旁的迎香穴始，上行，在鼻根部时左右互相相交，同时和旁侧的足太阳膀胱经相交会，接着行至眼角睛明穴，而后往下循行到鼻的外侧，又向上运行进入齿龈里面，继后退出来挟行于口旁，环绕口唇，之后下行，在嘴唇之下的承浆穴的地方交会，接着沿着口腮后下边缘行出大迎穴，再沿着下颌角处的颊车向上运行到耳前，穿过足少阳胆经所属的客主人穴，顺着发际，到达额颅部。它的一条支脉，从大迎前分出来后就向下运行，到了颈处的人迎穴处，再沿着

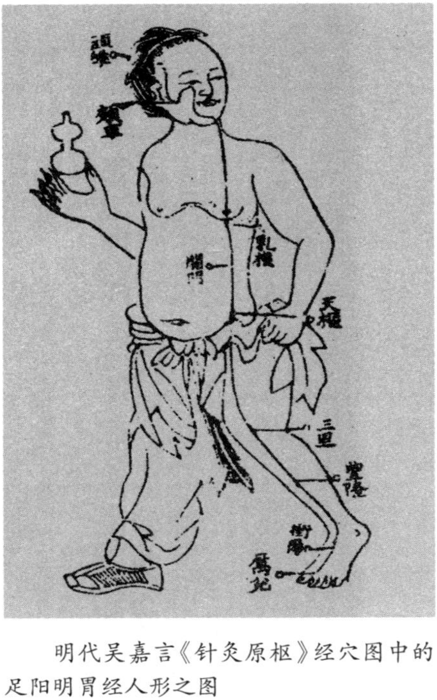

明代吴嘉言《针灸原枢》经穴图中的足阳明胃经人形之图

喉咙进到缺盆，又向下运行通过横膈，联属于本经的胃，并且和与本经相对应的脾相连接；它的一条直行经脉，从缺盆向下运行，走入乳内侧，再向下挟行于脐两侧，最后入阴毛毛际两旁的气街部位气冲穴，它的另一条支脉，从胃下口幽门开始，沿着腹里向下运行，至气街部与前文提到的直行经脉会合，再由此向下运行，顺着大腿外侧的前缘行至髀关穴处，继而直行到伏兔穴，接着又向下运行到膝盖，再向下运行，顺着小腿胫部外侧的前缘下达足背，最终入足次趾的内侧；此外，它的另一条支脉，从膝下三寸的地方分出别行，下至足中趾的外侧；它的又一条支脉，从足背面冲阳穴处别行，外向斜行至足厥阴肝经的外侧，入足大趾，继而直行到大脚趾尖端和足太阴脾经相接。

当足阳明胃经的经气出现不正常的变化时，病人就会出现浑身寒冷发抖、时时呻吟、哈欠频频、额部有发暗等病状。病人疾病发作的时候，畏惧见人和火光，听到木的声音就会惊怕而心跳不安，所以患这种病的人通常门窗紧闭，独居屋内。病势严重的人，还会出现登上高处大声歌唱，想脱去衣服到处乱跑，同时出现肠鸣腹胀的症状，这种疾病叫作骨干厥病。足阳明胃经上的腧穴主治血所生之病，像发高烧而神志不清的疟疾，热邪过盛而导致的出暴汗，鼻塞或鼻出血，口唇生疮，颈部肿胀，喉咙肿闭，上腹部位发生水肿，膝盖肿痛，足阳明胃经循行经过的胸侧、乳房、气街、两股、伏兔、胫骨外缘和足背等部位都有疼痛发作，足中趾不能灵活动弹等。如果是本经气旺盛有余，病人就会有胸腹部发热的病状，如果本经经气旺盛而充于胃腑，令胃腑之气过盛，那么病人就会表现出因胃热而产生的谷食易消、频繁饥饿的病状，以及尿液发黄等症状；如果本经经气缺乏，病人就会出现胸腹部位发冷发抖的症状，如果胃中有寒气，就会导致病人消化无力、水谷滞留中焦，从而产生胀满的病状。上述疾病在医治时，由经气充盛导致的就施与泻法，由经气缺乏所导致就施以补法；如果是病性属热的话就应该用速刺法，如果是病性属寒的话就应该用留针法；属于阳气衰竭而导致脉道虚陷的，就应该用灸法；不是经气充盛所致，也不是经气虚乏所致，而是由经气循行异常所致的，就可以在本经所属的腧穴着手治疗。由本经经气充盛而导致的疾病，病人人迎脉的脉象比寸口脉的大三倍；由本经经气虚乏儿导致的疾病，病人人迎脉的脉象小于寸口脉的脉象。

足太阴经是脾的经脉，它自从足大趾的尖端开始，然后顺着大趾内侧的白肉处走行，经过脚大趾本节后面的核骨，继而向上运行到内踝的前缘，接着再向上运行到小腿的内侧，后沿着胫骨的后面走行，和足厥阴经交叉而出于其前，继而再向上运行，通过膝部和大腿内侧的前沿进入到腹中，联属于本经所属的脾，并且和本经相照应的胃相连，而后再向上运行穿过横膈，挟行于咽喉两侧，和舌根相连接，同时

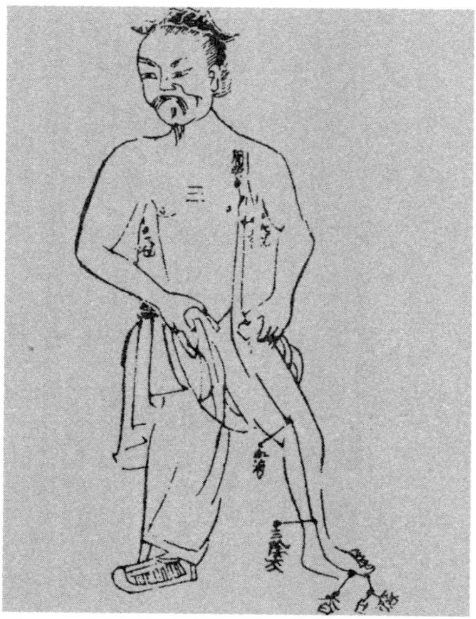

明代吴嘉言《针灸原枢》经穴图中的足太阴脾经人形之图

在舌下广泛分布。它的一条支脉，是从胃腑分行，向上运行贯穿横膈，进入心脏和手少阴心经相接。

当足太阴脾经的经气出现不正常变化时，病人就会有舌根僵直、食后呕吐、胃脘疼痛、腹胀闷，多嗳气。病人在大便或放出矢气之后，便会感到腹腔爽快，如同病邪已经消除。然而在上述病症外，病人还会有周身备感沉重的病症出现。足太阴脾经上的腧穴主治脾脏所生之病，像舌根疼痛，身体活动不方便，食欲不振，心情烦闷，心下牵引作痛，大便溏泻，腹中结气，小便不通，出现黄疸，无法安睡，勉强站起，股膝部内侧经脉经过的地方肿胀而发寒，足大趾无法动弹等。上述疾病在医治时，由经气充盛所导致的要施以泻法，由经气缺乏所导致的要施以补法；病性属热的就应该用速刺法，病性属寒的就应该用留针法；属于阳气衰竭而导致脉道虚陷的，就应该用灸法；不是由经气充盛所致，也不是由经气虚乏所致，而是经气循行异常所致的，就可以从本经所属的腧穴着手治疗。由本经经气充盛而导致的疾病，病人寸口脉的脉象比人迎脉的大三倍；由本经经气虚乏而导致的疾病，病人寸口脉的脉象小于人迎脉的脉象。

手少阴经是心的经脉，它从心脏开始，出心脏而连属于心的脉络，然后向下运行贯穿横膈，和与本经相对应的小肠相连。它的一条支脉，自心的脉络处与其分行，向上挟行于咽喉两侧，而后上行和目珠连接于脑的脉络相接；它直行的经脉，自心的脉络出上行，到达肺部后，再向下运行从腋窝下横出，后继续下行，又沿着上臂内侧的后缘走行，同时循行于手太阴肺经和手厥阴心包经的后面这个地方，再向下运行到肘内，再顺着前臂内侧后缘循行，到达掌后小指旁边的高骨尖端，在此

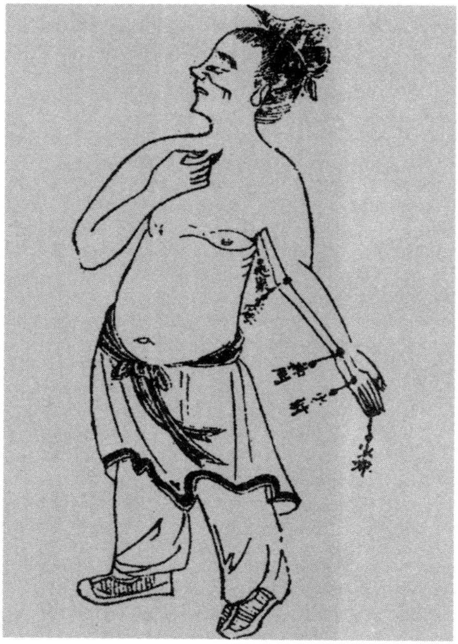

明代吴嘉言《针灸原枢》经穴图中的手少阴心经人形之图

进入到掌内侧后缘，然后顺着小指内侧至小指尖端与手太阳小肠经相接。

当手少阴心经的经气出现不正常变化时，病人会有咽喉干燥、心脏疼痛、口渴而想喝水等症状，这是臂厥证。本由手少阴心经上的腧穴主治心脏所生的病，病状是眼睛发黄，胁间疼痛，上臂内侧后沿疼痛厥冷，手足冰凉但手心发热、疼痛。上述疾病在医治时，由经气充盛所导致的就要施以泻法，由经气缺乏所导致的就要施以补法；病性属热，应该用速刺法，病性属寒就应该用留针法；属于阳气衰竭而导致脉道虚陷的，就应该用灸法；不是经气充盛所致，也不是经气虚乏所致，而是由经气循行异常所致的，可以从本经所属的腧穴着手治疗。由本经经气充盛而导致的疾病，病人寸口脉的脉象比人迎脉的大两倍；由本经经气虚乏而导致的疾病，病人寸口脉的脉象小于人迎脉的脉象。

手太阳经是小肠的经脉，它从小指的末端开始，然后顺着手背外侧向上，而后运行到腕部，从腕部小指侧的高骨出，继而顺着前臂骨的下缘向上直走，从肘内两筋之间出来，然后向顺着上臂外侧的后沿上行，从肩背骨缝处出来，在肩胛部位绕行，然后交于肩上，再向下运行进入缺盆，接着进入体内深处和本经相对应的心脏相连，之后顺着食管向下运行，贯穿横膈，直抵胃腑，而后下行，最终连属于本经所属的小肠。它的一条支脉，从缺盆处于其分行，顺着颈部向上运行到面颊，而后到眼外角，自此向斜下走行，最后进入耳朵里；它的另一条支脉，从面颊与其别行，向上运行到眼眶下缘，到达鼻旁，再运行到眼内角，然后向外斜行至颧骨处和足太阳膀胱经相连。

当手太阳小肠经的经气出现不正常的变化时，病人就会有咽喉疼痛、颌部肿胀、头项转动不易、肩痛得好像被人拉扯、臂痛得好像快要折断般剧烈疼痛等症状。由手太阳小肠经上的腧穴主治的液所生之病，病状常表现为耳聋，眼睛发黄，面颊肿胀，颈部、颌部、肩部、上臂、肘部、前臂的外侧后沿都发痛。上述疾病在医治时，由经气充盛所致的就要用泻法，由经气缺乏所导致的就要施以补法；病性属热的就应该用速刺法，病性属寒的就应该用留针法；属于阳气衰竭而导致脉道虚陷的，就应该用灸法；不是由经气充盛所致，也不是由经气虚乏所致，而是由经气循行异常所致的，就可以从本经所属的腧穴着手治疗。由本经经气充盛而导致的疾病，病人人迎脉的脉象比寸口脉的大两倍；由本经经气虚乏而导致的疾病，病人人迎脉的脉象小于寸口脉的脉象。

足太阳经是膀胱的经脉，它从眼内角开始，然后向上运行到额部，交会在头部的最高点，即巅顶。它的一条支脉。从巅顶向下运行到耳上角；它直行的经脉，从巅顶内部走行，与脑髓相接，继而退出，向下运行直至颈项后部，而后顺着肩胛部的内侧挟行于脊柱两旁，到达腰部后从脊柱旁肌肉进入腹内，之后和本经相对应的肾脏相接，并联属于本经所属的膀胱；它的一条支脉，在腰际与其分行，沿着脊柱两侧向下延伸，通过臀部，直入到膝部的腘窝中；它的又一条支脉，从左右肩胛骨处与其分行，向下运行，经过肩胛骨，沿着脊柱两侧于体内下行，通过股骨上端关节，之后顺着大腿外侧的后缘继续下行，在腘窝中与之前直入腘窝的那条支脉相交，再往下运行，通过腿肚内部，从外踝的后面出来，继而顺着足小趾本节后的圆骨，行至足小趾外侧的尖端与足少阴肾经相接。

当足少阳膀胱经的经气出现不正常的变化时，病人就会有如下症状：因为气冲导致的头痛，眼痛得好像快要脱落了一样、颈项痛的好像被人拔扯一样、腰脊痛得好像快要折断了一样、大腿不能屈伸自如、膝腘部痛得好像被捆绑住一样、小腿肚痛好像几乎要裂开了一样，这是得了踝厥证。足太阳膀胱经上的腧穴主治筋所生之病，像痔疮、疟疾、狂癫、囟门及颈部疼痛，眼睛发黄，流泪，鼻塞或鼻出血，项、背、腰、尻、踹、脚全都疼痛不已，小趾不能动弹。上述疾病在医治时，由经气充盛所导致的就要施以泻法，由经气缺乏所导致的就要施以补法；病性属热的就应该用速刺法，病性属寒的就应该用留针法；属于阳气衰竭而导致脉道虚陷的，就应该用灸法；不是由经气充盛所致，也不是有经气虚乏所致，而是经气循行异常所致的，就可以从本经所属的腧穴着手治疗。由本经经气充盛而导致的疾病，病人人迎脉的脉象比寸口脉的大两倍；由本经经气虚乏所导致的疾病，病人人迎脉的脉象小于寸口脉的脉象。

足少阴是肾经的经脉，它从足小趾的下端开始，斜着运行至足心，从内踝前面的然谷穴出来，再顺着内踝骨的后面下行，入足跟上行，到达小腿肚的内侧，然后从腘窝的内侧出来，此后顺着大腿内侧的后缘上行，贯穿脊柱，而后连属于本经所属的肾，并且和与本经相对应的膀胱相连。它的直行的经脉，从肾向上运行，通过肝脏和横膈，继而进入到肺脏，接着自肺脏顺喉咙向上走行，最后归结于舌根的位置；它还有一条支脉，在肺脏处与其分行，之后与心脏相连，最后流注到胸中与手厥阴心包经相接。

当足少阴肾经的经气出现不正常的变化时，病人就会出现一些病状，像病人会虽然觉得饥饿但不想进食、脸色和漆柴一样暗淡无光、咳唾带血、喘息有声、坐立不安、视力不清楚、心中悬空不安感到处于饥饿之中。气机虚弱的病人，会容易产生恐惧，病发时，病人心中常感到像是有人要来抓捕自己一样的惊恐不安。这就是骨厥证。由足少阴肾经上的腧穴主治的肾脏所生之病，病状常表现为口热舌干，咽部肿痛，肺气上逆，喉咙发干疼痛，心烦心痛，黄疸，痢疾，脊部与大腿内侧后沿疼痛，下肢痿软厥冷，嗜睡不起，足心发热伴有疼痛等。上述疾病在医治时，由经气充盛所导致的就要施以泻法，由经气缺乏所导致的就要施以补法；病性属热的就应该用速刺法，病症属寒的就应该用留针法；属于阳气衰竭而导致脉道虚陷的，就应该用灸法；不是由经气充盛所致，也不是由经气虚乏所致，而是经气循行异常所致的，就可以从本经所属的腧穴着手治疗。如果是使用灸法的病人，应该要增强营养来促使肌肉生长恢复，此外还要配合适当的放松，如使衣带放宽，使头发散开让形体舒展，这样做的目的是为了让周身气血能够通畅。另外，就算病人还未完全康复，也需要经常下床，手握持着大杖，脚穿着重履去散步，稍稍做些运动，以便舒展身体筋骨。由本经经气充盛而导致疾病的，病人寸口脉的脉象比人迎脉的大两倍；由本经经气虚乏而导致的疾病，病人寸口脉的脉象小于人迎脉的脉象。

心主之经脉手厥阴心包络经，它从胸中开始，向外走行而连属于本经所属的脏腑——心包络，之后它向下运行经过横膈，和与本经相对应的脏腑——三焦相连。它的一条支脉，沿着胸中运行到胁部出来，向下运行到腋下三寸处，再向上运行抵达腋下，顺着上臂内侧，下行于手太阴经和手少阴经之间，然后进入肘中，继而顺着前臂内侧两筋之间向下走行，然后进入掌中，而后顺着中指行至其尖端；它的又一条支脉，自掌心处与其分行，顺着无名指走行，在无名指尖端与手少阳三焦经相接。

当手厥阴心包络经的经气出现不正常的变化时，病人就会有手心发热、臂肘部拘挛疼痛不已、腋部肿胀等病状，严重时就会感到胸胀闷、心中惊动不安而导致心脏猛跳，脸赤目黄、大笑不止等症状。由于手厥阴心包经络上的腧穴主治的脉所生之病，病状为心烦心痛，掌心发热。上述疾病在医治时，由经气充盛而导致的要施以泻法，由经气缺乏所导

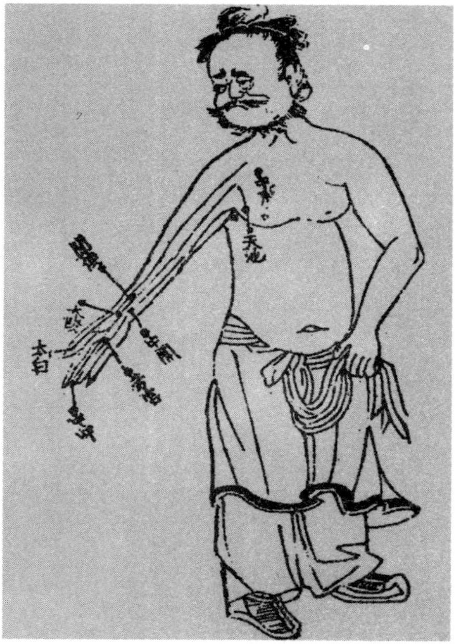

明代吴嘉言《针灸原枢》经穴图中的手厥阴心胞络经人形之图

致的要施以补法；病性属热的就应该用速刺法，病性属寒的就应该用留针法；属于阳气衰竭而导致脉道虚陷的，就应该用灸法；不是由经气充盛所致，也不是由经气缺乏所导致，而是由经气循行异常所致的，就可以从本经所属的腧穴着手治疗。由本经经气充盛所导致的疾病，病人寸口脉的脉象比人迎脉的大一倍；由本经经气缺乏所导致的疾病，病人寸口脉的脉象小于人迎脉的脉象。

手少阳经是三焦的经脉，它自无名指的末端开始，向上运行，从小拇指和无名指之间出，顺着手背运行至腕部，从前臂外侧的桡骨和尺骨的中间出来，向上运行，穿过肘尖，顺着上臂外侧抵达肩部，和足少阳胆经相交叉，再向前运行进入缺盆，分布在两乳之间的膻中，并散布联络与本经相对应的脏器——心包络，接着向下延伸，贯穿横胸膜，依次连属于本经所属的脏器——上、中、下三焦。它的一条支脉，是从胸部的膻中处分开向上运行，从缺盆出来，再向上运行进入颈部，夹于耳后，再向上直行，出于耳上角，再从这个地方曲折向下运行到颊部，抵达眼眶下沿；它的又一条支脉，从耳朵后面进入耳朵里，然后出

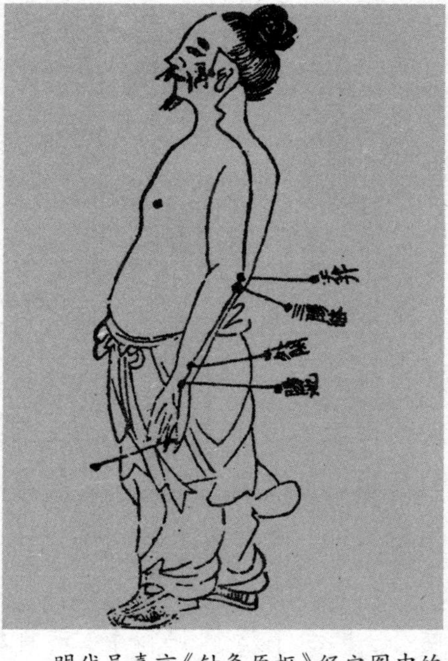

明代吴嘉言《针灸原枢》经穴图中的手少阳三焦经人形之图

耳，再运行到耳朵前面，通过足少阳胆经所属的客主穴的前方，在面颊与上述的那条经脉相遇，最后抵达眼外角，在那里和足少阳胆经相接。

当足少阳三焦经的经气出现不正常的变化时，病人就会有听力模糊、咽喉肿闭，喉咙不畅通等病状。由手少阳三焦经上的腧穴主治的气所生之病，病状常表现为出汗，眼外角痛，颊痛，还有耳后、肩、臑、肘、臂的外侧都痛，无名指不能动弹。上述的疾病在医治时，由经气充盛所导致就要施以泻法，由经气缺乏所导致的就要施以补法；病性属热的就应该用速刺法，病性属寒的就应该用留针法；属于阳气衰竭而导致脉道虚陷的，就应该用灸法；不是由经气充盛所致，也不是由经气缺乏所导致，而是由经气循行异常所致的，就可以从本经所属的腧穴着手治疗。由本经经气充盛所导致的疾病，病人人迎脉的脉象比寸口脉的大一倍；由本经经气缺乏所导致的疾病，病人人迎脉的脉象小于寸口脉的脉象。

足少阳经是胆的经脉，它从眼外角开始，向上运行抵达额角，然后再向下运行，绕行到耳朵后面，之后再顺着颈部运行在手少阳三焦经的前面，抵达肩部，而后与手少阴三焦经交叉并出行其后，最后运行进入缺盆中。它的一条支脉，从耳朵后面分出进入耳朵里面，再出走到耳朵前面，最终运行到眼外角的后面；它的又一条支脉，自外眼角处与其分行，向下运行到大迎穴处，而后向上转和手少阳三焦交会，到达眼眶下方后向下运行到经颊车，再向下运行到经颈部，在缺盆部与本经主干交会，再向下运行到胸中，横贯横膈，和与本经相对应的肝脏相联络，并连属于本经所属的胆，再顺着胁内往下运行，在少腹两侧的气街部出，绕过阴毛的边缘，横行入环跳穴所在处；它直行的经脉，从缺盆向上运行到腋部，顺着胸部，经过季胁向下运行，与上文提到的第二条之脉在环跳穴处会合，再从这个地方顺着大腿外侧抵达膝部外缘，接着向下延伸到腓骨的前面，而后向下运行到外踝上方腓骨末端的凹陷处，再向下运行到外踝骨之前出来，然后顺着足背进入足小趾和第四趾之间；它的又一条支脉，是从足背别行的，入足大趾和次趾之间，而后顺着足大趾内侧延伸，到达足大趾尖端，转而回行，过足大趾爪甲处，于趾甲后方的三毛处出，与足厥阴肝经相连。

当足少阳胆经的经气发生不正常的变化时，病人会口苦、多嗳气、心胁痛、身体不能转动等病症，病情严重的时候，病人面色灰暗好像泥土，肌肤枯槁没有光泽，脚外侧发热等病状。这就叫作阳厥证。由足少阳胆经上的腧穴主治骨生之病，病症常表现为头、颔、眼外角疼痛，缺盆中肿胀疼痛，腋下肿胀，腋下或颈部的瘰疬发作，汗出而颤抖畏寒，疟疾，胸、胁、肋、髀、膝等处的外侧以及小腿外侧、绝骨、外踝前等处作痛，胆经经脉运行所经过的各个关节也都作痛，足第四趾不能活动自如。上述疾病在医治时，由经气充盛而导致的就要施以泻法，由经气缺乏所导致的就要施以补法。病性属热的就应该用速刺法，病性属寒的就应该用留针法；属于阳气衰竭而导致脉道虚陷的，应该用灸法；不是由经气充盛所致，也不是由经气缺乏所导致，而是由经气循行异常所致的，就可以从本经上的腧穴着手治疗。由本经经气充盛所导致的疾病，病人人迎脉的脉象比寸口脉的大一倍；由本经经气缺乏所导致的疾病，病人人迎脉的脉象小于寸口脉的脉象。

足厥阴经是肝的经脉，它从足大趾爪甲后丛毛生长的边缘开始，而后顺着脚背上缘上行到内踝前一寸处，运行到内踝上面八寸的地方，继而与足太阴脾经交叉并出行其后，之后再向上运行到膝腘窝的内侧，顺着股骨内侧进入阴毛部位，环绕并通过阴器到达小腹，自此处开始挟行于胃腑的两旁，在与本经对应的胆相接，再向上运行贯穿横膈，在胁肋之间分布，然后顺着喉咙的后面向上运行进入鼻腔后部鼻后孔处，再上行和眼球深处的脉络相接，向上运行从前额出来，在头顶的最高点和督脉相会合。它的一条支脉，从连接眼球与脑的脉络处分出，向下运行到颊内，在唇内环绕；它的又一条支脉，从肝脏分出，贯穿横膈，向上运行流注到肺脏中和手太阴肺经相连。

当足厥阴肝经的经气出现不正常变化时，病人就会发生腰部疼痛难以俯仰的病，男性病人㿗疝生病，女性病人是小腹肿胀。病情严重的时候，病人会出现咽喉干燥、面如蒙尘、面无血色等症状。足厥阴肝经上的腧穴主治肝脏所生之病，常表现为胸中满闷，呕吐气不顺，顽固不化，狐疝，遗尿，小便不通畅等。上述疾病在医治时，由经气充盛而导致的就要用泻法，由经气衰竭而导致的就用补法；病性属热的就应该用速刺法，病性属寒的就应该用留针法；属于阳气衰竭而导致脉道的虚陷，应施以补法；不是由经气充盛所致，也不是由经气虚乏所致，而是经气循行异常所致的，就可以从本经上的腧穴着手治疗。由本经经气充盛而导致的疾病，病人寸口脉的脉象比人迎脉的脉象大一倍；由本经经气缺乏所导致的疾病，病人寸口脉象小于人迎脉的脉象。

如果手太阴肺经的经气竭绝，病人的毛发就会焦枯。由于手太阴肺经可以运行血气，从而使人体的皮毛得到滋润，所以一旦肺经经气缺乏，血气就无法运行，皮毛得不到营养就会焦枯了；当病人有皮毛焦枯的症状时，说明其皮毛已经失去了津液。皮毛没有津液的滋养，病人就会出现爪甲干枯、毫毛断折等症状。当毫毛开始脱落时，就说明毫毛已经凋亡了。此病，遇丙日病情便加剧，在逢丁的日子死亡。原因是丙、丁属火，肺属金，而火能克金。

如果手少阴心经的经气竭绝，病人的脉道就会无法畅通。脉道不通畅，人的血液就无法流动。血液不能流动，病人的头发的颜色就会失去光泽。因此如果病人面色黯黑得如同烧焦的木炭，那么就说明其营血已经衰败了。此病，在逢壬的日子病情加剧，在逢癸的日子里死亡。原因是壬、癸属水，而水能克火。

如果足太阴脾经的经气竭绝，病人的经脉就不能输送水谷精微来营养肌肉。脾主肌肉，唇舌为本。因为脾经的经脉和舌根相连并散布于舌下，所以通过观测就可以得知肌肉的状况，这就是所谓的唇舌为本。经脉若无法输布水谷精微去滋养肌肉，病人的肌肉就会松软。肌肉松软就会导致舌根萎缩、人中胀满。人中胀满，就会导致人的口唇外翻。如果病人出现了口唇外翻的症状，那么就说明肌肉已经萎缩了。此病，预示着病人一定在逢甲的日子病情加剧，在逢乙的日子死亡。原因是甲、乙属木，脾属土，而木能克土。

如果足少阴肾经的经气竭绝，病人的骨骼就会枯槁。由于足少阴肾经是对应冬季的经脉，它穿行于体内深处并濡养骨髓的经络，因此如果足少阴肾经的经气衰竭，人的骨髓就会得不到濡养而枯槁，肌肉就无法依附在它的上面生长。骨、肉无法相连，肌肉就会松软萎缩，人就会出现牙齿看起来相对变长而且满是污垢，头发丧失光泽等病症。如果病人出现头发干枯无光泽的症状，就说明骨骼已经衰败了。此病，逢戊的日子病情加剧，逢己的日子里病人就会死亡。原因是戊、己属土，肾属水，而土能克水。

如果足厥阴肝经的经气竭绝，病人的筋就会拘急挛缩，无法动弹。由于足厥阴是连属于肝脏的经脉，而肝脏又与筋外合，因此足厥阴肝经与筋的活动关系密切。另外，各条经筋又在阴器会聚并且和舌根相联络，因此，如果足厥阴肝经缺乏经气而无法滋养筋脉，筋就会因为得不到营养而出现挛缩拘急。筋出现了挛缩拘急，人就会出现舌头卷曲和睾丸上缩的症状。因此如果病人口唇发青、舌头卷曲、阴囊上缩等病状，那么就说明其筋脉已经衰败了。此病在逢庚的日子病情加剧，在逢辛的日子死亡。原因是庚、辛属金，肝属木，而金能克木。

如果五藏阴经的脉气全都竭绝了的话，那么人体中的眼球和脑相连的络脉就会发生转动。如果眼球和脑相连的络脉发生转动，人的眼睛就会上翻。当病人有这种眼睛上翻的症状时，说明其神志已经衰败了。如果病人神志已经衰散，可以判断不超过一天半病人就会死亡。如果六腑所主的六条阳经的经气全都竭绝了的话，那么人的阴阳之气就会两相分离。阴阳之气互相分离，就会导致腠理不固、精气外泄，从而出现如串珠般大小、凝滞不流的绝汗。此病症表明人体精气已经衰败，如果病人早上出现这种情况，病人在当天夜间就会死亡；如果病人是夜间出现这种情况，病人会在第二天早上死亡。

手足阴阳十二经脉，大多都潜伏在人体内部并运行于分肉之间，它们处在深处的位置，因此无法在体表被肉眼所见。人可用肉眼看见的，只有足太阴脾经之脉通过内踝之上的那一部分，这是因为该处骨露皮薄，经脉无法隐匿。因此，大部分显露在人体浅表、肉眼可见的经脉，都称为络脉。在手阴阳六经的络脉里面，手阳明大肠经与手少阳三焦经的大络最清楚可见且容易诊察，它们分别自手的五指之间始，向上运行而在肘关节之中交会。人在饮酒后，由于酒气具有剽疾滑利之性，因此酒气就会随着卫气迅速地被输送到皮肤上面，充满人体浅表的络脉，使得络脉迅速地旺盛起来。之后，就算是在卫气已经充盈且有剩余，那么人体内的营气也会随之满盈，进而人经脉中的血气也就满盈起来了。如果病人喝酒，经脉就会忽然满盈并出现不正常的变化，这是因为邪气从络脉侵入到经脉里面，并滞留在经脉的运行道路上。由于外邪入侵人体时，总是先进入络再进入经，因此倘若经脉没有发生不正常的变化，则表明外邪尚且位于人体浅表的络脉，这时邪气无法流动，就会郁结而变热，从而导致脉形变坚实。如果经脉的脉形不够坚实，则表明邪气已深入经脉，使络脉之气虚空了。只

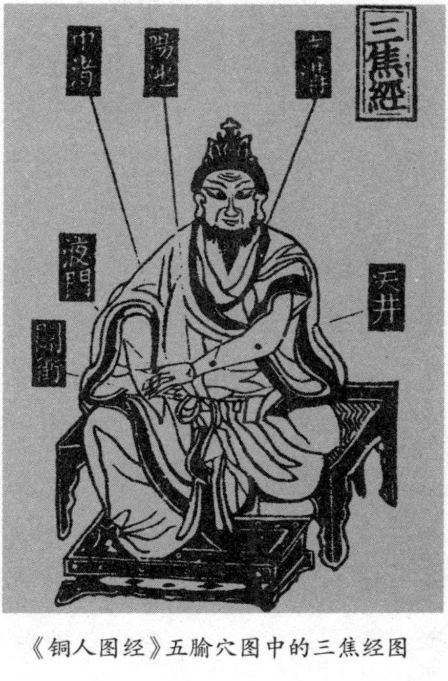

《铜人图经》五腧穴图中的三焦经图

要是被邪气入侵的经脉，就会表现出和其他正常经脉不一样的异状，这样，我们就能够得知究竟是哪一条经脉被邪气入侵了。

雷公问：怎么才能得知经脉或络脉中出现病变了呢？

黄帝回答：经脉潜伏在人体内部，所以就算它出现了病变，从体表也无法得知，它虚实的情况，可以通过气口处的脉象变化来知晓。那些位于人体浅表能够被看见的病变，实际上都是络脉的病变。

雷公说：我仍然无法理解这种说法的道理。

黄帝回答：任何经脉都不经过大关节所在之处，所以当它们行至大关节处时，都会行走于没有经脉的地方，然后出皮表，越过大关节，之后再入里与经脉会合于皮中，而经、络的交会的地方都表现在体表上。所以，只要用针刺法来治疗络脉之病，就应当针刺络脉中瘀血结节处，这样才能达到良好的治疗效果。然而，血气郁积之病，即使它还未表现出瘀血结节的病状，也应赶快施针于络脉，用以泻出人体内部病邪、排出里面的恶血。倘若将瘀血留于人体内，就会使人患上血络凝滞、络脉不通的痹症。

诊察络脉的时候，倘若络脉所在之处呈青色，就说明此病为寒邪滞留体内、气血不畅而发生疼痛；倘若络脉所在处呈红色，就说明体内有热邪。如果胃中有寒气的病人，其鱼际部的络脉经常呈青色；如果是胃中有邪热的病人，鱼际部的络脉就会呈赤色；如果该部位的络脉突然呈现黑色的话，则说明此病是日久不愈的痹病；倘若络脉处有时呈红色，有时呈黑色，有时呈青色，则说明此病为寒热杂错之病；如果是络脉呈现色青而且脉形短，就会呈现出气虚的症状。针刺邪在浅表以致寒热并作的疾病时，由于病邪还没有深入经脉，医生通常需要多刺人体浅表的血络，隔一日刺一次的方法，直到排尽恶血而止，之后医生应查明病症的虚实，并依此来治疗病人。如络脉色青且脉形短小，就说明是气虚。对于极度气虚的病人错误地使用了泻法，就会使得病人心里烦闷，烦闷至极甚至突然昏倒并且不能说话等症状；对于此种病人，应当在他已经出现了头昏胸闷现象却还未晕厥时，赶紧扶他起身，使其身体呈半坐半卧状，然后再对其进行救治。

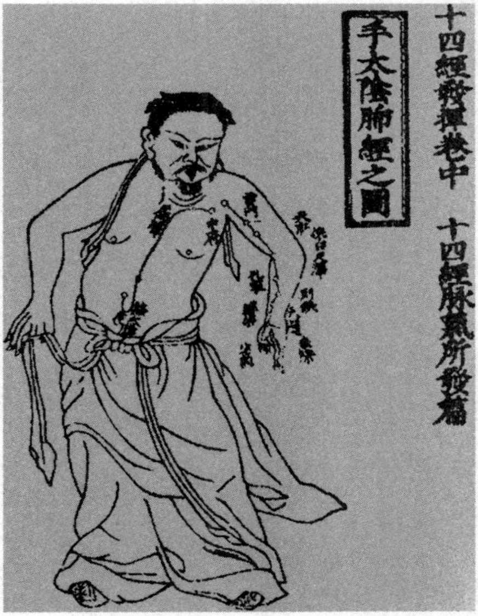

明抄本《普济方》经脉图中的手太阴肺经图

手太阴肺经络脉的别出脉络，叫做“列缺”。它从手腕上的分肉之间开始，并行于手太阴肺经，而后入到手掌内侧，同时在鱼际处广泛分布。如果这个络脉发生病变，是实证，病人就会出现腕后的锐骨部和手掌部发热的病状；如果是虚证，病人就会经常伸腰打哈欠、小便失禁频繁等病症。治疗上述病症，应该要施针于腕后一寸半的列缺穴。此络脉是手太阴肺经走向并连接手阳明大肠经的主要支脉。

手少阴心经别出的络脉，叫作“通里”。它自手掌后方距腕关节一寸处与手少阴心经分行，顺着手少阴心经的主经向上运行，继而进入心中，而后再向上运行和舌根相连，之后它连属于眼球内连于脑的脉络。如果这个络脉发生病变，是实证，病人就会出现膈间有支撑不舒的病状；如果是虚证，病人就表现为失去说话能力的病症。治疗上述病症，应该施针于掌后一寸的地方的通里穴。此络脉是手少阴心经走向并连接手太阳小肠经的主要支脉。

手厥阴心包经的别出的络脉，叫作“内关”。它从距手腕二寸的地方开始，别行出于两筋之间，顺着手厥阴心包络经的主经向上运行，接着与心脏相连，继而包绕并联络于心脏与其他腑脏相连的脉络。如果这个络脉发生病变，是实证，就会出现心痛的病状，如果是虚证，就会有头颈部僵直的病状。治疗上述疾病，应该要施针于手掌后方、两筋中间的内关穴。

手太阳小肠经的别出络脉，叫作“支正”。它自腕关节上方五寸处与手太阳小肠经分行，而后向内运行注入手少阴心经。它有一条支脉，在支正穴处与其分行，接着向上运行入肘中，和手阳明大肠经在肩穴处相连接。如果络脉发生病变，是实证，就会出现骨节松弛，肘关节萎缩而无法活动等病状；如果是虚证，病人皮肤上就会生赘疣，而小赘疣也有指头中间的痂疥那么大。

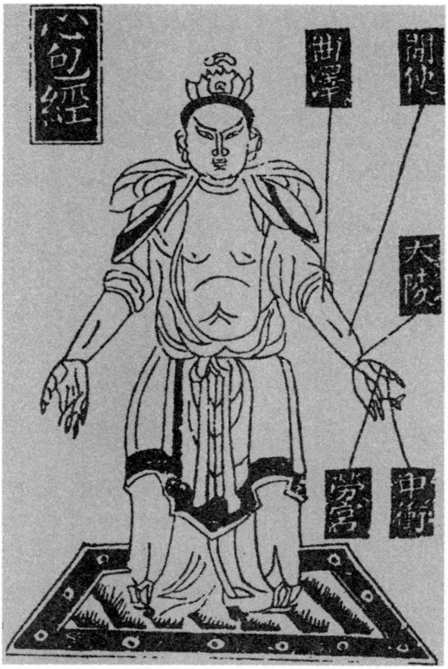

《铜人图经》五输穴图中的心包经图

治疗上述病症，应该施针于手太阳小肠经的络脉与其本经分行处的络穴——支正穴。

手阳明大肠经别出络脉，叫作“偏历”。它自手掌后方距腕关节三寸处与主经分行，而后入手太阴肺经的经脉中。它的一条支脉，在偏历穴处与其分行，之后向上运行顺着上臂登上肩，通过肩穴所在处，而后再向上运行经过曲颊，继而斜行至牙龈，并与牙根相连；它的另一条经脉，运行进入耳中，与耳部的宗脉相接。当此脉络产生病变，若病是实证，那么病人会生龋齿，患耳聋等病状；如果是虚证，病人就会出现牙齿发冷，膈间闭塞等病状。治疗上述病症，应该施针于手太阳小肠经的脉络与其本经分行处的络穴——偏历穴。

手少阳三焦经的别出络脉，叫作“外关”。它自手掌后方距离腕关节两寸处与主经分行，别出后在臂外侧绕行，再向上运行注入胸中，与手厥阴心包经相接。这个络脉发生病变，若病为实证，那么病人就会出现肘关节拘挛的病状；如果病为虚证，病人就会出现肘关节松弛不收的病状。治疗上述病症，应该要施针于手少阳三焦经的络脉与其本经分行处的络穴——外关穴。

足太阳膀胱经分出的络脉，叫作“飞扬”。它处于足上方，在离外踝七寸远的部位分出于本经，并从此另走他途向足少阴肾经的经络运行。如果这个络脉发生病变，病性是实证，那么就会出现鼻塞而流清涕或流鼻血等病状出现。针对上面这些疾病，皆可选取足太阳膀胱经的络脉别出于其本经部位的络穴——飞扬穴来加以诊治。

足少阳胆经分出的络脉，叫作“光明”。它位于足上方，在离外踝五寸远的部位分出于本经，并从此另走他途向足厥阴肝经的经脉行去，再向下运行和足背相连接。如果这个络脉发生病变，病性是实证，病人就会出现下肢厥冷的病状；如果病性是虚证，就会出现腿脚痿软无力，挛缩不行，坐下后不容易站起等症状。针对上面这些疾病，皆可选取足少阳胆经的脉络分别出于其本经部位的络穴——光明穴来加以诊治。

足阳明胃经分出的络脉叫作“丰隆”。它位于足上方，在离外踝八寸远的部位分出于本经，并从此另走他途向足太阴脾经的经脉行去。它还有一条支脉从丰隆穴处分行，分出后它又顺着胫骨的外沿上行，自此一直走到头颈部，和从这里经过的各经的经气会合，接着向下运行，最后与咽喉部相连。如果这个络脉发生病变，脉气逆行而上，病人就会出现咽喉肿闭和突然失音等症状。如果病性是实证的话，病人就会发作癫狂；如果病性是虚证的话，就会产生两足迟缓不回收、小腿肌肉枯瘦萎缩等病症。针对上面这些疾病，皆可选取足阳明胃经的脉络别出于其本经部位的络穴——丰隆穴来治疗。

足太阴脾经分出的络脉，名为“公孙”。它自足大趾本节后一寸的地方分出于本经，并从此另走他途向足阳明胃经的经脉行去。它还有一条支脉别出而行，上行，入腹与肠胃相联络。如果本络脉发病的话，那么它的厥气上逆，病人就会发生又吐又泄的霍乱；病性为实证，病人就会出现肠中好像刀切般的疼痛感；病性为虚证，病人的腹部就会胀得好像大鼓。针对上面这些疾病，皆可选取足太阴脾经的络脉别出于其本经部位的络穴——公孙穴来诊治。

足少阴肾经分出的络脉，名为“大钟”。它在足内踝的后面的地方分行而出，并据此从足跟环绕到足的外侧，进而向足太阳膀胱经的经脉行去。它还有一条支脉分行，痛足少阴肾经的正经一起上行，运行进入心包络下面，然后再朝向外下方运行，贯穿腰脊。如果本络脉发病的话，脉气上逆，病人就会发生心烦闷乱的症状；病性为实，就会出现二便不通的症状；病性为虚，病人就会出现腰痛。针对上面这些疾病，皆可选取足少阴肾经的脉络别出于其本经部位的络穴——大钟穴来诊治。

足厥阴肝经分出的络脉，名为“蠡沟”。它位于足上方，在离内踝五寸远的部位自本经分离而出，自此另走他途向足少阳胆经的经脉行去。它还有一条支脉分行而走，顺着小腿向上运行直抵睾丸部，并在阴茎相聚。加入本络脉发生病变，脉气上逆，病人就会睾丸肿大会突然出现疝气等病状。病性为实证，病人就会出现阴茎易于勃起却无法回复的病状；病性为虚证，病人就会表现为阴部瘙痒难忍的病状。针对上面这些疾病，皆可选取足厥阴肝经的络脉别出于其本经部位的络穴——蠡沟穴来加以诊治。

任脉分出的络脉，名为“尾翳”。它自胸骨下方的鸠尾处起，由此下行在腹部散布。如果本络脉发病的话，病性为实证，病人就会出现腹部皮肤痛之感；病性为虚证，病人就会表现为腹部皮肤瘙痒的病状。针对上面这些疾病，皆可选取任脉的络脉别出于本经部位的络穴——尾翳穴来加以诊治。

督脉分出的络脉，名为“长强”。它自尾骨尖下方的长强穴处起，并从此处夹着脊柱两侧肌肉上行到颈部，在头上散布，再向下运行到肩胛两旁，这之后另走他途向足太阳膀胱经行去，然后深入人体之内，贯穿脊柱两侧肌肉。如果本络脉发病，病性为实证，病人就会出现脊柱强直无法进行俯仰的病状；病性为虚，病人就会出现头部沉重、振摇不定等病症。上述这些疾病，都是此条络脉中夹行在脊柱两旁的部分产生病变所导致的。针对以上这些疾病，皆可选取督脉的络脉别出于其本经部位的络穴——长强穴来加以诊治。

脾脏的大络，名为“大包”。它自渊腋下方三寸这个地方开始，在胸胁部里散布。如果本络脉发病，病性为实证，病人就会出现全身疼痛的情况；病性为虚证就会出现周身骨节弛纵无力的病状。另外，当其产生病变的时候，还会导致大包穴周围出现血色的网络状斑纹。针对上面这些症状，皆可选取脾的大络别出于其本经部位的络穴——大包穴来加以诊治。

上面所提到十五条络脉在致病的时候，凡是由于脉气旺盛所引起的实证，那么脉络就会突起并且明显可见；凡是由于脉气虚弱所引起的虚证，那么脉络就是陷下到较深的部位并且变的空虚不易发现。如果在络穴所处部位的体表发现不了丝毫的异常迹象，则应在各自的络脉循行的上下方向各处进行认真察看。人的身形有胖瘦高低之别，所以各人的经脉也是不完全相同，而其络脉别行所分出的部位也就会因此出现一些不尽相同的情况，因此医生在对病人病情进行察看的时候，都应该灵活巧变，不能偏执一方。

经别十一

黄帝问于岐伯曰：余闻人之合于天道也，内有五脏，以应五音、五色、五时、五味、五位也；外有六腑，以应六律，六律建阴阳诸经，而合之十二月、十二辰、十二节、十二经水、十二时、十二经脉者，此五脏六腑之所以应天道。夫十二经脉者，人之所以生，病之所以成，人之所以治，病之所以起，学之所始，工之所止也，粗之所易，上之所难也。请问其离合出入，奈何？

岐伯稽首再拜曰：明乎哉问也！此粗之所过，上之所息也，请卒言之。

足太阳之正，别入于腘中，其一道下尻五寸，别入于肛，属于膀胱，散之肾，循膂，当心入散；直者，从膂上出于项，复属于太阳，此为一经也。足少阴之正，至腘中，别走太阳而合，上至肾，当十四椎，出属带脉；直者，系舌本，复出于项，合于太阳，此为一合。成以诸阴之别，皆为正也。

足少阳之正，绕髀入毛际，合于厥阴；别者，入季胁之间，循胸里属胆，散之上肝贯心，以上挟咽，出颐颔中，散于面，系目系，合少阳于外眦也。足厥阴之正，别跗上，上至毛际，合于少阳，与别俱行，此为二合也。

足阳明之正，上至髀，入于腹里，属胃，散之脾，上通于心，上循咽出于口，上额䪼，还系目系，合于阳明也。足太阴之正，上至髀，合于阳明，与别俱行，上结于咽，贯舌中，此为三合也。

手太阳之正，指地，别于肩解，入腋走心，系小肠也。手少阴之正，别入于渊腋，两筋之间，属于心，上走喉咙，出于面，合目内眦，此为四合也。

手少阳之正，指天，别于巅，入缺盆，下走三焦，散于胸中也。手心主之正，别下渊腋三寸，入胸中，别属三焦，出循喉咙，出耳后，合少阳完骨之下，此为五合也。

手阳明之正，从手循膺乳，别于肩髃，入柱骨，下走大肠，属于肺，上循喉咙，出缺盆，合于阳明也。手太阴之正，别入渊腋少阴之前，入走肺，散之太阳（肠），上出缺盆，循喉咙，复合阳明，此六合也。

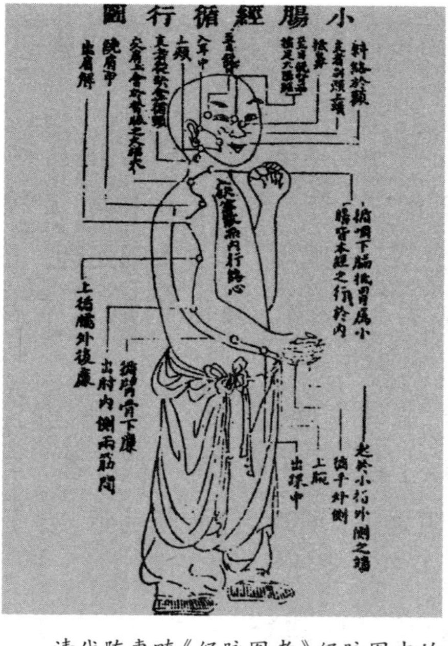

清代陈惠畴《经脉图考》经脉图中的小肠经循行图

【译文】

黄帝问岐伯：我听说人的身体构成是相应着天地万物。人体内属阴的五脏对应着天地间的五音、五色、五时、五味、五方；外有属阳的六腑对应着自然界的六律，六律分六阴和六阳，所以人体就同它相对应存有手足阴阳各经。此十二经又是和天地中的十二月、十二辰、十二节、十二经水、十二时和十二经脉对应的。上面是人体五脏六腑同天地间不同自然界现象相对应的情况。十二经脉在人体里是血气运行的通路，和人的生存，疾病的形成、治疗以及发生等方面都有着密切的联系。所以有关它的理论是初学医的人一定要学习和掌握的基础知识，即使是知识渊博的医生，也还要进一步潜心研究它。但医术低浅的医生往往认为经脉简单易懂，容易掌握，唯有医术精湛的医生才真正明白，想要体会其中的玄机是多么不易。那么我想问你十二经的离合出入情况是怎样的呢？

岐伯非常谦恭地拜了两拜说：你这个问题问得很高明啊！有关经脉的学问，医术低浅的医生容易忽视，而只有医术精湛的医生才会尽心地去钻研。请听我详细地讲一下。

足太阳膀胱经别出而行的正经，一条别行而进入到腘窝里面，同足少阴肾经的经脉会合后向上运行；另外一条则向上运行至尻下五寸这个地方，再向上别行进入肛门，进而向内行到腹中，同本经所属的脏腑——膀胱腑相连，再在肾脏这个地方散布，接着顺着脊骨两侧肌肉的内部向上运行，行至心脏所处的部位后，进到心部并且在心的内部散开。它直行的部分，从脊骨两侧肌肉部位进一步向上运行到颈部，然后再与属于足太阳膀胱经本经的经脉相连，从而使得内外合成一经。这就是足太阳膀胱经除正经后的一条别行正经。足少阴肾经别出而行的正经，行至膝部腘窝这个地方，再次别出行至足太阳膀胱经并与之会合，再向上运行到肾脏，并且在十四椎处外行与带脉相连。它直行的正经，自肾脏继续向上运行相接于舌根，之后再外行到达颈部，相合于足太阳膀胱经，这是足太阳膀胱经同足少阴肾经这两条互成表里彼此相配的经脉在六合里的第一合的运行情况。此种内外两条经脉会合的关系，均由各条阴经之经别上行并同它内外的阳经互相联系而成，而其他内外经之间的匹配关系也都是如此。所说的经别，实际上也均为正经，只是它们是别行的正经而已。

足少阳胆经别出而行的正经，自气街部别出于其本经后，绕过股部进入阴毛的地方，同足厥阴经交会；它的别行分支运行进入到软肋的中间，再顺着胸壁内侧运行归入到本经所属的脏腑——胆腑，在肝脏散布，然后向上运行穿过心脏，接着再向上挟行到咽喉两旁，从腮部和颔部中间而出，在面部散布，同眼球内部和脑相连的脉络连接起来，在眼外角处会合于足少阳胆经的本经。足厥阴肝经别出而行的正经，在足背这个地方别行，向上运行进入到阴毛的地方，同足少阳胆经的经脉聚合，然后它就同足少阳胆经别出而行的正经共同向上而行。此为足少阳胆经和足厥阴肝经这两条互为内外的经脉在六合之内形成的第二合。

足阳明胃经别出而行的正经，向上运行到髀部，运行进入到腹腔，同本经所属的脏腑——胃腑相连，再在脾脏这个地方散行，向上运行和心脏相通，再顺着咽喉向上与运行，出于口部，向上运行到鼻梁和眼眶的下方，同眼球内与脑相连的脉络环绕相连，最终会合于足阳明胃经的本经。足太阴脾经别出而行的正经，向上运行到髀部，会合于足阳明胃经的经脉，然后它就会同足阳明胃经的别出而行的正经一起运行，最后在咽喉联络，在舌中贯通。此为足阳明胃经及足太阴脾经这两条互为内外的经脉在六合之内形成的第三合。

手太阳小肠经别出而行的正经，是由上向下运行的，它从肩后的骨缝这个部位别出，运行进入到腋下后进入心脏，同本经所属的肝脏——小肠腑相连。手少阴心经别出而行的正经，自本经别出运行，进入到腋下三寸渊腋穴的两筋之间的渊腋，与本经所属的脏腑——心脏相连，再向上运行进入喉咙，出于面部，同手太阳小肠经的一支脉在内眼角处聚合。此所谓手太阳小肠经同手少阴心经这两条互为内外的经脉在六合之内形成第四合。

手少阳三焦经别出而行的正经，自人体的最高处开始，分行而出，向下循行于缺盆，再向下运行到本经所属的脏器——三焦腑，最终在胸中散布。手厥阴心包经别出而行的正经，自本经别出分行后，向下到达腋下三寸这个地方，然后运行进入到胸中，再在别运与三焦腑相连，出来后又顺着喉咙向上运行，自耳朵后面出，在完骨之下会合于手少阳三焦经。此所谓手少阳三焦经同手厥阴心包络经这两条互为内外的经脉在六合之内形成的第五合。

手阳明大肠经别出而行的正经，自手部分行然后上行，行至胸部后再顺着侧胸和乳部的中间而行，在肩这个地方别出，再运行进入到柱骨，然后向下运行到本经所属的脏腑——大肠腑，再归入到肺脏，再向上顺着喉咙向上运行，出于缺盆，会合于手阳明本经。手太阴肺经别出而行的正经，自本经别出分行后，便运行到渊腋处手少阴经的前方这个地方，由此往里运行到本经所属的脏腑——肺脏，接着折回向上运行，又进入缺盆，出来之后循行到喉咙，会合于手阳明大肠经。此所谓手阳明小肠经同手太阴肺经这两条互为内外的经脉在六合之内形成的第六合。

经水十二

黄帝问于岐伯曰：经脉十二者，外合于十二经水，而内属于五脏六腑。夫十二经水者，其有大小、深浅、广狭、远近各不同，五脏六腑之高下、小大、受谷之多少亦不等，相应奈何？夫经水者，受水而行之；五脏者，合神气魂魄而藏之；六腑者，受谷而行之，受气而扬之；经脉者，受血而营之。合而以治奈何？刺之深浅，灸之壮数，可得闻乎？

岐伯答曰：善哉问也！天至高，不可度，地至广，不可量，此之谓也。且夫人生于天地之间，六合之内，此天之高、地之广也，非人力之所能度量而至也。若夫八尺之士，皮肉在此，外可度量切循而得之，其死可解剖而视之，其脏之坚脆，腑之大小，谷之多少，脉之长短，血之清浊，气之多少，十二经之多血少气，与其少血多气，与其皆多血气，与其皆少血气，皆有大数。其

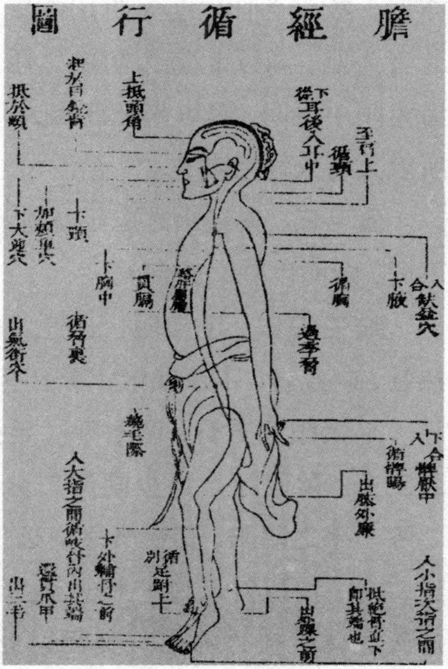

《刺灸心法要诀》中的胆经循行图

治以针艾，各调其经气，固其常有合乎？

黄帝曰：余闻之，快于耳，不解于心，愿卒闻之。

岐伯答曰：此人之所以参天地而应阴阳也，不可不察。足太阳外合清水，内属于膀胱，而通水道焉。足少阳外合于渭水，内属于胆。足阳明外合于海水，内属于胃。足太阴外合于湖水，内属于脾。足少阴外合于汝水，内属于肾。足厥阴外合于渑水，内属于肝。手太阳外合淮水，内属小肠，而水道出焉。手少阳外合于漯水，内属于三焦。手阳明外合于江水，内属于大肠。手太阴外合于河水，内属于肺。手少阴外合于济水，内属于心。手心主外合于漳水，内属于心包。凡此五脏六腑十二经水者，外有源泉而内有所禀，此皆内外相贯，如环无端，人经亦然。故天为阳，地为阴，腰以上为天，腰以下为地。故海以北者为阴，湖以北者为阴中之阴，漳以南者为阳，河以北至漳者为阳中之阴，漯以南至江者为阳中之太阳，此一隅之阴阳也，所以人与天地相参也。

黄帝曰：夫经水之应经脉也，其远近，浅深，水血之多少各不同，合而以刺之奈何？

岐伯答曰：足阳明，五脏六腑之海也，其脉大血多，气盛热壮，刺此者，不深弗散，不留不泻也。足阳明刺深六分，留十呼。足太阳深五分，留七呼。足少阳深四分，留五呼。足太阴深三分，留四呼。足少阴深二分，留三呼。足厥阴深一分，留二呼。手之阴阳，其受气之道近，其气之来疾，其刺深者，皆无过二分，其留皆无过一呼。其少长大小肥瘦，以心撩之，命曰法天之常。灸之亦然。灸而过此者，得恶火，则骨枯脉涩；刺而过此者，则脱气。

黄帝曰：夫经脉之小大，血之多少，肤之厚薄，肉之坚脆，及腘之大小，可为量度乎？

岐伯答曰：其可为度量者，取其中度也，不甚脱肉而血气不衰也。若夫度之人，痟瘦而形肉脱者，恶可以度量刺乎？审切循扪按，视其寒温盛衰而调之，是谓因适而为之真也。

【译文】

黄帝问岐伯：人体的十二经脉，在外相合于大地上的十二条河流，在内就相连于人的五脏六腑。但是十二条河流分布于不同的地方，有不同的大小、深浅、广狭和远近；五脏六腑在体内分布，位置的高低、形状的大小和容纳饮食多少也有所不同，那么它们之间相应合的情况是怎样的呢？另外，江河容纳地面上的水流行到各个地方；五脏聚合精神血气魂魄等并将其深藏；六腑受纳水谷，把消化吸收后的水谷精气，并将其输送布散到全身；经脉受纳血液，在周身营运着。要想将上面的种种情况相结合，在治疗上得以运用，又该如何去做呢？另外，刺深针还是浅针，施灸针数的多少，能让我了解一下吗？

岐伯回答说：你这个问题问得很好！天高到难以计算，地广到难以测量，这确实是所说的很难回答的问题。人在天地之间，四方上下之中生活，始终都置身于无法企及的苍天和广袤无垠的大地之中，这种情况下，想要依靠人力去对天的高度和地的广度进行测算，这是没有可能的。但人的情况就不一样了，人的身体是皮肉俱在的，它的深度和广度，在人的表面就能够借助特定的尺规进行度量，或是用手指切诊就能获得各部的情况，人死之后，可以通过解剖尸体来观察内在脏腑的情况。

从这里我们可以发现，人体五脏的坚脆程度，六腑的大小区别，脏腑接纳谷气的数量，脉道的长与短，血液的清与浊，脏腑所含精气的多与少，以及十二经脉中的某一条经脉是多血少气，还是少血多气，抑或是气血皆多，还是气血皆少的情况，这些都是有一定的标准的。另外，我们发现，施针艾灸治病的时候，对人体经气进行调理时，针刺的深浅，所用手法的轻重，或者是艾炷的大小多少等的适宜程度的标准都有一定规律。

黄帝问道：你说的这些理论，让人听着非常舒服，可是我心中依然存有疑惑，希望你能够详尽说明。

岐伯回答：这是人体同天地万物相对应，同阴阳相对应的问题，也是必须要明察的问题。足太阳膀胱经，在外对应于十二经水中的清水，在内相连属于六腑的膀胱，并且与全身的水道相沟通；足少阳胆经，在外对应于十二经水中的渭水，内相连属于六腑的胆腑；足阳明胃经，在外相对应于十二经水中的海水，在内相连属于六腑的胃；足太阴脾经，在外相对应于十二经水中的湖水，在内相连属于五脏的脾；足少阴肾经，在外相对应于十二经水中的汝水。在内相连属于五脏的肾；足厥阴肝经，在外相对应于十二经水中的渑水，在内相连属于五脏的肝；手太阳肠经，在外相对应于十二经水中的淮水，在内相连属于与六腑的小肠，小肠主分别清浊，能将食物消化出的糟粕中的水液集中到膀胱；手少阳三焦经，在外相对应于十二经水中的漯水，在内相连属于六腑的三焦；手阳明大肠经，在外相对应于十二经水中的江水，在内相连属于与六腑的大肠；手太阴肺经，在外相对应于十二经水中的河水，在内相连属于五脏的肺脏；手少阴心经，在外相对应于十二经水中的济水，在内相连属于五脏的心；手厥阴心包络经，在外相对应于十二经水中的漳水，在内相连属于五脏心的包络。上面所说的连通五脏六腑的十二条经脉，它们气血的运行、传递，就好比自然界中的十二条河流的流动，不仅有显露外的源头，还有隐藏于里的归巢，自然界中的河流是内外相互连通如环一般无穷尽的，人体经脉中的气血也是这样内外相通，一直循环。在上的天，属于阳性的，在下的地，属于阴性的；与此相对，人体腰部以上的部位，相应于天属阳性，腰部以下的部位，相应于地属阴性。因此，地面上位于海水以北的地方属阴，位于湖水以北的就是阴中之阴了，位于漳水以南地方的属阳，位于河水以北直到漳水之间地方的就是阳中之阴，位于漯水以南直到江水之间的地方的是阳中之阳。人体内十二条经脉的分布运行以及彼此之间的相互关系，也同它们相对应。上面所讲，仅仅说明自然界中部分河流的流动分布和人体内部分经脉运行分布的阴阳形成了对应的关系，但它却充分证明人体同自然是彼此相应合的。

黄帝问：我已经知道自然界中的十二条河流是相对应于人体十二经脉的，可是，每条河流的远近深浅以及水量的多少都不一样，同它相对应的经脉在远近深浅和气血多少等方面也存在着差异，在施针的时候如何结合两者，并使它们在针刺治疗上得到应用呢？

岐伯回答：足阳明胃经，是五脏六腑中的海，是十二条经脉中最大的，也是容纳了最多营血的，假如由于它经气旺盛而引发了疾病，那么其热势也肯定会达到盛旺的状态，因此在给这条经施针的时候，如果刺针不深，就不会消散邪气；如果施

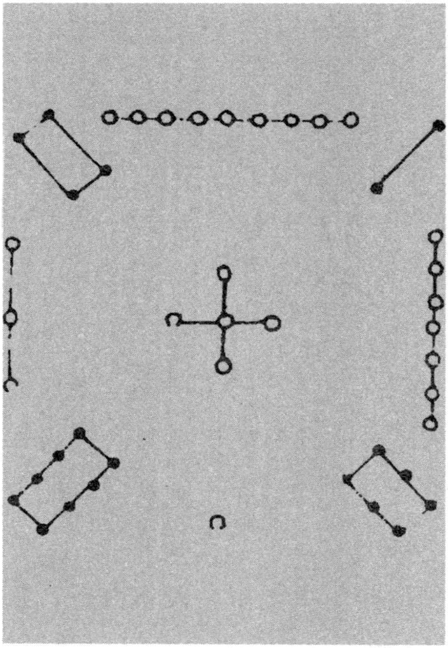

河图，选自宋代朱元昇《三易备遗》。河图与五行、八卦联系密切，为中医提供了理论基础

针的时候没有留针，就不会泻出邪气。通常来说，施针于足阳明经的时候，应该要进针六分深，留针的时间要相当于呼吸十次；施针于足太阳膀胱经的时候，进针五分深，留针的时间相当于呼吸七次；施针于足少阳胆经的时候，进针四分深，留针的时间相当于呼吸五次；施针于足太阴脾经的时候，应该要进针三分深，留针的时间相当于呼吸四次；施针于足少阴肾经的时候，应该要进针二分深，留针的时间相当于呼吸三次；施针于足厥肝阴经的时候，应该要进针一分深，留针的时间相当于呼吸二次。手三阴经和手三阳经，因为它们都在人的上半身循环运行，较为接近传输血气的心肺两脏，而且运行所过的部位皮肉很薄，且穴位较浅，脉气运行的速度也很快，因此施针于这些经脉的时候，进针到达的深度都不能超过二分深，留针的时间都不能超过一呼。但是人的年龄、身高、体型等多方面存在着差异，所以体质也会有一定的区别，对于这种情况，医生就应该掌握情况，进行具体分析，采取不同的方式酌情处理，能从病人的体质差异出发对治疗方法进行灵活的选择，这就是遵循客观规律的做法。对各经脉进行灸治的那

时候也应该要这样——施灸状数的多少和艾炷的大小都因人而定，变通运用。如果在进行灸治的时候超过了这个限度，便会产生对人体有害的“恶火”，就会导致患者骨髓枯槁、血脉凝涩等症状；针刺的深度和留针的时间超出某种限度时，就会使得人体正气受到损伤。

黄帝问：人体经脉的大与小、血的多与少、皮肤的薄与厚、肌肉的坚与脆，腘窝的大与小等，都可以确定具体的标准吗？

岐伯回答：可以对这些不同情况确定具体标准的依据，就是要选择体形体质适中、肌肉不是很消瘦、血气不是很衰弱的健康者为基准进行度量所得。因此，对于那些形体消瘦、肌肉削减而不符合常规的人，则不可以用此标准来进行测量，实施针刺。医生在治疗的时候，要通过全面的切、循、扪、按的手段来分辨病人的体质类型，再根据病人疾病的寒热虚实进行诊察，然后在进行适当调治的可能。只有做到这一条，这才能叫作掌握了能根据不同情况灵活处理问题的真谛。

经筋第十三

足太阳之筋，起于足小趾，上结于踝，邪上结于膝，其下循足外侧，结于踵，上循跟，结于腘；其别者，结于腨外，上腘中内廉，与腘中并上结于臀，上挟脊上项；其支者，别人结于舌本；其直者，结于枕骨，上头下颜，结于鼻；其支者，为目上网，下结于頄；其支者，从腋后外廉，结于肩髃；其支者，入腋下，上出缺盆，上结于完骨；其支者，出缺盆，邪上出于頄。其病小趾支跟肿痛，腘挛，脊反折，项筋急，肩不举，腋支缺盆中纽痛，不可左右摇。治在燔针劫刺，以知为数，以痛为输，名曰仲春痹也。

足少阳之筋，起于小指次指，上结外踝，上循胫外廉，结于膝外廉；其支者，别起外辅骨，上走髀，前者结于伏兔之上，后者结于尻；其直者，上乘眇季胁，上走腋前廉，系于膺乳，结于缺盆；直者，上出腋，贯缺盆，出太阳之前，循耳后，上额角，交巅上，下走颔，上结于頄；支者，结于目眦，为外维。其病小指次指支转筋，引膝外转筋，膝不可屈伸，腘筋急，前引髀，后引尻，即上乘眇季胁痛，上引缺盆膺乳，颈维筋急，从左之右，右目不开，上过右角，并蹻脉而行，左络于右，故伤左角，右足不用，命曰维筋相交。治在燔针劫刺，以知为数，以痛为输，名曰孟春痹也。

足阳明之筋，起于中三指，结于跗上，邪外上加于辅骨，上结于膝外廉，直上结于髀枢，上循胁，属脊；其直者，上循骭，结于膝；其支者，结于外辅骨，合少阳；其直者，上循伏兔，上结于髀，聚于阴器，上腹而布，至缺盆而结，上颈，上挟口，合于頄，下结于鼻，上合于太阳，太阳为目上网，阳明为目下网；其支者，从颊结于耳前。其病足中指支，胫转筋，脚跳坚，伏兔转筋，髀前踵，㿉疝，腹筋急，引缺盆及颊，卒口僻，急者目不合，热则筋纵，目不开。颊筋有寒，则急引颊移口；有热则筋弛纵缓，不胜收故僻。治之以马膏，膏其急者，以白酒和桂，以涂其缓者，以桑钩钩之，即以生桑灰置之坎中，高下以坐等，以膏熨急颊，且饮美酒，敢美炙肉，不饮酒者，自强也，为之三拊而已。治在燔针劫刺，以知为数，以痛为输，名曰季春痹也。

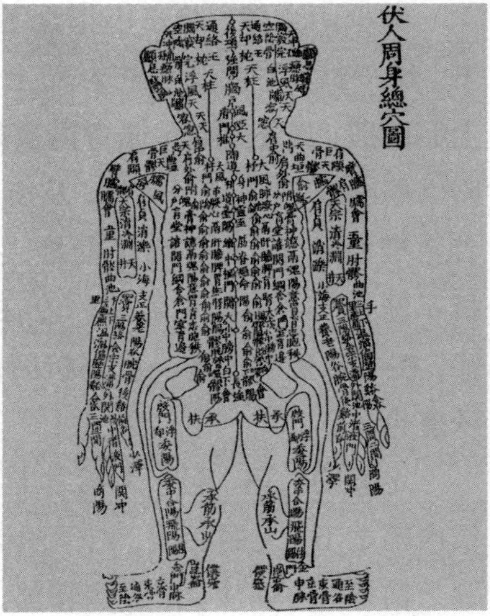

《针灸大成》铜人简图中的伏人周身总穴图

足太阴之筋，起于大指之端内侧，上结于内踝；其直者，络于膝内辅骨，上循阴股，结于髀，聚于阴器，上腹，结于脐，循腹里，结于肋，散于胸中；其内者，着于脊。其病足大指支，内踝痛，转筋痛，膝内辅骨痛，阴股引髀而痛，阴器纽痛，下引脐两胁痛，引膺中脊内痛。治在燔针劫刺，以知为数，以痛为输，命曰孟秋痹也。

足少阴之筋，起于小指之下，并足太阴之筋，邪走内踝之下，结于踵，与太阳之筋合而上结于内辅之下，并太阴之筋而上循阴股，结于阴器，循脊内挟膂，上至项，结于枕骨，与足太阳之筋合。其病足下转筋，及所过而结者皆痛及转筋。病在此者主痫瘛及痉，在外者不能挽，在内者不能仰。故阳病者腰反折不能挽，阴病者不能仰。治在燔针劫刺，以知为数，以痛为输，在内者熨引饮药。此筋折纽，纽发数甚者，死不治，名曰仲秋痹也。

足厥阴之筋，起于大指之上，上结于内踝之前，上循胫，上结内辅之下，上循阴股，结于阴器，络诸筋。其病足大指支，内踝之前痛，内辅痛，阴股痛转筋，阴器不用，伤于内则不起，伤于寒则阴缩入，伤于热则纵挺不收。治在行水清阴气。其病转筋者，治在燔针劫刺，以知为数，以痛为输，命曰季秋痹也。

手太阳之筋，起于小指之上，结于腕，上循臂内廉，结于肘内锐骨之后，弹之应小指之上，入结于腋下；其支者，后走腋后廉，上绕肩胛，循胫出走太阳之前，结于耳后完骨；其支者，入耳中；直者，出耳上，下结于颔，上属目外眦。其病，小指支肘内锐骨后廉痛，循臂阴入腋下，腋下痛，腋后廉痛，绕肩胛引颈而痛，应耳中鸣痛引颔，目瞑良久乃得视，颈筋急则为筋瘘颈肿。寒热在颈者，治在燔针劫刺之，以知为数，以痛为输，其为肿者，复而锐之。本支者，上曲牙，循耳前，属目外眦，上颔，结于角。其痛当所过者支转筋。治在燔针劫刺，以知为数，以痛为输，名曰仲夏痹也。

手少阳之筋，起于小指次指之端，结于腕，中循臂结于肘，上绕臑外廉，上肩走颈，合手太阳；其支者，当曲颊入系舌本；

其支者，上曲牙，循耳前，属目外眦，上乘颔，结于角。其病当所过者即支转筋，舌卷。治在燔针劫刺，以知为数，以痛为输，名曰季夏痹也。

手阳明之筋，起于大指次指之端，结于腕，上循臂，上结于肘外，上臑，结于髃；其支者，绕肩胛，挟脊；直者，从肩髃上颈；其支者，上颊，结于頄；直者，上出手太阳之前，上左角，络头，下右颔。其病当所过者支痛及转筋，肩不举，颈不可左右视。治在燔针劫刺，以知为数，以痛为输，名曰孟夏痹也。

手太阴之筋，起于大指之上，循指上行，结于鱼后，行寸口外侧，上循臂，结肘中，上臑内廉，入腋下，出缺盆，结肩前髃，上结缺盆，下结胸里，散贯贲，合贲下，抵季胁。其病当所过者支转筋，痛甚成息贲，胁急吐血。治在燔针劫刺，以知为数，以痛为输，名曰仲冬痹也。

手心主之筋，起于中指，与太阴之筋并行，结于肘内廉，上臂阴，结腋下，下散前后挟胁；其支者，入腋，散胸中，结于臂。其病当所过者支转筋，前及胸痛息贲。治在燔针劫刺，以知为数，以痛为输，名曰孟冬痹也。

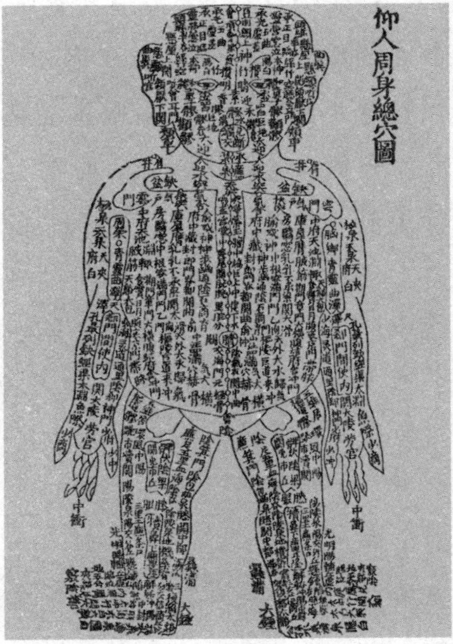

《针灸大成》铜人简图中的仰人周身总穴图

手少阴之筋，起于小指

之内侧，结于锐骨，上结肘内廉，上入腋，交太阴，挟乳里，结于胸中，循臂，下系于脐。其病内急，心承伏梁，下为肘网。其病当所过者支转筋，筋痛。治在燔针劫刺，以知为数，以痛为输。其成伏梁唾血脓者，死不治。

经筋之病，寒则反折筋急，热则筋弛纵不收，阴痿不用。阳急则反折，阴急则俯不伸。焠刺者，刺寒急也，热则筋纵不收，无用燔针，名曰季冬痹也。

足之阳明，手之太阳，筋急则口目为僻，眦急不能卒视，治皆如右方也。

【译文】

足太阳经的筋，从足小趾的外侧开始，往上运行在足外踝聚合，再斜上运行在膝这个地方聚合，之后下行顺着足外踝，并顺着足跟上行，在膝腘里面聚合；它另行的一条支筋，在腿肚的外侧这个地方聚合，向上运行进入到有腘窝的内侧沿，并行于前一支筋一同向上运行，在臀部聚合，再顺着脊柱的两旁向上运行到颈部；从这里分出的支筋，另外运行入内并在舌根这个地方聚合；另一条从这里分出的支筋，向上运行到枕骨这个地方聚合，再运行到头顶，然后顺着颜面往下运行，在鼻的两旁聚合；下行经筋中分出的一支，如同网络一样在眼的上方运行，然后向下运行在颧骨这个地方聚合；又一支筋，从挟脊别出向上运行，自腋窝后侧的外廉向上运行，在肩髃穴这个地方聚合；另一条自腋窝的后外廉进到腋下，向上运行到达缺盆处，出来后上行在耳后完骨这个地方聚合；还有一条从缺盆分行而出的支筋，斜着向上运行到颧骨部分，出来同自颜面部向下运行的颧骨处聚合的支筋交会。太阳经的经筋出现的病症，症状主要表现在别出于足小趾的一支上，表现为足跟疼痛，膝腘部发生挛急，脊背张力大，项筋紧绷，伴随疼痛，肩难抬举，腋窝处以及缺盆中存在扭痛情况，肩部无法左右摇动。对于这种病症治疗的时候，应该要用火针快速地进针和出针的方法。病好后就停止施针，施针的穴位在痛处，这种病就叫作仲春痹。

足少阳胆经的筋，从足的第四趾端开始，向上运行在外踝这个地方聚合，并顺着胫骨外侧，向上运行在膝部外缘这个地方聚合。足少阳经筋的一条分支，分出于外辅骨，向上运行到大腿根的时候，分成两支。运行在前面的一支，在伏兔的上面聚合，运行在后面的一支，在尻部聚合；它的直行的一支，上行到达胁下空软和季助的地方，再向上运行到腋部的前沿，横穿过胸胁，同乳部相连，然后在缺盆这个地方聚合；又一直行支筋，向上运行从腋部出来，经过缺盆，穿过后在足太阳经筋的前面运行，顺着耳朵后面绕行到上额角，相交于头顶上，自头顶侧面再向下运行到颌部，然后又向上运行在颧部聚合；另有一条支筋，在眼外角这个地方聚合，成为眼的外维。足少阳的经筋出现症状时，表现为足的第四趾发生抽筋、牵引的现象，且连带膝部外侧转筋，膝部屈伸不得；膝窝里的筋拘集中紧绷，前面牵引出髀部出现疼痛感，后面牵引出尻部出现疼痛感，继续上行牵引缺盆部、胸旁乳部、颈部等地方所维系的筋出现拘急的现象。如果是从左侧向右侧的维络的筋进行集中，右眼就不能睁开，这是由于经筋在右额角处上过并同蹻脉一起运行，而阴阳蹻脉相互交叉于此，左右经筋也彼此进行交叉，左侧的筋相连于右侧的筋，如果左侧额角的筋受了伤，右脚就无法活动。以上所说的现象就叫作“维筋相交”。对于这种病治疗的时候，应该用火针快速地进针和出针的方法。针刺的次数以病情好转为止，针刺的穴位在痛处。这种病就叫作孟春痹。

足阳明经的筋，从足次趾和中趾之间发端。在足背的上面聚合；其中的一支，斜着从外侧向上运行到达辅骨，然后在膝部的外缘聚合，然后直行向上相连于髀枢处，再向上运行顺着胁部相连属于脊柱。其中一支，从足背直行的经筋，向上顺着足胫骨运行而在膝部这个地方聚合；分出于此处的支筋，连结于外辅骨，相会合于足少阳经筋的支筋；那条直行的经筋，顺着辅骨向上运行到大腿根部聚合，并在阴器处集结，再向上运行，于腹部散布开来，再向上运行到缺盆后聚合在一起，接着向上运行经过颈部，与口四周进行环绕，在颧骨部位聚合，再向下与鼻部连结，自鼻侧向上相合于足太阳的经筋。足太阳的小筋网维在眼睛的上胞，阳明经的小筋网维在眼睛的下胞；足阳明经的又一条支筋出于颧部，穿越颊部在耳前部位聚合。足阳明的经筋出现病症时，表现为足中趾、胫部出现转筋的现象，足部能感觉带跳动、僵直，伏兔部也发生转筋，髀骨前侧会出现肿胀，出现㿗疝，腹部筋脉集中。向上牵扯到缺盆和面颊，口突然会歪斜，有筋脉集中感觉那侧就会拘急并且眼睛无法闭合，有热的话筋脉就会松弛并且眼睛无法睁开。颊部遭遇寒邪的话，就会出现拘急、牵扯到面颊而使得口角移动；颊部的筋遭遇热邪就会出现筋脉松弛，导致口角无力收束，因此会出现口角歪斜。口角歪斜的治疗措施，就是在筋脉拘挛的一侧的面颊上涂上马脂，使拘急的筋脉得到滋润，把白酒和肉桂末调和，把它涂在筋脉松弛的一侧面颊上面，使筋脉温畅，再拿桑钩将病人的口角钩住，对其歪斜进行矫正，让它复原。此外，在地炕中放入桑柴炭火，炕的适宜高度以病人坐在炕上时可以烤到颊部为佳，同时还要用马脂对出现拘急现象的一侧颊部进行温慰，并且让病人一边饮用美酒，一边吃食美味的烤肉之类的佳肴，忌酒的人也要稍微喝些，并不断地给病人按摩患处，使筋络舒活。治疗这种病，还可以使用火针快速地进针和出针的劫刺法，施针的次数是直到疾病痊愈为止，施针的部位是疼痛的地方。这种病变叫做“季春痹”。

足太阴经的筋从，足大趾末端的内侧的地方开始，向上运行在足内踝这里聚合；它直行的支筋，向上运行到膝内腓骨处集结，再顺着股内侧向上运行，到髀部集结，然后在阴器处聚合，又向上运行到腹部，连结于肚脐，再顺着腹内向上运行，之后在两胁处聚合，在胸中散布。其内侧分行的一支黏附在脊柱的两侧。如果足太阴经筋出现病症时，表现为足大趾牵引内踝中间的筋脉牵引导致疼痛，并且伴有痉挛的现象，同时膝内侧辅骨作痛，股内侧会牵扯到髀部的疼痛，阴器扭结般拘急作痛，还向上牵扯到脐部与两胁间发生疼痛，进而引起胸中和脊柱内疼痛。对此病应选用火针快速地进针和出针的劫刺法，施针的次数是直到病好为止，施针的穴位是病人感到疼痛的部位。这种病变就叫作“孟(应为“仲”)秋痹”。

足少阴经的筋，从足小趾的下面开始，进到足心，在足内侧运行，同足太阴经筋一起行走，然后向上斜行，到内踝的下部，在足跟处集合，再下行相合于足太阳膀胱经的筋相合，向上运行在膝部内辅骨的下面聚合，并在此处同足太阴经筋一起运行，顺着大腿内侧上行到阴器的部位集结，然后顺着脊柱的内侧肌肉向上运行到达颈部，在枕骨的地方聚合，会合于足太阳膀胱经的经筋。足少阴经筋发生病变的时候，表现为足心有痉挛的现象，并且它的经筋经过并聚合的地方也都感觉到疼痛，并伴随着痉挛现象。足少阴经筋引起的病变多以癫痫、瘛疭和痉病为主。背侧患病的话病人就不能向前俯身，胸腹侧患病的话病人就不能向后仰身。背属阳，腹属阴，阳病出现时背部出现筋急，腰部朝后折反，则身体前俯不得；阴病腹部出现筋急，则身体前曲，无法后仰。对于这些病变，治疗的时候应该要使用火针快速地进针和出针的劫刺法，施针的次数是直到疾病好了为止，施针的穴位是病人感到疼痛的地方。对于胸腹内患病的不宜用针刺，可对患处进行熨帖，同时按摩引导来舒缓筋脉，并服用汤药用以养血。乳沟本经经筋出现反折纠结的现象，且多次发作，病况严重，属于绝症。这种病变就叫作“仲（应为“孟”）秋痹”。

足厥阴肝经的筋，从足大趾的上面开始，向上运行在足内踝的前面聚合，然后继续上行再顺着胫骨在膝部内侧辅骨的下面聚合，接着顺着股内侧向上运行到前阴集结，并同足三阴和足阳明各经的经脉相连。

足厥阴经筋发生病变的时候，表现足大趾牵扯到足内踝的前面产生疼痛，膝部的内辅骨作痛，腿内侧接近阴器的部位不仅隐隐作痛，还伴有痉挛现象，前阴的功能丧失，若房事过于频繁，就会对阴精造成损耗，就会出现阳痿不振的现象。被寒邪所伤就会导致阴器缩入不出，被热邪所伤就会导致阴器挺直不收。对此进行治疗的时候，应该借助利水渗湿、清化湿热的方法对厥阴经之气进行调节。如果有作痛、抽筋的现象，治疗的时候应该要使用火针快速地进针和出针的劫刺法，施针的次数是直到病好为止。施针的穴位是病人感到疼痛的部位。这种病变就叫“季秋痹”。

手太阳小肠经的筋，从手小指的上面开始，在手腕处集结，顺着前臂的内侧向上运行，在肘内高骨的后面聚合。就是用手弹该处筋脉的时候，酸麻之感可以通过小指反映出来，再从这里向上运行进入腋下并在这里聚合；它的支筋向后运行走到腋下的后沿，再向上绕行到肩胛，顺着颈部运行到足太阳膀胱经之筋的前面，相连于耳朵后面的高骨；从这里再分出一条支筋，进入到耳中；其直行的部分，从耳朵上面出来，向下运行到腮部聚合，复而折返向上，与外眼角相连。手太阳的筋发生病变时，表现为手小指牵扯到肘内高骨的后沿产生疼痛，再顺着上臂的内侧到腋下和腋下后侧的部位，都有疼痛感出现，然后绕到肩胛，牵扯到颈部的疼痛，还会产生耳内鸣响疼痛的现象，同时牵引颔部、眼部，眼睛在闭合休息很久后，才能重新看得清东西，视力才能恢复。颈部的经筋发作拘急的时候，就会导致筋瘘颈肿等病。对于颈部出现寒热现象的，治疗的时候应该要使用火针快速地进针和出针的劫刺法，施针的次数是直到病好为止。施针的穴位是病人感到疼痛的部位。针刺后如果还有肿胀的情况，再改用锋利的针进行治疗。这种病变叫“仲夏痹”。手少阳三焦经的筋，自无名指靠近小指的一侧而出，向上运行相连于腕部，再顺着前臂向上运行，在肘部聚合，再向上顺着上臂的外沿绕行，运行到肩部后走向颈部，会合于手太阳的经筋。分出于颈部的一支筋，同构下颌角处深入于里，同舌根相接。从这里分出的另一支脉，向下运行到颊车穴，又顺着耳朵前面，同外眼角相连，之后再向上运行到前额，最后于额角的地方聚合起来。手太阳经筋发生病变的时候，表现为本经的经筋循化运行之处会发生牵扯性抽筋，并且伴有舌体卷曲。治疗这种病的时候，应该要使用火针快速地进针和出针的劫刺法，施针的次数是直到病好为止。施针的穴位是病人感到疼痛的部位。这种病变就叫作“季夏痹”。

手阳明经的筋，自食指接近大指的侧端而出，向上运行到腕部聚合起来，再向上顺着前臂向上运行，进而在肩髃处聚合。它的支筋在肩胛部位绕行，向下运行并行于沿脊椎两侧；它直行的筋从肩髃处向上运行到颈部；从这里别出的支筋，再向上运行到颊部，在颧骨的地方聚合。从这里直行的支筋再，自颈部上行，出于手太阳的经筋前面，右侧的筋向上运行到左侧的额角，在头部成网络状分布，再向下运行到右腮处。手阳明经筋发生病患的时候，表现为该经筋所循环运行、集结的部位发生牵引、痉挛、疼痛，肩部无法抬起，颈部疼痛强硬得无法向左右顾盼。对于这种疾病在治疗的时候，应该要使用火针快速地进针和出针的劫刺法，施针的次数是直到病好为止。施针的穴位是病人感到疼痛的部位。这种病变就叫作“孟夏痹”。

手太阴肺经的筋，从手大指末端而出，顺着大指向上运行，在手小鱼际的后面聚合，再运行到寸口的外侧，向上顺着前臂运行，在肘中聚合，接着向上运行经过上臂的内沿，进入腋下，出于缺盆，在肩髃之前聚合，复又折返，向上与缺盆连结，从腋下运行的一支进到胸中，在胸内聚合，又在横膈部分分散开来，同手厥阴经的经筋在膈部会合，继而向下运行到季胁部。手太阴经筋发生病变的时候，表现为本经筋循环运行、集结的部位发生牵引、疼痛、痉挛，严重发作的话就会导致息贲病，胁间拘急，口内吐血。对于这类疾病在治疗的时候，应该要使用火针快速地进针出针的劫刺法，施针的次数是直到病好为止。施针的穴位是病人感到疼痛的部位。这种病变就叫作“仲冬痹”。

手厥阴心经的筋，从手中指端开始，顺着向上运行，穿过掌后同手太阳经筋一起走行，在肘关节的内沿聚合，自下腋下前后散开，挟两胁分布：它的支筋运行进入到腋中，在胸内散布，在膈部聚合。手厥阴经筋发生病变的时候，表现为本经筋所循环运行、集结的部位出现牵引、经鲁昂现象并且胸部的作痛或者转成息贲病，伴有呼吸急促。治疗的时候应该要使用火针快速地进针和出针的劫刺法施针的次数是直到病好为止。施针的穴位是病人感到疼痛的部位。这种病变就叫作“孟冬痹”。

手少阴心经的筋，从手小指末端的内侧开始，沿着小指向上运行，在掌后的锐骨的地方聚合，之后再向上运行连接于肘关节的内缘，接着向上运行进入到腋部，同手太阴经筋相交，向胸部行去，在乳内伏行，有胸中集结，然后顺着膈部向下运行，相连于脐部。手少阴经筋发生病变的时候，表现为胸内发生拘急，有积块坚伏于心下，此称为“伏梁病”。上肢的经筋出现病症时，肘部就会牵引拘急，屈伸不便，手少阴经筋出现病症时，表现为本经筋所循行或集结的部位发生牵引、疼痛、痉挛。对待此病在治疗的时候，应该要使用火针快速地进针和出针的劫刺法，施针的次数是直到病好为止。施针的穴位是病人感到疼痛的部位。如果出现伏梁病并伴有咳吐脓血的时候，是脏气已经损伤、病情恶化的死症。

只要是经筋的病，遇寒经筋就会集中，发生曲折拘挛，遇热的时候经筋就会出现松弛而不收，甚至阴痿不举。如果是背部的筋拘急的话，脊背就会向后反张；如果是腹部的筋拘急的话，身体就会向前俯出而无法伸直。焠刺为烧针刺法，是用来刺治因寒而拘急的病变的，但是如果因为热而导致筋迟缓不收的话，就不能使用火针了。这种病变就叫作“季冬痹”。

如果是足阳明胃经与手太阳小肠经的筋拘急的话，就会发生口眼歪斜；眼角拘急时，就会无法正常观物，对于此类病治疗的时候都就可以采用上面所说的多种方法。

骨度第十四

黄帝问于伯高曰:《脉度》言经脉之长短，何以立之?

伯高曰: 先度其骨节之大小广狭长短，而脉度定矣。

黄帝曰: 愿闻众人之度，人长七尺五寸者，其骨节之大小长短各几何?

伯高曰: 头之大骨围二尺六寸，胸围四尺五寸，腰围四尺二寸。发所覆者，颅至项尺二寸，发以下至颐长一尺。君子终折。

结喉以下至缺盆中长四寸，缺盆以下至髑骬，骭长九寸，过则肺大，不满则肺小。髑骬，以下至天枢长八寸，过则胃大，不及则胃小。天枢以下至横骨长六寸半，过则回肠广长，不满则狭短。横骨长六寸半，横骨上廉以下至内辅之上廉长一尺八寸，内辅之上廉以下至下廉长三寸半，内辅下廉下至内踝长一尺三寸，内踝以下至地长三寸，膝腘以下至跗属长一尺六寸，跗属以下至地长三寸，故骨围大则太过，小则不及。

角以下至柱骨长一尺，行腋中不见者长四寸，腋以下至季胁长一尺二寸，季胁以下至髀枢长六寸，髀枢以下至膝中长一尺九寸，膝以下至外踝长一尺六寸，外踝以下至京骨长三寸，京骨以下至地长一寸。

耳后当完骨者广九寸，耳前当耳门者广一尺三寸，两颧之间相去七寸，两乳之间广九寸半，两髀之间广六寸半。足长一

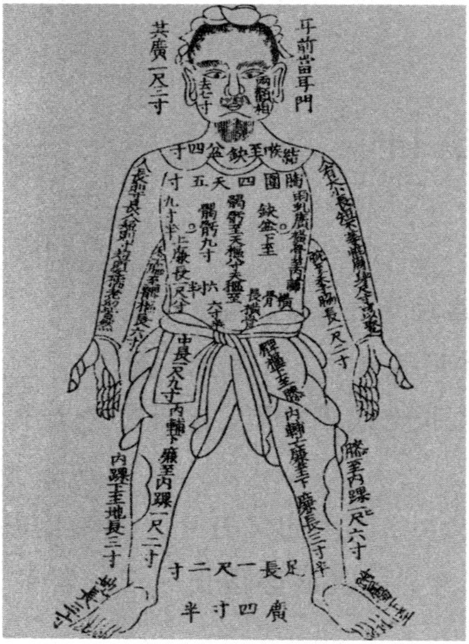

元代滑涛《十四经发挥》中的正人骨度图

尺二寸，广四寸半。

肩至肘长一尺七寸，肘至腕长一尺二寸半，腕至中指本节长四寸，本节至其末长四寸半。

项发以下至背骨长二寸半，膂骨以下至尾骶二十一节长三尺，上节长一寸四分分之一，奇分在下，故上七节至于膂骨九寸八分分之七。

此众人骨之度也，所以立经脉之长短也。是故视其经脉之在于身也，其见浮而坚，其见明而大者，多血；细而沉者，多气也。

【译文】

黄帝问伯高：《脉度》篇中所将的人体内经脉长度的确定标准是什么呢？

伯高说：首先要将骨节的大小、宽窄、长短测量出来，再将其作为标准来对经脉的长短进行认定。

黄帝说：我想对平常人的骨度情况进行一下了解。如果以一个七尺五寸长的成人来计算，那么他全身骨节的大小、长短各是怎么样的呢？

伯高回答：头围最大的长度是二尺六寸，胸围最大的长度是四尺五寸，腰围最大的长度是四尺二寸。头发所覆盖的地方，从前额发际到后项发际，长度是一尺二寸；自额发际开始往下直到腮部为止，长度是一尺。相貌端正的人，面部的上中下三部分的长度是一样的。

自结喉到缺盆中天突穴为止，长度是四寸。自缺盆往下直到胸骨剑突的地方，长度是九寸，假如超过了这个长度的人，就是肺脏偏大，不够这个长度的人，就是肺脏偏小。自胸骨剑突往下直到和脐相平部位为止，长度是八寸，超过了这个长度的人，就属于胃偏大，不够这个长度的人，就属于胃偏小。自天枢穴到横骨，长度是六寸半，超过了这个长度的人，大肠又粗又长，不够这个长度的人，大肠则又细又短。横骨长为六寸半，自横骨上缘至股骨内侧下缘的长度为一寸八尺，胫骨突起上缘到下缘的长度为三寸半，胫骨突起下缘至足内踝的长度是一尺三寸，自内踝骨开始，往下直到足底为止，长度是三寸，自膝腘窝开始，往下直到足面部位为止，长度是一尺六寸，自足背开始，往下直到足底为止，长度是三寸。骨围大的人骨就又粗又壮，骨围小的人骨就又细又小。

自额角到锁骨，长度是一尺，自颈根下到腋窝，长度是四寸，自腋部开始，往下直到季胁为止，长度是一尺二寸，自季胁开始，往下直到髋关节为止，长度是六寸，自髋关节开始，往下直到膝中为止，长度是一尺九寸。自膝盖开始，往下直到外踝骨为止，长度是一尺六寸，自外踝骨开始，往下直到京骨突起处为止，长度是三寸，自京骨突起处开始，往下直到足底为止，长度是一寸。

耳朵后面两个完骨之间的距离是九寸，耳朵前面两个耳门之间的距离是一尺三寸，两个颧骨之间的长度是七寸，两乳之间的距离为九寸半，两股间有六寸半的距离。脚长为一尺二寸，宽为四寸半。

从肩到肘的长度是一尺七寸，从肘到腕的长度为两寸半，从手腕到中指末节根部的长度为四寸，从末节根部到手指尖的长度是四寸半。

自颈部后发际到第一椎骨的长度是二寸半，从大椎骨到尾骶骨总共二十一椎，长度是三尺。上部的七椎每节长一寸四分一厘，总共有九寸八分七厘米长，其他的不尽之数都在下面各节平均计量。

这便是一般成年人骨节的尺寸情况，能够利用此标准对筋脉的长短进行测定。所以，在诊察人体内经脉的循行情况的时候，如果出现体表较浅的部位且结实或明显而大的现象，就是多血的经脉；经脉细且藏于较深的部位，为多气的经脉。

五十营第十五

黄帝曰：余愿闻五十营，奈何？

岐伯答曰：天周二十八宿，宿三十六分，人气行一周千八分，日行二十八宿。人经脉上下、左右、前后二十八脉，周身十六丈二尺，以应二十八宿。

漏水下百刻，以分昼夜。故人一呼，脉再动，气行三寸，呼吸定息，气行六寸。十息气行六尺，日行二分。二百七十息，气行十六丈二尺，气行交通于中，一周于身，下水二刻，日行二十五分。五百四十息，气行再周于身，下水四刻，日行四十分。二千七百息，气行十周于身，下水二十刻，日行五宿二十分。一万三千五百息，气行五十营于身，水下百刻，日行二十八宿，漏水皆尽，脉终矣。所谓交通者，并行一数也，故五十营备，得尽天地之寿矣，凡行八百一十丈也。

【译文】

黄帝说：我想对经脉之气在人体运行五十周的情况进行一下了解。

岐伯回答：周天一共有二十八个星宿，星宿与星宿之间有三十六分的距离。人的经脉之气在一昼夜的时间能运行五十周，总共是一千零八分。太阳在一昼夜之间经历了二十八个星宿，有二十八条经脉分布在人体的上下、左右、前后等部位。在人身二十八脉的总长度是十六丈二尺，刚好相对应于周天的二十八宿。

用铜壶漏水下百刻作为标准来对昼夜进行划分，对经气在人体经脉运行所要用的时间进行计算。人每呼一次气，脉搏就会跳动两次，经气就会运行三寸；人每吸一次气，脉搏也会跳动两次，而经气再运行三寸。一次完整的呼吸过程，经气运行的长度为六寸，呼吸十次。经气运行的长度是六尺，太阳运行的长度是二分。二百七十次呼吸，经气运行的长度是十六丈零二尺，这个时候经气在周身循行，把二十八脉交流贯通，运行一周，水下二刻，太阳运行大长度约是二十分。当人呼吸五百四十次的时候，经气在体内循环运行了两周，水下四刻，太阳运行的长度约是四十分。呼吸二千七百次的时候，经气已在全身周行了十次，水下二十刻，太阳运行的长度已经是五宿二十分有余了。当人呼吸一万三千五百次的时候，经气已经循环全身五十周了，水下一百刻，太阳运行的长度为周天的二十八宿，漏水也已经都滴尽了，经气在人体内也恰巧运行了五十周次。上面所讲的经气的往来，指的是经气正好在二十八脉中运行一周。如果人的脉气日夜能经常运行五十周的话，人就会保持健康，颐养天年了。经气在人体运行五十周次的总长度为八百一十丈。

营气第十六

黄帝曰：营气之道，内谷为宝。谷入于胃，乃传之肺，流溢于中，布散于外，精专者，行于经隧，常营无已，终而复始，是谓天地之纪。

故气从太阴出，注手阳明，上行注足阳明，下行至跗上，注大指间，与太阴合，上行抵髀，从脾注心中。循手少阴，出腋中臂注小指，合手太阳，上行乘腋出䪼内，注目内眦，上巅下项，合足太阳，循脊下尻，下行注小指之端，循足心注足少阴，上行注肾，从肾注心，外散于胸中。循心主脉出腋下臂，出两筋之间，入掌中，出中指之端，还注小指次指之端，合手少阳，上行注膻中，散于三焦，从三焦注胆，出胁注足少阳，下行至跗上，复从跗注大指间，合足厥阴，上行至肝，从肝上注肺，上循喉咙，入颃颡之窍，究于畜门。其支别者，上额循巅下项中，循脊入骶，是

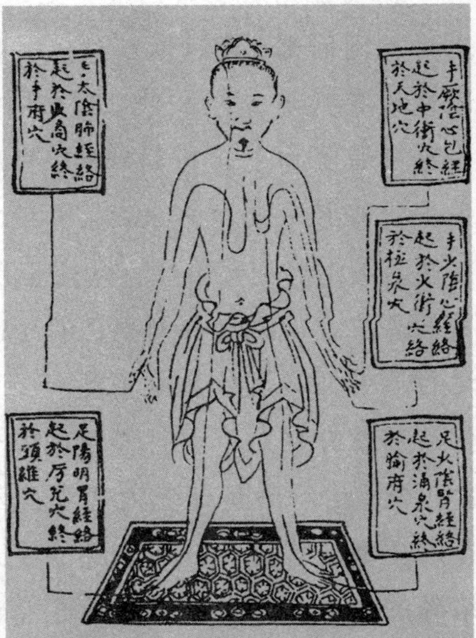

明抄本《普济方》中的铜人正图，图中标注了人体的经脉及穴位

督脉也，络阴器，上过毛中，入脐中，上循腹里，入缺盆，下注肺中，复出太阴。此营气之所行也，逆顺之常也。

【译文】

黄帝指出：营气在人体中起着重要作用，摄入到人体内的食物是营气发挥作用的关键。食物进入胃部后，通过脾胃来消化，其中把化生出的精微之气输到肺脏，经过肺的输布在体内进行流动并遍布各处，滋养脏腑，同时向外布散，颐养形体。而水谷的精微之气中的精华之物在经脉中畅通流动，运行不息，周而复始。这水谷精微之气就是这样周而复始地循环运行，为全身提供营养，就好比天地日月的规律一样。

营气首先从手太阴经开始运行，流注到手阳明经，顺其向上运行到面部，通过面部进入足阳明经，然后顺着足阳明经向下运行直抵足背，流注到足大趾间，会合于足太阴经。再顺着足太阴脾经向上运行到脾脏，自脾经的支脉流注到心脏，顺着手少阴心经从腋窝出来，往下顺着前臂内侧后沿，传注到手小指端，会合于手太阳经。从这里顺着手太阳经又向上运行过腋窝的外方，自颧骨内侧出，穿过眼睛的内眼角，从这里再向上运行到头顶，然后又向下运行到颈项部后，会合于足太阳经。然后顺着脊柱向下运行经过尾骶部，再向下运行流注到足小趾的顶端，运行到足部流入足少阴经，然后顺着足少阴经运行到肾肝。通过肾脏流入心包络，再向外至胸中布散，再顺着心包络经的主脉出于腋下，向下运行到前臂，自小臂内侧的两筋的中间出来，进入手掌中，行至中指指尖，然后再回出注到无名指端，并通过这里会合于手少阳经。接着从这里向上运行注到两乳之间的膻中穴，然后在上中下三焦上散布，自三焦又流注到胆腑，从胁部出来，而后传流到足少阳经，再向下运行到足背，又自足背注到足大趾间，相合于足厥阴经，向上运行到肝脏，从肝脏上注到肺脏，再向上运行顺着喉咙进入到鼻的内窍，到鼻外孔道为止。它所循行的分支，再向上顺着额部运行到巅顶，然后沿着颈项部向下运行，顺着脊柱进入到腰骶部，这是督脉循行路线的情况。接着它又环绕阴器，继续前行，向上运行过阴阜部的毛际，向上运行进入到肚脐中，再向上运行进入腹内，再向上运行直抵缺盆，自缺盆向下流注到肺脏，又一次进入手太阴经，这又将开始下一个循环。这就是营气运行的路线，是气血运行所遵循的规律。

脉度第十七

黄帝曰：愿闻脉度？

岐伯答曰：手之六阳，从手至头，长五尺，五六三丈。手之六阴，从手至胸中，三尺五寸，三六一丈八尺，五六三尺，合二丈一尺。足之六阳，从足上至头，八尺，六八四丈八尺。足之六阴，从足至胸中，六尺五寸，六六三丈六尺，五六三尺，合三丈九尺。蹻脉从足至目，七尺五寸，二七一丈四尺，二五一尺，合一丈五尺。督脉、任脉各四尺五寸，二四八尺，二五一尺，合九尺。凡都合一十六丈二尺，此气之大经隧也。经脉为里，支而横者为络，络之别者为孙，盛而血者疾诛之，盛者泻之，虚者饮药以补之。

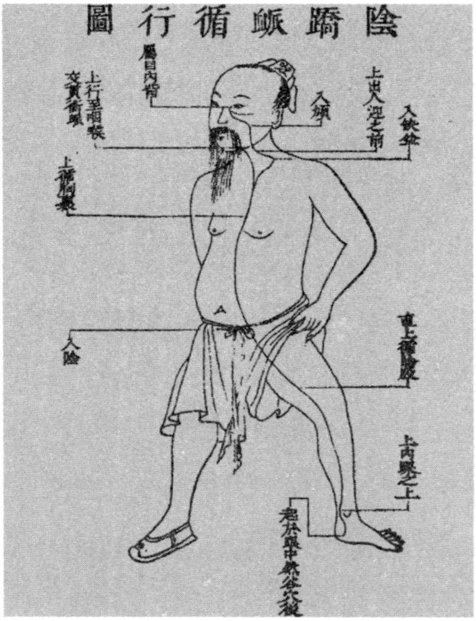

清代吴谦等人《刺灸心法要诀》中的阴蹻脉循行图

五藏常内阅于上七窍也，故肺气通于鼻，肺和则鼻能知臭香矣；心气通于舌，心和则舌能知五味矣；肝气通于目，肝和则目能辨五色矣；脾气通于口，脾和则口能知五谷矣；肾气通于耳，肾和则耳能闻五音矣。五脏不和则七窍不通，六腑不合则留为痈。故邪在腑则阳脉不和，阳脉不和则气留之，气留之则阳气盛矣。阳气太盛则阴不利，阴脉不利则血留之，血留之则阴气盛矣。阴气太盛，则阳气不能荣也，故曰关。阳气太盛，则阴气弗能荣也，故曰格。阴阳俱盛，不得相荣，故曰关格。关格者，不得尽期而死也。

黄帝曰：蹻脉安起安止？何气荣水？

岐伯答曰：蹻脉者，少阴之别，起于然骨之后，上内踝之上，直上循阴股入阴，上循胸里入缺盆，上出人迎之前，入頄属目内眦，合于太阳、阳蹻而上行，气并相还则为濡目，气不荣则目不合。

黄帝曰：气独行五脏，不荣六腑，何也？

岐伯答曰：气之不得无行也，如水之流，如日月之行不休，故阴脉荣其脏，阳脉荣其腑，如环之无端，莫知其纪，终而复始。其流溢之气，内溉脏腑，外濡腠理。

黄帝曰：蹻脉有阴阳，何脉当其数？

岐伯答曰：男子数其阳，女子数其阴，当数者为阴，其不当数者为络也。

【译文】

黄帝说：我希望了解一下人体经脉的长度。

岐伯回答：手有六条阳经，自手到头部，每条经脉的长度是五尺，六条经脉共合三丈。手有六条阴经，自手到胸，每条经脉的长度是三尺五寸，三六得一丈八尺，五六得三尺，六条经脉共合二丈一尺。足有六条阳经，自足向上止于头部，每条经脉的长度为八尺，六条经脉共合四丈八尺。足有六条阴经，自足向上止于胸部，每条经脉长度为六尺五寸，六六得三丈六尺，五六得三尺，六条经脉共合三丈九尺。跷脉的每一条自足到目有七尺五寸长，左右两条，二七得一丈四尺，二五得一尺，两条经脉长度共合一丈五尺。督脉、任脉的长度都是四尺五寸长，二四得八尺，二五得一尺，两条经脉长度共合九尺。以上各经脉的长度加起来总共为一十六丈二尺，人体内的营气主要通过它们来循行到各处的。经脉的运行为里，从经脉分出并且在众经脉中横行，与各经脉相连的支脉叫作络脉，从络脉分出的细小脉络叫作孙络。如果孙络气旺血多的话，就应该用泻法使得邪气迅速消除。如果经络中邪气旺盛的话，就可以用泻法，如果是正气虚的话，就应该用饮汤药的方法来补养。

五脏精气的盛衰往往能通过人头面部的七窍表现出来。肺气相通于鼻，只有肺气调和、肺的功能良好，鼻才可以辨别香臭；心气相通于舌，只有心气调和、心的功能良好，舌才可以辨别五味；肝气相通于目，只有肝气调和、肝的功能良好，目才可以辨五色；脾气相通于口，只有脾气调和、脾的功能良好，口才可以辨别五谷的味道；肾气外和耳相通，只有肾气调和、肾的功能良好，耳才可以辨别五音。如果五脏失调的话，同它们相应的七窍便无法将自己的功能正常发挥出来；如果是六腑不和的话，邪气就会停留不动，气血郁阻，导致痈疡。因此六腑中滞留邪气的话，属性为阳的经脉就会无法调和，阳脉不调，阳气便会出现停顿、滞留的现象，阳气一滞留，使得阳气偏盛。而阳气太过旺盛的话，就会导致属性为阴的经脉无法调和，阴脉不畅，从而导致血留滞，使得阴气偏盛。如果阴气太过旺盛的话，就会使阳气无法运行入内，这就叫作关。如果是阳气太过旺盛的话，就会使得阴气的运行受到阻碍，这就叫作格。如果阴阳的气都太过旺盛的话，阴阳之气就无法相互营运调和，这就叫作关格。关格是阴阳相离、互不流通的结果，出现关格后，病人不能尽享天年，是早逝的预兆。

黄帝说：跷脉的开始和结束的地方是在哪里呢？又是受了哪一条经的经气像流水一样滋养而形成的呢？

岐伯回答：跷脉属于足少阴经脉的支脉，以然骨后的照海穴为起点，向上运行到内踝的上面，再顺着大腿内侧，进入到阴器，再上行经过胸内，进入到缺盆，并继续向上运行从人迎的前面出来，进入到同颧部相连的内侧眼角，相合于足太阳经、阳跷脉而向上运行，阴跷、阳跷的脉气相汇合，能濡润眼目。如果脉气不能给眼睛提供营养，则会引起目张难闭之症。

黄帝说：阴脉的脉气只在五脏间运行，却没有滋养到六腑，这是什么原因呢？

岐伯回答：脏气始终处于运行之中，不会停止，就像流动的水，又像日月的运行，永远没有停息的时候。因此，阴脉为与它相对的脏的精气提供营养，阳脉为与它相对的腑的精气提供营养，也是如此像圆环一般进行运行，没有端尾，也无法知道它的起点，也没办法对其流转次数进行测算。脉气一直保持着运行流动的态势，于内则灌注五脏六腑，对其进行滋养，于外则滋养肌表皮肤，为其提供养分。

黄帝说：跷脉有阴阳的分别，那对它的长度进行测算时应该选用哪一条呢？

岐伯说：男子用阳跷脉来计算，女子用阴跷脉来计算。通常进行测算的跷脉的长度是经脉，络脉的长度并不在测算的范围中。

营卫生会第十八

黄帝问于岐伯曰：人焉受气？阴阳焉会？何气为营？何气为卫？营安从生？卫于焉会？老壮不同气，阴阳异位，愿闻其会。

岐伯答曰：人受气于谷，谷入于胃，以传与肺，五脏六腑，皆以受气，其清者为营，浊者为卫，营在脉中，卫在脉外，营周不休，五十度而复大会。阴阳相贯，如环无端。卫气行于阴二十五度，行于阳二十五度，分为昼夜，故气至阳而起，至阴而止。故曰：日中而阳陇为重阳，夜半而阴陇为重阴。故太阴主内，太阳主外，各行二十五度，分为昼夜。夜半为阴陇，夜半后而为阳衰，平旦阴尽而阳受气矣。日中而阳陇，日西而阳衰，日入阳尽而阴受气矣。夜半而大会，万民皆卧，命曰合阴，平旦阴尽而阳受气，如是无已，与天地同纪。

黄帝曰：老人之不夜瞑者，何气使然？少壮之人不昼瞑者，何气使然？

岐伯答曰：壮者之气血盛，其肌肉滑，气道通，营卫之行，不失其常，故昼精而夜瞑。老者之气血衰，其肌肉枯，气道涩，五脏之气相搏，其营气衰少而卫气内伐，故昼不精，夜不瞑。

黄帝曰：愿闻营卫之所行，皆何道从来？

岐伯答曰：营出于中焦，卫出于下焦。

黄帝曰：愿闻三焦之所出。

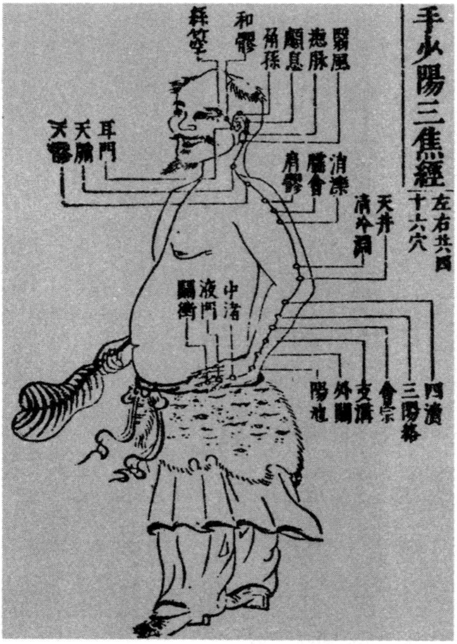

明代张介宾《类经图翼》经穴图之手少阳三焦经

岐伯答曰：上焦出于胃上口，并咽以上贯膈而布胸中，走腋，循太阴之分而行，还至阳明，上至舌，下足阳明，常与营俱行于阳二十五度，行于阴亦二十五度，一周也，故五十度而复大会于手太阴矣。

黄帝曰：人有热，饮食下胃，其气未定，汗则出，或出于面，或出于背，或出于身半，其不循卫气之道而出何也？

岐伯曰：此外伤于风，内开腠理，毛蒸理泄，卫气走之，因不得循其道，此气慓悍滑疾，见开而出，故不得从其道，故命曰漏泄。

黄帝曰：愿闻中焦之所出。

岐伯答曰：中焦亦并胃中，出上焦之后，此所受气者，泌糟粕，蒸津液，化其精微，上注于肺脉，乃化而为血，以奉生身，莫贵于此，故独得行于经隧，命曰营气。

黄帝曰：夫血之与气，异名同类，何谓也？

岐伯答曰：营卫者精气也，血者神气也，故血之与气，异名同类焉。故夺血者无汗，夺汗者无血，故人生有两死，而无两生。

黄帝曰：愿闻下焦之所出。

岐伯答曰：下焦者，别回肠，注于膀胱而渗入焉。故水谷者，常并居于胃中，成糟粕，而俱下于大肠，而成下焦，渗而俱下，济泌别汁，循下焦而渗入膀胱焉。

黄帝曰：人饮酒，酒亦入胃，谷未熟而小便独先下何也？

岐伯答曰：酒者熟谷之液也，其气悍以清，故后谷而入，先谷而液出焉。

黄帝曰：善，余闻上焦如雾，中焦如沤，下焦如渎，此之谓也。

【译文】

黄帝问岐伯：人的精气来自何处？阴阳的气在哪里交会？什么气是营气？什么是卫气？哪里是产生营气、卫气的地方？卫气和营气会合的过程又是怎样的？老年人和壮年人气的盛衰迥然不同，营气和卫气的运行的部位也不一样，我希望了解一下它们交会的过程。

岐伯回答：人体的营气、卫气来自水谷，水谷进到胃里，转化为水谷精气，水谷精气又传到肺中，然后在肺气传输分布功能的作用下运输到全身，使五藏六腑能得到精微的气的供养。水谷精气中清而有滋养作用的是营气，浑浊而强悍的是卫气，营气在经脉之内运行，卫气在经脉的外面运行，两者都始终处于运行转动的状态中，一昼夜在人体内运行的周次达到五十次后，进行一次交会。它们顺着阴阳二经相互交替运行转动，无休无止。卫气循环运行过程是晚间在内脏运行二十五周，白天在阳经也运行二十五周，由此将白天和黑夜划分出来。卫气在阳经运行时，人就醒来起身运动；夜间卫气在内脏运行，人体就处于休眠状态中。中午时，由于卫气运行的部位都是由内脏转到阳经，阳经中的卫气达到极盛，因此叫作“重阳”；夜半时由于卫气都由阳经转到内脏中运行，此时内脏中的卫气到达极盛叫作“重阴”。营气在脉中运行，由手太阴肺经而起，至手太阴肺经而终，所以说营气的循行是由太阴掌控；卫气在脉外运行，由足太阳膀胱经而起，又至足太阳膀胱经而终，因此说卫气的循行由太阳控制。营气在十二经循行，昼夜运行周次各为二十五个，卫气白天在阳经运行，夜间在阴经运行，周次也各为二十五个，将昼夜各分一半。阴陇是夜半时阴气最盛的时候，从半夜之后，阴气就逐渐衰减，到早晨的时候，阴气已经穷尽了，而阳气则越来越盛。阳陇是中午时阳气最旺盛的时候，自日西斜，阳气就逐渐衰减，到日落的时候，阳气已经穷尽了，而阴气则越来越盛。在半夜的时候，营气和卫气都运行于阴分，恰是两气相互交会时，此时人们都已经入睡了，所以叫作“合阴”。到了早晨，内脏的卫气全部衰竭，而阳经中的卫气开始循行。正是这样循环不止，就像天地日月一般的规律。

黄帝说：什么原因导致老人夜间睡觉不安稳？又是什么原因使得年轻人白天里精力十足？

岐伯回答：年轻人往往气血很旺盛，肌肉润滑，气行之道通畅，营气和卫气的运行情况也很正常，因此他们在白天精力充足，而晚上睡得踏实。老年人的气血很衰弱，肌肉几乎已经消瘦干枯了，所以气道涩滞不通畅，五藏的功能无法协调，营气衰少，卫气内扰，导致营卫失调，无法正常进行运转，因此他们白昼精神涣散，夜晚又无法入眠。

黄帝说：我想了解一下发出营气、卫气的地方在哪里？

岐伯回答说：营气从中焦出来，卫气从上焦出来。

黄帝说：我希望你帮我讲解一下三焦起自哪里？它们运行的过程又是怎样的？

岐伯回答说：上焦之气出自胃上口（贲门）而起，并行于咽部向上运行，贯穿横膈在胸中散布，腋下横行，顺着手太阴经的地方向下运行，并在手会合于手阳明经处，再向上运行到舌，又向下运行交会于足阳明经，顺着足阳明经走行。上焦之气和营气一起白天在阳经运行二十五次，夜晚在阴经运行二十五次，一昼夜一循环，总计五十次，然后再返回手太阴经，是一周。

黄帝说：有的人在刚刚食用了热饮食后，他的精微的气还没有化生而成，就有汗出来了。有的人是脸上出汗，有的人是后背出汗，也有的人是只是半身出汗。它们都没有顺着卫气运行的路线，这是为什么呢？

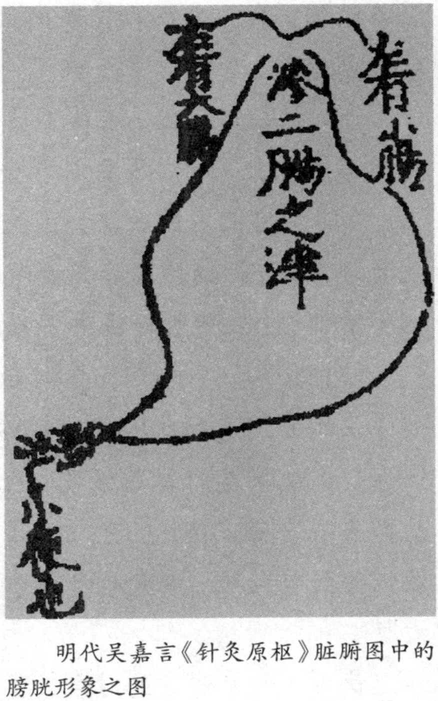

明代吴嘉言《针灸原枢》脏腑图中的膀胱形象之图

岐伯说：这是因为人在外面被风邪侵伤，在体内又受到饮食中热气的影响，导致在内的腠理开放、毛孔扩张，从而汗液蒸发，在肌肉腠理松散的部位，卫气随着腠理的松散而外泄，当然它就不会顺着自己的道路运行了。卫气的本质是剽悍顺畅，运行快速，见到开泄疏松之处就外泄出来，这种情况下就无法循着卫气原本正常的道路运行。这就被叫作“漏泄”。

黄帝说：我想了解一下中焦之气是出自何处的？

岐伯回答：中焦的气也是从胃的上口出来，在上焦之下。中焦所吸纳的水谷之气，经过排泄糟粕，蒸腾津液，将其化生成精微，然后向上运行传注到肺脉，并把由水谷转化成的精微之物转化为血液，用来滋养周身。它是人体内最宝贵的东西了，只有它能够单独在十二经脉里面运行，名曰“营气”。

黄帝说：血和气，尽管名称不同，但其实它们是一类的，这又有什么说法呢？

岐伯回答：水谷的精气化生成营气和卫气，血为神气的物质基础，它也来源于水谷精气。因此说血和营卫之气的名称尽管不同，而实质上是一类的物质。所以说，血液耗损太多的人，不能够再发他的汗，因为脱汗会伤害卫气；脱汗使卫气受伤的人，不能够再使用放血法。因此说脱汗的同时进行放血就会导致死亡，单进行脱汗或者失血尚存在治愈的希望。

黄帝说：我想听你讲讲下焦的气是出自何处而出的？

岐伯回答：下焦之气在回肠的地方别出来向下运行，让水液渗注到膀胱。因此人吃的水谷饮食进入体内后，经常在胃中储存，通过脾胃的腐熟消化，食物中的糟粕全都下行到大肠，从而生成下焦，所有的糟粕向下运行，同时还一直对其中的水液进行过滤处理，清者也就是水液渗到膀胱，浊者即糟粕进入大肠。

黄帝说：人喝酒的时候，酒是和水谷同时进入胃中的，那为什么五谷还没有消化，小便就独自先向下运行了呢？原因何在？

岐伯答：因为酒是谷类已经蒸熟并酿制而成的液体，酒气强劲且润滑，同卫气相近，因此，即便酒液在五谷的后面入胃，它也在完成食物消化前就被化成水液排出了。

黄帝说：说得太好了。我了解上焦心肺对营卫之气进行宣散，就像是蒸腾雾露一样，轻盈弥漫，浇灌周身；腐熟水谷是中焦的作用，就像沤泡食物一般让它发生改变；下焦肾、膀胱、大肠犹如沟渠，把水液以及糟粕不停地排泄到体外，这就是三焦的作用和功能了！

四时气第十九

黄帝问于岐伯曰：夫四时之气，各不同形，百病之起，皆有所生，灸刺之道，何者为定？

岐伯答曰：四时之气，各有所在，灸刺之道，得气穴为定。故春取经血脉分肉之间，甚者深刺之，间者浅刺之。夏取盛经孙络，取分间绝皮肤。秋取经俞，邪在腑，取之合。冬取井荥，必深以留之。

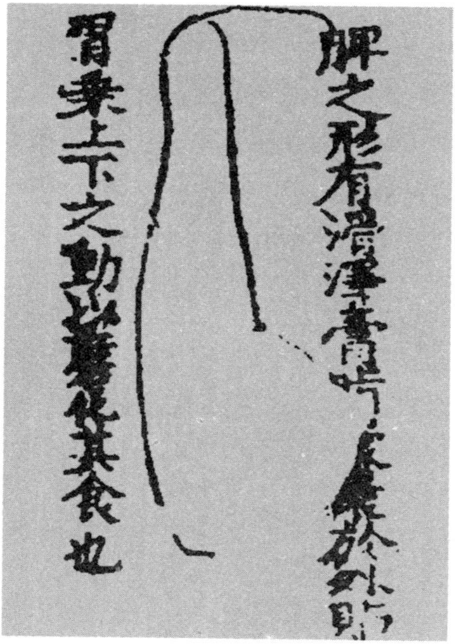

明代吴嘉言《针灸原枢》脏腑图中的脾脏形象之图

温疟汗不出，为五十九痏。风𤸷肤胀，为五十七痏，取皮肤之血者，尽取之。飧泄，补三阴之上，补阴陵泉，皆久留之，热行乃止。转筋于阳治其阳，转筋于阴治其阴，皆卒刺之。徒𤸷，先取环谷下三寸，以铍针针之，已刺而筩之，而内之，入而复之，以尽其𤸷，必坚，来缓则烦悗，来急则安静，间日一刺之，𤸷尽乃止，饮闭药。方刺之时徒饮之，方饮无食，方食无饮，无食他食，百三十五日。着痹不去，久寒不已，卒取其三里。骨为干。肠中不便，取三里，盛泻之，虚补之。疠风者，素刺其肿上，已刺，以锐针针其处，按出其恶气，肿尽乃止，常食方食，无食他食。

腹中常鸣，气上冲胸，喘不能久立，邪在大肠，刺肓之原、巨虚上廉、三里。小肠控睾，引腰脊，上冲心，邪在小肠者，连睾系，属于脊，贯肝肺，络心系。气盛则厥逆，上冲肠胃，熏肝，散于肓，结于脐。故取之肓原以散之，刺太阴以予之，取厥阴以下之，取巨虚下廉以去之，按其所过之经以调之。善呕，呕有苦，长太息，心中憺憺，恐人将捕之，邪在胆，逆在胃，胆液泄则口苦，胃气逆则呕苦，故曰呕胆。取三里以下胃气逆，则刺少阳血络以闭胆逆，却调其虚实以去其邪。饮食不下，膈塞不通，邪在胃脘，在上脘则刺抑而下之，在下脘则散而去之。小腹痛肿，不得小便，邪在三焦约，取之太阳大络，视其络脉与厥阴小络结而血者，肿上及胃脘，取三里。

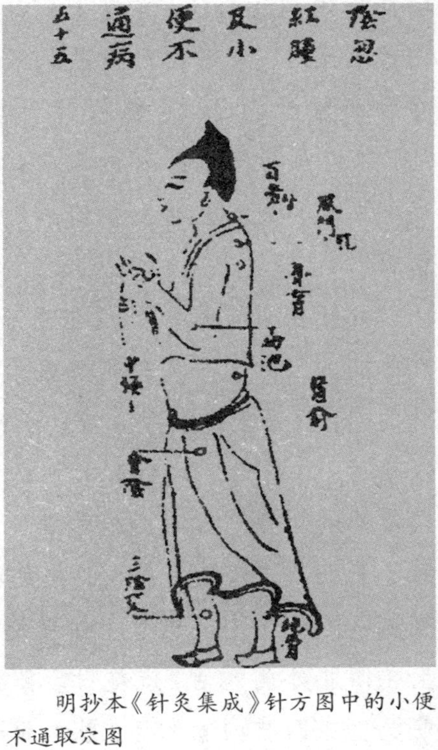

明抄本《针灸集成》针方图中的小便不通取穴图

睹其色，察其以，知其散复者，视其目色，以知病之存亡也。一其形，听其动静者，持气口人迎以视其

脉，坚且盛且滑者，病日进。脉软者，病将下，诸经实者，病三日已。气口候阴，人迎候阳也。

【译文】

黄帝问岐伯：四季气候的变化，性质各不相同，各式各样疾病的发生多数都与四季气候相关，施针治疗的原则，也会由于不同的季节气候而各有差别，那其中的规律是什么呢？

岐伯回答：每一季节的气候都呈现出自己的特色，灸刺之法，也需要根据阶级的气血特点来运用。因此在春天施针的时候，就施针于络脉分肉的间隙，病重的使用深刺法治疗，病轻的使用浅刺法治疗；在夏天施针的时候，就施针于此季过盛的阳经、孙络，采用透过皮肤的浅刺法，深入到分肉之间即可；在秋天施针的时候，就施针于各经的腧穴，如果病邪在六腑的，可以施针于六阳经的合穴；在冬天施针的时候，就施针于病邪所在脏腑相应经脉的经穴和荥穴，应该刺深针并且长久地留针。

对于患温疟病但是没有出汗的，治疗的时候，可施针于治疗热病的五十九个穴位来加以治疗；对于患风水病而且皮肤浮肿的，治疗的时候，可以施针于治疗水病的五十七个穴位来加以治疗；如果是通过针刺放血的方法进行治疗，则应当放尽此穴位处的恶血。如果是治疗脾胃虚寒引起的患飧泄病，可以施针于三阴交，都是用补法，并且留针的时间都要长，直到针下有热感的时候才能出针。如果是治疗患转筋病的病人，转筋发生在四肢外侧的话，就施针于阳经的穴位进行治疗；如果是转筋发生在四肢内侧的话，就施针于阴经的穴位治疗，都可以使用火针疗法。对于水肿病，先施针于脐下三寸地方的关元穴，用铍针在上面施针，接着将中间如筒一样空的针刺进，抽出水后然后放出，如此反复地进行，来放尽内蓄的水，然后再拿布带将腰腹部绑住。假如捆得太松便会使病人感到烦闷不安，捆牢就会使病人感到舒服、安静。一般隔天施针来放水一次，直到水被放完才可以停止。与此同时还应该要内服通闭药来帮助小便，以防水肿复发。在刚开始施针的时候就开始服药。不过应该要注意的是，刚服药的时候不能再进食，刚刚进过食的时候不能服药，饮食要保持清淡的口味，忌食伤脾利湿的食品，需连续进行一百三十五天。以湿邪为主的邪气引发的痹病长期难以治疗，这是寒湿日长久得不到驱除、邪气在人体内滞留时间过久造成的，治疗的时候，用火针施针于病人的足三里穴，手法要疾进疾出；如果是湿邪之气引起肠中不调的疾患，也是施针于足三里穴，对于邪气盛旺着泻实，正气发虚者补虚。如果是治疗患麻风病的人，可以多次施针于肿起的部位。施针以后，再用锐针施针于他的患处，用手挤压来排出毒气和恶血，直到肿胀消失。经常给患者吃食合适的食物，不要食用其他刺激性以及油腻的食品。

如果病人常觉得腹内鸣响，腹部有气向上运行冲到了胸部，气喘导致不能长久地站立，这是在大肠的地方有邪气病证。治疗的时候，应该要施针于肓之原（气海）和巨虚上廉、足三里等穴。如果病人觉得小腹疼痛控引到睾丸、牵连到腰者，并且气向上运行冲到心胸，这是在小肠的地方有邪气的病证。因为小肠睾系相连，向后归属于脊椎，它的经脉贯穿肝肺，与心系相连络。因此小肠邪气旺盛的时候，就会导致厥气上逆，上冲到肠胃，熏灼到肝脏，肓膜散布，在脐腹聚合。因此治疗这种疾病的时候，应该要施针于肓之原（气海）来消散肓中的邪气，施针于手太阴肺经之穴来扶正气、补肾虚，施针于足厥阴肝经的穴位来降逆气泻肝实．施针于小肠经的巨虚下廉来泻邪气，同时对小肠经脉所经过的部位进行按压来调和气血。如果患者经常呕吐，并且吐出物中伴有有苦水，还是时不时发出哀叹声，心中总是感觉到跳动不安和恐惧害怕，就好像有人随时要抓捕他一样，这是在胆腑中有邪气，阳气上逆就会冲胃，胆液外泄就会导致口苦，胃气上逆就会导致呕吐苦水，因此把这种病症叫作“呕胆”。在治疗的时候，应该要施针于足三里穴来降胃的逆气，并且施针于足少阳胆经的血络来止住上逆的胆气。然后依据病症的虚实情况，通过补虚泻实来祛除病邪。如果病人无法饮食，并且出现胸膈阻塞不通的感觉，这是在胃脘的地方有邪气的病证。如果病在上脘的话，则通过针刺来遏制邪气由下至上的逆行而使它向下运行；如果病在下脘的话，则通过散法来疏散邪气。如果病人出现小腹部胀痛，并且伴有小便不通的，这是在膀胱的地方有邪气的病证。治疗的时候可以施针于太阳大络穴、并且仔细检查它的络脉与厥阴经小络交结的地方，如果有瘀血结聚的，针刺以祛其瘀血；如果是胀满向上波及胃脘部的时候，就施针于足三里穴。

观望病人的脸色和仔细观察患者的眼睛，这样就可以掌握正气的消散或是恢复情况，观察眼睛的色泽和脸色，就可以判断疾病是还存在的还是已经消散了。检查病人的体态、动静，然后再对其的气口、人迎的脉象进行察验，脉象的坚实、顺畅、洪大，说明疾病日趋严重；假如脉象柔弱平和，则说明病邪将要退散。对于各个经脉进行诊治的部位的脉象坚实有力的，反映出正气处于旺盛的状态，病证就会在三天内好转。气口为脏脉，主候人体中的阴气，人迎为腑脉，主候人体中的阳气。

五邪第二十

邪在肺，则病皮肤痛，寒热，上气喘，汗出，欬动肩背。取之膺中外喻，背三节五脏之傍，以手疾按之，快然，乃刺之，取之缺盆中以越之。

邪在肝，则两胁中痛，寒中，恶血在内，行善掣节，时脚肿。取之行间，以引胁下，补三里以温胃中，取血脉以散恶血，取耳间青脉，以去其掣。

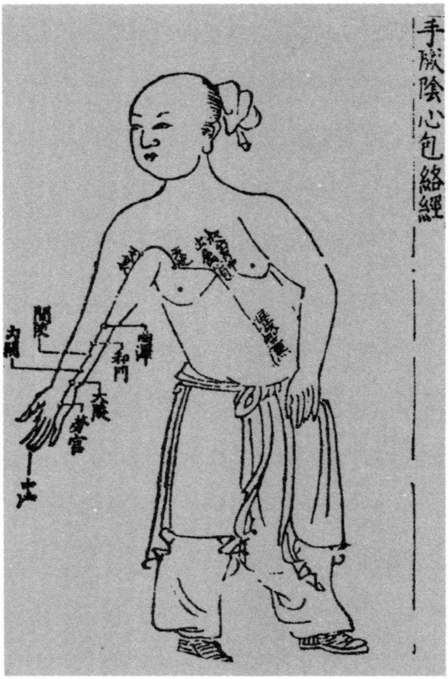

明代高武《针灸聚英》经穴图中的手厥阴心包络经图

邪在脾胃，则病肌肉痛。阳气有余，阴气不足，则热中善饥；阳气不足，阴气有余，则寒中肠鸣腹痛。阴阳俱有余，若俱不足，则有寒有热，皆调于三里。

邪在肾，则病骨痛阴痹。阴痹者，按之而不得，腹胀腰痛，大便难，肩背颈项痛，时眩。取之涌泉、昆仑，视有血者尽取之。

邪在心，则病心痛，喜悲，时眩仆，视有余不足，而调之其输也。

【译文】

如果在肺脏有病邪，病人就会出现皮肤疼痛，怕冷发热，气上逆不顺导致气喘，出汗，咳嗽剧烈导致肩背疼痛。治疗的时候可以施针于胸部中、外侧的腧穴，还有背部第三胸椎侧的腧穴。施针的时候，先用手快速地给病人按压，使得病人稍觉的轻快，然后才进针。施针于盆部正中的天突穴，来散开肺中邪气。

如果在肝脏有病邪，病人就会两胁中作痛，中焦脾胃的寒气过盛，肝内藏血，肝出现病状，瘀血滞留在体内，肝气缺乏，无法滋养筋脉，小腿的筋脉就会发生抽掣，关节时常感觉肿痛。治疗的时候可以施针于行间穴，来引胁肋间的郁结的气向下运行，使胁痛得到缓解，并且施针于足三里穴来温煦中焦脾胃，并对本经经脉进行针刺将其中的淤血去除，同时再施针于耳后面的青络，来减轻牵扯性的病痛。

如果是在脾胃有病邪，病人就会出现肌肉疼痛，如果是阳气有余，阴气不足的情况，则胃腑中阳热之邪旺盛，因此胃中有炽热的感觉，且消食善饥；如果是阳气不足，阴气有余的话，病人就会出现寒在内中而发生肠鸣、腹痛的现象；如果阴气阳气都多余，则会通过邪气过盛表现出来；若阴气阳气都不足，则会通过正气不足表现出来，从而病发寒热。在治疗这些疾病的时候，不管出现的是寒象还是热象，都可以施针于足阳明经的三里穴来加以调治。

如果是在肾脏有病邪，病人就会出现骨痛、阴痹。所说的阴痹，就是身体有疼痛感但没有固定的发病部位，就算拿手按压也确定不了发生疼痛的部位，腹胀，腰痛，大便不通，肩、背、颈、项等地方都会感觉到伸展不自如的疼痛，以及经常有目眩的症状发生。治疗的时候可以施针于涌泉穴、昆仑穴，如果是有淤血的，都要施针使得其出血。

如果是在心脏有病邪，病人就会出现心痛，情绪哀伤时会有眩晕现象，严重时还会昏仆。医治时，应该要依据病阴阳血气的有余还是不足的情况，来决定怎样取本经的腧穴运用补虚泻实之法来调养。

寒热病第二十一

皮寒热者，不可附席，毛发焦，鼻槁腊，不得汗，取三阳之络，以补手太阴。

肌寒热者，肌痛，毛发焦而唇槁腊，不得汗，取三阳于下，以去其血者，补足太阴以出其汗。

骨寒热者，病无所安，汗注不休，齿未槁，取其少阴于阴股之络；齿已槁，死不治。骨厥亦然。

骨痹，举节不用而痛，汗注烦心，取三阴之经，补之。

身有所伤血出多，及中风寒，若有所堕坠，四肢懈惰不收，名曰体惰，取其小腹脐下三结交。三结交者，阳明、太阴也，脐下三寸关元也。

厥痹者，厥气上及腹，取阴阳之络，视主病也，泻阳补阴经也。

颈侧之动脉，人迎。人迎，足阳明也，在婴筋之前；

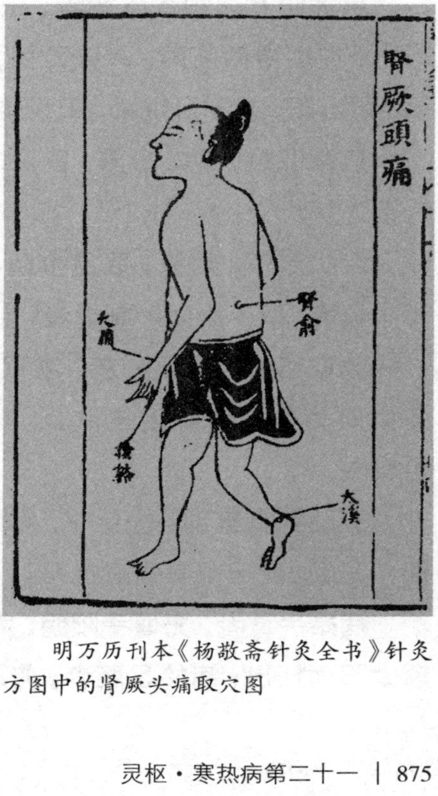

明万历刊本《杨敬斋针灸全书》针灸方图中的肾厥头痛取穴图

婴筋之后，手阳明也，名曰扶突；次脉，足少阳脉也，名曰天牖；次脉，足太阳也，名曰天柱；腋下动脉，臂太阴也，名曰天府。阳迎头痛，胸满不得息，取之人迎；暴瘖气鞕，取扶突与舌本出血；暴聋气蒙，耳目不明，取天牖；暴挛痫眩，足不任身，取天柱；暴瘅内逆，肝肺相搏，血溢鼻口，取天府。此为天牖五部。

臂阳明有入頄遍齿者，名曰大迎，下齿龋取之。臂恶寒补之，不恶寒泻之。足太阳有入頄遍齿者，名曰角孙，上齿龋取之，在鼻与頄前。方病之时，其脉盛，盛则泻之，虚则补之。一曰取之出鼻外。

足阳明有挟鼻入于面者，名曰悬颅，属口对入，系目本，视有过者取之，损有余，益不足，反者益其。

足太阳有通项入于脑者，正属目本，名曰眼系，头目苦痛取之，在项中两筋间，入脑乃别，阴蹻、阳蹻，阴阳相交，阳入阴，阴出阳，交于目锐眦，阳气盛则瞋目，阴气盛则瞑目。

热厥取足太阴、少阳，皆留之；寒厥取足阳明、少阴于足，皆留之。

舌纵涎下，烦悗，取足少阴；振寒洒洒，鼓颔，不得汗出，腹胀烦悗，取手太阴。刺虚者，刺其去也；刺实者，刺其来也。

春取络脉，夏取分腠，秋取气口，冬取经输。凡此四时，各以时为齐。络脉治皮肤，分腠治肌肉，气口治筋脉，经输治骨髓。

五脏身有五部：伏兔一，腓二，腓者腨也；背三，五脏之输四，项五。此五部有痈疽者死。

病始手臂者，先取手阳明、太阴而汗出；病始头首者，先取项太阳而汗出；病始足胫者，先取足阳明而汗出。臂太阴可汗

出，足阳明可汗出。故取阴而汗出甚者，止之于阳；取阳而汗出甚者，止之于阴。

凡刺之害，中而不去则精泄，不中而去则致气；精泄则病甚而恇，致气则生为痈疽也。

【译文】

如果是病人出现皮寒热的症状，那么会出现无法着席而卧，毛发枯焦，鼻内干枯，汗不能出的情况，治疗的时候，应该用泻法施针于足三阳之络，再用补法施针于手太阴肺经。

如果是病人出现肌寒热的症状，那么会出现皮肤疼痛，毛发枯焦，唇部干枯，汗不能出的情况，治疗的时候，应该用泻法施针于三阳于下，以泻出淤血，再用补法施针于足太阴脾经，达到出汗而愈的效果。

如果病人出现骨寒热的病状，那么就会全身疼痛，大汗不止。假如牙齿还没有出现枯槁的现象，则表明阴气尚在，治疗时应该施针于足少阴肾经在大腿内侧的络穴；假如牙齿已经枯槁，就是死症，无法治愈。骨厥病的判断和治疗也是如此。

骨痹病的症状为周身关节不能自由活动，并且关节疼痛，大汗如注，心情烦躁。治疗的时候，要采用补法施针于三阴之经的穴位。

如果病人的身体被金刃所伤，出血过多，同时又感染了风寒，或是从高处坠落而受伤，导致四肢瘦弱，乏困没有力气，这种病就叫作“体惰”，在治疗的时候应该施针于小腹肚脐下的三结交穴。所说的三结交，是足阳明胃经、足太阴脾经和任脉结在脐下三寸的地方交合的关元穴。

厥痹症是厥逆的气向上运行到达腹部所导致的。在治疗的时候，应该施针于阴经或者明经的络穴，但一定要诊察清楚主要病症所在，在阳经的话就用泻法，如果是在阴经的话就用补法。

颈部侧面的动脉是人迎穴。人迎穴，属足阳明经，位于颈部两侧的筋脉的前方。颈筋脉后侧是手阳明经的穴位，叫作“扶突”。它的后面是足少阳经脉的穴，叫作“天牖”；再往后面的是足太阳经的穴位，叫作“天柱”。腋窝下面动脉的地方，是手太阴肺经的穴位，叫作“天府”。阳邪上逆到达阳经的时候会出现头痛，胸满，呼吸不畅的情况，治疗的时候可以施针于人迎穴。如果病人出现突然失声、气梗塞、舌根坚硬的症状，在治疗的时候可以施针于扶突穴，并且刺舌根来放掉恶血。如果病人出现突然失聪，经气蒙蔽不畅，目不明的情况，在治疗的时候可以施针于天牖穴。如果病人出现突然拘挛抽搐、癫痫和眩晕，并觉得头重脚轻以及站立不稳等症状，在治疗的时候就可以施针于天柱穴；如果病人忽然得热病，腹内之气上逆，肝肺两条经脉上的邪火相搏，导致口鼻流血，在治疗的时候可以施针于天府穴。上面所说的五穴，天牖穴居于中，另外四穴聚在其周围，故五穴统称为天牖五部。

手阳明大肠经向上运行进入到颧骨而遍络于齿龈的一个穴位，叫作大迎。在医治下牙龋齿疼痛的时候，就可以施针于大迎穴治疗。其中，手臂出现恶寒的话就用补法，手臂没有出现恶寒的话就使用泻法。足太阳膀胱经也是进入到颧骨然后在齿龈遍布的一个穴位，叫作角孙。在医治上牙患龋齿疼痛的时候，就施针于角孙穴，并在鼻和颧之间取穴医治。刚刚发病的时候，如果脉气还很旺盛的话，就采用泻法来治疗；如果脉气已经虚弱的话，就采用补法来治疗。还有一个方法，也能取鼻外侧的穴位医治，在生病之初，应遵循邪盛即泻，气虚即补的原则。

足阳明胃经在鼻两侧进入到面部，其穴位名叫悬颅。两侧经脉的下行在口唇处相连，而两侧经脉的上行则联系于对侧之目，即左脉连于右目，右脉连于左目，观察到不正常的地方，医治时可以依据病情施针于悬颅穴治疗，邪气旺盛的话就用泻法，正虚不足的话就用补法。如果治疗的方法相反了，就会导致病情加剧。

足太阳膀胱经穿过颈部进入到脑部，然后直接连属于目本的，名叫眼系。对于头目痛者应在颈项中两筋间取穴加以治疗，这条经脉由项进入脑，分别连属于阴跷、阳跷二脉，这两条脉阴阳相交，阳气入而阴气出，阴阳气交于目锐眦，阳气过盛时则两目张而不合，阴气盛时则两目合而不张。

如果病人患热厥症，就施针于足太阴脾经、足少阳胆经来治疗，下针后留针时间应该较长些；如果病人患寒厥症的话，就施针于足阳

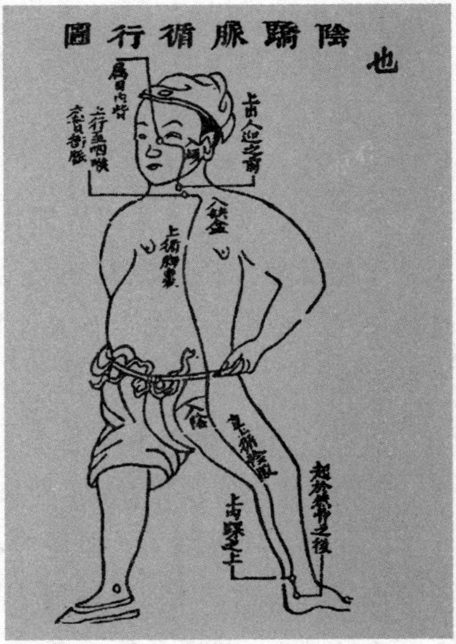

清代陈惠畴《经脉图考》奇经图中的阴蹻脉循行图

明胃经、足少阴肾经在足部的穴位来治疗，留针时间也要较长些。

如果病人患舌头缓纵不收，口中流口水，出现心烦闷乱的现象，这是肾阴不足之病状，在治疗的时候应该施针于足少阴肾经。如果病人患病恶寒战栗，双颔抖动，没有出汗，腹部出现胀满，发生心烦闷乱的现象，这是肺气不足的表现，在治疗的时候应该要施针于手太阴肺经的穴位。在针刺治疗时，虚证的时候用补法养正气，实证的时候应该要用泻法祛邪气。

四时针刺的规律为：春季的时候，施针于络脉间的穴位；夏季的时候，施针于分肉腠理间的穴位；秋季的时候，施针于手太阴肺经气口部的穴位；冬季的时候，施针于各经的穴位。总之，这四个季节的行针，要以四时变化为标准来确定。施针于络脉之的穴位可以治皮肤病，施针于分腠间的穴位可以治肌肉病。施针于气口部的穴位可以治筋脉病，施针于经输的穴位可以治骨髓、五藏的病变。

人身体上有五个关键的部位：一是大腿前方的伏兔穴部，二是小腿肚部，三是背部，四是背部和五藏联系紧密的腧穴所在的部位，五是头颈部。如果在这五个部位上发生痈疽，就会难以治愈。

痈疽之类的病如果是从手臂发生的，就先取手阳明大肠经、手太阴肺经的穴位治疗，并促使病人出汗，汗出而热消，病人就会痊愈；疾病始于头面部的，应该要首先施针于足太阳经颈部的穴位进行治疗，并使病人出汗，汗出则病愈；疾病始于下肢足胫部的，应该要首先施针于足阳明胃经的穴位，并使病人出汗，汗出则病愈。施针于手太阴肺经穴可以使得病人发汗，施针于足阳明胃经的穴位也可以使得病人发汗。因为阴阳二气相互制约，所以，施针于手太阴经穴而出汗过多的时候，就可以再施针于足阳明经穴来止汗；施针于足阳明经穴而导致出汗过多的时候，也可以再施针于手太阴经穴来止汗。

行针不恰当，造成的危害多为以下几类：一是刺中病邪而还不出针的，就会导致病人精气外泄；二是还没有刺中病邪就出针的，就会导致邪气聚结不散。如果精气外泄就会导致病情加重并且身体更加衰弱，邪气聚结不散就会发生痈疽外症。

癫狂病第二十二

目眦外决于面者，为锐眦；在内近鼻者为内眦；上为外眦，下为内眦。

癫疾始生，先不乐，头重痛，视举，目赤，甚作极，已而烦心，候之于颜，取手太阳、阳明、太阴，血变而止。

癫疾始作而引口啼呼喘悸者，候之手阳明、太阳，左强者攻其右，右强者攻其左，血变而止。

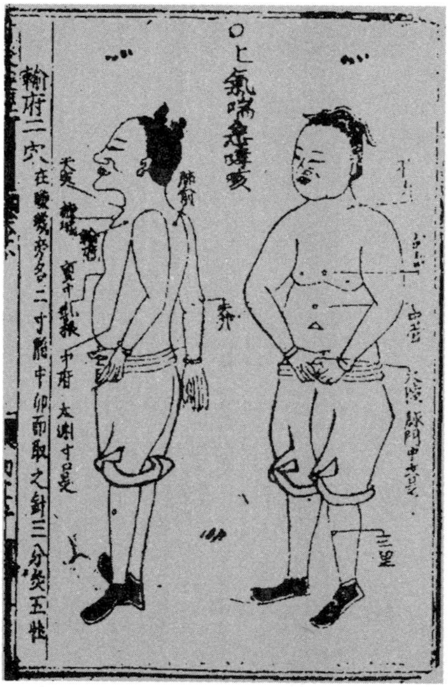

明代何柬《针灸捷径》针灸方图中的气喘急哮咳取穴图

癫疾始作先反僵，因而脊痛，候之足太阳、阳明、太阴、手太阳，血变而止。

治癫疾者，常与之居，察其所当取之处。病至，视之有过者泻之，置其血于瓠壶之中，至其发时，血独动矣，不动，灸穷骨二十壮。穷骨者，骶骨也。

骨癫疾者，顑齿诸腧分肉皆满，而骨居，汗出烦悗。呕多沃沫，气下泄，不治。

筋癫疾者，身倦挛急

大，刺项大经之大杼脉。呕多沃沫，气下泄，不治。

脉癫疾者，暴仆，四肢之脉皆胀而纵。脉满，尽刺之出血；不满，灸之项太阳，灸带脉于腰，相去三寸，诸分肉本输。呕多沃沫，气下泄，不治。癫疾者，疾发如狂者，死不治。

狂始生，先自悲也，喜忘苦怒善恐者，得之忧饥，治之取手太阴、阳明，血变而止，及取足太阴、阳明。

狂始发，少卧不饥，自高贤也，自辩智也，自尊贵也，善骂詈，日夜不休，治之取手阳明、太阳、太阴、舌下少阴，视之盛者，皆取之，不盛，释之也。

狂言、惊、善笑、好歌乐、妄行不休者，得之大恐，治之取手阳明、太阳、太阴。

狂，目妄见、耳妄闻、善呼者，少气之所生也，治之取手太阳、太阴、阳明、足太阴、头、两顑。

狂者多食，善见鬼神，善笑而不发于外者，得之有所大喜，治之取足太阴、太阳、阳明，后取手太阴、太阳、阳明。

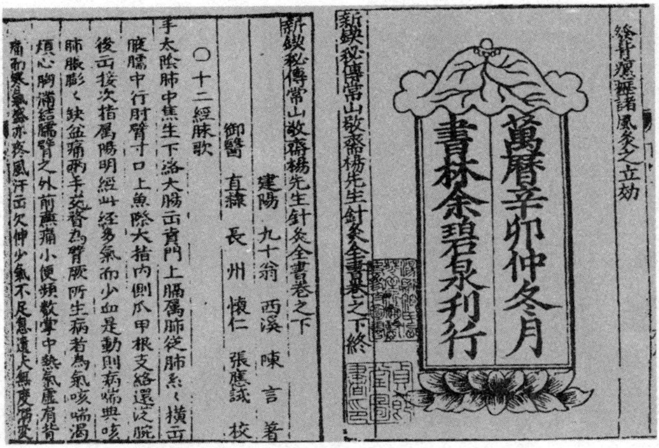
發背癰疽諸風灸之立効

萬曆辛卯仲冬月
書林余碧泉刊行

新鍥秘傳常山敬齋楊先生針灸全書卷之下終

新鍥秘傳常山敬齋楊先生針灸全書卷之下
建陽 九十翁 西溪 陳言 著
御醫 直隸 長州 懷仁 張應試 校
〇十二經脈歌
手太陰肺中焦生下絡大腸出賁門上膈屬肺從肺系橫出
腋臑中行肘臂寸口上魚際大指內側爪甲根支絡還從腕
後出接次指屬陽明經此經多氣而少血是動則病喘與咳
肺脹彭彭缺盆痛兩手交瞀為臂厥所生病者為氣咳喘渴
煩心胸滿結臑臂之外前廉痛小便頻數掌中熱氣盛肩背
痛[illegible]氣盛亦疼風汗出欠伸少氣不足息遺失無度溺變

明万历十九年史勤斋刊《针灸全书》书影

狂而新发，未应如此者，先取曲泉左右动脉，及盛者见血，有顷已，不已，以法取之，灸骨骶二十壮。

风逆，暴四肢肿，身漯漯，唏然时寒，饥则烦，饱则善变，取手太阴表里，足少阴、阳明之经，肉清取荥，骨清取井、经也。

厥逆为病也，足暴清，胸若将裂，肠若将以刀切之，烦而不能食，脉大小皆涩，暖取足少阴，清取足阳明，清则补之，温则泻之。

厥逆腹胀满，肠鸣，胸满不得息，取之下胸二胁咳而动手者，与背输以手按之立快者是也。

内闭不得溲，刺足少阴、太阳与骶上以长针，气逆则取其太阴、阳明、厥阴，甚取少阴、阳明，动者之经也。

少气，身漯漯也，言吸吸也，骨酸体重，懈惰不能动，补足少阴。短气，息短不属，动作气索，补足少阴，去血络也。

【译文】

面颊外侧，靠近两鬓的眼角，叫做锐眦；靠近鼻子一侧的眼角，叫作内眦。上眼胞属于目外眦；下眼胞属于目内眦。

癫病刚开始产生的时候，病人首先表现为闷闷不乐，神情抑郁，头部感到沉重疼痛，双眼上视，眼睛泛红。严重的时候，就会出现心烦不安的现象。诊断时，可以通过病人面部表情的变化，来判断疾病的发展程度。治疗的时候可以施针于手太阳小肠经、手阳明大肠经、手太阴肺经的穴位，点刺出血以泻阳亢之气，血色转为正常之后就停止用针。

癫病开始发作的时候，病人表现为口角牵扯行歪斜，口中发出啼呼的声响，伴有气喘心悸。医治时要先观察病情的变化，了解牵引方向，从手阳明大肠经、手太阳小肠经两经取穴施针治疗，使用缪刺法，左侧痉挛便在右侧经脉的穴位上用针，右侧痉挛便在左侧经脉的穴位上用针，点刺出血，直至血色变得正常后在停止用针。

癫病刚开始发作的时候，病人表现为身体僵硬，伴有脊背部作痛。这时候应该从足太阳膀胱经、足阳明胃经、足太阴脾经、手太阳小肠经取穴，点刺出血，直至血色变得正常后在停止用针。

治疗癫病的时候，医生应该和病人住在一起，以观察病人病邪的所在，决定应该对什么经穴施针治疗。癫病发作的时候，找到邪气最旺盛的经脉，选取恰当的穴位采用泻法针刺，并把放出的血放在葫芦瓢中，等到病人再发病的时候，葫芦瓢里的血就会产生波动。如果血不动的话，可以施针于穷骨穴二十壮。穷骨，指的是骶骨，此时针刺骶骨能够获得比较好的疗效。

癫病深入骨内，病人的颔腮牙齿各腧分肉之间都出现胀满。骨骼发生僵直，出汗，烦闷，呕吐很多涎沫，肾气下泄。这是不治之症。

癫病深入筋内，病人的身体蜷曲不能伸，拘挛紧急，脉大。应该施针于项后足太阳膀胱经的大杼穴。如果病人呕吐大量涎沫，肾气下泄的话，也是不治之症。

癫病深入脉内，病人发病的时候突然晕仆倒地，四肢的经脉都出现暴张并且纵缓。如果经脉胀满，医治时应点刺放血，将恶血放尽；如果脉不胀满的话，就可以施针于项后两侧足太阳膀胱经的穴位，还要施针于带脉与腰距离三寸地方的穴位，以及诸经分肉之间和四肢的腧穴。如果病人出现呕吐大量涎沫，肾气下泄的话，是不治之症。癫病病人在发病的时候，出现如同发狂般的症状，也是不治之症。

在狂病开始发生的时候，病人先是产生了悲伤的情绪，健忘，容易愤怒，经常有恐惧感，该病多因过度的忧思和饥馑导致的。治疗的时候应该要施针于手太阴肺经、手阳明大肠经两经的穴位，点刺放血，直到血色变为常色之后才可以停止施针；然后再施针于足太阴脾经、足阳明胃经的穴位进行治疗。

狂病开始发作的时候，病人很少睡觉、不知道饥饿，自认为高明的圣人，自认为是最聪慧的人，最尊贵的人，喜欢骂人，日夜不息。治疗的时候，应该要施针于手阳明经大肠经、手太阳小肠经、手太阴肺经和舌下手少阴心经的穴位。先诊察这些经脉，脉盛的都可取穴点刺放血，脉不盛的则不可取穴。

狂病病人表现出狂言乱语，容易惊恐，经常笑，喜欢唱歌，胡行妄动不止的行为，是因为受了剧烈的惊恐导致的。治疗的时候可以施针于手阳明大肠经、手太阳小肠经、手太阴肺经的穴位。

狂病病人，出现幻视幻听，喜欢呼叫的，都是因为病人的气衰神怯导致的。治疗的时候应该要施针于手太阳小肠经、手太阴肺经、手阳明大肠经、足太阴脾经和头部两颔部的穴位。

狂病病人表现为食量很大，常常看见鬼神的幻象，喜欢无声窃笑，这是由于喜乐太过所导致的。治疗的时候应该要首先施针于足太阴脾经、足太阳膀胱经、足阳明胃经的穴位。

然后再施针于手太阴肺经、手太阳小肠经、手阳明大肠经的穴位。

在医治初发狂病，但病程还比较短，还未出现上述严重症状的病人时，应该要首先施针于足厥阴肝经的曲泉穴左右两侧的动脉，如果经脉邪气旺盛，就用点刺放血，不久，病势就会减轻了。如果还没有好转的话，再按照上面所说的方法进行治疗，施针于骶骨二十壮。

如果是得了风逆病，病人的四肢会突然肿胀，身上大汗淋漓，有时候全身寒冷发抖而唏嘘不止，饥饿的时候就会心中烦乱，吃饱之后又会多动不安。治疗的时候可以施针于手太阴肺经、手阳明大肠经、足少阴肾经、足阳明胃经的穴位。如果病人感到肌肉寒冷的话，就施针于上述各经的荥穴进行治疗；如果感到骨中寒冷的话，就施针于上述各经的井穴进行治疗。

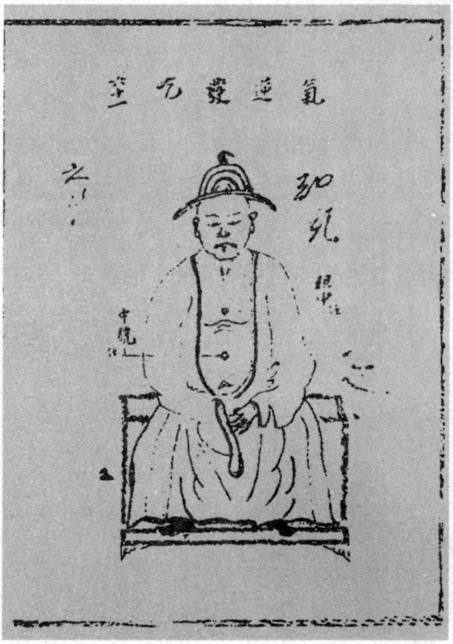

明抄本《针灸集成》针方图中的气逆取穴图

厥逆病的表现为：病人突然两足寒冷。胸中疼痛得如同就要裂开，肠子疼痛得像刀切一般，烦乱不安，以至不能吃饭。脉来无论大小都呈现涩象。进行治疗时，如果病人身体还温暖的话，就施针于足少阴肾经的穴位；如果身体是寒冷的话，就施针于足阳明胃经的穴位；对于冷者就用补法治疗，暖者就用泻法治疗。

厥逆病除了上述病症外，还伴有腹部胀满、肠鸣，胸中满闷，呼吸不畅等症状。治疗的时候可以施针于胸下两胁处的穴位，取穴时叫病人咳嗽，感觉随手而动之处就是穴位；然后再取背部腧穴，取穴时用手指按压，病人感到舒快的地方就是背俞穴。

如果有小便不畅、无尿等现象，治疗的时候可以施针于足少阴肾经、足太阳膀胱经的穴位，同时在尾骶部的长强穴施以长针。如果感觉到气上逆的话，就施针于足太阴脾经、足阳明胃经的穴位；病情发作严重的病人，就施针于足少阴肾经、足阳明胃经动脉上的穴位。

如果病人出现气息短促，呼吸不能持续，感觉周身如被水浇透一般，说话断断续续，骨节酸疼，身体困重，四肢无力，不想行动的，治疗的时候就可以施针于足少阴肾的穴位，并且选用补法。如果病人表现为呼吸短促且断断续续，只要一活动就呼吸困难的，治疗的时候施针于足少阴肾经，同样选用补法，如若遇到血络於阻，则要施针去其血络。

热病第二十三

偏枯，身偏不用而痛，言不变，志不乱，病在分腠之间，巨针取之，益其不足，损其有余，乃可复也。痱之为病也，身无痛者，四肢不收，智乱不甚，其言微知，可治。甚则不能言，不可治也。病先起于阳，复入于阴者，先取其阳，后取其阴，浮而取之。

热病三日，而气口静，人迎躁者，取之诸阳，五十九刺，以泻其热而出其汗，实其阴以补其不足者。身热甚，阴阳皆静者，勿刺也；其可刺者，急取之，不汗出则泄。所谓勿刺者，有死征也。

热病七日八日，脉口动，喘而短者，急刺之，汗且自出，浅刺手大指间。

热病七日八日，脉微小，病者溲血，口中干，一日半而死，脉代者，一日死。热病已得汗出，而脉尚躁，喘且复热，勿刺肤，喘甚者死。

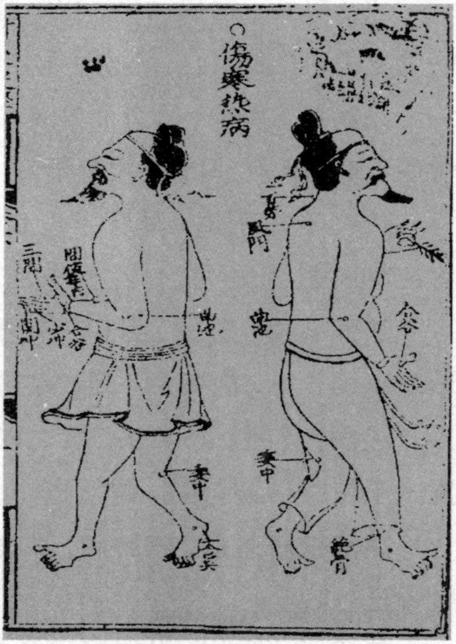

明代何柬《针灸捷径》针灸方图中的伤寒热病取穴图

热病七日八日，脉不

躁，躁不散改，后看中有汗；三日不汗，四日死。未曾汗者，勿腠刺之。

热病先肤痛，窒鼻充面，取之皮，以第一针，五十九，苛轸鼻，索皮于肺，不得，索之火，火者心也。

热病先身涩，倚而热，烦悗，干唇口嗌，取之皮，以第一针，五十九，腹胀口干，寒汗出，索脉于心，不得，索之水，水者肾也。

热病嗌干多饮，善惊，卧不能起，取之肤肉，以第六针，五十九，目眦青，索肉于脾，不得，索之水，木者肝也。

热病面青脑痛，手足躁，取之筋间，以第四针，于四逆，筋躄目浸，索筋于肝，不得，索之金，金者肺也。

热病数惊，瘛瘲而狂，取之脉，以第四针，急泻有余者，癫疾毛发去，索血于心，不得，索之水，水者肾也。

热病身重骨痛，耳聋而好瞑，取之骨，以第四针，五十九刺，骨病不食，啮齿，耳青，索骨于肾，不得，索之土，土者脾也。

热病不知所痛，耳聋不能自收，口干，阳热甚，阴颇有寒者，热在髓，死不可治。

热病头痛，颞颥，目（疒丰勹手），脉痛，善衄，厥热病也，取之以第三针，视有余不足，寒热痔。

热病，体重，肠中热，取之以第四针，于其俞及下诸趾间，索气于胃胳（应作络），得气也。

热病挟脐急痛，胸胁满，取之涌泉与阴陵泉，取以第四针，针嗌里。

热病而汗且出，及脉顺可汗者，取之鱼际，太渊、大都、太白，泻之则热去，补之则汗出，汗出太甚，取内踝上横脉以止之。

热病已得汗而脉尚躁盛，此阴脉之极也，死；其得汗而脉静者，生。热病者脉尚盛躁而不得汗者，此阳脉之极也，死；脉盛躁得汗静者，生。

热病不可刺者有九：一曰，汗不出，大颧发赤，哕者死；二曰，泄而腹满甚者死；三曰，目不明，热不已者死，四曰，老人婴儿，热而腹满者死；五曰，汗不出，呕下血者死；六曰，舌本烂，热不已者死，七曰，咳而衄，汗不出，出不至足者死；八曰，髓热者死；九曰，热而痉者死。腰折，瘛疭，齿噤齘也。凡此九者，不可刺也。

所谓五十九刺者，两手外内侧各三，凡十二痏；五指间各一，凡八痏，足亦如是；头入发一寸傍三分各三，凡六痏；更入发三寸边五，凡十痏；耳前后口下者各一，项中一，凡六痏；巅上一，聪会一，发际一，廉泉一，风池二，天柱二。

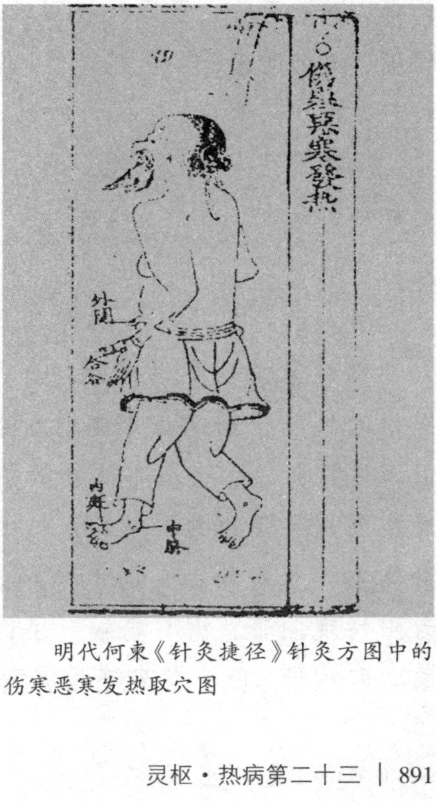

明代何東《针灸捷径》针灸方图中的伤寒恶寒发热取穴图

气满胸中，喘息，取足太阴大趾之端，去爪甲如薤叶，寒则留之，热则疾之，气下乃止。心疝暴痛，取足太阴、厥阴，尽刺去其血络。喉痹舌卷，口中干，烦心心痛，臂内廉痛，不可及头，取手小指次指爪甲下，去端如韭叶。目中赤痛，从内眦

始，取之阴蹻。风痉，身反折，先取足太阳及腘中，及血络出血；中有寒，取三里。癃，取之阴蹻及三毛上及血络出血。男子如蛊，女子如怚，身体腰脊如解，不欲饮食，先取涌泉见血，视跗上盛者，尽见血也。

【译文】

得了偏枯病，常表现为半身不遂并伴有疼痛，假如病人言语正常，神志清醒，就说明在分肉腠理之间有病邪，病邪尚未入内。治疗的时候，适宜让病人温卧来取汗，然后再施以九针中的大针医治。如果是虚证的话就用补法，如果是实证的话就用泻法，就可以恢复正常。痱病的表现为身体虽然没有觉得疼痛，但是四肢缓慢无法收回来，意识错乱但是还属于轻微的程度，说起话来，尽管声音小，但还可以听清楚。这样的病症较轻，就可以治疗；病情严重到无法说话的病人，就不能治疗了。风痱病先从阳分开始，然后进入到阴分，治疗的时候应该要先施针于它的阳经，再施针于它的阴经，取穴时选用浅刺的方法。

病人已经患了三天的热病，如果寸口的脉象平静，但是人迎部脉象呈现躁动的话，就表明热邪还在浅表未能入里，医治时可以根据病症来施针于各阳经治疗热病的五十九穴，以泻法施针，祛除病人体表的热邪，让邪气随着汗而出。然后施以充实阴经的补针，用来补益其阴经的不足。如果病人身体发热很厉害，但是寸口，人迎的脉象却显得很沉静的，为阳病现阴证，就不能施针了；假如还有施针的可能，就应该立即施针，就算热邪不能从汗出，也会从泄解。上述不可施针者，脉象相逆，已有死亡的征象。

患热病的第七天、第八天，诊察到病人寸口的脉象躁动，出现气短并且呼吸短促等症状的时候，应该快速地施针治疗，汗将自出。施针的时候应该要施针于手大指间肺经的少商穴，浅刺即可。

患热病的第七天、第八天，并且诊察到病人脉象微小，出现小便尿血，口干舌燥的症状，病人会死在一天半后。如果出现代脉，就会死于一天之内。如果热病病人汗已出，但是脉象仍然呈现躁疾，并伴有气喘，又重新发热的话，就不用施针了，气喘严重者就会死亡。

患热病的第七天、第八天，病人脉象没有出现躁动，或者是脉象虽然躁动但是没有数象，则表明热邪仍在，如果病人三天之内有出汗的可能，邪气随汗消除，就有望痊愈。如果三天之内还不出汗的话，就表明正气衰竭，病人就会在第四天死亡。在病人尚未出汗的时候，是不可施针治疗的。

热病初发，会出现皮肤疼痛，鼻孔无法通气，如同塞了东西一般，面部浮肿，为热伤皮毛的症状，医治时应该用浅刺皮肤的方法，使用九针中的第一针，施针于治疗热病时常用的五十九个穴位。如果鼻子长小疹，同样为皮毛内有热邪，由于肺合皮毛，所以医治时自肺经入手。假如医治无效，需自属火的心经腧穴入手，由于心性质属火，心火会相克于肺金。

得了热病的病人，开始的时候显示感到皮肤干涩，四肢乏困无法长久地站立，并且出现心烦闷乱，唇口和咽喉干燥的情况，应当刺其血脉，医治时可以采用浅刺皮肤的方法，使用九针中的第一号镵针，施针于治疗热病常用的五十九个穴里面的穴位。如果病人出现腹胀，口干舌燥，并且出冷汗的症状，则说明血脉内有热邪，由于心主血脉，所以治疗的时候应该要施针于心经的腧穴。假如医治无效，就应自属水的肾经入手，因为肾水可以克心火。

热病病人的症状表现为咽喉干燥，口渴饮水多，容易惊恐，无法安卧，这是邪气入侵肌肉引发病变的结果，治疗的时候应该使用九针中的第六号员利针，施针于治疗热病常用的五十九个穴里面的穴位。如果诊察到病人眼角发青，属于脾经病变，而脾主肌肉，因此治疗时应从脾经开始，刺至肌肉。假如医治无效，则治疗应从肝主木开始，原因在于肝木可以克脾土。

热病病人的病症表现为脸色发青，头脑中作痛，手足躁动不安等症状的，这是邪气入侵筋引发的病变，治疗的时候应该使用九针中的第四号锋针，取手足四肢不利处进行施刺。假如病人脚不能走路，眼睛流泪不止，这是属于肝经发生的疾病，肝主筋，因此针应该刺到筋，也就是从肝开始治疗。假如没有效果，则治疗应从肺金开始，原因在于肺金相克于肝木。

热病病人具体表现为多次发惊风，肢体抽搐并且精神错乱的，这是邪气入侵心部导致的；治疗的时候针需要深刺到血络，使用九针中的第四号锋针进行刺治，将其中多余的邪热快速泻出。假如时常出现癫证和毛发脱落的现象，这是属于心经的疾病，应对心所主的血脉进行治疗。假如没有效果，则治疗应从肾水开始，原因在于肾水相克于心火。

热病病人具体表现为身体重滞，骨节作痛，耳聋并且嗜睡，这是邪气入侵肾中，针需要深刺入骨，选用九针中的第四号锋针，施针于热病常用的五十九个穴里面的穴位。假如患的是骨病而食欲不振，发生咬牙，两耳发青这是肾经发生的疾病，应对骨进行针刺，此为肾经所主。假如没有治疗效果，治疗应从脾开始，这是由于脾性质是属土的，脾土相克于肾水。

热病病人病状表现为对疼痛没有感觉，并且耳聋失聪，四肢无法收放自如，出现精神萎靡不振，口干舌燥，阳气旺盛时有热象，阴气旺盛时有寒象的，说明邪热已经深入到骨髓了，是无法医治的死证。

热病病人病状表现为头痛得很厉害，鬓骨处以及眼睛周围的筋脉发生抽搐并伴随疼痛感，鼻孔经常出血的，就是厥热病了，是热邪逆行而上的表现。治疗的时候选用九针的第三号鍉针，以病证的虚实情况为依据来施以不同的补泻方法来施针治疗。另外厥热病发病时还要注意，常常会出现寒热痔疮等病象。

热病病人病状表现为身体重滞，肠中灼热异常，这是脾胃中出现热邪的结果。治疗的时候可以选用九针的第四号锋针，施针于太阴脾经、阳明胃经的腧穴，同时取位于下部各趾间的穴位，还可以施针于胃经的络脉，得气为好。

热病病人病状表现为肚脐两侧拘急疼痛，出现胸胁胀满的，这是足少阴、太阴二经中出现邪气所致。治疗的时候应该选用九针的第四针，施针于涌泉穴和阴陵泉穴，由于肾、脾二经均向上同咽喉部位相连，因此还可以施针于舌下的廉泉穴。

热病病人病状是出汗后，脉象显得较为平静的，是顺，脉证相符，可以继续发汗治疗，这时候就应该要施针于手太阴肺经的鱼际、太渊、大都、太白等穴位，使用泻法来退热，使用补法就能使病人出汗。假如病人出汗过多的时候，就可以施针于内踝上方的三阴交穴，就能止汗了。

热病病人病症表现为已经出汗了，但是脉象仍然呈现躁盛的话，说明阴气将尽，孤阳不敛，是无法医治的死症。假如病人热病出汗后，脉象是很平静的，是顺症，病人会最终活过来的。

热病病人病症表现为脉象躁盛，但是却没有出汗，这是阳气将要耗尽，是无法医治的死症。假如脉象虽然盛大躁动，但是出了汗之后脉象转为平静的，是顺症，病人会最最终活过来的。

得了热病的人，有九种无法医治的死证，都是不能进行施针治疗的：一是不出汗，两颧部发红并伴有呃逆的现象，为虚阳上越的死症；二是出现腹泻、发胀特别严重的现象，是脾气衰竭的死症；三是出现两眼视力模糊，高热不退的现象，是精气耗尽的死症；四是老年人和婴儿，发热并伴有腹满的现象，为脾为邪热所伤的死症；五是不出汗，呕吐并伴有大便下血的现象，是阴气损耗的死症；六是舌体溃烂，发热无法减轻的现象，是阴气受到极大损伤的死症；七是咳嗽不止，鼻孔出血，没有出汗，或者是出汗也到不了两足部的现象，是真阴衰竭的死症；八是热邪已经深入到骨髓的，为肾阴耗尽的死症；九是发热导致痉病的情况，是阴血损耗，热极生风的死症，出现热象并引起痉病时，就会发生背脊反张，肢体抽搐，紧闭牙关，磨牙等病症。上面所举的九种情况，都是热邪过盛、真阴衰竭的死症，都不能进行施针治疗。

治疗热病采用针刺法时常用的五十九个穴位，就是在两手外侧有三个穴位，内侧也有三个穴位，左右共合十二个穴位；

在手五指中间各有一个穴位，左右两手共合八个穴位；在足五趾的中间也同样各有一个穴位，两足共合八个穴位；在头部进入到发际一寸两侧各有三个穴位，左右共合六个穴位；从这里再进入到发际三寸的两侧各有五个穴位，共合十个穴位；耳朵前面一个穴位，耳朵后面一个穴位，嘴巴下面一个穴位，颈项中一个穴位，共合六个穴位；头顶上为一个穴位，囟会为一个穴位，前发际为一个穴位，后发际为一个穴位，廉泉为一个穴位，左右风池共两个穴位，左右天柱共两个穴位，共合九个穴位。以上各部穴位数总计是五十九个。

如果病人出现胸中气满导致呼吸喘促的话，就可以施针于足太阴大拇趾顶端的穴位进行治疗，所处的部位和趾甲角的距离就像一片韭叶那么宽。如果症状性质是属寒的话，便通过留针进行治疗；如果症状的性质是属热的话，便通过疾刺法治疗，直到上逆之气降下，喘气减轻，就可以停止施针了。心疝病的症状是腹内突发疼痛，应该施针于足太阴经和足厥阴经进行治疗，通过放血法的运用，将经脉上的血络全部除尽，以达到泻尽邪气的目的。喉痹的症状是舌

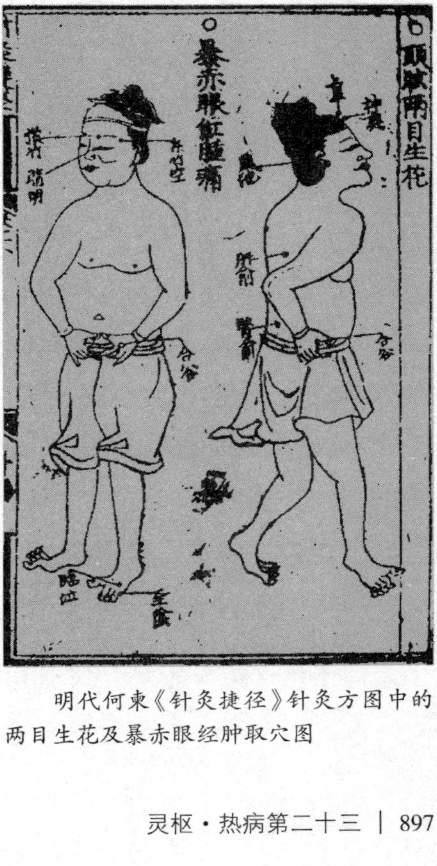

明代何柬《针灸捷径》针灸方图中的两目生花及暴赤眼经肿取穴图

头卷曲不直，口干舌燥，心烦闷，胸部疼痛，手臂内侧疼痛，无法上举到达头部的情况，应该要施针于无名指近小指的一侧指端穴进行治疗，这个穴位的位置和指甲角的距离就像一张韭叶那样宽。如果病人眼球发红疼痛，而且病是始于眼内角的，因为内眼角为阴阳跷脉交会之处，可通过施针于阴跷脉的照海穴进行治疗。风痉表现出颈项僵直、角弓反张的现象时，应该要施针于足太阳经和腘窝中央的委中穴，并在表浅的血络上施针使其出血。如果腹中有寒的话，就应该要同时施针于足阳明经的足三里穴。对癃闭症进行治疗时可选用阴跷脉起点处的照海穴，以及足厥阴经在足大拇趾外侧三毛上的大敦穴，并在肝肾二经的血络上施针使其出血，将邪气放出。如果是男子得了类似疝瘕一般的蛊病，女子得了月经受阻的疾病，病状是腰脊感觉疼痛，如同将要被分裂一般，食欲不振，治疗时可以先施针于涌泉穴使其出血，再施针于脚面上有充血的血络脉，同样是使其出血，以使邪气泻出。

厥病第二十四

厥头痛，面若肿起而烦心，取之足阳明、太阴。

厥头痛，头脉痛，心悲善泣，视头动脉反盛者，刺尽去血，后调足厥阴。

厥头痛，贞贞头重而痛，写头上五行，行五，先取手少阴，后取足少阴。

厥头痛，意善忘，按之不得，取头面左右动脉，后取足太阴。

厥头痛，项先痛，腰脊为应，先取天柱，后取足太阳。

厥头痛，头痛甚，耳前后脉涌有热，泻出其血，后取足少阳。

真头痛，头痛甚，脑尽痛，手足寒至节，死不治。

头痛不可取于腧者，有所击堕，恶血在于内，若肉伤，痛未已，可则刺，不可远取也。

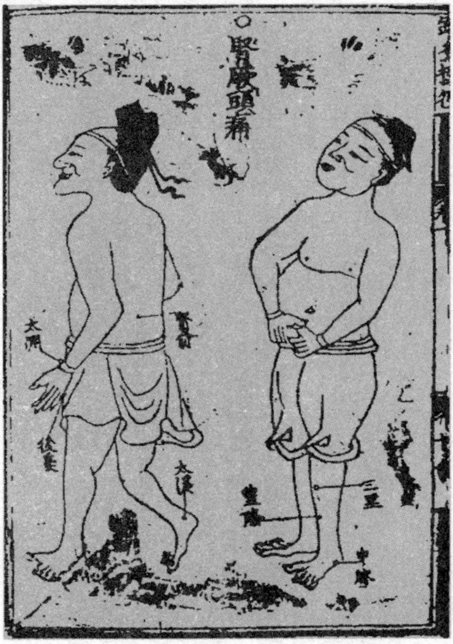

明代何柬《针灸捷径》针灸方图中的肾厥头痛取穴图

头痛不可刺者，大痹为

恶，日作者，可令少愈，不可已。

头半寒痛，先取手少阳、阳明；后取足少阳、阳明。

厥心痛，与背相控，善瘛，如从后触其心，伛偻者，肾心痛也。先取京骨、昆仑，发狂不已，取然谷。

厥心痛，腹胀胸满，心尤痛甚，胃心痛也。取之大都、太白。

厥心痛，痛如以锥针刺其心，心痛甚者，脾心痛也。取之然谷，太溪。

厥心痛，色苍苍如死状，终日不得太息，肝心痛也。取之行间，太冲。

厥心痛，卧若徒居，心痛间，动作痛益甚，色不变，肺心痛也。取之鱼际、太渊。

真心痛，手足清至节，心痛甚，旦发夕死，夕发旦死。

心痛不可刺者，中有盛聚，不可取于腧。

肠中有虫瘕及蛟蛕，皆不可取以小针。心腸痛，憹作痛腫聚，往来上下行，痛有休止，腹热喜渴涎出者，是蛟蛕也，以手聚按而坚持之，无令得移，以大针刺之，久持之，虫不动，乃出针也。恙腹浓痛，形中上者。

耳聋无闻，取耳中。耳鸣，取耳前动脉。耳痛不可刺者，耳中有脓，若有干聍聊，耳无闻也。耳聋，取手小指次指爪甲上与肉交者，先取手，后取足。耳鸣，取手中指爪甲上，左取右，右取左，先取手，后取足。

足髀不可举，侧而取之，在枢合中，以员利针，大针不可刺。病注下血，取曲泉。

风痹淫砾，病不可已者，足如履冰，时如入汤中，股胫淫砾，烦心头痛，时呕时悗，眩已汗出，久则目眩，悲以喜恐，短

气不乐，不出三年死也。

【译文】

经气向上逆行而引发头痛，出现面部浮肿并且发生心烦的现象，治疗的时候可以施针于足阳明胃经和足太阴脾经的穴位进行治疗。

经气上逆而引发的头痛，如出现头部脉络作痛，病人情绪悲伤，容易哭啼的病状，可以诊察病人的头部搏动显著的络脉，施针于跳动明显的地方使其放血，然后施针于足厥阴经穴位加以调治。

经气向上逆行而引发头痛，如果出现头部沉重作痛，作痛的位置不变的情况，治疗的时候应该施针于头上的五条经脉中的穴位，每一行选取五个进行针刺，用以将邪气泻出，先泻手少阴心经，再对足少阴肾经进行调治补充。

经气向上逆行而引发头痛，如果出现健忘、头痛时拿手对头部进行按压，却无法找到具体疼痛的部位，治疗的时候可以首先施针于头面周围的动脉，将邪气泄出，然后再施针于足太阴脾经的穴位进行调治补充。

经气向上逆行而引发头痛，如果出现颈项部先痛，接着腰脊部也开始疼痛的病状，治疗的时候可以先采用泻法，施针于足太阳膀胱经的天柱穴，然后再施针于足太阳经其他对应的穴位。

经气向上逆行而引发头痛，如果出现头痛剧烈，耳朵的前面和后面的脉络较充盛并且发热的病状，治疗的时候应该要先施针于经络使其放血，然后再施针于足少阳经的穴位加以调理、医治。

真头痛的病，疼痛严重，整个脑部都有痛感，病人的手足都冷甚至过肘膝关节。这种头痛病是无法医治的死症。

属于下面情形的头痛病，治疗的时候不能采用施针于远端的腧穴来治疗，它们属于撞击跌仆一类的外伤，导致淤血在里面积留的，不得施针于远端的腧穴；肌肉损伤而引起疼痛不止的病人，可以施针于伤痛部位的局部进行治疗，不能针刺远端的腧穴。

治疗时不可采用针刺法的头痛是由严重痹病所导致的头痛，假如每天都发作，施针只是能稍微减轻疼痛，但是无法彻底根除。

偏头痛并且同时有半侧发凉的，治疗的时候应该要首先施针于手少阳三焦经、手阳明大肠经的穴位，然后施针于足少阳胆经、足阳明胃经的穴位进行治疗。

厥心痛病，病状表现为心痛发作时牵扯到背部，抽搐集中，与从后背对心脏进行撞击无异，病人疼痛的导致屈背弯腰，这种心痛病是因为肾经邪气上逆对心部进行侵害导致的，所以叫作肾心痛。治疗的时候首先要施针于足太阳膀胱经的京骨穴、昆仑穴。如针刺后依然有疼痛感，就可以再施针于足少阴肾经的然谷穴。

厥心痛病，病状表现为腹胀并且胸满，心痛剧烈，这是由于胃经的邪气上逆对心部进行侵害导致的，所以叫作胃心痛。治疗的时候应该施针于足太阴脾经的大都穴、太白穴。

厥心痛病，病症表现为疼痛得如同用锥针刺心一般，心痛特别严重，这是由于脾气上逆对心部进行侵害导致的，所以叫作脾心痛。治疗的时候应该施针于足少阴肾经的然谷、太溪穴。

厥心痛病，病症表现为脸色发青如同死灰一般，并且整天疼痛，甚至无法进行深呼吸，这是由于肝气上逆对心部进行侵害导致的，所以叫作肝心痛。治疗的时候可以施针于足厥阴肝经的行间、太冲穴。

厥心痛病，病症表现为在卧床或休息的时候心痛缓解和减轻，但是活动的话就疼痛加剧，但脸色不变，这是由于肺气上逆对心部进行侵害导致的，所以叫作肺心痛。治疗的时候应该施针于太阴肺经的鱼际穴、太渊穴。

真心痛病，病症表现为手足冷到肘膝关节，心痛剧烈，早上发作的话病人就会在晚上死亡，晚上发作的话病人就会在次日早上死亡。

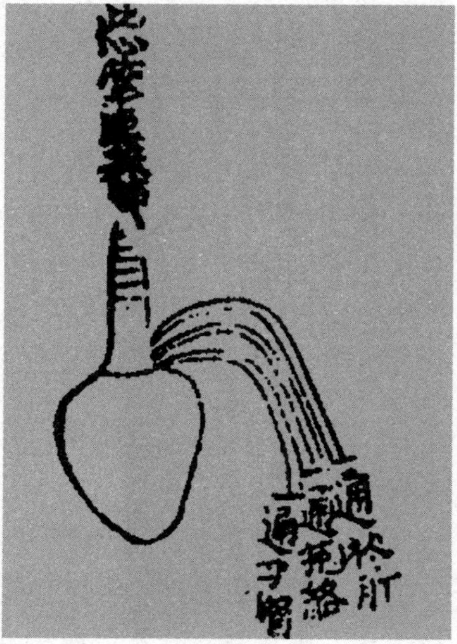

明代吴嘉言《针灸原枢》脏腑图中的心脏形象图

不能进行针刺治疗的心痛病的症状有：病人体内存在淤血跟积聚的实证，是有形的实邪，因此这种病不能进行施针来调理经气。

肠内有虫积或蛔虫一类的病，都不适宜选用小针来施针治疗；虫疾诱发心腹疼痛，出现心里郁闷不畅，有聚结而成的肿块在内，上下游走，没有固定的地方，时而疼痛时而停止，腹部发热，经常口渴流口水等症状的，是由肠内存在的寄生虫进行活动引起的。施针的时候用手按紧结块，让它无法移动，然后用大针在上面施针，等到虫不动的时候才能出针。一旦产生满腹有痛感，烦闷不畅，并且有结块在里面上下活动的虫疾，便可通过此办法进行治疗。

耳聋无法听到声音的，可以施针于耳中的穴位进行治疗；如果是耳内鸣响，可以施针于耳前动脉进行治疗；如果出现耳内疼痛，有以下情况的不适宜进行施针治疗：一是耳中有脓的情况，二是有干耳垢，耳已经丧失听力的。如果是要治疗耳聋的话，可以首先施针于无名指爪甲上方与肉相连部位的关冲穴进行治疗，首先对手上穴位进行针刺，之后再对足部穴位进行针刺。如果是要治疗耳鸣的话，就可以施针于手甲上端和足中趾趾甲的中冲穴进行治疗，如果是左侧耳鸣就施针于右侧手足穴位，如果是右侧耳鸣就施针于左侧手足穴位，首先施针于手上的腧穴，然后再施针于足部的穴位。

如果病人的大腿无法进行弯曲伸展一类的动作，治疗时可以让病人侧卧，施针于髀枢中的环跳穴，选用九针里的员利针，不能使用大针。由于肝不藏血而导致下血的，就可以施针于曲泉穴进行治疗。

如果是患了风痹证到了严重阶段，病重甚至到了无法医治的地步，有时候两足冷得好像踩在冰上一样，有时候热得却像泡在开水里面一样。下肢的严重病变朝着人体内部蔓延、扩展，便会伴有心烦不安，发生头痛、时常呕吐或者饱闷等现象，以及目眩后立即出汗，过了不久又会发生目眩，情绪出现起伏，时而觉得悲伤，时而觉得恐惧，呼吸气短，心里总是闷闷不乐的。这种情况延续下去，病人就会在三年内死亡。

病本第二十五

先病而后逆者，治其本。先逆而后病者，治其本。先寒而后生病者，治其本。先病而后生寒者，治其本。先热而后生病者，治其本。先泄而后生他病者，治其本，必且调之，乃治其他病。先病而后中满者，治其标。先病后泄者，治其本。先中满而后烦心者，治其本。有客气，有同气。大小便不利，治其标；大小便利，治其本。

病发而有余，本而标之，先治其本，后治其标；病发而不足，标而本之，先治其标，后治其本。谨详察间甚，以意调之，间者并行，甚为独行。先小大便不利而后生他病者，治其本也。

【译文】

如果是病人首先患了某种病，然后发生气血违逆不和的话，应该首先治疗病人本来的病；如果病人是因为厥逆的病症在先然后才导致发生某种病变的，应该首先治疗厥逆的病症。如果病人是首先患了寒性病，然后才发生其他病变的话，其根源在寒病，应该首先治疗病人的先寒；如果病人是先有某病，然后才导致出现寒证的话，应该首先治疗病人的先病；如果病人是首先得了热证，后发生其他病变的话，其根源在热病，应该首先治疗病人的先热；如果病人是首先患了某病，然后再患热病的，治疗的时候应该以治疗原病为本。如果病人是首先出现了腹泻现象，然后才导致发生其他疾病的话，根源在腹泻，应该要以治疗腹泻为本，一定要首先治好腹泻，然后才对后发的病变进行治疗。如果病人是首先得了某种病，然后才出现中满之症的，那么应该要治疗中满之标；如果是病人首先得了一种病然后再出现腹泻现象的，应首先对原先的本病进行治疗；首先得中满之后再导致心烦不舒畅的病变，根源在中满，那么应该要治疗中满之本。有的人体是感染了非时令之气的六淫之气而得病的，还有的由于适应不了按时而到的六气而病发，不论是哪一种情况，只要出现大小便不利的情况，虽然大小便不利为标，但应先救治这一个紧急的标证；只有在大小便通利的情况下，方可先治其他的本病。

疾病发作之后出现实证的，治疗时应以祛邪为主要的治法，先治其本，后治其标；疾病发作以后表现为虚证的，治疗时应该先扶正，一般应该先治其标，后治其本；治疗当中还要谨慎地观察病情变化的深浅轻重，根据客观的情况，治疗也随症状而变化，精心调治。病情轻缓的，可以标本同治，病情深重的，要抓住症结之所在，先从一个主要的方面下手治疗。先有大小便不利的症状而后变生其他病症的，应先治疗大小便不利这个根本的病症。

杂病第二十六

厥，挟脊而痛者至顶，头沉沉然，目䀮䀮然，腰脊强，取足太阳腘中血络。

厥，胸满面肿，唇漯漯然，暴言难，甚则不能言，取足阳明。

厥，气走喉而不能言，手足清，大便不利，取足少阴。

厥，而腹向向然，多寒气，腹中谷谷，便溲难，取足太阴。

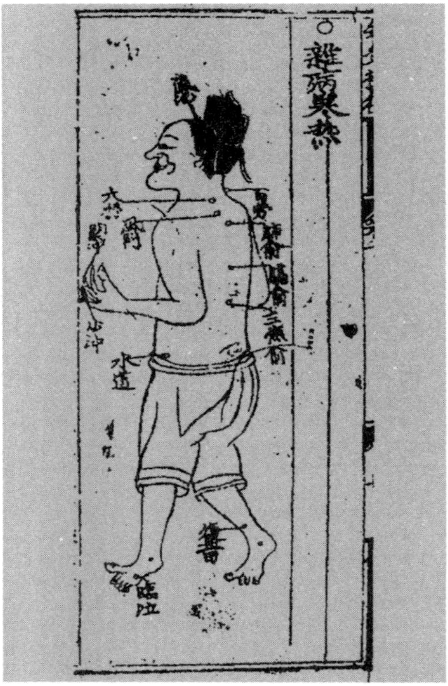

明代何柬《针灸捷径》针灸方图中的杂病寒热取穴图

嗌干，口中热如胶，取足少阴。

膝中痛，取犊鼻，以员利针，发而间之。针大如牦，刺膝无疑。

喉痹不能言，取足阳明；能言，取手阳明。

疟不渴，间日而作，取足阳明；渴而日作，取手阳明。

齿痛，不恶清饮，取足阳明；恶清饮，取手阳明。

聋而不痛者，取足少阳；聋而痛者，取手阳明。

衄而不止衃血流，取足

太阳；衄血，取手太阳，不已，刺宛骨下，不已，刺腘中出血。

腰痛，痛上寒，取足太阳阳明；痛上热，取足厥阴；不可以俛仰，取足少阳；中热而喘，取足少阴、腘中血络。

喜怒而不欲食，言益小，刺足太阴；怒而多言，刺足少阳。

顑痛，刺手阳明与顑之盛脉出血。

项痛不可俛仰，刺足太阳；不可以顾，刺手太阳也。

小腹满大，上走胃，至心，淅淅身时寒热，小便不利，取足厥阴。

腹满，大便不利，腹大，亦上走胸嗌，喘息喝喝然，取足少阴。

腹满，食不化，腹向向然，不能大便，取足太阴。

心痛引腰脊，欲呕，取足少阴。

心痛，腹胀，啬啬然，大便不利，取足太阴。

心痛引背不得息，刺足少阴；不已，取手少阳。

心痛引小腹满，上下无常处，便溲难，刺足厥阴。

心痛，但短气不足以息，刺手太阴。

心痛，当九节刺之，按已刺，按之立已；不已，上下求之，得之立已。

颇痛，刺足阳明曲周动脉，见血立已；不已，按人迎于经，立已。

气逆上，刺膺中陷者与下胸动脉。

腹痛，刺脐左右动脉，已刺按之，立已；不已，刺气街，已刺，按之立已。

痿厥为四末束悗，乃疾解之，日二，不仁者十日而知，无休，病已止。

岁以草刺鼻嚏，嚏而已；无息而疾迎引之，立已；大惊之，亦可已。

【译文】

厥病，上逆之气引起脊柱两旁的疼痛直至癫顶，经常觉得头昏并且沉重，两眼视力模糊，并且腰脊的地方僵直，此为发生在足太阳经的病变。治疗的时候可以施针于足太阳经腘窝委中穴地方的络脉，对其点刺使之出血以将邪气泻出。

厥病病症表现为胸中闷满，脸部肿胀，口唇肿起并且流涎不止的，有时候会突然感到说话困难，甚至无法言语，这是发生在足阳明经的病变。治疗的时候应该要施针于足阳明经的穴位进行治疗。

上逆之气充堵咽喉，导致无法说话，手脚发冷，大便不通畅，这些症状是发生在足少阴肾经的病变。治疗的时候应该要施针于足少阴肾经的穴位进行治疗。

厥气向上逆行，腹内发生胀满，体内的寒气旺盛，腹中鸣响就好像是水流的声音，大小便困难，这是发生在足太阴脾经的病变。治疗的时候应该要首先施针于足太阴脾经的穴位。

如果病人发生咽喉干燥，口热并且唾液出现胶黏，这是发生在足少阴肾经的病变，治疗的时候应该要首先施针于足少阴肾经的穴位。

如果病人出现膝关节疼痛，治疗的时候应该要用员利施针于犊鼻穴，出针后隔了片刻的时间还可以再施针一次。因为员利针身大得就好像牦牛尾上的长毛，因此用它来刺膝部穴位毫无疑问是最合适的。

如果是喉痹病病人，无法说话，可以施针于足阳明胃经的穴位进行治疗；如果还能说话，就施针于手阳明大肠经的穴位进行治疗。

如果是患了疟疾病，病状表现为口不渴，并且每隔一日就发病一次，治疗的时候就应该要施针于足阳明胃经的穴位；如果病人是口渴想要喝水的，疟疾天天发作的话，治疗的时候就应该要施针于手阳明大肠经的穴位。

牙痛病，不怕冷饮的话，就施针于足阳明胃经的穴位来进行治疗；如果怕冷饮的话，就应该要施针于手阳明大肠经的穴位来进行治疗。

耳聋但是不疼痛的话，就应该要施针于足少阳经的穴位来进行治疗；如果是得了耳聋并且耳中疼痛的话，就应该要施针于手阳明大肠经的穴位来进行治疗。

鼻孔出血无法停止，并且带有血块，治疗的时候就应该要施针于足太阳膀胱经的穴位；如果出血较少且带有血块的，就可以施针于手太阳小肠经的穴位来进行治疗；如果出现流血不止，就施针于手太阳小肠经的腕骨穴；出血还是没有停止的话，就施针于足太阳膀胱经委中穴，通过针刺出血进行治疗。

如果病人患了腰痛，如果疼痛的地方感到寒冷，治疗的时候可以施针于足太阳膀胱经、足阳明胃经的穴位；如果病人的疼痛部位感到发热的话，就要施针于足厥阴经的穴位进行治疗；如果腰痛并且出现身体不能前俯后仰的情况，应该要施针于足少阳胆经的穴位进行治疗。由于受到热邪侵袭而喘气的病人，医治时就应该要施针于足少阴肾经穴位，同时在委中穴周围的血络处将血放出。

如果病人出现烦躁容易发火，并且食欲不振，说话越来越少的话，就要施针于足太阴脾经的穴位；如果烦躁容易发火并且说话多的，就应该要施针于足少阳胆经的穴位。

腮处感到疼痛的话，就施针于手阳明大肠经的穴位及腮部跳动显著的动脉，并使其放血。

如果病人出现后项部疼痛，导致头无法前后俯仰的话，就应该要施针于足太阳经的穴位；如果是颈处有疼痛感且无法回头的，就应该要施针于手太阳经的穴位进行治疗。

如果病人出现少腹胀满膨大，向上波及胃脘及心胸的，身体发冷，全身有时候寒热往来，且小便不通畅。治疗的时候应该要施针于足厥阴肝经的穴位。

如果病人出现腹部胀满，大便不通畅，腹部膨大，中气向上逆运行冲到胸部和咽喉，张口喘息伴有喝喝的声音的。治疗的时候应该要施针于足少阴肾经的穴位。

如果病人出现腹部胀满，食入无法消化，腹中发生鸣响，但是无法大便的话。治疗应该要施针于足太阴脾经上的穴位。

心痛并且牵引到腰部和背脊部作痛，出现恶心想呕吐的话。应该要施针于足少阴肾经的穴位进行治疗。

心痛并且出现腹部胀满，大便干涩不通畅的话。应该要施针于足太阴脾经的穴位进行治疗。

心痛并且牵引到背部作痛。导致无法呼吸的。治疗应的时候应该要施针于足少阴肾经的穴位；如果还没有见效的时候，可以再施针于手少阳三焦经的穴位。

心痛，小腹膨胀，出现上下疼痛找不到固定的位置，并且伴有大小便困难的。应该要施针于足厥阴肝经的穴位进行治疗。

心痛，只表现出气短不足呼吸不易的，应该施针于手太阴肺经的穴位进行治疗。

心痛，治疗的时候应该要施针于第九胸椎棘突下的筋缩穴。如果无法止住疼痛，则在针刺以后用手对其进行按压，就会立即止住疼痛；如果按压不能停止疼痛，可以在筋缩穴周围重新选穴来进行施针，找到了相应的穴位进行施针后，就会立刻止住疼痛了。

腮部感到疼痛，治疗的时候应该要施针于足阳明胃经颊车穴附近的动脉，刺出血后就会立即奏效；如果疼痛还是没有停止的话，则用手按住人迎穴的动脉，就能快速地止住疼痛。

如果病人出现气逆上冲的话，治疗的时候可以施针于胸前足阳明胃经的膺天窗或屋翳穴，以及胸下动脉搏动的地方。

如果病人腹中疼痛，治疗的时候可以施针于两侧的天枢穴处的动脉，施针后进行按摩，一般也可以立即止住疼痛；如果疼痛没有停止，可以再施针于足阳明胃经的气街穴，施针后后也要进行按摩，也可以立刻止住疼痛。

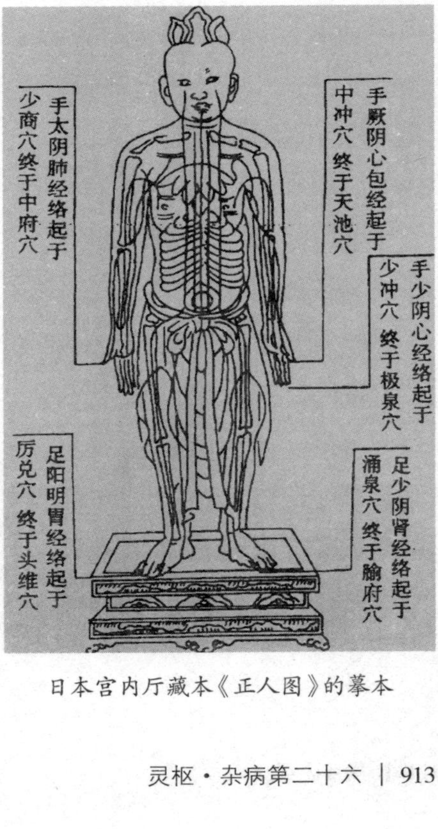

日本宫内厅藏本《正人图》的摹本

在治疗痿厥病的时候，要把病人的四肢捆绑住，等到病人觉得烦闷的时候，就立即解开，每天按这种方法治疗两次。四肢麻木不仁的病人，治疗十天后就可以恢复感觉，这种方法要坚持下去，期间不能停止治疗，一直到病愈才能结束。

在治疗呃逆病的时候，要用小草茎来刺激鼻孔，使得病人打喷嚏，之后呃逆就会停止了；此外，也可以使病人憋气，不能呼吸，在呃逆将到时，快速提气，接着再呼吸，让气向下运行，此法也可使呃逆迅速停止。或者在呃逆将要发生时，突然让病人大惊，也可以让呃逆停止。

周痹第二十七

黄帝问于岐伯曰：周痹之在身也，上下移徙随脉，其上下左右相应，间不容空，愿闻此痛，在血脉之中邪？将在分肉之间乎？何以致是？其痛之移也，间不及下针，其慉痛之时，不及定治而痛已止矣，何道使然？愿闻其故。

岐伯答曰：此众痹也，非周痹也。

黄帝曰：愿闻众痹。

岐伯对曰：此各在其处，更发更止，更居更起，以右应左，以左应右，非能周也，更发更休也。

黄帝曰：善，刺之奈何？

岐伯对曰：刺此者，痛虽已止，必刺其处，勿令复起。

帝曰：善，愿闻周痹何如？

岐伯对曰：周痹者，在于血脉之中，随脉以上，随脉以下，不能左右，各当其所。

黄帝曰：刺之奈何？

岐伯对曰：痛从上下者，先刺其下以过之，后刺其上以脱之；痛从下上者，先刺其上以过之，后刺其下以脱之。

黄帝曰：善，此痛安生？何因而有名？

岐伯对曰：风寒湿气，客于外分肉之间，迫切而为沫，沫得寒则聚，聚则排分肉而分裂也，分裂则痛，痛则神归之，神归之则热，热则痛解，痛解则厥，厥则他痹发，发则

如是。帝曰：善。余已得其意矣。

此内不在脏，而外未发于皮，独居分肉之间，真气不能周，故命曰周痹。故刺痹者，必先切循其下之六经，视其虚实，及大络之血结而不通，及虚而脉陷空者而调之，熨而通之，其瘛坚，转引而行之。

黄帝曰：善，余已得其意矣，亦得其事也。九者，经巽之理，十二经脉阴阳之病也。

【译文】

黄帝问岐伯：周痹病，病邪是随着血脉在人体内上下移动，它的疼痛症状是上下左右相对应的，每时每刻都在迁移，连续不停，遍身没有不到的地方，我想知道这种疼痛，是存在于血脉之中的呢？还是存在于分肉之间的呢？它形成的过程又是怎样的？此种疼痛转移得这么迅速，甚至没有办法在痛处下针。而当某个地方的疼痛比较集中的时候，还没有来得及下针去治疗，疼痛就已经停止了，这是为什么呢？希望你能将这些解释给我听。

岐伯回答：这是属于众痹，而不属于周痹。

黄帝说：那就说说众痹吧。

岐伯回答：众痹，它的病邪在全身的各个部位都有分布，邪气不分时间地发作，不分时间地休止，不分时间地迁移，不分时间地停留，其表现的病症是身体左右两侧是呈现对称性的，左右相互影响，不是全身都出现疼痛。只是这种症状是时而发作，时而停止的。

黄帝说：你说得很好！那么应该采用何种针刺法治疗这

种病呢？

岐伯回答说：尽管一个部位的疼痛已经停止了，也要坚持施针于原来疼痛的地方，用来杜绝这个病的复发。

黄帝说：说得好！我还想知道周痹这个病的情况。

岐伯回答：周痹的病邪藏在血脉里，并且随着血脉的上下运行而游走、散布于全身，因此该病发病的时候，疼痛的位置不能左右相对称，而是病邪跟着血液而动，停留下来的部位就是发病的部位。

黄帝说：那么应该如何施针治疗周痹病呢？

岐伯回答：周痹病疼痛发展的方向是自上向下游走，就施针于它下部的穴位，来达到阻止病邪向下运行的目的，然后再施针于它上部的疼痛部位的穴位来达到祛除痹邪，消除疼痛。假如周痹病疼痛自下向上发展的话，就可以先施针于上部的穴位来阻止病势的发展，然后再施针于下部的穴位来达到除掉病根的目的。

黄帝说：你说得很好！那此种病痛的发生过程是怎样的呢？此病称为周痹的原因又是什么呢？

岐伯回答：风寒湿的邪气，侵犯到人体后，自外到内一步步进入到体表分肉之间，迫使肌肉间的津液被挤压成汁沫，那些汁沫遇到寒气就会发生凝聚不散，凝聚就会越发地挤压分肉从而导致分裂，就会发生疼痛。疼痛的时候，注意力就会转移到疼痛的地方，心神集中，从而收拢阳气，阳气收拢就会产生热，发热就会导致寒邪散并且疼痛缓解。疼痛缓解就会导致邪气接着流走，到别的部位集结，因此疼痛便随之一同迁移到该部位，这就是周痹疼痛发生的病因病机。

这种病是因为邪气在内并且还没有到达脏腑，在外也未借助皮表散发出来，邪气只是在分肉之间独自留聚，阻遏真气使其无法在全身周流，因此命名为“周痹”。所以，施针治疗痹病的时候，必须要顺着发病的经络，通过手指的按压进行检查，以确定该病的虚实情况，再观察大络的血行是否有淤结不通的现象出现，或者是否出现因血虚而脉络陷下的情况，然后依据症状再加以调治，同时还可以配合使用热熨的治疗方法，来达到温通气血的目的。如果出现牵引作痛、筋脉拘紧的情况，也可以通过按摩的方法来进行导引，使其血气得到运行。

黄帝接着说：对啊，我已经知道了这种病的机理，也明白该如何进行治疗了。九针不仅可以顺达经气，还可以治疗十二经脉虚实阴阳的各种病症。

口问第二十八

黄帝闲居，辟左右而问于岐伯曰：余已闻九针之经，论阴阳逆顺，六经已毕，愿得口问。

岐伯避席再拜曰：善乎哉问也，此先师之所口传也。

黄帝曰：愿闻口传。

岐伯答曰：夫百病之始生也，皆生于风雨寒暑，阴阳喜怒，饮食居处，大惊卒恐，则血气分离，阴阳破败，经络厥绝，脉道不通，阴阳相逆，卫气稽留，经脉虚空，血气不次，乃失其常。论不在经者，请道其方。

黄帝曰：人之欠者，何气使然？

岐伯答曰：卫气昼日行于阳，夜半则行于阴。阴者主夜，

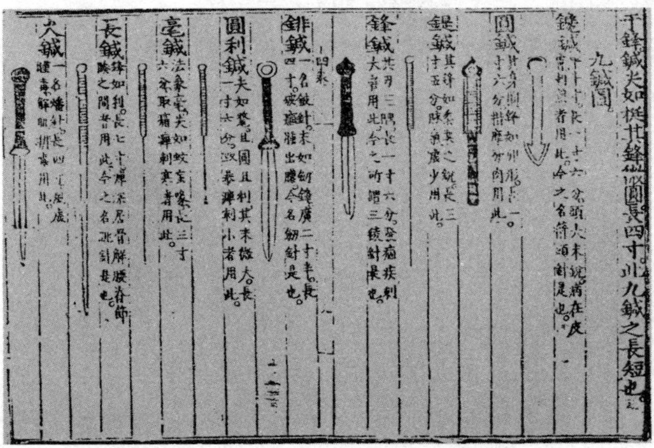

明代杨继洲《针灸大成》中的九针图

夜者卧。阳者主上，阴者主下。故阴气积于下，阳气未尽，阳引而上，阴引而下，阴阳相引，故数欠。阳气尽，阴气盛，则目瞑；阴气尽而阳气盛，则寤矣。泻足少阴，补足太阳。

黄帝曰：人之哕者，何气使然？

岐伯曰：谷入于胃，胃气上注于肺。今有故寒气与新谷气，俱还入于胃，新故相乱，真邪相攻，气并相逆，复出于胃，故为哕。补手太阴，泻足少阴。

黄帝曰：人之唏者，何气使然？

岐伯曰：此阴气盛而阳气虚，阴气疾而阳气徐，阴气盛而阳气绝，故为唏。补足太阳，泻足少阴。

黄帝曰：人之振寒者，何气使然？

岐伯曰：寒气客于皮肤，阴气盛，阳气虚，故为振寒寒栗，补诸阳。

黄帝曰：人之噫者，何气使然？

岐伯曰：寒气客于胃，厥逆从下上散，复出于胃，故为噫。补足太阴、阳明。一曰补眉本也。

黄帝曰：人之嚏者，何气使然？

岐伯曰：阳气和利，满于心，出于鼻，故为嚏。补足太阳荣眉本，一曰眉上也。

黄帝曰：人之亸者，何气使然？

岐伯曰：胃不实则诸脉虚，诸脉虚则筋脉懈惰，筋脉懈隋则行阴用力，气不能复，故为亸。因其所在，补分肉间。

黄帝曰：人之哀而泣涕出者，何气使然？

岐伯曰：心者，五脏六腑之主也；目者，宗脉之所聚也，上液之道也；口鼻者，气之门户也。故悲哀愁忧则心动，心动则五脏六腑皆摇，摇则宗脉感，宗脉感则液道开，液道开故泣涕出焉。液者，所以灌精濡空窍者也，故上液之道开则泣，泣不止则液竭，液竭则精不灌，精不灌则目无所见矣，故命曰夺精。补天柱，经侠颈。

黄帝曰：人之太息者，何气使然？

岐伯曰：忧思则心系急，心系急则气道约，约则不利，故太息以伸出之。补手少阴、心主、足少阳留之也。

黄帝曰：人之涎下者，何气使然？

岐伯曰：饮食者皆入于胃，胃中有热则虫动，虫动则胃缓，胃缓则廉泉开，故涎下。补足少阴。

黄帝曰：人之耳中鸣者，何气使然？

岐伯曰：耳者，宗脉之所聚也，故胃中空则宗脉虚，虚则下溜，脉有所竭者，故耳鸣。补客主人，手大指爪甲上与肉交者也。

黄帝曰：人之自啮舌者，何气使然？

岐伯曰：此厥逆走上，脉气辈至也。少阴气至则啮舌，少阳气至则啮颊，阳明气至则啮唇矣。视主病者，则补之。

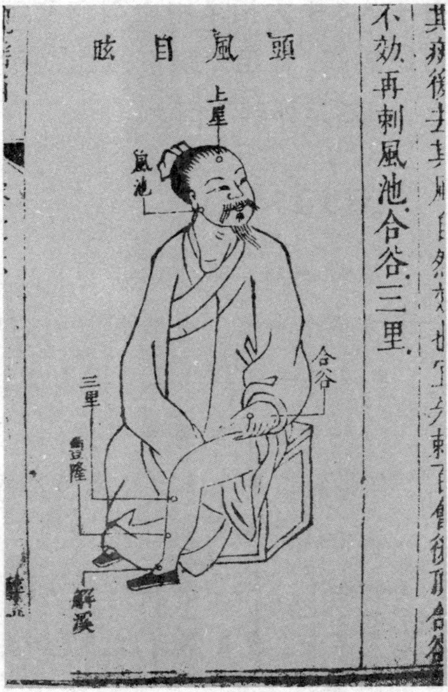

明代傅仁宇《审视瑶函》眼科针方图中的头风目眩取穴图，为清·康熙六年刊本

凡此十二邪者，皆奇邪

之走空窍者也。故邪之所在，皆为不足。故上气不足，脑为之不满，耳为之苦鸣，头为之苦倾，目为之眩；中气不足，溲便为之变，肠为之苦鸣；下气不足，则乃为痿厥，心悗。补足外踝下留之。

黄帝曰：治之奈何？

岐伯曰：肾主为欠，取足少阴。肺主为哕，取手太阴、足少阴。唏者，阴与阳绝，故补足太阳，泻足少阴。振寒者，补诸阳。噫者，补足太阴、阳明。嚏者，补足太阳、眉本。亸，因其所在，补分肉间。泣出，补天柱经侠颈，侠颈者，头中分也。太息，补手少阴、心主、足少阳留之。涎下，补足少阴。耳鸣，补客主人、手大指爪甲上与肉交者。自啮舌，视主病者则补之。目眩头倾，补足外踝下留之。痿厥心悗，刺足大趾间上二寸留之，一曰足外踝下留之。

【译文】

黄帝闲居，将左右屏退，然后问岐伯：我已经学到了九针针术方面的知识，也能判断阴阳顺逆的问题了，对六经也很熟悉，我还想学到一些你从别人的口述中了解的知识。

岐伯听罢，忙离开座位，对黄帝跪拜行礼，说您说得非常好，有些知识是先师口述传授给我的。

黄帝说我很想听一听。

岐伯回答说：各疾病的发生，大多是风雨寒暑侵袭于外，房事无节制，或喜怒过度，饮食失调，起居无常，以及突受惊吓等原因造成体内血气分离而逆乱，阴阳失去平衡，经络闭塞、脉道不通，脉中之气阴阳逆乱，卫气不能如常地敷布于外而滞留于内，经脉虚空，气血循行紊乱，体内的一切平衡都失去正常的运转而造成疾病。下面请允许我谈一谈在经典上没有记载的一些相关的道理。

黄帝问：致使人打哈欠的是什么气？

岐伯回答说卫气白天行于人身的阳分，夜间行于人身的阴分，阴气主于夜间，夜间人的主要生命活动是睡眠。阳气主生发而向上，阴气主沉降而向下。因此入夜之前，阴气沉积于下，阳气开始人于阴分，但还没有尽入的时候，阳气引阴气向上，阴气引阳气向下，阴阳相引，于是不停的哈欠。入夜之后，阳气已尽入于阴分，所以能够安静的睡眠；到黎明时阴气将尽，而阳气渐盛，就会清醒了。对于这样的病，应该泻足少阴经以抑其阴气，补足太阳经以助其阳气。

黄帝问：人患呃逆证，是什么缘故呢？

岐伯说食物水谷人于胃，经过了胃的腐熟、消化，在脾气的推动之下将精微物质上注于肺。如果胃中素有寒气，饮食水谷进入胃中之后，新生的水谷精微之气与素有的寒气相搏，正邪相攻，二气混杂而上逆，再从胃中逆行而出，而成为呃逆之证。治疗应该对手太阴经施以补法，对足少阴经施以泻法。

黄帝问：人有经常发生唏嘘抽咽声音的，是什么缘故呢？

岐伯回答说这是阴气盛而阳气虚，阴气运行快速而阳气受阻、运行缓慢，甚至阴气亢盛而阳气衰微而造成的。治疗时应该对足太阳经施以补法，对足少阴经施以泻法。

黄帝问：人有时发生振寒现象，原因是什么呢？

岐伯回答说这是由于阴寒之气留滞于皮肤，阴气盛而阳气虚，因此而产生振寒、寒栗的表现，治疗应通过温补来振奋阳气。

黄帝问：人有经常出现打嗝的现象，是什么原因？

岐伯回答说：寒气侵入胃中，扰乱了胃气，胃气不地和降而发生上逆，就成为暖气证。治疗应对足太阴和足阳明经进行补充。

黄帝问：人打喷嚏的形成过程是怎样的呢？

岐伯回答说：阳气和利，盈溢胸中，并上出于鼻，成为喷嚏。治疗应该补足太阳经的荥穴通谷，并针刺眉根的攒竹。

黄帝问：人为什么会出现浑身无力、疲倦懈怠的症状？

岐伯回答说：胃气虚，人体经脉气血不足，筋骨肌肉失于荣养也就解惰无力，这种情况之下，再强行人房，元气大损，气不能马上恢复，就出现了䰐病。因其病变主要发生在肌肉之间，治疗时就应该根据病证发生的具体部位，在分肉之间用补法进行针刺治疗。

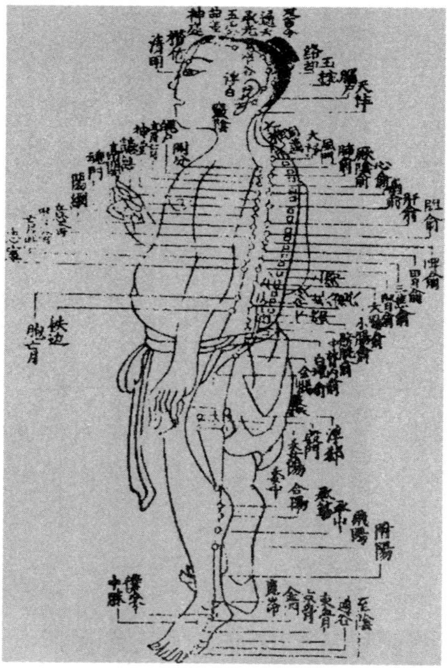

《十四经发挥》图中的足太阳膀胱经之图

黄帝问：人为什么会在悲哀的时候出现鼻涕和眼泪都流出来的现象？

岐伯回答说：心是五脏六腑之主；眼睛是多条经脉交汇聚集之处，五脏六腑的经气上注于目，也是经气由上而外泻的通道；口鼻为气之门户。所以悲伤、哀怨、愁苦、忧伤的情绪会牵动心神，心神不安就会使五脏六腑皆受影响，继而波及各经脉，经脉的波动使得各条排泄液体的通道尽皆开放，液道开放，所以鼻涕和眼泪会同时涌出；人体中的液体，有灌输精微物质以濡养各个孔窍的作用，所以当上液之道开放而流眼泪的时候，就会损耗精液，哭泣不止就可以耗竭精液使其无以输布，精液不能灌输孔窍则双目失明，名为夺精。治疗应补足太阳经挟颈部的天柱穴。

黄帝问：人有时常常叹息，是什么原因？

岐伯回答说：过于忧思会造成心系拘急，心系拘急就会使气道受到约束，受到约束就会使气行不畅，因此深长地呼吸才能使得气机得以舒缓。治疗时应对手少阴经、手厥阴经、足少阳经施以补法并采用留针法。

黄帝问：人流涎是什么原因造成的？

岐伯回答说：饮食水谷进入胃中，胃中出现热像，胃中的寄生虫因受热而蠕动，就会使胃气迟缓，胃通于口，胃气迟缓使得舌下的廉泉穴开张，口开而涎出不收。由于足少阴肾经结于廉泉，所以医治的时候应对足少阴肾经进行针刺以补充肾水。

黄帝问：是什么原因引起耳鸣的呢？

岐伯回答说：耳是人身宗脉聚集的地方，若胃中空虚，水谷精微供给不足，则宗脉无以为养，脉中亦空虚，宗脉虚则阳气不升，精微不得上达，入耳的经脉气血不得充养而耗伤，而致耳中鸣响。治疗时应在足少阳胆经的客主人穴及位于手大指爪甲角的手太阴肺经的少商穴，以补法针刺。

黄帝问：人有时会咬到自己的舌头，是什么原因？

岐伯回答说：这类疾病是由于厥气上逆，影响到各条经脉的脉气而分别上逆所致。若是少阴脉气上逆，因足少阴肾经通到舌的根部，所以便会咬到自己的舌头；若是少阳经脉气上逆，因少阳经脉在两颊部位运行，就会咬到自己的两颊；若是阳明经脉气上逆，因阳明经脉环绕口唇部，所以会咬到自己的嘴唇。治疗应根据发病的部位为依据，确定病的经脉，通过扶正祛邪的方法针刺治疗

总之，以上提到的十二种病邪，都是邪气侵入孔窍所致的病证。邪气能侵入这些部位，都是由正气不足导致的。凡是上焦气不足引起的病证，就会使得脑髓不充，有空虚之感，耳内鸣响，头部支撑无力而低垂，目眩；中焦气不足，表现为大小便不调，肠中鸣响；下焦气不足，表现为两足微弱无力而厥冷，心中窒闷，治疗应该对足太阳经位于足外踝后部的昆仑穴施以补法进行针刺并留针。

黄帝说：上面所说的各种病，应该要怎样地治疗？

岐伯说：对于上述各病，主呵欠的器官是肾，所以要治疗呵欠应该要用补法施针于足少阴肾经的穴位。主呃逆的器官是肺，所以治疗呃逆的时候应该要用补法施针于手太阴肺经和足少阴肾经的穴位。唏嘘是阴盛阳衰才会引起的，因此要用补法施针于足太阳膀胱经，用泻法施针于足少阴肾经。身体有寒象的振寒证，要施针于各阳经的穴位，并且要使用补法。嗳气病，应该要施针于足太阴脾经和足阳明胃经的穴位，并且使用补法。治疗时而打喷嚏的，应该要施针于足太阳膀胱经的攒竹穴，并且使用补法。亸，由于它所处的经脉存在差异而分别选取其经的分肉之间施以补法治疗。治疗哭泣涕泪俱出，应该要施针于位于项后中行两旁的足太阳经天柱穴，并且使用补

法。治疗时常叹气的，应该要施针于手少阴心经、手厥阴心包经和足少阳胆经，并且使用补法，而且针刺时要留针。治疗流涎的，应该要施针于足少阴肾经，并且使用补法。治疗耳鸣，应该要施针于足少阳胆经的客主人穴和位于手大指爪甲角部的手太阴肺经的少商穴，并且使用补法。治疗咬自己舌头的，应该以发病部位所属经脉为依据来分别进行补充。治疗目眩、头垂乏力的，应该要施针于足大趾本节后二寸的地方，使用补法，并且针刺时要留针，另外还可以施针于足外踝后的昆仑穴进行治疗。

国学经典

黄帝内经

张志聪　译

贰

煤炭工业出版社

·北　京·

脉解篇第四十九

太阳所谓肿腰脽痛者，正月太阳寅，寅，太阳也，正月阳气出在上，而阴气盛，阳未得自次也，故肿腰脽痛也。病偏虚为跛者，正月阳气冻解，地气而出也，所谓偏虚者，冬寒颇有不足者，故偏虚为跛也。所谓强上引背者，阳气大上而争，故强上也。所谓耳鸣者，阳气万物盛上而跃，故耳鸣也。所谓甚则狂巅疾者，阳尽在上，而阴气从下，下虚上实，故狂巅疾也。所谓浮为聋者，皆在气也。所谓入中为瘖者，阳盛已衰，故为瘖也。内夺而厥，则为瘖俳，此肾虚也。少阴不至者，厥也。

少阳所谓心胁痛者，言少阳戌也，戌者心之所表也，九月阳气尽而阴气盛，故心胁痛也。所谓不可反侧者，阴气藏物也，物藏则不动，故不可反侧也。所谓甚则跃者，九月万物尽衰，草木毕落而堕，则气去阳而之阴，气盛而阳之下长，故谓跃。

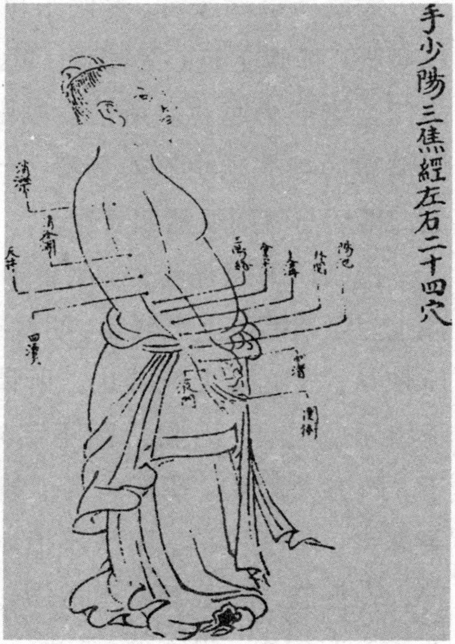

明抄本《普济方》中的手少阳三焦经左右二十四穴图

阳明所谓洒洒振寒者，阳明者午也，五月盛阳之阴也，阳盛而阴气加之，故洒洒振寒也。所谓胫肿而股不收者，是五月盛阳之阴也，阳者衰于五月，而一阴气上，与阳始争，故胫肿而股不收也。所谓上喘而为水者，阴气下而复上，上则邪客于脏腑间，故为水也。所谓胸痛少气者，水气在脏腑也，水者阴气也，阴气在中，故胸痛少气也。所谓甚则厥，恶人与火，闻木音则惕然而惊者，阳气与阴气相薄，水火相恶，故惕然而惊也。所谓欲独闭户牖而处者，阴阳相薄也，阳尽而阴盛，故欲独闭户牖而居。所谓病至则欲乘高而歌，弃衣而走者，阴阳复争，而外并于阳，故使之弃衣而走也。所谓客孙脉则头痛鼻鼽腹肿者，阳明并于上，上者则其孙络太阴也，故头痛鼻鼽腹肿也。

太阴所谓病胀者，太阴子也，十一月万物气皆藏于中，故曰病胀。所谓上走心为噫者，阴盛而上走于阳明，阳明络属心，故曰上走心为噫也。所谓食则呕者，物盛满而上溢，故呕也。所谓得后与气则快然如衰者，十二月阴气下衰，而阳气且出，故曰得后与气则快然如衰也。

少阴所谓腰痛者，少阴者申也，七月万物阳气皆伤，故腰痛也。所谓呕咳上气喘者，阴气在下，阳气在上，诸阳气浮，无所依从，故呕咳上气喘也。所谓邑邑不能久立久坐，起则目䀮䀮无所见者，万物阴阳不定未有主也，秋气始至，微霜始下，而方杀万物，阴阳内夺，故目䀮䀮无所见也。所谓少气善怒者，阳气不治，阳气不治则阳气不得出，肝气当治而未得，故善怒，善怒者名曰煎厥。所谓恐如人将捕之者，秋气万物未有毕去，阴气少，阳气入，阴阳相薄，故恐也。所谓恶闻食臭者，胃无气，故恶闻食臭也。所谓面黑如地色者，秋

气内夺，故变于色也。所谓咳则有血者，阳脉伤也，阳气未盛于上而脉满，满则咳，故血见于鼻也。

厥阴所谓癞疝，妇人少腹肿者，厥阴者辰也，三月阳中之阴，邪在中，故曰癞疝少腹肿也。所谓腰脊痛不可以俯仰者，三月一振荣华，万物一俯而不仰也。所谓癞癃疝肤胀者，曰阴亦盛而脉胀不通，故曰癞癃疝也。

所谓甚则嗌干热中者，阴阳相薄而热，故嗌干也。

【译文】

太阳经脉发生病变可导致人腰肿和臀部疼痛，是因为太阳经脉与正月相应，正月建在寅，正月为阳气生发之季，但阴寒之气仍然旺盛，人的阳气无法畅达，病及于经，便会腰肿和臀部疼痛。人的阳气不足就会患偏枯而跛足，是因为正月阳气解开地面之冻，地气上升，由于寒冬的影响，阳气稍显不足，若阳气在人的足太阳经一侧虚乏，则会使人患偏枯而跛足。人项僵直而牵连背部，是因为体内阳气剧烈地上升，互相争扰影响足太阳经脉，所以才会颈项僵直。人患耳鸣，是因为体内阳气过盛，如万物向上生长般活跃。旺盛的阳气循经上逆，就会使人耳鸣。人因阳邪亢盛而患狂病、癫病，是因为体内阳气都在上部，阴气都在下部，下虚上实，所以发生狂病和癫病。人因阳脉逆气上浮而患耳聋，是由于气分不调和之故。人因阳气入内而喑哑不语，是由于其体内阳气虚乏，所以才失音不能说话。人阴精过分损耗，就会患厥逆，厥逆进一步发展就会成为失音不语的喑痱病，这是由于人的肾脏衰弱。少阴经气无法传至舌根之故，人就会患厥逆。

少阳经脉发生病变可导致人心胁痛，这是因少阳经脉与九月相应，九月月建在戌，少阳脉散络心包，为心之表。九月时阳气即将消尽，阴气却正要兴起，邪气循少阳经而病，所以心胁部发生疼痛。人无法转侧，是因为九月阴气渐渐兴盛，万物皆隐伏不动，人体少阳经的经气与之相应和，所以人不能转侧。人跳跃过甚，是由于九月万物衰败，草木萧疏，人身的阳气也由表入里，而内部阴气旺盛在上部，阳气向下而生长，活动于两足，如此人便容易出现跳跃的状态。

阳明经脉发生病变可使人出现洒洒振寒的症状，是因为阳明经脉旺于五月，五月月建在午，此时阳极而阴气始生，人体也是一样，内部的阴气加于旺盛的阳气之上，就会使人发寒。人发生足胫浮肿而两腿无法屈伸的症状，是因为五月阳气盛极而阴气刚兴起，此时阳极而衰，一阴之气上升与阳气相争，以致人体阳明经的经气不和，所以会使人足胫浮肿而两腿无法屈伸。人出现喘逆而水肿的症状，是由于阴气从下上逆，阴邪侵犯脾胃，所以化水成为喘逆病。人出现胸痛而少气的症状，是由于水气停留于脏腑之间。水属阴，停留于脏腑，上逆于心肺，所以出现胸痛少气的症状。人病重而出现手足厥冷、怕见人与火光、听到击木声便惊惧的症状，是因为体内阳气与阴气相争，水火不协调，所以才会出现这种惊怕的症状。有的病者想要紧闭门窗独自居住，是因为其体内阴气与阳气相争，阳气衰败，阴气转盛，所以病者喜欢紧闭门窗独自居住。有的病者病发时会登高唱歌、脱衣乱跑，是由于其体内阴阳相争，阳气盛，邪气并于阳经，致使病者出现脱衣乱跑、神志失常的病状。人因邪侵孙脉而出现头痛。鼻塞流涕和腹部肿胀的病状，是由于人阳明经的邪气上逆，并行于阳明经的细小络脉和太阴脉中。当邪气逆行于阳明经，病者就会头痛、鼻塞；当邪气逆行于太阴脾经，病者就会腹部肿胀。

太阴经脉发生病变可使人出现腹胀的症状，因为太阴经脉与十一月相应，十一月月建在子，此时是万物收藏的季节，人体的阳气退藏在中，如果邪气也隐藏在内，便会使人腹胀。人因为体内阴邪上走侵入心脏而多嗳气，是由于体内阴邪旺盛，循脾经上侵犯足阳明胃经，足阳明胃经的脉络上属于心，心主嗳气，因此阴邪侵入心脏，就会使人嗳气。人若食而呕吐，是因为脾有病，食物不能运化，胃中食物满溢，便会出现呕吐的症状。人因排出大便或放屁就觉得浑身爽快，是由于十二月阴气盛极而渐渐下衰，而此时阳气生长，人体也是一样，所以腹胀嗳气的病人排出大便或失气后，就会感觉浑身爽快。

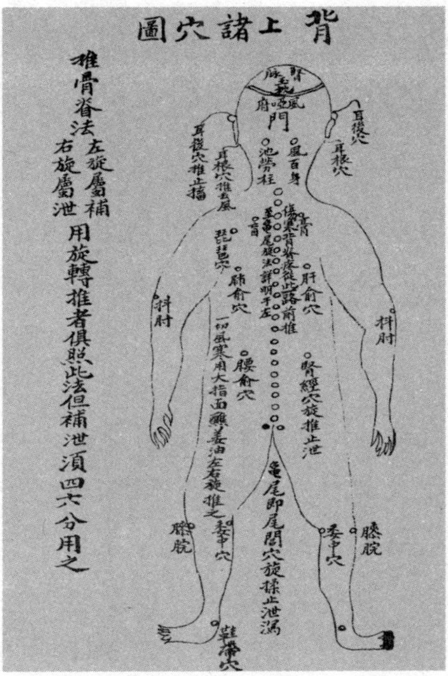

《小儿推拿法》按摩图中的背上诸穴图

少阴经脉发生病变可使人出现腰痛的症状，这是由于少阴经脉与十月相应，十月月建在申，此时阴气初生，万物萧疏，阳气被压制，而腰为肾之府，因此人体会出现腰痛的症状。人呕吐、咳嗽、气喘，是由于阴气旺盛于下，阳气浮越于上而无物可附，故出现呕吐、咳嗽、上气喘息的症状。人身体虚弱无法久站，久坐乍起则头昏眼花、视物不清，这是由于七月秋气始至，霜露始降，阴阳交替还未出结果，万物因受肃杀之气而衰退，人体阴阳之气在内下相互争夺，所以不能久立，久坐乍起也会头昏眼花。人少气善怒，是由于秋天阳气下降失去作用，以致少阳经的阳气不得外出，肝气郁结不得疏泄，不能约束其所管，于是人便易怒，怒时气逆而厥，故此病又叫煎厥。人惊恐不安如同有人捕捉，是由于秋天阴气始生，万物还未完全衰败，人体与此相应和，阴气少，阳气入，阴阳相搏，且沿着经脉进入肾，所以惊恐不安如同有人捕捉。人不喜欢闻食物的味道，是因为其肾火不足，不能温养化源，致使胃气虚乏，消化功能缺失，如此人便会无食欲，甚至厌恶食物的气味。人面色发黑如同土地之色是由于秋天肃杀之气损耗了其内脏精华，以致其精气内夺而肾虚，故面色发黑。人咳嗽而出血的，是上焦阳脉受到损伤，阳气未能旺盛于上，血液充满脉管。人上部脉满则肺气不畅，从而引发咳嗽，而络脉损伤人就会出鼻血。㿗疝及妇女少腹肿的症状多出现在厥阴经脉发生病变，男性病人就会患㿗疝，而女性病人则会出现少腹肿胀的症状。这是由于厥阴经脉与三月相应，三月月建在辰，此时阳气尚虚、阴气尚存，阴邪在人体内部积聚，循厥阴肝经发病，于是男性病者便会阴囊肿大疼痛，女性病者便会少腹肿胀。人腰脊疼痛无法俯仰，是由于三月阳气兴起，万物欣欣向荣，但此时尚有余寒，而人体与此相应和，便会出现故腰脊疼痛而不能俯仰的症状。人患㿗癃疝或皮肤肿胀之病，也是由于其阴邪过盛，厥阴经脉胀满不通，如此人便会患前阴肿痛、小便困难、皮肤肿胀等病。

病重而咽干热中，是因为三月阴阳相争，阳气胜而生内热，热邪循厥阴肝经向上进入喉，于是人便会出现咽干喉燥的症状。

刺要论篇第五十

黄帝问曰：愿闻刺要。

岐伯对曰：病有浮沉，刺有浅深，各至其理，无过其道。过之则内伤，不及则生外壅，壅则邪从之。浅深不得，反为大贼，内动五脏，后生大病。故曰：病有在毫毛腠理者，有在皮肤者，有在肌肉者，有在脉者，有在筋者，有在骨者，有在髓者。

是故刺毫毛腠理无伤皮，皮伤则内动肺，肺动则秋病温疟，泝泝然寒栗。刺皮无伤肉，肉伤则内动脾，脾动则七十二日四季之月，病腹胀烦，不嗜食。刺肉无伤脉，脉伤则内动心，心动则夏病心痛。刺脉无伤筋，筋伤则内动肝，肝动则春病热而筋弛。刺筋无伤骨，骨伤则内动肾，肾动则冬病胀腰痛。刺骨无伤髓，髓伤则销铄，胻酸，体解㑊然不去矣。

【译文】

黄帝问：我想听您说说针刺的要点。

岐伯说：疾病有位于人体浅表和深处的区别，而针刺方法也有深浅的不同，病在人体浅表的应用浅刺，病在深处的应用深刺，医治二者时，医者需将针刺至疾病所在的部位，不能违背这一原则。若医者刺得过深，就会伤害病者的内脏；刺得过浅，不仅刺不到病处，反而使病者身体浅表的气血壅滞，让病邪有机可乘。因此，如果针刺的深浅不当，会给人体造成巨大伤害，使人五脏功能紊乱，然后患严重的疾病。因此说：人体的病痛之处，有的在毫毛和腠理，有的在皮肤，有的在肌肉，有的在脉，有的在筋，有的在骨，有的在髓。

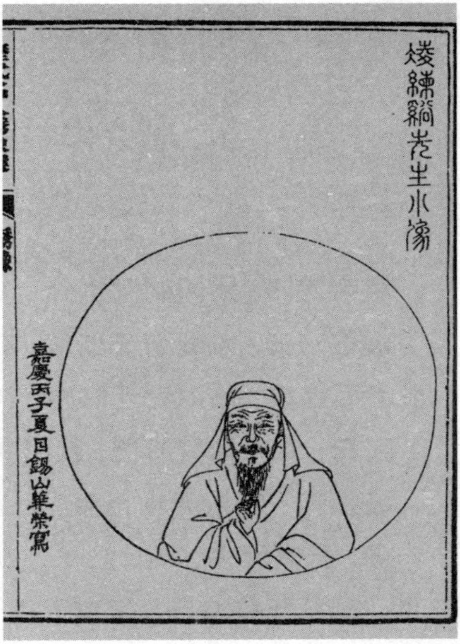

凌云像，选自《历代名人绣像选》。凌云，明代针灸大家。

因此，针刺毫毛腠理时，不要伤到皮肤，一旦皮肤受到损伤，肺脏的功能就会失常。肺脏功能失常后，到了秋天，就容易患温疟病，以致出现发寒颤抖的症状。针刺皮肤时，不要伤到肌肉，一旦肌肉受到损伤，脾脏的功能就会失常。脾脏功能失常后，人就会在每个季节的最后十八天，发生腹胀烦满、不思饮食的病症。针刺肌肉时，不要伤及血脉，一旦血脉受到损伤，心脏的功能就会失常，到了夏天，就容易患心痛的病症。针刺血脉时，不要伤及筋脉，一旦筋脉受到损伤，肝脏的功能就会失常，到了春天，易患热性病，发生筋脉弛缓的症状。针刺筋时，不要伤及骨，一旦骨受到损伤，肾脏的功能就会失常，到了冬天，易患腹胀、腰痛的病症。针刺骨时，不要伤及骨髓，一旦髓受到损伤，就会日益消枯，不能荣养骨骼。这样，人就会出现身形枯槁、足胫发酸、肢体懈怠、无力举动的病症。

刺齐论篇第五十一

黄帝问曰：愿闻刺深之分。

岐伯对曰：刺骨者无伤筋，刺筋者无伤肉，刺肉者无伤脉，刺脉者无伤皮，刺皮者无伤肉，刺肉者无伤筋，刺筋者无伤骨。

帝曰：余未知其所谓，愿闻其解。

岐伯曰：刺骨无伤筋者，针至筋而去，不及骨也。刺筋无伤肉者，至肉而去，不及筋也。刺肉无伤脉者，至脉而去，不及肉也。刺脉无伤皮者，至皮而去，不及脉也。所谓刺皮无伤肉者，病在皮中，针人皮中，无伤肉也。刺肉无伤筋者，过肉中筋也。刺筋无伤骨者，过筋中骨也。此之谓反也。

【译文】

黄帝问：我想听您说说针刺深浅的不同要求。

岐伯说：针刺骨，不要伤及筋；针刺筋，不要伤及肌肉；针刺肌肉，不要伤及脉；针刺脉，不要伤及皮肤。也就是说，应深刺时则不能浅刺。针刺皮肤，不要伤及肌肉；针刺肌肉，不要伤及筋；针刺筋，不要伤及骨。也就是说，应浅刺时则不能深刺。

黄帝说：我不明白您说的意思，请解释一下。

岐伯说：刺骨莫伤筋，是说应针刺至骨时，不可在针仅刺到筋而未深至骨时，就停针或拔针；刺筋莫伤肌肉，是说应针刺至筋时，不可在针仅刺到肌肉而未深至筋时，就停针或拔针；刺肌肉莫伤脉，是说应针刺至肌肉时，不可在针仅刺到脉而未深至肌肉时，就停针或拔针；刺脉莫伤皮肤，是说应针刺至脉时，不可在针仅刺到皮肤而未深至脉时，就停针拔针。针刺皮肤莫伤肌肉，是说如果病在皮肤中，针就应刺至皮肤，而不要深刺伤及肌肉；刺肌肉莫伤筋，是说针仅应刺至肌肉，再深刺就会伤及筋；刺筋莫伤骨，是说针仅应刺至筋，再深刺就会伤及骨。总而言之，如果针刺的深浅不恰当，就会带来不良的后果。

刺禁论篇第五十二

黄帝问曰：愿闻禁数。

岐伯对曰：脏有要害，不可不察，肝生于左，肺藏于右，心部于表，肾治于里，脾为之使，胃为之市。膈肓之上，中有父母，七节之傍，中有小心，从之有福，逆之有咎。

刺中心，一日死，其动为噫。刺中肝，五日死，其动为语。刺中肾，六日死，其动为嚏。刺中肺，三日死，其动为咳。刺中脾，十日死，其动为吞。刺中胆，一日半死，其动为呕。

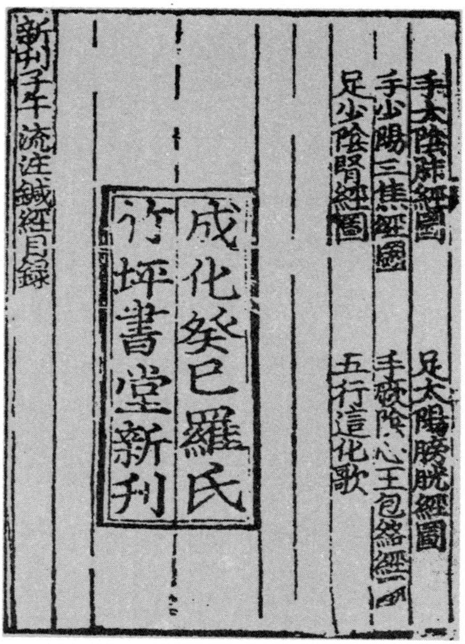

明朝成化九年刊本《针灸四书》书影

刺跗上，中大脉，血出不止死。刺面，中溜脉，不幸为盲。刺头，中脑户，入脑立死。刺舌下，中脉太过，血出不止为喑。刺足下布络中脉，血不出为肿。刺郄中大脉，令人仆脱色。刺气街中脉，血不出为肿，鼠仆。刺脊间中髓，为伛。刺乳上，中乳房，为肿，根蚀。刺缺盆中内陷，气泄，令人喘咳逆。刺手鱼腹内陷，为肿。

无刺大醉，令人气乱。无刺大怒，令人气逆。无刺大劳人，无刺新饱人，无刺大饥人，无刺大渴人，无刺大惊人。

刺阴股中大脉，血出不止死。刺客主人内陷中脉，为内漏、为聋。刺膝髌出液，为跛。刺臂太阴脉，出血多立死。刺足少阴脉，重虚出血，为舌难以言。刺膺中陷，中肺，为喘逆仰息。刺肘中内陷，气归之，为不屈伸。刺阴股下三寸内陷，令人遗溺。刺腋下胁间内陷，令人咳。刺少腹，中膀胱，溺出，令人少腹满。刺腨肠内陷，为肿。刺匡上陷骨中脉，为漏、为盲。刺关节中液出，不得屈伸。

【译文】

黄帝问：我想听您说说，人体禁止针刺的部位有哪些？

岐伯说：人体内脏都各有其要害之处，不能不注意。肝气在左边生发，肺气在右边肃降，心脏管理在表的阳气，肾脏治理在里的阴气，脾脏输送水谷精华给各脏器，胃脏是水谷的聚合处，膈肓的上面有维持生命活动的心、肺两脏，第七椎旁的里面有心包络。以上这些重要部位都是禁刺的部位，医者遵循此刺禁原则，就会对病人的治疗产生促进作用；违背了这个原则，就会给人体造成危害。

被误刺中心脏的人，大约一日后就会死亡，症状表现为多叹气。被误刺中肝脏的人，大约五日后就会死亡，症状表现为多言语。被误刺中肾脏的人，大约六日后就会死亡，症状表现为打喷嚏。被误刺中肺脏的人，大约三日后就会死亡，症状表现为咳嗽。被误刺中脾脏的人，大约十日后就会死亡，症状表现为频繁吞咽。被误刺中胆脏的人，大约一日半后就会死亡，症状表现为呕吐。

针刺人的足背时，如不小心误刺中大血管，被刺者出血不止，就会死亡。针刺人的脸部时，如不小心误刺中溜脉，被刺者就会双目失明。针刺人的头部时，如不小心刺中脑户穴，被刺者立即就会死亡。针刺人舌下的廉泉穴时，如不小心刺得太深，被刺者血流不止，就会失音不能说话。针刺人足底散布的络脉时，如不小心误刺，淤血滞留不消，被刺者就会身体局部发肿。针刺人的委中穴过深，如不小心误刺中大血管，被刺者就会晕倒、面色发白。针刺人的气衔穴时，如不小心误刺中血管，淤血滞留不散就会发肿，被刺者的鼠蹊部就会疼痛。针刺人的脊椎间隙时，如不小心误伤了脊髓，被刺者就会背曲不伸。针刺人的乳中穴时，如不小心误伤及乳房，被刺者的乳房就会发肿且内部化脓。针刺人的缺盆中央时，如不小心刺得太深，造成肺气外泄，被刺者就会出现喘逆。针刺人的鱼际穴时，如

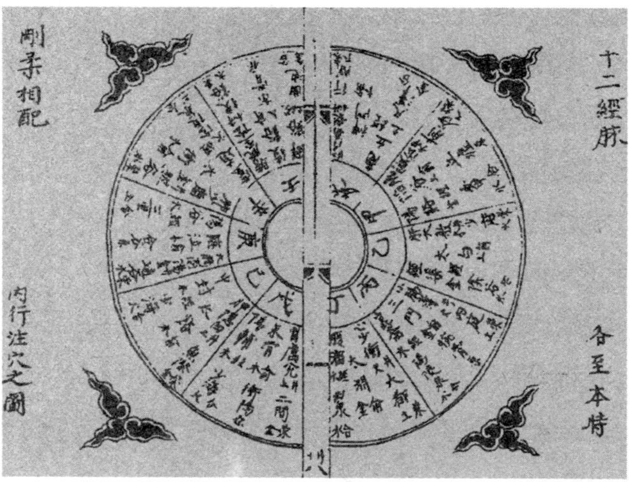

《子午流注针经》中的针法图，选自明抄本《普济方》。

不小心刺得太深，被刺者的身体便会局部发肿。

勿针刺饮酒大醉的人，以免造成其气血紊乱；勿针刺大怒的人，以免造成其气机上逆。此外，对过劳、过饱、过饥、极度口渴、刚受到极大惊吓的人，都不能施以针刺。

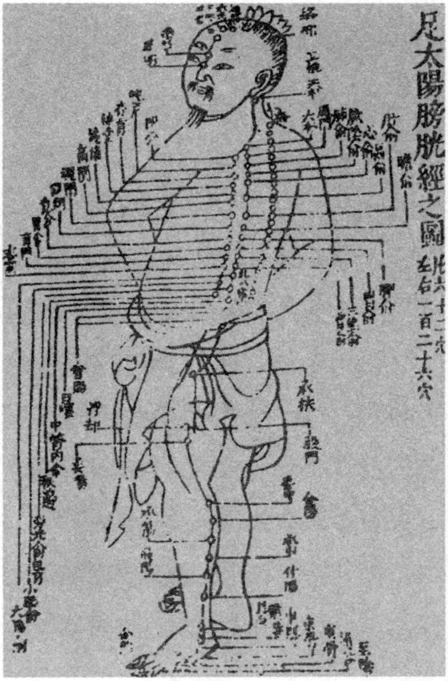

明刊本《铜人输穴针灸图经》中的足太阳膀胱经之图

针刺大腿内侧的穴位时，如不小心误伤了大血管，被刺者出血不止，就会死亡。针刺上官穴时，如不小心刺得太深，伤及血脉，被刺者就会耳内化脓或耳聋。针刺膝膑部时，如不小心误伤此处使其流出液体，被刺者就会跛足。针刺手太阴经脉时，如不小心误伤此处使其出血过多，被刺者就会立刻死亡。针刺足少阴经脉时，如不小心误伤此处使其出血，会使被刺者的肾气更虚，以致舌不灵活、言语困难。针刺人的胸膺部时，如不小心刺得太深，误伤肺脏，被刺者就会出现气喘上逆、仰面呼吸的症状。针刺人的肘弯处时，如不小心刺得太深，被刺者就会因气郁结在局部不走行而手臂不能屈伸。针刺人的大腿内侧下三寸处时，如不小心刺得太深，被刺者就会出现遗尿的症状。针刺人的腋下胁肋间时，如不小心刺得太深，被刺者就会咳嗽。针刺人的少腹时，如不小心刺得太深，伤及膀胱，被刺者就会出现小便流入腹腔使少腹胀满的症状。针刺人的小腿肚时，如不小心刺得太深，被刺者的身体就会局部肿胀。针刺人的眼眶骨上时，如不小心误伤了此处脉络，被刺者就会流泪不止，甚至失明。针刺人的关节时，如不小心误伤此处使其流出液体，被刺者的关节就不能屈伸。

刺志论篇第五十三

黄帝问曰：愿闻虚实之要。

岐伯对曰：气实形实，气虚形虚，此其常也，反此者病。谷盛气盛，谷虚气虚，此其常也，反此者病。脉实血实，脉虚血虚，此其常也，反此者病。

帝曰：如何而反？

岐伯曰：气盛身寒，气虚身热，此谓反也。谷入多而气少，此谓反也。谷不入而气多，此谓反也。脉盛血少，此谓反也。脉小血多，此谓反也。

气盛身寒，得之伤寒。气虚身热，得之伤暑。谷入多而气少者，得之有所脱血，湿居下也。谷入少而气多者，邪在胃及与肺也。脉小血多者，饮中热也。脉大血少者，脉有风气，水浆不入，此之谓也。

夫实者，气入也。虚者，气出也。气实者，热也。气虚者，寒也。入实者，左手开针空也；入虚者，左手闭针空也。

【译文】

黄帝说：我想听您说说有关虚实的要点。

岐伯说：人若气盛，形体就健壮结实；若气虚，形体就消瘦，这是人的正常生理状态，若与此相悖的，就是病态。人若纳谷多，气就旺盛，若纳谷少，气就虚乏，此为常理，反之则是病态。人的脉搏大而有力的，血液定充实；脉搏少而纤弱的，血液定缺乏，此为常理，反之则是病态。

黄帝问：怎样算是反常现象呢？

岐伯说：人若气充盛却感觉身体发寒，气虚弱却感觉身体发热，就是反常现象；吃东西多却气不足，吃东西少却气充盛，也是反常现象；脉搏盛却血少，脉搏虚却血多，这也是反常现象。

人若气充盛而身体发寒，是由于其伤于寒邪；若气不足而身体发热，是由于其伤于暑热之故。若吃东西多而气不足，是由于其失血或湿邪结聚于下部之故；若吃东西少而气旺盛，是由于邪气居于其胃和肺之故。若脉搏虚而血多，是由于其饮酒多而中焦有热之故；若脉搏盛而血少，是由于其脉中感受风寒且汤水不进之故。这些就是人体虚实反常的原因。

通常来说，实证是因为邪气亢盛侵入人体之故；虚证是因为人体正气耗散于外之故。气实之人多有热，气虚之人多发寒。以针刺之法治疗实证时，拔针后，医者要用左手拨开针孔，使邪气外出；而以针刺之法治疗虚证时，拔针后，医者要立刻用左手按闭针孔，使正气不会外泄。

针解篇第五十四

黄帝问曰：愿闻九针之解，虚实之道。

岐伯对曰：刺虚则实之者，针下热也，气实乃热也。满而泄之者，针下寒也，气虚乃寒也。菀陈则除之者，出恶血也。邪胜则虚之者，出针勿按。徐而疾则实者，徐出针而疾按之。疾而徐则虚者，疾出针而徐按之。言实与虚者，寒温气多少也。若无若有者，疾不可知也。察后与先者，知病先后也。为虚与实者，工勿失其法。若得若失者，离其法也。虚实之要，九针最妙者，为其各有所宜也。补泻之时以针为之者，与气开阖相合也。九针之名，各不同形者，针穷其所当补泻也。

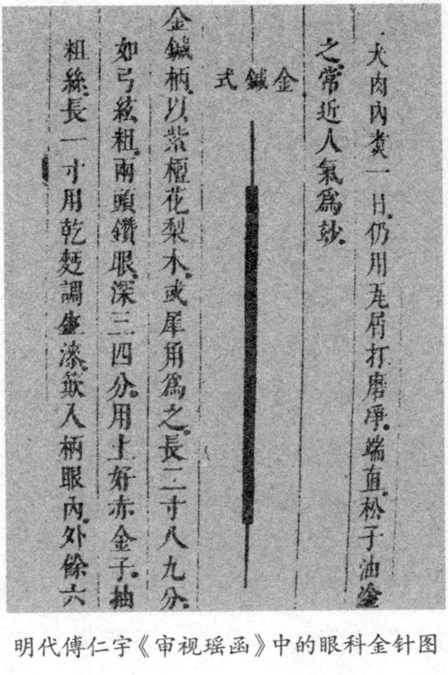

明代傅仁宇《审视瑶函》中的眼科金针图

刺实须其虚者，留针阴气隆至，乃去针也。刺虚须其实者，阳气隆至，针下热乃去针也。经气已至，慎守无失者，勿变更也。深浅在志者，知病之内外也。近远如一者，深浅其候等也。如临深渊者，不敢堕也。手如

握虎者，欲其壮也。神无营于众物者，静志观病人，无视左右也。义无邪下者，欲端以正也。必正其神者，欲瞻病人目，制其神，令气易行也。所谓三里者，下膝三寸也。所谓跗之者，举膝分易见也。巨虚者，跻足骱独陷者。下廉者，陷下者也。

帝曰：余闻九针，上应天地四时阴阳，愿闻其方，令可传于后世，以为常也。

岐伯曰：夫一天、二地、三人、四时、五音、六律、七星、八风、九野，身形亦应之，针各有所宜，故曰九针。人皮应天，人肉应地，人脉应人，人筋应时，人声应音，人阴阳合气应律，人齿面目应星，人出入气应风，人九窍三百六十五络应野。故一针皮，二针肉，三针脉，四针筋，五针骨，六针调阴阳，七针益精，八针除风，九针通九窍，除三百六十五节气，此之谓各有所主也。人心意应八风，人气应天，人发齿耳目五声应五音六律，人阴阳脉血气应地，人肝目应之九。

【译文】

黄帝问：我想听您对九针的解释和虚实补泻的机理。

岐伯说：针治虚证当用补法，针下应有热感，因为正气充盛则针下必定发热。针治实证当用泻法，针下应有凉感，因为邪气消散则针下必定发凉。血液内有积聚已久的邪气，则当针刺放出恶血。对体内邪气旺盛的病者，应当用泻法治疗，拔针后不要按闭针孔，让病者体内的邪气散出。所谓徐而疾则实，是指拔针要慢，出针后迅速按闭针孔，让病者体内的正气无法外泄；所谓徐而疾则虚，是指拔针要快，出针后不要按闭针孔，让病者体内的邪气得以外散。这里所说的虚实，是指气至之时针下凉感与热感的多少而言。若有若无，是指针下气至迅速而不易被察觉。审察先后，是指说明疾病的标和本。掌握疾病的虚实，虚证用补法，实证用泻法，医生在治疗时不能违背此针法准则。若医生不能很好地掌握此原则，那就会偏离正确的治疗法则。虚实补泻的要点，是灵活地运用九针，因为九针特点各有不同，所以各适合不同的疾病。补泻之法的选用应该与人体气的来去开阖相合：气来时为开，应该用泻法；气去时为阖，应该用补法。九针的名字不同，形态也各异。医治时，医者当依据治疗的需要，充分发挥各自的补泻作用。

实证当用泻法，下针后要留针，等针下有明显的寒感时，才能拔针。虚证当用补法，等针下有明显的热感时，才能拔针。得经气后医者应谨慎守候，不要改变针刺手法。医者决定针刺的深浅时，首先要明了疾病的部位在人体浅表还是内部。针刺虽有深刺和浅刺的不同，但候气之法没有差别。行针时，应如临近深渊般小心谨慎；持针时，其手应像抓着老虎般坚定有力；下针时，思想不可分散，应当集中注意力观察病人，不能左右张望。此外还需注意，针体要保持端正直下，不可倾斜；下针后，一定要盯住病人的双目，以约束其精神活动，使经气循行通畅。三里穴，在人体膝下外侧三寸之处。跗上穴，在足面上举膝易见之处。巨虚穴，在人翘足时小腿外侧肌肉下陷之处。下廉穴，在小腿外侧肌肉下陷处的下面。

黄帝说：我听说九针与天地四时以及阴阳是相合的，请您阐释这些理论，使它们可以流传于后世，作为治病的常法。

岐伯说：一天、二地、三人、四时、五音、六律、七星、八风、九野，人的形体各部分与这些是相对应的。针具也应与人

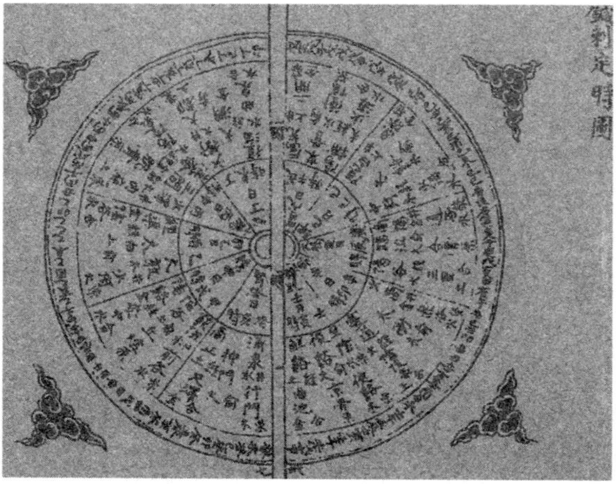

《子午流注针经》中的针刺定时图，选自明抄本《普济方》。

体的不同疾病相合被制作成不同的样式，所以有九针之名。具体来说，人的皮肤位于体表，保护全身，如同覆盖万物的天；人的肌肉柔软厚实，如同厚软的土地。人之脉的盛衰与人的壮老相应合；人的筋约束全身，各部功能不同如一年四时各异；人的声音与自然界的五音相应合。人的脏腑阴阳之气的配合，和六律高低有节的情况类似；人的牙齿和面目排列得犹如天上星辰；人的呼吸之气，就像自然界的风；人的九窍三百六十五络遍布周身，就像自然界的众多河川纵横交错地分布在九州的土地上。因此九针之中，第一支针叫镵针，用以刺皮；第二支针叫员针，用以刺肉；第三支针叫鍉针，用以刺脉；第四支针叫锋针，用以刺筋；第五支针叫铍针，用以刺骨；第六支针叫员利针，用以调和阴阳；第七支针叫毫针，用以补益精气；第八支针叫长针，用以驱除风邪；第九支针叫大针，用以疏通九窍，驱散全身上下三百六十五节间的邪气。这就是所谓的九针各有其效用和适应病症。人的心意与八方之风相应合；人的正气运行与天气运行相应合；人的发齿耳目五声与自然界的五音六律相应合；人的血气阴阳经脉与大地相应合；人的肝脏通目，与九之数相应合。

长刺节论篇第五十五

刺家不诊，听病者言，在头，头疾痛，为藏针之，刺至骨，病已止，无伤骨肉及皮，皮者道也。

阴刺，入一傍四处，治寒热，深专者，刺大脏，迫脏刺背，背俞也，刺之迫脏，脏会，腹中寒热去而止，与刺之要，发针而浅出血。

治痈肿者刺痈上，视痈小大深浅刺，刺大者多血，小者深之，必端内针为故止。

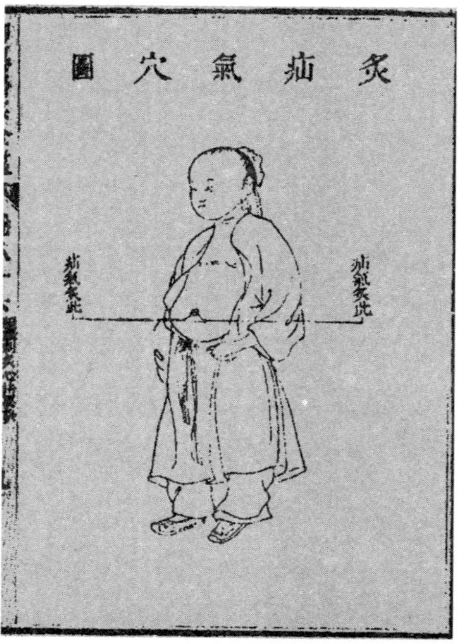

清代《医宗会鉴》针灸方图中的灸疝气穴图

病在少腹有积，刺皮䯏以下，至少腹而止，刺侠脊两傍四椎间，刺两髂髎季胁肋间，导腹中气热下已。病在少腹，腹痛不得大小便，病名曰疝，得之寒，刺少腹两股间，刺腰髁骨间，刺而多之，尽炅病已。

病在筋，筋挛节痛，不可以行，名曰筋痹。刺筋上为故，刺分肉间，不可中骨也，病起筋炅，病已止。病在肌肤，肌肤尽痛，名曰肌

痹，伤于寒湿，刺大分小分，多发针而深之，以热为故，无伤筋骨；伤筋骨，痈发若变，诸分尽热，病已止。病在骨，骨重不可举，骨髓酸痛，寒气至，名曰骨痹。深者刺，无伤脉肉为故，其道大分小分，骨热，病已止。

病在诸阳脉，且寒且热，诸分且寒且热，名曰狂。刺之虚脉，视分尽热，病已止。病初发，岁一发；不治，月一发；不治，月四五发，名曰癫病。刺诸分诸脉，其无寒者以针调之，病已止。病风且寒且热，炅汗出，一日数过，先刺诸分理络脉；汗出且寒且热，三日一刺，百日而已。病大风，骨节重，须眉堕，名曰大风。刺肌肉为故，汗出百日，刺骨髓，汗出百日，凡二百日，须眉生而止针。

【译文】

精于针术的医生，在诊脉前往往会听病人的自诉。对于病在头部且头部剧烈疼痛的病者，医者可对其进行针治。医者需从其头部取穴，针刺至骨，才能治好其病。针刺时，一定要把握好针刺深浅，不能伤害到病者的骨肉和皮肤，就算皮肤是针刺的必经之地，医者也不能让它受到损伤。

阳刺的手法，即在病者病痛处直刺一针，左右斜刺四针，此法可用来治疗寒热病。如果病邪深入人体内部，专攻内脏，医者可针刺病者的五脏；如果病邪迫近五脏，医者可针刺背部的五脏腧穴。病邪迫脏而针刺背腧，是因为背腧是脏气聚合之处。针刺时，医者要等到病者腹中寒热消散之后，方可停针。针刺的要点是，拔针时要使针孔稍稍出血。

治疗臃肿时，应刺病者臃肿之处，并以臃肿的大小决定针刺的深浅。医者针刺大的臃肿时，应当让它多出血，针刺小臃肿时，要深刺，同时要端直进针，刺至病所为止。

病在少腹且有积聚的，医者应针刺病者腹部皮肉丰厚之处以下的部位，一直到少腹为止。然后，再刺病者第四椎间两旁的穴位和髂骨两侧的居髎穴，以及季胁肋间的穴位。如此可使病者腹中热气下行，从而完全康复。病在少腹，腹痛且不得大小便，病名叫做疝，由人体感受风寒所致。治疗时，应针刺病者少腹到两大腿内侧间以及腰部到髁骨间的穴位，针刺多穴。到少腹部出现热感时，病就痊愈了。

病在筋，筋拘挛，关节疼痛，无法动弹，此病名为筋痹。治疗时，应针刺病者有病的筋，因为筋脉在分肉之间连接于骨，所以针从分肉间刺入的时候，应注意不要伤及骨。待病者患病的筋脉出现热感，说明病已被治愈，此时方可停针。病在肌肤，周身肌肤疼痛，病名为肌痹，由湿寒之邪侵袭人体所致。治疗时，应针刺病者大小肌肉交合处，刺多穴，进针要深，以针刺处产生热感为标准。切记不要损伤病者筋骨，一旦损伤了筋骨，病者的身体就会出现臃肿或其他病变。等病者各肌肉交合处都出现热感，说明病已被治愈，此时方可停针。病在骨，四肢沉重，举动不变，感到骨髓里酸痛，寒气很大，此病名为骨痹。治疗时，当以针刺深，以不损伤病者血脉、肌肉为标准。针应从病者大小分肉间刺入，等病者骨部出现热感，说明病已被治愈，此时方可停针。

病在手足的三阳经脉，各脉时冷时热，而人体大小分肉间也会时冷时热，此病名为狂病。治疗时，医者应施用泻法，来泄散病者阳脉的病邪，此外还需察看病者各处的分肉，当它们有了热感，说明病已被治愈，此时方可停针。有一种病，最初是一年发作一次，如果没有及时治疗，就会发展到一月发作一次，如果还不治疗，就会发展到一月发作四五次，此病名为癫痫。治疗时，医者当针刺病者各大小分肉及各部经脉，如果病者未出现发寒的症状，可用针刺进行调养治疗，直到康复为止。因被风邪侵犯而出现时寒时热的病状，发热则出汗，一天发病数次。治疗时，应当先刺病者各分肉腠理及络脉。如果病者仍然出汗并时寒时热，可三天针刺一次，一百天后即可治愈。如果出现周身骨节沉重，须眉脱落的症状，则说明病者患了大风病。治疗时，应当针刺病者肌肉，使之出汗，这样不间断地医治一百天以后，再刺病者骨髓，仍使之出汗，如此不间断地又医治一百天，这样前后合计二百天。等到病者的须眉重新长出后，方可停针。

皮部论篇第五十六

黄帝问曰：余闻皮有分部，脉有经纪，筋有结络，骨有度量，其所生病各异，别其分部，左右上下，阴阳所在，病之始终，愿闻其道。

岐伯对曰：欲知皮部以经脉为纪者，诸经皆然。

阳明之阳，名曰害蜚，上下同法，视其部中有浮络者，皆阳明之络也。其色多青则痛，多黑则痹，黄赤则热，多白则寒，五色皆见，则寒热也。络盛则入客于经，阳主外，阴主内。

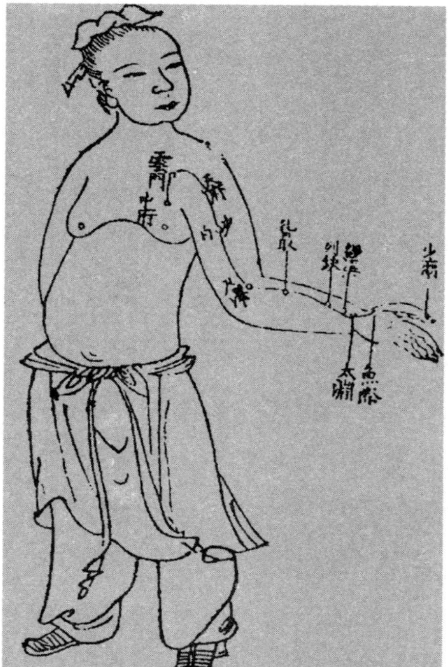

明代高武《针灸聚英》经穴图中的手太阴肺经图

少阳之阳，名曰枢持，上下同法，视其部中有浮络者，皆少阳之络也，络盛则入客于经，故在阳者主内，在阴者主出，以渗于内，诸经皆然。

太阳之阳，名曰关枢，上下同法，视其部中有浮络者，皆太阳之络也，络盛则入客于经。

少阴之阴，名曰枢儒，上下同法，视其部中有浮络者，皆少阴之络也，络盛则入客于经，其入经也，从阳部注于经，其出者，从阴内注于骨。

心主之阴，名曰害肩，上下同法，视其部中有浮络者，皆心主之络也，络盛则入客于经。

太阴之阴，名曰关蛰，上下同法，视其部中有浮络者，皆太阴之络也，络盛则入客于经。凡十二经络脉者，皮之部也。

是故百病之始生也，必先于皮毛，邪中之则腠理开，开则入客于络脉；留而不去，传入于经；留而不去，传入于腑，廪于肠胃。邪之始入于皮也，泝然起毫毛，开腠理；其入于络也，则络脉盛色变；其入客于经也，则感虚乃陷下；其留于筋骨之间，寒多则筋挛骨痛，热多则筋弛骨消，肉烁䐃破，毛直而败。

帝曰：夫子言皮之十二部，其生病皆何如？

岐伯曰：皮者，脉之部也。邪客于皮则腠理开，开则邪入客于络脉，络脉满则注于经脉，经脉满则入舍于腑脏也，故皮者有分部，不与而生大病也。

帝曰：善。

【译文】

黄帝问：我听说，人的皮肤上有十二经脉分属的部位，脉的分布有纵有横，筋的分布有结有络，骨的分布有大小长短，所产生的疾病各不相同，医者在诊察时要根据十二经脉在皮肤上所分属的部位来区别，同时要照顾到左右上下阴阳的部位以及疾病的发展进程。我想听您详细地讲一讲。

岐伯说：要知道各经脉在皮肤上的分属部位，都是以经脉的循行部位为划分标准的，各经都是如此。

阳明经的阳络叫“害蜚”，人的手、足阳明经的诊疗方法是相同的。医者可诊察阳明经在病者皮肤上的分属部位，所见浮络都为阳明经的络脉。若这些络脉多为青色，说明人体有痛；多为黑色，说明人体有痹；多为黄赤色，说明人体有热；多为白色，说明人体有寒；若五色俱见，则说明人体寒热相兼。若络脉中邪气充盛，就会将这些邪气内传给本经。因为络脉在外属阳，经脉在内属阴，因此只要是外邪入侵，都会从络到经，由表及里。

少阳经的阳络叫“枢持”，人的手、足少阳经的诊疗方法是相同的。医者可诊察少阳经在病者皮肤上的分属部位，所见浮络都为少阳经的络脉。若络脉中邪气充盛，就会将这些邪气内传给本经，因此邪在阳分主要是向内侵入，邪在阴分主要是外出或侵入更深处，各经的内外出入都是如此。

太阳经的阳络叫“关枢”，人的手、足太阳经的诊疗方法是相同的。医者可诊察太阳经在病者皮肤上的分属部位，所见浮络都为太阳经的络脉。若络脉中邪气充盛，就会将这些邪气内传给本经。

少阴经的阴络叫“枢儒”，人的手、足少阴经的诊疗方法是相同的。医者可诊察少阴经在病者皮肤上的分属部位，所见浮络都为少阴经的络脉。若络脉中邪气充盛，就会将邪气内传给本经。邪气内传至本经，是先从属阳的络脉传入，然后从属阴的经脉出，而后向内侵入骨部。

厥阴经的阴络叫“害肩”，人的手、足厥阴经的诊疗方法是相同的。医者可诊察厥阴经在病者皮肤上的分属部位，所见浮

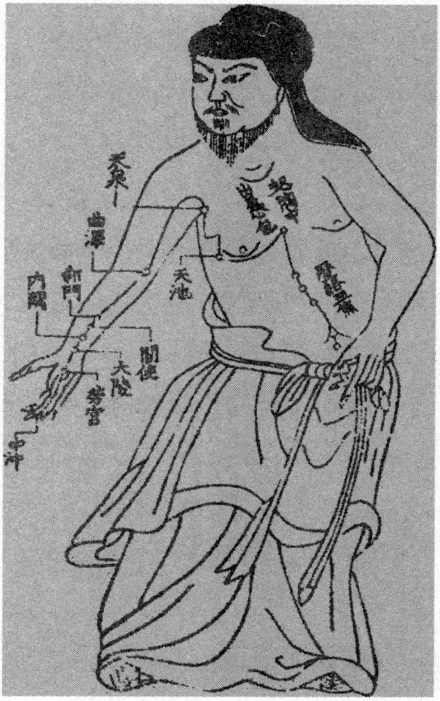

《十四经发挥》图中的手厥阴心包经之图

络都为厥阴经的络脉。若络脉中邪气充盛，就会将这些邪气内传给本经。

太阴经的阴络叫“关蛰”，人的手、足太阴经的诊疗方法是相同的。医者可诊察太阴经在病者皮肤上的分属部位，所见浮络都为太阴经的络脉。若络脉中邪气充盛，就会将这些邪气向内传给本经。总之，以上所述这十二经的络脉，都是分属于皮肤各个部分的。

因此，人体各种疾病的发生，定先从皮毛始，病邪中于皮毛，则腠理开泄，如果腠理开泄，病邪就会趁机侵入络脉，若病邪在络脉中滞留不散，就会内传到经脉，若在经脉中也滞留不散，就会传到腑，郁积在肠胃。

病邪侵入人体皮毛时，人就会怕寒、毫毛竖、腠理开泄。病邪侵入人体络脉，络脉就会充盛且颜色改变。病邪侵入人体经脉，就会使人感觉经气虚且经脉虚陷。病邪滞留于人的筋骨间，寒气盛时，人就会筋脉挛急、骨节作痛；热气盛时，人就会筋骨萎软，浑身无力，皮衰败，毛发焦枯。

黄帝说：您说的皮肤的十二部，发生病变的情况如何呢？

岐伯说：皮肤是络脉分属的部位。当邪气侵入皮肤，那么人的腠理就会开泄，腠理开泄则病邪就会侵入络脉；络脉的邪气充盛就会内传至经，经脉的邪气充盛就会侵入腑脏。所以，皮肤上有十二经络的分布，在络浅病轻的时候如不及时治疗，邪气就会内传至腑脏，从而使人患严重的疾病。

黄帝说：讲得好！

经络论篇第五十七

黄帝问曰：夫络脉之见也，其五色各异，青黄赤白黑不同，其故何也？

岐伯对曰：经有常色而络无常变也。

帝曰：经之常色何如？

岐伯曰：心赤、肺白、肝青、脾黄、肾黑，皆亦应其经脉之色也。

帝曰：络之阴阳，亦应其经乎？

岐伯曰：阴络之色应其经，阳络之色变无常，随四时而行也。寒多则凝泣，凝泣则青黑，热多则淖泽，淖泽则黄赤，此皆常色，谓之无病。五色具见者，谓之寒热。

帝曰：善。

【译文】

黄帝问：人的络脉浮现于皮肤，它的五色各不相同，有青、黄、赤、白、黑，这是为何？

岐伯说：经脉的颜色是固定的，而络脉就没有常色，是不断变化的。

黄帝说：人的经脉的常色是什么？

岐伯说：心主赤，肺主白，肝主青，脾主黄，肾主黑，都与其所属经脉的主色相应。

黄帝说：人的阴络和阳络之色，也应合其经脉主色吗？

岐伯说：人的阴络之色应合其经脉主色，而阳络之色变化无常，随着四时的变化而变化：人体寒气过甚，其阳络就气血运行迟滞，多现青黑色；人体热气过甚，其阳络就气血运行顺畅，多现黄赤色。这些是阳络的正常颜色，说明人体无病。如果人的阳络五色尽显，则是由于人体过寒或过热所致，表明人体有病。

黄帝说：讲得好！

气穴论篇第五十八

黄帝问曰：余闻气穴三百六十五，以应一岁，未知其所，愿卒闻之。

岐伯稽首再拜对曰：窘乎哉问也！其非圣帝，孰能穷其道焉！因请溢意尽言其处。

帝捧手逡巡而却曰：夫子之开余道也，目未见其处，耳未闻其数，而目以明，耳以聪矣。

岐伯曰：此所谓圣人易语，良马易御也。

帝曰：余非圣人之易语也，世言真数开人意，今余所访问者真数，发蒙解惑，未足以论也。然余愿闻夫子溢志尽言其处，令解其意，请藏之金匮，不敢复出。

岐伯再拜而起曰：臣请言之。背与心相控而痛，所治天突与十椎及上纪下纪，上纪者，胃脘也，下纪者，关元也。背胸邪系阴阳左右，如此其病前后痛涩，胸

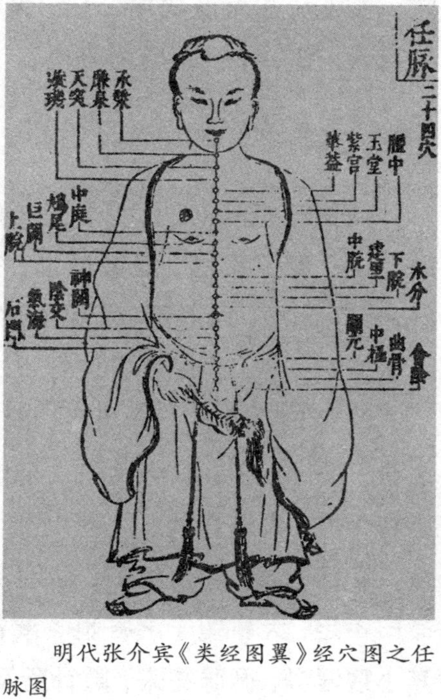

明代张介宾《类经图翼》经穴图之任脉图

胁痛而不得息，不得卧，上气短气偏痛，脉满起，斜出尻脉，络胸胁支心贯膈，上肩加天突，斜下肩交十椎下。

藏俞五十穴，腑俞七十二穴，热俞五十九穴，水俞五十七穴，头上五行行五，五五二十五穴，中胎两傍各五，凡十穴，大椎上两傍各一，凡二穴，目瞳子浮白二穴，两髀厌分中二穴，犊鼻二穴，耳中多所闻二穴，眉本二穴，完骨二穴，顶中央一穴，枕骨二穴，上关二穴，大迎二穴，下关二穴，天柱二穴，巨虚上下廉四穴，曲牙二穴，天突一穴，天府二穴，天牖二穴，扶突二穴，天窗二穴，肩解二穴，关元一穴，委阳二穴，肩贞二穴，瘖门一穴，脐一穴，胸俞十二穴，背俞二穴，膺俞十二穴，分肉二穴，踝上横二穴，阴阳跻四穴，水俞在诸分，热俞在气穴，寒热俞在两骸厌中二穴，大禁二十五，在天府下五寸，凡三百六十五穴，针之所由行也。

帝曰：余已知气穴之处，游针之居，愿闻孙络溪谷，亦有所应乎?

岐伯曰：孙络三百六十五穴会，亦以应一岁，以溢奇邪，以通荣卫，荣卫稽留，卫散荣溢，气竭血著，外为发热，内为少气，疾泻无怠，以通荣卫，见而泻之，无问所会。

帝曰：善。愿闻溪谷之会也。

岐伯曰：肉之大会为谷，肉之小会为溪，肉分之间，溪谷之会，以行荣卫，以会大气。邪溢气壅，脉热肉败，荣卫不行，必将为脓，内销骨髓，外破大腘，留于节凑，必将为败。积寒留舍，荣卫不居，卷肉缩筋，肋肘不得伸，内为骨痹，外为不仁，命曰不足，大寒留于溪谷也。溪谷三百六十五穴会，亦应一岁。其小痹淫溢，循脉往来，微针所及，与法相同。

帝乃辟左右而起，再拜曰：今日发蒙解惑，藏之金匮，不敢复出，乃藏之金兰之室，署曰气穴所在。

岐伯曰：孙络之脉别经者，其血盛而当泻者，亦三百六十五脉，并注于络，传注十二络脉，非独十四络脉也，内解泻于中者十脉。

【译文】

黄帝问：我听说人体有三百六十五个气穴，正好对应一年的天数，但是我不知道它们的位置在哪里，您能说一说吗？

岐伯鞠躬再拜回答说：您问的这个问题很重要，若不是圣帝，谁能探究这些深奥的理论！所以请让我将人体气穴的位置全部说明。

黄帝拱手谦虚地说：先生所言，让我深受启发，虽然我尚未看见穴位的所在之处，未听到穴位具体的数字，但是对它们已经有所了解了。

岐伯说：这真是所谓的“圣人易语，良马易御”啊！

黄帝说：我并不是易语的圣人，众人皆言气穴的数理能够开拓人的思想，现在我向您请教这个，不过是希望它能启发我的蒙昧、消除我的疑惑，不足以论。现在我想听先生将气穴的部位全部讲明，使我能领悟其中精髓，我一定将这些道理藏于金匮中，决不丢掉它。

岐伯再拜而起说：我现在就说吧！人若背部与心胸互相牵扯作痛，医者应选取任脉的天突穴和督脉的中枢穴，以及上纪、下纪来医治。上纪是胃脘部的中脘穴，下纪是关元穴。由于人背在后属阳，胸在前属阴，经脉斜系于阴阳左右，所以当它们被病邪侵袭时，就会导致人的前胸和后背相引而痹涩、胸胁疼痛得无法呼吸、无法仰卧、气喘、气短、身体一侧疼痛，若此时经脉中的邪气满盛就会侵袭到络脉。此络斜出于尻脉，络胸胁部，支心贯膈，上肩胛，后至天突，而后斜下到达肩部，在背部第十椎节之下交会。所以医者当取此处之穴进行医治。

人的五藏各有井、荥、俞、经、合五俞，五五二十五，左右共五十穴。六腑各有井、荥、俞、经、合、原六俞，六六三十六，左右共七十二穴。热俞有五十九穴。水俞有五十七穴。此外，人的头上还有五行，每行五穴，五五共二十五穴。人的五藏在背部脊椎骨两旁各有五穴，左右共十穴。人体的穴位还有，大椎下两旁的大抒穴二穴，目瞳子浮白各二穴，两侧髀枢中环跳二穴，犊鼻二穴，听宫二穴，攒竹二穴，完骨二穴，风府一穴，枕骨二穴，上关二穴，大迎二穴，下关二穴，天柱二穴，上下巨虚四穴，颊车二穴，天突一穴，天府二穴，天牖二穴，扶突二穴，天窗二穴，肩井二穴，关元一穴，委阳二穴，肩贞二穴，喑门一穴，神阙一穴，胸腧左右共十二穴，大杼二穴，膺俞左右共十二穴，分肉二穴，交信、跗阳

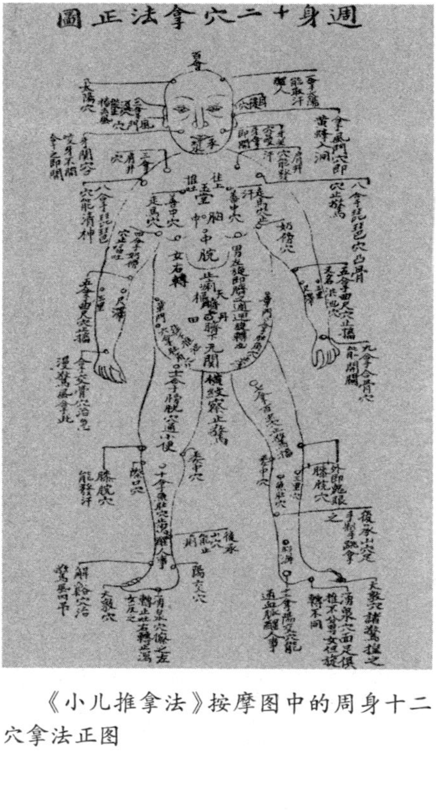

《小儿推拿法》按摩图中的周身十二穴拿法正图

左右共四穴，照海、申脉左右共四穴。水俞五十七穴，都位于诸经的分肉间；热俞五十九穴，都位于人体精气聚合处；治寒热的腧穴，位于人体两膝关节的外侧，在足少阳胆经的阳关左右，共二穴。大禁穴是位于人体天府下五寸处的五里穴。以上三百六十五穴，皆为针刺之穴。

黄帝说：我已明白人体气穴所在处就是医者行针之处，我还想知道孙络与溪谷是否也与一年相应合呢？

岐伯说：人的孙络与三百六十五穴内外相会，也与一年相应合。如果邪气滞留人体的孙络，侵入络脉却不侵入经脉，人就会患奇病。孙络在外与皮毛相连，在内与经脉相连以通行荣卫。一旦邪气滞留于孙络，那么人体就会荣卫停滞、卫气外出、荣血满溢。一旦人体卫气耗尽、荣血停滞，则会外部发热、内部气短。故医治时，当以泻法迅速用针刺病患，通其荣卫，只要见到病者身上有荣卫滞留之处，就以泻法针刺之，不用管此处是否为穴会之处。

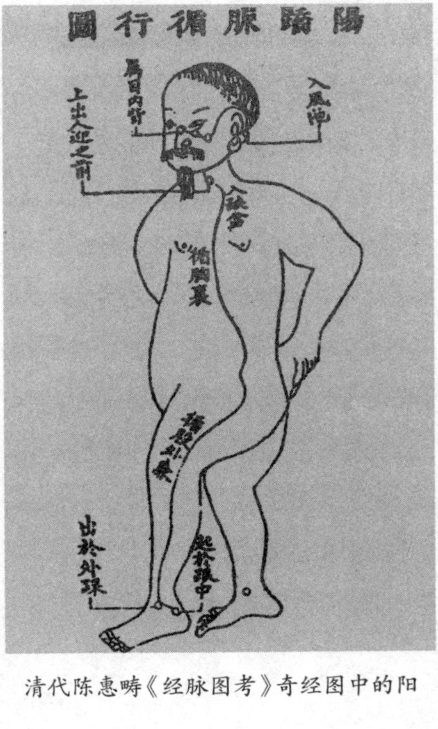

清代陈惠畴《经脉图考》奇经图中的阳

黄帝说：说得好！我还想听听溪谷交合的情况。

岐伯说：肌肉的大会合处叫“谷”，小会合处叫“溪”，分肉间是溪谷会合之处，能通行荣卫，舍止病气。如果人体邪气满盛、正气隔塞、血脉发热、肌肉腐坏、荣卫不通，则必将郁热腐肉而化脓，内部骨髓销烁，外部肌肉腐烂。若病邪逗留于人体的关节和肌腠，则会使人的髓液都化脓，而使筋骨衰败。若寒邪侵入人体，滞留不散，则荣卫不能正常循行，以致筋肉萎缩，肋肘不得伸展。如此，人体就会内生骨痹，外部肌肤麻木。这些是不足的病症，是由寒邪滞留溪谷所致。溪谷与三百六十五穴相会，也和一年相应合。若是病邪在皮毛孙络的小痹，则随脉往来为病，医者以微针就可以医治，治法和刺孙络相同。

黄帝遣开左右，起身拜了又拜说：今天听闻您的讲解，启发了我的蒙昧，消除了我的疑惑，我要把这些知识藏在金匮里，决不丢掉它。随即，黄帝将所记藏于金兰之室，并将其题名为《气穴所在》。

岐伯说：人的孙络之脉与经脉的分别，在于其血盛就能够泻注，所以虽也有三百六十五脉，但都贯注于络脉，再注入十二经脉，它不仅与十四经络相贯通，就是骨缝中的经络感受了病邪，也能够内注泻于五藏之脉。

气府论篇第五十九

足太阳脉气所发者七十八穴：两眉头各一，入发至项三寸半，傍五，相去三寸，其浮气在皮中者凡五行，行五，五五二十五，项中大筋两傍各一，风府两傍各一，侠背以下至尻尾二十一节，十五间各一，五脏之俞各五，六腑之俞各六，委中以下至足小指傍各六俞。

足少阳脉气所发者六十二穴：两角上各二，直目上发际内各五，耳前角上各一，耳前角下各一，锐发下各一，客主人各一，耳后陷中各一，下关各一，耳下牙车之后各一，缺盆各一，腋下三寸，胁下至胠，八间各一，髀枢中傍各一，膝以下至足小指次指各六俞。

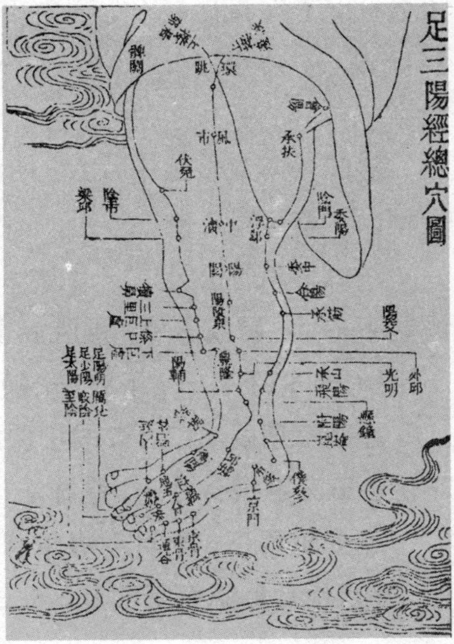

清代吴谦等人所撰《医宗会鉴》中的足三阳经总穴图

足阳明脉气所发者六十八穴：额颅发际傍各三，面鼽骨空各一，大迎之骨空各一，人迎各一，缺盆外骨空各一，膺中骨间各一，侠鸠尾之外，当乳下三寸，侠胃脘各五，侠脐广三寸各三，下脐二寸侠之各三，气街动脉各一，伏菟上各一，三里以下至足中指各八俞，分之所在穴空。

手太阳脉气所发者三十六穴：目内眦各一，目外各一，鼽骨下各一，耳郭上各一，耳中各一，巨骨穴各一，曲掖上骨穴各一，柱骨上陷者各一，上天窗四寸各一，肩解各一，肩解下三寸各一，肘以下至手小指本各六俞。

手阳明脉气所发者二十二穴：鼻空外廉、项上各二，大迎骨空各一，柱骨之会各一，髃骨之会各一，肘以下至手大指次指本各六俞。

手少阳脉气所发者三十二穴：鼽骨下各一，眉后各一，角上各一，下完骨后各一，项中足太阳之前各一，侠扶突各一，肩贞各一，肩贞下三寸分间各一，肘以下至手小指次指本各六俞。

督脉气所发者二十八穴：项中央二，发际后中八，面中三，大椎以下至尻尾及傍十五穴，至骶下凡二十一节，脊椎法也。

任脉之气所发者二十八穴：喉中央二，膺中骨陷中各一，鸠尾下三寸，胃脘五寸，胃脘以下至横骨六寸半一，腹脉法也。下阴别一，目下各一，下唇一，龂交一。

冲脉气所发者二十二穴：侠鸠尾外各半寸至脐寸一，侠齐下傍各五分至横骨寸一，腹脉法也。

足少阴舌下，厥阴毛中急脉各一，手少阴各一，阴阳跻各一，手足诸鱼际脉气所发者，凡三百六十五穴也。

【译文】

足太阳膀胱经脉之气通达的穴位有七十八个。在两眉头的陷中左右各有一穴，自眉头直上入发际，当发际正中至前顶处，有神庭、上星、囟会三穴，共长三寸五分，其左右各分两行，从中间到两旁相距三寸。其浮于头部的脉气，运行在头皮中的共有五行，即中行、次两行和外两行，每行有五个穴位，五五二十五穴；下行至项中的大筋两旁，左右各有一穴。两侧风府旁边，各有一穴。从侠脊到骶尾骨，自上而下有二十一节，其中十五个脊椎间左右各有一穴；五藏俞穴，左右各有一个，六腑的腧穴，左右各有六个，自委中以下至足小趾旁，左右各有井、荥、输、原、经、合六个腧穴。

足少阳胆经脉之气通达的穴位共有六十二个。头两角上各有二个穴位。两眼瞳孔直上发际间左右各有五个穴位。两耳前角上各有一穴。两耳前角下各有一穴。两鬓发下各有一穴。客主人左右各一穴。两耳后的陷凹中各有一穴。下关左右各有一穴。两耳下牙车之后各有一穴。缺盆左右各有一穴。腋下三寸，从胁下至胁左右八肋之间各有一穴。髀枢中左右各一穴。膝以下至足小趾侧次趾，左右各有井、荥、输、原、经、合六个腧穴。

足阳明胃经脉之气通达的穴位共有六十八个。额颅发际旁左右各有三个穴位。面部左右颧骨骨空中各有一穴。大迎穴在下颌角前方的骨空陷中，左右各有一穴，颈部，喉结旁的人迎穴，左右各有一穴。缺盆外的骨空陷中左右各有一穴。膺中的骨空间陷中左右各有一穴。侠鸠尾穴的外侧，乳下三寸，侠胃脘左右各有五个穴位。侠脐横开三寸，左右各有三个穴位。脐下二寸左右各有三个穴位。气冲穴在左右动脉跳动处各有一穴。伏兔穴上左右各有一穴。足三里以下到足中趾，左右各有八个腧穴。以上各穴都分布在一定的孔穴中。

手太阳小肠经脉之气通达的穴位共有三十六个。左右内眼角处各有一穴。左右外眼角处各有一穴。左右颧骨下各有一穴。左右耳廓上各有一穴。左右耳中各有一穴。巨骨穴左右各有一穴。曲掖上左右各有一穴。左右柱骨穴的上陷处各有一穴。两天窗穴之上的四寸处各有一穴。左右肩解部各有一穴。左右肩解部之下三穴处各有一穴。肘部以下至小手指端的爪甲根部，两手各有井、荥、输、原、经、合六个腧穴。

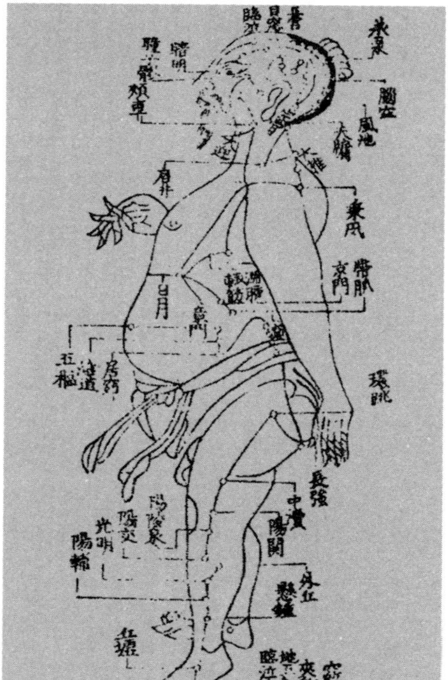

《十四经发挥》图中的足少阳胆经之图

手阳明大肠经脉之气通达的穴位共有二十二个。两鼻孔外侧各有一穴。颈部左右各有一穴。大迎穴在左右下颌骨空中，各有一穴。柱骨颈项与两肩膀相交处，各有一穴。左右肩臂相会之处各有一穴位。肘部以下至手大指端的次指之间，左右手各有井、荥、输、原、经、合六个腧穴。

手少阳三焦经脉之气通达的穴位共有三十二个。面部的左右颧骨下各有一穴。左右眉后各有一穴。左右头角上各有一穴。左右耳后完骨下各有一穴。项中足太阳经之前各有一穴。挟左右扶突穴的外侧各有一穴。左右肩贞穴各有一穴。在左右肩贞穴以下三寸分肉间各有一穴。肘部以下至手小指侧的次指端，左右手各有井、荥、输、原、经、合六穴。

督脉的经气通达的穴位共有二十八个。颈项中央有两个穴位。前发际向后中行有八个穴位。面部的中央从鼻到唇有三个穴位。从大椎以下至尾骨有十五个穴位。从大椎大到尾骶骨一共有二十一节，这是根据脊椎骨来寻找穴位的方法。

任脉之经气通达的穴位共有二十八个。喉部中央有两个穴位。胸膺正中的骨陷中有六个穴位。从尾骨以下至胃之上脘穴是三寸，上脘穴至脐中是五寸，脐中至横骨是六寸半，总计十四寸半，每寸各有一穴，计共十四个穴位，这是腹部取穴的方法。自曲骨向下至前后阴之间有会阴穴。两眼之下各有一穴。下唇之下有一穴。上齿内的断交有一穴。

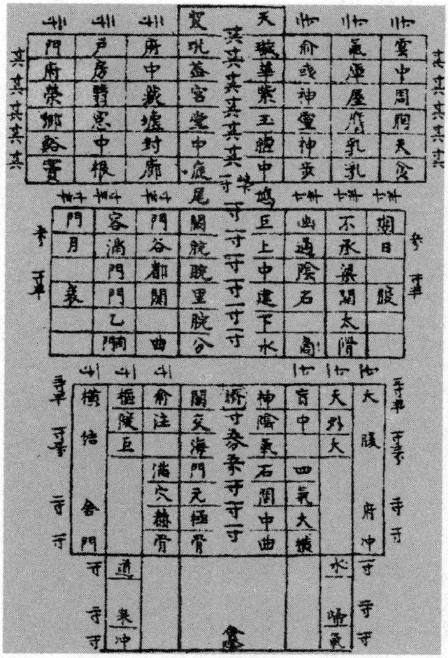

清代严振《循经考穴编》中的腹穴全图

冲脉之经气通达的穴位共有二十二个。夹鸠尾两旁半寸，向下至脐部，每寸一穴，左右共十二穴。从脐部两旁半寸，向下至横骨，每寸一穴，左右共十穴。这是取腹部经脉穴位的方法。

足少阴肾经脉气所发的在舌下有二穴。厥阴在毛际中左右各有一急脉穴。手少阴左右各有一穴。阴跷、阳跷各有一穴。四肢手足赤白肉分，鱼际之处，也是脉气所发的部位。以上总计三百六十五个穴位。

骨空论篇第六十

黄帝问曰：余闻风者百病之始也，以针治之奈何？

岐伯对曰：风从外入，令人振寒，汗出头痛，身重恶寒，治在风府，调其阴阳，不足则补，有余则泻。大风颈项痛，刺风府，风府在上椎。大风汗出，灸譩譆，譩譆在背下侠脊傍三寸所，厌之令病者呼譩譆，譩譆应手。从风憎风，刺眉头。失枕，在肩上横骨间，折，使揄臂，齐肘正，灸脊中。眇络季胁引少腹而痛胀，刺譩譆。腰痛不可以转摇，急引阴卵，刺八髎与痛上，八髎在腰尻分间。鼠瘘寒热，还刺寒府，寒府在附膝外解营。取膝上外者使之拜，取足心者使之跪。

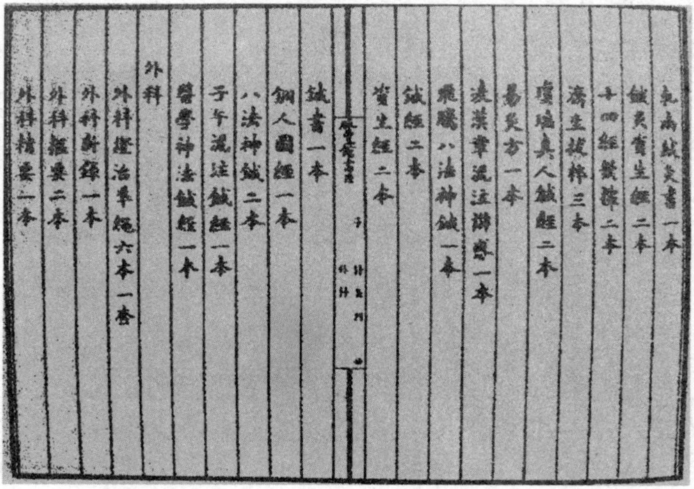
[illegible][illegible]鍼灸書一本
鍼灸資生經二本
十四經發揮二本
濟生拔粹三本
瓊瑤真人鍼經二本
易灸方一本
凌漢章流注辯惑一本
飛騰八法神鍼一本
鍼經二本
資生經二本
鍼書一本
銅人圖經一本
八法神鍼二本
子午流注鍼經一本
醫學神法鍼經一本
外科
外科證治準繩六本一套
外科新錄一本
外科樞要二本
外科精要一本

明代赵琦美《脉望馆书目》收录的古代针灸书目

任脉者，起于中极之下，以上毛际，循腹里上关元，至咽喉，上颐循面入目。冲脉者，起于气街，并少阴之经，侠脐上行，至胸中而散。任脉为病，男子内结七疝，女子带下瘕聚。冲脉为病，逆气里急。督脉为病，脊强反折。督脉者，起于少腹以下骨中央，女子入系廷孔，其孔，溺孔之端也，其络循阴器合篡间，绕篡后，别绕臀，至少阴与巨阳中络者，合少阴上股内后廉，贯脊属肾，与太阳起于目内眥，上额交巅，上入络脑，还出别下项，循肩髆内，侠脊抵腰中，入循膂络肾；其男子循茎下至篡，与女子等；其少腹直上者，贯脐中央，上贯心入喉，上颐环唇，上系两目之下中央。此生病，从少腹上冲心而痛，不得前后，为冲疝。其女子不孕，癃痔遗溺嗌干。督脉生病治督脉，治在骨上，甚者在脐下营。

其上气有音者，治其喉中央，在缺盆中者。其病上喉者治其渐，渐者上侠颐也。蹇，膝伸不屈，治其楗。坐而膝痛，治其机。起而引解，治其骸关。膝痛，痛及拇指，治其腘。坐而膝痛如物隐者，治其关。膝痛不可屈伸，治其背内。连胻若折，治阳明中俞髎。若别，治巨阳少阴荥。淫泺胫痠，不能久立，治少阳之维，在外踝上五寸。辅骨上、横骨下为楗，侠髋为机，膝解为骸关，侠膝之骨为连骸，骸下为辅，辅上为腘，腘上为关，头横骨为枕。

水俞五十七穴者，尻上五行，行五，伏兔上两行，行五，左右各一行，行五，踝上各一行，行六穴。髓空在脑后三分，在颅际锐骨之下，一在龂基下，一在项后中复骨下，一在脊骨上空在风府上。脊骨下空，在尻骨下空。数髓空在面侠鼻，或骨空在口下当两肩。两髆骨空，在髆中之阳。臂骨空在臂阳，去踝

四寸两骨空之间。股骨上空在股阳，出上膝四寸。骭骨空在辅骨之上端。股际骨空在毛中动脉下。尻骨空在髀骨之后，相去四寸。扁骨有渗理凑，无髓孔，易髓无空。

灸寒热之法，先灸项大椎，以年为壮数，次灸橛骨，以年为壮数，视背俞陷者灸之，举臂肩上陷者灸之，两季胁之间灸之，外踝上绝骨之端灸之，足小指次指间灸之，腨下陷脉灸之，外踝后灸之，缺盆骨上，切之坚痛如筋者灸之，膺中陷骨间灸之，掌束骨下灸之，脐下关元三寸灸之，毛际动脉灸之，膝下三寸分间灸之，足阳明跗上动脉灸之，巅上一灸之，犬所啮之处灸之三壮，即以犬伤病法灸之。凡当灸二十九处。伤食灸之，不已者，必视其经之过于阳者，数刺其俞而药之。

【译文】

黄帝问：我听说风邪是很多疾病发生的根源，如用针刺来治疗，应采取怎样的方法？

岐伯说：风邪从外侵入人体，使人战栗、出汗、头痛、身重、怕冷。治疗时应取风府穴，以调和阴阳。如果正气不足，就用补法；如果邪气有余，就用泻法。如果感受大的风邪，颈项部疼痛，也应刺风府穴。风府穴在椎骨第一颈椎上面。如果感受大的风邪而出汗，应灸譩譆穴。譩譆穴在背部第六胸椎棘突下、两旁距离脊椎各三寸的地方，用手指按压此穴，病人会有疼痛感并发出“譩譆”声音，而譩譆穴此时也会应手而痛。见风就怕的病人，可刺其眉头的攒竹穴。失枕导致肩颈部疼痛的，当刺肩上横骨间的穴位。臂痛如折的，可使病人伸臂，然后引两肘尖相对，寻找正对脊部中央的部位，予以灸治。从胁季胁牵引到少腹痛胀的，应刺噫嘻穴。腰痛而不能侧转摆动，痛而筋脉挛急，下引睾丸，应针刺八髎穴与疼痛的地方。八髎穴在腰骶骨间空隙中。得了鼠瘘病发寒发热，可刺寒府穴。寒府穴位于膝髌上外侧骨间的孔穴中。如果取膝上外侧的孔穴，应使患者弯腰作揖拜的姿势；如果取足心涌泉穴，应使患者取坐跪的姿势。

任脉起于中极穴下面的会阴部，上行经过毛际处入腹部，再上行通过关元穴，直至咽喉，再上行至颌部，循行于面部而入于目中。冲脉起于气街穴，与足少阴经并行，循腹挟脐上至胸中而散。任脉经出现病变，在男子发为腹部的七种疝病，在女子则发为瘕聚病。冲脉如果出现病变，就会气逆上冲，腹中拘急疼痛。督脉如果出现病变，会出现脊柱强硬反折的病症。督脉经起于少腹以下的横骨中央。在女子，督脉循行入阴孔，阴孔就是尿道外口，从这里分出一支别络，循着阴户会合于二阴之间，再分绕于肛门外面，又分支别行绕臀部到少阴经，与太阳经的中络相合，再一同上行经股内后廉而上，穿过脊柱而连属于肾脏，与足太阳经同起于眼角内侧，上行经额头，左右交会于巅

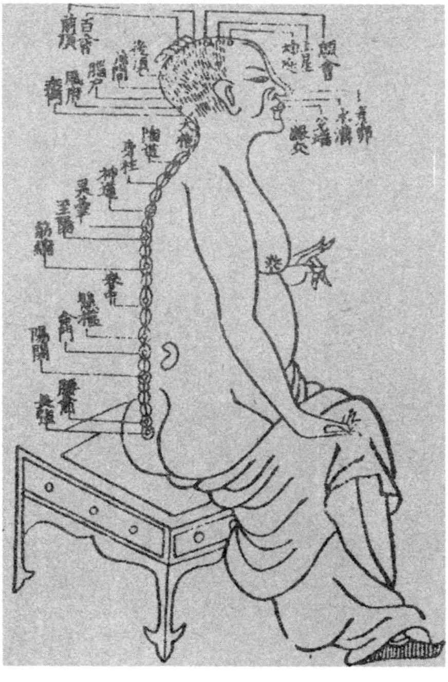

《十四经发挥》图中的督脉图

顶，又向里联络于脑，再出于脑，经颈项，循行肩胛，内行侠脊，抵达腰中，入内循膂络，于肾脏而止。在男子，督脉则循阴茎，下至会阴，与女子相同。不同的是，此后督脉从少腹直上，穿过脐中央，再向上通过心脏，入于喉咙，又上行至下颌部，并环绕口唇，再向上行联络两目之下的中央。如果督脉出现病变，则气从少腹直上冲心而痛，大小便不通，病名是冲疝。此病在女子来说，就是不怀孕，或小便不利、痔疮、遗尿、咽喉干燥等症。总之，督脉生了病，还应从督脉治疗，病轻的治横骨上的曲骨穴，病重的治脐下的阴交穴。

对于那些气逆喘鸣有声的病人，治疗时应取其喉部中央的天突穴，此穴位于两缺盆之间。对于气逆上冲于咽喉的病人，治疗时应取其大迎穴，大迎穴位于下颌角前方。

对于行走困难、膝关节只能平伸而不能弯曲的病人，治疗时应取其股部的经穴；坐下而膝痛的，应取其环跳穴；站立时膝部发热疼痛的，应取其膝关节的经穴；膝痛并连及拇指的，应取其膝弯处的委中穴；坐下来膝痛如有东西潜藏其中的，应取其承扶穴；膝痛不能屈伸的，应取其背部足太阳经的腧穴；如疼痛牵连小腿部像折断一样疼的，应取其阳明经中俞的陷谷穴；疼痛如离股一般的，应取其太阳经的荥穴通谷、少阴经的荥穴然谷；长期浸泡在水中感受水湿之邪而胫骨酸痛无力、不能长久站立的，应取少阳经的别络光明穴，此穴位于外踝上五寸之处。辅骨之上、腰横骨之下叫作“楗”；侠髋骨相连之处叫“机”；膝部关节叫“骸关”；侠膝两旁的高骨叫“连骸”；连骸之下是“辅骨”；辅骨上面的膝盖后弯腿处叫“腘”；腘之上是“关”；头后颈项部的横骨叫“枕骨”。

治疗水病的腧穴共有五十七个。尾骶骨上有五行，每行各有五个穴位；伏菟上有两行，每行各有五个穴位；左右两边有各有一行，每行各有五个穴位；足内踝上各有一行，每行各有六个穴位。髓穴在脑后分三处，都在颅骨边际锐骨的下面，一处位于龂基下，一处位于项后正中的伏骨下，一处位于脊骨上空的风府穴上面；脊骨下空，在尾骶骨下面的孔穴中；另有几个髓空在面部侠鼻两侧；还有的位于口唇下方与两肩相平的地方；两肩膊骨空，在肩膊中的外侧；臂骨的骨空，在臂骨的外侧，距手腕四寸，尺、桡两骨的空隙间；股骨上的骨空，在尾骶骨后面四寸处；胫骨的骨空，位于辅骨的上端；骨际的骨空，在阴毛中的动脉之下；尾骶骨的骨空，在尾髀骨的后面四寸处；扁骨有血脉渗灌的纹理，没有髓腔，所以没有骨空。

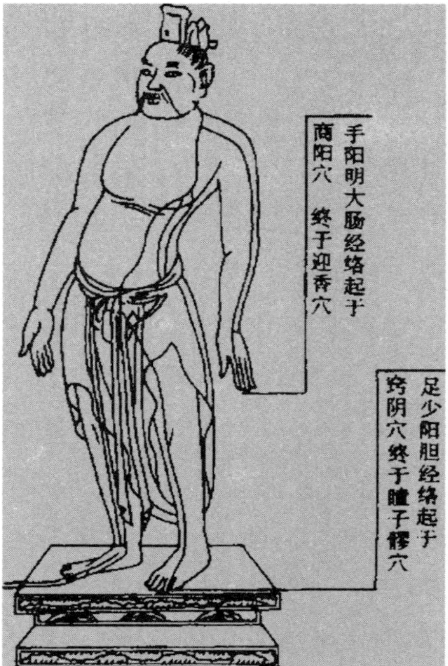

明正统年间的石刻铜人图中的侧人图摹本，描绘了人体的经络。

针灸治疗寒热症的方法是，先针灸颈项后的大椎穴，并根据病人年龄决定所用艾炷的数目；其次灸尾骨的尾闾穴，也根据病人年龄决定所用艾炷的数目。发现背部有凹陷的地方用灸法，肩臂上有凹陷的地方用灸法；两季胁之间的京门穴用灸法；足外踝上绝骨的阳辅穴用灸法；足小趾与次趾之间的侠溪穴用灸法；腨下凹陷处的经承山穴用灸法；足部外踝后方的昆仑穴用灸法；缺盆骨上切按像筋般坚实且疼痛的用灸法；胸膺中的骨间凹陷处的天突穴用灸法；掌横骨下的阳池穴用灸法；脐下三寸的关元穴用灸法；阴毛边缘有动脉跳处的气冲穴用灸法；膝下三寸两筋间的三里穴用灸法；足阳明经所行足背上的动脉处的冲阳穴用灸法；头顶上的百会穴也用灸法。被犬咬伤的，先在伤口处灸三壮，再按常规的灸病方法灸治。以上针灸治疗寒热症的共有二十九个部位。因伤食而发寒热的，如用灸法仍不能治愈，就必须要仔细观察其经脉阳邪过盛之处，多刺腧穴，并辅以药物调理治疗。

水热穴论篇第六十一

黄帝问曰：少阴何以主肾？肾何以主水？

岐伯对曰：肾者，至阴也，至阴者，盛水也，肺者，太阴也，少阴者，冬脉也，故其本在肾，其末在肺，皆积水也。

帝曰：肾何以能聚水而生病？

岐伯曰：肾者，胃之关也，关闭不利，故聚水而从其类也。上下溢于皮肤，故为胕肿。胕肿者，聚水而生病也。

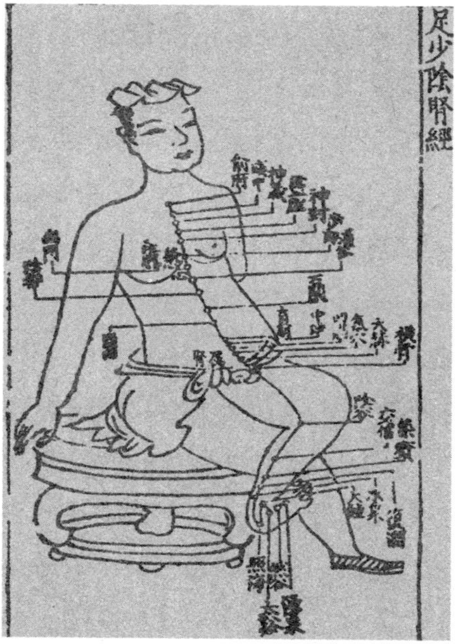

明代高武《针灸聚英》经穴图中的足少阴肾经图

帝曰：诸水皆生于肾乎？

岐伯曰：肾者，牝脏也，地气上者属于肾，而生水液也，故曰至阴。勇而劳甚则肾汗出，肾汗出逢于风，内不得入于脏腑，外不得越于皮肤，客于玄府，行于皮里，传为胕肿，本之于肾，名曰风水。所谓玄府者，汗空也。

帝曰：水俞五十七处者，是何主也？

岐伯曰：肾俞五十七穴，积阴之所聚也，水所从出入也。尻上五行行五者，此肾俞。故水病，下为胕肿大腹，上为喘呼，不得卧者，标本俱病，故肺为喘呼，肾为水肿，肺为逆不得卧，分为相输俱受者，水气之所留也。伏兔上各二行行五者，此肾之街也。三阴之所交结于脚也，踝上各一行行六者，此肾脉之下行也，名曰太冲。凡五十七穴者，皆脏之阴络，水之所客也。

帝曰：春取络脉分肉何也？

岐伯曰：春者木始治，肝气始生，肝气急，其风疾，经脉常深，其气少，不能深入，故取络脉分肉间。

帝曰：夏取盛经分腠何也？

岐伯曰：夏者火始治，心气始长，脉瘦气弱，阳气留溢，热熏分腠，内至于经，故取盛经分腠，绝肤而病去者，邪居浅也。所谓盛经者，阳脉也。

帝曰：秋取经俞何也？

岐伯曰：秋者金始治，肺将收杀，金将胜火，阳气在合，阴气初胜，湿气及体，阴气未盛，未能深入，故取俞以泻阴邪，取合以虚阳邪，阳气始衰，故取于合。

帝曰：冬取井荥何也？

岐伯曰：冬者水始治，肾方闭，阳气衰少，阴气坚盛，巨阳伏沉，阳脉乃去，故取井以下阴逆，取荥以实阳气。故曰：冬取井荥，春

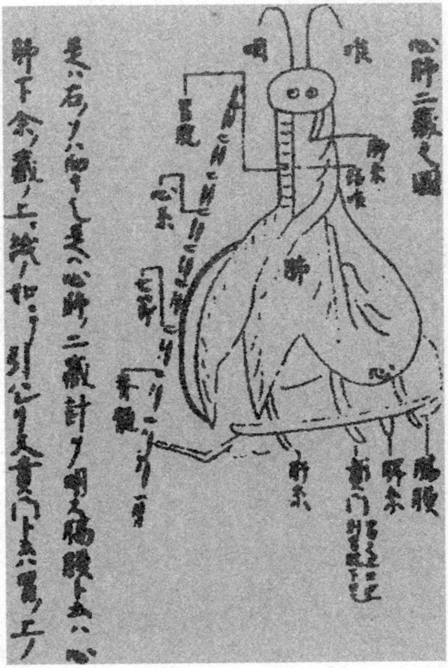

《顿医抄》传本《存真图》中心肺二脏图

不𪍿𦘭，此之谓也。

帝曰：夫子言治热病五十九俞，余论其意，未能领别其处，愿闻其处，因闻其意。

岐伯曰：头上五行、行五者，以越诸阳之热逆也。大杼、膺俞、缺盆、背俞，此八者，以泻胸中之热也。气街、三里、巨虚上下廉，此八者，以泻胃中之热也。云门、髃骨、委中、髓空，此八者，以泻四肢之热也。五脏俞傍五，此十者，以泻五脏之热也。凡此五十九穴者，皆热之左右也。

帝曰：人伤于寒而传为热何也？

岐伯曰：夫寒盛则生热也。

【译文】

黄帝问：为什么少阴主肾？肾又主水？

岐伯说：肾是至阴之脏，至阴属水，所以肾主管水。肺是太阴之脏。肾脉属于少阴，是旺于冬季的经脉，而冬季与水相应。因此水病的根本在肾，标末在肺，肺肾两脏都能积聚水液而发病。

黄帝问：为什么肾能积聚水液而发病呢？

岐伯说：肾是胃的闸门，闸门不利，水液就会积聚而生病了。水液在人体内上下泛溢，流于皮肤，所以形成浮肿。浮肿，就是由水液的积聚导致的病症。

黄帝问：多种水病是否都是肾造成的？

岐伯说：肾是阴脏。水气自上而下蒸腾之处，都是因为肾脏有病而产生了水液内留，所以称为至阴。逞勇、劳动或房事太过，汗随肾气蒸腾外出，出汗时受风，风邪就会从开泄的腠理侵入，汗孔突然闭合，汗未出尽，向内不入于脏腑，向外不能从皮肤排出，就会停留于玄府，溢于皮肤，形成浮肿。这种病的根源在于肾，叫作风水。所说的玄府，就是指汗孔。

黄帝问：治疗水病的腧穴有五十七个，它们的所主之脏是什么？

岐伯说：肾腧五十七个穴位，是阴气的积聚之处，也是水液的进出之所。尾骶骨上有五行，每行五个穴位，这些都是肾所主的腧穴。所以水病在下部表现为浮肿、腹部胀满，在上部表现为呼吸急促、不能平卧，这是肺与肾，标本同时发病，所以肺病表现为呼吸急促，肾病表现为水肿，肺病还表现为水气上逆、不能平卧；肺病与肾病的症状不同，但它们之间是相互影响的。肺和肾都发病的原因就是水气同时停留在了两脏。伏菟上方各有两行，每行五个穴位，这是肾气通行的重要道路，也是肝脾经在脚上交合的路径。足内踝上方各有一行，每行六个穴位，这是肾脉下行至脚的部分，叫太冲。以上所说的五十七穴，都是阴脏所络部位的腧穴，也是水液容易聚积停留的地方。

黄帝问：为什么春季针刺时要取络脉分肉之间呢？

岐伯说：在春天，木气开始主时，人体内的肝气开始生发，肝性躁急，感受的风邪也急疾，但是肝的经脉深藏于内，感受的风邪也不是十分猛烈，邪气并不能深入经脉，所以只要浅刺络脉分肉之间就可以了。

黄帝问：为什么夏天针刺时要取盛经分腠之间呢？

岐伯说：在夏天，火气开始主时，人体内的心气开始生长旺盛，如果脉象瘦小，搏动微弱，就是阳气充盛，流溢于体表，热气又熏蒸于分肉腠理，向内影响于经脉造成的，所以针刺时应取盛经分腠。针刺不要过深，只要透过皮肤，疾病就可痊愈，这是因为邪气居于浅表部位的缘故。所说的盛经，是指阳脉。

黄帝问：为什么秋天针刺时要取经俞呢？

岐伯说：秋天，金气开始主时，人体内的肺气开始收敛，金气旺盛并逐渐超过衰退的火气，阳气在经脉的合穴，阴气开始生长，如果这时湿邪损伤人体，因为阴气还未旺盛，不能帮助湿邪深入体内，所以针刺时应取腧穴以泻阴湿之邪，取阳经的合穴以泻阳热之邪。因为阳气开始衰败，阴气盛极，所以治疗时应取合穴。

黄帝说：为什么冬天针刺时要取井穴和荥穴？

岐伯说：冬天，水气开始主时，肾气开始闭藏，阳气已经衰败，阴气更加旺盛，足太阳之气浮沉于里，阳脉也随之潜伏于内，因此针刺时要取阳经的井穴，以降阴逆之气，取阴经的荥穴，以为充实不足之阳气。这就是“冬取井荥，春不鼽衄”的道理。

黄帝说：您所说的治疗热病的五 十九个腧穴，我已经大概了解了，可是不知道这些腧穴的位置，我希望听您讲讲这些腧穴的位置，以及它们在治疗中的作用。

岐伯说：头上有五行，每行五个穴位，能够发泄散越各阳经上逆的热邪。大杼、膺俞、缺盆、背俞，左右共八个穴位，可以泻去胸中的热邪。气街、三里、上巨虚和下巨虚左右共八个穴位，可以泻除胃中的热邪。云门、肩髃、委中、髓空左右共八个穴位，可以泻去四肢的热邪。五藏腧穴两侧各有五个穴位，左右共十个穴位，可以泻去五藏的热邪。以上共五十九个穴位，都是治疗热病的腧穴。

黄帝说：人感受寒邪后反而会转变为热病，这是为什么呢？

岐伯说：寒气过于旺盛就会郁积演变为热病。

调经论篇第六十二

黄帝问曰：余闻《刺法》言，有余泻之，不足补之，何谓有余？何谓不足？

岐伯对曰：有余有五，不足亦有五，帝欲何问？

帝曰：愿尽闻之。

岐伯曰：神有余有不足，气有余有不足，血有余有不足，形有余有不足，志有余有不足，凡此十者，其气不等也。

帝曰：人有精气津液，四支九窍，五脏十六部，三百六十五节，乃生百病，百病之生，皆有虚实。今夫子乃言有余有五，不足亦有五，何以生之乎？

岐伯曰：皆生于五脏也。夫心藏神，肺藏气，肝藏血，脾藏肉，肾藏志，而此成形。志意通，内连骨髓，而成身形五脏。五脏之道，皆出于经隧，以行血气，血气不和，百病乃变化而生，是故守经隧焉。

帝曰：神有余不足何如？

岐伯曰：神有余则笑不休，神不足则悲。血气未

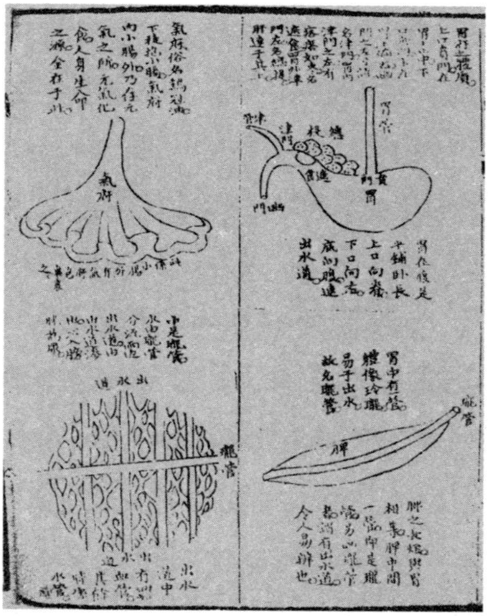

清代王清任《医林改错》中的人体脏器图

并，五脏安定，邪客于形，洒淅起于毫毛，未入于经络也，故命曰神之微。

帝曰：补泻奈何？

岐伯曰：神有余，则泻其小络之血，出血，勿之深斥，无中其大经，神气乃平。神不足者，视其虚络，按而致之，刺而利之，无出其血，无泄其气，以通其经，神气乃平。

帝曰：刺微奈何？

岐伯曰：按摩勿释，著针勿斥，移气于不足，神气乃得复。

帝曰：善。气有余不足奈何？

岐伯曰：气有余则喘咳上气，不足则息利少气。血气未并，五脏安定，皮肤微病，命曰白气微泄。

帝曰：补泻奈何？

岐伯曰：气有余，则泻其经隧，无伤其经，无出其血，无泄其气；不足，则补其经隧，无出其气。

帝曰：刺微奈何？

岐伯曰：按摩勿释，出针视之，曰我将深之，适人必革，精气自伏，邪气散乱，无所休息，气泄腠理，真气乃相得。

帝曰：善。血有余不足奈何？

岐伯曰：血有余则怒，不足则恐。血气未并，五脏安定，孙络水溢，则经有留血。

帝曰：补泻奈何？

岐伯曰：血有余，则泻其盛经出其血。不足，则视其虚经内针其脉中，久留而视，脉大，疾出其针，无令血泄。

帝曰：刺留血奈何？

岐伯曰：视其血络，刺出其血，无令恶血得入于经，以成其疾。

帝曰：善。形有余不足奈何？

岐伯曰：形有余则腹胀，泾溲不利，不足则四支不用。血气未并，五脏安定，肌肉蠕动，命曰微风。

帝曰：补泻奈何？

岐伯曰：形有余则泻其阳经，不足则补其阳络。

帝曰：刺微奈何？

岐伯曰：取分肉间，无中其经，无伤其络，卫气得复，邪气乃索。

帝曰：善。志有余不足奈何？

岐伯曰：志有余则腹胀、飧泄，不足则厥。血气未并，五脏安定，骨节有动。

帝曰：补泻奈何？

岐伯曰：志有余则泻然筋血者，不足则补其复溜。

帝曰：刺未并奈何？

岐伯曰：即取之，无中其经，邪所乃能立虚。

帝曰：善。余已闻虚实之形，不知其何以生。

岐伯曰：气血以并，阴阳相倾，气乱于卫，血逆于经，血气离居，一实一虚。血并于阴，气并于阳，故为惊狂。血并于阳，气并于阴，乃为炅中。血并于上，气并于下，心烦惋善怒，血并于下，气并于上，乱而喜忘。

帝曰：血并于阴，气并于阳，如是血气离居，何者为实？何者为虚？

岐伯曰：血气者，喜温而恶寒，寒则泣不能流，温则消而去之，是故气之所并为血虚，血之所并为气虚。

帝曰：人之所有者，血与气耳。今夫子乃言血并为虚，气并为虚，是无实乎？

岐伯曰：有者为实，无者为虚，故气并则无血，血并则无气，今血与气相失，故为虚焉。络之与孙脉俱输于经，血与气并，则为实焉。血之与气并走于上，则为大厥，厥则暴死，气复反则生，不反则死。

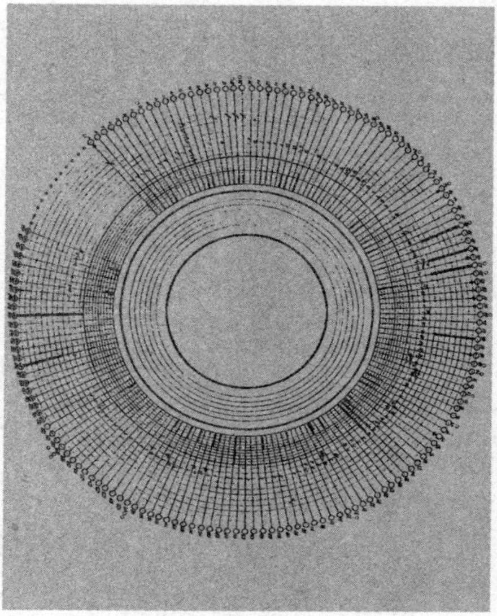

针灸补泻图，藏于中国针灸博物馆。

帝曰：实者何道从来？虚者何道从去？虚实之要，愿闻其故。

岐伯曰：夫阴与阳，皆有俞会，阳注于阴，阴满之外，阴阳匀平，以充其形，九候若一，命曰平人。夫邪之生也，或生于阴，或生于阳。其生于阳者，得之风雨寒暑；其生于阴者，得之饮食居处，阴阳喜怒。

帝曰：风雨之伤人奈何？

岐伯曰：风雨之伤人也，先客于皮肤，传入于孙脉，孙脉满则传入于络脉，络脉满则输于大经脉，血气与邪并客于分腠之间，其脉坚大，故曰实。实者外坚充满，不可按之，按之则痛。

帝曰：寒湿之伤人奈何？

岐伯曰：寒湿之中人也，皮肤收，肌肉坚紧，荣血泣，卫气去，故曰虚。虚者聂辟，气不足，按之则气足以温之，故快然而不痛。

帝曰：善。阴之生实奈何？

岐伯曰：喜怒不节，则阴气上逆；上逆则下虚，下虚则阳气走之，故曰实矣。

帝曰：阴之生虚奈何？

岐伯曰：喜则气下，悲则气消，消则脉虚空，因寒饮食，寒气熏脏，则血泣气去，故曰虚矣。

帝曰：经言阳虚则外寒，阴虚则内热，阳盛则外热，阴盛则内寒，余已闻之矣，不知其所由然也。

岐伯曰：阳受气于上焦，以温皮肤分肉之间，令寒气在外，则上焦不通，上焦不通，则寒气独留于外，故寒栗。

帝曰：阴虚生内热奈何？

岐伯曰：有所劳倦，形气衰少，谷气不盛，上焦不行，下脘不通。胃气热，热气熏胸中，故内热。

帝曰：阳盛生外热奈何？

岐伯曰：上焦不通利，则皮肤致密，腠理闭塞，玄府不通，卫气不得泄越，故外热。

帝曰：阴盛生内寒奈何？

岐伯曰：厥气上逆，寒气积于胸中而不泻，不泻则温气去，寒独留，则血凝泣，凝则脉不通，其脉盛大以涩，故中寒。

帝曰：阴与阳并，血气以并，病形以成，刺之奈何？

岐伯曰：刺此者，取之经隧，取血于营，取气于卫，用形哉，因四时多少高下。

帝曰：血气以并，病形以成，阴阳相倾，补泻奈何？

岐伯曰：泻实者，气盛乃内针，针与气俱内，以开其门，如利其户，针与气俱出，精气不伤，邪气乃下，外门不闭，以出其疾，摇大其道，如利其路，是谓大泻，必切而出，大气乃屈。

帝曰：补虚奈何？

岐伯曰：持针勿置，以定其意，候呼内针，气出针人，针空四塞，精无从去，方实而疾出针，气入针出，热不得还，闭塞其门，邪气布散，精气乃得存，动气候时，近气不失，远气乃来，是谓追之。

帝曰：夫子言虚实者有十，生于五脏，五脏五脉耳。夫十二经脉，皆生其病，今夫子独言五脏。夫十二经脉者，皆络三百六十五节，节有病，必被经脉，经脉之病，皆有虚实，何以合之？

岐伯曰：五脏者，故得六腑与为表里，经络支节，各生虚实，其病所居，随而调之。病在脉，调之血；病在血，调之络；病在气，调之卫；病在肉，调之分肉；病在筋，调之筋；病在骨，调之骨。燔针劫刺其下及与急者；病在骨，焠针药熨；病不知所痛，两跻为上；身形有痛，九候莫病，则缪刺之；痛在于左而右脉病者，巨刺之。必谨察其九候，针道备矣。

【译文】

黄帝问：我听《刺法》上说，治疗有余的实证，用泻法；治疗不足的虚证，用补法。那么什么是有余的实证和不足的虚证呢？

岐伯说：有余的实证和不足的虚证，各有五种，您想问哪种？

黄帝说：我希望您能全部讲解一下。

岐伯说：神、气、血、形、志这五种病症中都各有有余和不足，所以共有有余和不足十种。这十种病症，气血的虚实盛衰情况各不相同。

黄帝说：人有精气、津液、四肢、九窍、五藏、十六部、三百六十五节，能够发生各种疾病，但各种疾病的发生，又有虚实的不同。现在您说有余的实证有五种，不足的虚证也有五种，它们究竟是如何发生的？

岐伯说：都是由于五藏而发生的。心藏神、肺藏气、肝藏血、脾藏肉、肾藏志，由五藏所藏之神、气、血、肉、志，组成了人的形体。但是必须保持意志通达，肉与骨髓联系，才能使身形和五藏之间相互为用。五藏相互联系的通道都是经脉，通过经脉来运行气血。如果血气不和，各种疾病就会由此发生变化，所以有病时，诊断和治疗都要以经脉为依据。

黄帝问：神的有余和不足的病症分别有什么表现？

岐伯说：神的有余病症，是嬉笑不止；神的不足病症，是心有哀伤。若病气还没有和气血相互并聚，五藏尚属安定。这时邪气只是停留在形体肤表，恶寒只是起于肌表毫毛，尚未侵入经络，属于神的微邪所伤，所以叫神之微。

黄帝问：如何进行补泻治疗？

岐伯说：神的有余病症，应针刺患者的细小络脉放血，但不要针刺太深，不要刺中大经，这样神气就会自然平复。神不足的虚证，经络之气一定虚弱，应该先用手按摩病人的虚络，使气血充实，再用针刺，疏利气血。但不要放血，也不要使经气外泄，疏通经脉，这样神气就能平复。

黄帝问：如何刺微邪？

岐伯说：按摩的时间长些，进针不要太深，导引病人的气移到不足之处，就能平复神气。

黄帝说：说得好。气的有余和不足会出现什么症状？

岐伯说：气有余时，会出现咳喘气上逆的症状；气不足时，会出现呼吸通畅，但气息短少的症状。如果病邪还没有和气血相互并聚，五藏尚属安定的。这时皮肤只是微病，其势尚轻，所以叫作白气微泄。

黄帝问：如何进行补泻治疗呢？

岐伯说：气有余的实证，应当泻其经隧，但不要损伤经脉，不能使其出血，不要使经气外泄。气不足的虚证，应当补其经隧，不要使经气外出。

黄帝说：如何刺其微邪？

岐伯说：先用手按摩，时间长些，然后把针拿给病人看，说我要刺得深一下，但在针刺时还是浅刺，达到病处即可，这样可使病人集中注意力而精气深伏于内，邪气散乱外泄，就会使真气通顺，恢复正常。

黄帝说：说得好。血的有余和不足的病症是怎样的？

岐伯说：血有余的病症是发怒，血不足的病症是恐惧。如果邪气还未与气血相互并聚，五藏尚属安定。这时只有孙络邪盛外溢，络内会有血液滞留的现象。

黄帝问：如何进行补泻治疗呢？

岐伯说：对血有余的实证，应当对其血液充盛的经脉，放血治疗。对血不足的虚证，要审察虚弱的经脉，进行补法治疗，针刺经脉后，要长久留针观察，待脉搏盛大时立即出针，但不要放血。

黄帝问：这种血络中有滞留血液的病症呢，应该如何治疗？

岐伯说：诊察有留血的血络，针刺放血，避免恶血进入其他经脉，引发其他疾病。

黄帝问：说得好。形有余和不足时分别会有哪些症状？

岐伯说：形有余的病症是腹部胀满，大小便不利；形不足的病症是四肢不能运动。如果邪气还未与气血相互并聚，五藏尚属安定。这时肌肉中会有蠕蠕微动的感觉，因此叫微风。

黄帝问：如何进行补泻治疗？

岐伯说：形有余的病症，应当泻足阳明的经脉，使邪气从内向外泄出；形不足的病症，就要补足阳明的络脉，使气血能够向内敛聚。

黄帝问：如何刺微风？

岐伯说：应当刺病人的分肉之间，不要刺中经脉，也不要刺伤络脉，卫气恢复后，邪气就能消除。

黄帝说：说得好。志的有余和不足会出现哪些症状？

岐伯说：志有余的病症是腹胀飧泄，志不足的病症是手足逆冷。如果邪气还未与气血相互并聚，五藏尚属安定。这时骨节中会有物鼓动的感觉。

黄帝问：如何进行补泻治疗？

岐伯说：志有余的病症，应该泻然谷穴，针刺放血；志不足的病症，应该补复溜穴。

黄帝问：当邪气尚未与气血相互并聚，邪气只侵犯骨骼时，应该如何针刺？

岐伯说：应当立即针刺骨节中有物鼓动的地方，但不要刺中经脉，则邪气自会消散。

黄帝说：说得好。我已经掌握了虚实的症状，但还不了解这些症状是如何发生的。

岐伯说：虚实的产生，是由于邪气与气血相互并聚，阴阳间失去平衡，就会出现偏盛偏衰的情况，致使气逆乱于卫分、血逆乱于经脉，血和气都离开了各自应该在的地方，便各形成一虚一实的现象。如果血并聚于阴分、气并聚于阳分，就会出现惊狂。如果血并聚于阳分、气并聚于阴分，就会发生热中病。如果血并聚于上部、气并聚于下部，就会出现心中烦闷、容易发怒的症状。如果血并聚于下部、气并聚于上部，就会出现精神错乱、健忘的症状。

黄帝说：血并聚于阴分、气并聚于阳分，像这样血气各自离开其所在之处的病症，什么样是实，什么样是虚呢？

岐伯说：血和气都喜欢温暖，厌恶寒冷。因为寒冷会使气血凝滞，流行不畅；温暖则可以使凝滞的气血消散运行。所以气并聚的地方就会有血少，形成血虚；血并聚的地方就会气少，形成气虚。

黄帝说：人体的重要物质是血和气。您说血并聚是虚，气并聚也是虚，难道没有实吗？

岐伯说：多余的就是实，不足的就是虚。所以气并聚之处，血就少，属气实血虚；血并聚之处，气就少，现在血和气各自离开其所在之处，不能相济，就是虚。人身络脉和孙脉的气血都输注于经脉，如果血气相互并聚，就成为实。譬如血气相互并聚，循经上逆，就会发生大厥病，使人突然昏厥像暴死一样，如果气血能及时下行，恢复正常运行状态，病人就能生；如果气血壅阻于上，不能下行，病人就会死亡。

黄帝说：实是通过什么途径来的？虚又是通过什么途径消

散的？希望您能讲一讲虚和实是如何形成的。

岐伯说：阴经和阳经都有输入和会合的腧穴。如果阳经的气血灌注于阴经，阴经的气血就会充满，充盈于外，经脉气血能像这样运行，保持机体阴阳平衡，形体得到气血的充养，九候的脉象也表现一致，就是正常的人。邪气侵袭人体时所引发的疾病，有的发生在属阴的内脏，有的发生在属阳的体表。病发于阳经，在体表的，是因为受到了风雨寒暑邪气的侵犯；病发于阴经，内在于里的，是因为饮食不节制、起居失常、房事过度、喜怒无常等。

黄帝说：风雨之邪伤人的情况是怎样的呢？

岐伯说：风雨之邪伤人时，首先侵入皮肤，由皮肤内传入于孙脉，孙脉被充满后内传入于络脉，络脉充满后传注于大经脉。血气与邪气并聚于分肉腠理之间，脉象必定坚实盛大，所以叫实证。实证的受邪部位，表面局部多坚实充满，不能按压触碰，否则就会疼痛。

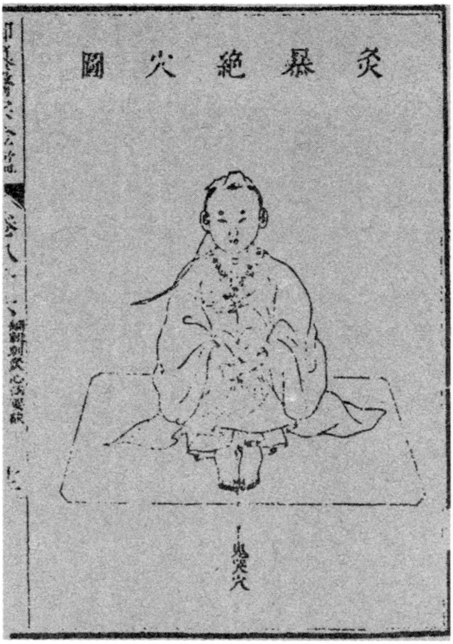

清代《医宗会鉴》针灸方图中的灸暴绝穴图

黄帝说：寒湿之邪伤人的情况是怎样的？

岐伯说：寒湿邪气伤人时，人会出现皮肤不能收缩，肌肉紧实，荣血滞涩，卫气散去的情况，所以叫虚证。病虚的人常有恐惧的感觉，气不够用，如经常按摩可使卫气充足，卫气充足则能温煦营血，使之通畅，这样就会感觉畅快，没有疼痛感了。

黄帝说：说得好。阴分发生实证的情况是怎样的？

岐伯说：人如果喜怒没有节制，就会使阴气上逆，阴气上逆就会致使下部虚弱，而阴虚的地方，阳气必然聚拢过来，所以叫作实证。

黄帝说：阴分发生虚证的情况是怎样的？

岐伯说：人如果喜乐过度，就容易使气虚下陷，悲伤过度也容易使气耗散，气消耗则血行缓慢，脉道空虚；再进食寒凉事物，寒气充盈于内，血气凝滞，气消散严重，就成了虚证。

黄帝说：医经上所说的阳虚则生外寒，阴虚则生内热，阳盛则生外热，阴盛则生内寒，我已经听说过了，但不知道其中的原因是什么？

岐伯说：人体的阳气，秉承于上焦而温煦皮肤分肉之间，现在寒气侵犯体表，使上焦不能通达，阳气不能充分外达以温煦皮肤分肉，这就使寒气偏盛于肌表，引发恶寒战栗。

黄帝说：阴虚则生内热是怎么回事？

岐伯说：疲劳过度就会伤脾，脾虚不能运化，必然使人体形之气衰败，也不能周转输入水谷精气，因此上焦不能宣散五谷之味，下脘也不能生化水谷之精，胃中的水谷之气郁积而发热，热气上熏胸中，就会引发内热。

黄帝说：阳盛则生外热，又是为什么呢？

岐伯说：如果上焦不通畅，就会使皮肤紧密，腠理闭合，汗孔不通，这样就使卫气不能向外发泄散越，在体内郁结发热，所以发生外热。

黄帝说：阴盛是如何产生内寒的？

岐伯说：如果寒厥之气向上逆行，寒气就会郁积于胸中而不外泄，寒气不外泻，阳气就会受到损耗，阳气耗损，则寒气偏盛，寒气性凝敛，荣血滞涩，脉行不畅，脉象必然盛大而滞涩，所以形成内寒。

黄帝说：如果阴阳相互并聚，气血相互并聚，疾病在形成时，该如何刺治呢？

岐伯说：这种疾病，应该针刺经脉治疗，并刺脉中荣血和脉外卫气，另外还要根据病人形体的肥瘦高矮，以及四时气候的寒热温凉，决定针刺的次数和取穴部位的高下。

黄帝说：如果血气与邪气已经并聚，疾病已经形成，阴阳失去平衡，针刺治疗时应该怎么用补法和泻法呢？

岐伯说：泻实证时，要在气盛时进针，即在病人吸气时进针，使针与气同时入内，刺其腧穴来为邪气外出打开门户。拔针时，要在病人呼气时出针，使针与气同时外出，这样不但不会损伤精气，还能使邪气外泄。针刺时，还要注意不能使针孔闭塞，应摇大针孔，使邪气外泄的道路通畅无阻，这就

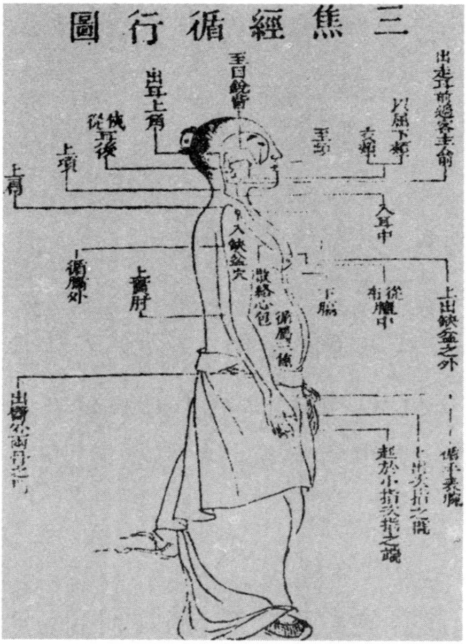

《刺灸心法要诀》中的三焦经循行图

是“大泻”。出针时，先以左手轻按针孔周围，然后迅速出针，这样即便邪气旺盛，也能除尽。

黄帝说：如何补虚呢？

岐伯说：用手拿针，不要立即刺入，先安定病人的神气，在病人呼气时进针，即气出针入，刺入后不要摇动捻转，确保针孔周围的肌肤与针体紧密相连，使精气不会乘空隙外泄。当针下得气时，迅速出针，要立即出针，但要在病人吸气时出针，即气入针出，使针下所得的热气不能内还，出针后立即按闭针孔，以保存精气。针刺候气时，要有耐心，一定要等到针下得气，并且气已充盛时，才可出针，这样既能保证已到来的气不散失，还能使远处没有到达的气可以到来，这就是补法。

黄帝说：您说虚证和实证共有十种，都发生在五藏，但五藏只有五条经脉，而十二经脉却都能发病，现在您只说了五藏的病症。十二经脉都联络三百六十五节，节有病时一定牵扯经脉，经脉发生的疾病，又都存在虚证和实证，这些虚证和实证，是如何跟五藏的虚实证相结合的呢？

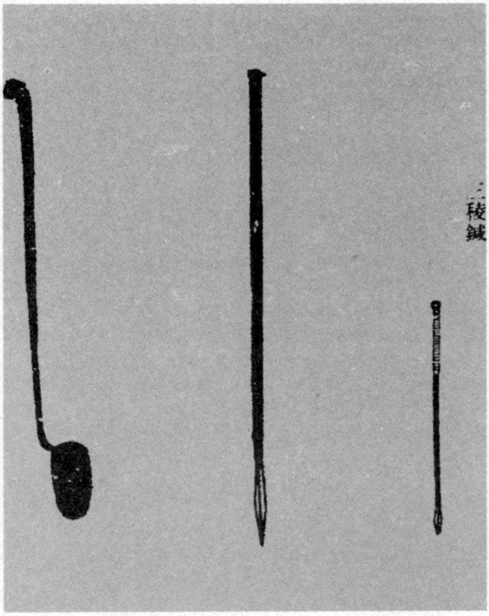

清代孙震元《疡科会粹》中的三棱针图

岐伯说：五藏和六腑互为表里，而其经络和肢节分别会发生虚证和实证，应根据病变所在的位置和病情的虚实变化，进行适当的调理治疗。如果脉有病，就调治于血；血有病，就调治络脉；气分有病，就调治卫气；肌肉有病，就调治分肉间；筋有病，就调治于筋；骨有病，就调治于骨；筋有病时，还可以用燔针劫刺法治疗，针刺此病所在之处和筋脉挛急之处；骨有病，还可以用燔针和药烫法治疗；没有疼痛感的疾病，可以针刺阳跷阴跷二脉；有疼痛感，但九候之脉没有出现病象的，则用缪刺法治疗。左侧疼痛，而右脉有病象的，就用巨刺法治疗。总之，必须仔细审察九候的脉象，根据病情用针刺治疗。只有这样，用针刺调治虚实的方法才算齐备。

缪刺论篇第六十三

黄帝问曰：余闻缪刺，未得其意，何谓缪刺？

岐伯对曰：夫邪之客于形也，必先舍于皮毛，留而不去，入舍于孙脉；留而不去，入舍于络脉；留而不去，入舍于经脉，内连五脏，散于肠胃，阴阳俱感，五脏乃伤，此邪之从皮毛而入，极于五脏之次也，如此，则治其经焉。今邪客于皮毛，入舍于孙络，留而不去，闭塞不通，不得入于经，流溢于大络，而生奇病也。夫邪客大络者，左注右，右注左，上下左右，与经相干，而布于四末，其气无常处，不入于经俞，命曰缪刺。

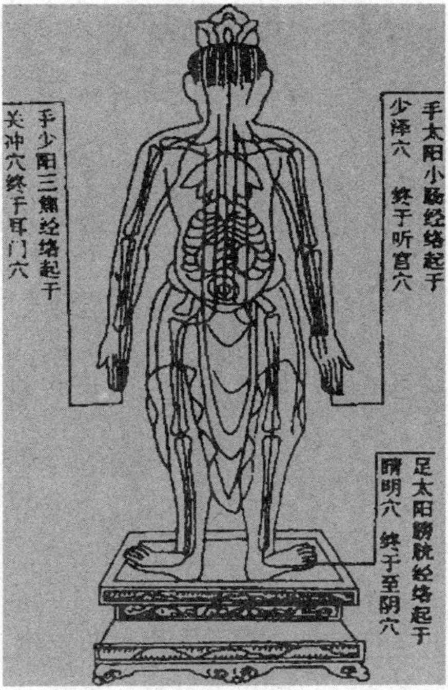

明正统年间的石刻铜人图中的伏人图摹本，描绘了人体的经络。

帝曰：愿闻缪刺，以左取右，以右取左奈何？其与巨刺何以别之？

岐伯曰：邪客于经，左盛则右病，右盛则左病，亦有移易者，左痛未已而右脉先病，如此者，必巨刺之，必中其经，非络脉也。故络病者，其痛与经脉缪处，故命曰缪刺。

帝曰：愿闻缪刺奈何？取之何如？

岐伯曰：邪客于足少阴之络，令人卒心痛，暴胀，胸胁支满，无积者，刺然骨之前出血，如食顷而已，不已，左取右，右取左，病新发者，取五日已。

邪客于手少阳之络，令人喉痹舌卷，口干心烦，臂外廉痛，手不及头，刺手小指次指爪甲上，去端如韭叶各一痏，壮者立已，老者有顷已，左取右，右取左，此新病数日已。

邪客于足厥阴之络，令人卒疝暴痛，刺足大指爪甲上，与肉交者各一痏，男子立已，女子有顷已，左取右，右取左。

邪客于足太阳之络，令人头项肩痛，刺足小指爪甲上，与肉交者各一痏，立已；不已，刺外踝下三痏，左取右，右取左，如食倾已。

邪客于手阳明之络，令人气满胸中，喘息而支胠，胸中热，刺手大指次指爪甲上，去端如韭叶各一痏，左取右，右取左，如食顷已。

邪客于臂掌之间，不可得屈，刺其踝后，先以指按之痛，乃刺之，以月死生为数，月生一日一痏，二日二痏，十五日十五痏，十六日十四痏。

邪客于足阳跷之脉，令人目痛从内眦始，刺外踝之下半寸所各二痏，左刺右，右刺左，如行十里顷而已。

人有所堕坠，恶血留内，腹中满胀，不得前后，先饮利药，此上伤厥阴之脉，下伤少阴之络，刺足内踝之下，然骨之前，血脉出血，刺足跗上动脉，不已，刺三毛上各一痏，见血立已，左刺右，右刺左。善悲惊不乐，刺如右方。

邪客于手阳明之络，令人耳聋，时不闻音，刺手大指次指爪甲上，去端如韭叶各一痏，立闻；不已，刺中指爪甲上与肉交者，立闻；其不时闻者，不可刺也。耳中生风者，亦刺之如此数，左刺右，右刺左。

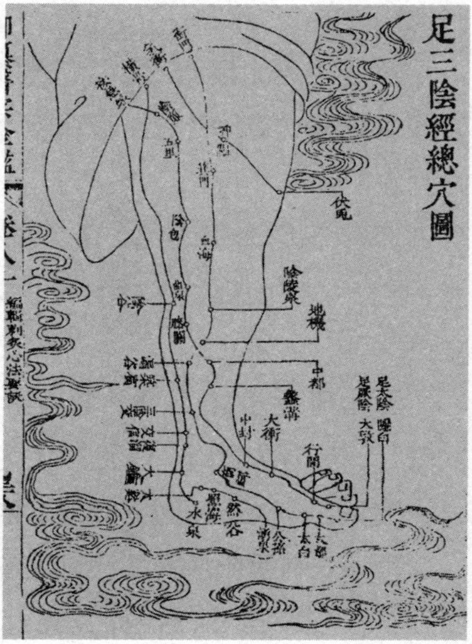

清代吴谦等人所撰《医宗会鉴》中的足三阴经总穴图

凡痹往来行无常处者，在分肉间痛而刺之，以月死生为数，用针者，随气盛衰，以为痏数，针过其日数则脱气，不及日数则气不泻，左刺右，右刺左，病已，止；不已，复刺之如法，月生一日一痏，二日二痏，渐多之，十五日十五痏，十六日十四痏，渐少之。

邪客于足阳明之络，令人鼽衄，上齿寒，刺足大指次指爪甲上，与肉交者各一痏，左刺右，右刺左。

邪客于足少阳之络，令人胁痛不得息，咳而汗出，刺足小指次指爪甲上，与肉交者各一痏，不得息立已，汗出立止，咳者温衣饮食，一日已。左刺右，右刺左，病立已。不已，复刺如法。

邪客于足少阴之络，令人嗌痛，不可内食，无故善怒，气上走贲上，刺足下中央之脉各三痏，凡六刺，立已，左刺右，右刺左。嗌中肿，不能内唾，时不能出唾者，缪刺然骨之前，出血立已，左刺右，右刺左。

邪客于足太阴之络，令人腰痛，引少腹控胁，不可以仰息，刺腰尻之解，两胂之上，以月死生为痏数，发针立已，左刺右，右刺左。

邪客于足太阳之络，令人拘挛背急，引胁而痛，内引心而痛，刺之从项始数，脊椎侠脊，疾按之应手如痛，刺之傍三痏，立已。

邪客于足少阳之络，令人留于枢中痛，髀不可举，刺枢中以毫针，寒则久留针，以月死生为数，立已。

治诸经刺之，所过者不病，则缪刺之。

耳聋，刺手阳明；不已，刺其通脉出耳前者。齿龋，刺手阳明，不已，刺其脉入齿中，立已。

邪客于五脏之间，其病也，脉引而痛，时来时止，视其病，缪刺之于手足爪甲上，视其脉，出其血，间日一刺，一刺不已，五刺已。

缪传引上齿，齿唇寒痛，视其手背脉血者去之，足阳明中指爪甲上一痏，手大指次指爪甲上各一痏，立已，左取右，右取左。

邪客于手足少阴、太阴、足阳明之络，此五络，皆会于耳中，上络左角，五络俱竭，令人身脉皆动，而形无知也，其状若尸，或曰尸厥，刺其足大指内侧爪甲上，去端如韭叶，后刺足心，后刺足中指爪甲上各一痏，后刺手大指内侧，去端如韭叶，后刺手心主，少阴锐骨之端各一痏，立已。不已，以竹管吹其两耳，鬄其左角之发，方一寸，燔治，饮以美酒一杯，不能饮者灌之，立已。

凡刺之数，先视其经脉，切而从之，审其虚实而调之，不调者经刺之，有痛而经不病者缪刺之，因视其皮部有血络者，尽取之，此缪刺之数也。

【译文】

黄帝问：我听说有一种缪刺法，但不知道它的意义，到底什么是“缪刺”呢？

岐伯说：病邪侵袭人体时，必先侵入皮毛；如果邪气滞留不去，就侵入孙脉，再滞留不去，就侵入络脉，仍然滞留不去的，就侵入经脉，并向内牵连五脏，流转分散到肠胃里，这时外表和内里都受到了邪气侵犯，五脏就会受到损伤。这是邪气先从皮毛侵入，最终影响到五脏顺序。这类疾病，需要治疗经穴。如果邪气从皮毛侵入，进入孙脉、络脉后滞留不去，因为络脉闭塞不通，邪气不能侵入经脉，就会充溢于大络中，引发异常病变。邪气侵入大络后，在左边的会流窜到右边，在右边的会流窜到左边，或者上下流窜，或者左右流窜，与经脉相关联，而布散到四肢。邪气的流窜并不固定，也不进入经脉的腧穴，所以邪气在右而病证出现于左，邪气在左而病证出现于右，一定要按照右侧痛刺左侧，左侧痛刺右侧的原则，才能刺中病邪，这就是缪刺法。

黄帝道：我想听您讲述一下缪刺发左侧有病刺右侧、右侧有病刺左侧是何道理？另外，它和巨刺法有何区别？

岐伯说：邪气侵犯经脉时，左侧邪气旺盛，右侧就会发病；右侧邪气旺盛，左侧就会发病；但有时左右也互相变化转移，如果左侧疼痛还没好，右侧就已经发病，就必须用巨刺法治疗。巨刺法一定要在邪气侵犯经脉时运用，如果邪气停留在脉络，一定不可巨刺，因为它不是络脉的病变。因为络脉病的疼痛部位与经脉疼痛的部位不同，所以叫作缪刺。

黄帝说：我想听您说说如何施行缪刺？如何用此法治病？

岐伯说：邪气侵入足少阴经的络脉，使人突然心痛、腹胀、胸胁部胀满但并无积聚，应针刺然谷穴放血，大概一顿饭的时间，病情就可以缓解；如果这样以后疾病还没有好转，就要按照左病刺右侧的穴位，右病刺左侧的穴位的原则。近期发生的病，针刺五天即可痊愈。

邪气侵入手少阳经的络脉，使人咽喉疼痛、舌头卷曲、口干心烦、手臂外侧疼痛、手不能上举到头的，应针刺手小指旁的次指指甲上方、离指甲如韭叶宽处的关冲穴，左右各刺一次。如果病人是青壮年人，疾病立即就会好转，如果是老年人，片刻后也会好转。左病刺右边，右病刺左边。假如是近期发生的疾病，数天即可痊愈。

邪气侵入足厥阴肝经的络脉，使人突发疝气，极度疼痛的，可针刺足大趾趾甲与皮肉相接处的大敦穴，左右各刺一针。如果是男子，病情会立即好转；如果是女子，稍等片刻后，病情也会好转。左病刺右边，右病刺左边。

邪气侵入足太阳经的络脉，使人头、项、肩部疼痛的，可针刺足小趾趾甲与皮肉相接的至阴穴，左右各刺一针，则病情立即好转。如果这样以后仍不见好转，可刺外踝下的金门穴三针，大概一顿饭的时间后疾病就会得到缓解。左病刺右边，右病刺左边。

邪气侵入手阳明经的络脉，使人出现胸中气满、喘息而心下积气、胸中发热的症状，可针刺手大指侧的次指指甲上方，距离指甲如韭叶宽处的商阳穴，左右各刺一针。左病刺右边，右病刺左边。大概一顿饭的时间后，病就可以痊愈。

邪气侵入手厥阴经的脉络，使人出现臂掌间疼痛，不能弯曲的症状，应针刺手腕关节后。先用手指按压，找到疼痛的地方，然后进针。要依据月亮的盈亏变化来决定针刺的次数，比如月亮新生时，初一刺一针，初二刺二针，逐日增加一针，直到十五日增加到十五针，十六日又减到十四针，逐日减少一针。

邪气侵入足部的阳蹻脉，使人眼睛疼痛，从内眼角开始，应针刺外踝下约半寸后的申脉穴，左右各刺两针。左病刺右边，右病刺左边。大约经过人走十里路的工夫，疾病就会痊愈。

人由于堕坠跌伤，瘀血停留体内，就会出现腹部胀满，大小便不利的症状。治疗时，首先服用通利大小、活血祛瘀的药物。这是因为坠跌时，上面损伤了厥阴经脉，下面损伤了少阴经的络脉。针刺时，取足内踝以下、然骨之前的血脉，刺出其血，再刺足背上动脉处的冲阳穴。如果疾病不见好转，再刺足大趾三毛处的大敦穴各一针，出血后疾病很快就会好转。左病刺右边，右病刺左边。如果出现悲伤或惊恐不安的现象，用以上方法缪刺。

邪气侵入手阳明经的络脉，使人耳聋，并出现间歇性失听觉现象的，应针刺手大指旁的次指指甲上方，距离指甲如韭叶宽处的商阳穴，左右各一针，立刻就可以恢复听觉。如果没有好转，再刺中指指甲与皮肉相接处的中冲穴，立即就能听到声音。如果这时是仍不能听见声音，就不可用针刺治疗了。为耳中鸣响像是有风声的病人治疗时，也可采取上述的方法。左病刺右边，右病刺左边。

凡是痹证的疼痛流窜，没有固定部位的，应针刺疼痛处的分肉部分，并根据月亮的盈亏变化来确定针刺的次数。所以要用针刺治疗的疾病，都要随着人体在月周期中气血的虚实盛衰情况来确定用针的次数，如果用针次数超过与其相应的日数，就会使人体正气耗散，如果达不到相应的日数，就不能泻除邪气。左病刺右边，右则刺左边。病痊愈了，就不要再刺了；若还没有痊愈，就按照上述的方法再刺。月亮新生时，初一刺一针，初二刺二针，以后逐日增加一针，直到十五日增加到十五针，十六日又减为十四针，以后逐日减少一针。

邪气侵入足阳明胃经的络脉，使人出现鼻流清涕或血、上齿寒冷的症状，应针刺足中趾侧的次趾趾甲上方与皮肉连接处的厉兑穴，左右各刺一针。左病刺右边，右病刺左边。

邪气侵入足少阳胆经的络脉，使人出现胁部疼痛、呼吸不畅、咳嗽出汗的症状，应针刺足小趾旁的次趾趾甲与肉连接处的窍阴穴，左右各刺一次，这样呼吸不畅的症状立即就能得到缓解，出汗症状也会很快停止，如果还有咳嗽，要注意保暖，不要进食寒冷食物，这样一天之后疾病就能痊愈。左病刺右，右病刺左，疾病就会立即痊愈。如果不能痊愈，就按照上述办法再进行针刺。

邪气侵入足少阴经的络脉，使人出现咽喉疼痛、不能进食、无端发怒、气上逆至贲门之上的症状，应针刺足心的涌泉穴，左右各刺三针，共六针，病就会立即痊愈。左病刺右边，右病刺左边。如果咽喉肿痛，不能咽下唾液，甚至不能吐出唾液，应针刺然谷前面的然骨穴，使它出血，则病能痊愈。左病刺右边，右病刺左边。

邪气侵入足太阴经的络脉，使人出现腰部疼痛牵引到少腹部疼痛，甚至牵引到季胁下面，不能挺身呼吸的症状，应针刺腰尻部骨缝中，脊椎两旁肌肉下的下髎穴，这是腰部的腧穴，并根据月亮的盈亏变化来决定针刺次数，出针后疾病就能好。左病刺右边，右病刺左边。

邪气侵入足太阳经的络脉，使人背部拘急、牵引到胁肋部疼痛的，针刺时应从颈后数着脊椎，循脊骨两旁往下按压，突然按到病人感到疼痛的部位，针刺脊骨旁三针，就会痊愈。

邪气侵入足少阳经的络脉，使人环跳部疼痛、大腿不能举动的，应用极细的毫针刺环跳穴。寒邪重的要长时间留针，根据月亮的圆缺变化决定针刺的次数，这样疾病就会立即痊愈。

用针刺之法治疗各经脉的疾病时，如果所刺部位并不感到疼痛，说明病变发生在脉络上，这时就要用缪刺法刺络脉。治疗耳聋，应针刺手阳明经的商阳穴，如果刺后部愈，应再刺手阳明经走向耳前的听宫穴。治疗蛀牙，应针刺手阳明经的商阳穴，如果刺后不愈，应再刺手阳明经入向齿中的经络，病即可痊愈。

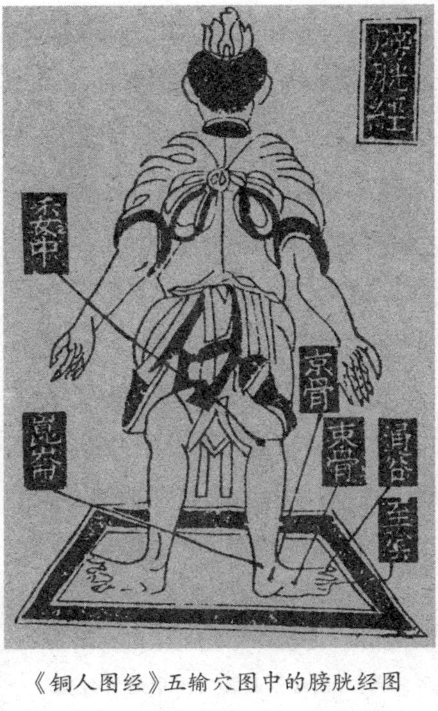

《铜人图经》五输穴图中的膀胱经图

邪气侵入到五脏之间，症状是经脉牵引作痛，时而疼痛时而停歇，这时应看准病脉，缪刺其手足爪甲上上的穴位，再刺有血郁结的络脉放血，隔日刺一次，一次不愈，连刺五次病即可痊愈。

手阳明经脉有病而邪气缪传牵引上齿，发生唇齿寒痛症状，应观察病人手背上的络脉有瘀血之处，刺之出血，再在足阳明中趾趾甲上的内庭穴和手大指侧的次指指甲上的商阳穴上，各刺一针，病即可痊愈。左病刺右边，右病刺左边。

再说邪气侵犯手少阴、手太阴、足少阴、足太阴和足阳明的络脉。这五经的络脉都汇合于耳中，并上绕至左耳上面的额角，假如邪气的侵袭致使这五络真气衰败，就会使人全身经脉抽动，形体失去知觉，如同死尸一般，有人把这种病症称为尸厥。

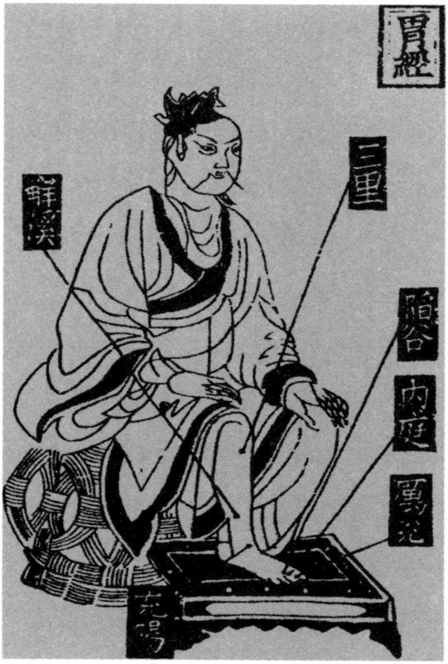

《铜人图经》五输穴图中的胃经图

治疗时，应针刺足大趾内侧指甲旁、距离趾甲如韭叶宽处的隐白穴，然后刺足心的涌泉穴，再刺足中趾趾甲上的厉兑穴，各刺一针；然后再刺手大指内侧、距离指甲如韭叶宽处的少商穴，以及手少阴经在手掌后锐骨端的神门穴，各刺一针，这样病人立即就能恢复知觉。如果仍然不好转，就用竹管吹病人的两耳，并剃下病人左边头角上约一方寸长的头发，烧成灰末，用好酒一杯冲服。

如病人因不省人事而不能饮服，就为其灌下，很快就可清醒。

凡是刺治的方法，首先要根据发病的经脉，切按推寻，诊察虚实，再进行调治。如果经络不调，就先用经刺的方法；如果有病痛，但是经脉没病，就用缪刺法，并且要看看皮肤上有没有瘀血的络脉，如果有应全部把瘀血刺出。以上就是缪刺的方法。

四时刺逆从论篇第六十四

厥阴有余病阴痹，不足病生热痹；滑则病狐疝风，涩则病少腹积气。少阴有余病皮痹、隐轸，不足病肺痹；滑则病肺风疝，涩则病积、溲血。太阴有余病肉痹、寒中，不足病脾痹；滑则病脾风疝，涩则病积、心腹时满。阳明有余病脉痹，身时热，不足病心痹；滑则病心风疝，涩则病积、时善惊。太阳有余病骨痹、身重，不足病肾痹；滑则病肾风疝，涩则病积、善时巅疾。少阳有余病筋痹、胁满，不足病肝痹；滑则病肝风疝，涩则病积、时筋急、目痛。

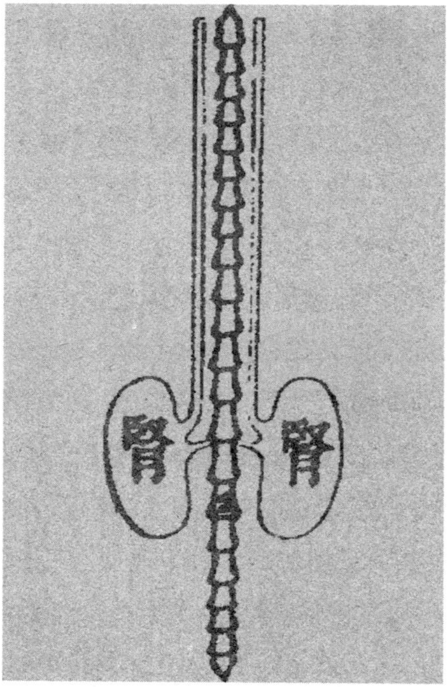

明代张介宾《类经图翼》脏腑图中的肾脏图

是故春气在经脉，夏气在孙络，长夏气在肌肉，秋气在皮肤，冬气在骨髓中。

帝曰：余愿闻其故。

岐伯曰：春者，天气始开，地气始泄，冻解冰释，水行经通，故人气在脉。夏者，经满气溢，入孙络受血，皮肤充实。长夏者，经络皆

盛，内溢肌中。秋者，天气始收，腠理闭塞，皮肤引急。冬者盖藏，血气在中，内著骨髓，通于五脏。是故邪气者，常随四时之气血而入客也，至其变化，不可为度，然必从其经气，辟除其邪，除其邪则乱气不生。

帝曰：逆四时而生乱气，奈何？

岐伯曰：春刺络脉，血气外溢，令人少气；春刺肌肉，血气环逆，令人上气；春刺筋骨，血气内著，令人腹胀。夏刺经脉，血气乃竭，令人解㑊；夏刺肌肉，血气内却，令人善恐；夏刺筋骨，血气上逆，令人善怒。秋刺经脉，血气上逆，令人善忘；秋刺络脉，气不外行，令人卧不欲动；秋刺筋骨，血气内散，令人寒栗。冬刺经脉，血气皆脱，令人目不明；冬刺络脉，内气外泄，留为大痹；冬刺肌肉，阳气竭绝，令人善忘。凡此四时刺者，大逆之病，不可不从也，反之，则生乱气相淫病焉。故刺不知四时之经，病之所生，以从为逆，正气内乱，与精相薄，必审九候，正气不乱，精气不转。

帝曰：善。刺五脏，中心一日死，其动为噫。中肝五日死，其动为语。中肺三日死，其动为咳。中肾六日死，其动为嚏欠。中脾十日死，其动为吞。刺伤人五脏必死，其动则依其脏之所变，候知其死也。

【译文】

厥阴之气过于亢盛，会引发阴痹；不足，会引发热痹；气血运行过于滑利，会引发狐疝风；气血运行涩滞，会引发少腹积气。少阴之气过于亢盛，会引发皮痹和隐疹；不足，会引发肺痹；气血运行过于滑利，会引发风疝；气血运行涩滞，会引发积聚和尿血。太阴之气过于亢盛，会引发肉痹和寒中；不足，会引发脾痹；气血运行过于滑利，会引发脾风疝；气血运行涩滞，会引发积聚，且使人心腹常常胀满。阳明之气过于亢盛，会引发脉痹，身体时而发热；不足，会引发心痹；气血运行过于滑利，会引发心风疝；气血运行涩滞，会引发积聚，且使人时常时恐惧。太阳之气过于亢盛，会引发骨痹和身重；不足，会引发肾痹；气血运行过于滑利，会引发肾风疝；气血运行涩滞，会引发积聚，且使人时常发生头部疾病。少阳之气过于亢盛，会引发筋痹和胁肋满闷；不足，会引发肝痹；气血运行过于滑利，会引发肝风疝；气血运行涩滞，会引发积聚，且时常筋脉拘急失柔、眼睛疼痛等症。

所以春天人的气血盛于经脉，夏天人的气血盛于孙络，长夏人的气血盛于肌肉，秋天人的气血盛于皮肤，冬天人的气血盛于骨髓中。

黄帝说：我愿听您讲述一下其中的其中的道理。

岐伯说：春天，天之阳气开始生发，地之阴气开始消减，冬季的冰冻消融，冻水流通行而河道畅通，所以，与此相应的人体之气也随之汇聚于经脉。夏天，经脉气满充盛，散溢于孙络中，孙络得到了气血的滋养，皮肤也就充实了。长夏，经脉与络脉都很满盛，能够充分地润泽肌肉。秋天，阳气开始收敛，人身的腠理也随之关闭，皮肤也随之紧缩。冬天，万物闭藏，人身的血气也相应收藏于内，附着于骨髓，贯通于五脏。所以，邪气常常随着人体四时气血的变化而侵袭人体。至于它们的具体变化，那是难以揣度的。但是在治疗方面，所有的疾病都必须顺应四时经气的变化情况进行治疗。及时消除了内侵的邪气，气血就不会发生逆乱。

黄帝问：如果针刺违反四时，从而导致气血逆乱，会怎么样？

岐伯说：春季刺络脉，会使血气向外散溢，使人少气无力；春季刺肌肉，就会使血气循环逆乱，使人上气咳喘；春季刺筋骨，就会使血气留滞于内，使人腹胀。夏季刺经脉，就会使血气衰败，使人疲倦懈怠；夏季刺肌肉，就会使血气衰弱于内，使人易惊恐；夏季刺筋骨，会使血气上逆，使人易怒。秋季刺经脉，就会使血气上逆，人则表现为使人健忘；秋季刺络脉，虽然人体气血正直内敛，但是却能向外运行，使人阳气不足，好卧慵懒；秋季刺筋骨，会使人体血气耗散于内，使人战栗。冬季刺经脉，就会使血气衰竭，视物不清；冬季刺络脉，就会使内敛真气向外散泄，人体内血行涩滞而形成“大痹”；冬季刺肌肉，就会使在外的阳气竭绝，使人健忘。上述这几种刺法，都是因为严重违背了四时的变化规律，而导致疾病发生。所以刺时，须遵循四时的变化，否则就会使血气逆乱，造成人体生理功能紊乱，发生疾病。因此，针刺不懂得四时经气的虚实盛衰和发病原理，违背四时变化，就会导致正气在体内逆乱，邪气和精气集结聚合。因此在诊断时，必须认真审察三部九候之脉，这样进行针刺，正气就不会逆乱，真气也不会受邪气的搏击。

黄帝说：说得太好了！针刺误刺了五脏的情况是：误刺心脏，一天后就会死亡，症状为多叹气；误刺肝脏时，五天后就会死亡，症状为话多；误刺肺脏时，三天后就会死亡，症状为咳嗽；误刺肾脏时，六天后就会死亡，症状为打喷嚏和哈欠；误刺脾脏时，十天后就会死亡，症状为频繁吞咽。总之，刺伤了人的五脏，必然会致人死亡，其症状因其所刺伤的脏器不同而有所不同。因此可以预测死亡的时间。

标本病传论篇第六十五

黄帝问曰：病有标本，刺有逆从，奈何？

岐伯对曰：凡刺之方，必别阴阳，前后相应，逆从得施，标本相移。故曰：有其在标而求之于标，有其在本而求之于本；有其在本而求之于标，有其在标而求之于本。故治有取标而得者，有取本而得者；有逆取而得者，有从取而得者。故知逆与从，正行无问；知标本者，万举万当；不知标本，是谓妄行。

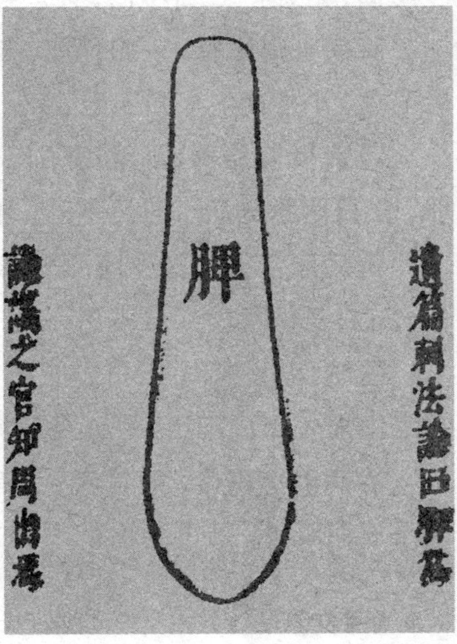

明代张介宾《类经图翼》脏腑图中的脾脏图

夫阴阳逆从，标本之为道也，小而大，言一而知百病之害；少而多，浅而博，可以言一而知百也。以浅而知深，察近而知远，言标与本，易而勿及。治反为逆，治得为从。

先病而后逆者治其本；先逆而后病者治其本；先寒而后生病者治其本；先病而后生寒者治其本；先热而后生病者治其本；先热而后生中满者治其标；先病而后泄者治其本；先泄而后生他

病者治其本，必且调之，乃治其他病。先病而后生中满者治其标；先中满而后烦心者治其本。人有客气，有固气。小大不利治其标；小大利治其本。病发而有余，本而标之，先治其本，后治其标；病发而不足，标而本之，先治其标，后治其本。谨察间甚，以意调之，间者并行，甚者独行。先小大不利而后生病者治其本。

夫病传者，心病先心痛，一日而咳，三日胁支痛，五日闭塞不通，身痛体重。三日不已，死。冬夜半，夏日中。

肺病喘咳，三日而胁支满痛，一日身重体痛，五日而胀。十日不已，死。冬日入，夏日出。

肝病头目眩，胁支满；三日体重身痛，五日而胀，三日腰脊少腹痛，胫痠。三日不已，死。冬日入，夏早食。

脾病身痛体重，一日而胀，二日少腹腰脊痛，胫痠，三日背胎筋痛，小便闭。十日不已，死。冬入定，夏晏食。

肾病少腹腰脊痛，骱痠；三日背胎筋痛，小便闭，三日腹胀，三日两胁支痛。三日不已，死。冬大晨，夏晏晡。

胃病胀满；五日少腹腰脊痛，骱痠，三日背胎筋痛，小便闭，五日身体重。六日不已，死。冬夜半后，夏日昳。

膀胱病小便闭；五日少腹胀，腰脊痛，骱痠，一日腹胀，一日身体痛。二日不已，死。冬鸡鸣，夏下晡。

诸病以次相传，如是者，皆有死期，不可刺。间一脏止者，及至三四脏者，乃可刺也。

【译文】

黄帝问：疾病有标、本之分，刺法有逆、从之别，是什么意思？

岐伯说：一切针刺都必须遵循这样的准则，必须辨别疾病的阴阳属性，联系并分析疾病的前后发展变化，然后恰当地选择逆法、从法，并根据病情灵活地处理治标治本的先后顺序。所以说，病在标时就治标，病在本时就治本，有的病在本却治标，有的病在标却治本。在疗效上，有的治标能见效，有的治本能见效，有的逆治能成功，有的从治能成功。因此，只有掌握了逆治和从治的原则，才能进行正确的治疗，而不会困惑；掌握了疾病的标和本的主次先后、轻重缓急，治疗时就能万举万当；如果不能掌握疾病的标本关系，就是随意行事。

阴阳、逆从、标本作为一种原则，可以使人们对疾病的认识由小到大，从某一点出发，就可以了解各种疾病的利害处；由少推多，由浅到博，从一种疾病推知各种疾病。从浅便能知深，察近便能知远。但是，标本的道理讲起来容易，用起来难。

对于病邪，迎其势而泻的方法是“逆”，顺其势而补得方法是“从”。先得病，后出现气血逆乱的，先治本；先气血逆乱，后生发病的，先治本。先受寒邪，后生病的，先治本；先有病，后生寒的，先治本。先发热，后生病的，先治本；先发热，后生脘腹胀满的，先治标。先有病，后发生泄泻的，先治本；先有泄泻，后发病的，先治本。必须先把泄泻调治好，才能再治别的病。先得病，后生脘腹胀满的，先治标；先患脘腹胀满，后出现心中烦闷症状的，先治本。自然界的邪气伤及人体时，与人体六经之气相合，就是同气；与六经之气不相合，就是客气。如果出现大小便不利的情况，应先通利大小便，治其标病；然后再治其本病。疾病发作，表现为正气有余的，就用“本而标之”的原则治疗，即先祛邪气，治疗本病，然后调理气血，使其恢复生理功能后，再治疗标病；疾病发作，表现为正气不足的，就用“标而本之”的原则治疗，即先守护正气，防止正气虚竭，治疗标病，然后再祛除邪气治疗本病。总之，一定要审慎地观察疾病的轻重缓急情况，以及在疾病缓解期和发作期中标本的变化情况，用心调理；病情较轻的，处于缓解期的，可以标本同治；病情较重的，或正发作的，应当采用单一治本或单一治标的方法治疗。另外，如果先有大小便不利，后发生其他疾病的，应当先治疗本病。

关于疾病的转移、演变：心病最先出现的症状是心痛，一天后，疾病就会传到肺，引发咳嗽；再过三天，疾病就会传到肝，引发胁肋部胀痛；再过五天，疾病就会传入脾，出现大便不通，身体疼痛沉重的症状；再过三天还没有痊愈，就要死亡。如果在冬季，会在半夜死亡；如果在夏季，会在中午死亡。

肺病最先出现的症状是咳喘，三天后，疾病就会传于肝，出现胁肋部胀满疼痛；再过一天病邪传于脾，就会出现身体沉重疼痛的症状；再过五天，病邪就会传于胃，引发腹部胀满；再过十天疾病还未痊愈，病人就会死亡。如果在冬季，会在日落时死亡；如果在夏季，会在日出时死亡。

肝病最先出现的症状是头晕目眩、胁肋胀满，三天后，病邪就会传于脾，出现身体沉重疼痛的症状；再过五天，病邪就会传于胃，引发腹胀；再过三天，病邪就会传于肾，产生腰脊、少腹胀痛、腿胫酸软的症状；如果再过三天疾病还未痊愈，就会死亡。如果在冬季，会在日落时死亡；如果在夏季，会在早饭时死亡。

脾病最先出现的症状是身体疼痛沉重；一天后，病邪就会传于胃，引发腹胀；再过两天，病邪就会传于肾，发生少腹腰脊疼痛、腿胫酸软；再过三天，病邪就会传入膀胱，引发背脊筋骨疼痛、小便不通的症状；再过十天疾病还未痊愈，就会死亡。如果在冬季，会在申时之后死亡；如果在夏季，会在寅时之后死亡。

肾病最先出现的症状是少腹腰脊疼痛、腿胫酸软，三天后，病邪就会传于膀胱，出现背脊筋骨疼痛、小便不通；再过三天就会传入胃，引发腹胀；再过三天，病邪就会传于肝，引发两胁疼痛；再过三天疾病还未痊愈，就会死亡。如果在冬季，会在天亮时死亡；如果在夏季，会在傍晚时死亡。

胃病最先出现的症状是心腹部胀满，五天后，病邪就会传于肾，引发少腹腰脊疼痛、腿胫酸软；再过三天，病就会传于膀胱，出现背脊筋骨疼痛、小便不通；再过五天，病邪就会传于脾，出现身体沉重的现象；再过六天疾病还未痊愈，就会死亡。如果在冬季，会在半夜以后死亡；如果在夏季，会在午后死亡。

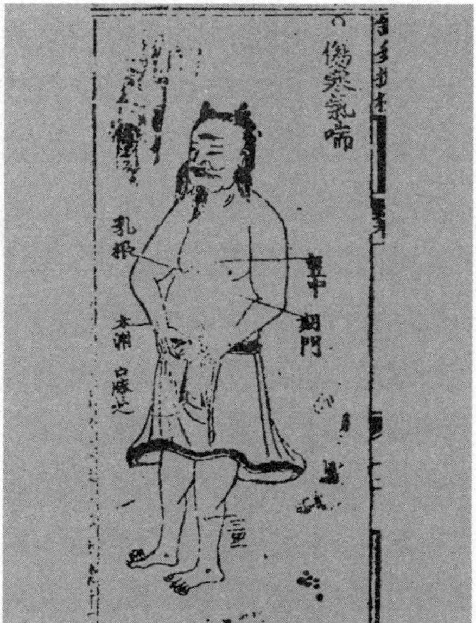

明代何柬《针灸捷径》针灸方图中的伤寒气喘取穴图

膀胱最先出现的症状是小便不通，五天后病邪就会传于肾，引发少腹胀满、腰脊疼痛、腿胫酸软；再过一天，病邪就会传入胃，引发腹胀；再过一天，病邪就会传于脾，出现身体疼痛的状况；再过两天疾病还未痊愈，就会死亡。如果在冬季，会在半夜以后死亡；如果在夏季，会在下午死亡。

各类疾病就是这样按次序转移、演变的。像上述次序相传的，就都有一定的死期，不可以用针刺治疗。但如果疾病是间脏相传的，就不会继续转移，即使已经转移了三脏、四脏，还是可以用针刺治疗。

天元纪大论篇第六十六

黄帝问曰：天有五行御五位，以生寒暑燥湿风；人有五脏化五气，以生喜怒思忧恐。论言五运相袭而皆治之，终朞之日，周而复始，余已知之矣，愿闻其与三阴三阳之候，奈何合之？

鬼臾区稽首再拜对曰：昭乎哉问也！夫五运阴阳者，天地之道也，万物之纲纪，变化之父母，生杀之本始，神明之府也，可不通乎！故物生谓之化，物极谓之变，阴阳不测谓乏神，神用无方谓之圣。

夫变化之为用也，在天为玄，在人为道，在地为化，化生五味，道生智，玄生神。

神在天为风，在地为木；在天为热，在地为火；在天为湿，在地为土；在天为燥，在地为金；在天为寒，在地为水。

故在天为气，在地成形，形气相感而化生万物矣。然天地者，万物之上下也；左右者，阴阳之道路也；

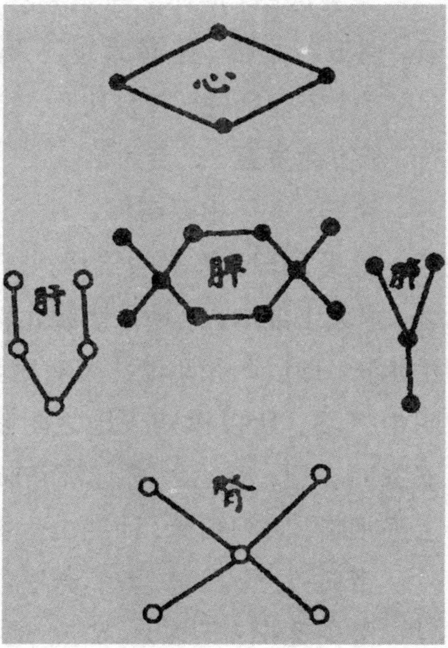

人禀五行图，选自宋代刘牧《易数钩隐图》。中医认为，五行与人的五脏相对应。

水火者，阴阳之征兆也；金木者，生成之终始也。气有多少，形有盛衰，上下相召，而损益彰矣。

帝曰：愿闻五运之主时也，何如？

鬼臾区曰：五气运行，各终朞日，非独主时也。

帝曰：请闻其所谓也。

鬼臾区曰：臣积考《太始天元册》文曰：太虚寥廓，肇基化元，万物资始，五运终天，布气真灵，揔统坤元，九星悬朗，七曜周旋，曰阴曰阳，曰柔曰刚，幽显既位，寒暑弛张，生生化化，品物咸章。臣斯十世，此之谓也。

帝曰：善。何为气有多少，形有盛衰？

鬼臾区曰：阴阳之气各有多少，故曰三阴三阳也。形有盛衰，谓五行之治，各有太过不及也。故其始也，有余而往，不足随之，不足而往，有余从之，知迎知随，气可与期。应天为天符，承岁为岁直，三合为治。

帝曰：上下相召奈何？

鬼臾区曰：寒暑燥湿风火，天之阴阳也，三阴三阳，上奉之；木火土金水火，地之阴阳也，生长化收藏，下应之。天以阳生阴长，地以阳杀阴藏。天有阴阳，地亦有阴阳。故阳中有阴，阴中有阳。所以欲知天地之阴阳者，应天之气，动而不息，故五岁而右迁，应地之气，静而守位，故六朞而环会，动静相召，上下相临，阴阳相错，而变由生也。

帝曰：上下周纪，其有数乎？

鬼臾区曰：天以六为节，地以五为制。周天气者，六朞为一备；终地纪者，五岁为一周。君火以名，相火以位。五六相合，而七百二十气为一纪，凡三十岁；千四百四十气，凡六十岁，而为一周。不及太过，斯皆见矣。

帝曰：夫子之言，上终天气，下毕地纪，可谓悉矣。余愿闻而藏之，上以治民，下以治身，使百姓昭著，上下和亲，德泽下流，子孙无忧，传之后世，无有终时，可得闻乎？

鬼臾区曰：至数之机，迫迮以微，其来可见，其往可追，敬之者昌，慢之者亡，无道行私，必得夭殃，谨奉天道，请言真要。

帝曰：善言始者，必会于终；善言近者，必知其远，是则至数极而道不惑，所谓明矣！愿夫子推而次之。令有条理，简而不匮，久而不绝，易用难忘，为之纲纪，至数之要，愿尽闻之。

鬼臾区曰：昭乎哉问！明乎哉道！如鼓之应桴，响之应声也。臣闻之：甲己之岁，土运统之；乙庚之岁，金运统之；丙辛之岁，水运统之；丁壬之岁，木运统之；戊癸之岁，火运统之。

帝曰：其于三阴三阳，合之奈何？

鬼臾区曰：子午之岁，上见少阴；丑未之岁，上见太阴；寅申之岁，上见少阳；卯酉之岁，上见阳明；辰戌之岁，上见太阳；巳亥之岁，上见厥阴。少阴所谓标也，厥阴所谓终也。厥阴之上，风气主之；少阴之上，热气主之；太阴之上，湿气主之；少阳之上，相火主之；阳明之上，燥气主之；太阳之上，寒气主之。所谓本也，是谓六元。

帝曰：光乎哉道！明乎哉论！请著之玉版，藏之金匮，署曰《天元纪》。

【译文】

黄帝问：天有木、火、土、金、水五行统御东、西、南、北、中五个地理方位，从而产生寒、暑、燥、湿、风五种气候变化；人有肝、心、脾、肺、肾五藏，因此产生了喜、怒、思、忧、恐五种情志变化。经论所谓五运递相沿袭，各有其主治的季节时令，到了一年终结之时，又重新开始新一轮的沿袭，这些我都已经了解了。希望听您说说五运和三阴三阳这六气是如何结合的？

鬼臾区俯首拜了拜，回答说：您的提问很高明啊！五运和三阴三阳都是自然界变化的规律，是万事万物的总纲，是事物发展变化的基础和生长毁灭的根本，也是宇宙间奥妙无穷变化的根源，难道可以不通晓它们吗？事物的开始发生叫“化”，发展到极致叫“变”，玄妙莫测的阴阳变化叫“神”，能掌握和运用这种无穷变化原则的人，就是“圣”。

阴阳变化的作用体现在宇宙空间，就是深远玄妙；在人，就是对自然规律的认识；在地，就是万物的生长变化。万物能生长变化，就能产生五味，人能了解自然规律，就会产生智慧；而在深远的宇宙空间，这种规律能产生无穷无尽的变化。

神化的作用表现在，在天成为风，在地成为木；在天成为热，在地成为火；在天成为湿，在地成为土；在天成为燥，在地成为金；在天成为寒，在地成为水。所以在天表现为无形的风、热、湿、燥、寒五气，在地表现为有形的木、火、土、金、水五行，形和气相互感应，就能产生变化，化生出万事万物。

天覆盖在上面，地承载在下面，所以天和地分别置于万物的上和下；阳气升于左，阴气降于右，所以左右为阴阳升降的路径；水属阴，火属阳，水火是阴阳的象征；万物发生于春属木，成熟于秋属金，所以金木是生长和成熟的起点和终点。阴阳之气不是固定不变的，它有多少的变化，有形质的物体在发展过程中也有旺盛和衰老的区别，在上的气和在下的形质互相感应，所以事物太过和不足的情况就能显露出来。

黄帝说：我想听您说说五运分主四时的情况是怎样的？

鬼臾区说：五运各主一年，不是仅仅主四时。

黄帝说：我想听您说说其中的道理。

鬼臾区说：我考察《太始天元册》很久了，其中说：广阔无垠的天空，是宇宙升化孕育万物的根本，是万物生长的开始，五运行于天道，周而复始，布施天地间的真元之气，是统率万物生长的本源。九星悬挂在天空，七曜按周天的度数环周旋转，所以万物有阴阳的不断变化，有刚柔的不同性质，幽暗和显明按一定的位次出现，气候的寒冷和暑热也能按一定的次序往来，这些生化不息的机理，变化无穷的道理，宇宙万物的不同形象，都会显现出来。臣自祖传习至今，研究这些理论已有十代了。

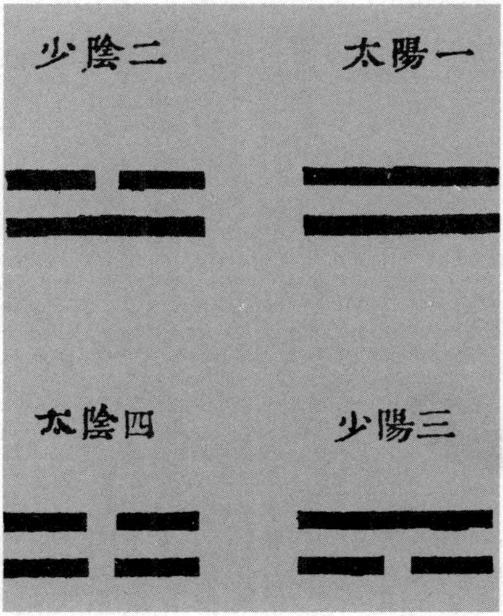

宋代朱熹《易学启蒙》中的四象图。四象为太阳、少阴、少阳、太阴。中医认为，人体的阴阳一旦失衡，就会发生疾病。

黄帝说：说得好。气有多少、形有盛衰是指什么？

鬼臾区说：阴气和阳气各有多少的区别，厥阴为一阴，少阴为二阴，太阴为三阴，少阳为一阳，阳明为二阳，太阳为三阳，所以叫作三阴三阳。形有盛衰是指五行所主的运气，各有太过和不及的区别。比如太过的阳年过后，随之而来的是不及的阴年，这是有余往而不足来；不及的阴年过后，随之而来的就是太过的阳年，这就是不足往而有余来。只要明白了迎之而来的是什么气，紧随而来的是什么气，就可以预测出一年中运气的盛衰情况。如果岁运之气和司天之气五行属相相符合，就是“天符”之年，如果岁运之气和岁支之气的五行属性相同，就是“岁直”之年；如果岁运之气和司天之气以及岁支之气的五行属性都相符合，就是“三合”之年。

黄帝说：天气和地气互相感应是怎么回事？

鬼臾区说：寒、暑、燥、湿、风、火是天的阴阳，三阴三阳在上与之相应。木、火、土、金、水是地的阴阳，生长化收藏在下与之相应。上半年由天气主管，春和夏是天之阴阳，分别主管生和长；下半年由地气主管，秋和冬是地之阴阳，分别主管肃杀和收藏。天气有阴阳，地气也有阴阳。因此说：阳中有阴，阴中有阳。所以要想了解天地阴阳的变化，就要了解五行应于天干而成为五运，运动不息，五年是一个周期，自东向西，运转一次；六气应于地支，分为三阴三阳，它们的运行较慢，各守其位，六年循环一周。因为动和静互相感应，天气和地气互相作用，阴气和阳气互相交错，运气的变化就由此发生了。

黄帝说：天干地支上下相合，形成周和纪，有没有定数？

鬼臾区说：六气是司天之气，以六为节；五运是司地之气，以五为周期。六气六年循环一周，谓之一备；五运五年循环一周，谓之一周。君火主宰神明，只有相火主运，所以运只有五，气有六。六气和五运互相结合，七百二十气，谓之一纪，共三十年；一千四百四十气，共六十年，为一周。在这六十年中，六气和五运的太过和不及都会显现出来。

黄帝说：您所讲的上终尽天气，下穷究地理，已经很详尽了。我想把这些内容保存下来，上用来治疗百姓的疾苦，下用来调养自己的身体，并且使百姓知晓这些道理，从而使上下和睦，德泽广为传播，还能流传给子孙后世，使他们无忧无虑，并且永远流传，没有终止，您还能再讲讲吗？

鬼臾区说：气运结合的道理，可以说是很微妙的。它的变化，其未来是可察见的，其以往是可寻求的。重视这些规律，就能繁荣昌盛；忽视这些规律，就要受到损伤或者死亡。违背了这些规律，只按个人的意志去行事，必然要遭受天灾。现在请让我根据自然规律讲述一下其中的要旨吧。

黄帝说：凡是善于谈论事情的起因，也一定能领会事情的结果；善于谈论近的，也必然能知道远的。这样，极尽五运六气的理论而不被迷惑，就是所谓的明达了。请您把这些道理进一步演绎，使其更具条理，简明而不缺略，并能久传不绝，容易掌握而不能忘记，而且要有纲目。我希望您能详细地讲一讲。

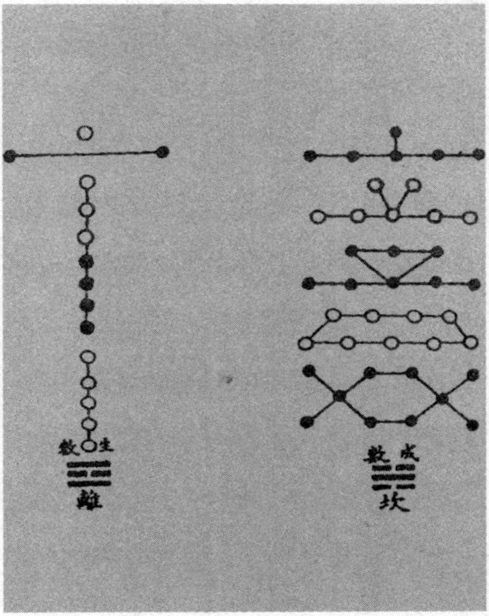

阳中阳图(左)与阴中阴图(右)，选自元代张理《大易象数钩深图》。中医认为，人体有阴阳二气，非但阴阳相济，且阳中有阴，阴中有阳。

鬼臾区说：您说的道理很明了，提的问题也很高明！这就如同鼓槌敲击在鼓上有声相应，又好像发出声音立即听到回音一样。我听说凡是甲年和己年都由土运主管，乙年和庚年都由金运主管，丙年和辛年都由水运主管，丁年和壬年都由木运主管，戊年和癸年都由火运主管。

黄帝说：六气是怎么和三阴三阳相合的呢？

鬼臾区说：子年和午年是少阴司天，丑年和未年是太阴司天，寅年和申年是少阳司天，卯年和酉年是阳明司天，辰年和戌年是太阳司天，巳年和亥年是厥阴司天。地支十二，子时开始，亥是中终结，子是少阴司天，亥是厥阴司天，所以按此顺序，少阴是开端，厥阴是终结。厥阴司天时，风气主令；少阴司天时，热气主令；太阴司天时，湿气主令；少阳司天时，相火主令；阳明司天时，燥气主令；太阳司天时，寒气主令。这就是三阴三阳的本元，所以称为六元。

黄帝说：您的论述博大精深，很高明啊！我要把它刻在玉版上，藏在金匮里，命名为《天元纪》。

五运行大论篇第六十七

黄帝坐明堂，始正天纲，临观八极，考建五常。

请天师而问之曰：论言天地之动静，神明为之纪，阴阳之升降，寒暑彰其兆。余闻五运之数于夫子，夫子之所言，正五气之各主岁尔，首甲定运，余因论之。

鬼臾区曰：土主甲己，金主乙庚，水主丙辛，木主丁壬，火主戊癸。子午之上，少阴主之；丑未之上，太阴主之；寅申之上，少阳主之；卯酉之上，阳明主之；辰戌之上，太阳主之；巳亥之上，厥阴主之。不合阴阳，其故何也？

岐伯曰：是明道也，此天地之阴阳也。夫数之可数者，人中之阴阳也，然所合，数之可得者也。夫阴阳者，数之可十，推之可百，数之可千，推之可万。天地阴阳者，不以数推，以象之谓也。

帝曰：愿闻其所始也。

岐伯曰：昭乎哉问也！臣览《太始天元册》文，丹天之气经于牛女戊分，黅天之气经于心尾己分，苍天之气经于危室柳鬼，素天之气经于亢氐昴毕，玄天之气经于张翼娄胃。所谓戊己分者，奎壁角轸，则天地之门户也。夫候之所始，道之所生，不可不通也。

帝曰：善。论言天地者，万物之上下，左右者，阴阳之道路，未知其所谓也。

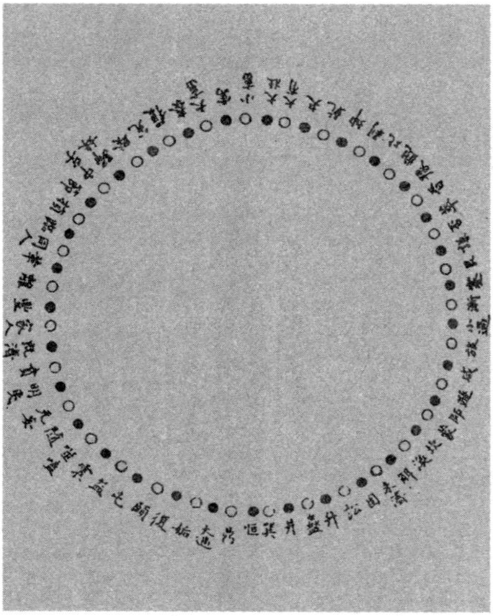

一阴一阳图，选自元代张理《大易象数钩深图》。中医认为，一阴一阳谓之道，如果人体的阴阳失调，就会坐卧不安而且睡眠多梦。

岐伯曰：所谓上下者，岁上下见阴阳之所在也。左右者，诸上见厥阴，左少阴，右太阳；见少阴，左太阴，右厥阴；见太阴，左少阳，右少阴；见少阳，左阳明，右太阴；见阳明，左太阳，右少阳；见太阳，左厥阴，右阳明。所谓面北而命其位，言其见也。

帝曰：何谓下？

岐伯曰：厥阴在上，则少阳在下，左阳明，右太阴；少阴在上，则阳明在下，左太阳，右少阳；太阴在上，则太阳在下，左厥阴，右阳明；少阳在上，则厥阴在下，左少阴，右太阳；阳明在上，则少阴在下，左太阴，右厥阴；太阳在上，则太阴在下，左少阳，右少阴。所谓面南而命其位，言其见也。

上下相遘，寒暑相临，气相得则和，不相得则病。

帝曰：气相得而病者，何也？

岐伯曰：以下临上，不当位也。

帝曰：动静何如？

岐伯曰：上者右行，下者左行，左右周天，余而复会也。

帝曰：余闻鬼臾区曰，应地者静。今夫子乃言下者左行，不知其所谓也，愿闻何以生之乎？

岐伯曰：天地动静，五运迁复，虽鬼臾区其上候而已，犹不能遍明。夫变化之用，天垂象，地成形，七曜纬虚，五行丽地。地者，所以载生成之形类也。虚者，所以列应天之精气也。形精之动，犹根本之与枝叶也，仰观其象，虽远可知也。

帝曰：地之为下否乎？

岐伯曰：地为人之下，太虚之中者也。

帝曰：冯乎？

岐伯曰：大气举之也。燥以干之，暑以蒸之，风以动之，湿以润之，寒以坚之，火以温之。故风寒在下，燥热在上，湿气在中，火游行其间，寒暑六入，故令虚而生化也。故燥胜则地干，暑胜则地热，风胜则地动，湿胜则地泥，寒胜则地裂，火胜则地固矣。

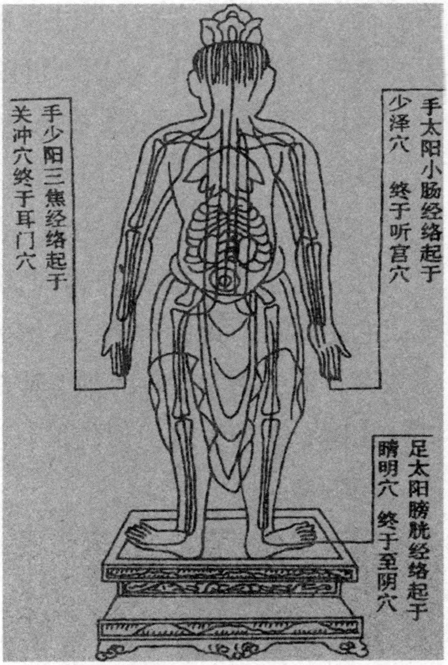

日本宫内厅藏本《伏人图》的摹本

帝曰：天地之气，何以候之？

岐伯曰：天地之气，胜复之作，不形于诊也。《脉法》曰：天地之变，无以脉诊。此之谓也。

帝曰：间气何如？

岐伯曰：随气所在，期于左右。

帝曰：期之奈何？

岐伯曰：从其气则和，违其气则病，不当其位者病，迭移其位者病，失守其位者危，尺寸反者死，阴阳交者死。先立其年，以知其气，左右应见，然后乃可以言死生之逆顺。

帝曰：寒暑燥湿风火，在人合之奈何？其于万物何以生化？

岐伯曰：东方生风，风生木，木生酸，酸生肝，肝生筋，筋生心。其在天为玄，在人为道，在地为化。化生五味，道生智，玄生神，化生气。神在天为风，在地为木，在体为筋，在气为柔，在脏为肝。其性为暄，其德为和，其用为动，其色为苍，其化为荣，其虫毛，其政为散，其令宣发，其变摧拉，其眚为陨，其味为酸，其志为怒。怒伤肝，悲胜怒；风伤肝，燥胜风；酸伤筋，辛胜酸。

南方生热，热生火，火生苦，苦生心，心生血，血生脾。其在天为热，在地为火，在体为脉，在气为息，在脏为心。其性为暑，其德为显，其用为躁，其色为赤，其化为茂，其虫羽，其政为明，其令郁蒸，其变炎烁，其眚燔焫，其味为苦，其志为喜。喜伤心，恐胜喜；热伤气，寒胜热；苦伤气，咸胜苦。

中央生湿，湿生土，土生甘，甘生脾，脾生肉，肉生肺。其在天为湿，在地为土，在体为肉，在气为充，在脏为脾。其性静兼，其德为濡，其用为化，其色为黄，其化为盈，其虫倮，其政为谧，其令云雨，其变动注，其眚淫溃，其味为甘，其志为思。思伤脾，怒胜思；湿伤肉，风胜湿；甘伤脾，酸胜甘。

西方生燥，燥生金，金生辛，辛生肺，肺生皮毛，皮毛生肾。其在天为燥，在地为金，在体为皮毛，在气为成，在脏为肺。其性为凉，其德为清，其用为固，其色为白，其化为敛，其虫介，其政为劲，其令雾露，其变肃杀，其眚苍落，其味为辛，其志为忧。忧伤肺，喜胜忧；热伤皮毛，寒胜热；辛伤皮毛，苦胜辛。

北方生寒，寒生水，水生咸，咸生肾，肾生骨髓，髓生肝。其在天为寒，在地为水，在体为骨，在气为坚，在脏为肾。其性为凛，其德为寒，其用为藏，其色为黑，其化为肃，其虫鳞，其政为静，其令霰雪，其变凝冽，其眚冰雹，其味为咸，其志为恐。恐伤肾，思胜恐；寒伤血，燥胜寒；咸伤血，甘胜咸。

五气更立，各有所先，非其位则邪，当其位则正。

帝曰：病生之变何如?

岐伯曰：气相得则微，不相得则甚。

帝曰：主岁何如?

岐伯曰：气有余，则制己所胜而侮所不胜；其不及，则己所不胜侮而乘之，己所胜轻而侮之。侮反受邪，侮而受邪，寡于畏也。

帝曰：善。

【译文】

黄帝坐在明堂里，开始订正自然规律，观察八方的地理形势，考校五行之气运行的道理。

于是向天师岐伯问道：从前的医学论著中曾经说过，天地的动静变化，是以自然界规律为纲纪的；阴阳的升降，是以寒暑的更迭来显现出征兆的。我也听您讲过五运变化的规律，您所讲的仅是五运之气分别主岁。关于六十甲子，从甲年开始定运的问题，我又与鬼臾区进行了一番讨论。

鬼臾区说土运统管甲己年，金运统管乙庚年，水运统管丙辛年，木运统管丁壬年，火运统管戊癸年。子午年是少阴司天，丑未年是太阴司天，申寅年是少阳司天，卯酉年是阳明司天，辰戌年是太阳司天，巳亥年是厥阴司天，这些内容跟从前所说的阴阳之例不相符合，是什么原因呢？

岐伯说：这个道理是很明显的，这里指的是天地间五运六气的阴阳变化规律。

关于阴阳之数，能数得清的，就是人体的阴阳之数，所以人体与天地相合的阴阳之数，也可以通过计算得知。人体的阴阳之数，可以用类推的方法，从十推算到百，从千推算到万，但是天地的阴阳之数，则不能用计数的方法类推，只能通过观察自然现象及其变化来推知。

黄帝说：我想听您说说运气的理论是如何创立的。

岐伯说：您的提问很高明啊！我曾阅读过《太始天元册》，据记载，古人测天时，看见赤色的天气横亘在牛、女二宿和西北方的戊分之间；黄色的天气横亘在经过心、尾二宿和东南方的己分之间；青色的天气横亘在危、室二宿和柳、鬼二宿之间；白色的天气横亘在张、翼二宿和娄、胃二宿之间。所谓戊分，是指奎、壁二宿所在的方位；己分，是指角、轸二宿所在的方位。奎、壁正当秋分时，日渐短，气渐寒；角、轸正当春分时，日渐长，气渐暖，所以是天地阴阳变化的门户。这是推演时令的第一步，也是自然

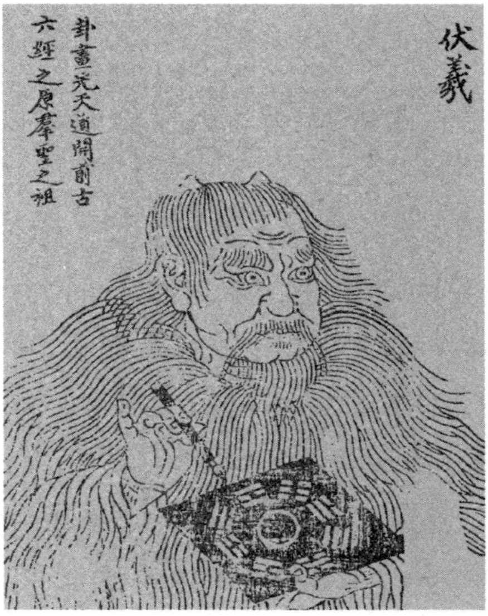

伏羲像

规律的所在，不可不知。

黄帝说：好。《天元纪大论》中曾论述道：天地是万物的上下，左右是阴阳的道路。我不明白这是什么意思？

岐伯说：上下，指的是该年的司天、在泉位置上的阴阳。左右，指的是司天之气的左右间气。如果厥阴司天，左间为少阴，右间是太阳；如果少阴司天，左间是太阴，右间是厥阴；如果太阴司天，左间是少阳，右间是少阴；如果少阳司天，左间是阳明，右间是太阴；如果阳明司天之年，左间是太阳，右间是少阳；如果太阳司天，左间是厥阴，右间是阳明。所谓面向北方来确定阴阳的位置，说的就是阴阳在司天位置上的各种显现。

黄帝问：什么是在泉？

岐伯回答说，厥阴司天，少阳在泉，左间气为阳明，右间气为太阴；少阴司天，阳明在泉，左间气为太阳，右间气为少阳；太阴司天，太阳在泉，左间气为厥阴，右间气为阳明；少阳司天，厥阴在泉，左间气为少阴，右间气为太阳；阳明司天，少阴在泉，左间气为太阴，左间气为厥阴；太阳司天，太阴在泉，左间气为少阳，右间气为少阴。这就是所说的面对南方而确定在泉之气及左右间气的位置。

上下之气相交，客气主气相加临，如果客气、主气相生就和平无病，如果客气、主气相克，就会产生疾病。

黄帝问：如果客气、主气相得时，人生了病，是什么缘故？

岐伯说：气相得指的是客气生主气，如果主气生客气，那么上下颠倒，下位加临于上位，是不当其位，所以会生病。

黄帝问：司天、在泉运转的动静状态如何？。

岐伯说：司天之气在上，自东向西，向右运行；在泉之气在下，自东向西，向左运行。左行和右行一周就是一年，经过周天三百六十五度余四分之一度后，又回归到原来的位置。

黄帝说：我听鬼臾区说与地相应的气是静止不动的，现在您却说与地相应的气向左运行，这是为什么呢？我不明白其中的道理，希望听您讲解一下。

岐伯说：天地动静变化，五行的递迁和往复是很复杂的，即虽然鬼臾区达到了上等的境界，也不能完全阐明。关于天地变化的作用，在天显示为日月二十八宿等星象，在地显示为万物的形态。日月五星循行在太空之中，五行附着在大地上。所以说大地承载着各种有形的物质，天空分布着凝聚天之精气的星象。大地上有形的物质与天上精气的关系，犹如植物的根与枝叶的关系，虽然距离很遥远，但通过观察物象，还是可以认识的。

黄帝问：大地是在下面吗？

岐伯说：大地在人的下面，太虚的中间。

黄帝说：它是凭借什么力量存在于太空中间的呢？

岐伯说：其太虚的大气托浮着它（大气中包含风、寒、暑、湿、燥、火六气）。燥气使它干燥，暑气使它蒸发，风气使它动荡运动，湿气使它润泽，寒气使它坚实，火气使它温暖。所以风寒在下，燥热在上，湿气在中，火气游行在中间，一年之内，六气下临于大地，正是因为大地受到六气的影响才能化生万物。所以燥气太时，大地就干燥；暑气太过，大地就炙热；风气太过，大地就动荡；湿气太过，大地就泥泞；寒气太过，大地就开裂；火气太过，大地就坚固。

黄帝问：司天、在泉之气对人的影响，如何从脉象上诊察呢？

岐伯说：司天、在泉之气，胜气和复气的发生，都不会在脉象上面表现。《脉法》上说：司天、在泉之气的变化，无法从脉象上诊察出来，说的就是这个道理。

黄帝问：左右间气，如何从脉搏上诊察？

岐伯说：可以根据每年间气应于左右手的脉象测知。

黄帝问：怎样测知呢？

岐伯说：脉气与岁气相应，体气就平和；脉气与岁气相背，就会生病，脉象不在其相应的部位，而见于其他部位，就要生病；左右手脉气互移其位的，也要生病；在相应之脉的位置反见于其相克的脉象时，病情严重；两手尺脉和寸脉都相反的，就要死亡；左右手脉交替出现的，也是死脉。一定要先确定当年的司天和在泉，以便推算其岁气和左右间气应出现的位置，然后才能测知人的生死预后和疾病的逆顺情况。

黄帝说：寒、暑、燥、湿、风、火六气，是怎样与人体相应和的？对于万物的生化，有什么作用？

岐伯说：六气的变化，在天为玄冥之象，在儿女为适应变化之道，在地为生养之化。地有生化，能化生五味；人掌握了事物的变化规律，就能产生智慧；宇宙玄妙深远，能生成变化莫测的神，变化生成万物的气机。东方应春而生风，春风能使木类生发，木类产生酸味，酸味能够充养肝脏，肝能营养筋膜，而由于筋生于肝，肝属木，木能生火，所以筋又能养心。玄妙莫测的神的具体表现为：在天为风，在地为木，在人体为筋，在气为柔和，在五脏为肝。它的性质为温暖，德行为平和，功用为运动，其色为青，变化时荣美，在动物中属于兽类，作用是发散，气候特点为宣布阳和，异常变动为易被摧折，危害为陨坠，在五味为酸，在五志为怒。怒能伤肝，悲哀可克制怒气；风气能损害肝，燥气能克制风气；酸味能伤筋，辛味能克制酸味。

南方应于长夏而炎热，热气旺盛则生火，火能生苦味，苦味能养心，心能生血，心血和调则能充养脾脏。玄妙莫测的神的具体表现是：在天为热，在地为火，在人体为脉，在气为氧气生长，在五脏为心。它的性质是暑热，德行时显明，功用是躁动，颜色是赤，生物特点是繁荣，在动物表中为鸟类，作用是显明，气候特点是热盛，异常变动为炎热烧灼，危害表现为燔灼焚烧，在五味为苦，在情志为喜。喜能伤心，恐惧克制喜气；热能伤人，寒能克制热气；苦味伤气，咸味克制苦味。

中央应长夏而化生湿气，湿能生土，土产生甘味，甘味入脾，能充养脾脏，脾长养肌肉，长养肌肉的精气能营养肺脏。玄妙莫测的神的具体表现是：在天为湿，在地为土，在人体为肌肉，在气为物体充盈，在五脏为脾。它的性质是安静，德性濡养润泽，功用为化生万物，颜色是黄，化生为万物充盛丰满，在动物中为倮虫一类，特性为安静，气候特点是布化云雨，异常变动是长久下雨，危害是湿雨土崩，在五味为甘，在情志为思。思能伤脾，怒能克制思虑；湿能伤

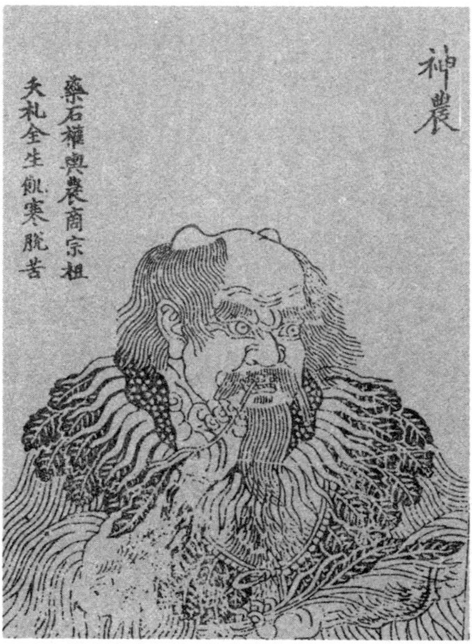

神农像

害肌肉，风能克制湿气；甘味能伤脾，酸味能克制甘味。

西方应秋而产生燥气，燥能生金，金能生辛味，辛入肺而能充养肺脏，肺能营养皮毛，营养皮毛的精气又能充养肾脏。玄妙莫测的神的具体表现是：在天为燥气，在地为金，在人体为皮毛，在气是促使万物成熟，在五脏为肺。它的性质是清凉，德行是洁净，功能是固密，颜色是白，生化为收敛，在动物中属于介虫一类，其作用为肃杀坚劲，气候特点为雾露下降，异常变动为严酷摧折，危害为青干而凋谢，在五味为辛，在情志为忧。忧能伤肺，喜能克制忧；热能伤害皮毛，寒能克制热；辛味伤皮毛，苦味能克制辛味。

北方应冬而产生寒气，寒能生水，水能产生咸味，咸味入肾营养肾脏，肾精能滋生骨髓，营养骨髓的精气能充养肝脏。玄妙莫测的神的具体表现为：在天为寒气，在地为水，在人体为应骨，在气为使物体坚实，在五脏为肾。它的性质是严寒凛冽，德行是寒冷，功能为贮藏，颜色是黑，生化为整肃，在动物中属于鳞虫一类，特点为平静，气候为霰雪，异常变动为结冻气寒，危害为降下冰雹，在五味为咸，在情志为恐。恐能伤肾，思虑克制恐惧；寒能伤害血，燥能克制寒气；咸味能损伤血，甘味能克制咸味。

五方之气是更替着主宰时令的，各有先后次序，不在其相应的季节主宰时令，就是邪气；在其相应的季节主宰时令，就是正气。

黄帝说：邪气致病会发生什么变化？

岐伯说：气与主时的方位相合，病情就轻微；气与主时的方位不相合，病情就严重。

黄帝说：五气是如何主岁的？

岐伯说：气有余，就能克制它所能克制的气，反侮克制它的气；气不足，克制它的气就会趁机欺侮它，本来受它克制的气也会侵犯反侮。但是再本气有余而进行欺侮，或乘别气之不足而进行欺侮的，都经常会受到邪气的侵袭，因为它在无所顾忌地欺凌别气时，会使自身空虚，缺少防御能力。

黄帝说：说得好！

六微旨大论篇第六十八

黄帝问曰：呜呼远哉！天之道也，如迎浮云，若视深渊，视深渊尚可测，迎浮云莫知其极。夫子数言，谨奉天道，余闻而藏之，心私异之，不知其所谓也。愿夫子溢志尽言其事，令终不灭，久而不绝，天之道可得闻乎？

岐伯稽首再拜对曰：明乎哉问，天之道也！此因天之序，盛衰之时也。

帝曰：愿闻天道六六之节，盛衰何也？

岐伯曰：上下有位，左右有纪。故少阳之右，阳明治之；阳明之右，太阳治之；太阳之右，厥阴治之；厥阴之右，少阴治之；少阴之右，太阴治之；太阴之右，少阳治之。此所谓气之标，盖南面而待也。故曰：因天之序，盛衰之时，移光定位，正立而待之。此之谓也。

少阳之上，火气治之，中见厥阴；阳明之上，燥气治之，中见太阴；太阳之上，寒气治之，中见少阴；厥阴之上，风气治之，中见少阳；少阴之上，热气治之，中见太阳；太阴之上，湿气治之，中见阳明。所谓本也，本之下，中之见也，见之下，气之标也。本标不同，气应异象。

帝曰：其有至而至，有至而不至，有至而太过，何也？

岐伯曰：至而至者和；至而不至，来气不及也；未至而至，来气有余也。

帝曰：至而不至，未至而至，如何？

岐伯曰：应则顺，否则逆，逆则变生，变生则病。

帝曰：善。请言其应。

岐伯曰：物，生其应也；气，脉其应也。

帝曰：善。愿闻地理之应六节气位何如？

岐伯曰：显明之右，君火之位也；君火之右，退行一步，相火治之；复行一步，土气治之；复行一步，金气治之；复行一步，水气治之；复行一步，木气治之；复行一步，君火治之；相火之下，水气承之；水位之下，土气承之；土位之下，风气承之；风位之下，金气承之；金位之下，火气承之；君火之下，阴精承之。

帝曰：何也？

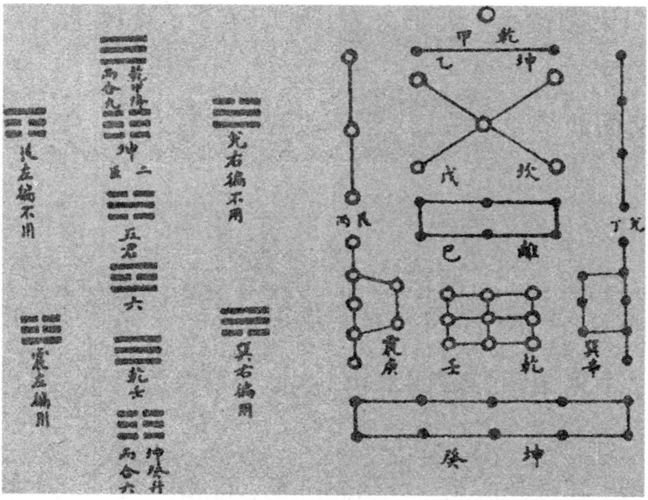

阴卦逆生图，选自元代张理《大易象数钩深图》。中医认为，自然界的阴阳顺逆与人体相对应，顺应了阴阳顺逆的规律，人就会健康长寿，背逆了这个规律，人就会生病。

岐伯曰：亢则害，承乃制，制则生化，外列盛衰，害则败乱，生化大病。

帝曰：盛衰何如？

岐伯曰：非其位则邪，当其位则正。邪则变甚，正则微。

帝曰：何谓当位？

岐伯曰：木运临卯，火运临午，土运临四季，金运临酉，水运临子，所谓岁会，气之平也。

帝曰：非位何如？

岐伯曰：岁不与会也。

帝曰：土运之岁，上见太阴；火运之岁，上见少阳、少阴；金运之岁，上见阳明；木运之岁，上见厥阴；水运之岁，上见太阳，奈何？

岐伯曰：天之与会也。故《天元册》曰天符。

帝曰：天符岁会何如？

岐伯曰：太一天符之会也。

帝曰：其贵贱何如？

岐伯曰：天符为执法，岁位为行令，太一天符为贵人。

帝曰：邪之中也奈何？

岐伯曰：中执法者，其病速而危；中行令者，其病徐而持；中贵人者，其病暴而死。

帝曰：位之易也何如？

岐伯曰：君位臣则顺，臣位君则逆。逆则其病近，其害速；顺则其病远，其害微。所谓二火也。

帝曰：善。愿闻其步何如？

岐伯曰：所谓步者，六十度而有奇，故二十四步积盈百刻而成日也。

帝曰：六气应五行之变何如？

岐伯曰：位有终始，气有初中，上下不同，求之亦异也。

帝曰：求之奈何？

岐伯曰：天气始于甲，地气始于子，子甲相合，命曰岁立。谨候其时，气可与期。

帝曰：愿闻其岁，六气始终，早晏何如？

岐伯曰：明乎哉问也！甲子之岁，初之气，天数始于水下一刻，终于八十七刻半；二之气，始于八十七刻六分，终于七十五刻；三之气，始于七十六刻，终于六十二刻半；四之气，始于六十二刻六分，终于五十刻；五之气，始于五十一刻；终于三十七刻半；六之气，始于三十七刻六分，终于二十五刻。所谓初六，天之数也。

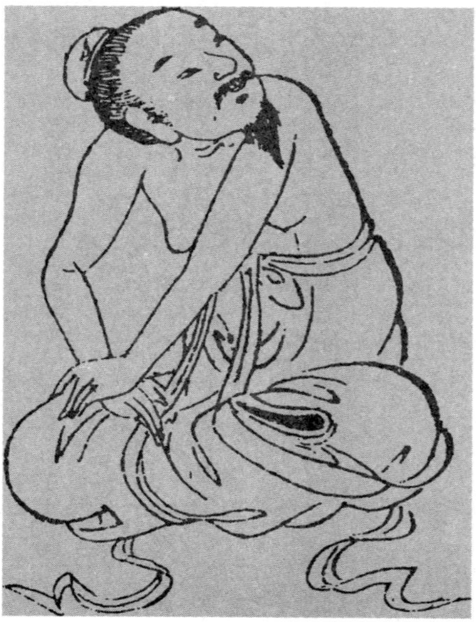

明代高濂《遵生八笺》陈希夷导引坐功图中的雨水正月坐功图

乙丑岁，初之气，天数始于二十六刻，终于一十二刻半；二之气，始于一十二刻六分，终于水下百刻；三之气，始于一刻，终于八十七刻半；四之气，始于八十七刻六分，终于七十五刻；五之气，始于七十六刻，终于六十二刻半；六之气，始于六十二刻六分，终于五十刻。所谓六二，天之数也。

丙寅岁，初之气，天数始于五十一刻，终于三十七刻半；二之气，始于三十七刻六分，终于二十五刻；三之气，始于二十六刻，终于一十二刻半；四之气，始于一十二刻六分，终于水下百刻；五之气，始于一刻，终于八十七刻半；六之气，始于八十七刻六分，终于七十五刻。所谓六三，天之数也。

丁卯岁，初之气，天数始于七十六刻，终于六十二刻半；二之气，始于六十二刻六分，终于五十刻；三之气，始于五十一刻，终于三十七刻半；四之气，始于三十七刻六分，终于二十五刻；五之气，始于二十六刻，终于一十二刻半；六之气，始于一十二刻六分，终于水下百刻。所谓六四，天之数也。次戊辰岁，初之气，复始于一刻，常如是无已，周而复始。

帝曰：愿闻其岁候何如？

岐伯曰：悉乎哉问也！日行一周，天气始于一刻，日行再周，天气始于二十六刻，日行三周，天气始于五十一刻，日行四周，天气始于七十六刻，日行五周，天气复始于一刻，所谓一纪也。是故寅午戌岁气会同，卯未亥岁气会同，辰申子岁气会同，巳酉丑岁气会同。终而复始。

帝曰：愿闻其用也。

岐伯曰，言天者求之本，言地者求之位，言人者求之气交。

帝曰：何谓气交？

岐伯曰：上下之位，气交之中，人之居也。故曰：天枢之上，天气主之；天枢之下，地气主之；气交之分，人气从之，万物由之。此之谓也。

帝曰：何谓初中？

岐伯曰：初凡三十度而有奇，中气同法。

帝曰：初中何也？

岐伯曰：所以分天地也。

帝曰：愿卒闻之。

岐伯曰：初者地气也，中者天气也。

帝曰：其升降何如？

岐伯曰：气之升降，天地之更用也。

帝曰：愿闻其用何如？

岐伯曰：升已而降，降者谓天；降已而升，升者谓地。天气下降，气流于地；地气上升，气腾于天。故高下相召，升降相因，而变作矣。

帝曰：善。寒湿相遘，燥热相临，风火相值，其有间乎？

岐伯曰：气有胜复，胜复之作，有德有化，有用有变，变则邪气居之。

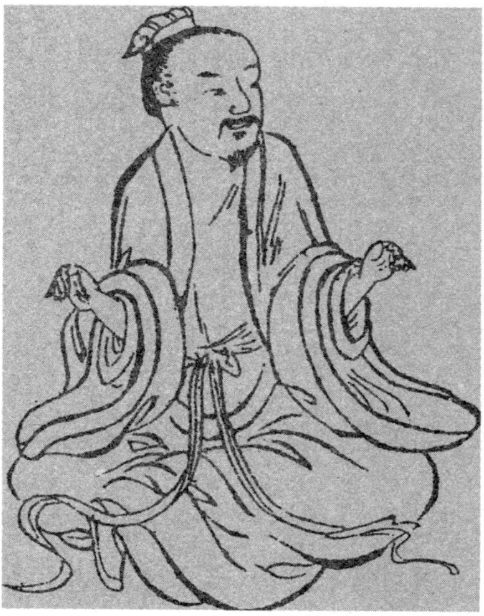

明代高濂《遵生八笺》陈希夷导引坐功图中的惊蛰二月坐功图

帝曰：何谓邪乎？

岐伯曰：夫物之生从于化，物之极由乎变，变化之相薄，成败之所由也。故气有往复，用有迟速，四者之有，而化而变，风之来也。

帝曰：迟速往复，风所由生，而化而变，故因盛衰之变耳。成败倚伏游乎中何也？

岐伯曰：成败倚伏生乎动，动而不已，则变作矣。

帝曰：有期乎？

岐伯曰：不生不化，静之期也。

帝曰：不生化乎？

岐伯曰：出入废则神机化灭，升降息则气立孤危。故非出入，则无以生长壮老已；非升降，则无以生长化收藏。是以升降出入，无器不有。故器者生化之宇，器散则分之，生化息矣。故无不出入，无不升降。化有小大，期有近远。四者之有，而贵常守，反常则灾害至矣。故曰：无形无患，此之谓也。

帝曰：善。有不生不化乎？

岐伯曰：悉乎哉问也！与道合同，惟真人也。

帝曰：善。

【译文】

黄帝问：天地间的变化规律非常深远啊！犹如仰望空中的浮云，又好像俯视深渊。但是深渊虽深，也能推测其深度，仰望浮云却不能知道它的边际。先生多次谈到，要小心严格遵守气象变化的规律，我听到以后都记住了，但是心里还是充满疑惑，不懂什么意思。请先生详尽地讲述其中的道理，使其永不泯灭，长久流传，可以吗？

岐伯俯首拜了拜，回答说：您的提问很高明！天之道就是运气秩序的变更，而表现出来自然气象时序的盛衰。

黄帝说：我想听您讲讲天道的六气六步，它们的盛衰情况如何？

岐伯说：六气司天、在泉有一定的位置，左右间气的上升和下降有一定的次序，比如少阳的右间，是阳明主治；阳明的右间，是太阳主治；太阳的右间，是厥阴主治；厥阴的右间，是少阴主治；少阴的右间，是太阴主治；太阴的右间，是少阳主治。这就是六气之标，是面向南方而确定的位置。所以说，自然气象变化的顺序和时令盛衰的不同，可以通过观察日影移动的刻度来测定，说的就是这个道理，少阳的上面由火气主治，中气是厥阴；阳明的上面由燥气主治，中气是太阴；太阳的上面由寒气主治，中气是少阴；厥阴的上面由风气主治，中气是少阳；少阴的上面由热气主治，中气是太阳；太阴的上面由湿气主治，中气是阳明。这就是所谓的本元之气，本气之下是中见之气，中见之下是气的标象。因为本和标不同，应之于脉上就有差异，病症也不一样。

黄帝问：就时与六气的关系来说，六气有按时而至的，有时至而六气不至的，这是什么原因呢？

岐伯说：时至而气也至的，是和平之气；时至而气不至的，是气之不及；时未至而气先至的，是气之有余。

黄帝问：时至而气不至，时未至而气先至，会怎么样？

岐伯说：时令与气相应，就是顺；时令与气不相应，就是逆。逆就会异常，导致疾病。

黄帝说：很好。请您再谈谈相应的情况。

岐伯说：万物对六气的感应，会反映在它们的生长上；六气对人体的影响，会反映在人的脉象上。

黄帝问：很好。我想听您讲讲六气与大地的物生是怎样相应的？

岐伯说：显明正当春分时，它的右边是君火主治的位置；君火的右边，再后退一步，是相火主治的位置；再后退一步，是土气主治的位置；再后退一步，是金气主治的位置；再后退一步，是水气主治的位置；再后退一步，是木气主治的位置；再后退一步，是君火主治的位置。六气各有其相克之气，承袭其下，产生约束作用。相火之下，有水气承袭而制约它；水位之下，有土气承袭而制约它；土位之下，有风气承袭而制约它；风位之下，有金气承袭而制约它；金位之下，有火气承袭而制约它；君火之下，有阴精承袭而制约它。

黄帝问：这是为什么呢？

岐伯说：六气过于亢盛就产生危害，要有相承之气制约它，只有加以制约才能维持生化。在四时气候中有偏盛的，就有偏衰的。若亢盛之气为害，使生化之机毁坏紊乱，就会生病。

黄帝问：气的盛衰情况如何？

岐伯说：不当其位的是邪气，正当其位的是正气，邪气致病变化多，正气致病是轻微的。

黄帝问：什么叫当位？

岐伯说：木运遇到卯年，火运遇到午年，土运遇到辰、戌、丑、未年，金运遇到酉年，水运遇到子年。这是中运之气和岁支方位的五行之气相同，所以叫“岁会”，属运气和平之年。

黄帝问：什么叫不当位？

岐伯说：就是中运之气和岁支方位的五行之气不相会。

黄帝问：土运之年，遇到太阴湿土司天；火运之年，遇到少阳相火、少阴君火司天；金运之年，遇到阳明燥金司天；木运之年，遇到厥阴风木司天；水运之年，遇到太阳寒水司天，这叫什么年？

岐伯说：这是中运之气与司天之气的五行属性相合，所以

《天元册》中将其称为“天符”。

黄帝问：如果既是“天符”，又是“岁会”，会怎么样呢？

岐伯说：这叫“太一天符”。

黄帝问：它们有贵贱之别吗？

岐伯说：天符好比执法，岁会犹如行令，太一天符好似贵人。

黄帝问：人感受邪气而生病，三者有何不同？

岐伯说：感受执法之邪时，疾病发得疾速而且严重；感受行令之邪时，疾病发得徐缓而且病程持久；感受贵人之邪时，病势就急剧而且容易死亡。

黄帝问：主气、客气位置互易时会怎样？

岐伯说：君位的客气加临于臣位的主气之上，就是顺；臣位的客气加临于君位的主气之上，就是逆。逆则发病快且病情紧急，顺则发病徐缓且病情轻微。这是指君火和相火来说的。

黄帝问：很好。六步的情况是怎样的呢？我想听您讲讲。

岐伯说：一步就是周天六十度多一点的时间，每年六步，所以二十四步后，每年的余数可积累到一百刻，就成为一日。

黄帝说：六气与五行相应的变化怎样？

岐伯说：主时之六气的每一气位都有始有终，一气又分为初气和中气，由于天气和地气不同，所以推求起来也不一样。

黄帝说：怎样推求？

岐伯说：天气从甲开始，地气从子开始，天干和地支配合起来，就叫“岁立”，认真地注意气交的时间，就可以推求六气的变化。

黄帝说：每年六气始终的早晚情况是怎样的？我想听您说说。

岐伯说：您的提问很高明啊！甲子之年，初气开始于水下一刻，终止于八十七刻五分；第二气，开始于八十七刻六分，终止于七十五刻；第三气，开始于七十六刻，终止于六十二刻五分；第四气，开始于六十二刻六分，终止于五十刻；第五气，开始于五十一刻，终止于三十七刻五分；第六气，开始于三十七刻六分，终止于二十五刻。这就是第一个六步天时，各气开始和终止的刻分数。

乙丑之年，初气开始于二十六刻，终止于十二刻五分；第二气，开始于十二刻六分，终止于水下百刻；第三气，开始于一刻，终止于八十七刻五分；第四气，开始于八十七刻六分，终止于七十五刻；第五气，开始于七十六刻，终止于六十二刻五分；第六气，开始于六十二刻六分，终止于五十刻。这就是第二个六步天时，各气开始和终止的刻数。

丙寅之年，初之气，天时的刻数开始于五十一刻，终止于三十七刻五分；第二气，开始于三十七刻六分，终止于二十五刻；第三气，开始于二十六刻，终止于十二刻五分；第四气，开始于十二刻六分，终止于水下百刻；第五气，开始于一刻，终止于八十七刻五分；第六气，开始于八十七刻六分，终止于七十五刻。这就是第三个六步天时，各气开始和终止的刻分数。

丁卯之年，初之气，天时的刻数开始于七十六刻，终止于六十二刻五分；第二气，开始于六十二刻六分，终止于五十刻；第三气，开始于五十一刻，终止于三十七刻五分；第四气，开始于三十七刻六分，终止于二十五刻；第五气，开始于二十六刻，终止于十二刻五分；第六气，开始于十二刻六分，终止于水下百刻。这就是第四个六步天时，各气开始和终止的刻分数。以此相推便是戊辰年，初气又开始于水下一刻。各气按照上述的顺序，周而复始地循环下去，永无终结。

黄帝问：我想听您讲讲每年的计算方法是怎样的？

岐伯说：您问得真详细啊！太阳运行第一周时，天时开始于水下一刻；太阳运行第二周时，天时开始于水下二十六刻；太阳运行于第三周时，天时开始于水下五十一刻；太阳运行于第四周时，天时开始于水下七十六刻；太阳运行于第五周时，天时又重新从水下一刻开始，太阳运行四周，就是一纪。所以寅、午、戌年，六气始终的时刻相同；卯、未、亥年，六气始终的时刻相同；辰、申、子年，六气始终的时刻相同；巳、酉、亥年，六气始终的时刻相同，周而复始循环不息。

黄帝说：我想听听六步的作用是怎样的。

岐伯说：谈论天气的变化，应当推求六气这个根本；谈论地气的变化，要推求六气应于五时之位；谈论人体的变化，要推求于天地气交。

黄帝问：那么什么叫气交？

岐伯说：天气在上，地气在下，天气下降，地气上升，天气、地气交互处，就是人类得生存之处。所以说，天地之气的交点是天枢。天枢之上属天气所主；天枢之下属地气所主；气交之处，是人气顺应天地之气，也是万物由此而正常生化的地方。就是这个意思。

黄帝问：什么是初气和中气？

岐伯说：初气占每一气的三十度多一点，中气也是如此。

黄帝问：为什么要区分初气、中气呢？

岐伯说：这是为了区别天气和地气。

黄帝说：我希望您能详细地说一说。

岐伯说：初气代表地气，中气代表天气。

黄帝问：气的升降是怎样的呢？

岐伯说：气的升降是天气、地气相互作用的结果。

黄帝问：天气、地气是怎样相互作用的？我想听您说说。

岐伯说：地气上升到极点就会下降，下降是天气的作用；天气下降到极点就会上升，上升是地气的作用。天气下降，气就游荡于地；地气上升，气就蒸腾于天。因为天气、地气相互感应，上升和下降互为因果，所以天地之气才能不断地运动变化。

黄帝说：说得好。寒气与湿气相逢，燥气与热气相接，风气与火气相遇，都有什么变化？

岐伯说：六气都有太过的胜气和胜极而复的复气。胜气和复气不断发作，使气有正常的功用，有生化，有作用，也有异常变化，就会产生邪气。

黄帝说：什么是邪气？

岐伯说：万物的新生，是由化而来，发展到极致是由变而成。变与化的相互斗争与转化，是事物生长和衰败的根本原因。所以气有往有返，作用有慢有快，从往返快慢里，就产生了化和变，这就是风气的由来。

黄帝说：快慢往返，是风气产生的原因；由化至变，是随着盛衰的变化进行的。但是无论成败，其潜伏的因素都是从变化中来，这是为什么呢？

岐伯说：成败因素相互潜伏，是由于六气的运动，运动不止，就会发生变化。

黄帝说：运动有停止的时候吗？

岐伯说：没有生、化，就是停止的时候。

黄帝说：事物有不生不化的吗？

岐伯说：物体内部的生生不息的机理，叫“神机”，物体的形态依靠气化的作用而存在，叫“气立”。若出入运动废止了，那么“神机”就会毁灭；如果升降运动停止了，“气立”就会灭亡。因此，没有出入，就没有万物生、长、壮、老、已的生命过程；没有升降，就没有万物生、长、化、收、藏的生化过程。所以有形之物，都具有升降出入之气。因而有形之物是生化之所在，如果形体不存在了，生命就会毁灭，气化就会止息。因此说，任何有形的物体，没有不存在出入升降之机的。只是变化有大小之别，时间有远近之异。升降出入四者的存在，最重要的是保持正常，否则就会发生灾害。所以没有物体的形体，也就没有灾害。就是这个意思。

黄帝说：很对。那有没有不生不化的事物存在呢？

岐伯说：您问得很具体啊！能够结合自然规律并适应其变化的，只有“真人”能做到。

黄帝说：说得好。

气交变大论篇第六十九

黄帝问曰：五运更治，上应天朞，阴阳往复，寒暑迎随，真邪相薄，内外分离，六经波荡，五气倾移，太过不及，专胜兼并，愿言其始，而有常名，可得闻乎？

岐伯稽首再拜对曰：昭乎哉问也！是明道也。此上帝所贵，先师传之，臣虽不敏，往闻其旨。

帝曰：余闻得其人不教，是谓失道，传非其人，慢泄天宝。余诚菲德，未足以受至道；然而众子哀其不终，愿夫子保于无穷，流于无极，余司其事，则而行之奈何？

岐伯曰：请遂言之也。《上经》曰：夫道者，上知天文，下知地理，中知人事，可以长久。此之谓也。

帝曰：何谓也？

岐伯曰：本气位也。位天者，天文也。位地者，地理也。通于人气之变化者，人事也。故太过者，先天；不及者，后天，所谓治化而人应之也。

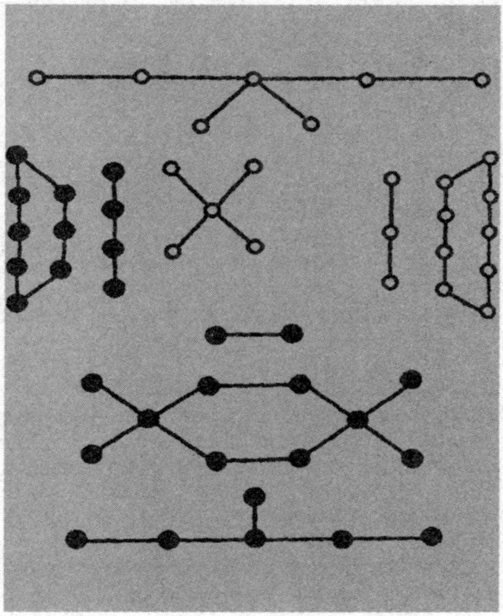

天地之数图，选自宋代刘牧《易数钩隐图》，表述了天地万物的运动与阴阳相互作用的关系。

帝曰：五运之化，太过何如？

岐伯曰：岁木太过，风气流行，脾土受邪。民病飧泄，食减，体重，烦冤，肠鸣腹支满，上应岁星。甚则忽忽善怒，眩冒巅疾。化气不政，生气独治，云物飞动，草木不宁，甚而摇落，反胁痛而吐甚，冲阳绝者，死不治，上应太白星。

岁火太过，炎暑流行，肺金受邪。民病疟，少气，咳喘，血溢，血泄注下，嗌燥，耳聋，中热，肩背热，上应荧惑星。甚则胸中痛，胁支满胁痛，膺背肩胛间痛，两臂内痛，身热肤痛而为浸淫。收气不行，长气独明，雨水霜寒，上应辰星。上临少阴少阳，火燔焫，水泉涸，物焦槁，病反谵妄狂越，咳喘息鸣，下甚，血溢泄不已，太渊绝者死不治，上应荧惑星。

岁土太过，雨湿流行，肾水受邪。民病腹痛，清厥，意不乐，体重，烦冤，上应镇星。甚则肌肉痿，足痿不收，行善瘈，脚下痛，饮发中满，食减，四肢不举。变生得位，藏气伏，化气独治之，泉涌河衍，涸泽生鱼，风雨大至，土崩溃，鳞见于陆，病腹满溏泄，肠鸣，反下甚太溪绝者死不治，上应岁星。

岁金太过，燥气流行，肝木受邪。民病两胁下少腹痛，目赤痛，眦疡，耳无所闻。肃杀而甚，则体重，烦冤，胸痛引背，两胁满且痛引少腹，上应太白星。甚则喘咳逆气，肩背痛，尻阴股膝髀腨䯒足皆病，上应荧惑星。收气峻，生气下，草木敛，苍干凋陨，病反暴痛，胠胁不可反侧，咳逆甚而血溢，太冲绝者死不治，上应太白星。

岁水太过，寒气流行，邪害心火。民病身热烦心，躁悸，阴厥上下中寒，谵妄心痛，寒气早至，上应辰星。甚则腹大胫肿，喘咳，寝汗出，憎风，大雨至，埃雾朦郁，上应镇星。上临太阳，则雨冰雪霜不时降，湿气变物，病反腹满，肠鸣溏泄，食不化，渴而妄冒，神门绝者死不治，上应荧惑辰星。

帝曰：善。其不及何如？

岐伯曰：悉乎哉问也！岁木不及，燥乃大行，生气失应，草木晚荣，肃杀而甚，则刚木辟著，柔萎苍干，上应太白星。民病中清，胠胁痛，少腹痛，肠鸣溏泄。凉雨时至，上应太白星、岁星，其谷苍。上临阳明，生气失政，草木再荣，化气乃急，上应太白、镇星，其主苍早。复则炎暑流火，湿性燥，柔脆草木焦槁，下体再生，华实齐化，病寒热疮疡痱胗痈痤，上应荧惑、太白，其谷白坚。白露早降，收杀气行，寒雨害物，虫食甘黄，脾土受邪，赤气后化，心气晚治，上胜肺金，白气乃屈，其谷不成，咳而鼽，上应荧惑、太白星。

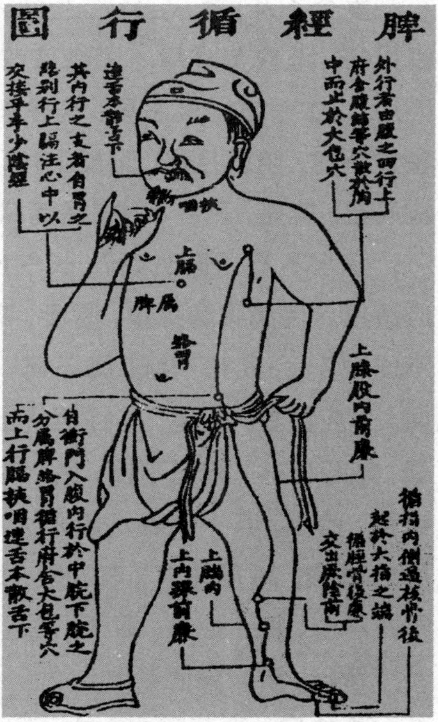

清代陈惠畴《经脉图考》经脉图中的脾经循行图

岁火不及，寒乃大行，长政不用，物荣而下，凝惨而甚，则阳气不化，乃折荣美，上应辰星，民病胸中痛，胁支满，两胁痛，膺背肩胛间及两臂内痛，郁冒朦昧，心痛暴喑，胸腹大，胁下与腰背相引而痛，甚则屈不能伸，髋髀如别，上应荧惑、辰星，其谷丹。复则埃郁，大雨且至，黑气乃辱，病鹜溏腹满，食饮不下，寒中肠鸣，泄注腹痛，暴挛痿痹，足不任身，上应镇星、辰星，玄谷不成。

岁土不及，风乃大行，化气不令，草木茂荣，飘扬而甚，秀而不实，上应岁星，民病飧泄，霍乱，体重腹痛，筋骨繇复，肌肉瞤酸，善怒。藏气举事，蛰虫早附，咸病寒中，上应岁星、镇星，其谷黅。复则收政严峻，名木苍凋，胸胁暴痛，下引少腹，善太息，虫食甘黄，气客于脾，黅谷乃减，民食少失味，苍谷乃损，上应太白、岁星。上临厥阴，流水不冰，蛰虫来见，藏气不用，白乃不复，上应岁星，民乃康。

岁金不及，炎火乃行，生气乃用，长气专胜，庶物以茂，燥烁以行，上应荧惑星。民病肩背瞀重，鼽嚏，血便注下。收气乃后，上应太白、荧惑星，其谷坚芒。复则寒雨暴至，乃零冰雹霜雪杀物，阴厥且格，阳反上行，头脑户痛，延及囟顶发热，上应辰星、荧惑，丹谷不成，民病口疮，甚则心痛。

岁水不及，湿乃大行，长气反用，其化乃速，暑雨数至，上应镇星。民病腹满身重，濡泄，寒疡流水，腰股痛发，腘腨股膝不便，烦冤，足痿清厥，脚下痛，甚则跗肿。藏气不政，肾气不衡，上应镇星、辰星，其谷秬。上临太阴，则大寒数举，蛰虫早藏，地积坚冰，阳光不治，民病寒疾于下，甚则腹满浮肿，上应镇星、荧惑，其主黅谷。复则大风暴发，草偃木零，生长不鲜，面色时变，筋骨并辟，肉瞤瘈，目视䀮䀮，物疎璺，肌肉胗发，气并鬲中，痛于心腹，黄气乃损，其谷不登，上应岁星、镇星。

帝曰：善。愿闻其时也。

岐伯曰：悉哉问也！木不及，春有鸣条律畅之化，则秋有雾露清凉之政，春有惨凄残贼之胜，则夏有炎暑燔烁之复，其眚东，其脏肝，其病内舍胠胁，外在关节。

火不及，夏有炳明光显之化，则冬有严肃霜寒之政，夏有惨凄凝冽之胜，则不时有埃昏大雨之复，其眚南，其脏心，其病内舍膺胁，外在经络。

土不及，四维有埃云润泽之化，则春有鸣条鼓拆之政，四维发振拉飘腾之变，则秋有肃杀霖霪之复，其眚四维，其脏脾，其病内舍心腹，外在肌肉四支。

金不及，夏有光显郁蒸之令，则冬有严凝整肃之应，夏有炎烁燔燎之变，则秋有冰雹霜雪之复，其眚西，其脏肺，其病内舍膺胁肩背，外在皮毛。

水不及，四维有湍润埃云之化，则不时有和风生发之应，四维发埃昏骤注之变，则不时有飘荡振拉之复，其眚北，其脏肾，其病内舍腰脊骨髓，外在溪谷踹膝。

夫五运之政，犹权衡也，高者抑之，下者举之，化者应之，变者复之，此生长化收藏之理，气之常也，失常则天地四塞矣。故曰：天地主动静，神明为之纪，阴阳之往复，寒暑彰其兆。此之谓也。

帝曰：夫子之言五气之变，四时之应，可谓悉矣。夫气之动乱，触遇而作，发无常会，卒然灾合，何以期之？

岐伯曰：夫气之动变，固不常在，而德化政令灾变，不同其候也。

帝曰：何谓也？

岐伯曰：东方生风，风生木，其德敷和，其化生荣，其政舒启，其令风，其变振发，其灾散落。

南方生热，热生火，其德彰显，其化蕃茂，其政明曜，其令热，其变销烁，其灾燔焫。

中央生湿，湿生土，其德溽蒸，其化丰备，其政安静，其令湿，其变骤注，其灾霖溃。

西方生燥，燥生金，其德清洁，其化紧敛，其政劲切，其令燥，其变肃杀，其灾苍陨。

北方生寒，寒生水，其德凄沧，其化清谧，其政凝肃，其令寒，其变溧冽，其灾冰雪霜雹。

是以察其动也，有德有化，有政有令，有变有灾，而物由之，而人应之也。

帝曰：夫子之言岁候，其不及太过，而上应五星。今夫德化政令，灾眚变易，非常而有也，卒然而动，其亦为之变乎。

岐伯曰：承天而行之，故无妄动，无不应也。卒然而动者，气之交变也，其不应焉。故曰：应常不应卒。此之谓也。

帝曰：其应奈何？

岐伯曰：各从其气化也。

帝曰：其行之徐疾逆顺何如？

岐伯曰：以道留久，逆守而小，是谓省下。以道而去，去而速来，曲而过之，是谓省遗过也。久留而环，或离或附，是谓议灾与其德也。应近则小，应远则大。芒而大倍常之一，其化甚；大常之二，其眚即发也。小常之一，其化减；小常之二，是谓临视，省下之过与其德也。德者福之，过者伐之。是以象之见也，高而远则小，下而近则大，故大则喜怒迩，小则祸福远。岁运太过，则运星北越，运气相得，则各行以道。故岁运太过，畏星失色而兼其母，不及，则色兼其所不胜。肖者瞿瞿，莫知其妙，闵闵之当，孰者为良，妄行无征，示畏侯王。

帝曰：其灾应何如？

岐伯曰：亦各从其化也，故时至有盛衰，凌犯有逆顺，留守有多少，形见有善恶，宿属有胜负，征应有吉凶矣。

帝曰：其善恶何谓也？

岐伯曰：有喜有怒，有忧有丧，有泽有燥，此象之常也，必谨察之。

帝曰：六者高下异乎？

岐伯曰：象见高下，其应一也，故人亦应之。

帝曰：善。其德化政令之动静损益皆何如？

岐伯曰：夫德化政令灾变，不能相加也。胜复盛衰，不能相多也。往来小大，不能相过也。用之升降，不能相无也。各从其动而复之耳。

帝曰：其病生何如？' 岐伯曰：德化者气之祥，政令者气之章，变易者复之纪，灾眚者伤之始，气相胜者和，不相胜者病，重感于邪则甚也。

帝曰：善。所谓精光之论，大圣之业，宣明大道，通于无穷，究于无极也。余闻之，善言天者，必应于人；善言古者，必验于今；善言气者，必彰于物；善言应者，同天地之化；善言化言变者，通神明之理，非夫子孰能言至道欤！

乃择良兆而藏之灵室，每旦读之，命曰《气交变》，非斋戒不敢发，慎传也。

【译文】

黄帝问：五运交替，与在天之六气相应；阴阳往来，与寒暑变化相随；真气与邪气相争，使人体内外不得统一，六经的血气动荡不安，五藏的气血也失去平衡而相互转移，由此出现了太过与不及，专胜以及互相兼并的现象。我想知道它的基本原理和反映于人体的病症，您能讲一讲吗？

岐伯俯首拜了拜，回答说：您的提问真高明啊！这是很高深的道理，是历代帝王十分重视的问题，也是我的医师传授给我的。虽然我才疏学浅，但过去也曾听到过其中的道理。

黄帝说：我听说，如果遇到可以传授的人而不传授，就会导致学术思想失传，这是失道；如果传授给不该传授的人，就是轻视学术，同样会使宝贵的学术失传。虽然我道德修养不高，不一定适合这些珍贵的理论，然而我对百姓不得终寿的情况非常同情，希望您能为了保护人们的生命，为了使宝贵的学术思想永葆不尽，长久流传，而将这些知识传授出来，由我来主管其事，并遵照规矩来办，您认为如何？

岐伯说：请让我详细地说说吧！《上经》说：研究医道的人，懂得天文、地理、人事，才能使这些理论长存不亡，就是这个道理。

黄帝问：这是什么意思？

岐伯说：这是为了研究推求天气、地气、人气的位置。位天，就是研究日月五星等天文理论；位地，就是要研究四时方位等地理情况；人事，就是要通晓人体生理病理的情况。所以气候变化太过，就是时未至而气候先至；气候变化不及，就是时已至而气候变化推迟到来。因此岁运的变化有常有变，而人体也随之而起变化。

黄帝问：五运的气化太过会怎样？

岐伯说：在木运太过的年份，风气流行，木胜克土，脾土受邪发病。人们多患飧泄、食欲不振、肢体沉重、烦闷抑郁、肠中鸣响、腹部胀满等病。由于木气太过，上应木星，就显得光明。若风气过于旺盛，会导致善怒、头目眩晕等头部疾病。这是土衰，化气不能布政于万物，木气独盛的现象。所以风气猖獗，使得云物飞扬，草木被风吹拂摇摆不定，甚至折落。此时人们会出现胁部疼痛、呕吐不止等症。如果阳明的冲阳脉断绝，就是脾胃败绝的征象，病人大多会死亡，无法治疗。在天上应太白金星。

在火运太过的年份，炎暑流行，火胜克金，肺金受邪发病。人们很容易患上疟疾、呼吸气短、吐血、衄血、便血、泄泻、咽干、耳聋、胸中发热、肩背发热等病。由于火气太过，上应天的火星，就显得光明。如果火气过于旺盛，病人则会感到胸中疼痛、胁部胀满、胁痛、胸背肩胛间以及两臂内侧疼痛、身热、肤痛而产生浸淫疮。这是金气不振，火气独盛，火气过旺就会出现雨冰霜寒等气候。上应水星，就显得光明。要是遇到少阴君火、少阳相火司天的年份，火气更盛，犹如火烧一样，以致水泉干涸，植物焦枯。在人体多发为谵语妄言、狂乱奔越、咳嗽喘促、痰鸣等病，火盛下迫大肠，会导致血溢、泄泻不止的病症。一旦太阴的太渊脉断绝，病人大多会死亡，无法治疗。在天上应火星光明。

在土运太过的年份，雨湿流行，土胜克水，肾脏容易受邪发病。人们容易患腹痛、四肢寒冷、精神烦闷、身体沉重、内心烦闷等病。由于土气太过，所以上应土星，就显得光明。要是土气过于旺盛，就会导致肌肉萎缩、两足痿弱不能行动、抽搐挛痛、食欲减退、腹中胀满、四肢痿软不能举动的症状。这是

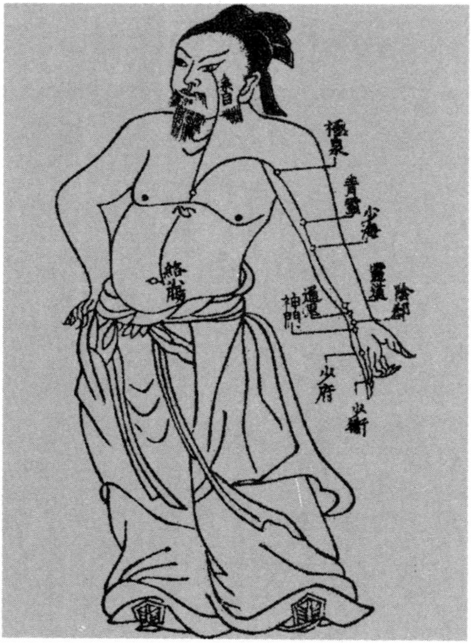

《十四经发挥》图中的手少阴心经之图

土气得位，水气无权，土气独旺的现象。因此会出现泉水喷涌，河水高涨，甚至干涸的池泽也能滋生出鱼类。如果木气来复，会使风雨暴至，堤岸崩溃，河水泛滥，陆地上出现鱼类。此时人们则容易患上肚腹胀满、大便稀溏、肠中鸣响、泄泻不止等症。如果太溪脉断绝，病人大多会死亡，无法治疗。在天上应木星光明。

在金运太过的年份，燥气流行，金胜克木，肝脏容易受邪发病。人们容易患上两胁下及少腹疼痛、目红疼痛、眼梢溃烂、耳聋等病症。燥金之气过盛，就会使身体沉重、心中烦闷、胸部疼痛并牵引到背部、两胁下胀满疼痛并牵引少腹部。由于金气太过，上应金星，就显得光明。如果金气过于旺盛，就会引起喘促、咳嗽、呼吸困难、肩背疼痛，尻、阴、股、膝、足等处疼痛。由于火气来复，上应天的火星，就显得光明。如果金气突然亢盛，水气下降，草木就会生气收敛，青干凋落。而人们多病胁肋剧痛、不能翻身、咳嗽气逆，甚或吐血衄血。一旦太脉断绝，病人大多会死亡，无法治疗。在天上应金星光明。

在水运太过的年份，寒气流行，水胜克火，邪气损伤心火。人们容易患身热、烦躁、心悸、四肢逆冷、全身发冷、谵语妄言、心痛等病，寒气提前到来。由于水气太过，上应水星，就显得光明。如果水气过盛，就会出现腹部胀满、足胫浮肿、气喘咳嗽、盗汗、怕风等病。土之湿气来复，所以时有大雨下降、尘埃云雾朦胧郁结。上应天的土星，就显得明亮。要是遇上太阳寒水司天之年，则寒气更胜，雨雪冰霜不时下降，而湿气太盛，会使万物受湿霉烂变质。此时人们多出现腹部胀满、肠中鸣响、大便溏泄、饮食不化、口渴、神志失常、昏冒等病。一旦手少阴的神门脉断绝，病人大多会死亡，无法治疗。在天上应火星、水星光明。

黄帝说：说得好。五运不足会怎样？

岐伯说：您问得真详细啊！在木运不足之年，金之燥气就会旺盛，木的生气不能相适应于时令，草木萌芽生长迟缓，金气肃杀作用过强，会使坚硬的树木受刑碎裂，柔弱的草木枯萎青干。因为燥金之气盛，所以在天上应金星明亮。人们容易患上腹中清冷、胠胁及少腹疼痛、肠中鸣响、大便溏泄等病症。冷雨时至，上应金星。在五谷，应于谷物不能成熟，呈现青苍色。如果遇上阳明燥金司天之年，燥金之气亢盛，木之生气得不到发挥，草木晚时繁荣，土气旺盛。因为燥土二气俱盛，所以在天上应金星、土星俱明，使万物尚未成熟就过早凋落。金气抑木，木衰金亢，则木气的子气火气来复，炎热如火，湿润变为干燥，柔弱的草木枝叶也都枯焦，枝叶从根部重新生长，以致同时出现开花与结果。人们容易患上寒热、疮疡、痱疹、痈痤等病，上应在天的火星、金星俱明。在五谷中因火气制金，不能成熟。金气过盛，白露提早下降，收敛肃杀之气流行，寒凉雨水损伤万物，甘黄的谷物为虫所食。在人则脾土受邪，火气后起，心气虽然旺起较迟，但等到火能胜金的时候，金气就会受到抑制，谷物不能正常成熟。人们容易患上咳嗽、鼻塞的病。在天上应火星、金星俱明。

在火运不及的年份，水寒之气旺盛，火运的长气不能发挥作用，植物没有繁荣向上的生机。严寒之气过盛，导致阳气不能温化，就会伤害生物繁荣的生机，与此相应，天上的水星明亮。人们容易患上胸中疼痛、胁下胀满、两胁疼痛、上胸背肩胛间及两臂内侧疼痛、抑郁、眩晕、头目不清、心痛、突然喑哑、胸腹肿大、两胁下与腰背相互牵引疼痛，以至于四肢屈曲不能伸展，髋和髀如同分开而不能自如活动等病。上应火星失色、水星明亮。在五谷中，谷类不能成熟而颜色红。水气克火，则火的子气土气来复，于是土湿之气上蒸结聚为云，大雨时降，水气受抑。人们容易患上大便溏泄、腹部胀满、饮食不下、腹中寒冷、肠中鸣响、泄下如注、腹部疼痛、突然四肢拘挛萎软麻痹、两足不能站立行走等病。与此相应，天上土星明亮、水星失色，黑色的谷类不能成熟。

在土运不及的年份，木之风气流行，土运的化气得不到发挥，草木生长茂盛，但因风吹飘动猛烈，茂盛却不能结实，与此相应，天上的木星明亮。人们容易患上飧泄、霍乱、身体沉重、腹中疼痛、筋骨动摇、肌肉抽缩跳动、易怒等病症。土运不足则水气不受制，因此水之藏气作用得以发挥，使蛰虫过早藏于土中，人们都患中寒。上应木星明亮、土星失色。在五谷中，黄色的谷类不能成熟。木克土，木气太盛，土气的子气金气来复，秋收之气主时，显现处肃杀峻烈之气，因此高大树木枝叶尚青却开始凋落，人们容易患上胸胁急剧疼痛并牵引少腹部、时常叹气等病。虫类多吃味甜色黄之物。邪气侵犯脾土，黄色的谷物果实会衰减。人们则易得食欲减退、口淡无味等病。金克木，青色的谷类会遭受损害。与此相应，天上的金星、木星俱明。如果遇到厥阴风木司天的年份，因为相火在泉，所以流水不结冰，应蛰伏的虫类依然在外活动，水之藏气不能施用，火气主令，则金气不得来复。与此相应，天上的木星明亮，人们也就健康了。

在金运不及的年份，火炎之气流行，金气衰败，木不受制，木之生气得以发挥作用，火之长气独盛，会出现万物繁茂，烧烁之火气流行，上应火星明亮。人们容易患上肩背闷重、鼻流清涕、打喷嚏、大便下血、泄泻如注等病症。火克金，金气受制，所以金之收敛之气迟缓到来，上应金星失色，谷类难以成熟而呈现白色。金气受制，它的子气水气来复，则寒雨突至，降落冰雹霜雪伤害万物。人会为寒逆所扰，使阳气反而上逆，造成后头枕部疼痛，连及头顶发热，上应水星明亮，红色的谷类不能成熟。人们易得口疮、心痛。

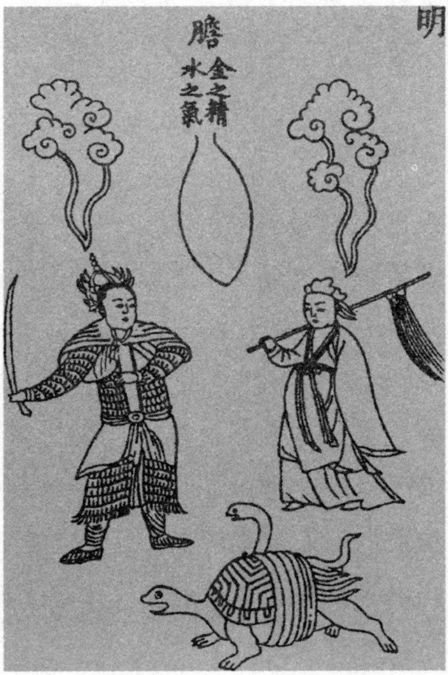

唐代胡愔《黄庭内经五脏六腑图》之胆图

在水运不及的年份，水所不胜的土湿气大盛，水不制火，火气旺盛。土之化气迅速施用，暑热，大雨频降，上应土星明亮。人们易得腹胀、身体困重、濡泄、阴性疮疡并流清稀脓水、腰股部疼痛，胭、腨、股、膝等处活动不利，心中烦闷、两足痿软厥冷、脚底疼痛，甚至于足背部浮肿等病症。水之藏气不能发挥作用，肾气不得平衡之故，上应水星失色，黑色谷类难以成熟。如果遇上太阴湿土司天之年，太寒水在泉，那么严寒之气时时侵犯，蛰虫提早归藏于土中，大地积水结成坚冰，天上的阳光也发挥不了温暖的作用，人们易患下半身寒性疾病，以至于腹满浮肿，上应土星明亮，黄色谷物成熟。水克土，则土气的子气木气来复，于是大风暴发，草木倒伏，万物生长不显著。人们易患面色多变，筋骨拘挛，肌肉跳动抽掣，两目昏花、视物如破裂状，肌肉发出缝针的疾病。邪气侵入膈中，则心腹疼痛。土气受损，黄色的谷物不能成熟，上应土星明亮。

黄帝说：说得好。我想再听您说说五气和四时的相应关系。

岐伯说：您问得真详细啊！在木运不及的年份，如果春天有风吹拂枝条鸣响的正常气候，秋天就会出现雾露润泽而凉爽的正常气候；如果春天燥金乘袭，产生寒冷凄惨霜冻残害的异常气候，夏天就会出现酷暑炎灼的复气。灾害往往发生于东方，在人体则易生肝病，此病内在胁肋，外在关节处。

在火运不及的年份，如果夏天出现阳热明显的正常气候，冬天就会相应地出现严寒霜雪的正常气候；如果夏天水寒之气相乘，出现凄惨寒凉的胜气，就可能有尘埃昏蒙和大雨的气候、灾害多发生在南方，在人体会表现为易患心病，此病内在胸胁，外在经络。

在土运不及的年份，如果三、六、九、十二月有埃尘云物润泽的正常气候，春天就会出现风和日丽、万物萌发的正常气候；如果有狂风怒吼、毁树折枝的现象，秋天就会有肃杀、大雨不止的气候，灾害多发生在东南、东北、西南、西北四个方向，应于人体则易生脾病，此病内在心腹，外在肌肉四肢。

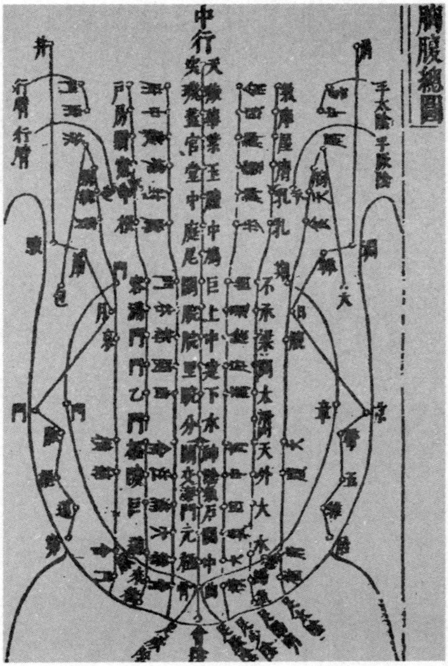

明代张介宾《类经图翼》中的胸腹总图

在金运不及的年份，如果夏天有荣显雨湿云气蒸腾的正常气候，冬天就会有冰冻寒冷的正常气候；如果夏天火热乘袭，出现炎热酷暑的气候，秋冬就会有冰雹霜雪的水寒之气来复，灾害多发生在西方，应于人体就易生肺病。此病内在胸胁肩背，外在皮毛。

在水运不及的年份，如果三、六、九、十二月有湿润埃云的正常气候，就会时常有和风发生的感应；如果有湿土之气乘袭，产生了飞沙走石暴雨倾泻的胜气，那么水寒之气就会来复，因而出现风吹树木折断飘荡的现象。灾害多发生在北方，应于人体就易生肾病，此病内在腰脊骨髓，外在肌肉踹膝。

五运之气的变化，就像权衡之器一样，可以自行调节平衡，太过的就要进行抑制；不及的就要扶持；生化正常，那么后来之气就应之以正常节令；生化反常，有胜气乘袭，那么后来之气必发生报复之气。这就是万物生、长、化、收、藏的道理，也是四时气候变化的正常规律。失去这些规律。气交失常，万物的运动变化就会闭阻不通。所以说，五运六气的正常与异常，是以自然万物的变化为标志的；阴阳之间的往来出入变化，可以从寒暑的更替上显示出征兆。就是这个道理。

黄帝说：您对于五气的变化及其与四时气候的相应，已经论述得很详尽了。可是五运之气的动乱，有所触犯就随时发生，并没有固定的时间，往往突然遇到触犯就出现灾害，应当如何预先知道呢？

岐伯说：五气的变动，虽然没有一定的常规，但是五气的本性特征、生化作用、主事的方法与外在的表现，以及损害作用和异常变动，都是各不相同的。

黄帝说：这是为什么呢？

岐伯说：风生于东方，风能使木气旺盛，风木之气能滋养木类，其特性是柔和地散发，有滋生荣盛的生化功能，作用是舒展阳气，气候特点为风，异常变化是振撼摇动，灾害是飘零散落。

热生于南方，热能使火气旺盛，火热之气能温养火类物质，特性是光明照耀，有繁荣茂盛生化的功能，作用是明亮光耀，气候特点是热，异常变化是煎熬蒸灼，灾害是焚烧。

湿生于中央，湿能使土气旺盛，湿土之气能滋养滋润土类物质，特性是湿热滋润，生化功能是充实丰满，作用是安定宁静，气候特点是湿，异常变动是暴雨倾注，灾害是淫雨溃坏。

燥生于西方，燥能使金气旺盛，燥金之气能滋养金类物质，特性是清爽洁净，能产生紧缩收敛的上画功能，作用是强劲急切，气候特点是干燥，异常变动是肃杀，灾害是青干凋落。

寒生于北方，寒能使水气旺盛，水寒之气能滋养水类物质，特性是凄凉清冷，生化作用是清净安谧，作用是严寒凝滞，气候特点是寒冷，异常变动是严寒冷冻，灾害是冰雪霜雹。

要知道五运之气的变化，就要了解它的德、化、政、令、灾、变的情况，万物会因此而发生相应的变化，人体也会产生相应的反应。

黄帝说：您论述了每年的气候变化，五运得太过与不及，都能与天上的五星相应，而五运之气的德、化、政、令、灾、变，并不是按常规出现，而是突然变化的，那么天上的五星会不会也随之变化呢？

岐伯说：五星是随着天运的运动而运动的，所以不会妄动自行，也不会出现不相应的情况。突然的变化，是五运之气相交而发生的突然变化，与天运的正常规律无关，五星不受影响，所以不与之相应。因此说，五星应于正常规律而不应于突然变化，就是这个意思。

黄帝问：五星是如何应于常规的呢？

岐伯说：五星各随其每年中运之气的变化而变化。

黄帝问：五星运行的徐缓、迅速、顺行和逆行是怎样的？

岐伯说：五星在各自的轨道上运行，有时会出现稽留延久的现象，如果逆行时出现这种现象，它的光芒就会变小，这是在观察下方的情况。如果五星在其轨道上已经运行过去，却又迅速折转回来，屈曲而行，这是在审察其运行后的所遗过失；如果五星在某处久留，围绕其位回环旋转，不向前运行，时而离开原位，时而又靠近原位，这是在审察其下方的灾害和功德。五运之气发生灾变时，五星较近，其光芒小亮度弱；相应五星较远，光芒亮度就大。如果五星的光芒亮度比正常大一倍，说明五运之气的气化作用增大；比正常大二倍的，则说明灾害即将发生。如果五星的光芒亮度比正常小一倍的，则说明五运之气的气化作用减退；比正常小二倍的，就是在俯视下方的过失与功德。有德的人会得到福，有过失的会遭受灾难。所以，运星位置高、离地远，光芒就小；位置低、离地近，光芒就大。光芒大，说明喜怒之事近；光芒小，说明祸福之事相距遥远。岁运太过，主岁的运星就向北越出正常轨道；岁运与岁气相和，五星就各自运行在正常的轨道上。所以，岁运太过时，运星被制就会暗淡无光，兼见其母星的颜色；岁运不及时，运星就兼有其所不胜之星的颜色。能取法天地气象的人，勤勤恳恳地探讨研究，也很难完全明白其中的奥妙，行正通晓其中的有益道理。而那些不能通晓其中道理的人，毫无验证地妄加猜测，不过是为了使侯王畏惧罢了。

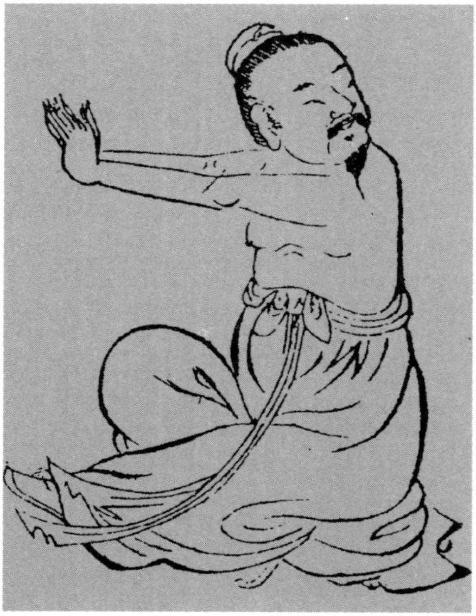

明代高濂《遵生八笺》陈希夷导引坐功图中的春分二月中坐功图

黄帝问：它在灾害方面的征验怎样？

岐伯说：五星各随其岁运的变化而变化。因此岁时的更至有盛有衰，运星的侵犯有逆有顺，星的留守时间有长有短，星的呈象有好有坏，星宿所属有胜有负，征验的反应有吉有凶。

黄帝问：星象的善恶是怎样的？

岐伯说：根据亮度光芒，可以测知喜、怒、忧、丧、润、燥，这是星象变化所常见，必须仔细观察。

黄帝问：这六种不同的星象，与五星位置的高低有关系吗？

岐伯说：五星的位置虽然有高低之别，但其应于万物和人体是一致的。

黄帝说：说得好。五运之气的德、化、政、令的变化与太过、不及的情况是怎样的？

岐伯说：五气的德、化、政、令、灾、变都是有一定规律的，不能彼此相加。胜负盛衰不能随便增多。往来大小不能随便超越。升降作用不会互不存在。这都是从运动中产生的。

黄帝道：它们与疾病发生的关系是怎样的？

岐伯说：德化是五气正常的吉祥之兆，政令是五气的功能和特征，变易是五气产生胜气与复气的纲纪，灾害是万物受伤的原因。五气能相互克制就平和协调，不能相互克制，就会引起灾害，人体就会生病，重复感受邪气，病情就会加重。

黄帝说：讲得太好了！这就是精深高明的理论，伟大神圣的事业，揭示发扬它的道理，达到了无穷无尽的境界。我听说：善于谈论自然规律的人，必定能应验于人；善于谈论古事的人，必定能以当今之事相应；善于谈论气化的人，必定能通晓万物的变化之道；善于谈论应变的，就会采取天地的变化之理；善于谈论化与变的人，就会通达自然界变幻莫测的道理；除了您，还有谁能够把这些至深的道理讲明白呢？

于是，黄帝挑选了一个良辰吉日把这些至理要道珍藏在了灵兰室，每天早晨取出来攻读，这篇文章称为《气交变》，不斋戒就不能随便阅览，谨慎地传教给他人。

五常政大论篇第七十

黄帝问曰：太虚寥廓，五运迴薄，衰盛不同，损益相从，愿闻平气，何如而名？何如而纪也？

岐伯对曰：昭乎哉问也！木曰敷和，火曰升明，土曰备化，金曰审平，水曰静顺。

帝曰：其不及奈何？

岐伯曰：木曰委和，火曰伏明，土曰卑监，金曰从革，水曰涸流。

帝曰：太过何谓？

岐伯曰：木曰发生，火曰赫曦，土曰敦阜，金曰坚成，水曰流衍。

帝曰：三气之纪，愿闻其候。

岐伯曰：悉乎哉问也！敷和之纪，木德周行，阳舒阴布，五化宣平，其气端，其性随，其用曲直，其化生荣，其类草木，其政发散，其候温和，其令风，其脏肝，肝其畏清，其主目，其谷麻，

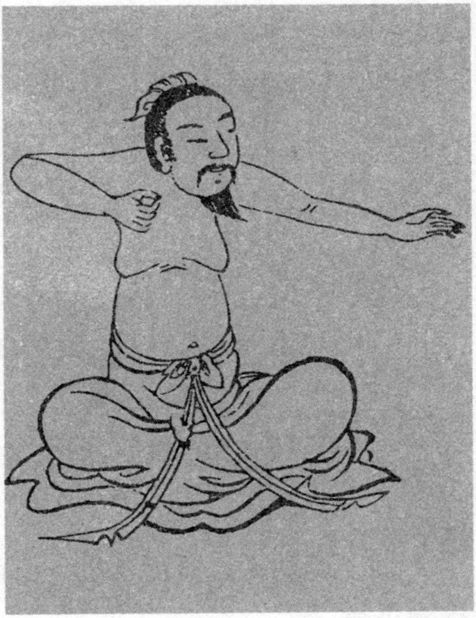

明代高濂《遵生八笺》陈希夷导引坐功图中的清明三月节坐功图

其果李，其实核，其应春，其虫毛，其畜犬，其色苍，其养筋，其病里急支满，其味酸，其音角，其物中坚，其数八。

升明之纪，正阳而治，德施周普，五化均衡，其气高，其性速，其用燔灼，其化蕃茂，其类火，其政明曜，其候炎暑，其令热，其脏心，心其畏寒，其主舌，其谷麦，其果杏，其实络，其应夏，其虫羽，其畜马，其色赤，其养血，其病瞤瘛，其味苦，其音徵，其物脉，其数七。

备化之纪，气协天休，德流四政，五化齐修，其气平，其性顺，其用高下，其化丰满，其类土，其政安静，其候溽蒸，其令湿，其脏脾，脾其畏风，其主口，其谷稷，其果枣，其实肉，其应长夏，其虫倮，其畜牛，其色黄，其养肉，其病否，其味甘，其音宫，其物肤，其数五。

审平之纪，收而不争，杀而无犯，五化宣明，其气洁，其性刚，其用散落，其化坚敛，其类金，其政劲肃，其候清切，其令燥，其脏肺，肺其畏热，其主鼻，其谷稻，其果桃，其实壳，其应秋，其虫介，其畜鸡，其色白，其养皮毛，其病咳，其味辛，其音商，其物外坚，其数九。

静顺之纪，藏而勿害，治而善下，五化咸整，其气明，其性下，其用沃衍，其化凝坚，其类水，其政流演，其候凝肃，其令寒，其脏肾，肾其畏湿，其主二阴，其谷豆，其果栗，其实濡，其应冬，其虫鳞，其畜彘，其色黑，其养骨髓，其病厥，其味咸，其音羽，其物濡，其数六。

故生而勿杀，长而勿罚，化而勿制，收而勿害，藏而勿抑，是谓平气。

委和之纪，是谓胜生，生气不政，化气乃扬，长气自平，收令乃早，凉雨时降，风云并兴，草木晚荣，苍干雕落，物秀而实，肤肉内充，其气敛，其用聚，其动緛戾拘缓，其发惊骇，其脏肝，其果枣桃，其实核壳，其谷稷稻，其味酸辛，其色白苍，其畜犬鸡，其虫毛介，其主雾露凄沧，其声角商，其病摇动注恐，从金化也，少角与判商同，上角与正角同，上商与正商同，其病支废痈肿疮疡，其甘虫，邪伤肝也，上宫与正宫同，萧飋肃杀则炎赫沸腾，眚于三，所谓复也. 其主飞蠹蛆雉，乃为雷霆。

伏明之纪，是谓胜长，长气不宣，藏气反布，收气自政，化令乃衡，寒清数举，暑令乃薄，承化物生，生而不长，成实而稚，遇化已老，阳气屈伏，蛰虫早藏，其气郁，其用暴，其动彰伏变易，其发痛，其脏心，其果栗桃，其实络濡，其谷豆稻，其味苦咸，其色玄丹，其畜马彘，其虫羽鳞，其主冰雪霜寒，其声徵羽，其病昏惑悲忘，从水化也，少徵与少羽同，上商与正商同，邪伤心也，凝惨慄冽，则暴雨霖霪，眚于九，其主骤注雷霆震惊，沉䨓淫雨。

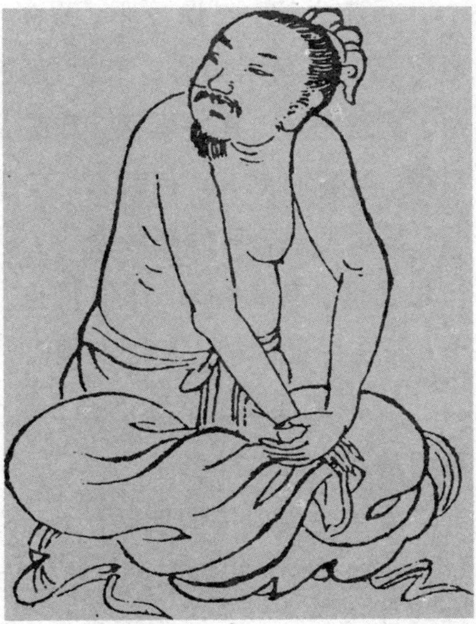

明代高濂《遵生八笺》陈希夷导引坐功图中的立春正月坐功图

卑监之纪，是谓减化，化气不令，生政独彰，长气整，雨乃愆，收气平，风寒并兴，草木荣美，秀而不实，成而粃也，其气散，其用静定，其动疡涌分溃痈肿，其发濡滞，其脏脾，其果李栗，其实肉核，其谷豆麻，其味酸甘，其色苍黄，其畜牛犬，其虫倮毛，其主飘怒振发，其声宫角，其病留满否塞，从木化也，少宫与少角同，上宫与正宫同，上角与正角同，其病飧泄，邪伤脾也，振拉飘扬，则苍干散落，其眚四维，其主败折虎狼，清气乃用，生政乃辱。

从革之纪，是为折收，收气乃后，生气乃扬，长化合德，火政乃宣，庶类以蕃，其气扬，其用躁切，其动铿禁瞀厥，其发欬喘，其脏肺，其果李杏，其实壳络，其谷麻麦，其味苦辛，其色白丹，其畜鸡羊，其虫介羽，其主明曜炎烁，其声商徵，其病嚏咳鼽衄，从火化也，少商与少徵同，上商与正商同，上角与正角同，邪伤肺也，炎光赫烈，则冰雪霜雹，眚于七，其主鳞伏彘鼠，岁气早至，乃生大寒。

涸流之纪，是谓反阳，藏令不举，化气乃昌，长气宣布，蛰虫不藏，土润水泉减，草木条茂，荣秀满盛，其气滞，其用渗泄，其动坚止，其发燥槁，其脏肾，其果枣杏，其实濡肉，其谷黍稷，其味甘咸，其色黅玄，其畜彘牛，其虫鳞倮，其主埃郁昏翳，其声羽宫，其病痿厥坚下，从土化也，少羽与少宫同，上宫与正宫同，其病癃闷，邪伤肾也，埃昏骤雨，则振拉摧拔，眚于一，其主毛显狐貉，变化不藏。

故乘危而行，不速而至，暴虐无德，灾反及之，微者复微，甚者复甚，气之常也。

发生之纪，是谓启敕，土疏泄，苍气达，阳和布化，阴气乃随，生气淳化，万物以荣，其化生，其气美，其政散，其令条舒，其动掉眩巅疾，其德鸣靡启坼，其变振拉摧拔，其谷麻稻，其畜鸡犬，其果李桃，其色青黄白，其味酸甘辛，其象春，其经足厥阴、少阳，其脏肝脾，其虫毛介，其物中坚外坚，其病怒，上徵则其气逆，其病吐利，不务其德，则收气复，秋气劲切，甚则肃杀，清气大至，草木雕零，邪乃伤肝。

赫曦之纪，是谓蕃茂，阴气内化，阳气外荣，炎暑施化，物得以昌，其化长，其气高，其政动，其令鸣显，其动炎灼妄扰，其德暄暑郁蒸，其变炎烈沸腾，其谷麦豆，其畜羊彘，其果杏栗，其色赤白玄，其味苦辛咸，其象夏，其经手少阴太阳、手厥阴少阳，其脏心肺，其虫羽鳞，其物脉濡，其病笑、疟、疮疡、血流、狂妄、目赤，上羽与正徵同，其收齐，其病痓，上徵而收气后也，暴烈其政，藏气乃复，时见凝惨，甚则雨水霜雹切寒，邪伤心也。

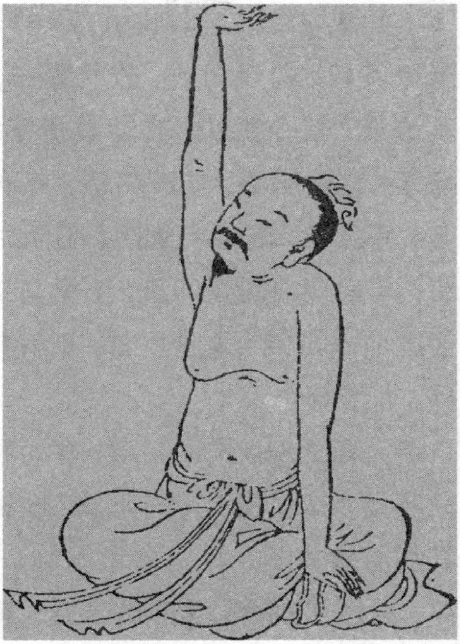

明代高濂《遵生八笺》陈希夷导引坐功图中的小满四月中坐功图

敦阜之纪，是谓广化，厚德清静，顺长以盈，至阴内实，物化充成，烟埃朦郁，见于厚土，大雨时行，湿气乃用，燥政乃辟，其化圆，其气丰，其政静，其令周备，其动濡积并稸，其德柔润重淖，其变震惊飘骤崩溃，其谷稷麻，其畜牛犬，其果枣李，其色黅玄苍，其味甘咸酸，其象长夏，其经足太阴、阳明，其脏脾肾，其虫倮毛，其物肌核，其病腹满、四肢不举，大风迅至，邪伤脾也。

坚成之纪，是谓收引，天气洁，地气明，阳气随，阴治化，燥行其政，物以司成，收气繁布，化洽不终，其化成，其气削，其政肃，其令锐切，其动暴折疡疰，其德雾露萧飋，其变肃杀雕零，其谷稻黍，其畜鸡马，其果桃杏，其色白青丹，其味辛酸苦，其象秋，其经手太阴、阳明，其脏肺肝，其虫介羽，其物壳络，其病喘喝胸凭仰息，上徵与正商同，其生齐，其病咳，政暴变则名木不荣，柔脆焦首，长气斯救，大火流，炎烁且至，蔓将槁，邪伤肺也。

流衍之纪，是谓封藏，寒司物化，天地严凝，藏政以布，长令不扬，其化凛，其气坚，其政谧，其令流注，其动漂泄沃涌，其德凝惨寒雰，其变冰雪霜雹，其谷豆稷，其畜彘牛，其果栗枣，其色黑丹黅，其味咸苦甘，其象冬，其经足少阴、太阳，其脏肾心，其虫鳞倮，其物濡满，其病胀，上羽而长气不化也。政过则化气大举，而埃昏气交，大雨时降，邪伤肾也。

故曰：不恒其德，则所胜来复，政恒其理，则所胜同化。此之谓也。

帝曰：天不足西北，左寒而右凉，地不满东南，右热而左温，其故何也？

岐伯曰：阴阳之气，高下之理，太少之异也。东南方，阳也，阳者其精降于下，故右热而左温。西北方，阴也，阴者其精奉于上，故左寒而右凉。是以地有高下，气有温凉，高者气寒，下者气热，故适寒凉者胀，之温热者疮，下之则胀已，汗之则疮已，此腠理开闭之常，太少之异耳。

帝曰：其于寿夭何如？

岐伯曰：阴精所奉其人寿，阳精所降其人夭。

帝曰：善。其病也，治之奈何？

岐伯曰：西北之气散而寒之，东南之气收而温之，所谓同病异治也。

故曰：气寒气凉，治以寒凉，行水渍之。气温气热，治以温热，强其内守。必同其气，可使平也，假者反之。

帝曰：善。一州之气，生化寿夭不同，其故何也？

岐伯曰：高下之理，地势使然也。崇高则阴气治之，污下则阳气治之，阳胜者先天，阴胜者后天，此地理之常，生化之道也。

帝曰：其有寿夭乎？

岐伯曰：高者其气寿，下者其气夭，地之小大异也，小者小异，大者大异。故治病者，必明天道地理，阴阳更胜，气之先后，人之寿夭，生化之期，乃可以知人主形气矣。

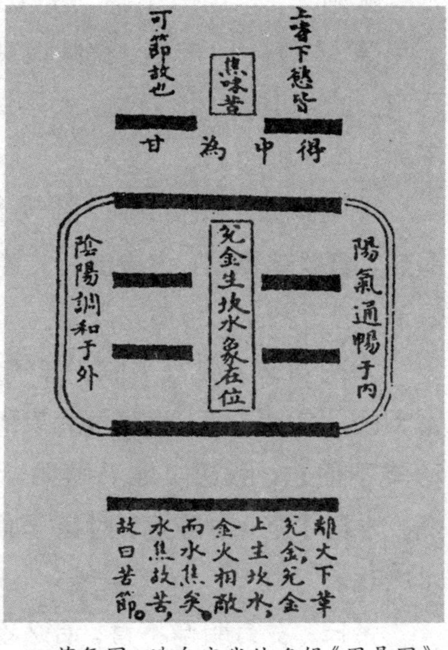

节气图，选自宋代佚名辑《周易图》。此图阐述了古人的养生之道。

帝曰：善。其岁有不病，而脏气不应不用者，何也？

岐伯曰：天气制之，气有所从也。

帝曰：愿卒闻之。

岐伯曰：少阳司天，火气下临，肺气上从，白起金用，草木眚，火见燔焫，革金且耗，大暑以行，咳嚏鼽衄鼻窒，曰疮疡，寒热胕肿。风行于地，尘沙飞扬，心痛胃脘痛，厥逆鬲不通，其主暴速。

阳明司天，燥气下临，肝气上从，苍起木用而立，土乃眚，凄沧数至，木伐草萎，胁痛目赤，掉振鼓栗，筋痿不能久立。暴热至，土乃暑，阳气郁发，小便变，寒热如疟，甚则心痛，火行于槁，流水不冰，蛰虫乃见。

太阳司天，寒气下临，心气上从，而火且明，丹起金乃眚，寒清时举，胜则水冰，火气高明，心热烦，嗌干善渴，鼽嚏，喜悲数欠，热气妄行，寒乃复，霜不时降，善忘，甚则心痛。土乃润，水丰衍，寒客至，沉阴化，湿气变物，水饮内穑，中满不食，皮痹肉苛，筋脉不利，甚则胕肿，身后痛。

厥阴司天，风气下临，脾气上从，而土且隆，黄起水乃眚，土用革，体重，肌肉萎，食减口爽，风行太虚，云物摇动，目转耳鸣。火纵其暴，地乃暑，大热消烁，赤沃下，蛰虫数见，流水不冰，其发机速。

少阴司天，热气下临，肺气上从，白起金用，草木眚，喘呕寒热，嚏鼽衄鼻窒，大暑流行，甚则疮疡燔灼，金烁石流。地乃燥清，凄沧数至，胁痛善太息，肃杀行，草木变。

太阴司天，湿气下临，肾气上从，黑起水变，火乃眚。埃冒云雨，胸中不利，阴痿气大衰而不起不用。当其时反腰脽痛，动转不便也，厥逆。地乃藏阴，大寒且至，蛰虫早附，心下否痛，地裂冰坚，少腹痛，时害于食，乘金则止水增，味乃咸，行水减也。

帝曰：岁有胎孕不育，治之不全，何气使然？

岐伯曰：六气五类，有相胜制也，同者盛之，异者衰之，此天地之道，生化之常也。故厥阴司天，毛虫静，羽虫育，介虫不成；在泉，毛虫育，倮虫耗，羽虫不育。

少阴司天，羽虫静，介虫育，毛虫不成；在泉，羽虫育，介虫耗不育。

太阴司天，倮虫静，鳞虫育，羽虫不成；在泉，倮虫育，鳞虫耗不成。

少阳司天，羽虫静，毛虫育，倮虫不成；在泉，羽虫育，介虫耗，毛虫不育。

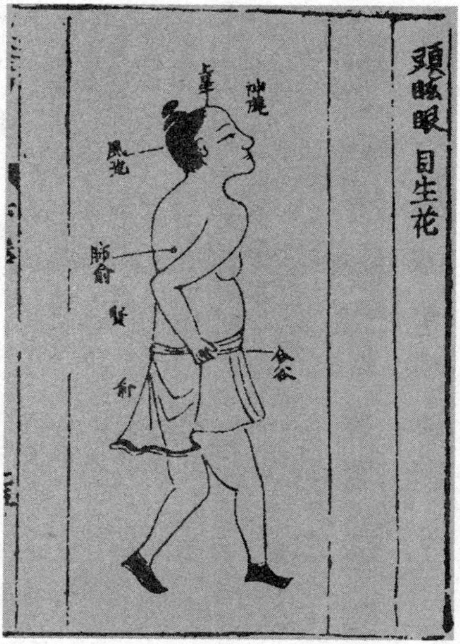

明万历刊本《杨敬斋针灸全书》针灸方图中的头眩眼目生花取穴图

阳明司天，介虫静，羽虫育，介虫不成；在泉，介虫育，毛虫耗，羽虫不成。

太阳司天，鳞虫静，倮虫育；在泉，鳞虫育，羽虫耗，倮虫不育。

诸乘所不成之运，则甚也。故气主有所制，岁立有所生，地气制己胜，天气制胜己，天制色，地制形，五类衰盛，各随其气之所宜也。故有胎孕不育，治之不全，此气之常也。所谓中根也。根于外者亦五，故生化之别，有五气、五味、五色、五类、五宜也。

帝曰：何谓也？

岐伯曰：根于中者，命曰神机，神去则机息。根于外者，命曰气立，气止则化绝。故各有制，各有胜，各有生，各有成。故曰：不知年之所加，气之同异，不足以言生化。此之谓也。

帝曰：气始而生化，气散而有形，气布而蕃育，气终而象变，其致一也。然而五味所资，生化有薄厚，成熟有少多，终始不同，其故何也？

岐伯曰：地气制之也，非天不生、地不长也。

帝曰：愿闻其道。

岐伯曰：寒热燥湿，不同其化也。故少阳在泉，寒毒不生，其味辛，其治苦酸，其谷苍丹。

阳明在泉，湿毒不生，其味酸，其气湿，其治辛苦甘，其谷丹素。

太阳在泉，热毒不生，其味苦，其治淡咸，其谷黅秬。

厥阴在泉，清毒不生，其味甘，其治酸苦，其谷苍赤，其气专，其味正。

少阴在泉，寒毒不生，其味辛，其治辛苦甘，其谷白丹。

太阴在泉，燥毒不生，其味咸，其气热，其治甘咸，其谷黅秬。化淳则咸守，气专则辛化而俱治。

故曰：补上下者从之，治上下者逆之，以所在寒热盛衰而调之。故曰：上取下取，内取外取，以求其过。能毒者以厚药，不胜毒者以薄药。此之谓也。气反者，病在上，取之下；病在下，取之上；病在中，傍取之。治热以寒，温而行之；治寒以热，凉而行之；治温以清，冷而行之；治清以温，热而行之。故消之削之，吐之下之，补之泻之，久新同法。

帝曰：病在中而不实不坚，且聚且散，奈何？

岐伯曰：悉乎哉问也！无积者求其脏，虚则补之，药以祛之，食以随之，行水渍之，和其中外，可使毕已。

帝曰：有毒无毒，服有约乎？

岐伯曰：病有久新，方有大小，有毒无毒，固宜常制矣。大毒治病，十去其六，常毒治病，十去其七，小毒治病，十去其八，无毒治病，十去其九，谷肉果菜，食养尽之，无使过之，伤其正也。不尽，行复如法。必先岁气，无伐天和，无盛盛，无虚虚，而遗人夭殃；无致邪，无失正，绝人长命。

帝曰：其久病者，有气从不康，病去而瘠，奈何？

岐伯曰：昭乎哉圣人之问也！化不可代，时不可违。夫经络以通，血气以从，复其不足，与众齐同，养之和之，静以待时，谨守其气，无使倾移，其形乃彰，生气以长，命曰圣王。故《大要》曰：无代化，无违时，必养必和，待其来复。此之谓也。

帝曰：善。

【译文】

黄帝说：宇宙深远辽阔，五运循环不息。其中有盛衰变化，有损益的差别，请您告诉我，五运中的平气，是怎样命名，怎样识别的？

岐伯说：您的提问太高明了！木的平气称为“敷和”，布散温和之气，使万物繁荣光华；火的平气称为“升明”，明耀而有上升之气，使万物繁茂；土的平气称为“备化”，具备使万物生化之气，使万物具备形体；金的平气称为“审平”，发布宁静和平之气，使万物结果；水的平气称为“静顺”，有安静平顺之气，使万物归藏。

黄帝说：五运之气不及是怎样呢？

岐伯说：假如五运不及，木称为“委和”，没有温和之气，万物缺失生机；火称为“伏明”，没有温暖之气，万物阴晦，无光；土称为“卑监”，没有生化之气，万物萎软无力称为“从革”，没有刚硬之气，万物疏松无弹性；水称为“涸流”，没有伏藏之气，万物枯萎。

黄帝说：五运太过又是怎样呢？

岐伯说：假如五运太过，木称为“发生”，会提早散布温和之气，万物提前生长；火称为“赫曦”，有猛烈的火气，万物光明炎盛；土称为“敦阜”，有浓烈的坚实之气，万物不能具备形体；金称为“坚成”，有刚硬之气，万物刚直；水称为“流行”，有满溢之气，万物漂泊不定，不能归藏。

黄帝说：请告诉我五运之平气、太过和补给所标志的年份各有何不同。

岐伯说：您问得真详尽啊！敷和年份，木不能通达于四方，阳气舒布，阴气布散，五行的气化都能发挥正常的作用。其气刚直，其特性是顺从万物，功能像树木枝干一样曲直自如，生化是使万物繁茂，属类是草木，权力是发散，其气候温和，权力表现为风，应在人体为肝。金克木，肝畏清凉的金气，肝开窍于目，因此主管眼睛，五谷应于麻，果类应于李，果实应于核，四时应于春，虫类应于毛虫，畜类应于犬，颜色应于苍，精气充养于筋，疾病表现为腹内拘急、胁部撑胀满闷，五味应于酸，五音应于角，在物应于中坚，五行成数是八。

升明的年份，南方的火运正常发挥作用，其德行惠于四方上下，能使五行气化平衡发展，其气上升，其性迅速，功能是燃烧，生化为繁茂，属类为火，权力是光明显耀，其气候特点为暑热，权力表现为热，在人体应于心脏。水克火，心畏寒冷的水气，心开窍于舌，所以主管舌，五谷应于麦，果类应于杏，果实应于络，时令应于夏，虫类应于羽虫，畜类应于马，颜色应于赤，精气充养血液，疾病表现为身体抽搐，五味应于苦，五音应于徵，在物应于脉络，五行成数是七。

备化的年份，天地气化协调和平，德行布及四方上下，五行气化都能充分发挥作用。其气平和，其性随顺，其作用是有高有下，其生化是使万物丰浓满溢，属类为土，权力是安静，气候是湿热熏蒸，权力表现为湿，在脏应于脾。木克土，脾怕风，脾开窍于口，所以主管口，五谷应于稷，果类应于枣，果实应于果肉，时令应于长夏，虫类应于保虫，畜类应于牛，颜色为黄，其精气充养肌肉，疾病表现为痞塞不通，五味应于甘，五音应于宫，在物应于表肌肤，五行成数是五。

审平的年份，金的所化主收藏，但没有剥夺之象，主肃杀但没有摧残之象，五行的气化都得到宣畅清明。其气清洁，其性刚强，作用是成熟散落，其生化是使万物为结实收敛，属类为金，权力为强劲严肃，气候是清凉，权力表现为干燥，在五藏应于肺。火克金，肺畏火热，开窍于鼻，主管鼻，五谷应于稻，果类应于桃，果实应于壳，时令应于秋，虫类应于介虫，畜类应于鸡，颜色应于白，精气充养于皮毛，疾病表现为咳嗽，五味应于辛，五音应于商，在物应于外壳坚硬的部分，五行成数是九。

静顺的年份，藏气能收藏而无害于万物，德行是平顺下行，五行的气化得以完整发挥。其气明净，特性是向下，作用是灌溉，生化是使万物凝固坚硬，属类为水，权力是长流不息，气候是凝冽严厉，权力表现为寒，在五藏应于肾。土克水，肾畏湿土之气，肾开窍于前后二阴，主管二阴，五谷应于豆，果类应于栗，果实应于汁液，时令应于冬，虫类应于鳞虫，畜类应于猪，颜色应于黑，精气充养骨髓，疾病表现为厥逆。五味应于咸，五音应于羽，在物应于液体，五行成数是六。

因此，不破坏生长化收藏的规律，万物生时不损害、长时不削罚、化时不阻止、收时不摧残、藏时不约制，就是平气。

委和的年份，叫作胜生。生之气不能完好地行使职责，所以化之气得以发扬，长之子自然平和，收气提前来临，冷雨时常降下，风云并起，草木不能及时繁荣，易于枯燥凋零，有的成熟较快，皮肉充实。其气收敛，其作用为约束，不能曲直伸展，在人体的变动是筋络拘挛无力、易于惊恐，在五藏应于肝，果类应于枣桃，果实应于核壳，谷类应于稷稻，五味应于酸辛，颜色应于白苍，畜类应于犬鸡，虫类应于毛虫介虫，对应的气候为雾露凄凉，五音应于角商，发病表现为动摇惊恐，这是因为木运不及而顺从金化的缘故，因而少角与判商相同。如果遇到厥阴风木司天，不及的木运得到司天的帮助，也能成为平气，所以委和遇上角，其气和正角相同。如果遇到阳明燥金司天，则木气更加衰败，顺从金气，成为金之平气，因此遇上商，其气就与正商相同。其发病表现为四肢痿废不用，臃肿疮疡，甘味之物易于生虫，这是因为邪气伤肝之故。如果遇到太阴湿土司天，土气主事，遇上宫其气就与正宫相同。因此委和的年份，开始是肃杀之象，其后就是炽热升腾之象，其灾害应于东方。这就是所谓的火气来复，主多飞虫、蛆虫和雉木郁火复，发生雷霆。

伏明的年份，叫作胜长。由于火不及，长气得不到升发，藏气却开始布散，收气独自行使权力，化气平稳而不能发展，寒冷之气常常出现，暑热之气衰败薄弱。万物承土的化气而生，但因为火运不及，即使能生也不能长，即使结果实也很小，到了土的化气主令之时就已衰老。阳气屈服，因此蛰虫早藏。因为火气郁结，所以发作时，一定会横暴，在人体的变动是隐现而多变，在脏应于心，果类应于栗桃，果实应于络和汁，谷类应于豆稻，五味为苦咸，颜色为黑赤，畜类应于马、猪，虫类应于羽虫鳞虫，主时之气可有冰雪霜寒，五音应于徵羽，发病表现为神昏、迷惑、悲哀、善忘，这是由于火运不及而顺从水化的缘故，因此少徵同与少羽。如果遇到阳明燥金司天，金气主事，就会成为金之平气，伏明遇上商就正商相同。与疾病的发生是邪害于心的缘故。火运衰败，有阴凝惨淡、寒风凛冽之象，接着就有暴雨倾注，灾害应于南方。土气来复，主暴雨倾泻、雷霆震惊、阴云不散、阴雨连绵。

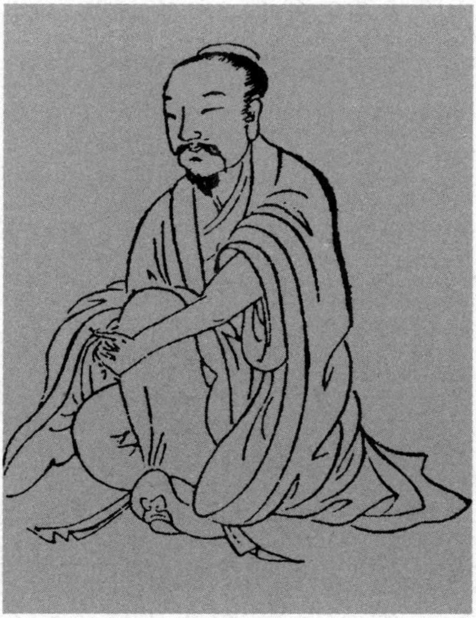

明代高濂《遵生八笺》陈希夷导引坐功图中的立夏四月坐功图

卑监的年份，叫作减化。土的化气不得其令，木之生气偏盛，长气不受影响而完整，雨水至期不降，收气平稳，风寒并起，草木虽然繁荣华美，却不能长成果实，即便长成子实也不饱满。其气散发，其作用不及，过于安静平定，在人体的变动是疮疡脓肿、溃烂等，其发病为水气不行五藏应于脾，果类应于李栗，果实应于果肉果核，谷类应于豆麻，五味应于酸甘，颜色应于苍黄，畜类应于牛犬，虫类应于倮虫毛虫，对应的气候为大风飘荡振发，五音应于宫角，疾病表现为滞留胀满、痞塞不通。这是土运不足顺从木化的缘故，因此少宫与少角相同。如果遇到太阴湿土司天，土运不足但得到司天的帮助，也能更成为平气，所以逢上宫就与正宫相同。如果遇上厥阴风木司天，土运更加衰败，而顺从木气主事，成为木之平气，所以遇上角则同于正角。发病表现为食谷不化的飧泄，这是邪气伤脾的缘故。土气衰败木气胜，因此风势猛烈、摇动拔折的景象后，就会出现早木干枯凋零之象，气灾害应于中宫，通达于四方上下。这是金气来复的缘故，主损害毁伤，好像虎狼之势，清气发挥作用，木之生气就受到制约不能行使权力。

从革的年份，叫作折收。收气不能及时到来，生气得以发扬，火气与土气相合为用，因此火施行权力，万物繁茂。其气为发扬，作用为躁急，在人体的表现是咳嗽、胸闷、厥逆、喘促，在五藏应于肺，果类应于李杏，果实应于果壳与果络，谷类应于麻麦，五味应于苦辛，颜色应于白赤，畜类应于鸡羊，虫类应于介虫羽虫，在火气主时，对应的气候是晴朗炎热，五音应于商与角。疾病表现为喷嚏、咳嗽、鼻塞、鼻衄，这是由于金运不足而顺从火化的缘故，所以少商与少徵相同。如果遇到阳明燥金司天之年，金运不足但得到帮助，也能变为平气，因此从革遇上商就同于正商。如果遇到厥阴风木司天，金克木，因为金运不足，木不畏金，木气也能主事，成为木之平气，遇上角则和正角相同。所发生的病症是由于邪气伤害了肺脏的缘故。因为金衰败，火旺盛，所以火势炎热，然随后就一定会有冰雪霜雹的天气，其灾害应于西方。水气来复，主鳞虫伏藏，猪、鼠阴沉，寒气早至，导致发生大寒。

涸流的年份，叫作反阳。藏气衰败，封藏的功能得不到发挥，阳气偏盛，长气宣行通达于四方上下，蛰虫在外不伏藏，土层滋润，水泉减少，草木繁茂，万物荣华秀美，丰其气郁滞不畅，作用为暗中渗透泄，在人体的变动为症结不行，干燥枯槁，五藏应于肾，果类应于枣杏，果实应于果汁果肉，谷类应于麦稷，五味应于甘咸味，颜色应于黄黑，畜类应于猪牛，虫类应于鳞虫倮虫，对应的气候为尘埃郁寒，昏暗蔽日，五音应于羽宫，疾病表现为痿软厥逆、大便坚硬，这是水运不足而顺从土化的缘故，所以少羽同少宫。如果遇到太阴湿土司天之年，水气更衰，土气主事，所以涸流遇上宫与正宫相同。其病变是大小便不利或闭塞不通，这是由于邪气损伤肾脏的缘故。因为水运不足，所以尘埃昏暗、骤雨降下但随之就会出现大风骤起，摧残折损拔倒之象，其灾害应于北方。木气来复，所以又见毛虫，变动而不封藏。

所以在运气不足的年份，所胜与所不胜之气，就乘其衰败而主令，像不速之客一样，不请自来，残暴而没有德行，反倒使自己受损，这是来自报复的缘故。施暴比较轻微的，遭受的报复也比较轻；施暴比较严重的，遭受的报复也严重。这种有胜就一定有复的情况，是运气中的一种常见现象。

发生的年份，叫作启陈。土气稀松虚弱，草木茂盛，阳气温和，通达于四方上下，阴气随着阳气而动，生气浓厚，化生万物，万物得以欣欣向荣。变动是生发，权力是散布，权力表现是条达顺畅，在人体的变动是眩晕头痛，正常功能是风和日丽，使万物奢华，吐故纳新，异常变动是狂风大作，出现摧残折损拔倒的景象，谷类应于麻稻，畜类应于鸡犬，果类应于李桃，颜色应于青黄白，五味为酸甘辛，季节应于春，在人之经脉，应足厥阴肝经、足少阳胆经，在脏应于肝脾，虫类应于毛虫介虫，物体应于内和外层坚实的部分，疾病表现为善愤怒。这是木运太盛，是太角，木亢盛等同于金气司天，所以太角与上商相同。如果遇上上徵，火气司天，木运太过也能生火，火性向上逆行，木克土，因此发生的疾病是气逆、吐泻。木气强盛，正常功能丧失，金之收气就会来复，秋季劲急之象出现，甚至有肃杀之气，气候清冷，草木凋谢飘零，如果人体发病，则是邪气损伤肝脏造成的。

赫曦的年份，叫作蕃茂。阴气化生于内，阳气在外发扬，炎热酷暑的气候流行，万物繁盛，其生化之气是成长，特性是上升，权力是闪耀活动，权力表现是显露声色，在人体的变动是灼灼烧发热，并因过热而烦乱扰害，正常功能是暑热熏蒸，变化是热度猛增宛如烈焰，谷类应于麦豆，畜类应于羊猪，果类应于杏栗，五色为赤白黑，五味为苦辛咸，应时于夏，在人体经络，应于手少阴心经、手太阳小肠经、手少阳三焦经，在脏应于心肺，虫类应于羽虫鳞虫，植物应于脉络和汁液，在人体出现的疾病是妄笑、疟疾、疮疡、失血、狂妄、目赤。如果遇到太阳寒水司天之年，水能胜火，水运平，所以赫曦逢上羽就和正徵相同。水运平，金不受制，收令能达到正常发挥，因为水气司天，水受火的制约，所以在人体则发病为痓。如果火运太过，又逢火气司天，二火相合，金气就会受损，所以逢上徵，收气就不能及时主令。因为火运主令，过于暴虐，水之藏气来复，导致阴凝惨淡之象出现，甚至出现雨水霜雹，并转为严寒，如果发生疾病，则是心脏为邪气损伤造成的。

敦阜的年份，叫作广化。德行厚重而清静，能使万物顺其自然生长，直至充实，土的至阴之气充盈，万物就能生化并成形，土运太过，就会出现烟尘迷蒙郁结，笼罩在山丘之上的景象，时时有大雨，湿气主事，燥气退避。其生化圆满，其气丰硕，其权力是静，权力表现是周密完备，在人体的变动是湿气凝结，性能是柔和润泽，不断滋润万物，其变化是雷霆风雨骤至，山土崩塌，谷类应于稷麻，畜类应于牛犬，果类应于枣李，颜色应于黄黑青，五味应于甘咸酸，其时应于长夏，在人体经脉，应于足太阴脾经、足阳明胃经，在脏应于脾肾，虫类应于倮虫毛虫，物体则应于肉和内核，疾病表现为腹满、四肢不能举动。因为土气太过，木气来复，所以大风迅速而至，其疾病多是因为邪气损伤脾脏而造成的。

坚成的年份，叫作收引。天气清净，地气明朗，阳气随着阴气的权力而生化，因为阳明燥金之气当令，于是万物成熟，但因为金运太过，所以秋收之气充盛并布散四方，导致长夏的化气尚未退尽而顺从秋收之气主令。其生化是提前成熟，其气是剥削，权力是严厉肃杀，权力表现是急切，在人体的变动是折伤严重以及疮疡、皮肤病，正常的功能是散布雾露小萧瑟之象，其变化是肃杀凋零，谷类应于稻黍，畜类应于鸡马，果类应于桃杏，颜色应于白、青、丹，五味为辛酸苦，应时于秋，在人体经脉，应于手太阴肺经、手阳明大肠经，在脏应于肺肝，虫类应于介虫羽虫，物体应于外壳和络，喘息有音、挺胸仰面呼吸为其多发病。如果金运太过，火气司天之年，火克金，得其平气相同，所以上徵和正商相同。金气受制，木气不受制，生气就能正常主令，所应的病变是咳嗽。金运太过的年份，剧变残暴，各种树木都会受到影响，不能生长茂盛，草类柔弱枯焦，火气会紧随其后来复，好像夏季的时令前来救济，所以炎热流行，蔓草枯槁，人所发的疾病，多因邪气损伤肺脏所致。

流衍的年份，叫作封藏。万物的变化由寒气主宰，天地之间严寒凝聚，闭藏之气发挥权力，火的生长之气不能发扬。其化凛冽，其气坚硬凝固，权力是静谧，其权力的表现是流动灌注，在人体的变动为痛泄、灌溉或向外流溢，其特性是阴凝凄惨、霜雪很盛，其气候变化时冰雪霜雹，谷类应于豆稷，畜类应于猪牛，果类应于栗枣，颜色为黑赤黄，五味为咸苦甘，应时于冬，人体经脉，应于足少阴肾经、足太阳膀胱经，在脏应于肾心，虫类应于鳞虫倮虫，物体应于液汁，胀满为其多发病。如果遇到水气司天之年，水气更甚，二水相合，火气会愈加衰败，所以流衍遇上羽，火的生长之气更不能发挥。假如水行太过，土气就会来复，化气发动，导致地气上升，时时有大雨降下，人们所患疾病是由邪气损伤肾脏所致。

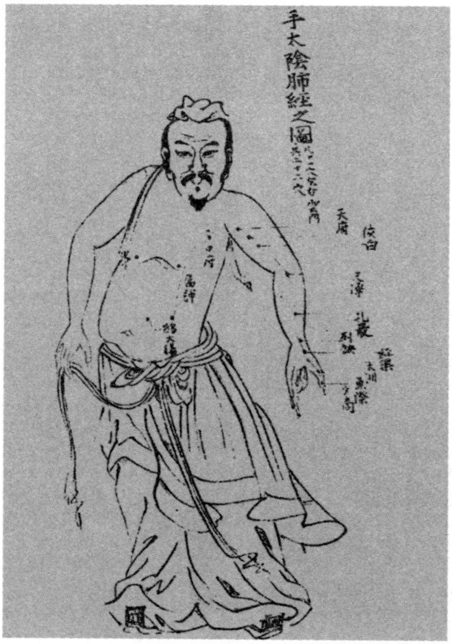

清·乾隆年间佚名氏所绘《凌门传援铜人指穴》中的手太阴肺经之图

所以说太过之年，其权

力的行使，丧失了正常功能，蛮横残暴，欺凌被自己所胜者，结果一定是有克己者报复，如果权力行使和缓，符合正常规律，所胜也能同化。就是这个道理。

黄帝说：如果天气不足于西北，北方寒冷，西方寒凉；地气不满于东南，南方炎热，东方温热，这是为什么呢？

岐伯说：天气有阴阳，地势有高低，它们都有太过与不及之别。东南方属阳，阳气有余，阳气的精华从上降于下，因此南方炎热，东方温热。西北方属阴，阴气有余，阴气的精华自下奉于上，所以北方寒冷，西方寒凉。地势高低有区别，气候也有温凉的不同。地势高峻，气候就寒冷，人们易感寒邪而生胀满病；地势低洼，气候就温热，人们易感热邪而生疮疡。用泄下法可以治疗胀病，用发汗法可以治疗疮疡。上述就是气候和地理环境对人体腠理开闭的影响情况，区别就在于是太过还是不及。

黄帝说：气候寒热和地势高低对人的寿命有什么影响呢？

岐伯说：阴气上承之处，阳气固密，所以人能长寿；阳气下降之处，阳气衰败，所以人多夭折。

黄帝说：说得好。如果发病，应该怎样治疗呢？

岐伯说：西北方气候寒冷，人们多患外寒里热的病，应该疏散外寒，清除里热；东南方气候温热，人们多生内寒，应该收敛其外泄阳气，温其内寒。这就是“同病异治”，即病情相同而治法不同的道理。

所以说气候寒凉的地方，多发内热病，当用寒凉之法治疗，并用热汤浸渍；气候温热的地方，多发内寒病，当用温热之法治疗，以使内部阳气固守。治疗方法一定要跟当地的气候一致，才能缓和病情。但一定要注意识辨相反的情况，比如西北地区的人有假热的寒病，东南地区的人有假寒的热病，都要用相反的方法治疗。

黄帝说：说得好。但生活在一州之内，人们的生化寿夭也有差异，这是为什么呢？

岐伯说：生活在同一州，但地势高低不同，所以生化寿夭也不同。地高之处多寒，属阴气统治；地低之处多热，属阳气统治。阳气旺盛则气候温热，万物生化常常先于四时而早成；阴气旺盛则气候寒冷，万物生化常常后于四时而晚成，这是地理对生化影响的一般规律。

黄帝说：有寿和夭的区别吗？

岐伯说：地势高的区域，属阴气所治，人易长寿；地势低的区域，阳气多泄，人易夭折；地势的高低差别有大有小，差别小的，人的寿夭差别也小；差别大的，人的寿夭差别也大。所以治病时必须先掌握天道和地理、阴阳的相胜、气候的迟早、人的寿夭、生化的日期，才能知道人体的内外形气的病变。

黄帝说：说得好！一年中，有应病而不病的，脏气应相应而不相应，应发生作用而没发生作用的，这是为什么？

岐伯说：这是因为人受天气制约，脏气顺从天气的缘故。

黄帝说：我想听您详细地说说。

岐伯说：少阳相火司天之年，火气降临地面，肺气向上顺从司天之气，燥金之气兴起并主事，草木受到损伤，火热的好像灼烧一般，金气被克制变质，并且消耗，火气太过，炎暑流行，人们易发咳嗽、喷嚏、鼻塞、鼻衄、鼻窒、疮疡、寒热、浮肿等病症；少阳司天而厥阴在泉，风气流行，尘土飞扬，人就容易患上心痛、胃脘痛、厥逆、胸膈不通等病症，且病情急速变化。

阳明燥金司天之年，燥气降临地面，肝气向上顺应天气，风木之气兴起并主事，脾土受到损害，凄怆寒冷之气出现，草木被克伐凋零，人们易发胁痛、目赤、眩晕、摇动战栗、筋痿不能久立等病症；阳明司天则少阴在泉，所以发生暴热，地气变为暑热蒸腾，应于人体，阳气郁结于内而引发的疾病是小便失常、寒热如疟，甚至心痛等病症。火气流行，导致天气不冷，水不结冰，草木枯槁，蛰虫仍在外活动而不伏藏。

太阳司天之年，寒气降临地面，心气向上顺应天气，火气明耀显著，火热之气兴起并主事，所以肺金必定受到损害，寒冷之气不该出现而出现，导致流水结冰。人们易患心中烦热、咽干口渴、鼻塞、喷嚏、悲伤、哈欠等病症，热气妄行过甚，寒气从下部来复，寒霜不时降下，健忘，寒气来复则神气受伤，易发善忘、心痛等症；太阳司天则太阴湿土在泉，土克水，所以土气润泽，水流充盛，太阳司天，则寒水之客加临于第三气，太阴在泉，湿土之气加临于第六气，水湿相合而顺从阴化，万物因寒湿而改变，人就容易患上水饮内积、腹中胀满、饮食不进、皮肤麻痹、肌肉不仁、筋脉不利，甚至浮肿、背部生痈。

厥阴司天之年，风气降临地面，脾气向上顺应天气，水气受灾，土气兴起而昌盛，湿土之气兴起并主事，所以水气必定受到损害，土顺从木化，并被木克，其功能也发生改变，人就容易患上体重、肌肉萎缩、饮食减少、丧失味觉等病症，风气流行于宇宙，云物飘动，人们易发目转、耳鸣等病症；厥阴司天则少阳相火在泉，风火相扇所以火气妄行，地气变为暑热蒸腾，应于人体，所发的疾病是大热而身体瘦削、利下有赤色黏沫。因为气候温热，所以蛰虫不藏，仍在外活动，流水不结冰，病人病势演化急剧。

少阴司天之年，热气降临地面，肺气向上顺应天气，燥金之气兴起并主事，所以草木必定受到损伤，人就容易患上喘促、呕吐、喷嚏、鼻塞、衄血、鼻塞不通等病症，暑热盛行，甚至会引发疮疡、高热等病，暑热好像烈焰，有熔化金石之势；少阴司天则阳明燥气在泉，所以地气干燥而清洁，寒凉之气常见，应于人体，多发生的疾病是胁痛、善太息。肃杀之气主令，草木也因之而发生变化。

太阴司天之年，湿气降临地面，肾气向上顺应天气，寒水之气兴起并主事，所以火气必定受到损害，人就容易患上胸中闷痛、阳痿、阳气大衰、不能振奋而丧失作用，土气旺盛时，易发腰臀部疼痛、不能侧转或者发生厥逆；太阴司天则太阳寒水在泉，地之阴气闭藏，大寒到来，蛰虫早藏，人患心下闭塞疼痛，如果寒气过盛，就会把大地冻得开裂，冰冻坚硬，出现少腹疼痛的症状，妨碍饮食。水气上乘肺金，则寒水外化，少腹疼痛停止，水气增多，口味变咸，使水气通行外泄，才能使疼痛消退。

黄帝说：在痛一年中，有的动物能生育，有的却不能生育，这是什么气作用的结果？

岐伯说：六气与五类动物，有相胜或制约的关系。如果动物与六气的五行属性相同，其生育能力就强盛；属性不同，生育能力就衰减。这是自然规律，也是万物生化的普遍规律。厥阴风木司天，毛虫五行属性与其气相同，因此毛虫不能生育，也不遭受损耗；厥阴司天则少阳相火在泉，羽虫五行属性与地气相同，因此能生育；因为火克金，所以介虫不能生育；如果厥阴在泉，毛虫五行属性与其气相同，因此能生育；因为木克土，所以倮虫遭受损耗，羽虫不能生育。

少阴君火司天，羽虫五行属性与其气相同，因此不能生育，也不遭受损耗；少阴司天则阳明燥金在泉，介虫的五行属性与地气相同，因此能生育；因为金克木，所以毛虫不能生成。如果少阴在泉，羽虫的五行属性与其气相同，因此能生育；因为火克金，所以介虫遭受损耗，不能生育。

太阴湿土司天，倮虫五行属性与其气相同，因此不能生育，也不遭受损耗；太阴司天则太阳寒水在泉，鳞虫的五行属性与地气相同，因此能生育；因为水克火，所以羽虫不能生成。如果太阴在泉，倮虫的五行属性与其气相同，因此能生育；因为土克水，所以介虫遭受损耗，不能生育。

少阳相火司天，羽虫五行属性与其气相同，因此不能生育，也不遭受损耗；少阳司天则厥阴风木在泉，毛虫的五行属性与地气相同，因此能生育；因为土克木，所以鳞虫不能生成。如果少阳在泉，羽虫的五行属性与其气相同，因此能生育；因为火克金，所以介虫遭受损耗，毛虫不能生育。

阳明燥金司天，介虫五行属性与其气相同，因此不能生育，也不遭受损耗；阳明司天则少阴君火在泉，羽虫的五行属性与地气相同，因此能生育；因为火克金，所以介虫不能生育。如果阳明在泉，介虫的五行属性与其气相同，因此能生育；因为金克木，所以毛虫遭受损耗，羽虫不能生育。

太阳寒水司天，鳞虫五行属性与其气相同，因此不能生育，也不遭受损耗；太阳司天则太阴湿土在泉，倮虫的五行属性与地气相同，因此能生育；如果太阳在泉，鳞虫的五行属性与其气相同，因此能生育；因为水克火，所以羽虫遭受损耗，倮虫不能生育。

要是六气与五运所乘时，与被克之年所应的虫类就不能生育。因此六气所主的司天、在泉，都能相互制约；子甲相合，岁运在中，秉承五行而立，万物都有生化，在泉之气能制约己所胜的气，司天之气可制约胜己之气，司天能制约五色，在泉可制约形态，五类动物的繁盛和衰败，各随天地六气的不同而分别与之相应。所以动物有生育和不生育的区别，生化情况也不完全相同，这是运气的固定法度，叫作中根。中根以外的六气，也是依据五行而施行生化的，所以万物的生化有五气、五味、五色、五类之别，各随五运六气而得到适当的安置。

黄帝道：这是为什么呢？

岐伯说：生物的生命，根源藏于内的叫作神机，主宰生化作用，如果神机不在，则生化机能就会停止；根源藏于外的叫作气立，如果六气歇止，那么生化也随之而断绝。因此五运各有制约相胜，各有生和成。因此假如不了解当年的岁运和六气加临，以及六气和岁运的异同，就不能谈论生化。就是这个意思。

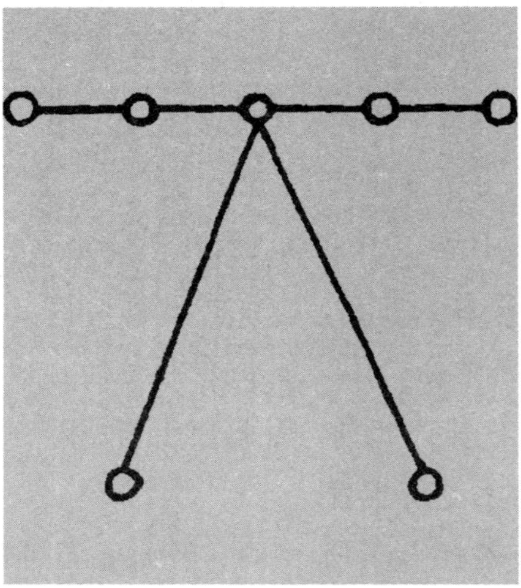

少阳图，选自宋代刘牧《易数钩隐图》。

黄帝道：气形成就能生

化，气流动就能造成物体的形象，气布散就能繁殖，气终了时，物体的形象便发生改变，万物虽然各不相同，但这种情况却是一致的。然而五味所禀受之气，在生化有厚有薄，在成熟上有少有多，开始和结果也有不同，这是为什么呢？

岐伯说：这是因为受在泉之气控制的缘故，所以生化有厚薄多少的差异，并不是天不生，地不长啊。

黄帝说：请给我讲解一下其中的道理。

岐伯说：寒、热、燥、湿等气，其气化作用各有不同。所以少阳相火在泉，则寒毒之物不生，火能克金，味辛的东西被克而不能生长，其所主之味是苦和酸，在谷类是属青色和火红色之类。

阳明燥金在泉，则湿毒之物不生，金克木，所以味酸及气湿之物都不能生长，其所主之味是辛、苦、甘，在谷类是属于火红和素色之类。

太阳寒水在泉，则热毒之物不生，水克火，所以苦味的东西都不生，其所主之味是淡和咸，在谷类属黄色和黑色之类。

厥阴风木在泉，则清毒之物不生，木克土，所以甘味的东西都不生，其所主之味是酸、苦，在谷类是属于青和红色之类。厥阴在泉，则少阳司天，上阳下阴，木火相生，故其气化专一，其味纯正。

少阴君火在泉，则寒毒之物不生，火克金，所以味辛的东西不生，其所主之味是辛、苦、甘，在谷类是属于白色和火红之类。

太阴湿土在泉，燥毒之物不生，所有咸味及气热的东西都不生，其所主之味是甘和咸，在谷类是属于黄色和黑色之类。

太阴在泉，是土居地位，所以其气化淳厚而制约水，故咸味得以内守，其气专精而能生金，金生辛，故辛味也得以生化，而于湿土同治。

所以说，对于由司在天泉之气不及而病不足的，用补法当顺其气；太过而病有余的，治疗时当逆其气，并根据其寒热盛衰进行调治。所以不论是从上、下、内、外取治，都是要探求气不及与太过的原因。若病人体强能受药的，就给予性味厚的药物，病人体弱不能受药的，就给以性味薄的药物，就是这个道理。若病气反其常候，如病邪在上的，就要治其下；病邪在下的，就要治其上；病邪在中的，就要治其左右。治热病用寒药，并用温服法；治寒病用热药，并用凉服法；治温病用凉药，并用冷服法；治清冷的病用温药，并用热服的方法。病人的身体虚实不同，其制方也不同，所以或用消法消散积滞，或用削法攻治坚积，或用吐法治上部之实，或用下法治下部之实，或用补法治虚证，或用泻法治实证。总之无论旧病新病，都可根据这些原则治疗。

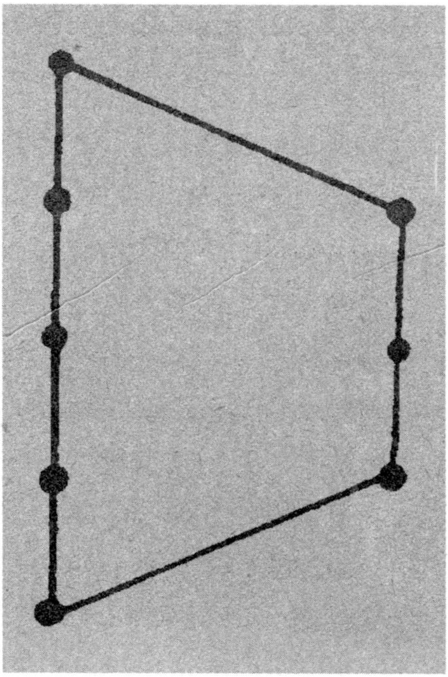

少阴图，选自宋代刘牧《易数钩隐图》。

黄帝说：若病在体内，不实也不坚硬，时而聚集有形，时而散乱无形，那如何治疗呢？

岐伯说：您问得真详细！如果这种病没有积滞的，就应从内脏里去探求病因，虚的就用补法，有邪气的可先用药驱其邪，再用饮食调理，并用热汤浴渍肌表，内外调和病即可痊愈。

黄帝说：有毒药和无毒药在服用时是否有一定的规则？

岐伯说：疾病有新旧之分，处方有大小之别，药物有有毒和无毒的不同，服用时当然有一定的原则。剧毒之药，病去十分之六时，不可再服；普通的毒药，病去十分之七时，不可再服；微毒的药物，病去十分之八时，不可再服；即使没有毒之药，病去十分之九时，也不可再服。以后采取谷类、肉类、果类、蔬菜等饮食调养，就可以除尽邪气，使疾病痊愈，但不要饮食过度，否则会使正气耗损。如果邪气还没有去尽，在用药时仍要依照上述原则。而且，服药前要知道该年的气候情况，不可违背天人相应的规律。对邪气亢盛的实证不能用补法，以免加重病情；对血气不足、机能衰退的虚证不能用泻法，以免使虚者更虚，给人的生命带来祸患。总之，不要误用补法使邪气更盛，也不要误用泻法损害人体正气，断送

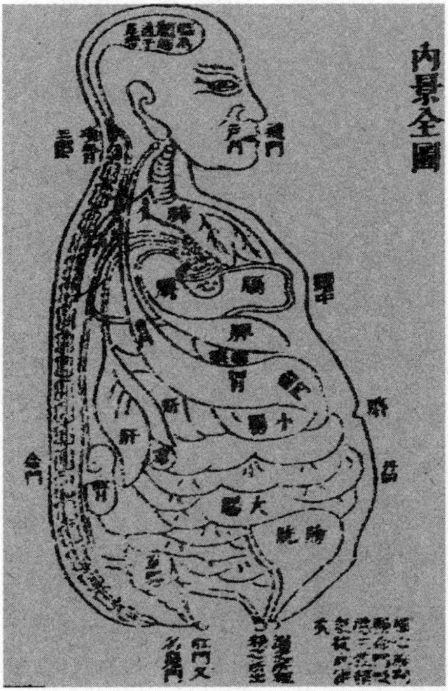

清代王宏翰《医学原始》中的侧人内景之图

了人的性命！

黄帝说：有患病久的人，气机虽已调顺但身体不得迅速恢复，疾病虽然已去但形体依然瘦削，这该怎么办呢？

岐伯说：您问得太高明了！天地之气化是不可用人力来代行的，四时运行的规律是不可以违反的。若经络已经畅通，血气已经和顺，要使病人正气恢复，与平常人一样，必须注意保养，协调阴阳，耐心等待天时，小心守护真气，以免耗损，这样病人的形体就可以壮实，生气就能长养，这是圣王的法度。所以《大要》上说：不要以人力来代替天地之气化，不要违反四时的运行规律，必须善于调养，协调阴阳，等待真气的恢复。就是这个意思。

黄帝说：讲得太好了。

六元正纪大论篇第七十一

黄帝问曰：六化六变，胜复淫治，甘苦辛咸酸淡先后，余知之矣。夫五运之化，或从五气，或逆天气，或从天气而逆地气，或从地气而逆天气，或相得，或不相得，余未能明其事。欲通天之纪，从地之理，和其运，调其化，使上下合德，无相夺伦，天地升降，不失其宜，五运宣行，勿乖其政，调之正味，从逆奈何？

岐伯稽首再拜对曰：昭乎哉问也！此天地之纲纪，变化之渊源，非圣帝孰能穷其至理欤！臣虽不敏，请陈其道，令终不灭，久而不易。

帝曰：愿夫子推而次之，从其类序，分其部主，别其宗司，昭其气数，明其正化，可得闻乎？

岐伯曰：先立其年，以明其气，金木水火土，运行之数，寒暑燥湿风火，临御之化，则天道可见，民气可调，阴阳卷舒，近而无惑，

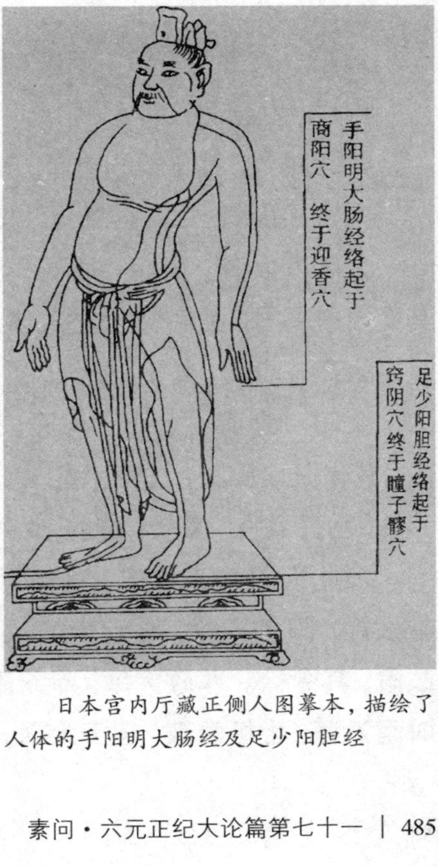

日本宫内厅藏正侧人图摹本，描绘了人体的手阳明大肠经及足少阳胆经

数之可数者，请遂言之。

帝曰：太阳之政奈何？

岐伯曰：辰戌之纪也。

太阳　太角　太阴　壬辰　壬戌　其运风，其化鸣紊启坼，其变振拉摧拔，其病眩掉目瞑。

太角（初正）

少徵　太宫　少商　太羽（终）

太阳　太徵　太阴　戊辰　戊戌　同正徵。其运热，其化暄暑郁燠，其变炎烈沸腾，其病热郁。

太徵　少宫　太商　少羽（终）

少角（初）

太阳　太宫　太阴　甲辰（岁会同天符）

甲戌（岁会同天符）

其运阴雨，其化柔润重泽，其变震惊飘骤，其病湿下重。

太宫　少商　太羽（终）　太角（初）　少徵

太阳　太商　太阴　庚辰　庚戌　其运凉，其化雾露萧飔，其变肃杀凋零，其病燥、背瞀、胸满。

太商　少羽（终）　少角（初）　太徵　少宫

太阳　太羽　太阴　丙辰（天符）　丙戌（天符）。其运寒肃，其化凝惨凓冽，其变冰雪霜雹，其病大寒留于溪谷。

太羽（终）　太角（初）　少徵　太宫　少商

凡此太阳司天之政，气化运行先天，天气肃，地气静，寒临太虚，阳气不令，水土合德，上应辰星镇星。其谷玄黅，其政肃，其令徐。寒政大举，泽无阳焰，则火发待时。少阳中治，时雨乃涯，止极雨散，还于太阴，云朝北极，湿化乃布，泽流万物，寒敷于上，雷动于下，寒湿之气，持于气交。民病寒湿，发肌肉萎，足痿不收，濡泻血溢。

初之气，地气迁，气乃大温。草乃早荣，民乃厉，温病乃作，身热头痛呕吐，肌腠疮疡。二之气，大凉反至，民乃惨，草乃遇寒，火气遂抑，民病气郁中满，寒乃始。三之气，天政布，寒气行，雨乃降。民病寒，反热中，痈疽注下，心热瞀闷，不治者死。四之气，风湿交争，风化为雨。乃长乃化乃成。民病大热，少气，肌肉萎，足痿，注下赤白。五之气，阳复化，草乃长乃化乃成，民乃舒。终之气，地气正，湿令行，阴凝太虚，埃昏郊野，民乃惨凄，寒风以至，反者孕乃死。

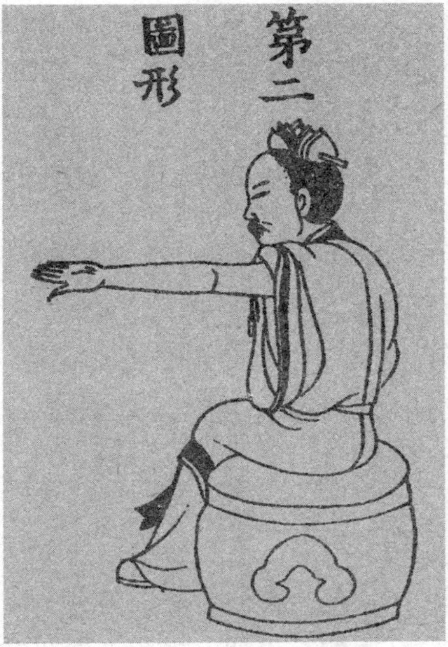

宋代《急备灸法》中骑竹马图中的第二图形。骑竹马灸是我国古代治疗外科痈疽的一种特殊灸法

故岁宜苦以燥之温之，必折其郁气，先资其化源，抑其运气，扶其不胜，无使暴过而生其疾，食岁谷以全其真，避虚邪以安其正。适气同异，多少制之，同寒湿者燥热化，异寒湿者燥湿化，故同者多之，异者少之，用寒远寒，用凉远凉，用温远温，用热远热，食宜同法。有假者反常，反是者病，所谓时也。

帝曰：善。阳明之政奈何？

岐伯曰：卯酉之纪也。

阳明　少角　少阴　清热胜复同，同正商。丁卯岁会。丁酉，其运风清热。

少角（初正）　太徵　少宫　太商　少羽（终）

阳明　少徵　少阴　寒雨胜复同，同正商。癸卯（同岁会）癸酉（同岁会）　其运热寒雨。

少徵　太宫　少商　太羽（终）　太角（初）

阳明　少宫　少阴　风凉胜复同。己卯　己酉　其运雨风凉。

少宫　太商　少羽（终）　少角（初）　太徵

阳明　少商　少阴　热寒胜复同，同正商。乙卯（天符）乙酉（岁会），太一天符。其运凉热寒。

少商　太羽（终）　太角（初）　少徵　太宫

阳明　少羽　少阴　雨风胜复同，同少宫。辛卯□辛酉□其运寒雨风。

少羽（终）　少角（初）　太徵　少宫　太商

凡此阳明司天之政，气化运行后天，天气急，地气明，阳专其令，炎暑大行，物燥以坚，淳风乃治，风燥横运，流于气交，多阳少阴，云趋雨府，湿化乃敷。燥极而泽，其谷白丹，间谷命太者，其耗白甲品羽，金火合德，上应太白荧惑。其政切，其令暴，蛰虫乃见，流水不冰，民病咳嗌塞，寒热发暴，振溧，癃闷，清先而劲，毛虫乃死，热后而暴，介虫乃殃，其发躁，胜复之作，扰而大乱，清热之气，持于气交。

初之气，地气迁，阴始凝，气始肃，水乃冰，寒雨化。其病中热胀，面目浮肿，善眠，鼽衄、嚏、欠、呕，小便黄赤，甚则淋。二之气，阳乃布，民乃舒，物乃生荣。厉大至，民善暴死。

三之气，天政布，凉乃行，燥热交合，燥极而泽，民病寒热。四之气，寒雨降。病暴仆，振栗谵妄，少气，嗌干引饮，及为心痛、痈肿、疮疡、疟寒之疾，骨痿血便。五之气，春令反行，草乃生荣，民气和。终之气，阳气布，候反温，蛰虫来见，流水不冰，民乃康平，其病温。

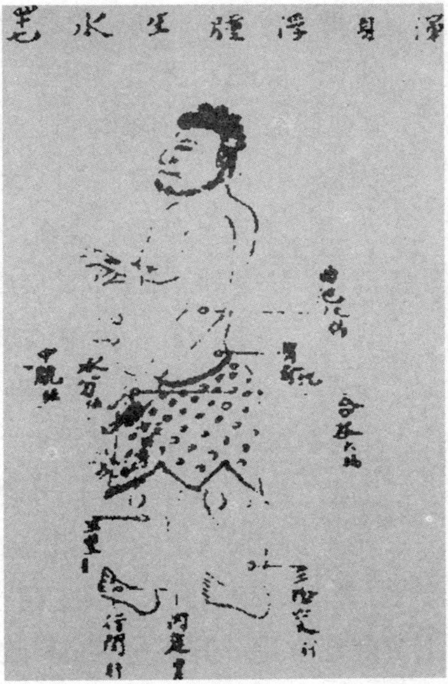

明抄本《针灸集成》针方图中的浑身浮肿取穴图

故食岁谷以安其气，食间谷以去其邪，岁宜以咸以苦以辛，汗之、清之、散之，安其运气，无使受邪，折其郁气，资其化源。以寒热轻重少多其制，同热者多天化，同清者多地化，用凉远凉，用热远热，用寒远寒，用温远温，食宜同法。有假者反之，此其道也。反是者，乱天地之经，扰阴阳之纪也。

帝曰：善。少阳之政奈何？

岐伯曰：寅申之纪也。

少阳　太角　厥阴　壬寅（同天符）　壬申（同天符）其运风鼓，其化鸣紊启坼，其变振拉摧拔，其病掉眩，支胁，惊骇。

太角（初正）　少徵　太宫　少商　太羽（终）

少阳　太徵　厥阴　戊寅天符　戊申（天符）其运暑，其化暄嚣郁燠，其变炎烈沸腾，其病上热郁、血溢、血泄、心痛。

太徵　少宫　太商　少羽（终）　少角（初）

少阳　太宫　厥阴　甲寅　甲申　其运阴雨，其化柔润重泽，其变震惊飘骤，其病体重、胕肿、痞饮。

太宫　少商　太羽（终）　太角（初）　少徵

少阳　太商　厥阴　庚寅　庚申　同正商　其运凉，其化雾露清切，其变肃杀雕零，其病肩背胸中。

太商　少羽（终）　少角（初）　太徵　少宫

少阳　太羽　厥阴　丙寅　丙申　其运寒，其化凝惨凓冽，其变冰雪霜雹，其病寒浮肿。

太羽（终）　太角（初）　少徵　太宫　少商

凡此少阳司天之政，气化运行先天，天气正，地气扰，风乃暴举，木偃沙飞，炎火乃流，阴行阳化，雨乃时应，火木同德，上应荧惑岁星。其谷丹苍，其政严，其令扰。故风热参布，云物沸腾，太阴横流，寒乃时至，凉雨并起。民病寒中，外发疮疡，内为泄满。故圣人遇之，和而不争。往复之作，民病寒热疟泄，聋瞑呕吐，上怫肿色变。

初之气，地气迁，风胜乃摇，寒乃去，候乃大温，草木早荣。寒来不杀，温病乃起，其病气怫于上，血溢目赤，咳逆头痛，血崩、胁满，肤腠中疮。二之气，火反郁，白埃四起，云趋雨府，风不胜湿，雨乃零，民乃康。其病热郁于上，咳逆呕吐，疮发于中，胸嗌不利，头痛身热，昏愦脓疮。三之气，天政布，炎暑至，少阳临上，雨乃涯。民病热中，聋瞑血溢，脓疮咳呕，鼽衄渴嚏欠，喉痹目赤，善暴死。四之气，凉乃至，炎暑间化，白露降，民气和平，其病满身重。五之气，阳乃去，寒乃来，雨乃降，气门乃闭，刚木早雕，民避寒邪，君子周密。终之气，地气正，风乃至，万物反生，霿雾以行。其病关闭不禁，心痛，阳气不藏而咳。

抑其运气，赞所不胜，必折其郁气，先取化源，暴过不生，苛疾不起。故岁宜咸，辛宜酸，渗之泄之，渍之发之，观气寒温，以调其过，同风热者多寒化，异风热者少寒化，用热远热，用温远温，用寒远寒，用凉远凉，食宜同法，此其道也。有假者反之，反是者病之阶也。

帝曰：善。太阴之政奈何？

岐伯曰：丑未之纪也。

太阴　少角　太阳　清热胜复同，同正宫。丁丑　丁未　其运风清热。

少角（初正）　太徵　少宫　太商　少羽（终）

太阴　少徵　太阳　寒雨胜复同。癸丑　癸未　其运热寒雨。

少徵　太宫　少商　太羽（终）　太角（初）

太阴　少宫　太阳　风清胜复同，同正宫。己丑（太一天符），己未（太一天符）　其运雨风清。

少宫　太商　少羽（终）　少角（初）　太徵

太阴　少商　太阳　热寒胜复同。乙丑　乙未　其运凉热寒。

少商　太羽（终）　太角（初）　少徵　太宫

太阴　少羽　太阳　雨风胜复同，同正宫。辛丑（同岁会）辛未（同岁会）　其运寒雨风。

少羽（终）　少角（初）　太徵　少宫　太商

凡此太阴司天之政，气化运行后天，阴专其政，阳气退辟，大风时起，天气下降，地气上腾，原野昏霿，白埃四起，云奔南极，寒雨数至，物成于差夏。民病寒湿，腹满身䐜愤，胕肿，痞逆寒厥拘急。湿寒合德，黄黑埃昏，流行气交，上应镇星、辰星。其政肃，其令寂，其谷黅玄。故阴凝于上，寒积于下，寒水胜火，则为冰雹，阳光不治，杀气乃行。故有余宜高，不及宜下，有余宜晚，不及宜早，土之利，气之化也，民气亦从之，间谷命其太也。

初之气，地气迁，寒乃去，春气正，风乃来，生布万物以荣，民气条舒，风湿相薄，雨乃后。民病血溢，筋络拘强，关节不利，身重筋痿。二之气，大火正，物承化，民乃和，其病温厉大行，远近咸若，湿蒸相薄，雨乃时降。三之气，天政布，湿气降，地气腾，雨乃时降，寒乃随之。感于寒湿，则民病身重胕肿，胸腹满。四之气，畏火临，溽蒸化，地气腾，天气否隔，寒风晓暮，蒸热相薄，草木凝烟，湿化不流，则白露阴布，以成秋令。民病腠理热，血暴溢、疟，心腹满热，胪胀，甚则胕肿。五之气，惨令已行，寒露下，霜乃早降，草木黄落，寒气及体，君子周密，民病皮腠。终之气，寒大举，湿大化，霜乃积，阴乃

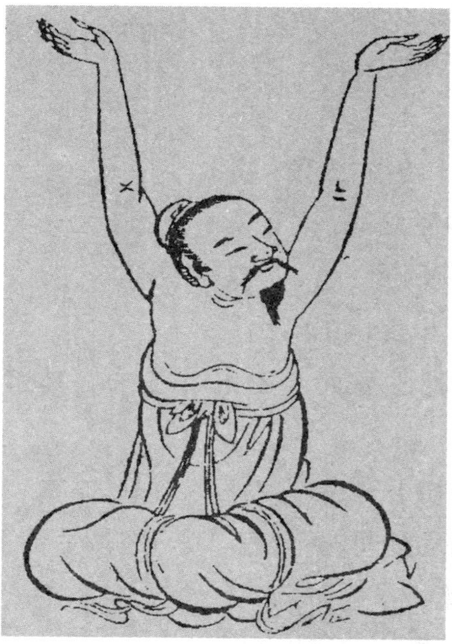

明代高濂《遵生八笺》陈希夷导引坐功图中的寒露九月节坐功图

凝，水坚冰，阳光不治。感于寒，则病人关节禁固，腰脽痛，寒湿推于气交而为疾也。

必折其郁气，而取化源，益其岁气，无使邪胜，食岁谷以全其真，食间谷以保其精。故岁宜以苦燥之温之，甚者发之泄之。不发不泄，则湿气外溢，肉溃皮拆而水血交流。必赞其阳火，令御甚寒，从气异同，少多其制也，同寒者以热化，同湿者以燥化，异者少之，同者多之，用凉远凉，用寒远寒，用温远温，用热远热，食宜同法。假者反之，此其道也，反是者病也。

帝曰：善。少阴之政奈何？

岐伯曰：子午之纪也。

少阴　太角　阳明　壬子　壬午　其运风鼓，其化鸣紊启坼，其变振拉摧拔，其病支满。

太角（初正）　少徵　太宫　少商　太羽（终）

少阴　太徵　阳明　戊子（天符）　戊午（太一天符）　其运炎暑，其化暄曜郁燠，其变炎烈沸腾，其病上热血溢。

太徵　少宫　太商　少羽（终）　少角（初）

少阴　太宫　阳明　甲子　甲午　其运阴雨，其化柔润重泽，其变震惊飘骤，其病中满身重。

太宫　少商　太羽（终）　太角（初）　少徵

少阴　太商　阳明　庚子（同天符）　庚午（同天符）　同正商　其运凉劲，其化雾露萧飕，其变肃杀雕零，其病下清。

太商　少羽（终）　少角（初）　太徵　少宫

少阴　太羽　阳明　丙子（岁会）　丙午　其运寒，其化凝惨溧冽，其变冰雪霜雹，其病寒下。

太羽（终）　太角（初）　少徵　太宫　少商

凡此少阴司天之政，气化运行先天，地气肃，天气明，寒交暑，热加燥，云驰雨府，湿化乃行，时雨乃降，金火合德，上应荧惑太白。其政明，其令切，其谷丹白。水火寒热持于气交而为病始也，热病生于上，清病生于下，寒热凌犯而争于中，民病咳喘，血溢血泄鼽嚏，目赤眦疡，寒厥入胃，心痛、腰痛、腹大、嗌干肿上。

初之气，地气迁，暑将去，寒乃始，蛰复藏，水乃冰，霜复降，风乃冽，阳气郁，民反周密，关节禁固，腰脽痛，炎暑将起，中外疮疡。二之气，阳气布，风乃行，春气以正，万物应荣，寒气时至，民乃和。其病淋，目瞑，目赤，气郁于上而热。三之气，天政布，大火行，庶类蕃鲜，寒气时至。民病气厥心痛，寒热更作，咳喘目赤。四之气，溽暑至，大雨时行，寒热互至。民病寒热，嗌干黄瘅，鼽衄，饮发。五之气，畏火临，暑反至，阳乃化，万物乃生乃长荣，民乃康，其病温。终之气，燥令行，余火内格，肿于上，咳喘，甚则血溢。寒气数举，则霿雾翳，病生皮腠，内舍于胁，下连少腹而作寒中，地将易也。必抑其运气，资其岁胜，折其郁发，先取化源，

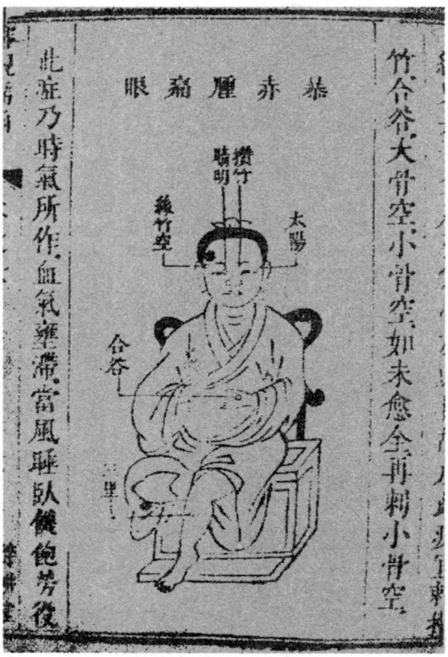

明代傅仁宇《审视瑶函》眼科针方图中的暴赤肿痛眼取穴图，为清·康熙六年刊本

无使暴过而生其病也。食岁谷以全真气，食间谷以辟虚邪。岁宜咸以耎之，而调其上，甚则以苦发之，以酸收之，而安其下。甚则以苦泄之。

适气同异而多少之，同天气者以寒清化，同地气者以温热化，用热远热，用凉远凉，用温远温，用寒远寒，食宜同法。有假则反，此其道也，反是者病作矣。

帝曰：善。厥阴之政奈何？

岐伯曰：巳亥之纪也。

厥阴　少角　少阳　清热胜复同，同正角。丁巳（天符）丁亥（天符）其运风清热。

少角（初正）太徵　少宫　太商　少羽（终）

厥阴　少徵　少阳　寒雨胜复同。癸巳（同岁会）癸亥（同岁会）其运热寒雨。

少徵　太宫　少商　太羽（终）太角（初）

厥阴　少宫　少阳　风清胜复同，同正角。己巳　己亥　其运雨风清。

少宫　太商　少羽（终）少角（初）太徵

厥阴　少商　少阳　热寒胜复同，同正角。乙巳　乙亥　其运凉热寒。

少商　太羽（终）太角（初）少徵　太宫

厥阴　少羽　少阳　雨风胜复同。辛巳　辛亥　其运寒雨风。

少羽（终）少角（初）太徵　少宫　太商

凡此厥阴司天之政，气化运行后天，诸同正岁，气化运行同天，天气扰，地气正，风生高远，炎热从之，云趋雨府，湿化乃行，风火同德，上应岁星荧惑。其政挠，其令速，其谷苍丹，间谷言太者，其耗文角品羽。风燥火热，胜复更作，蛰虫来见，流水不冰，热病行于下，风病行于上，风燥胜复形于中。

初之气，寒始肃，杀气方至，民病寒于右之下。二之气，寒不去，华雪水冰，杀气施化，霜乃降，名草上焦，寒雨数至，阳复化，民病热于中。三之气，天政布，风乃时举，民病泣出，耳鸣掉眩。四之气，溽暑湿热相薄，争于左之上，民病黄瘅而为胕肿。五之气，燥湿更胜，沉阴乃布，寒气及体，风雨乃行。终之气，畏火司令，阳乃大化，蛰虫出见，流水不冰，地气大发，草乃生，人乃舒，其病温厉。

必折其郁气，资其化源，赞其运气，无使邪胜。岁宜以辛调上，以咸调下，畏火之气，无妄犯之。用温远温，用热远热，用凉远凉，用寒远寒，食宜同法。有假反常，此之道也，反是者病。

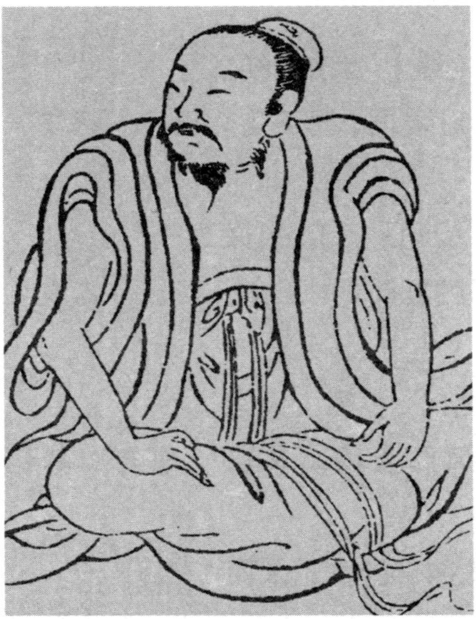

明代高濂《遵生八笺》陈希夷导引坐功图中的白露八月节坐功图

帝曰：善。夫子之言可谓悉矣，然何以明其应乎？

岐伯曰：昭乎哉问也！夫六气者，行有次，止有位，故常以正月朔日平旦视之，睹其位而知其所在矣。运有余，其至先；运不及，其至后，此天之道，气之常也。

运非有余非不足，是谓正岁，其至当其时也。

帝曰：胜复之气，其常在也，灾眚时至，候也奈何？

岐伯曰：非气化者，是谓灾也。

帝曰：天地之数，终始奈何？

岐伯曰：悉乎哉问也！是明道也。数之始，起于上而终于下，岁半之前，天气主之，岁半之后，地气主之，上下交互，气交主之，岁纪毕矣。故曰位明，气月可知乎，所谓气也。

帝曰：余司其事，则而行之，不合其数何也？

岐伯曰：气用有多少，化洽有盛衰，衰盛多少，同其化也。

帝曰：愿闻同化何如？

岐伯曰：风温春化同，热曛昏火夏化同，胜与复同，燥清烟露秋化同，云雨昏暝埃长夏化同，寒气霜雪冰冬化同，此天地五运六气之化，更用盛衰之常也。

帝曰：五运行同天化者，命曰天符，余知之矣。愿闻同地化者，何谓也？

岐伯曰：太过而同天化者三，不及而同天化者亦三，太过而同地化者三，不及而同地化者亦三，此凡二十四岁也。

帝曰：愿闻其所谓也。

岐伯曰：甲辰甲戌太宫下加太阴，壬寅壬申太角下加厥阴，庚子庚午太商下加阳明，如是者三。癸巳癸亥

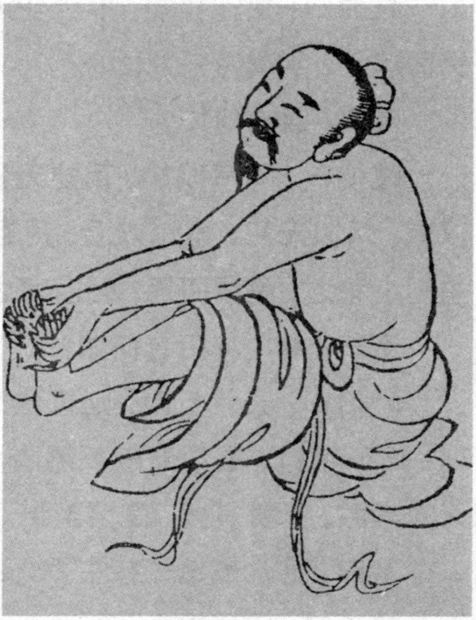

明代高濂《遵生八笺》陈希夷导引坐功图中的霜降九月中坐功图

少徵下加少阳，辛丑辛未少羽下加太阳，癸卯癸酉少徵下加少阴，如是者三。戊子戊午太徵上临少阴，戊寅戊申太徵上临少阳，丙辰丙戌太羽上临太阳，如是者三。丁巳丁亥少角上临厥阴，乙卯乙酉少商上临阳明，己丑己未少宫上临太阴，如是者三。除此二十四岁，则不加不临也。

帝曰：加者何谓？

岐伯曰：太过而加同天符，不及而加同岁会也。

帝曰：临者何谓？

岐伯曰：太过不及，皆曰天符，而变行有多少，病形有微甚，生死有早晏耳。

帝曰：夫子言用寒远寒，用热远热。余未知其然也，愿闻何谓远？

岐伯曰：热无犯热，寒无犯寒，从者和，逆者病，不可不敬畏而远之，所谓时兴六位也。

帝曰：温凉何如？

岐伯曰：司气以热，用热无犯，司气以寒，用寒无犯，司气以凉，用凉无犯，司气以温，用温无犯，间气同其主无犯，异其主则小犯之，是谓四畏，必谨察之。

帝曰：善！其犯者何如？

岐伯曰：天气反时，则可依时，及胜其主，则可犯，以平为期，而不可过，是谓邪气反胜者。故曰：无失天信，无逆气宜，无翼其胜，无赞其复，是谓至治。

帝曰：善。五运气行主岁之纪，其有常数乎？

岐伯曰：臣请次之。

甲子　甲午岁

上少阴火，中太宫土运，下阳明金，热化二，雨化五，燥化四，所谓正化日也。其化上咸寒，中苦热，下酸热，所谓药食宜也。

乙丑　乙未岁

上太阴土，中少商金运，下太阳水，热化寒化胜复同，所谓邪气化日也。灾七宫。湿化五，清化四，寒化六，所谓正化日也。其化上苦热，中酸和，下甘热，所谓药食宜也。

丙寅　丙申岁

上少阳相火，中太羽水运，下厥阴木，火化二，寒化六，风化三，所谓正化日也。其化上咸寒，中咸温，下辛凉，所谓药食宜也。

丁卯（岁会）　丁酉岁

上阳明金，中少角木运，下少阴火，清化热化胜复同，所谓邪气化日也。灾三宫。燥化九，风化三，热化七，所谓正化日也。其化上苦小温，中辛和，下咸寒，所谓药食宜也。

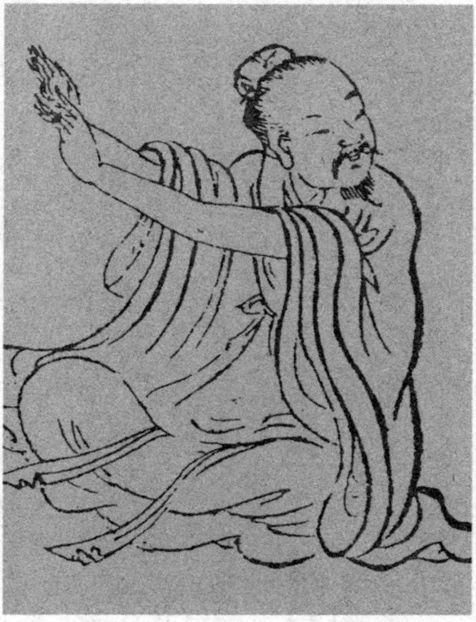

明代高濂《遵生八笺》陈希夷导引坐功图中的立冬十月节坐功图

戊辰　戊戌岁

上太阳水，中太徵火运，下太阴土，寒化六，热化七，湿化五，所谓正化日也。其化上苦温，中甘和，下甘温，所谓药食宜也。

己巳　己亥岁

上厥阴木，中少宫土运，下少阳相火，风化清化胜复同，所谓邪气化日也。灾五宫。风化三，湿化五，火化七，所谓正化日也。其化上辛凉，中甘和，下咸寒，所谓药食宜也。

庚午（同天符）　庚子岁（同天符）

上少阴火，中太商金运，下阳明金，热化七，清化九，燥化九，所谓正化日也。其化上咸寒，中辛温，下酸温，所谓药食宜也。

辛未（同岁会）　辛丑岁（同岁会）

上太阴土，中少羽水运，下太阳水，雨化风化胜复同，所谓邪气化日也。灾一宫。雨化五，寒化一，所谓正化日也。其化上苦热，中苦和，下苦热，所谓药食宜也。

壬申（同天符）　壬寅岁（同天符）

上少阳相火，中太角木运，下厥阴木，火化二，风化八，所谓正化日也。其化上咸寒，中酸和，下辛凉，所谓药食宜也。

癸酉（同岁会）　癸卯岁（同岁会）

上阳明金，中少徵火运，下少阴火，寒化雨化胜复同，所谓邪气化日也。灾九宫。燥化九，热化二，所谓正化日也。其化上苦小温，中咸温，下咸寒，所谓药食宜也。

甲戌（岁会同天符）　甲辰岁（岁会同天符）

上太阳水，中太宫土运，下太阴土。寒化六，湿化五，正化日也。其化上苦热，中苦温，下苦温，药食宜也。

乙亥　乙巳岁

上厥阴木，中少商金运，下少阳相火，热化寒化胜复同，邪气化日也。灾七宫。风化八，清化四，火化二，正化度也。其化上辛凉，中酸和，下咸寒，药食宜也。

丙子（岁会） 丙午岁

上少阴火，中太羽水运，下阳明金，热化二，寒化六，清化四，正化度也。其化上咸寒，中咸温，下酸温，药食宜也。

丁丑　丁未岁

上太阴土，中少角木运，下太阳水，清化热化胜复同，邪气化度也。灾三宫。雨化五，风化三，寒化一，正化度也。其化上苦温，中辛和，下甘热，药食宜也。

戊寅（天符） 戊申（天符）

上少阳相火，中太徵火运，下厥阴木，火化七，风化三，正化度也。其化上咸寒，中甘和，下辛凉，药食宜也。

己卯　己酉岁

上阳明金，中少宫土运，下少阴火，风化清化胜复同，邪气化度也。灾五宫。清化九，雨化五，热化七，正化度也。其化上苦小温，中甘和，下咸寒，药食宜也。

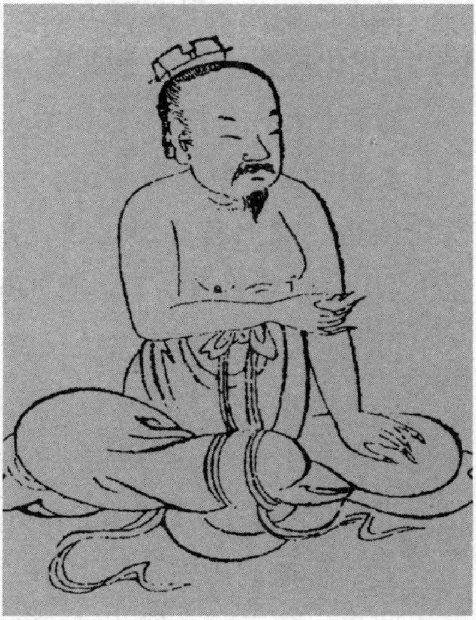

明代高濂《遵生八笺》陈希夷导引坐功图中的小雪十月中坐功图

庚辰　庚戌岁

上太阳水，中太商金运，下太阴土，寒化一，清化九，雨化五，正化度也。其化上苦热，中辛温，下甘热，药食宜也。

辛巳　辛亥岁

上厥阴木，中少羽水运，下少阳相火，雨化风化胜复同，邪气化度也。灾一宫。风化三，寒化一，火化七，正化度也。其化上辛凉，中苦和，下咸寒，药食宜也。

壬午　壬子岁

上少阴火，中太角木运，下阳明金，热化二，风化八，清化四，正化度也。其化上咸寒，中酸和，下酸温，药食宜也。

癸未　癸丑岁

上太阴土，中少徵火运，下太阳水，寒化雨化胜复同，邪气化度也。灾九宫。雨化五，火化二，寒化一，正化度也。其化上苦温，中咸温，下甘热，药食宜也。

甲申　甲寅岁

上少阳相火，中太宫土运，下厥阴木，火化二，雨化五，风化八，正化度也。其化上咸寒，中咸和，下辛凉，药食宜也。

乙酉（太一天符）　乙卯岁（天符）

上阳明金，中少商金运，下少阴火，热化寒化胜复同。邪气化度也。灾七宫。燥化四，清化四，热化二，正化度也。其化上苦小温，中酸和，下咸寒，药食宜也。

丙戌（天符）　丙辰岁（天符）

上太阳水，中太羽水运，下太阴土，寒化六，雨化五，正化度也。其化上苦热，中咸温，下甘热，药食宜也。

丁亥（天符）　丁巳岁（天符）

上厥阴木，中少角木运，下少阳相火，清化热化胜复同，邪气化度也。灾三宫。风化三，火化七，正化度也。其化上辛凉，中辛和，下咸寒，药食宜也。

戊子（天符） 戊午岁（太一天符）

上少阴火，中太徵火运，下阳明金，热化七，清化九，正化度也。其化上咸寒，中甘和，下酸温，药食宜也。

己丑（太一天符） 己未岁（太一天符）

上太阴土，中少宫土运，下太阳水，风化清化胜复同，邪气化度也。灾五宫，雨化五，寒化一，正化度也。其化上苦热，中甘和，下甘热，药食宜也。

庚寅 庚申岁

上少阳相火，中太商金运，下厥阴木，火化七，清化九，风化三，正化度也。其化上咸寒，中辛温，下辛凉，药食宜也。

辛卯 辛酉岁

上阳明金，中少羽水运，下少阴火，雨化风化胜复同，邪气化度也。灾一宫，清化九，寒化一，热化七，正化度也。其化上苦小温，中苦和，下咸寒，药食宜也。

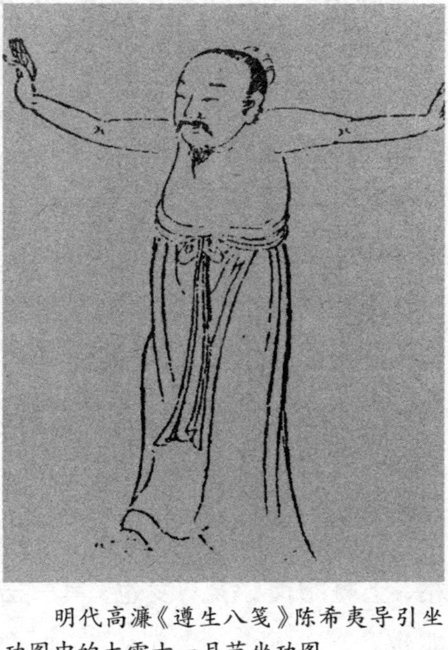

明代高濂《遵生八笺》陈希夷导引坐功图中的大雪十一月节坐功图

壬辰 壬戌岁

上太阳水，中太角木运，下太阴土，寒化六，风化八，雨化五，正化度也。其化上苦温，中酸和，下甘温，药食宜也。

癸巳（同岁会） 癸亥（同岁会）

上厥阴木，中少徵火

运，下少阳相火，寒化雨化胜复同，邪气化度也。灾九宫。风化八，火化二，正化度也。其化上辛凉，中咸温，下咸寒，药食宜也。

凡此定期之纪，胜复正化，皆有常数，不可不察。故知其要者，一言而终，不知其要，流散无穷，此之谓也。

帝曰：善。五运之气，亦复岁乎？

岐伯曰：郁极乃发，待时而作也。

帝曰：请问其所谓也？

岐伯曰：五常之气，太过不及，其发异也。

帝曰：愿卒闻之。

岐伯曰：太过者暴，不及者徐，暴者为病甚，徐者为病持。

帝曰：太过不及，其数何如？

岐伯曰：太过者其数成，不及者其数生，土常以生也。

帝曰：其发也何如？

岐伯曰：土郁之发，岩谷震惊，雷殷气交，埃昏黄黑，化为白气，飘骤高深，击石飞空，洪水乃从，川流漫衍，田牧土驹。化气乃敷，善为时雨，始生始长，始化始成。故民病心腹胀，肠鸣而为数后，甚则心痛胁䐜，呕吐霍乱，饮发注下，胕肿身重。云奔雨府，霞拥朝阳，山泽埃昏，其乃发也，以其四气。云横天山，浮游，生灭，怫之先兆也。

金郁之发，天洁地明，风清气切，大凉乃举，草树浮烟，燥气以行，霿雾数起，杀气来至，草木苍干，金乃有声。故民病咳逆，心胁满引少腹，善暴痛，不可反侧，嗌干面尘色恶。山泽焦枯，土凝霜卤，怫乃发也，其气五。夜零白露，林莽声凄，怫之兆也。

水郁之发，阳气乃辟，阴气暴举，大寒乃至，川泽严凝，寒氛结为霜雪，甚则黄黑昏翳，流行气交，乃为霜杀，水乃见祥。故民病寒客心痛，腰脽痛，大关节不利，屈伸不便，善厥逆，痞坚腹满。阳光不治，空积沉阴，白埃昏暝，而乃发也，其气二火前后。太虚深玄，气犹麻散，微见而隐，色黑微黄，怫之先兆也。

木郁之发，太虚埃昏，云物以扰，大风乃至，屋发折木，木有变。故民病胃脘当心而痛，上支两胁，鬲咽不通，食饮不下，甚则耳鸣眩转，目不识人，善暴僵仆。

太虚苍埃，天山一色，或气浊色，黄黑郁若，横云不起雨，而乃发也，其气无常。长川草偃，柔叶呈阴，松吟高山，虎啸岩岫，怫之先兆也。

火郁之发，太虚曛翳，大明不彰，炎火行，大暑至，山泽燔燎，材木流津，广厦腾烟，土浮霜卤，止水乃减，蔓草焦黄，风行惑言，湿化乃后。故民病少气，疮疡痈肿，胁腹胸背，面首四支，䐜愤胪胀，疡痱，呕逆，瘛疭骨痛，节乃有动，注下温疟，腹中暴痛，血溢流注，精液乃少，目赤心热，甚则瞀闷懊侬，善暴死。刻终大温，汗濡玄府，其乃发也，其气四。动复则静，阳极反阴，湿令乃化乃成。华发水凝，山川冰雪，焰阳午泽，怫之先兆也。

有怫之应而后报也，皆观其极而乃发也，木发无时，水随火也。谨候其时，病可与期，失时反岁，五气不行，生化收藏，政无恒也。

帝曰：水发而雹雪，土发而飘骤，木发而毁折，金发而清明，火发而曛昧，何气使然？

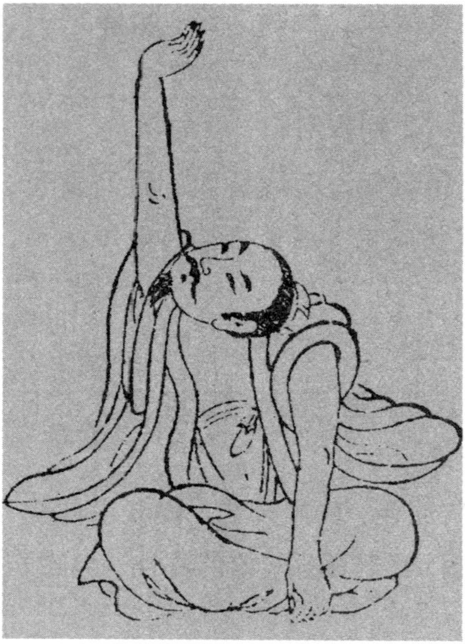

明代高濂《遵生八笺》陈希夷导引坐功图中的小寒十二月节坐功图

岐伯曰：气有多少，发有微甚，微者当其气，甚者兼其下，征其下气而见可知也。

帝曰：善。五气之发，不当位者何也？

岐伯曰：命其差。

帝曰：差有数乎？

岐伯曰：后皆三十度而有奇也。

帝曰：气至而先后者何？

岐伯曰：运太过则其至先，运不及则其至后，此候之常也。

帝曰：当时而至者何也？

岐伯曰：非太过，非不及，则至当时，非是者眚也。

帝曰：善。气有非时而化者何也？

岐伯曰：太过者，当其时，不及者归其己胜也。

帝曰：四时之气，至有早晏高下左右，其候何如？

岐伯曰：行有逆顺，至有迟速，故太过者化先天，不及者化后天。

帝曰：愿闻其行，何谓也？

岐伯曰：春气西行，夏气北行，秋气东行，冬气南行。故春气始于下，秋气始于上，夏气始于中，冬气始于标。春气始于左，秋气始于右，冬气始于后，夏气始于前。此四时正化之常。

故至高之地，冬气常在，至下之地，春气常在，必谨察之。

帝曰：善。

黄帝问曰：五运六气之应见，六化之正，六变之纪何如？

岐伯对曰：夫六气正纪，有化有变，有胜有复，有用有病，不同其候，帝欲何乎？

帝曰：愿尽闻之。

岐伯曰：请遂言之。夫气之所至也，厥阴所至为和平，少阴所至为暄，太阴所至为埃溽，少阳所至为炎暑，阳明所至为清劲，太阳所至为寒氛。时化之常也。

厥阴所至为风府，为璺启；少阴所至为火府，为舒荣，太阴所至为雨府，为员盈；少阳所至为热府，为行出；阳明所至为司杀府，为庚苍；太阳所至为寒府，为归藏。司化之常也。

厥阴所至为生，为风摇，少阴所至为荣，为形见，太阴所至为化，为云雨；少阳所至为长，为蕃鲜；阳明所至为收，为雾露；太阳所至为藏，为周密。气化之常也。

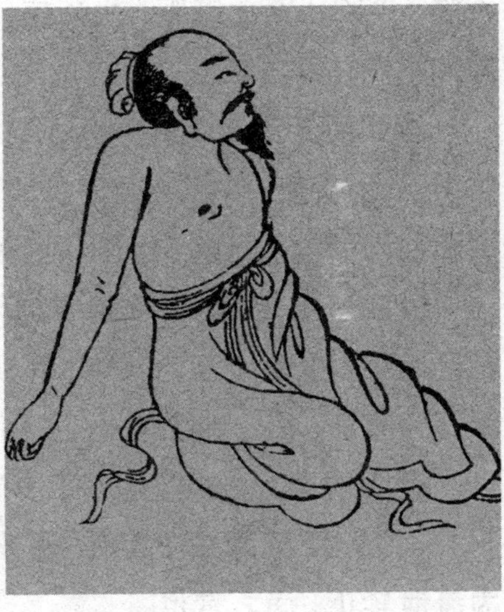

明代高濂《遵生八笺》陈希夷导引坐功图中的大寒十二月中坐功图

厥阴所至为风生，终为肃；少阴所至为热生，中为寒；太阴所至为湿生，终为注雨；少阳所至为火生，终为蒸溽；阳明所至为燥生，终为凉；太阳所至为寒生，中为温。德化之常也。

厥阴所至为毛化，少

阴所至为羽化，太阴所至为倮化，少阳所至为羽化，阳明所致为介化，太阳所至为鳞化，德化之常也。

厥阴所至为生化，少阴所至为荣化，太阴所至为濡化，少阳所至为茂化，阳明所至为坚化，太阳所至为藏化，布政之常也。

厥阴所至为飘怒大凉，少阴所至为大暄寒，太阴所至为雷霆骤注烈风，少阳所至为飘风燔燎霜凝，阳明所至为散落温，太阳所至为寒雪冰雹白埃，气变之常也。

厥阴所至为挠动，为迎随；少阴所至为高明焰，为曛；太阴所至为沉阴，为白埃，为晦暝；少阳所至为光显，为彤云，为曛；阳明所至为烟埃，为霜，为劲切，为悽鸣；太阳所至为刚固，为坚芒，为立。令行之常也。

厥阴所至为里急，少阴所至为疡胗身热，太阴所至为积饮否隔，少阳所至为嚏呕，为疮疡，阳明所至为浮虚，太阳所至为屈伸不利，病之常也。

厥阴所至为支痛，少阴所至为惊惑，恶寒，战慄，谵妄；太阴所至为稸满；少阳所至为惊躁、瞀昧、暴病；阳明所至为鼽，尻阴股膝髀腨䯒足病；太阳所至为腰痛，病之常也。

厥阴所至为緛戾，少阴所至为悲妄衄衊，太阴所至为中满、霍乱吐下，少阳所至为喉痹、耳鸣、呕涌，阳明所至皴揭，太阳所至为寝汗、痉。病之常也。

厥阴所至为胁痛、呕泄，少阴所至为语笑，太阴所至为重胕肿，少阳所至为暴注瞤瘛、暴死，阳明所至为鼽嚏，太阳所至为流泄禁止，病之常也。

凡此十二变者，报德以德，报化以化，报政以政，报令以令，气高则高，气下则下，气后则后，气前则前，气中则中，气外则外，位之常也。故风胜则动，热胜则肿，燥胜则干，寒胜则浮，湿胜则濡泄，甚则水闭胕肿，随气所在，以言其变耳。

帝曰：愿闻其用也。

岐伯曰：夫六气之用，各归不胜而为化，故太阴雨化，施于太阳；太阳寒化，施于少阴；少阴热化，施于阳明；阳明燥化，施于厥阴；厥阴风化，施于太阴。各命其所在以征之也。

帝曰：自得其位何如？

岐伯曰：自得其位，常化也。

帝曰：愿闻所在也。

岐伯曰：命其位而方月可知也。

帝曰：六位之气盈虚何如？

岐伯曰：太少异也，太者之至徐而常，少者暴而亡。

帝曰：天地之气，盈虚何如？

岐伯曰：天气不足，地气随之，地气不足，天气从之，运居其中而常先也。恶所不胜，归所同和，随运归从，而生其病也。故上胜则天气降而下，下胜则地气迁而上，多少而差其分，微者小差，甚者大差，甚则位易，

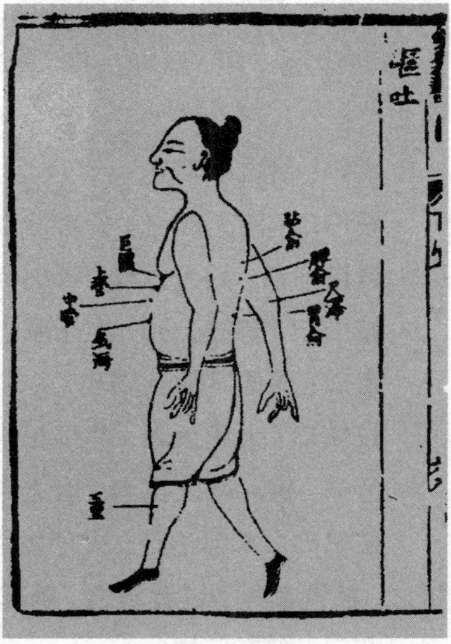

明万历刊本《杨敬斋针灸全书》针灸方图中的呕吐取穴图

气交易，则大变生而病作矣。《大要》曰：甚纪五分，微纪七分，其差可见。此之谓也。

帝曰：善。论言热无犯热，寒无犯寒。余欲不远寒，不远热奈何？

岐伯曰：悉乎哉问也！发表不远热，攻里不远寒。

帝曰：不发不攻，而犯寒犯热何如？

岐伯曰：寒热内贼，其病益甚。

帝曰：愿闻无病者何如？

岐伯曰：无者生之，有者甚之。

帝曰：生者何如？

岐伯曰：不远热则热至，不远寒则寒至，寒至则坚否腹满，痛急下利之病生矣，热至则身热，吐下霍乱，痈疽疮疡，瞀郁注下，瞤瘛肿胀，呕，鼽衄头痛，骨节变，肉痛，血溢血泄，淋閟之病生矣。

帝曰：治之奈何？

岐伯曰：时必顺之，犯者治以胜也。

黄帝问曰：妇人重身，毒之何如？

岐伯曰：有故无殒，亦无殒也。

帝曰：愿闻其故何谓也？

岐伯曰：大积大聚，其可犯也，衰其大半而止，过者死。

帝曰：善。郁之甚者，治之奈何？

岐伯曰：木郁达之，火郁发之，土郁夺之，金郁泄之，水郁折之，然调其气，过者折之，以其畏也，所谓泻之。

帝曰：假者何如？

岐伯曰：有假其气，则无禁也，所谓主气不足，客气胜也。

帝曰：至哉圣人之道！天地大化，运行之节，临御之纪，阴阳之政，寒暑之令，非夫子孰能通之！请藏之灵兰之室，署曰《六元正纪》，非斋戒不敢示，慎传也。

【译文】

黄帝问：六气生化的正常与异常，胜气、复气淫盛致病，以及疾病的治疗，甘苦辛咸酸淡诸气味化生的先后，我已经熟知。但五运主岁的气化，或顺从司天之气，或违逆司天之气，或顺从司天之气而违逆在泉之气，或顺从在泉之气而违逆司天之气，或与岁运司天相制，或与岁运之气相生，这些道理我还不清楚。想掌握司天之气变化的原则，了解在泉之气变化的道理，协调岁运，使上下相应，不致破坏正常的秩序，天地的升降，不丧失规律，五运之气的布行，不违反时令，根据运气的顺逆而调之以五味，什么是顺从和违逆？

岐伯再次跪拜说：您的提问太高明了！这是宇宙的总纲，万物变化的本源，若不是圣明之帝，谁能穷究这些至精至重的理论呢？虽然我对这个问题知道得不多，但我愿意讲述其中的道理，使其永不灭绝，长久流传下去。

黄帝说：希望您能把这些道理进一步推演，使之条理清楚，根据干支的属类和一般的顺序来分析六气运行的主客气之间的主宰、从属关系，分别五气运行的位置，阐述司天岁运所述的气与数，以及正化邪化的变化情况等，您能进一步讲解吗？

岐伯说：首先确立纪年的干支，才能明白主岁之气与金木水火土五运的值年之数，以及寒暑燥湿风火六气司天在泉的气化，这样就可以发现自然界的变化规律，调和人们的气机，认识阴阳胜负的道理。这是气运之数可以计算的，请让我讲给您听。

黄帝问：太阳寒水司天的情况如何？

岐伯说：每逢辰年、戌年都是太阳司天，运气情况如下：

壬辰、壬戌年，太阳寒水司天，寒水用事，太阴湿土在。丁壬年属木运，壬为阳年，所以运为太角。运之气为风，正常气化为风声紊乱，物体裂纹，反常变化为狂风大作，摧毁折损拔倒树木，人们多头晕目眩，视物不清。

客运五步为：初运太角，二运少徵，三运太宫，四运少商，终运太羽。主运与客运相同，始自太角，终于太羽。

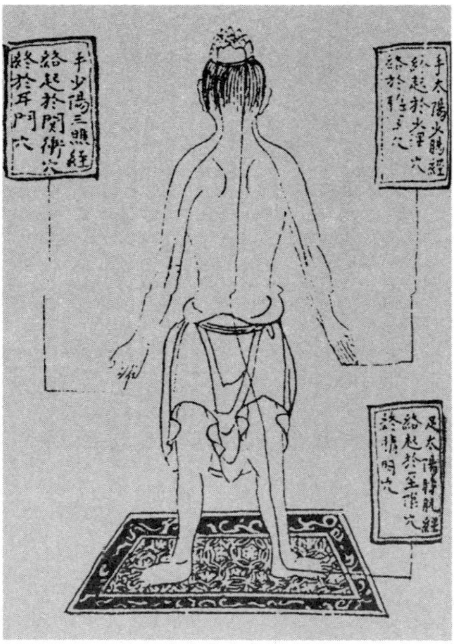

明抄本《普济方》中的铜人伏图，图中标注了人体的经脉及穴位

戊辰、戊戌年，太阳寒水司天，太阴湿土在泉，戊癸年属火运，戊为阳年，所以运为太徵。火运主热，其正常气化为温暑熏蒸，反常变化为火炎蒸腾，人们多病热邪郁积阻滞。

客运五步为：初运太徵，二运少宫，三运太商，四运少羽，终运太角。主运五步为：初运少角，二运太徵，三运少宫，四运太商，终运少羽。

甲辰、甲戌年，既是岁

会，又是同天符，太阳司天，寒水用事，太阴湿土在泉。

甲巳年属土运，甲为阳年，所以运为太宫。土运之气为阴雨，正常气化为柔软厚重润泽，反常变化为风飘雨骤震撼惊骇，人们多湿邪下重。

客运五步是：初运太宫，二运少商，三运太羽，四运少角，终运太徵。主运五步为：初运太角，二运少徵，三运太宫，四运少商，终运太羽。

庚辰、庚戌年，太阳司天，寒水用事，太阴湿土在泉。己庚年属金运，庚为阳年，所以运为太商。金运气凉，正常气化为雾露凉风，反常变化为肃杀凋零，人们多干燥少津，胸满背胀。

客运五步为：初运太商，二运少羽，三运太角，四运少徵，终运太宫。主运五步是：初运少角，二运太徵，三运少宫，四运太商，终运少羽。

丙辰、丙戌年，均为天符，太阳司天，寒水用事，太阴湿土在泉。

丙辛属水运，丙为阳年，所以运为太羽。水气寒冰肃杀，正常气化为寒风凛冽，凝敛凄惨，反常变化为冰雪霜雹，人们多寒邪留滞于筋肉关节空隙处。

客运五步是：初运太羽，二运少角，三运太徵，四运少宫，终运太商。主运五步为，初运太角，二运少徵，三运太宫，四运少商，终运太羽。

凡是辰年、戌年，太阳司天施政，其气太过，先天时而到来。太阳寒水司天，天之气肃厉，太阴湿土在泉，地之气沉静，阳气不能施令，寒水之气加临于天空，水土二气结合，以为功德，上应水星、土星。谷类应于黑色黄色，其司天之政严肃，在泉之令徐缓。寒水大起，阳气不得伸展，所以湖泊中不见阳热之气升腾，火气要在其所应的时令，才能舒展。三之气居中的为少阳，因为火气亢盛，应时雨水时降，四之气，在泉用事，雨水止极而云散，气回复到太阴主令之时，云层会聚于北极，敷布湿气，润泽万物，寒气布于高空，少阴雷火动于下，寒湿之气持续于气交之中。人们容易患上寒湿病，肌肉萎缩，两足痿软不收，大便泻泄，血液溢出等病症。

初之气，厥阴风木为主气，少阳相火为客气，上年在泉之气迁移退位，气候温暖，草木较早的繁荣，人们容易患上疫病，发为温热病，出现身热、头痛、呕吐、肌肤疮疡等病。二之气，少阴君火为主气，阳明燥金为客气，气候寒凉，阳气不得舒展，人们心怀凄惨，草木受寒不易生长，火气受到抑制，人们易感到气郁不舒、腹中胀满等病，太阳寒气发生。三之气，主气为少阳相火，客气为太阳寒水，司天之气行使权力，寒气昌盛，雨水降临。人们易患外寒内热、痈疽、下利如注、心热烦闷等，热邪郁积在内，会损耗心神，若不迅速治疗，就会死亡。四之气，主气为太阴湿土为，客气为厥阴风木，风湿交争于气交，湿得风气就化为雨，万物得以成长、生化、成熟，人们容易患上大热少气、肌肉萎弱、两足痿软、下利赤白等病。五之气，阳明燥金为主气，少阴君火为客气，阳气重新生化，草木得以生长、发育、成熟，人们舒适无病。终之气，太阳寒水为主气，太阴湿土为客气，在泉之气得其政令，湿气流行，寒气凝聚太空，尘埃弥漫，笼罩四野，人们感到哀伤，寒风骤至，土气不胜，脾脏得不到滋养，孕妇易受损而死亡。

所以在太阳寒水司天的年份，宜用苦味食物泻除火气，用燥治湿，用温治寒，折减郁蒸的胜气，帮助不胜之气，不要使运气太过而发生疾。应当食用得岁气的谷类来保全真气，避免虚邪贼风，以安定正气。根据中运与司天在泉的阴阳五行之气的异同，确定药物和食物的性质以及多少，运与气寒湿相同，其气微弱的，要少用克制其气的药物食物。凡用寒性药物时，要避开寒气主令之时；用热性药物时，避开热气主令之时；用凉性药物时，要避开凉气主令之时；用温性药物，要避开温气主令之时。饮食调治时，也要遵循这个原则，这是一般情况。如果气候反常，就不必拘泥于此了，如果违反这些原则，就会引发疾病。也就是说，根据时令气候变化，决定治疗方法。

黄帝说：很好。阳明燥金司天的情况是什么样的呢？

岐伯说：每逢卯年、酉年，都是阳明燥金司天。具体情况是：

丁卯年、丁酉年，阳明燥金司天，少阴君火在泉。丁壬属木运，丁是阴年，所以运为少角。木运不足，金克木，金之清气成为胜气，木生火，胜气之后，热气来

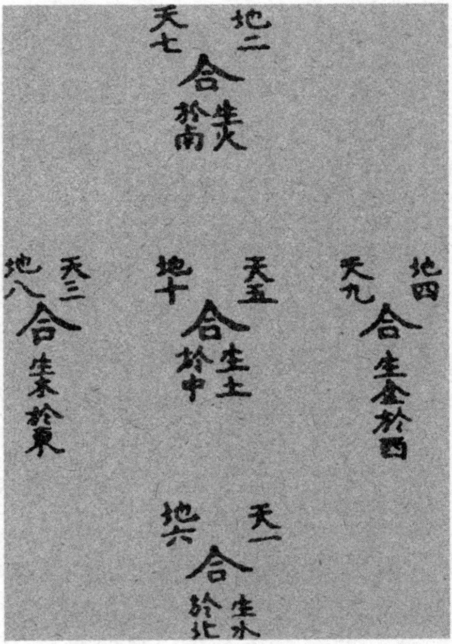

五位相得各有合图，选自宋代佚名辑《周易图》。五位即五行，此图阐述了五行中的阴阳变化之理。中医认为，自然界有阴阳四时的变化，如果阴阳失调，则天地间万物的运行也就止息，人的生命亦是如此

复，此二年胜复之气相同。因为木运不足，司天之燥金胜，金兼木化，反得其政，故与金运平气相同。凡此二年，运气为风，胜气为清，复气为热。

客运五步为：初运少角，二运太徵，三运少宫，四运太商，终运少羽。主运与客运同，始于少角，终于少羽。

癸卯年、癸酉年，都为岁会，阳明燥金司天，少阴君火在泉。戊癸属火运，癸是阴年，所以运为少徵。火运不足，水克火，水之寒气成为胜气，火生土，胜气之后，雨气来复，这二年的胜气复气相同。因为火运不足，不能克制金，司天的金气行使职权，所以与金运平气相同。凡此二年，运气为热，胜气为寒，复气为雨。

客运五步：初运少徵，二运太宫，三运少商，四运太羽，终运少角。主运五步为：初运太角，二运少徵，三运太宫，四运少商，终运太羽。

己卯年、己酉年，阳明燥金司天，少阴君火在泉。甲巳属火运，巳是阴年，所以运为少宫。土运不足，木之风气成为胜气，土生金，金之凉气来复，这二年的胜气复气相同。凡此二年，运气为雨，胜气为风，复气为凉。

客运五步：初运少宫，二运太商，三运少羽，四运太角，终运少徵。主运五步为：初运少角，二运太徵，三运少宫，四运太商，终运少羽。

己卯年、己酉年，阳明燥金司天，少阴君火在泉。己庚属金运，己是阴年，所以运为少商。金运不足，火克金，火之热气成为胜气，金生水，水之寒气来复，这二年的胜气复气相同。金运虽然不足，但得到金气资助，所以与金运平气相同。凡此二年，运气为凉，胜气为热，复气为寒。

客运五步：初运少商、二运太羽、三运少角，四运太徵，终运少宫。主运五步为：初运太角、二运少徵、三运太宫，四运少商，终运太羽。

辛卯年、辛酉年，阳明燥金司天，少阴君火在泉。丙辛属水运，辛是阴年，所以运为少羽。水运不足，土克水，土之雨气成为胜气，水生木，木之风气来复，这二年的胜气复相同。凡此二年，运气为寒，胜气为雨，复气为风。

客运五步：初运少羽，二运太角，三运少徵，四运太宫，终运少商。主运五步为：初运少角，二运太徵，三运太宫，四运太商，终运少羽少商。

凡此卯年、酉年，阳明司天施政，其气不及，后天时而到来。阳明燥金司天，天之气急切，少阴君火在泉，地之气盛明，金气不及，火气大盛，阳气专胜而行其令，炎暑之气大行，万物干燥而坚硬，金气不及，木不受制，木之风气主治，风气燥气相合而流行于气交之中，导致其阳多而阴气少，阳气过盛泽必定衰败，阳气衰败则阴气来复，当四之气的主客二气，也就是太阴和太阳主令的时候，云气归于雨府，敷布湿气，干燥之气变为润泽。谷类应于白色和赤色，间谷则借太过之间气而成熟，金气不足，火气乘之，白色甲虫羽虫伤耗受损，金气火气结合，以为功德，上应金星、火星。司天之燥气急切，在泉之令暴虐，蛰虫不归藏，流水不冻结。人们容易患上咳嗽、咽喉梗塞、寒热发作暴急、恶寒战栗、小便癃闭等病。如果燥金的清凉之气提前到来，并且急暴，属木的毛虫类就会受损死亡，如果在泉之热气推迟到来并且急切，属金的介虫就会遭受路灾患。胜气和复气发作急速，正常的气候被扰乱而不安定，司天之清气和在泉之热气，持续于气交之内。

初之气，厥阴风木为主气，太阴湿土为客气，上年的在泉之气迁移退位，阳明司天燥金用事，阴气凝集，天气肃厉，水就结冰，寒气之气化。内热胀满、面目浮肿、多眠、鼻塞衄血、喷嚏、呵欠、呕吐、尿黄赤，甚至淋痛为其多发病。二之气，少阴君火为主气，少阳相火为客气，二火用事，阳气散布，人们感到舒适，万物开始生长繁茂。一旦有疫病流行，人们容易暴病死亡。三之气，少阳相火为主气，阳明燥金为客气，司天之政布散，气候寒凉，客气之燥气与主气之热气相合，燥气急切，湿气来复而润泽，人们容易患上寒热病。四之气，太阴湿土为主气，太阳寒水为客气，水土气化，寒雨降下。猝然昏倒、振动颤栗、谵言妄语、少气、咽干多饮、心痛、臃肿疮疡、寒疟、骨痿、便血等为其多发病。五之气，阳明燥金为主气，厥阴风木为客气，秋行春令，草木又得生长繁茂，人们也安然无恙。终之气，太阳寒水为主气，少阴君火为客气，在泉之气用事，阳气敷布，气候温暖，蛰虫不藏反见于外，流水不结冰，人们健康平安，一旦阳气亢盛，就容易患温病。

所以，在阳明燥金司天的年份，应当食用得岁气的谷类来安定正气，食用得间气的谷类来祛邪气，该年应该用咸味、苦味、辛味的药物，用汗之、清之、散之的方法治疗，来安定不胜之气的生化本源。以寒热的轻重为根据决定制方药物的多少。若中运与在泉之热气相同时，就多用与司天凉气相同的药物。若中运与司天凉气相同时，就要多用与在泉热气相同的药物。用凉药时，要避开凉气主令的季节；用温药时，要避开温气主令的季节；饮食调治时，也要遵循这个原则，这是一般情况。如果气候反常，就不必拘泥于此了，如果违反这些原则，就会引发疾病。也就是说，根据时令气候变化，决定治疗方法。

黄帝说：很好。少阳相火司天是什么样的呢？

岐伯说：每逢寅年、申年，就是少阳相火司天。

壬寅年、壬申年，都属同天符，少阳相火司天，厥阴风木在泉。丁壬属木运，壬是阳年，所以运为太角。木运之气为风气鼓动，正常的气化为风声紊乱，物体启开；异常变化是大风震撼摧毁折拔为反常变化，头晕目眩、两胁支满、惊骇为多发病。

客运五步：初运太角，二运少徵，三运太宫，四运少商，终运太羽。主运与客运之气相同，也是始于太角，终于太羽。

戊寅年、戊申年，均为天符年，少阳相火司天，厥阴风木在泉，戊癸属火运，戊为阳年，所以运为太徵。火运之气为暑热，正常的气化为火盛热郁灼烁，异常变化为烈焰沸腾，热郁于上、血溢血泄、心痛为多发病。

客运五步：初运太徵，二运少宫，三运太商，四运少羽，终运太角。主运五步为：初运少角，二运太徵，三运少宫，四运太商，终运少羽。

甲寅年、甲申年，少阳相火司天，厥阴风木在泉。甲巳属土运，甲为阳年，所以岁运太宫。土运之气为阴雨，正常的气化为柔软厚重润泽，异常的变化为风飘雨骤震撼惊骇，身重浮肿，水饮痞满为多发病。

客运五步：初运太宫，二运少商，三运太羽，四运少角，终运太徵。主运五步为：初运太角，二运少徵，三运太宫，四运少商，终运太羽。

庚寅年、庚申年，少阳相火司天，厥阴风木在泉。己庚属金运，庚为阳年，所以运为太商。金运虽然太过，但受克于司天相火，所以与金运平气相同。金运之气寒凉，正常的气化为雾露清冷急切，异常的变化为肃杀凋零，在肩背、胸中出现多发病。

客运五步：初运太商，二运少羽，三运太角，四运少徵，终运太宫。主运五步为：初运少角，二运太徵，三运少宫，四运太商，终运少羽。

丙寅年、丙申年，少阳相火司天，厥阴风木在泉。丙辛属水运，丙是阳年，因此运为太羽。水运之气为寒，正常的气化为凝敛凄惨，寒风凛冽，异常的变化时冰雪霜雹，寒、浮肿为多发病。

客运五步：初运太羽，二运少角，三运太徵，四运少宫，终运太商。主运五步为：初运太角，二运少徵，三运太宫，四运少商，终运太羽。

凡此寅年、申年，少阳司天施政，其气太过，早于天时到来。司天之气得其正化之位，厥阴风木在泉，地气扰动，大风暴起，飞沙走石，草木倒伏，少阳相火之气流行。阳气敷布，阴气流行，雨应时而降，少阳司天为火，厥阴在泉为木，木火相生，以为功德，上应于火星、木星。应于赤色、青色谷类，其司天之政严厉，其在泉之令扰动。因此司天之热与在泉之风相和敷布，云物沸腾，阴气流行。寒气时至，凉雨并起。人们易患疟疾、泻泄、胀满。所以遇到这种情况时，圣明的人就调节自身而顺应之，不与之抗逆。寒热之气，交替发作，人们就易患疟疾、泄泻、耳聋、目瞑、呕吐病、气郁于上、肿胀色变。

初之气，厥阴风木为主气，少阴君火为客气，上年的在泉之气迁移退位，风气大盛时则摇动不止，主客二气木火相生，寒气散去气候温热，草木提早荣茂。寒气虽然到来，但不能行使肃杀、削伐的职权，这时温热病开始发生，多发病为气郁于上、血溢、目赤、咳逆、头痛、血崩、胁肋胀满、肤腠生疮。二之气，少阴君火为主气，太阴湿土为客气，火气被郁滞不发，白色云埃四起，云气奔于雨府，风气如果不能胜湿土之气，就会降下雨水，人们身体健康。如有疾病，多为热邪郁积于上、咳逆、呕吐、体内生疮疡、胸咽不通利、头痛、身热、神志昏聩、脓疡等病易出现。三之气，少阳相火为主气，客气也是少阳相火，主气客气相同，司天之气施行政令，炎暑流行，少阳相火加临，火气过盛，雨水穷尽不降。人们易患热病、耳聋、目瞑、血溢、脓疮、咳嗽、呕吐、鼻塞、衄血、口渴、喷嚏、呵欠、喉痹、目赤等病，常常会突然死亡。四之气，太阴湿土为主气，阳明燥金为客气，阳明主令，于是凉气到来，清凉之气与湿热之气相间运

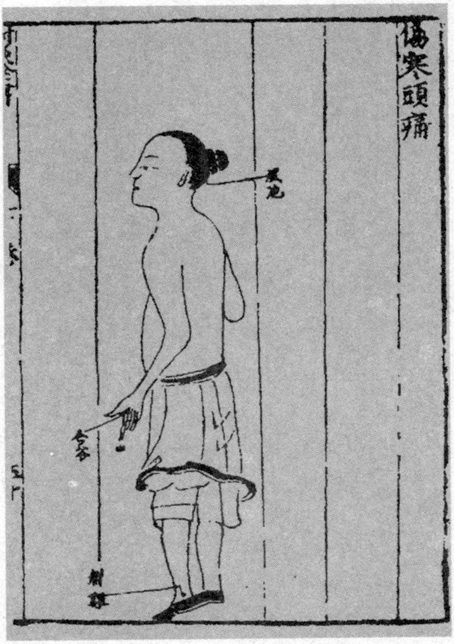

明万历刊本《杨敬斋针灸全书》针灸方图中的伤寒头痛取穴图

化，白露下降，此时人们安然无恙。如有疾病，多为胀满。身体沉重等病。五之气，主气是阳明燥金，客气是太阳寒水，阳气散去，寒气应时到来，因为阳气收敛伏藏，气门闭合，坚硬的树木过早凋零，此时人们应该躲避寒邪，懂得养生的人，会居住在周密的地方，以避开寒气。终之气，主气是太阳寒水，客气是厥阴风木，在泉之气得其正化之位，风气到来，万物出现生发之势，雾气流行。因为气机外泄，所以此时人们多出现关闭不禁之症、心痛，以及阳气不得收敛而引发的咳嗽。

凡此少阳司天的年份，必须抑制中运与司天的太过之气，资助所不胜之气，折减郁蒸的胜气，资助不及之气的生化之源，使肆虐太过之气不见，就可以不患重病。所以该年应该用咸味辛味酸味药物，用渗法、泄法、渍法、发散方法治疗，观察气候的寒热变化，来调治太过的邪气，若中运逢太角、太征与岁气风热不同，多用寒化药物；中运逢太宫、太商。太羽与岁气风热不同，少用寒化药物。用热性药物时，要避开热气主令的季节；用温性药物时，要避开温气主令的季节；用寒性药物时，要避开寒气主令的季节；用凉性药物时，要避开凉气主令的季节；饮食调治时，也要遵循这个原则，这是一般情况。如果气候反常，就不必拘泥于此了，违反这些原则，就会引发疾病。也就是说，根据时令气候变化，决定治疗方法。

黄帝说：很好。太阴湿土司天是什么样的呢？

岐伯说：每逢丑年、未年，就是太阴湿土司天。具体情况如下：

丁丑年、丁未年，太阴湿土司天，太阳寒水在泉。丁壬属木运，丁是阴年，所以运为少角。木运不足，金克木，金之清气成为胜气，木生火，火之热气来复，这二年的胜气复相同。木运不及，土不受克，司天之气行使职权，所以与土运平气相同。凡此二年，运气为风，胜气为清，复气为热。

客运五步：初运少角，二运太徵，三运少宫，四运太商，终运少羽。主运五步与客运相同，始于少角，终于少羽。

癸丑年、癸未年，太阴湿土司天，太阳寒水在泉。戊癸属火运，癸是阴年，所以运为少徵。火运不足，水克火，水之寒气成为胜气，火生土，土之雨气来复，这二年的胜气复相同。凡此二年，运气为热，胜气为寒，复气为雨。

客运五步：初运少徵，二运太宫，三运少商，四运太羽，终运少角。主运五步为：初运太角，二运少徵，三运太宫，四运少商，终运太羽。

己丑年、己未年，都是太一天符，太阴湿土司天，太阳寒水在泉。甲巳属木运，巳是阴年，所以运为少宫。土运不足，木克土，木之气成为胜气，土生金，金之清气来复，这二年的胜气复相同。土运不及，但得到司天湿土的资助，所以与土运平气相同。凡此二年，运气为雨，胜气为风，复气为清。

客运五步：初运少宫，二运太商，三运少羽，四运太角，终运少徵。主运五步为：初运少角，二运太徵，三运少宫，四运太商，终运少羽。

乙丑年、乙未年，太阴湿土司天，太阳寒水在泉。已庚属金运，巳是阴年，所以运为少商。金运不足，火克金，火之热气成为胜气，金生水，水之寒气来复，这二年的胜气复相同。凡此二年，运气为凉，胜气为热，复气为寒。

客运五步：初运少商，二运太羽，三运少角，四运太徵，终运少宫。主运五步为：初运太角，二运少徵，三运太宫，四运少商，终运太羽。

辛丑年、辛未年，均为同岁会，太阴湿土司天，太阳寒水在泉。丙辛属水运，辛是阴年，所以运为少羽。水运不足，土克水，土之雨气成为胜气，水生木，木之风气来复，这二年的胜气复相同。水运不及，全年的湿土之气偏胜，得以施政，所以与土运平气相同。凡此二年，运气为寒，胜气为雨，复气为风。

客运五步：初运少羽，二运太角，三运少徵，四运太宫，终运少商。主运五步为：初运少角，二运太徵，三运少宫，四运太商，终运少羽。

凡此丑年、未年，太阴司天施政。其气不及，晚于天时而到来。太阴司天，太阳在泉，其气属阴，所以阴行其令，阳气退避，阴气专政，司天之气下降，在泉之气升腾，原野雾气昏暗，白色尘埃四起，云奔向南极雨府，寒雨频降，万物成熟于夏末秋初。人们容易患上寒湿病、腹部胀满、全身肿胀、浮肿、痞满气逆、肢体厥冷、筋脉拘急等病，湿气与寒气相互交合，以为功德，昏暗的黄色黑色尘埃流行于气交之中，上应土星水星。司天湿土之政严肃，在泉之令宁静，应于黄色黑色谷类。寒气积聚于下，阴气凝于上，寒水之气胜于火，则为冰雹，阳光不得发挥作用，肃杀之寒气旺盛。所以在太过之年谷种高地，不及之年谷种低处，太过之年晚种，不及之年早种，这是取决于地土条件和气化条件的。这种情况也应适应人们养生，得间气的谷物就是借助间气太过而成熟的。

初之气，厥阴风木为主气，同样也是客气，上年的在泉之气迁移退位，春得气化之正，风气至，生发之气敷布，万物能够繁荣，人们感到舒畅，湿气为风气所迫，所以降雨延迟。血溢、筋络拘急强直、关节不利、身重、筋痿等病容易出现。二之气，少阴君火为主气，同样也是客气，火得气化之正，万物因而生化，人们感到平和，多发生温热、疫病，远近患者发病的情况都相同。湿热相搏，雨水应时而降。三之气，少阳相火为主气，太阴湿土为客气，司天之气敷布，地气上升，湿气下降，常有雨水降下，寒气随之而来。四之气，太阴湿土为主气，少阳相火为客气，相火加临于主气之上，湿热相合，地气升腾，天气隔塞不通，早晚都有寒风吹拂，热气和寒气相迫，草木为烟雾凝集笼罩，湿化之气不能流行，白露阴布，标志着秋天到来。五之气，阳明燥金为主气，同样也是客气，凄惨寒凉之气施行，寒露降下，霜雪提前下降，寒气侵及人体，居住周密，草木枯黄凋落，如发病，多在皮肤和腠理之间。终之气，太阳寒水为主气，同样也是客气，寒气大行，湿气大化，霜乃积结，阴气凝聚，水结坚冰，阳光不得施治。人们若感受寒邪，则易患关节强急、不灵活，腰椎疼痛等病，这是寒湿之气相持于气交之中的缘故。

凡此太阴司天的年份，必须折服致郁的邪气，取不胜之气的生化本源，补益不及的岁气，避免邪气过胜，食用得岁气的谷类来保全真气，食用得间气的谷类来保养精气。所以当年应进食苦味以燥湿，用温药散其寒，也可以用发泄的方法以去湿邪。如果不用发泄方法祛除湿邪，湿气向外溢出，就会肌肉溃烂，皮肤裂开，血水相交流。应根据中运与岁气异同，确定用药的多少，气运同属于寒者，用热药以化之；气运同为湿者，用燥药化之。气运相同者多用，气运不同者要少用。用凉性药物时，要避开凉气主令之时；用寒性药物时，要避开寒气主令之时；用温性药物时，要避开温气主令之时。用热性药物时，要避开热气主令之时；饮食调治时，也要遵循这个原则，这是一般情况。如果气候反常，就不必拘泥于此了，如果违反这些原则，就会引发疾病。也就是说，根据时令气候变化，决定治疗方法。

黄帝说：很好。少阴君火司天是什么样的呢？

岐伯说：每逢子年、午年，就是少阴君火司天。具体情况如下：

壬子年、壬午年，少阴君火司天，阳明燥金在泉。丁壬属木运，壬是阳年，所以运为主角。木运之气为风气鼓动，正常的气化特点为风声紊乱，物体启开，反常的变化是大风振拉摧拔，胁下支撑胀满为其病症。

客运五步：初运太角，二运少徵，三运太宫，四运少商，终运太羽。主运五步与客运五步相同，始于太角，终于太羽。

戊子年、戊午年分别为天符年、太一天符年，少阴君火司天，阳明燥金在泉。戊癸属火运，戊为阳年，所以运为太徵。火运之气为火炎暑热，正常的气化是温暖光耀郁热，反常的变化是火炎沸腾，热在上部、血溢为其病症。

客运五步：初运太徵，二运少宫，三运太商，四运少羽，终运太角。主运五步是：初运少角，二运太徵，三运少宫，四运太商，终运少羽。

甲子年、甲午年，少阴君火司天，阳明燥金在泉。甲巳属土运，甲是阳年，所以运为太宫。土运之气为阴雨，正常的气化是柔软厚重润泽，反常的变化是震惊飘骤，中满、身重为其病症。

客运五步：初运太宫，二运少商，三运太羽，四运少角，终运太徵。主运五步为：初运太角，二运少徵，三运太宫，四运少商，终运太羽。

庚子年、庚午年，少阴君火司天，阳明燥金在泉。已庚属金运，庚为阳年，所以运为太商。金运虽然太过，但受司天相火克制，所以与金运平气相同。金运之气为，正常的气化特点为雾露萧瑟，反常的变化是肃杀凋零，清气在下为其病症。

客运五步：初运太商，二运少羽，三运太角，四运少徵，终运太宫。主运五步为：初运少角，二运太徵，三运少宫，四运太商，终运少羽。

丙子年、丙午年，少阴君火司天，阳明燥金在泉。丙辛属水运，丙为阳年，所以运为太羽。水运之气寒冷，正常的气化特点为凝敛凄惨，寒风凛冽，反常的变化是冰雪霜雹，寒气在下为多发病。

客运五步：初运太羽，二运少角，三运太徵，四运少宫，终运太商。主运五步为：初运太角，二运少徵，三运太宫，四运少商，终运太羽。

凡此子年、午年，少阴司天施政，其气太过，先天时到来。少阴司天，阳明在泉，在泉之气肃杀，司天之气光明，在初之气，寒为客气，相交合于上一年终气少阳之暑，司天之热气与在泉之燥气加临，云气归于雨府，湿化之气流行，应时的雨水降下，燥金之气与君火热气相合，则火不克金，上应火星、金星。在泉燥金之气急切，司天君火之气光明，应于赤色与白色谷类，水寒之气与火热之气相持于气交之中，导致了疾病的发生，热性疾病发生于上部，凉性疾病发生于下部，寒气与热气交争于中部，人们容易咳嗽、气喘、血液上溢或下泄、鼻塞、打喷嚏、目赤、眼角疮疡、寒邪侵犯胃、心痛、腰痛、腹胀大、喉干肿胀等病症。

初之气，厥阴风木为主气，太阳寒水为客气，上年的在泉之气迁移，少阳暑气退位离去，寒冷之气开始到来，水冻结冰，霜又降，主气之风受客气影响，凛冽寒冷，蛰虫重新归藏，阳热之气受郁制，人们反而深居周密，易感到关节强直，腰臀疼痛病。在炎暑即将到来时，容易导致内部外部生疮疡。二之气，少阴君火为主气，厥阴风木为客气，阳气得以敷布，风气流行，春气属于正化之令，万物繁荣，即使寒气有时到来，人们仍感平和。小便淋沥、两眼红赤、气郁于上部而引发的热病为多发病。三之气，少阳相火为主气，少阴君火为客气，司天之气宣化，主气客气属火，大火流行，万物茂盛鲜明，寒气时而出现。人们易患气厥心痛、寒热交替、咳嗽气喘、两眼红赤等病。四之气，太阴湿土为主气，同时也是客气，暑湿之气同时发生，大雨时时降下，寒热交替出现，寒热病、喉咙干燥、黄疸、鼻塞、鼻衄、水饮等病易出现。五之气，阳明燥金为主气，少阳相火为客气，少阳的烈火下降，暑热又重新来到，阳热之气生化，于是万物就再次生长繁荣，人们感觉舒适，身体健康，如发病，多为温病。终之气，太阳寒水为主气，阳明燥金为客气，燥气流行，五之气的余火隔拒于体内，人们易生上部肿、咳嗽、气喘、甚至出血。如果有寒气到来，雾气弥漫，疾病易发生于皮肤，内传于胁肋，向下牵连少腹而引发内部寒冷的疾病。终气之末，在阳泉之气将会改变。

凡此少阴君火司天的年份，必须要遏制太过的运气，赞助岁气所胜之气，折服郁结的胜气，资助不胜之气的生化之源。食用得岁气的谷类以保全真气，食用得间气的谷类就可以防避邪气。本年宜用咸味以软之，调治上部；用苦味泄之；也可以用苦味药物发散。根据岁运与岁气的异同，确定用药的多少。中运与司天之气相同，用寒凉药化之；中运与在泉之气相同，用温热药化之。用温性药物时，要避开温气主令的季节；用热性药物时，要避开热气主令的季节；用寒性药物时，要避开寒气主令的季节；用凉性药物时，要避开凉气主令的季节；饮食调治时，也要遵循这个原则，这是一般情况。如果气候反常，就不必拘泥于此了，如果违反这些原则，就会引发疾病。也就是说，根据时令气候变化，决定治疗方法。

黄帝说：很好。厥阴风木司天是什么样的呢？

岐伯说：，每逢巳年、亥年，就是厥阴风木司天。具体情况如下：

丁巳年、丁亥年，都是天符年，厥阴风木司天，少阳相火在泉。丁壬属木运，丁是阴年，所以运为少角。木运不足，金克木，金之清气成为胜气，木生火，火之热气来复，这二年的胜气复相同。凡此二年，运气为风，胜气为清，复气为热。

客运五步：初运少角，二运太徵，三运少宫，四运太商，终运少羽。主运与客运相同，起自少角，终于少羽。

癸巳年、癸亥年，都是同岁会，厥阴风木司天，少阳相火在泉。戊癸属火运，癸是阴年，所以运为少徵。火运不足，水克火，水之寒气成为胜气，火生土，土之雨气来复，这二年的胜气复相同。凡此二年，运气为热，胜气为寒，复气为雨。

客运五步：初运少徵，二运太宫，三运少商，四运太羽，终运太角。主运五步为：初运太角，二运太＝少徵，三运太宫，四运太少商，终运太羽。

己巳年、己亥年，厥阴风木司天，少阳相火在泉。甲巳属土运，巳是阴年，所以运为少宫。土运不足，土克木，木之风气成为胜气，土生金，金之凉气来复，这二年的胜气复相同。土运不及，司天的木气胜反而得以施政，所以与土运平气相同。凡此二年，运气为雨，胜气为风，复气为清。

客运五步：初运少宫，二运太商，三运少羽，四运少角，终运太徵。主运五步为：初运少角，二运太徵，三运少宫，四运太商，终运少羽。

乙巳年、乙亥年，厥阴风木司天，少阳相火在泉。乙庚属金运，乙是阴年，所以运为少商。金运不足，火克金，火之热气成为胜气，金生水，水之寒气来复，这二年的胜气复相同。金运不及，木不受克制，司天的木气胜反而得以施政，所以与土运平气相同。凡此二年，运气为凉，胜气为热，复气为寒。

客运五步：初运少商，二运太羽，三运太角，四运少徵，终运太宫。主运五步为：初运太角，二运少徵，三运太宫，四运少商，终运太羽。

辛巳年、辛亥年，厥阴风木司天，少阳相火在泉。丙辛属水运，辛是阴年，所以运为少羽。水运不足，土克水，土之雨气成为胜气，水生木，木之风气来复，这二年的胜气复相同。凡此二年，运气为寒，胜气为雨，复气为风。

客运五步：初运少羽，二运太角，三运少徵，四运太宫，终运少商。主运五步为：初运少角，二运太徵，三运少宫，四运太商，终运少羽。

凡此巳年、亥年，厥阴司天施政，其气不及，晚于天时而到来。上述同正角的各年，其中运与司天之气相同，气化与木运平气之年相同。厥阴司天，少阳在泉，天风气扰动，在泉火气正化，司风气生于高运处，炎热之气顺从，云气归于雨府，湿气流行。司天之风气与在泉之火气相互交合，上应木星、火星。风气扰动，火气迅速，于青色与赤色谷类相应，借助太过的间气作用，间谷成熟，有纹有角的虫及羽虫易耗损，风气燥气火气热气互为胜复，流水不结冰，蛰虫出现，人体上部多生风病，下部多生热病，风气燥气互为胜复而见于人体中部。

初之气，厥阴风木为主气，阳明燥金为客气，寒气开始肃杀，杀伐之气始至，人们易生右下侧寒病。二之气，少阴君火为主气，太阳寒水为客气，寒冷之气不去，雪花降落，水结成冰，杀伐之气施化，霜降下，草木顶部干枯，寒冷的雨水时时降落，如果阳热之气来复，人们易患内部郁热之病。三之气，少阳相火为主气，厥阴风木为客气，司天之气施政，大风时起，人们易出现流泪、耳鸣、头晕目眩病。四之气，太阴湿土为主气，少阴君火为客气，暑湿湿热相互争夺于司天的左间，黄疸、浮肿病容易出现。五之气，阳明燥金为主气，太阴湿土为客气，燥气湿气互有胜负，阴寒沉降之气得以施化，风雨流行，寒冷之气侵及人体。终之气，太阳寒水为主气，少阳相火为客气，少阳相火亢烈主令，阳气大化，蛰虫出现，水不结冰，地中阳气发散，草类生长，人们感到温暖舒服，温病、疫病为多发病。

凡此厥阴司天的年份，必须折损郁蒸的胜气，赞助不胜之气的生化之源，资助其不及的运气，以免邪气太胜。该年份宜用咸味调治在泉之气，用辛味调和司天之气，不要轻易触犯。用温性药物时，要避开温气主令的季节。饮食调养也应遵循这一原则；用热性药物时，要避开热气主令的季节；用凉性药物时，要避开凉气主令的季节；用寒性药物时，要避开寒气主令的季节；饮食调治时，也要遵循这个原则，这是一般情况。如果气候反常，就不必拘泥于此了，如果违反这些原则，就会引发疾病。也就是说，根据时令气候变化，决定治疗方法。

黄帝说：说得好。您讲述得已经很详细了，然而如何知道其气的应与不应呢？

岐伯说：您问得太高明了！六气的运行有一定的次序，终止有一定方位，因此通常在正月初一黎明时分进行观察，根据六气主时的方位，就可以知道应或不应。中运太过的，其气提前到来；中运不及的年份，其气推迟到来；这是六气的正常情况。

如果中运既不是太过，也不是不及的平气，就是“正岁”，其气恰逢天使而到达。

黄帝说：胜气和复气经常出现，而灾害也会时常到来，怎样测知呢？

岐伯说：不属当位的气化，就可称为灾害了。

黄帝说：司天在泉之气的开始和终止情况是怎样的？

岐伯说：您的提问真详尽啊！这是关于气象变化规律的问题。司天在泉之数，开始于司天，终止于在泉，上半年是司天主气，下半年是在泉主气。为气交所主，一年的气数变化规律尽在其中。所以说知道了司天在泉所主的方位，就能知道六气应于十二月的情况了。这就是六气分主六步的气数。

黄帝说：我掌管这件事情，遵照这些原则去运用这些原则，可有时与实际的气数不相符合，这是怎么回事呢？

岐伯说：六气的作用有有余和不足，与五运的相合之化又有盛有衰。由于存在多少和盛衰的不同，所以就有了同化问题。

黄帝说：我希望听您讲讲同化的情况是怎样的？

岐伯说：风温之气与春令木气同，炎热之气与夏令火气同，胜气与复气也有同化，燥清烟露与秋令金气同，寒气霜雪与冬令水气同化。这就是天地五运六气盛衰互用的情况。

黄帝说：五化与司天之气的五行同化的年份叫“天符”，这个我已经了解了，我还想听您讲讲五运与在泉之气同化又是什么情况呢？

岐伯说：太过的岁运与司天之气同化的有三，不及的岁运与司天之气同化的也有三，太过的岁运与在泉之气同化的有三，不及的岁运与在泉之气同化的也有三，属于这类情况的年份共有二十四年。

黄帝说：希望听您详细地讲解一下以上所说的情况。

岐伯说：甲辰年、甲戌年，中运太宫，土运太过，下加太阴湿土在泉；壬寅年、壬申年，中运太角，木运太过，下加厥阴风木在泉；庚子年、庚午，中运太商，金运太过，下加阳明燥金在泉，相似的年份有三类。癸巳年、癸亥年，中运少徵，火运不及，下加少阳相火在泉；辛丑年、辛未年，中运少羽，水运不及，下加太阳寒水在泉；癸卯年、癸酉年，中运少徵，火运太过，下加少阴君火在泉，相似的年份有三类。戊子年、戊午年，中运太徵，火运太过，上临少阴君火司天；戊寅年、戊申年，中运太徵，火运太过，上临少阳相火司天；丙辰年、丙戌年，中运太羽，水运太过，上临太阳寒水司天，相似的年份有三类。丁巳年、丁亥年，中运少角，木运不及，上临厥阴风木司天；乙卯年、乙酉年，中运少商，金运不及，上临阳明燥金司天；乙丑年、乙未年中运少宫，土运不及，上临太阴湿土司天，相似的年份有三类。在这二十四年之外的年份，都是岁运与司天之气在泉之气不相加临的年份。

黄帝问：相加指的是什么呢？

岐伯说：岁运太过而与客气在泉之气相加的就是“同天符”，岁运不及而与客气在泉之气相加的就是“同岁会”。

黄帝说：相临指的是什么呢？

岐伯说：岁运太过或不及与司天相临的就是“天符”。因为运气的变化有太过和不及的分别，所以疾病的变化有轻重的差异，人的生死也有早晚的区别。

黄帝说：我不明白您说的“用寒远寒，用热远热”，希望听您讲一讲，什么是“远”呢？

岐伯说：用热性药物不要触犯主时的热气，遵循这一原则就平和；用寒性药物不要触犯主时的寒气。遵守这个原则，人就平和；违背这一原则，人就会发病。所以对待主时之气，不可不谨慎地避免它，这就是应时而起的六步气位。

黄帝问：温凉之气主时的时候会怎样？

岐伯说：热气主令时，用热性药物时不要触犯；寒气主令时，用寒性药物时不要触犯；凉气主令时，用凉性的药物时不要触犯；温气主令时，用温性的药物时不要触犯；间气与主气不同的季节，可以轻微触犯；间气与主气相同的季节，不能轻易触犯。必须仔细观察。

黄帝说：说得好。那么触犯的话会怎样呢？

岐伯说：天气与主气相反时，要以主时为依据；客气胜于主气的，就可以触犯，以达到平衡为准，但切忌过度，这是就邪气胜过主气来说的。所以说不违反气候时令，不违逆六气所宜，也不能助长复气，这才是最好的调治原则。

黄帝说：说得好。五运之气运行和主岁之年，有固定规律吗？

岐伯说：请让我把它们加以排比讲给您听。

甲子年、甲午年：

上为少阴君火司天，中为太宫土运太过，下为阳明燥金在泉。司天之气数为热化二，中为之气数为雨化五，在泉之气数为燥化四，没有胜复气发生，就是正化日。气化所致疾病，为司天热化所致的，药食咸寒；为中运雨化所致的，药食苦热；在泉燥化所致的，药食酸热。这就是与之相适应的药食性味。

乙丑年、乙未年：

上为太阴湿土司天，中为少商金运不及，下为太阳寒水在泉。金运不及，就会出现胜气热化、复气寒化，因非本年正常之气，所以叫作邪化日。所致灾患发生在西方七宫多。司天之气数为湿化五，中运之气数为清化四，在泉之气数为寒化六，这是正气所化，所以叫做正化日。气化所指的疾病，司天湿化所致的，药食苦温；中运清化所致的，药食酸和；在泉寒化所致的，药食甘热。这就是与之相适应的药食性味。

丙寅年、丙申年：

上为少阳相火司天，中为太羽水运太过，下为厥阴风木在泉。司天之气数为火化二，中运之气数为寒化六，在泉之气数为风化三，胜气复气不出现，就是正化日。气化所致的疾病，司天热化所致的，药食咸寒；中运寒化所致的，药食咸温；在泉风化所致的，药食辛温。这就是与之相适应的药食性味。

丁卯年属岁会年，它和丁酉年：

上为阳明燥金司天，中为少角木运不及，下为少阴君火在泉。木运不及，就会出现胜气为清，复气为热，因非本年正常之气，所以叫作邪化日。所致灾患发生在东方三宫。司天之气数为燥化九，中运之气数为风化三，在泉之气数为热化七。如果胜气复气不出现，就是正化日。气化所致的疾病，司天燥化所致的，药食苦小温。中运风化所致的，药食辛和；在泉热化所致的，药食咸寒。这就是与之相适应的药食性味。

戊辰年、戊戌年：

上为太阳寒水司天，中为太徵火运太过，下为太阴湿土在泉。司天之气数为寒化六，中运之气数为热化七，在泉之气数为湿化五。如果胜气复气不出现，就是正化日。气化所致的疾病，司天寒化所致的，药食苦热；中运热化所致的，药食甘和；在泉湿化所致的，药食甘温。这就是与之相适应的药食性味。

己巳年、己亥年：

上为厥阴风木司天，中为少宫土运不及，下为少阳相火在泉。土运不及，就会出现胜气为风化，复气为清化，因非本年正常之气，所以叫作邪化日。所致灾患发生在中央五宫。司天之气数为风化三，中运之气数为湿化五，在泉之气数为火化七。这是真气所化，所以叫作正化日。气化所致的疾病，司天风化所致的，药食辛凉；中运湿化所致的，药食甘和；在泉火化所致的，药食咸寒。这就是与之相适应的药食性味。

庚午年、庚子年，都是同天符年：

上为少阴君火司天，中为太商金运太过，下为阳明燥金在泉。司天之气数为热化七，中运之气数为清化九，在泉之气数为燥化九，如果胜气复气不出现，就是正化日。气化所致的疾病，司天热化所致的，药食咸寒；中运清化所致的，药食辛温；在泉燥化所致的，药食酸温。这就是与之相适应的药食性味。

辛未年、辛丑年，都是同岁会年：

上为太阴湿土司天，中为少羽水运不及，下为太阳寒水在泉。水运不及，就会出现胜气为雨化，复气为风化，因非本年正常之气，所以叫作邪化日。所致灾患发生在北方一宫。司天之气数为雨化五，中运之气数为寒化一，在泉之气数为寒化一，这是正气所化，所以叫作正化日。气化所致的疾病，司天热化所致的，药食苦热；中运寒化所致的，药食苦和，在泉寒化所致的，药食苦热。这就是与之相适应的药食性味。

壬申年、壬寅年，都为同天符年：

上为少阳相火司天，中为太角木运太过，下为厥阴风木在泉。司天之气数为火化二，中运之气数为风化八，在泉之气数为风化八，如果胜气复气不出现，就是正化日。气化所致的疾病，司天火化所致的，药食咸寒：中运风化所致的，药食酸和；在泉风化所致的，药食辛凉。这就是与之相适应的药食性味。

癸酉年、癸卯年，都是同岁会年：

上为阳明燥金司天，中为少徵火运不及，下为少阴君火在泉，火运不及，就会出现胜气为寒，复气为雨，因非本年正常之气，所以叫作邪化日。所致灾患发生在南方九宫。司天之气数为燥化九，中运之气数为热气化二，在泉之气数为热化二，如果胜气复气不出现，就是正化日。气化所致的疾病，司天燥化所致的，药食苦小温；中运热化所致的，药食咸温；在泉热化所致的，药食咸寒。这就是与之相适应的药食性味。

甲戌年、甲辰年，二者既是岁会年，又是同天符年：

上为太阳寒水司天，中为太宫土运太过，下为太阴湿土在泉。司天之气数为寒化六，中运之气数为湿化五，在泉之气数为湿化五，如果胜气复气不出现，就是正化日。气化所致的疾病，司天寒化所致的，药食苦热；中运湿化所致的，药食苦温；在泉湿化所致的，药食苦温。这就是与之相适应的药食性味。

乙亥年、乙巳年：

上为厥阴风木司天，中运少商金运不及，下为少阳相火在泉，金运不及，就会出现胜气为热，复气为寒，因非本年正常之气，所以叫作邪化日。所致灾患发生在西方金位七宫。司天之气数为风化八，中运之气数为清化四，在泉之气数为火化二，如果胜气复气不出现，就是正化日。气化所致的疾病，司天热化所致的，药食辛凉；中运清化所致的，药食酸和；在泉火化所致的，药食咸寒。这就是与之相适应的药食性味。

丙子年属岁会年，它和丙午年：

上为少阴君火司天，中为太羽水运太过，下为阳明燥金在泉。司天之气数为热化二，中运之气数为寒化六，在泉之气数为清化四，如果胜气复气不出现，就是正化日。气化所致的疾病，司天热化所致的，药食咸寒；中运寒化所致的，药食咸热；在泉清化所致的，药食酸温。这就是与之相适应的药食性味。

丁丑年、丁未年：

上为太阴湿土司天，中为少角木运不及，下为太阳寒水在泉，木运不及，就会出现清化为胜气，热化为复气，因非本年正常之气，所以叫作邪化日，所致灾患发生在东方三宫。司天之气数为雨化五，中运之气数为风化三，在泉之气数为寒化一。如果胜气复气不出现，就是正化日。气化所致的疾病，司天雨化所致的，药食苦温；中运风化所致的，药食辛和；在泉寒化所致的，药食甘热。这就是与之相适应的药食性味。

戊寅年、戊申年，都为天符年：

上为少阳相火司天，中为太徵火运太过，下为厥阴风木在泉。司天之气数为火化七，中运之气数为气化七，在泉之气数为风气化三，如果胜气复气不出现，就是正化日。气化所致的疾病，司天火化所致的，药食咸寒；中运火化所致的，药食甘和；在泉风化所致的，药食辛凉。这就是与之相适应的药食性味。

己卯年、己酉年：

上为阳明燥金司天，中为少宫土运不及，下为少阴君火在泉，土运不及，就会出现胜气为风化，复气为清化，因非本年正常之气，所以叫作邪化日，所致灾患发生在中央五宫。司天之气数为清化九，中运之气数为雨化五，在泉之气数为热气化七，如果胜气复气不出现，就是正化日。气化所致的疾病，司天清化所致的，药食苦小温；中运雨化所致的，药食甘和；在泉热化所致的，药食咸寒。这就是与之相适应的药食性味。

庚辰年、庚戌年：

上为太阳寒水司天，中为太商金运太过，下为太阴湿土在泉。司天之气数为寒化一，中运之气数为清化九，在泉之气数为雨为五，如果胜气复气不出现，就是正化日。气化所致的疾病，司天寒化所致的，药食苦热；中运清化所致的，药食辛温；在泉雨化所致的，药食甘热。这就是与之相适应的药食性味。

辛巳年、辛亥年：

上为厥阴风木司天，中为少羽水运不及，下为少阳相火在泉。水运不及，就会出现雨化为胜气，风化为复气，因非本年正常之气，所以叫作邪化日，所致灾患发生在北方一宫。司天之气数为风化三，中运之气数为寒化一，在泉之气数为火化七，如果胜气复气不出现，就是正化日。气化所致的疾病，司天风化所致的，药食辛凉，中运寒化所致的，药食苦和；在泉火化所致的，药食咸寒。这就是与之相适应的药食性味。

壬午辛、壬子年：

上为少阴君火司天，中为太角木运太过，下为阳明燥金在泉。司天之气数为热化二，中运之气数为风化八，在泉之气数为清化四，如果胜气复气不出现，就是正化日。气化所致的疾病，司天热化所致的，药食咸寒；中运风化所致的，药食酸凉，在泉清化所致的，药食酸温。这就是与之相适应的药食性味。

癸未年、癸丑年：

上为太阴湿土司天，中为少徵火运不及，下为太阳寒水在泉。火运不及，就会出现寒化为胜气，雨化为复气，这两年的胜气复气相同。如果胜气复气出现，就是因非本年正常之气，所以叫作邪化日，所致灾患发生在北方九宫。司天之气数为雨化五，中运之气数为火化二，在泉之气数为寒气一，如果胜气复气不出现，就是正化日。气化所致的疾病，司天雨化所致的，药食苦温；中运火化所致的，药食咸温；在泉寒化所致的，药食甘热。这就是与之相适应的药食性味。

甲申年、甲寅年：

上为少阳相火司天，中为太宫土运太过，下为厥阴风木在泉，司天之气数为火化二，中运之气数为雨化五，在泉之气数为风化八，如果胜气复气不出现，就是正化日。气化所指的疾病，司天火化所致的，药食咸寒；中运雨化所致的，药食咸和；在泉风化所致的，药食辛凉。这就是与之相适应的药食性味。

乙酉年属太一天符年，乙卯年属天符年：

上为阳明燥金司天，中为少商金运不及，下为少阴君火在泉。金运不及，就会出现热化为胜气，寒化为复气，因非本年正常之气，所以叫作邪化日。所致灾患发生在西方七宫。司天之气数为燥化四，中运之气数为清化四，在泉之气数为热化二。如果胜气复气不出现，就是正化日。气化所致的疾病，司天燥化所致的，药食苦小温；中运清化所致的，药食苦和；在泉热化所致的，药食咸寒。这就是与之相适应的药食性味。

丙戌年、丙辰年都为天符年：

上为太阳寒水司天，中为太羽水运太过，下为太阴湿土在泉。司天之气数为寒化六，中运之气数为寒化六，在泉之气数为雨化五，如果胜气复气不出现，就是正化日。气化所致的疾病，司天寒化所致的，药食苦热；中运寒化所致的，药食咸温；在泉雨化所致的，药食甘热。这就是与之相适应的药食性味。

丁亥年、丁巳年都为天符年：

上为厥阴风木司天，中为少角木运不及，下为少阳相火在泉。木运不及，就会出现清化为胜气，热化为复气，因非本年正常之气，所以叫作邪化日。所致灾患发生在东方三宫。司天之气数为风化三，中运之气数为风化三，在泉之气数为火化七。如若胜气复气不出现，就是正化日。气化所致的疾病，司天风化所致的，药食辛凉；中运风化所致的，药食辛和；在泉火化所致的，咸寒。这就是与之相适应的药食性味。

戊子年属天符年，戊午年属太一天符年：

上为少阴君火司天，中为太徵火运太过，下为阳明燥金在泉。司天之气数为热气七，中运之气数为热化七，在泉之气数为清化九。如果胜气复气不出现，就是正化日。气化所致的疾病，司天热化所致的，药食咸寒；中运热化所致的，药食甘寒；在泉清化所致的，药食酸温。这就是与之相适应的药食性味。

己丑年、己未年，都是太一天符年：

上为太阴湿土司天，中为少宫土运不及，下为太阳寒水在泉。土运不及，就会出现风化为胜气，清化为复气，因非本年正常之气，所以叫作邪化日。所致灾患发生在中央五宫。司天之气数为雨化五，中运之气数为雨化五，在泉之气数为寒化一，如果胜气复气不出现，就是正化日。气化所致的疾病，司天雨化所致的，药食苦热；中运雨化所致的，药食甘和；在泉寒化所致的，药食甘热。这就是与之相适应的药食性味。

庚寅年、庚申年：

上为少阳相火司天，中为太商金运太过，下为厥阴风木在泉。司天之气数为火化七，中运之气数为清化九，在泉之气数为风化三，如果胜气复气不出现，就是正化日。气化所致的疾病，司天火化所致的，药食咸寒；中运清化所致的，药食辛温；在泉风化所致的，药食辛凉。这就是与之相适应的药食性味。

辛卯年、辛酉年：

上为阳明燥金司天，中为少羽水运不及，下为少阴君火在泉。水运不及，就会出现雨化为胜气，风化为复气，因非本年正常之气，所以叫作邪化日。所致灾患发生在北方一宫。司天之气数为清化九，中运之气数为寒化一，在泉之气数为热化七。如果胜气复气不出现，就是正化日。气化所致的疾病，司天清化所致的，药食苦小温；中运寒化所致的，药食苦和；在泉热化所致的，药食咸寒。这就是与之相适应的药食性味。

壬辰年、壬戌年：

上为太阳寒水司天，中为太角木运太过，下为太阴湿土在泉。司天之气数为寒化六，中运之气数为风化八，在泉之气数为雨化五。如果胜气复气不出现，就是正化日。气化所致的疾病，司天寒化所致的，药食苦温；中运风化所致的，药食酸和；在泉雨化所致的，药食甘温。这就是与之相适应的药食性味。

癸巳年、癸亥年，都为同岁会年：

上为厥阴风木司天，中为少徵火运不及，下为少阳相火在泉。火运不及，就会出现寒化为胜气，雨化为复气，因非本年正常之气，所以叫作邪化日。所致灾患发生在南方九宫。司天之气数为风化八，中运之气数为火化二，在泉之气数为火化二。如果胜气复气不出现，就是正化日。气化所致的疾病，司天风化所致的，药食辛凉；中运火化所致的，药食咸温；在泉火所致的，药食咸寒。这就是与之相适应的药食性味。

凡此五运六气之定期值年，胜气复气及正化邪化的不同变化，都有一定的规律可循，不能不仔细察辨。因此，只要掌握了其中的变化规律，一句话就能概括：若不能掌握其中的变化规律，就会散乱而没有边际，指的就是这个道理。

黄帝说：说得好。五运之气也有复气之年吗？

岐伯说：若被克制太过，抑郁到极点，就会发生复气，到了一定的时机就会发作。

黄帝说：请问这其中有什么道理呢？

岐伯说：五运之气在太过和不及之年的复气发作是有区别的。

黄帝说：我想听您详细地说一说。

岐伯说：太过之年，发作急躁；不及之年，发作迟缓。发作急躁的，致病严重；发作迟缓的，致病长久。

黄帝问：太过不及的气化之数如何？

岐伯说：太过之气，气化之数为五行的成数；不及之气，气化之数为五行的生数；而土运不论太过还是不及，气化之数都是生数。

黄帝问：五运之气郁而发作的情况是什么样子的呢？

岐伯说：如果土气郁发：山谷震惊，雷声震于气交，尘埃昏暗黑黄，湿气蒸发化为白雾，疾风骤雨降于高山深谷，冲击在岩石上飞溅苍穹，山洪暴发，河流泛滥蔓延，水去后田园可以放牧。化气得以敷布，成为应时之雨，万物开始生长化成。湿气过胜，就会影响人体水湿的运化，所以人们易患心腹胀满，肠鸣，大便频数，心痛，胁胀满，呕吐霍乱，水饮，泻下如注，浮肿，身重等病。土气郁发即将开始的景象是浓云飞奔，霞拥朝阳，山泽尘埃昏暗，发作的时间多在四时左右。征兆是出现云雾横贯于天空山谷，或浮，或游，或生，或灭。

如果金气郁发：天气清爽，地气明净，风清凉，气急切，凉气大起草木上浮烟云，燥气流行，时时有雾气弥漫，肃杀之气到来，草木枯萎凋落，发为秋声。因燥气过盛，人们易患咳嗽气逆、心胁胀满抽引少腹、易暴痛、不能转侧、咽干、面色如烟尘一样难看等病症。金郁开始发作的景象是山泽干枯，地表凝白，卤结为霜，发作的时间多在五气之时。征兆是出现夜间降白露，丛林有凄凉风声。

如果水气郁发：阳气退去，阴气骤起，大寒出现，河流冻结，寒冷的雾气结成霜雪，甚至黑黄昏暗遮蔽，流行于气交，成为霜雪萧条之气，预先发现水的某些征兆。人们易患因寒气侵犯所致的心痛、腰臀部痛、大关节活动不灵、屈伸不利、易厥逆、腹部痞满坚硬等病。水郁开始发作的景象是阳气不能主治，阴气聚积于天空，白色尘埃昏暗，发作的时间多在君火与相火主时的前后。征兆是出现天空云气散乱如麻，深远昏暗，隐约可见，色黑微黄。

如果木气郁发：太空尘埃昏暗，云气扰动，狂风大作，屋被刮坏，树木折断，草木发生变化，人们易患风邪所致的心痛、向上支撑两胁、咽喉梗塞不通、饮食不下，甚则耳鸣、头晕目眩、难以看清人影、多突然僵仆昏倒等病。

木郁开始发作的景象是太空尘埃苍茫，天空和山峦同样颜色，或呈混浊之色，黄黑瘀滞，云横空中不降雨，发作的时间不固定。征兆是出现平川的草木倒伏，柔软的叶子背面向外，高山之松涛声响起，山岩有老虎叫声。

如果火气郁发：天空有黄赤之气遮蔽，太阳光亮不强，火炎流行，大暑到来，如像火烧火燎一样，树木流出汁液，大厦的烟气升腾，地面有霜卤样物质，井水减少，蔓草焦枯干黄，风热炽盛导致人言语惑乱，湿化气推迟到来。人们易患多病少气、疮疡臃肿、胸胁、腹背、头面、四肢胀满不适、疮疡痱子、呕逆、瘛疭、骨痛、骨节抽动、泻泄、温疟、腹中急剧疼痛、出血、精少、目赤、心热、昏冒烦闷，容易突然死亡等病症。火郁发作的表现是每日百刻终尽之后，阳气来复，出汗，发作时间多在四气之时。征兆是动极则静，阳极反阴，热极之后，湿气随之化成，花开时又见结冰，山川出现冰雪，午时在湖泽之中有焰阳之气发生。

五气之郁，事先都有征兆，而后又发生报复之气，都是发作在郁极时。木郁的发作时间不固定，水郁则在君火相火主时前后。只要细心观察时令，就可以预测疾病的发生。如果不知时令。违反岁气，就是五行之气失其运行，生长化收藏的政，也令就不正常了。

黄帝说：水气郁而发为冰雪霜雹，土气郁而发为暴风骤雨，木气郁而发为毁损断折，金气郁而发为清爽明净，火气郁而发为昏暗，是什么气使它们这样呢？

岐伯说：五运之气有太过不及之分，发作时有轻重的差别。发作轻微的，只限于本气；发作严重的，就兼其下承之气。只要观察下承之气的变化，就可以知道郁发的轻重了。

黄帝说：说得好。五气的郁发，有不应其时的，这是为什么呢？

岐伯说：因为气有盛衰，发作的时间久有先有后，所以有差数。

黄帝问：这种差异有一定的日数吗？

岐伯说：先后的差数都是三十多天。

黄帝问：气的到来有先后的差别，这是为什么？

岐伯说：岁运太过，则气先于时令而来；岁运不及，则气晚于时令而来。

黄帝问：岁运之气在应至之时而来的，属于什么？

岐伯说：如果岁运没有太过和不及，气就正当其时而来，否则就有灾祸发生。

黄帝说：说得很好。气有不在其时而有其化的，又是为什么呢？

岐伯说：气化太过，则正当其时而气化；气化不及，就归于胜己者所化，

黄帝问：四时之气来时有早晚、高低、左右的差别，如何预测呢？

岐伯说：气的运行有逆有顺，来时有快有慢。因此气太过的，气化先于天时；气不及的，气化迟于天时。

黄帝说：我想听您讲讲气的运行情况是怎样的呢？

岐伯说：春主东，其气由东向西运行；夏主南，其气由南向北运行；秋主西，其气由西而向东运行；冬主北，其气由北向南运行。因此春气从下向上运行，始于下；秋气从上向下运行，始于上；夏气布化于中；冬气严于外表，始于末。春气在东，始于左；秋气在西，始于右；冬气在北，始于后；夏气在南，始于前。所以高原气候寒冷，冬气常在；低洼地区气候温暖，春气常在。一定要根据不同的时间和地点，慎重考察。

黄帝说：说得太好了。

黄帝问：五运六气的变化相应与所见的物象，那么正常气化与反常变化是什么样的呢？

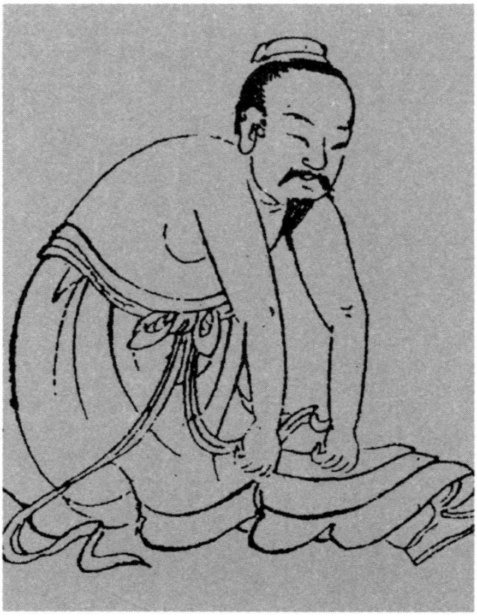

明代高濂《遵生八笺》陈希夷导引坐功图中的冬至十一月中坐功图

岐伯说：关于六气的正常和反常变化，有气化有变化，有胜气有复气，有作用有病气，您想了解哪个方面呢？

黄帝说：我想听您详细地讲一讲。

岐伯说：请允许我详细地讲给您听。六气之至，厥阴风木之气到来的时候，平和；少阴君火之气到来的时候，温暖；太阴湿土之气到来的时候，尘埃湿润；少阳相火之气到来的时候，火热炎暑；阳明燥金之气到来的时候，清凉刚劲；太阳寒水之气到来的时候，气候寒冷。这是四时正常气化的一般情况。

六气司化的一般情况：厥阴之气至，为风化之府，物体破裂而开发；少阴之气至，为火化之府，万物舒展繁茂；太阴之气至，为雨化之府，物体充盈圆满；少阳之气至，为热化之府，气化尽而外达；阳明之气至，为肃杀之府，生发之气变更；太阳之气至，为寒化之府，阳气收敛而归藏。

六气所化的一般情况：厥阴之气至，万物生发，和风摇动；少阴之气至，万物荣美，形象毕现；太阴之气至，万物化生，湿云化雨；少阳之气至，万物生长，繁茂鲜艳；阳明之气至，阳气收敛，气凝结为雾露；太阳之气至，万物闭藏，生机固密。

六气德化的一般规律：厥阴之气到来，风气发生，厥阴之下，金气承之，因此气终则为肃杀；少阴之气到来，热气发生，少阴之中见太阳，因此中为寒化；太阴之气到来，湿气发生，太阴之下，风气承之，风来湿化，因此气终为大雨如注；少阳之气到来，火气发生，相火之下，水气承之，因此气终时为湿热熏蒸；阳明之气到来，燥气发生，阳明之下，火气承之，因此气终为凉；太阳之气到来，寒气发生，太阳之中见少阴，因此中为温化。

气化功德的一般规律：厥阴之气至，多毛类动物化育；少阴之气至，翅膀类动物类化育；太阴之气至，无羽毛鳞甲类动物化育；少阳之气至，薄明羽翼虫类化育；阳明之气至，甲壳虫类化育；太阳之气至，有鳞类动物化育。

六气施政的一般规律：厥阴之气至则万物生发；少阴之气至则物繁荣故为荣化；太阴之气至则万物湿润，故为濡化；少阳之气至则万物生长茂盛，故为茂化；阳明之气至则万物坚实，故为坚化；太阳之气至则万物闭藏，故为藏化。

六气异常变化的一般规律：厥阴风木之气来到时，大风怒狂，风木亢盛则金承之，其气大凉；少阴君火之气来到时，气温暖，火盛则阴精承而制之，气候寒凉；太阴湿土之气来到时，雷雨倾注，湿土盛则木承而制之，时有狂风；少阳相火之气来到时，旋风兴起、酷热如焚，火盛则水承而制之，气为霜凝；阳明燥金之气来到时，草木散落，金盛则火承而制之，气候温暖；太阳寒水之气来到时，寒雪冰雹，水盛则土承而制之，其气变化。

六气行令的一般情况：厥阴之气至，物体摇动，随风往来；少阴之气至，火焰高明，天空呈现黄赤色；太阴之气至，阴气沉郁，白色尘埃；少阳之气至，电光闪显，为赤云，空中呈黄赤色；阳明之气至，为烟尘，为霜冻，西风劲切，秋虫惨鸣；太阳之气至，冰坚固，风刺骨，为物成熟。

六气致病的一般规律：厥阴之气至，多发腹中拘急；少阴之气至，多发病为疮疡、皮疹、身热；太阴之气至，多发饮邪留蓄不散、隔绝不同；少阳之气至，多发打喷嚏、呕吐、疮疡；阳明之气至，多发皮肤浮肿；太阳之气至，多发关节屈伸不利。

六气致病的一般规律：厥阴之气至，多发胁肋支撑疼痛；少阴之气至，多发心神不宁，易惊惑乱，恶寒战栗，谵言狂妄；太阴之气至，多发蓄积胀满；少阳之气至，多发易惊，躁动，昏昧；阳明之气至，多发鼻塞流涕，尻阴股膝胫足等处患病；太阳之气至，多发腰痛。

六气致病的一般规律：厥阴之气至，多发筋脉拘挛；少阴之气至，多发悲哀、狂妄、衄血；太阴之气至，多发腹胀满、霍乱吐泻；少阳之气至，多发喉痹、耳鸣、呕吐；阳明之气至，多发皮肤皴裂；太阳之气至，多发盗汗、痉病。

六气致病的一般规律：厥阴之气至，多发胁痛、呕吐、泻泄；少阴之气至，多发多言善笑；太阴之气至，多发身重、浮肿；少阳之气至，多发急剧泻泄、肌肉蠕动、肢体抽搐，常突然死亡；阳明之气至，多发鼻塞、喷嚏；太阳之气至，多发泻泄，或窍闭不通。

从这十二种变化可以看出，六气作用为德，万物就以德相应；六气作用为政，万物就以政相应；六气作用为化，万物就以化相应；六气作用为令，万物就以令相应。气在上的病位就高；气在下的病位在下；气在前的病位在前；气在后的病位在后；气在中的病位在中；气在外的病位在外。这就是六气致病部位的一般情况。因此风气偏盛则扰动不宁；热气偏盛则肿胀；燥气偏盛则干燥；寒气偏盛则浮肿胀；湿气偏盛则泄泻，甚至小便不通而发为浮肿。总之要根据病气的所在来研究它的变化。

黄帝说：我想听您讲一讲六气的作用是怎样的。

岐伯说：六气的作用，分别归于被我克之气而以为气化。太阴的雨化，作用于太阳；太阳的寒化，作用于少阴；少阴的热化，作用于阳明；阳明的燥化，作用于厥阴；厥阴的风化，作用于太阴。它们各随其所在的位置而彰显作用。

黄帝说：六气自得其本位的情况是怎样的？

岐伯说：六气自得其本位，属正常气化。

黄帝说：我想听您讲讲六气所居的位置。

岐伯说：确立了六气本位的所在，就可以推知它所主的方位和时间了。

黄帝说：六气的部位，太过和不及的情况如何？

岐伯说：太过和不及情况是不一样的。太过之气，来时燥急而容易消失；不及之气，来时缓慢而时间持续较长。

黄帝说：司天与在泉之气的太过和不及情况如何？

岐伯说：司天之气不足时，在泉之气随之上升；在泉之气不足时，司天之气随之下降，岁运之气居于气交中间，若在泉之气上迁则运气先上迁，司天之气下降则运气先下降，所以岁运之气的迁降，常先于天地之气。岁运不胜天地之气时，则相互排斥；岁运与司天在泉之气相和时，则同归其化，随着岁运与天地之气的归从变化，会引发相应的病变。因此司天之气太过时，则天气下降，在泉之气太过时，则地气上升。上升下降的多少是与天地之气胜之多少相适应的，存在着一定的差异，气微则差异小，气甚则差异大，有时可以改变气交的时间和方位，气交的时间和方位改变，就要发生疾病。《大要》上说：差异大的有五分，差异小的有七分，可知天地阴阳过差。就是这个意思。

黄帝说：说得好。在前面讲过，用热药时，不要触犯主时之热；用寒药时，不要触犯主寒之寒。如果不想避开寒热，应该怎样做呢？

岐伯说：您问得真详细啊！时令当热，寒邪在表，用辛热药物发之，就是发表不避热；时令当寒，热邪在里，用寒性药物发攻逐，就是攻里不避寒。

黄帝说：不发表、不攻里而触犯了寒热，会发生什么呢？

岐伯说：寒热之气损伤于内，病人的病就更加严重了。

黄帝说：如果是无病的人会怎样呢？

岐伯说：无病的人触犯了寒热就会生病，有病的人触犯了寒热就会使病情加重。

黄帝说：生病的具体情况是什么样的呢？

岐伯说：不避热时则生热病，不避寒时则生寒病。寒病有：胸部坚痞、腹部胀满，剧烈疼痛、泄痢等。热病有：身热、呕吐下泻、霍乱、痈疽疮疡、昏昧郁闷、泄泻如注、肌肉抽动抽搐、肿胀呕吐、鼻塞流血、头痛、骨节改变、肌肉疼痛、吐血便血、小便不畅或癃闭等。

黄帝说：应当如何治疗呢？

岐伯说：必须顺从主时之气，若是违背了主时之气，可用与相胜之气适应的药品治疗。

黄帝问：妇女怀孕时，如果用触犯寒热的毒药攻伐，会怎么样？

岐伯说：如果有寒热之病而用寒热之毒攻伐，母体不会受到损伤，胎儿也不会受到伤害。

黄帝说：我想听您讲讲这其中的道理。

岐伯说：大积大聚的病，用毒药，因为主要是为去病，但是在病邪已消减大半时，就要停药，否则攻伐太过就会致人死亡。

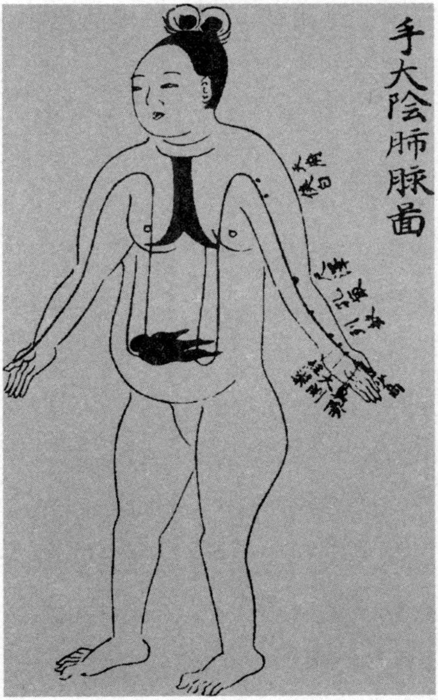

《产经》十脉图中的手太阴肺脉图

黄帝说：说得好。五气易于过甚，应当怎样治疗？

岐伯说：木气抑郁的，应当舒畅条达之；火气抑郁的，应当发散之；土气抑郁的，应当祛除之；金气抑郁的，应当宣通之；水气抑郁的，应当调节之。按照这样的方法调和其气，气太过的，就要折服其气，因为太过则畏泻，所以以泻为畏。

黄帝说：假借之气致病，应当怎样治疗？

岐伯说：主气不足而有假借之气致病的，就不必禁锢于“用寒远寒，用热远热”的原则了。主气不足，客气胜之而有非时之气出现，指的就是这个意思。

黄帝说：圣人的要道太伟大了！关于天地的变化，运行的节律，运用的纲领，阴阳的治化，寒暑的号令，除了您还有谁能通晓呢？我想把它珍藏在灵兰之室，命名为《六元正纪》，不经过斋戒的人，绝不随便向其展示，不是诚心实意的人，绝不轻易传授给他。

刺法论篇第七十二（遗篇）

黄帝问曰：升降不前，气交有变，即成暴郁，余已知之。如何预救生灵，可得却乎？

岐伯稽首再拜对曰：昭乎哉问！臣闻夫子言，既明天元，须穷刺法，可以折郁扶运，补弱全真，泻盛蠲余，令除斯苦。

帝曰：愿卒闻之。

岐伯曰：升之不前，即有甚凶也。木欲升而天柱窒抑之，木欲发郁，亦须待时，当刺足厥阴之井。火欲升而天蓬窒抑之，火欲发郁，亦须待时，君火相火同刺包络之荥。土欲升而天冲窒抑之，土欲发郁，亦须待时，当刺足太阴之俞。金欲升而天英窒抑之，金欲发郁，亦须待时，当刺手太阴之经。水欲升而天芮窒抑之，水欲发郁，亦须待时，当刺足少阴之合。

帝曰：升之不前，可以预备，愿闻其降，可以先防。

岐伯曰：既明其升，必达其降也。升降之道，皆可先治也。木欲降而地晶窒抑之，降而不入，抑之郁发，散而可得位，降而郁发，暴如天间之待时也，降而不下，郁可速矣，降可折其所胜也，当刺手太阴之所出，刺手阳明之所入。

火欲降而地玄窒抑之，降而不入，抑之郁发，散而可入，当折其所胜，可散其郁，当刺足少阴之所出，刺足太阳之所入。

土欲降而地苍窒抑之，降而不下，抑之郁发，散而可入，当折其胜，可散其郁，当刺足厥阴之所出，刺足少阳之所入。

金欲降而地彤窒抑之，降而不下，抑之郁发，散而可入，当折其胜，可散其郁，当刺心包络所出，刺手少阳所入也。

水欲降而地阜窒抑之，降而不下，抑之郁发，散而可入，当折其胜，可散其郁，当刺足太阴之所出，刺足阳明之所入。

帝曰：五运之至，有前后与升降往来，有所承抑之，可得闻乎刺法？

岐伯曰：当取其化源也。是故太过取之，不及资之。太过取之，次抑其郁，取其运之化源，令折郁气；不及资之，以扶运气，以避虚邪也。资取之法，令出《密语》。

黄帝问曰：升降之刺，以知其要，愿闻司天未得迁正，使司化之失其常政，即万化之或其皆妄，然与民为病，可得先除，欲济群生，愿闻其说。

岐伯稽首再拜曰：悉乎哉问！言其至理，圣念慈悯，欲济群生，臣乃尽陈斯道，可申洞微。太阳复布，即厥阴不迁正，不迁正，气塞于上，当泻足厥阴之所流；厥阴复布，少阴不迁正，不迁正即气塞于上，当刺心包络脉之所流；少阴复布，太阴不迁正，不迁正即气留于上，当刺足太阴之所流；太阴复布，少阳不迁正，不迁正则气塞未通，当刺手少阳之所流；少阳复布，则阳明不迁正，不迁正则气未通上，当刺手太阴之所流；阳明复布，太阳不迁正，不迁正则复塞其气，当刺足少阴之所流。

帝曰：迁正不前，以通其要。愿闻不退，欲折其余，无令过失，可得明乎？

岐伯曰：气过有余，复作布政，是名不退位也。使地气不得后化，新司天未可迁正，故复布化令如故也。巳亥之岁，天数有余，故厥阴不退位也，风行于上，木化布天，当刺足厥阴之所入；子午之岁，天数有余，故少阴不退位也，热行于上，火余化布天，当刺手厥阴之所入。丑未之岁，天数有余，故太阴不退位也，湿行于上，雨化布天，当刺足太阴之所入；寅申之岁，天数有余，故少阳不退位也，热行于上，火化布天，当刺手少阳之所入。卯酉之岁，天数有余，故阳明不退位也，金行于上，燥化布天。当刺手太阴之所入；辰戌之岁，天数有余，故太阳不退位也，寒行于上，凛水化布天，当刺足少阴之所入。故天地气逆，化成民病，以法刺之，预可平痾。

黄帝问曰：刚柔二干，失守其位，使天运之气皆虚乎？与民为病，可得平乎？

岐伯曰：深乎哉问！明其奥旨，天地迭移，三年化疫，是谓根之可见，必有逃门。

假令甲子，刚柔失守，刚未正，柔孤而有亏，时序不令，即音律非从，如此三年，变大疫也。详其微甚，察其浅深，欲至而可刺，刺之，当先补肾俞，次三日，可刺足太阴之所注。又有下位己卯不至，而甲子孤立者，次三年作土疠，其法补泻，一如甲子同法也。其刺以毕，又不须夜行及远行，令七日洁，清净斋戒，所有自来。肾有久病者，可以寅时面向南，净神不乱思，闭气不息七遍，以引颈咽气顺之，如咽甚硬物，如此七遍后，饵舌下津令无数。

假令丙寅，刚柔失守，上刚干失守，下柔不可独主之，中水运非太过，不可执法而定之，布天有余，而失守上正，天地不合，即律吕音异，如此即天运失序，后三年变疫。详其微甚，差有大小，徐至即后三年，至甚即首三年，当先补心俞，次五日，可刺肾之所入。又有下位地甲子，辛巳柔不附刚，亦名失守，即地运皆虚，后三年变水疠，即刺法皆如此矣。其刺如毕，慎其大喜欲情于中，如不忌，即其气复散也，令静七日，心欲实，令少思。

假令庚辰，刚柔失守，上位失守，下位无合，乙庚金运，故非相招，布天未退，中运胜来，上下相错，谓之失守，姑洗林钟，商音不应也，如此则天运化易，三年变大疫。详其天数，差有微甚，微即微，三年至，甚即甚，三年至，当先补肝俞，次三日，可刺肺之所行。刺毕，可静神七日，慎勿大怒，怒必真气却散之。又或在下地甲子、乙未失守者，即乙柔干，即上庚独治之，亦名失守者，即天运孤主之，三年变疠，名曰金疠，其至待时也，详其地数之等差，亦推其微甚，可知迟速耳。诸位乙庚失守，刺法同，肝欲平，即勿怒。

假令壬午，刚柔失守，上壬未迁正，下丁独然，即虽阳年，亏及不同，上下失守，相招其有期，差之微甚，各有其数也，律吕二角，失而不和，同音有日，微甚如见，三年大疫。当刺脾之俞，次三日，可刺肝之所出也。刺毕，静神七日，勿大醉歌乐，其气复散，又勿饱食，勿食生物，欲令脾实，气无滞饱，无久坐，食无太酸，无食一切生物，宜甘宜淡。又或地下甲子，丁酉失守其位，未得中司，即气不当位，下不与壬奉合者，亦名失守，非名合德，故柔不附刚，即地运不合，三年变疠，其刺法一如木疫之法。

假令戊申，刚柔失守，戊癸虽火运，阳年不太过也，上失其刚，柔地独主，其气不正，故有邪干，迭移其位，差有浅深，欲至将合，音律先同，如此天运失时，三年之中，火疫至矣，当刺肺之俞。刺毕，静神七日，勿大悲伤也，悲伤即肺动，而真气复散也，人欲实肺者，要在息气也。又或地下甲子，癸亥失守者，即柔失守位也，即上失其刚也，即亦名戊癸不相合德者也，即运与地虚，后三年变疠，即名火疠。

是故立地五年，以明失守，以穷刺法，于是疫之与疠，即是上下刚柔之名也，穷归一体也，即刺疫法，只有五法，即总其诸位失守，故只归五行而统之也。

黄帝曰：余闻五疫之至，皆相染易，无问大小，病状相似，不施救疗，如何可得不相移易者？

岐伯曰：不相染者，正气存内，邪不可干，避其毒气，天牝从来，复得其往，气出于脑，即不邪干。气出于脑，即室先想心如日。欲将入于疫室，先想青气自肝而出，左行于东，化作林木；次想白气自肺而出，右行于西，化作戈甲；次想赤气自心而出，南行于上，化作焰明；次想黑气自肾而出，北行于下，化作水；次想黄气自脾而出，存于中央，化作土。五气护身之毕，以想头上如北斗之煌煌，然后可入于疫室。

又一法，于春分之日，日未出而吐之。又一法，于雨水日后，三浴以药泄汗。又一法，小金丹方：辰砂二两，水磨雄黄一两，叶子雌黄一两，紫金半两，同入合中，外固，了地一尺筑地实，不用炉，不须药制，用火二十斤煅之也，七日终，候冷七日取，次日出合子，埋药地中，七日取出，顺日研之三日，炼白沙蜜为丸，如梧桐子大，每日望东吸日华气一口，冰水下一丸，和气咽之，服十粒，无疫干也。

黄帝问曰：人虚即神游失守位，使鬼神外干，是致夭亡，何以全真？愿闻刺法。

岐伯稽首再拜曰：昭乎哉问！谓神移失守，虽在其体，然不致死，或有邪干，故令夭寿。只如厥阴失守，天以虚，人气肝虚，感天重虚。即魂游于上，邪干，厥，大气，身温犹可刺之，刺其足少阳之所过，次刺肝之俞。人病心虚，又遇君相二火司天失守，感而三虚，遇火不及，黑尸鬼犯之，令人暴亡，可刺手少阳之所过，复刺心俞。人脾病，又遇太阴司天失守，感而三虚，又遇土不及，青尸鬼邪犯之于人，令人暴亡，可刺足阳明之所过，复刺脾之俞。人肺病，遇阳明司天失守，感而三虚，又遇金不及，有赤尸鬼干人，令人暴亡，可刺手阳明之所过，复刺肺俞。人肾病，又遇太阳司天失守，感而三虚，又遇水运不及之年，有黄尸鬼干犯人正气，吸入神魂，致暴亡，可刺足太阳之所过，复刺肾俞。

黄帝问曰：十二脏之相使，神失位，使神彩之不圆，恐邪干犯，治之可刺，愿闻其要。

岐伯稽首再拜曰：悉乎哉问！至理道真宗，此非圣帝，焉究斯源，是谓气神合道，契符上天。心者，君主之官，神明出焉，可刺手少阴之源。肺者，相傅之官，治节出焉，可刺手太阴之源。肝者，将军之官，谋虑出焉，可刺足厥阴之源。胆者，中正之官，决断出焉，可刺足少阳之源。膻中者，臣使之官，喜乐出焉，可刺心包络所流。脾为谏议之宫，知周出焉，可刺脾之源。胃为仓廪之官，五味出焉，可刺胃之源。大肠者，传道之官，变化出焉，可刺大肠之源。小肠者，受盛之官，化物出焉，可刺小肠之源。肾者，作强之官，伎巧出焉，刺其肾之源。三焦者，决渎之宫，水道出焉，刺三焦之源。膀胱者，州都之官，精液藏焉，气化则能出矣，刺膀胱之源。凡此十二官者，不得相失也。是故刺法有全神养真之旨，亦法有修真之道，非治疾

也。故要修养和神也。道贵常存，补神固根，精气不散，神守不分，然即神守而虽不去，亦能全真。人神不守，非达至真，至真之要，在乎天玄，神守天息，复入本元，命曰归宗。

【译文】

黄帝问：我已经知道了，岁气的左右间气，不能升降，气交反常，就会形成暴烈的致病之邪。怎样预防以使人类免遭疾病之苦，可以得到一种退却郁气的办法吗？

岐伯俯首拜了拜，说：您的提问很高明啊！我听老师说，掌握了天地六气的变化，还必须深知刺法，这样既能折减郁气、扶助运气，还能补助虚弱、保全真气、泻除盛气、祛除余邪，从而消除各种疾病。

黄帝说：我想听您详尽地讲一讲。

岐伯说：气应升而不升时，说明有大的灾患。厥阴风木欲升为司天之左间时，遇金气过胜，而天柱阻抑，则木气受郁。木气之郁发，一定要等到厥阴木气当位之时，应当刺人体的足厥阴之井穴大敦，以泻除木郁。火欲升为司天之左间时，遇水气过胜，而天蓬阻抑之，则火气受郁，火气之郁发，一定要等到火气当位时，不管君火还是相火，同样应当刺人体心包络手厥阴之荥穴劳宫，以泻除火郁。太阴湿土欲升为司天之左间时，遇木气过胜，而天冲阻抑之，则土气受郁，土气之郁发，一定要等到土气当位时，应当刺人体的足太阴之腧穴太白，以泻除土郁。阳明燥金欲升为司天之左间时，遇火气过胜，而天应阻抑之，则金气受郁，金气之郁发，一定要等到金气当位时，应当刺人体的手太阴之经穴经渠，以泻除金郁。太阳寒水欲升为司天之左间时，遇土气过胜，而天芮阻抑，则水气受郁，水气之郁发，一定要等到土气当位时，应当刺人体的足少阴之合穴阴谷，以泻除水郁。

黄帝问：岁气中的间气应当上升而不上升，所致的疾病是能够预防的，我想了解岁气中的间气应当下降而不能下降，其所致的疾病是不是也可以预先防备呢?

岐伯说：既然明白了间气上升的道理，那么必然能通晓间气下降的理论。间气不能上升、不能下降所致的疾病，都是可以预防的。

例如厥阴风木应当降至在泉的左间，逢金气过胜，地晶金星阻抑，风木之气不能降入其位，木被抑为郁气，等到郁气发散，就可降入其位，气应当降而不能降时，就会郁发，其暴烈程度司天的间气应升不升的郁发一样，应当下降而不能下降，就会迅速形成郁气，下降就可以折减其胜气，应当取手太阴的井穴少商和手阳明的合穴曲池进行针刺治疗。

少阴君火之气应当降在泉之左间，逢水气过胜，地玄水星阻抑，少阴君火不能降入其位，火气被抑为郁气，当火郁之气发散，就可降入其位，折减其胜气水可发散其郁气，应当取足少阴的井穴涌泉和足太阳的合穴委中刺治进行针刺治疗。

太阴湿土之气应当降在泉的左间，逢木气过胜，地苍木星阻抑，土气应当降入其位，土气被郁成为郁气，等到郁气散发，就可降入其位，折减其胜气木可以发散其郁气，应当取足厥阴的井穴大敦和足少阳的合穴阳陵泉进行针刺治疗。

阳明燥金之气应当降在泉的左间，逢火气过胜，地彤火星阻抑，燥金之气应当降而不能下降，等郁气发散，金气就可降入其位，折减其火之胜气就可以使郁气发散，应当取手厥阴的井穴中冲和手少阳的合穴天井进行针刺治疗。

太阳寒水之气应当降在泉之气左间，逢土气过胜，地阜土星阻抑，水气应当下降而不能下降，就会被抑而成为郁气，郁气散后，水气可以降入其位，折减其胜气就可以散去郁气，应当取足太阴的井穴隐白和足阳明的合穴足三里进行针刺治疗。

黄帝问：五运之气有太过和不及之分，有时提前发生，有时推迟而来，五运和六气的升降往来，互有承袭和阻抑，您能把进行针刺治疗其所致疾病的法则讲给我听吗？

岐伯说：应当取六气的生化本源进行治疗。所以岁气太过所致的病症当用泻法治疗；岁气不足所致的病症当用资助之法补益。凡太过之气所致的病症，治疗时要根据致郁之气的五行生克次序抑制其所郁之气，治取五运之气的生化之源，折减郁气的致病作用；不及之气所致的病症应当用资补法治疗，用以扶助运气不足所造成的伤害，从而达到外避邪气的目的。资助之法和取治之法，都出自《密语》。

黄帝问：关于六气当升不升、当降不降而致病的刺治方法，我已经大体知道了。我还想再听一听司天之气不能迁于正位，导致司天之气的气化政令失常，即一切生化都失于正常时，能否预先测知并进行预防，以普济人类。希望能听您讲一讲。

岐伯俯首拜了拜，说：您问得真详尽啊！您论及的这些至理要言，表明圣王您心存仁慈怜悯之心以及普济百姓的愿望。我一定详尽地讲述其中的道理，阐释明白精深微妙的理论。如果上一年司天的太阳寒水继续行使它的权力，厥阴风木就不能迁正；一旦厥阴风木不能迁正，风木之气就会郁结不通，这时就应当刺治足厥阴肝经的荥穴行间。如果上一年厥阴风木继续行使它的权力，少阴君火就不能迁正；一旦少阴君火不能迁正，君火之气就会郁结不通，这时就应当用泻法刺治手厥阴心包经的荥穴劳宫。如果上一年少阴君火继续行使它的权力，太阴湿土就不能迁正；一旦太阴湿土不能迁正，湿土之气就会郁结不通，这时就应当刺治足太阴脾经的荥穴大都。如果上一年太阴湿土继续行使它的权力，少阳相火就不能迁正；一旦少阳相火不能迁正，相火之气就会郁结不通，这时就应当刺治手少阳三焦经的荥穴液门。如果上一年的少阳相火继续行使它的权力，阳明燥金就不能迁正；一旦阳明燥金不能迁正，燥金之气就会郁结不通，应当刺治手太阴肺经的荥穴鱼际。如果上一年阳明燥金继续行使它的权力，太阳寒水就不能迁正；一旦太阳寒水不能迁正，寒水之气就会郁结不通，应当刺治足少阴肾经的荥穴然谷刺治。

黄帝问：关于岁气当迁正而不能实现的道理，我已经懂得了。我还想知道岁气不能退位时，怎样折服它的有余之气，避免它因太过而有所失的情况，您能讲给我听听吗？

岐伯说：上一年的司天之气太过有余，继续行使它的权力，就叫作不退位。因此，在泉之气也就不能退去而行间气之化。当年的司天之气不能迁居于正位，所以上一年的司天之气继续布化其本气的政令。比如巳年、亥年，司天之气有余，到了子年、午年，厥阴风木仍然不能退位，风气继续运行于上，布散有余的风木之气，对于因此而发的疾病，应当刺治足厥阴肝经的合穴曲泉。子年、午年司天之气有余，到了丑年、未年少阴君火仍然不能退位，热气仍然运行于上半年，布散有余的火热之气，对于因此而发的疾病，应当取手厥阴心包经的合穴曲泽刺治。丑年、未年司天之气有余，到了寅年、申年，太阴湿土之气仍然不能退位，湿气仍然运行于上，布散有余的雨湿之气，对于因此而发的疾病，应当刺治足太阴脾经的合穴阴陵泉。寅年、申年司天之气有余，到了卯年、酉年，少阳相火之气仍然不能退位，热气继续运行于上，布散有余的火热之气，对于因此而发的疾病，应当刺治手少阳三焦经的合穴天井。卯年、酉年司天之气有余，到了辰年、戌午阳明燥金之气仍然不能退位，燥金之气继续运行于上，布散有余的燥金之气，对于因此而发的疾病，应当刺治手太阴肺经的合穴尺泽。辰年、戌年司天之气有余，到了巳年、亥年太阳寒水之气仍然不能退位，寒水之气继续运行于上，布散有余的凛冽寒气，对于因此而发的疾病，应当刺治足少阴肾经的合穴阴谷。所以说，司天在泉之气出现异常变化，人们就会患病，按照上述方法取穴刺治，就可以预先平定将要发生的疾病。

黄帝问：刚干和柔干失守其司天在泉之位，会使司天之气和中运之气都虚吗？在人体造成的疾病，能否平定？

岐伯说：您的提问很深奥啊！请允许我阐明其中的道理。司天在泉之气是逐年更迭变换的，如果刚柔失守，其气被窒，三年左右就会导致疫疠之气流行，只要能找到其产生的根源，必定找到避免感染疫病的方法和门路。

如果甲子年刚柔失守，司天之刚气就不能迁移正位，在泉之柔气也随之孤立而空虚，四时的气候也会失去正常的寒温秩序，气候也像音律一样不相和谐。经过三年左右的时间，大疫就要发生。应当审察刚柔失守的程度，可用针刺方法预防疫病的发生。土疫容易损伤水脏，应当先取背部的肾腧穴，补益肾水，隔三天再刺治足太阴脾经的腧穴太白，以泻所郁的土气。又比如在泉之气己卯不能迁升正位，而司天甲子刚气孤立无配，在三年左右的时间，土疫也可能发生，其补泻方法与上述甲子刚气司天失守不能迁移正位而致疫的治法一样。针刺结束，在七天以内不能夜行和远行，静居密室，神情安静，洁净养神，要素食勿吃油腻，疫邪就不会再度侵袭。凡是原本有肾病的人，可以在寅时面向南方，集中精神，清除杂念，深吸气而不呼，连续七次，如同吞咽硬物一样，伸直颈项用力咽下，这样连续七次以后，再全部咽进舌下的津液。

如果丙寅司天之年刚柔失守，司天的刚干失守其位却不能迁移正位，在泉的柔干不能独主时令，所以丙年虽属阳干，水运业不会太过，不要拘泥常法而论定。司天之气虽有余，但不得迁正而上失其位，司天在泉失守而上下不能相应，如同阳律阴吕一样，气候变化不相协调，自然界的气候变化也会失去正常的秩序，在以后的三年左右时间，疫病就会发生。应当审察刚柔失守的程度，徐缓的会在三年以后发生疾病，严重的可能在三年内发生疫情。水疫容易损伤心脏，应先取足太阳膀胱经的心腧穴，以补心水，隔五天，再针刺足少阴肾经的合穴阴谷，泻除肾水之邪。又比如辛巳年，在泉的柔干不能迁移正位而附随于司天之刚干，这叫做失守，在泉之气必然空虚，以后的三年左右，水疫就会发生。其补泻方法同与上述丙寅刚柔失守，不能迁移正位致疫的方法。针刺结束后，切忌过分的喜悦等情欲纷扰，如果不注意这些禁忌，就会再度耗散正气。病人应该心情安静，少思寡欲，心意坦然踏实，静养七天。

如果庚辰年刚柔失守，司天的刚气失守其位，在泉之位就不能与之相应，乙庚为金运，刚柔失守，则上下不能相应。上年阳明燥金司天之气不退位，在泉之火制胜今年的中运金气，失守指的就是司天在泉之位相错，就像太商阳律姑洗与少商阴吕林钟一样，气候变化不能相应，天运的变化因此而失常，三年左右，大疫就要出现。辨察天运变化的规律以及司天在泉刚柔失守的差异大小，差异微小的年份疫气致病就轻微，三年左右，疫病就会发生；差异大的年份疫气致病就严重，三年左右，疫病就会发生。金疫容易损伤肝脉，应先针刺背部的肝俞穴。三天以后，再刺手太阴肺经的经穴经渠，用泻法泻除肺金盛气。针刺结束后，七天之内切勿发怒，清静宁神，大怒就会损耗真气。又比如乙未年的司天在泉刚柔失守，司天之刚干不能迁移正位，在泉之柔干不至，司天之庚刚干独主时令，也称为失守。在司天和中运之气独主其位的年份，三年左右，金疫就将发生，审察在泉之气的变化规律，推测疫气是轻微还是严重，从而得知疫病发生的迟速。凡是乙庚之年刚柔失守的，刺治方法都一样。病人应当保持平和，切勿发怒，以免损伤肝气。

如果壬午年的刚柔失守，司天的刚干壬不能迁移正位，在泉的柔干丁孤立无配，壬虽为阳年，因为不能迁移正位就变为亏虚，不同于正常之气，司天在泉上下失守，则其有一定的时间，这种差异的微甚是可以计算的，就像太角的阳律与少角的阴律失调，总会有相应的日期，三年左右，大疫就可能发生。木疫容易损伤脾土，应该针刺背部的脾腧穴，补益脾土，三天以后再刺治足厥阴肝经的井穴大敦，以泻除肝木盛气。针刺过后，七天内切勿酗酒，沉溺歌乐，以免损耗真气，保持神情安静，也不要吃得过饱，不要吃生冷食物，保持脾气充实，但不可饱满滞塞，不要久坐不动，不要吃太酸的食物，不可吃一切生的食物，宜食甘淡之味的食物。又或甲子、丁酉年的在泉之气未能及时迁移正位，而失其位，不能相应与中运和司天之气，则在泉之气与司天之气不能配合于上，也称为失守，不能称为合德，由于柔不附刚，也就是说在泉之气与中运之气不相应合，三年左右，疫气就会发生。其预防的方法与针刺木疫致病的方法相同。

如果戊申年的刚柔失守，戊癸虽然属火运阳年，一旦刚柔失守，阳年也不会火运太过，司天之气不得迁移正位，上失其刚，在泉之柔干孤独无配，岁气不正，邪气干犯，司天在泉之位更迭变移，其差异深浅不同，就好像阳律与阴律的应用一样，司天刚干与在泉柔干的相应，像这样天运失于正常时位的，三年左右火疫就要发生。火疫容易损伤肺金，应当刺治背部的肺腧穴。针刺过后，七天内切勿过分悲伤，悲伤就会扰动肺气，以免再度耗散真气。使肺气充实，静心宁神，调节呼吸，深吸闭气。又如甲子、癸亥年，在泉之气失守不能迁移正位，司天之刚气失守无配，也叫做戊癸不相合德。中运之气与在泉之气空虚，三年后，火疫就会发生。

以上用五运之气分论五年，阐述刚柔失守的道理，穷尽针刺的法则，就能测知疫疠之气的发生就是根据司天在泉刚柔失守而命名的。虽有二名，但其本质是相同的。刺治疫病的方法也就是上述的五种，这就总结了刚柔失守的刺治方法，都可以用五行的规律统括。

黄帝问：我听说五疫发病可互相传染，不论大人小孩，症状都一样，如果不用上述的方法预防，如何使人们不受感染呢？

岐伯说：五疫发病而不受传染的人，是因为其正气充实内守，邪气能侵犯。以及注意避其毒气，使邪气从鼻孔吸入，又从鼻孔排出，只要正气充盈于脑，邪气就不会侵犯。让正气充盈于脑的具体方法是：在去病室前，先要振作精神，觉得自己心中的阳气好像太阳一样光明。将要进入病室时，首先幻想自己体内有青气从肝脏发出，向左而运行于东方，化作繁荣的树木，以诱发肝气；然后再想象体内有白气从肺脏出发，向右而运行于西方，化作为金戈铁甲，以诱发肺气；然后再想象体内有赤气自心脏而出，向南运行于上方，化作为炎烈明耀的光芒，以诱发心气；其次再想象体内有黑气自肾脏出发，向北而运行于下方，化作为阴寒凛冽的冷气，以诱发肾气；然后再想象体内有黄气自脾脏出发，存留于中央，化作为生长万物的土壤，以诱发脾气。有了五脏之气防卫身体后，再想象头顶上有明亮的北斗星照耀，如此以后再进入病室。还有一种方法，在春分这一天，太阳还未出来的时候，运用吐法，吐故纳新。

再有一种方法，在雨水节后，用药水洗浴三次，促使出汗，以驱散邪气。还有一种方法，小金丹方：辰砂二两，水磨的雄黄一两，上好的雌黄一两，紫金半两，上药一同放入盒中，外面密封牢固，挖地一尺深，筑成坚实的地坑，不用火炉，也不用药物炮制，只需用燃料二十斤煅烧，七天煅烧完毕冷却，从地坑中取出，次日又将丹药埋入土坑中，七天后再取出；每日研磨，三天后。用熬炼的白沙蜜做成梧桐子大小的药丸，每天清晨日初出的时候，面向东方，深吸精华之气一口，再用冰水送服药丸一粒，连同吸气一起咽下，服用十粒，疫气就不能侵犯了。

黄帝问：人体虚弱时，神气散乱、神志游离失守，使邪气从外部侵犯，导致病人不正常死亡，如何才能保全人的真气？我想了解关于针刺救治这种疾病的方法。

岐伯俯首拜了拜，说：您的提问真高明啊！虽然神气散乱、神志游离失守，但并未离开人的形体，这样并不会导致死亡如果这时有邪气侵袭，人才会短命而亡。如果厥阴风木司天时，不得迁移正位，司天之气空虚，人体肝气本就虚弱，再感受虚邪之气，两虚相逢，便成重虚，就会导致神魂不能归藏而游离于上，邪气侵犯就会使气机厥逆。要是身体温暖的，还可以用针刺方法救治，先刺治足少阳之脉气所经过的原穴丘墟穴，再用补法刺治背部的肝俞穴，以补肝固本。患有心气虚弱的人，遇到少阴君火或少阳相火司天不得迁移正位而失守其位时，若脏气再次受到损伤，感受外邪，就是三虚，如果适逢火运不及的年份，水疫之邪侵犯，人就会突然死亡。可以先刺治手少阳脉气所经过的原穴阳池穴，再用补法刺治背部心腧穴，以补心固本。如果人的脾气本就虚弱，又逢太阴湿土之气司天不得迁移正位而失守其位，若脏气再次受到损伤，再感受邪气，就是三虚，如果又适逢土运不及时，木疫之邪乘虚侵犯，人就会突然死亡。可先刺治足阳明脉气所经过的原穴冲阳，再用补法刺治背部的脾腧穴。以补脾气。如果人的脾气本就虚弱，若逢阳明燥金之气司天不能迁移正位而失守其位，若脏气再次受到损伤，再感受外邪，称为三虚，如果又适逢金运不及之年，火疫之邪侵犯，人就会突然死亡。可以先刺治手阳明脉气所经过的原穴合谷穴，再用补法刺治背部的肺腧穴，以补肺气。如果人的肾气本就虚弱，若逢太阳寒水之气司天不能迁移正位而失守其位，若脏气再次受到损伤，再感受邪气，称为三虚，如果又适逢水运不及之年，土疫之邪侵犯，人的神魂就像吸去一样，突然死亡。可以先刺治足太阳脉气所经过的原穴京骨穴，再取背部的肾腧穴，以补肾气。

黄帝问：十二个脏器是相互为用的，若脏腑的神气，失守其位，就会使外表的神采不能丰满，容易被外邪损伤，可以用刺法治疗吗？我想听听针刺治疗此病的要点。

岐伯俯首拜了拜，说：您问得真详尽啊！您所问的这些至要的道理的真正宗旨，若不是圣明帝王，岂能深究根源呢？这就是所谓精、气、神，合乎一定的自然规律，符合司天之气。心的职能好比君主，神明由此而出，发病时可以刺手少阴经的原穴神门穴。肺的职能好比相傅，有治理与调节的作用，发病时可以刺手太阴脉的原穴太渊穴。肝的职能好比将军，深谋远虑，发病时可以刺足厥阴经的原穴太冲穴。胆的职能好比中正，临事决断，发病时可以刺足少阳经的原穴丘墟穴。膻中的职能好比臣使，欢喜快乐，发病时可以刺心包络经所流的荥穴劳宫穴。脾的职能好比谏议，智慧周密，发病时可以刺脾足太阴经的原穴太白穴。胃的职能好比仓廪，饮食五味，发病时可以刺足阳明经的原穴冲阳穴。大肠的职能好比传导，变化糟粕由此而出，发病时可以刺大肠手阳明经的原穴合谷穴。小肠的职能好比受盛，化生精微，发病时可以刺小肠太阳经的原穴腕骨穴。肾的职能好比作强，才能技巧，发病时可以刺肾足少阴经的原穴太溪穴。三焦的职能好比诀渎，水液隧道，发病时可以三焦少阳经的原穴阳池穴。膀胱的职能好比州都，精液储藏之处通过气化，才能排出，发病时可以刺膀胱足太阳经的原穴京骨穴。以上这十二脏器的职能，不得相失，因此刺法不仅能保全神气、调养真元，还能修养真气，并不只能单纯治疗疾病，所以一定要修养与调和神气。调养神气之道，主要在于坚持，补养神气，巩固根本，使精气不能离散，神气内守而不得分离。只有神守不去，才能保全真气，一旦人神不守，就不能达到至真之道，至真的关键在于天玄之气。神能守于天息，复归本元之气，这就叫作归宗。

本病论篇第七十三（遗篇）

黄帝问曰：天元九室，余已知之，愿闻气交，何名失守？

岐伯曰：谓其上下升降，迁正退位，各有经论，上下各有不前，故名失守也。是故气交失易位，气交乃变，变易非常，即四时失序，万化不安，变民病也。

帝曰：升降不前，愿闻其故，气交有变，何以明知？

岐伯曰：昭乎问哉！明乎道矣。气交有变，是为天地机，但欲降而不得降者，地室刑之。又有五运太过，而先天而至者，即交不前，但欲升而不得其升，中运抑之；但欲降而不得其降，中运抑之。于是有升之不前，降之不下者，有降之不下，升而至天者，有升降俱不前，作如此之分别，即气交之变。变之有异常，各各不同，灾有微甚者也。

帝曰：愿闻气交遇会胜抑之由，变成民病，轻重何如？

岐伯曰：胜相会，抑伏使然。是故辰戌之岁，木气升之，主逢天柱，胜而不前。又遇庚戌，金运先天，中运胜之，忽然不前。木运升天，金乃抑之，升而不前，即清生风少，肃杀于春，露霜复降，草木乃萎。民病温疫早发，咽嗌乃干，两胁满，肢节皆痛。久而化郁，即大风摧拉，折陨鸣紊。民病卒中偏痹，手足不仁。

是故巳亥之岁，君火升天，主室天蓬，胜之不前。又厥阴未迁正，则少阴未得升天，水运以至其中者。君火欲升，而中水运抑之。升之不前，即清寒复作，冷生旦暮。民病伏阳，而内生烦热，心神惊悸，寒热间作。日久成郁，即暴热乃至，赤风肿翳，化疫，温疠暖作，赤气彰而化火疫，皆烦而躁渴，渴甚，治之以泄之可止。

是故子午之岁，太阴升天，主窒天冲，胜之不前；又或遇壬子，木运先天而至者，中木运抑之也。升天不前，即风埃四起，时举埃昏，雨湿不化。民病风厥涎潮，偏痹不随，胀满。久而伏郁，即黄埃化疫也，民病夭亡，脸肢府黄疸满闭，湿令弗布，雨化乃微。

是故丑未之年，少阳升天，主窒天蓬，胜之不前。又或遇太阴未迁正者，即少阳未升天也，水运以至者。升天不前，即寒雰反布，凛冽如冬，水复涸，冰再结，暄暖乍作，冷复布之，寒暄不时。民病伏阳在内，烦热生中，心神惊骇，寒热间争。以成久郁，即暴热乃生，赤风气肿翳，化成郁疠，乃化作伏热内烦，痹而生厥，甚则血溢。

是故寅申之年，阳明升天，主窒天英，胜之不前。又或遇戊申戊寅，火运先天而至。金欲升天，火运抑之，升之不前，即时雨不降，西风数举，咸卤燥生。民病上热，喘嗽血溢。久而化郁，即白埃翳雾，清生杀气，民病胁满悲伤，寒鼽嚏嗌干，手拆皮肤燥。

是故卯酉之年，太阳升天，主窒天芮，胜之不前。又遇阳明未迁正者，即太阳未升天也，土运以至。水欲升天，土运抑之，升之不前，即湿而热蒸，寒生两间。民病注下，食不及化。久而成郁，冷来客热，冰雹卒至。民病厥逆而哕，热生于内，气痹于外，足胫痠疼，反生心悸懊热，暴烦而复厥。

黄帝曰：升之不前，余已尽知其旨。愿闻降之不下，可得明乎？

岐伯曰：悉乎哉问！是之谓天地微旨，可以尽陈斯道，所谓升已必降也。至天三年，次岁必降，降而入地，始为左间也。如此升降往来，命之六纪者矣。

是故丑未之岁，厥阴降地，主窒地皛，胜而不前；又或遇少阴未退位，即厥阴未降下，金运以至中。金运承之，降之未下，抑之变郁，木欲降下，金运承之，降而不下，苍埃远见，白气承之，风举埃昏，清燥行杀，霜露复下，肃杀布令。久而不降，抑之化郁，即作风燥相伏，暄而反清，草木萌动，杀霜乃下，蛰虫未见，惧清伤脏。

是故寅申之岁，少阴降地，主窒地玄，胜之不入。又或遇丙申丙寅，水运太过，先天而至。君火欲降，水运承之，降而不下，即彤云才见，黑气反生，暄暖如舒，寒常布雪，凛冽复作，天云惨凄。久而不降，伏之化郁，寒胜复热，赤风化疫，民病面赤心烦，头痛目眩也，赤气彰而温病欲作也。

是故卯酉之岁，太阴降地，主窒地苍，胜之不入。又或少阳未退位者，即太阴未得降也，或木运以至。木运承之，降而不下，即黄云见青霞彰，郁蒸作而大风，雾翳埃胜，折损乃作。久而不降也，伏之化郁，天埃黄气，地布湿蒸，民病四肢不举，昏眩肢节痛，腹满填臆。

是故辰戌之岁，少阳降地，主窒地玄，胜之不入。又或遇水运太过，先天而至也。水运承之，降而不下，即彤云才见，黑气反生，暄暖欲生，冷气卒至，甚即冰雹也。久而不降，伏之化郁，冷气复热，赤风化疫，民病面赤心烦，头痛目眩也，赤气彰而热病欲作也。

是故巳亥之岁，阳明降地，主窒地彤，胜而不入。又或遇太阳未退位，即阳明未得降，即火运以至之。火运承之，降而不下，即天清而肃，赤气乃彰，暄热反作。民皆昏倦，夜卧不安，咽干引饮，懊热内烦，天清朝暮，暄还复作。久而不降，伏之化郁，天清薄寒，远生白气。民病掉眩，手足直而不仁，两胁作痛，满目𥆨𥆨。

是故子午之年，太阳降地，主窒地阜胜之，降而不入。又或遇土运太过，先天而至。土运承之，降而不入，即天彰黑气，暝暗凄惨，才施黄埃而布湿，寒化令气，蒸湿复令。久而不降，伏之化郁，民病大厥，四肢重怠，阴痿少力，天布沉阴，蒸湿间作。

帝曰：升降不前，晰知其宗，愿闻迁正，可得明乎？

岐伯曰：正司中位，是谓迁正位，司天不得其迁正者，即前司天以过交司之日。即遇司天太过有余日也，即仍旧治天数，新司天未得迁正也。

厥阴不迁正，即风暄不时，花卉萎瘁，民病淋溲，目系转，转筋喜怒，小便赤。风欲令而寒由不去，温暄不正，春正失时。

少阴不迁正，即冷气不退，春冷后寒，暄暖不时。民病寒热，四肢烦痛，腰脊强直。木气虽有余，位不过于君火也。

太阴不迁正，即云雨失令，万物枯焦，当生不发。民病手足肢节肿满，大腹水肿，填臆不食，飧泄胁满，四肢不举。雨化欲令，热犹治之，温煦于气，亢而不泽。

少阳不迁正，即炎灼弗令，苗莠不荣，酷暑于秋，肃杀晚至，霜露不时。民病痎疟骨热，心悸惊骇；甚时血溢。

阳明不迁正，则暑化于前，肃杀于后，草木反荣。民病寒热鼽嚏，皮毛折，爪甲枯焦，甚则喘嗽息高，悲伤不乐。热化乃布，燥化未令，即清劲未行，肺金复病。

太阳不迁正，即冬清反寒，易令于春，杀霜在前，寒冰于后，阳光复治，凛冽不作，雰云待时。民病温疠至，喉闭嗌干，烦燥而渴，喘息而有音也。寒化待燥，犹治天气，过失序，与民作灾。

帝曰：迁正早晚，以命其旨，愿闻退位，可得明哉？

岐伯曰：所谓不退者，即天数未终，即天数有余，名曰复布政，故名曰再治天也，即天令如故，而不退位也。

厥阴不退位，即大风早举，时雨不降，湿令不化，民病温疫，疵废，风生，皆肢节痛，头目痛，伏热内烦，咽喉干引饮。

少阴不退位，即温生于春冬，蛰虫早至，草木发生，民病膈热咽干，血溢惊骇，小便赤涩，丹瘤瘮疮疡留毒。

太阴不退位，而取寒暑不时，埃昏布作，湿令不去，民病四肢少力，食饮不下，泄注淋满，足胫寒，阴痿，闭塞，失溺，小便数。

少阳不退位，即热生于春，暑乃后化，冬温不冻，流水不冰，蛰虫出见，民病少气，寒热更作，便血上热，小腹坚满，小便赤沃，甚则血溢。

阳明不退位，即春生清冷，草木晚荣，寒热间作，民病呕吐暴注，食饮不下，大便干燥，四肢不举，目瞑掉眩。

太阳不退位，即春寒复作，冰雹乃降，沉阴昏翳，二之气寒犹不去，民病痹厥，阴痿失溺，腰膝皆痛，温疠晚发。

帝曰：天岁早晚，余以知之，愿闻地数，可得闻乎？

岐伯曰：地下迁正升天及退位不前之法，即地土产化，万物失时之化也。

帝曰：余闻天地二甲子，十干十二支，上下经纬天地，数有迭移，失守其位，可得昭乎？

岐伯曰：失之迭位者，谓虽得岁正，未得正位之司，即四时不节，即生大疫。注《玄珠密语》云：阳年三十年，除六年天刑，计有太过二十四年，除此六年，皆作太过之用，令不然之旨。今言迭支迭位，皆可作其不及也。

假令甲子阳年，土运太窒，如癸亥天数有余者，年虽交得甲子，厥阴犹尚治天，地已迁正，阳明在泉，去岁少阳以作右间，即厥阴之地阳明，故不相和奉者也。癸巳相会，土运太过，虚反受木胜，故非太过也，何以言土运太过？况黄钟不应太窒，木既胜而金还复，金既复而少阴如至，即木胜如火而金复微，如此则甲己失守，后三年化成土疫，晚至丁卯，早至丙寅，土疫至也。大小善恶，推其天地，详乎太一。又只如甲子年，如甲至子而合，应交司而治天，即下己卯未迁正，而戊寅少阳未退位者，亦甲己未合德也，即土运未太过，而木乃乘虚而胜土也，金次又行复胜之，即反邪化也。阴阳天地殊异尔，故其大小善恶，一如天地之法旨也。

假令丙寅阳年太过，如乙丑天数有余者，虽交得丙寅，太阴尚治天也，地已迁正，厥阴司地，去岁太阳以作右间，即天太阴而地厥阴，故地不奉天化也。乙辛相会，水运太虚，反受土胜，故非太过。即太簇之管，太羽不应，土胜而雨化，木复即风。此者丙辛失守，其会后三年，化成水疫，晚至己巳，早至戊辰，甚即速，微即徐，水疫至也。大小善恶，推其天地数，及太乙游宫。又如丙寅年，丙至寅且合，应交司而治天，即辛巳未得迁正，而庚辰太阳未退位者，亦丙辛不合德也，即水运亦小虚而小胜，或有复，后三年化疠，名曰水疠，其状如水疫，治法如前。

假令庚辰阳年太过，如己卯天数有余者，虽交得庚辰年也，阳明犹尚治天，地已迁正，太阴司地，去岁少阴以作右间，即天阳明而地太阴也，故地不奉天也。乙巳相会，金运太虚，反受火胜，故非太过也。即姑洗之管，太商不应，火胜热化，水复寒刑。此乙庚失守，其后三年化成金疫也，速至壬午，徐至癸未，金疫至也。大小善恶，推本年天数及太乙也。又只如庚辰，如庚至辰，且应交司而治天，即下乙未未得迁正者，即地甲午少阴未退位者，且乙庚不合德也，即下乙未柔干失刚，亦金运小虚也，有小胜，或无复，后三年化疠，名曰金疠，其状如金疫也，治法如前。

假令壬午阳年太过，如辛巳天数有余者，虽交得壬午年也，厥阴犹尚治天，地已迁正，阳明在泉，去岁丙申少阳以作右间，即天厥阴而地阳明，故地不奉天者也。丁辛相合会，木运太虚，反受金胜，故非太过也。即蕤宾之管，太角不应，金行燥胜，火化热复。甚即速，微即徐，疫至大小善恶，推疫至之年天数及太一。又只如壬午，如壬至午，且应交司而治夭，即下丁酉未得迁正者，即地下丙申少阳未得退位者，见丁壬不合德也，即丁柔干失刚，亦木运小虚也，有小胜小复。后三年化疠，名曰木疠，其状如风疫，法治如前。

假令戊申阳年太过，如丁未天数太过者，虽交得戊申年也，太阴犹尚司天，地已迁正，厥阴在泉，去岁壬戌太阳以退位作右间，即天丁未，地癸亥，故地不奉天化也。丁癸相会，火运太虚，反受水胜，故非太过也。即夷则之管，上太徵不应。此戊癸失守其会，后三年化疫也，速至庚戌。大小善恶，推疫至之年天数及太一。又只如戊申，如戊至申，且应交司而治天，即下癸亥未得迁正者，即地下壬戌太阳未退位者，见戊癸未合德也，即下癸柔干失刚，见火运小虚也，有小胜，或无复也，后三年化疠，名曰火疠也，治法如前。治之法可寒之泄之。

黄帝曰：人气不足，天气如虚，人神失守，神光不聚，邪鬼干人，致有夭亡，可得闻乎？

岐伯曰：人之五脏，一脏不足，又会天虚，感邪之至也。人忧愁思虑即伤心，又或遇少阴司天，天数不及，太阴作接间至，即谓天虚也，此即人气天气同虚也。又遇惊而夺精，汗出于心，因而三虚，神明失守，心为君主之官，神明出焉，神失守位，即神游上丹田，在帝太一帝君泥丸宫下，神既失守，神光不聚，却遇火不及之岁，有黑尸鬼见之，令人暴亡。

人饮食劳倦即伤脾，又或遇太阴司天，天数不及，即少阳作接间至，即谓天虚也，此即人气虚而天气虚也。又遇饮食饱甚，汗出于胃，醉饱行房，汗出于脾，因而三虚，脾神失守。脾为谏议之官，智周出焉，神既失守，神光失位而不聚也，却遇土不及之年，或己年或甲年失守，或太阴天虚，青尸鬼见之，令人卒亡。

人久坐湿地，强力入水即伤肾，肾为作强之官，伎巧出焉，因而三虚，肾神失守。神志失位，神光不聚，却遇水不及之年，或辛不会符，或丙年失守，或太阳司天虚，有黄尸鬼至，见之，令人暴亡。

人或恚怒，气逆上而不下，即伤肝也，又遇厥阴司天，天数不及，即少阴作接间至，是谓天虚也，此谓天虚人虚也。又遇疾走恐惧，汗出于肝。肝为将军之官，谋虑出焉，神位失守，神光不聚，又遇木不及年，或丁年不符，或壬年失守，或厥阴司天虚也，有白尸鬼见之，令人暴亡也。

已上五失守者，天虚而人虚也，神游失守其位，即有五尸鬼干人，令人暴亡也，谓之曰尸厥。人犯五神易位，即神光不圆也，非但尸鬼，即一切邪犯者，皆是神失守位故也。此谓得守者生，失守者死，得神者昌，失神者亡。

【译文】

黄帝问：天元之气阻抑的情况，我已经熟知了，还想听听有关气交变化，什么是失守呢？

岐伯说：这是关于司天在泉迁正退位以及左右间气的升降问题的。司天在泉的迁正退位，各有经文论述，左右间气各有该升不升、该降不降的时候，这就叫做失守。司天在泉之气不能移易其时位，气交就要发生不同寻常的变化，四时节令就会失去正常的秩序，万物就不能正常生化，人类就会患病。

黄帝问：岁气不能正常上升下降，我想听一听其中的道理，气交发生的变化，怎样知晓？

岐伯说：您的提问真高明啊！这是必须掌握的道理。气交之所以有相应的变化，因为这是天地运转固有的机理，气欲应该降而不能降下的，是由于地之五气阻抑相胜引起的。

又有五运之气太过，先天时到来，使气交升降不前，也是受中运的阻抑，气要下降而不能下降的，同样也是受中运的阻抑。于是就有不能上升的，又有不能下降的，有不能下降反而上升至天的，也有既不能上升也不能下降的，做出这样的区分，是掌握了气交的变化，各不相同，所造成的灾祸也有轻重的分别。

黄帝问：我想听一听气交的相遇、相会、相胜、相抑的原因，当各种变化引发疾病时，病情的轻重情况是怎样的？

岐伯说：气交有胜气相会时，就可以抑伏而使气交有所变化。因此辰戌之年，厥阴风木应从上年在泉的右间，上升为本年司天的左间，若遇到天柱金气过胜的时候，厥阴风木之气就不能上升。若再遇到庚戌之年，金运之气先于天时而至，中运金气过胜，金胜克木，会使厥阴风木之气不能上升为司天左间。木气欲升天，金气却抑制其上升，升而不前，就会发生清凉之气，风气消减，肃杀之气行于春季，露霜下降，草木枯败。人们易患瘟疫、咽喉干燥、两胁胀满、肢节疼痛等。木气不升，日久化为郁气，郁极而发，就要出现大风摧损推拉拔折、鸣声紊乱。人们易患卒中、半生麻痹、手足不仁等病。

因此巳亥之年，少阴君火应从上年在泉的右间，升为本年的司天左间，若逢天蓬水气过胜的阻抑，就不能上升。这如果再遇到厥阴风木司天之气不能迁移正位，少阴君火之气就不能升至司天左间，这是由于受水运阻抑。少阴君火想要升司天左间，而升之不前，清凉的气候就会再次出现，早晚都会有冷气产生。人们容易患阳气内郁的疾病，内热烦闷、惊悸、寒热交作等病。君火之气不升，时间久了就会成为郁气，郁极而发，就要出现暴热发作，火热之气聚积覆盖于上，化为疫气，瘟疫多在温暖之时发作，由于火气暴露化为火疫，则可发生心烦而躁动口渴等症，渴甚的可以泻其火热，则诸症可止。

因此子午之年，太阴湿土之气应从上年的在泉右间上升为本年的司天左间，如果遇到天冲木气过胜的阻抑就不能上升。如果再遇到壬子年，木运太过先天时而至，中运木气阻抑土气，抑制湿土之气升天，就会有风土尘埃四起、时常昏暗遮蔽、雨湿气候不能布化的现象。人们容易患抽搐、昏迷、喉间痰涎上涌、半身麻痹不遂、腹部胀满等病。湿土之气不升，日久就会形成郁气，郁极而发，就要发生土气尘埃，化为疫病，人们就容易突然死亡，患面部、四肢、六腑胀满闭塞、黄疸等病。湿气不能布化，雨水自然减少。

因此丑未之年，少阳相火之气应从上年的在泉右间上升为本年的司天左间，如果遇到天蓬水气过胜的阻抑，少阳相火之气不能升为司天左间。如果再遇到太阴湿土司天之气未能迁居司天正位的情况，少阳相火之气也就不能升于司天左间，这是水运已至而阻抑的缘故。少阳相火之气欲升为司天左间，受到水运的阻抑而不能上升，寒冷的雾露反而布化，气候凛冽寒冷如冬，河水会干涸，再次冻结，有时气候会突然温暖之后就马上会有寒冷气候的产生，冷热忽现而不时出现。人们在这种气候下容易患阳气内伏、心中烦热、惊悸、寒热交作等病。相火之气不繁盛，时间久了化为郁气，郁极而发，就要出现暴热的气候，风火之气聚积覆盖，化为疫气，引发郁热内烦、肢体麻痹而厥逆，甚至血液外溢等病变。

因此寅申之年，阳明燥金之气应从上年的在泉右间上升为本年的司天左间，如果遇到天英火气过胜的阻抑，阳明燥金就不能上升。如果再遇到戊寅戊申年，中运的火气过胜，先于天时而至，阳明燥金也就不能升为司天左间，应时的雨水就不能降下，西风频繁发作，大地干燥，卤碱生于地面。人们容易患气喘、咳嗽、血液外溢等病。燥金之气不升，日久就成为郁气，郁极而发，就会发生白色的埃雾笼罩天空，产生清冷肃杀的气候，人们就容易患胁下胀满、悲伤、伤风、鼻流清涕、打喷嚏、咽喉干燥、手皲裂、皮肤干燥等病。

因此卯酉之年，太阳寒水之气应从上年的在泉右间上升为本年的司天左间，如果遇到天芮土气过胜的阻抑，太阳寒水之气就不得上升。如果再遇到阳明燥金司天，其气尚未迁移退位，土运应时而至，寒水之气受到中运土气的阻郁而不能升到司天左间，于是热而潮湿的气候发生，寒气发生在天地之间，人们就容易患泄泻如注、食谷不化等病。寒水不升日久化为郁气，郁极而发，寒冷之气胜过客热之气，冰雹突然降下。人们容易患厥逆呃逆、热生于内、气阻于外、足胫酸痛的病症，烦恼而发生心悸烦热、暴烦、厥逆等病。

黄帝说：六气升之不前的问题，我已经完全了解了。还想听一听有关六气降之不下的情况，您可以明白地讲给我听吗？

岐伯说：您问得很全面很相近啊！这是关于天气与地气变化的精妙意义，我可以全面地讲述。六气上升到司天之位后，必然还要下降。六气中的每一气，升天三年，第四年一定会下降入地，成为在泉的左间，又停留三年。这样一升一降，一往一来，共是六年，称为六纪。

因此丑未之年，厥阴风木应从上年司天的右间，降为本年在泉的左间，如果遇到地晶金气过胜的阻抑，那么厥阴风木就不能降入。又或遇到少阴君火司天，不能退位，厥阴风木也就不能降至在泉的左间，居中的金运就应时而至。金运居于司天之下而承其气，厥阴风木部的下降，被抑阻而化为郁气，青色的尘埃就远见于上，白气承之于下，大风时常发作，尘埃昏暗，清燥之气行肃杀之令，霜露再次降下，肃杀之气施布其令。如果木气日久不降，其气被抑制就会化为郁气，这时风气与燥气伏郁，气候温暖过后反见清冷，草木虽然已经萌芽生长，严寒霜冻却又发生，蛰虫不能出现，人们害怕这种清凉之气损伤脏气。

因此在寅申年，少阳君火应从上年在泉的右间，降为本年在泉的左间，如果遇到地玄水气过胜的阻抑，少阴君火就不能降入。若再遇到丙申丙寅年，水运太过，先天时而至。少阴君火欲降，水运居中承之，使君火不得降下，于是彤云出现不久，黑色云气又发生，温暖的气候刚令万物舒适，又有寒雪降下，严寒发作，天云惨淡。少阴君火久郁不降，就会化为郁气，郁久发作，所以寒气过胜以后，又有热气发作，火风化为疫气，那么人们就容易患面赤、心烦、头痛、目眩等疾病，火气过分显露，温病就要发作。

因此卯酉之年，太阴湿土应从旧岁的司天右间下降为新岁的在泉左间，如果遇到地苍木气过胜的阻抑，太阴湿土不能下降而入。如果再遇到少阳相火司天之，其气不得退位，也太阴湿土也不能降入在泉左间。或遇到木运应时而至，木运居于司天下方而承制其气，太阴湿土也不能降下，于是黄云刚刚出现又有青色云霞显露，云气郁蒸成风，尘埃过胜，甚至拔树损木。如果太阴湿气久郁而不能下降，就会成为郁气，郁极发作，天空就有黄色尘埃，地面湿气郁蒸，人们容易患四肢不能举动、头晕、目眩、肢节疼痛、腹胀胸满等疾病。

因此辰戌之岁，少阳相火应从旧岁的司天右间下降为新岁的在泉左间，如果遇到地玄水气过胜的阻抑，少阳相火就不能下降。如果再遇到水运太过，先于天时而至，水运居司天之下而承制，则相火不能降下，于是彤云出现不久，黑色云气又发生，温暖的气候刚欲发生，寒冷气候又将出现，甚至结为冰雹。如果少阳相火日久不降，伏抑化为郁气，郁极发作，冷气过后又有热气发生，火气化为疫气，人们容易患面赤、心烦、头痛、目眩等病。如果火气显露，热病就会发作。

因此巳亥之年，阳明燥金应从上年的司天右间降为本年的在泉左间，如果遇到地彤火气过胜的阻抑，阳明燥金就不能降下。如果再遇到太阳司天，其气未能退位，阳明燥金也就不能降入在泉左间；或火运应时而至，火运居于司天下位而承制燥金，则金其不能下降，天气清冷肃杀，火气显露反显温热。人们容易患昏沉困倦、夜卧不安、咽喉干燥、口渴引饮、闷热、内心烦躁等疾病，本来早晚应该清冷，现在反而温热。如果阳明燥金久不得降，伏久不能布化就会化为郁气，郁极发作，天气清凉寒冷，远处有白气产生。人们容易患眩晕、手足强直、麻木不仁、两胁疼痛、视物不清等疾病。

因此子午之年，太阳寒水应从上年的司天右间降为本年的在泉左间，如果遇到地阜土气过胜的阻抑，太阳寒水就不得下降。如果再遇到土运太过，先天时而至，土运居于司天下方而承制，太阳寒水就不能降下，天空就会出现黑气，阴暗惨淡，黄色尘埃刚刚出现，又有湿气弥漫，寒气布化以后，又出现热而潮湿的气候。太阳寒水日久不降就会成为郁气，人们容易患大厥、四肢沉重倦怠、阳萎少力等病，天气阴沉，热气与湿气更替发作。

黄帝说；六气升降不前的问题，我已经完全了解了，还想听一听关于六气升迁正位的问题，您可以给我详细讲解吗？

岐伯说：值年的岁气迁居于一年的中位，就叫作迁正位。司天之气不得迁居于正位的，是因为上年司天之气超过了交司之日，也就是上年司天之气太过，主司时间延长，仍旧治理着本年的司天之数，所以使新的司天之气不能迁正。

巳亥年，如果上年的太阳寒水居司天之位不退，本年的厥阴风木就不能应时施化，花卉就会枯萎。人们易患小便淋漓、目系转、转筋、善怒、小便赤红等病。风气欲施其令，但是寒气不退，温暖的气候不能及时到来，就失去了正常的春令。

子午年，如果上年的厥阴风木居司天之位不退，本年的少阴君火就不得迁正，冷气不退，春天先冷而后又寒，温暖之气不能及时到来。人们就易患寒热、四肢烦痛、腰脊强直等病。上年的厥阴木之气虽有余，但其不退位的情况，不能超过主气二之气君火主令之时。

丑未年，如果上年的少阴君火居司天之位不退，本年的太阴湿土就不得迁正，如果雨水不能及时下降，万物就会枯焦，应当生长发育的不能正常生发。人们易患手足肢节肿满、大腹水肿、胸满不食、飧泄胁满、四肢不能举动等疾病。

雨气欲布其令，但因为少阴君火仍居天位而治之，所以温暖之气过胜，缺少雨水润泽。

寅申年，如果上年的太阴湿土居司天之位不退，本年的少阳相火就不能迁正，炎热的气候就不能施布其令，植物的苗莠不能繁荣，少阳之气晚治，那么酷暑就见之于秋季，肃杀之气也必晚至，霜露不能下降。人们易患疟疾、骨热、心悸、惊骇等病，甚至血液外溢。

卯酉年，如果上年的少阳相火居司天之位不退，本年的阳明燥金就不能迁正，暑热之气施化，随即又出现肃杀只祈求，草木反而繁茂荣美。人们易患寒热、鼻塞喷嚏、皮毛脆折、爪甲枯焦等病，甚至咳嗽上气、悲伤不乐。因为炎热之气继续施布，燥金之令不行，所以清冷肃杀之气不得行令，肺金容易受损发病。

辰戌年，如果上年的阳明燥金居司天之位不退，本年的太阳寒水就不得迁正，致使冬季寒冷之令，反而出现于春季，肃杀霜冻之气在前的，严寒冰雪之气在后，如果阳光重新行令，寒冷凛冽之气就不能发作，雾待时而现。人们易患瘟疫、喉闭咽干、烦躁口渴、喘息有声等病。太阳寒水之气，须待燥金之气退去后，才能司天布化，如果燥气逾期不退，时令失正常，就会发生灾害。

黄帝问：关于六气迁正位早晚的道理，我已经很清楚了，我还想听一听六气的退位情况，您可以明白地告诉我吗？

岐伯说：六气不退位，就是指司天之数未尽，即有余，这叫作复布政，又称为再治天。这是因为司天之气尚有余，所以继续行天令而不退位。

子午之年，厥阴风木不退位时，就出现大风早发，雨水不能按时而降，湿令不能布化。人们易患瘟疫、黑斑、肢体偏废，因为风气为病，人们多患有肢节疼痛、头目痛，热气郁伏于内而心烦、咽喉干燥、口渴引饮等疾病。

丑未之年，少阴君火不退位时，冬春季节就会出现温暖的气候，蛰伏之虫早早出现，草木提前发芽生长。人们易患膈热、咽干、出血、惊骇、小便赤痛、丹瘤、疮疡等疾病。

寅申之年，太阴湿土不退位时，寒冷气候和暑热气候就不能按时发生，暗尘弥漫天空，太阴湿土之令不能退去。人们易患四肢无力、饮食不下、泄泻如注、小便淋沥、腹满、足胫寒冷、阳痿、大便闭塞、小便失禁、小便频繁等疾病。

卯酉之年，少阳相火不退位时，春天就会出现炎热气候，暑热逾期不去，冬天气候温暖，流水不结冰，蛰虫就会出现。人们易患少气、寒热交替发作、便血、上部发热、小腹坚硬胀满、小便色赤等病，甚至血液外溢。

辰戌之年，阳明燥金不退位时，春天就会发生清冷气候，草木推迟繁荣，天气或寒或热相间发生。人们易患呕吐、剧烈泄泻、饮食不下、大便干燥、四肢不能举动、头晕目眩等病。

巳亥之年，太阳寒水不退位时，春天就会出现寒冷气候，冰雹降落，阴沉昏暗之气覆盖，到二之气时，寒冷气候仍未退去。人们易患寒痹、厥逆、阳痿、遗尿、腰膝疼痛、温疠晚发等病。

黄帝问：岁气司天的早晚情况，我已经知道了，还想听一听在泉之气的变化，您可以讲给我听吗？

岐伯说：在地的三气，每年有一气迁居在泉正位，一气上升为司天左间，一气退位。如果不能正常进行，大地上万物的生化就不能适时进行。

黄帝问：我听说天地二甲子，十干与十二支配合。司天在泉，上下相合而主治天地之气，其数能相互更移之正位的，有时失守其位，您可以明白地告诉我吗？

岐伯说：失其更移之正位，就是说其气虽然已得岁时正位，但是未得司天正位，会使四时气候失常，发生大疫。

比如甲子年为阳年，土运太过就会受到阻抑，如果上年癸亥年司天的气数太过，在时间上虽然已经交给甲子主司，可是司天厥阴风木仍然居于司天之未退位，本年的阳明燥金在泉之气已经迁正，上年的在泉少阳相火已经退居本年的在泉右间，这样上年司天的厥阴风木在位不退，本年阳明燥金在泉在下已经迁于正位，因此两者不相奉和协调。由于在上的癸和在下的乙反而相合，本当太过的土运就变为虚衰，而被司天的木气所克制，所以就不属于土运太过了。应于土运的黄钟在阳年不应受到阻抑，木气胜土，土之子气燥金来复。金气来复，若少阴君火随之而来，木的胜气就会随从君火之气，所以金之复气作用轻微，这样上甲与下乙失守其位，其后三年就化成土疫，晚到丁卯年，早在丙寅年，土疫一定会发生，发作的大小轻重，要观察当年司天在泉之气的盛衰和太乙游宫的情况推测。又如甲子年，甲与子配合，交于司天以治天位，而在下的己卯未能迁居在泉的正位，上年戊寅在泉的少阳相火不能退位，也属于上甲与下乙不能合德，土运也不属太过，木气则会乘虚克土，土之子金气来复，反而化成病邪之气。司天在泉的阴阳属性不同，所变化的疫气的致病程度也有大小轻重的分别，这和司天在泉失守的变化规律是相同的。

比如丙寅年为阳年，中运太过，如果上一乙丑年的司天之气太过有余，在时间上虽然已经交给丙寅，可上年的太阴湿土仍居司天正位，本年的厥阴风木在泉已经迁正，上年在泉的太阳寒水已退居本年的在泉右间，这样上年的司天之太阴湿土在位不退，本年的厥阴风木在泉已经在下迁于正位，因此在泉的厥阴风木不能随同太阴司天的气化。在上的乙与在下的辛相会，本当太过的水运变为虚衰而被土气克制，所以水运不属太过，如同太簇之律管与太羽之音不能相应一样。土胜而雨湿布化，水之子木气来复而风化，如此上丙与下辛失守其位，不能相会，其后三年就会化为水疫，晚至己巳年，早在戊辰年。严重的就迅猛，轻微的就缓慢。水疫发作致病的大小轻重，要根据当年司天在泉之气的盛衰和太乙游宫的情况推测。又如丙寅年，在上的丙与寅相结合，交于司天正位，而在下的辛巳不能迁居到在泉正位，也就是上年庚辰的在泉太阳寒水没有退位，属于上丙和下辛不能相合，这会使水运小虚而有小胜小复，三年后就要化为疠气，称作水疠。其症状如水疫。治疗方法如前所述。

比如说庚辰年为阳年，中运太过，上年己卯年阳明燥金司天太过有余，在时间上虽然已经交给庚辰年，但是阳明燥金仍居位不退，本年的太阴湿土在泉已经迁正，上年在泉的少阴君火已退居在泉右间，这样上年的阳明燥金在上位不退，本年的太阴湿土在下就已经迁居在泉正位，因此太阴在泉不能随从阳明司天的气化。由于上乙与下巳相会，本应金运太过，却因此而变得虚弱，被火气制胜，所以就不属于金运太过了，如同姑洗之律管与太商之音不相顺应一样。火胜热化，金之子气水寒来复，气候先热后寒，则上庚与下乙失守其位不得相会，以后的三年就化为金疫，早在壬午年，迟在癸未年，金疫就要发作。发作致病的大小轻重，可以根据当年司天之气的盛衰和太乙游宫的情况推测。又如庚辰年，在上的庚与辰相合，交于司天正位，在下的乙未不能迁正，也就是上年甲午的在泉少阴君火没有退位，属于上庚与下乙不能合德，下乙的柔干不能与上庚刚干配合，使金运小虚而有小胜或有胜气而没有复气，后三年化成疫疠，叫作金疠。治疗方法如前所述。

比如壬午年为阳年，木运太过，如果上年辛巳年厥阴风木司天太过有余，在时间上虽然交给壬午年，但厥阴风木仍居位不退，本年的阳明燥金在泉已经迁正，因此阳明在泉不能随从厥阴司天的气化。在上的辛与在下的丁相会合，本应木运太过因此而变虚为金气制胜，所以就不属于木运太过了，如同蕤宾之律管与太角之音不相和一样。金胜燥化，木之子火气来复，就会化成木疫，疫气甚则发作迅速，疫气微则发作徐缓。疫气致病的大小轻重，可以根据当年司天之气的盛衰和太乙游宫的情况推测。又如壬午年，在上的壬与午相合，交于司天正位，而在下的丁酉未得迁居在泉正位，就是上年甲午的少阴君火在泉不得退位，也属于上庚和下乙不能结合，就是下丁柔干与上壬刚干不能配合，致使木运小虚，并有小胜小复，其后三年化为疫疠，称作木疠，其症状和风疫相似。治疗方法如前所述。

比如戊申年为阳年，中运太过，如果上年丁未年的司天之气太过有余，在时间上虽然交给戊中年，但上年的太阴湿土仍然司天，本年的厥阴风木在泉已经迁正，上年戊申的太阳寒水已经退为本年在泉右间，这样上年的太阴湿土在位不退，本年的少阳相火在泉已经迁正而在下，因此厥阴在泉不能随从太阴司天气化。由于在上的丁与在下的癸相会，那么本应火运太过而变虚衰，反为水气克制，所以就不属于火运太过了，就如同夷则之律管与太征之音不相顺应一样。上戊与下癸失守不得相会，后三年就会化为疫疠，迅速的到戊申年发作，发作时大小轻重，可根据当年司天之气的盛衰和太乙游宫的情况推测。又如戊申年，在上的戊与申相合，应交于司天位正，而在下的癸亥未能迁居在泉正位，就是壬戌的少阴君火未得退位，属于上戊下癸不能合德，就是下癸柔干不能与戊壬的刚干相合，使得火运小虚，有小胜气，或者虽有胜气却无复气，其后三年化为疫疠，叫作火疠。治疗方法如前所述，也可用寒法和泄法治疗。

黄帝说：人的正气不足时若遇上天气虚弱，则精神失守、神气无光，若再遇邪气伤人，则会暴亡，您能都给我讲讲这其中的道理吗？

岐伯说：人的五脏，只要有一脏不足，遇上天气虚弱，就会感受邪气。人若过度忧伤思虑就会损伤心脏，若又遇少阴君火司天之年，天气不足，则间气太阴湿土就会接替主司，这就是天虚，也就是人气与天气同虚。若再遇惊恐而损耗精气，汗出而伤心液，就会形成三虚，则神明失守。心为一身之君主，神明由此而出，神明失守，则游离于丹田，即泥丸宫下，神既失守而不得聚敛，若又遇到火运不及之年，必有水疫之邪气致病，使人突然死亡。

人若饮食不节制、劳倦过度就要损伤脾，若又遇太阴湿土司天，天气不足，则间气少阳相火就会接替主司，这就是天虚，也就是人气虚与天气虚。若再遇饮食过饱、汗出伤胃之液、或醉饱行房。汗出损伤脾液，就会形成三虚，导致脾脏的神志就会失守。脾好比谏议之官，智谋周密自此而出，神既失守其位而不得聚敛，若又遇土运不及之年，或者己年和甲年失守或者太阴司天之气虚衰，必有土疫疠之邪气发病，使人突然死亡。

人若久坐湿地或强力劳动又入水感受水湿邪气，就会损伤肾脏。肾好比作强之官，技巧由此而出，若人虚加以天气虚，就会形成三虚，使肾神志失守，神志失而不得聚敛，若又遇水运不及之年，或者丙年失守，或者太阳寒水司天不及，必有土疫邪气致病，使人突然死亡。

人如果愤怒、气上逆而不下就会损伤肝，若又遇厥阴风木司天，天气不足，则间气少阴君火就会接替主司，这就是天虚，即天虚与人虚。若又遇急走恐惧、汗出而伤肝之液，就会形成三虚。肝好比将军，谋虑自此而出，神志失守其位而不聚敛，如果再遇木运不及之年，或丁年上丁与下壬不相符合，或上壬与下丁失守其位，或厥阴司天之气不及，必有金疫邪气致病，使人突然死亡。

上述五种失守其位的情况，就是因为天气和人的正气同虚，致使神志游离而失守其位，便会有五疫之邪伤人，使人突然死亡，这被称为尸厥。人如果犯了五脏之神而使其移位失藏，就会使神光不能圆满聚敛。不但是疫邪，一切邪气伤人，都是由神气失守其位造成的。所以说，神志内守人就可以生存；神志失守人就要死亡。得神者就会健康，失神者就要死亡。

至真要大论篇第七十四

黄帝问曰：五气交合，盈虚更作，余知之矣。六气分治，司天地者，其至何如？

岐伯再拜对曰：明乎哉问也！天地之大纪，人神之通应也。

帝曰：愿闻上合昭昭、下合冥冥奈何？

岐伯曰：此道之所主，工之所疑也。

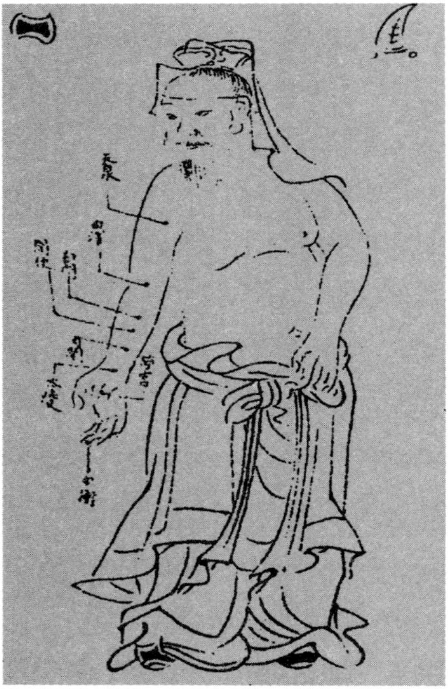

明抄本《普济方》中的手厥阴心主脉左右十六穴图

帝曰：愿闻其道也。

岐伯曰：厥阴司天，其化以风；少阴司天，其化以热；太阴司天，其化以湿；少阳司天，其化以火；阳明司天，其化以燥；太阳司天，其化以寒。以所临脏位，命其病者也。

帝曰：地化奈何？

岐伯曰：司天同候，间气皆然。

帝曰：间气何谓？

岐伯曰：司左右者，是谓间气也。

帝曰：何以异之？

岐伯曰：主岁者纪岁，间气者纪步也。

帝曰：善。岁主奈何？

岐伯曰：厥阴司天为风化，在泉为酸化，司气为苍化，间气为动化。少阴司天为热化，在泉为苦化，不司气化，居气为灼化。太阴司天为湿化，在泉为甘化，司气为黅化，间气为柔化。少阳司天为火化，在泉为苦化，司气为丹化，间气为明化。阳明司天为燥化，在泉为辛化，司气为素化，间气为清化。太阳司天为寒化，在泉为咸化，司气为玄化，间气为藏化。故治病者，必明六化分治，五味五色所生，五脏所宜，乃可以言盈虚病生之绪也。

帝曰：厥阴在泉而酸化，先余知之矣。风化之行也何如？

岐伯曰：风行于地，所谓本也，余气同法。本乎天者，天之气也；本乎地者，地之气也。天地合气，六节分而万物化生矣。故曰，谨候气宜，无失病机。此之谓也。

帝曰：其主病何如？

岐伯曰：司岁备物，则无遗主矣。

帝曰：司岁物何也？

岐伯曰：天地之专精也。

帝曰：司气者何如？

岐伯曰：司气者主岁同，然有余不足也。

帝曰：非司岁物何谓也？

岐伯曰：散也，故质同而异等也。气味有薄厚，性用有躁静，治保有多少，力化有浅深，此之谓也。

帝曰：岁主脏害何谓？

岐伯曰：以所不胜命之，则其要也。

帝曰：治之奈何？

岐伯曰：上淫于下，所胜平之，外淫于内，所胜治之。

帝曰：善。平气何如？

岐伯曰：谨察阴阳所在而调之，以平为期，正者正治，反者反治。

帝曰：夫子言察阴阳所在而调之，论言人迎与寸口相应，若引绳小大齐等，命曰平。阴之所在寸口何如？

岐伯曰：视岁南北，可知之矣。

帝曰：愿卒闻之。

岐伯曰：北政之岁，少阴在泉，则寸口不应；厥阴在泉，则右不应；太阴在泉，则左不应。南政之岁，少阴司天，则寸口不应；厥阴司天，则右不应；太阴司天，则左不应。诸不应者，反其诊则见矣。

帝曰：尺候何如？

岐伯曰：北政之岁，三阴在下，则寸不应；三阴在上，则尺不应。南政之岁，三阴在天，则寸不应；三阴在泉，则尺不应。左右同。故曰，知其要者，一言而终；不知其要，流散无穷，此之谓也。

帝曰：善。天地之气，内淫而病何如？

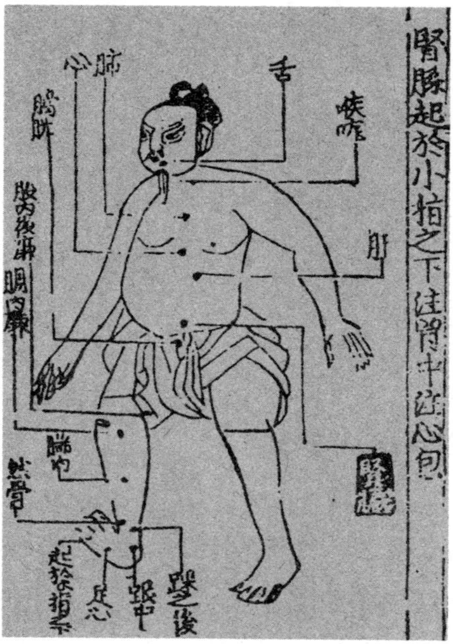

金代《子午流注针经》经脉图中的肾脉走向图

岐伯曰：岁厥阴在泉，风淫所胜，则地气不明，平野昧，草乃早秀。民病洒洒振寒，善伸数欠，心痛支满，两胁里急，饮食不下，鬲咽不通，食则呕，腹胀善噫，得后与气，则快然如衰，身体皆重。

岁少阴在泉，热淫所胜，则焰浮川泽，阴处反明。民病腹中常鸣，气上冲胸，喘不能久立，寒热皮肤痛，目瞑齿痛颛肿，恶寒发热如疟，少腹中痛腹大，蛰虫不藏。

岁太阴在泉，草乃早荣，湿淫所胜，则埃昏岩谷，黄反见黑，至阴之交。民病饮积，心痛，耳聋，浑浑焞焞，嗌肿喉痹，阴病血见，少腹痛肿，不得小便，病冲头痛，目似脱，项似拔，腰似折，髀不可以回，腘如结，腨如别。

岁少阳在泉，火淫所胜，则焰明郊野，寒热更至。民病注泄赤白，少腹痛，溺赤，甚则血便。少阴同候。

岁阳明在泉，燥淫所胜，则霿雾清瞑。民病喜呕，呕有苦，善太息，心胁痛不能反侧，甚则嗌干面尘，身无膏泽，足外反热。

岁太阳在泉，寒淫所胜，则凝肃惨慄。民病少腹控睾，引腰脊，上冲心痛，血见，嗌痛颔肿。

帝曰：善。治之奈何?

岐伯曰：诸气在泉，风淫于内，治以辛凉，佐以苦，以甘缓之，以辛散之；热淫于内，治以咸寒，佐以甘苦，以酸收之，以苦发之；湿淫于内，治以苦热，佐以酸淡，以苦燥之，以淡泄之；火淫于内，治以咸冷，佐以苦辛，以酸收之，以苦发之；燥淫于内，治以苦温，佐以甘辛，以苦下之；寒淫于内，治以甘热，佐以苦辛，以咸泻之，以辛润之，以苦坚之。

帝曰：善。天气之变何如？

岐伯曰：厥阴司天，风淫所胜，则太虚埃昏，云物以扰，寒生春气，流水不冰。民病胃脘当心而痛，上支两胁，鬲咽不通，饮食不下，舌本强，食则呕，冷泄腹胀，溏泄，瘕水闭，蛰虫不去，病本于脾。冲阳绝，死不治。

少阴司天，热淫所胜，怫热至，火行其政。民病胸中烦热，嗌干，右胠满，皮肤痛，寒热咳喘，大雨且至，唾血血泄，鼽衄嚏呕，溺色变，甚则疮疡胕肿，肩背臂臑及缺盆中痛，心痛肺䐜，腹大满，膨膨而喘咳，病本于肺。尺泽绝，死不治。

太阴司天，湿淫所胜，则沉阴且布，雨变枯槁。胕肿骨痛阴痹，阴痹者按之不得，腰脊头项痛，时眩，大便难，阴气不用，饥不欲食，咳唾则有血，心如悬，病本于肾。太溪绝，死不治。

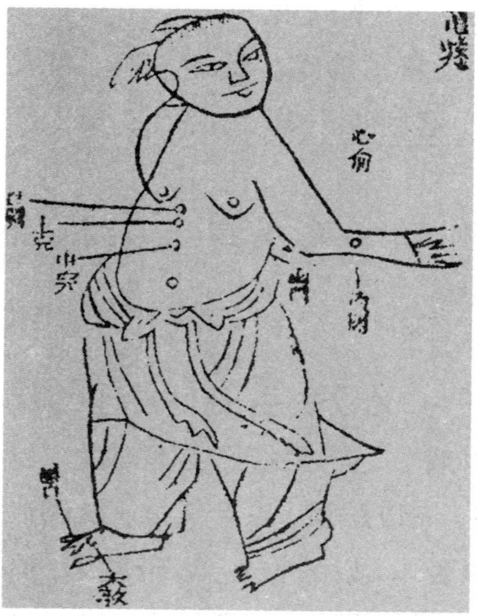
清代张希纯《针灸便用》针灸方图中的心疼取穴图

少阳司天，火淫所胜，则温气流行，金政不平。民病头痛，发热恶寒而疟，热上皮肤痛，色变黄赤，传而为水，身面胕肿，腹满仰息，泄注赤白，疮疡咳唾血，烦心胸中热，甚则鼽衄，病本于肺。天府绝，死不治。

阳明司天，燥淫所胜，则木乃晚荣，草乃晚生，筋骨内变，民病左胠胁痛，寒清于中，感而疟，大凉革候，咳，腹中鸣，注泄鹜溏，名木敛，生菀于下，草焦上首，心胁暴痛，不可反侧，嗌干面尘，腰痛，丈夫㿗疝，妇人少腹痛，目昧眦，疡疮痤痈，蛰虫来见，病本于肝。太冲绝，死不治。

太阳司天，寒淫所胜，则寒气反至，水且冰，血变于中，发为痈疡，民病厥心痛，呕血、血泄、鼽衄，善悲，时眩仆。运火炎烈，雨暴乃雹，胸腹满，手热肘挛掖肿，心澹澹大动，胸胁胃脘不安，面赤目黄，善噫嗌干，甚则色炲，渴而欲饮，病本于心。神门绝，死不治。所谓动气，知其脏也。

帝曰：善。治之奈何？

岐伯曰：司天之气，风淫所胜，平以辛凉，佐以苦甘，以甘缓之，以酸泻之；热淫所胜，平以咸寒，佐以苦甘，以酸收之；湿淫所胜，平以苦热，佐以酸辛，以苦燥之，以淡泄之；湿上甚而热，治以苦温，佐以甘辛，以汗为故而止；火淫所胜，平以咸冷，佐以苦甘，以酸收之，以苦发之，以酸复之；热淫同。燥淫所胜，平以苦湿，佐以酸辛，以苦下之；寒淫所胜，平以辛热，佐以甘苦，以咸泻之。

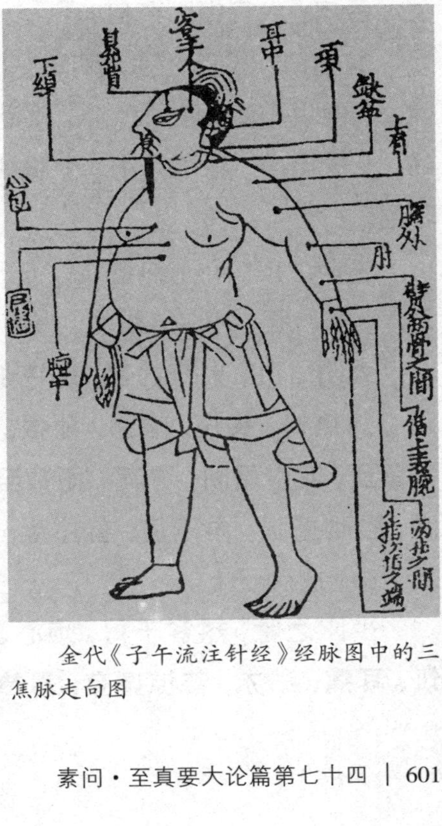

金代《子午流注针经》经脉图中的三焦脉走向图

帝曰：善。邪气反胜，治之奈何？

岐伯曰：风司于地，清反胜之，治以酸温，佐以苦甘，以辛平之；热司于地，寒反胜之，治以甘热，佐以苦辛，以咸平之；湿司于地，热反胜之，治以苦冷，佐以咸甘，以苦平之；火司于地，寒反胜之，治以甘热，佐以苦辛，以咸平之；燥司于地，热反胜之，治以平寒，佐以苦甘，以酸平之，以和为制；寒司于地，热反胜之，治以咸冷，佐以甘辛，以苦平之。

帝曰：其司天邪胜何如？

岐伯曰：风化于天，清反胜之，治以酸温，佐以甘苦；热化于天，寒反胜之，治以甘温，佐以苦酸辛；湿化于天，热反胜之，治以苦寒，佐以苦酸；火化于天，寒反胜之，治以甘热，佐以苦辛；燥化于天，热反胜之，治以辛寒，佐以苦甘；寒化于天，热反胜之，治以咸冷，佐以苦辛。

帝曰：六气相胜奈何？

岐伯曰：厥阴之胜，耳鸣头眩，愦愦欲吐，胃鬲如寒，大风数举，倮虫不滋，胠胁气并，化而为热，小便黄赤，胃脘当心而痛，上支两胁，肠鸣飧泄，少腹痛，注下赤白，甚则呕吐，鬲咽不通。

少阴之胜，心下热善饥，脐下反动，气游三焦。炎暑至，木乃津，草乃萎。呕逆，躁烦，腹满痛，溏泄，传为赤沃。

太阴之胜，火气内郁，疮疡于中，流散于外，病在胠胁，甚则心痛热格，头痛，喉痹，项强，独胜则湿气内郁，寒迫下焦，痛留顶，互引眉间，胃满。雨数至，鳞见于陆，燥化乃见。少腹满，腰脽重强，内不便，善注泄，足下温，头重，足胫胕肿，饮发于中，胕肿于上。

少阳之胜，热客于胃，烦心、心痛，目赤，欲呕，呕酸、善饥，耳痛，溺赤，善惊谵妄，暴热消烁，草萎水涸，介虫乃屈，少腹痛，下沃赤白。

阳明之胜，清发于中，左胠胁痛，溏泄，内为嗌塞，外发㿗疝。大凉肃杀，华英改容，毛虫乃殃。胸中不便，嗌塞而咳。

太阳之胜，凝溧且至，非时水冰，羽乃后化。痔疟发，寒厥入胃，则内生心痛，阴中乃疡，隐曲不利，互引阴股，筋肉拘苛，血脉凝泣，络满色变，或为血泄，皮肤否肿，腹满食减，热反上行，头项囟顶脑户中痛，目如脱，寒入下焦，传为濡泻。

帝曰：治之奈何？

岐伯曰：厥阴之胜，治以甘清，佐以苦辛，以酸泻之；少阴之胜，治以辛寒，佐以苦咸，以甘泻之；太阴之胜，治以咸热，佐以辛甘，以苦泻之；少阳之胜，治以辛寒，佐以甘咸，以甘泻之；阳明之胜，治以酸温，佐以辛甘，以苦泻之；太阳之胜，治以甘热，佐以辛酸，以咸泻之。

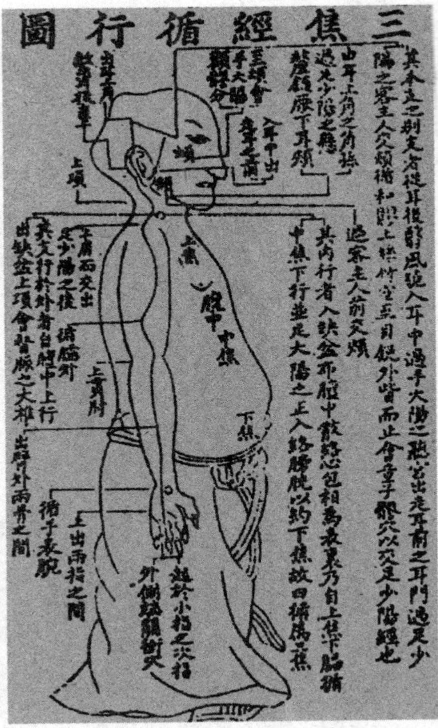

清代陈惠畴《经脉图考》经脉图中的三焦经循行图

帝曰：六气之复何如？

岐伯曰：悉乎哉问也！厥阴之复，少腹坚满，里急暴痛，偃木飞沙，倮虫不荣。厥心痛，汗发呕吐，饮食不入，入而复出，筋骨掉眩，清厥，甚则入脾，食痹而吐。冲阳绝，死不治。

少阴之复，燠热内作，烦躁，鼽嚏，少腹绞痛。火见燔焫，嗌燥，分注时止，气动于左，上行于右，咳，皮肤痛，暴瘖，心痛，郁冒不知人，乃洒淅恶寒，振慄谵妄，寒已而热，渴而欲饮，少气，骨痿，隔肠不便，外为浮肿，哕噫，赤气后化，流水不冰，热气大行，介虫不复，病疿胗疮疡，痈疽痤痔，甚则入肺，咳而鼻渊。天府绝，死不治。

太阴之复，湿变乃举，体重中满，食饮不化，阴气上厥，胸中不便，饮发于中，咳喘有声。大雨时行，鳞见于陆。头顶痛重，而掉瘛尤甚，呕而密默，唾吐清液，甚则入肾，窍泻无度。太溪绝，死不治。

少阳之复，大热将至，枯燥燔爇，介虫乃耗。惊瘛咳衄，心热烦躁，便数憎风，厥气上行，面如浮埃，目乃瞤瘛，火气内发，上为口糜呕逆，血溢血泄，发而为疟，恶寒鼓慄，寒极反热，嗌络焦槁，渴引水浆，色变黄赤，少气脉萎，化而为水，传为胕肿，甚则入肺，咳而血泄。尺泽绝，死不治。

阳明之复，清气大举，森木苍干，毛虫乃厉。病生胠胁，气归于左，善太息，甚则心痛否满，腹胀而泄，呕苦，咳，哕，烦心，病在鬲中，头痛，甚则入肝，惊骇，筋挛。太冲绝，死不治。

太阳之复，厥气上行，水凝雨冰，羽虫乃死，心胃生寒，胸膈不利，心痛否满，头痛善悲，时眩仆，食减，腰脽反痛，屈伸不便，地裂冰坚，阳光不治，少腹控睾，引腰脊，上冲心，唾出清水，及为哕噫，甚则入心，善忘善悲。神门绝，死不治。

帝曰：善。治之奈何？

岐伯曰：厥阴之复，治以酸寒，佐以甘辛，以酸泄之，以甘缓之；少阴之复，治以咸寒，佐以苦辛，以甘泻之，以酸收之，辛苦发之，以咸耎之；太阴之复，治以苦热，佐以酸辛，以苦泻之、燥之、泄之；少阳之复，治以咸冷，佐以苦辛，以咸耎之，以酸收之，辛苦发之。发不远热，无犯温凉；少阴同法；阳明之复，治以辛温，佐以苦甘，以苦泄之，以苦下之，以酸补之；太阳之复，治以咸热，佐以甘辛，以苦坚之。

治诸胜复，寒者热之，热者寒之，温者清之，清者温之，散者收之，抑者散之，燥者润之，急者缓之，坚者耎之，脆者坚之，衰者补之，强者泻之，各安其气，必清必静，则病气衰去，归其所宗，此治之大体也。

帝曰：善。气之上下何谓也？

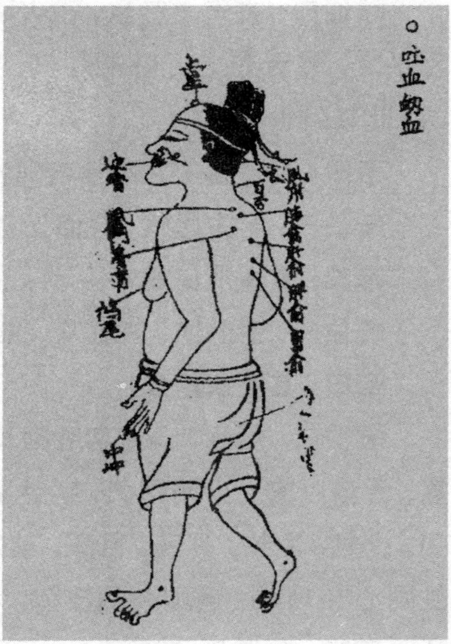

明代何柬《针灸捷径》针灸方图中的吐血衄血取穴图

岐伯曰：身半以上，其气三矣，天之分也，天气主之；身半以下，其气三矣，地之分也，地气主之。以名命气，以气命处，而言其病。半，所谓天枢也。故上胜而下俱病者，以地名之；下胜而上俱病者，以天名之。所谓胜至，报气屈伏而未发也，复至则不以天地异名，皆如复气为法也。

帝曰：胜复之动，时有常乎？气有必乎？

岐伯曰：时有常位，而

气无必也。

帝曰：愿闻其道也。

岐伯曰：初气终三气，天气主之，胜之常也；四气尽终气，地气主之，复之常也。有胜则复，无胜则否。

帝曰：善。复已而胜何如？

岐伯曰：胜至则复，无常数也，衰乃止耳。复已而胜，不复则害，此伤生也。

帝曰：复而反病何也？

岐伯曰：居非其位，不相得也。大复其胜，则主胜之，故反病也，所谓火燥热也。

帝曰：治之何如？

岐伯曰：夫气之胜也，微者随之，甚者制之；气之复也，和者平之，暴者夺之。皆随胜气，安其屈伏，无问其数，以平为期，此其道也。

帝曰：善。客主之胜复奈何？

岐伯曰：客主之气，胜而无复也。

帝曰：其逆从何如？

岐伯曰：主胜逆，客胜从，天之道也。

帝曰：其生病何如？

岐伯曰：厥阴司天，客胜则耳鸣掉眩，甚则咳；主胜则胸胁痛，舌难以言。少阴司天，客胜则鼽嚏，颈项强，肩背瞀热，头痛，少气，发热，耳聋，目瞑，甚则胕肿，血溢，疮疡，咳喘；主胜则心热烦躁，甚则胁痛支满。太阴司天，客胜则首面胕肿，呼吸气喘；主胜则胸腹满，食已而瞀。少阳司天，客胜则丹胗外发，乃为丹熛疮疡，呕逆，喉痹，头痛，嗌肿，耳聋，血溢，内为瘛疭；主胜则胸满，咳仰息，甚而有血，手热。阳明司天，清复内余，则咳衄，嗌塞，心鬲中热，咳不止而白血出者死。太阳司天，客胜则胸中不利，出清涕，感寒则咳；主胜则喉嗌中鸣。

厥阴在泉，客胜则大关节不利，内为痉强拘瘛，外为不便；主胜则筋骨繇併，腰腹时痛。少阴在泉，客胜则腰痛，尻股膝髀腨䯒足病，瞀热以酸，胕肿不能久立，溲便变；主胜则厥气上行，心痛发热，鬲中，众痹皆作，发于胠胁，魄汗不藏，四逆而起。

太阴在泉，客胜则足痿下重，便溲不时，湿客下焦，发而濡泻，及为肿、隐曲之疾；主胜则寒气逆满，食饮不下，甚则为疝。

少阳在泉，客胜则腰腹痛而反恶寒，甚则下白、溺白；主胜则热反上行而客于心，心痛，发热，格中而呕。少阴同候。

阳明在泉，客胜则清气动下，少腹坚满而数便泻；主胜则腰重，腹痛，少腹生寒，下为鹜溏，则寒厥于肠，上冲胸中，甚则喘不能久立。

太阳在泉，寒复内余，则腰尻痛，屈伸不利，股胫足膝中痛。

帝曰：善。治之奈何？

岐伯曰：高者抑之，下者举之，有余折之，不足补之，佐以所利，和以所宜，必安其主客，适其寒温，同者逆之，异者从之。

帝曰：治寒以热，治热以寒，气相得者逆之，不相得者从之，余以知之矣。其于正味何如？

岐伯曰：木位之主，其泻以酸，其补以辛；火位之主，其泻

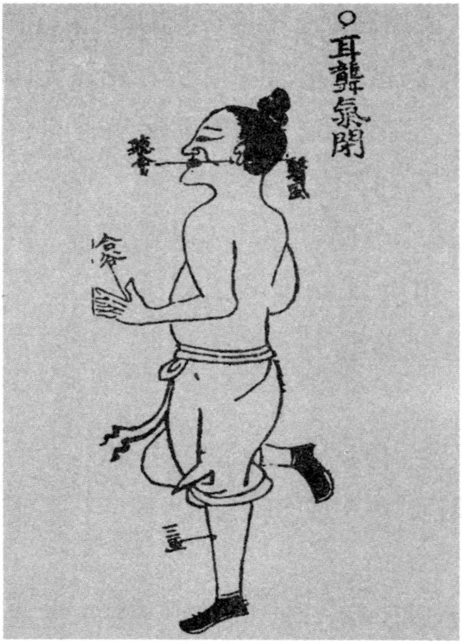

明代何柬《针灸捷径》针灸方图中的耳聋气闭取穴图

以甘，其补以咸；土位之主，其泻以苦，其补以甘；金位之主，其泻以辛，其补以酸；水位之主，其泻以咸，其补以苦。

厥阴之客，以辛补之，以酸泻之，以甘缓之；少阴之客，以咸补之，以甘泻之，以咸收之；太阴之客，以甘补之，以苦泻之，以甘缓之；少阳之客，以咸补之，以甘泻之，以咸耎之；阳明之客，以酸补之，以辛泻之，以苦泄之；太阳之客，以苦补之，以咸泻之，以苦坚之，以辛润之，开发腠理，致津液、通气也。

帝曰：善。愿闻阴阳之三也何谓？

岐伯曰：气有多少，异用也。

帝曰：阳明何谓也？

岐伯曰：两阳合明也。

帝曰：厥阴何也？

岐伯曰：两阴交尽也。

帝曰：气有多少，病有盛衰，治有缓急，方有大小，愿闻其约奈何？

岐伯曰：气有高下，病有远近，证有中外，治有轻重，适其至所为故也。

《大要》曰：君一臣二，奇之制也；君二臣四，偶之制也；君二臣三，奇之制也；君二臣六，偶之制也。故曰：近者奇之，远者偶之；汗者不以奇，下者不以偶；补上治上制以缓，补下治下制以急。急则气味厚，缓则气味薄。适其至所，此之谓也。病所远，而中道气味之者，食而过之，无越其制度也。是故平气之道，近而奇偶，制小其服也；远而奇偶，制大其服也。大则数少，小则数多。多则九之，少则二之。奇之不去则偶之，是谓重方。偶之不去，则反佐以取之。所谓寒热温凉，反从其病也。

帝曰：善。病生于本，余知之矣。生于标者，治之奈何？

岐伯曰：病反其本，得标之病，治反其本，得标之方。

帝曰：善。六气之胜，何以候之？

岐伯曰：乘其至也。清气大来，燥之胜也，风木受邪，肝病生焉；热气大来，火之胜也，燥金受邪，肺病生焉；寒气大来，水之胜也，火热受邪，心病生焉；湿气大来，土之胜也，寒水受邪，肾病生焉；风气大来，木之胜也，土湿受邪，脾病生焉。所谓感邪而生病也。乘年之虚，则邪甚也；失时之和，亦邪甚也。遇月之空，亦邪甚也。重感于邪，则病危

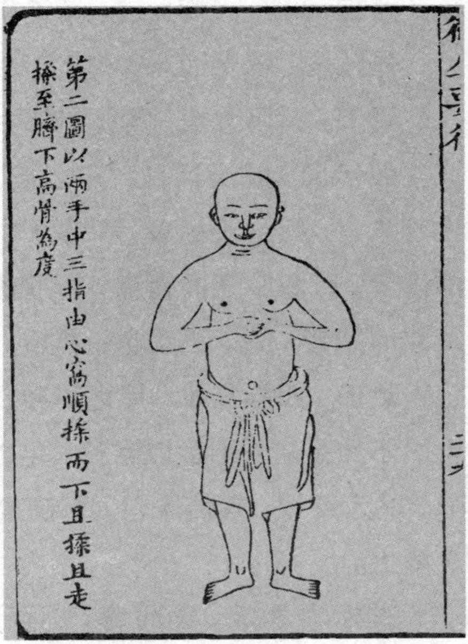

清代潘霨《却病延年导引图》之第二图

矣。有胜之气，其必来复也。

帝曰：其脉至何如？

岐伯曰：厥阴之至，其脉弦；少阴之至，其脉钩；太阴之至，其脉沉；少阳之至，大而浮；阳明之至，短而涩；太阳之至，大而长。至而和则平，至而甚则病，至而反者病，至而不至者病，未至而至者病，阴阳易者危。

帝曰：六气标本，所从不同，奈何？

岐伯曰：气有从本者，有从标本者，有不从标本者也。

帝曰：愿卒闻之。

岐伯曰：少阳太阴从本，少阴太阳从本从标，阳明厥阴，不从标本从乎中也。故从本者，化生于本；从标本者，有标本之化；从中者，以中气为化也。

帝曰：脉从而病反者，其诊何如？

岐伯曰：脉至而从，按之不鼓，诸阳皆然。

帝曰：诸阴之反，其脉何如？

岐伯曰：脉至而从，按之鼓甚而盛也。是故百病之起，有生于本者，有生于标者，有生于中气者，有取本而得者，有取标而得者，有取中气而得者，有取标本而得者，有逆取而得者，有从取而得者。逆，正顺也；若顺，逆也。

故曰：知标与本，用之不殆；明知逆顺，正行无问，此之谓也。不知是者，不足以言诊，足以乱经。故《大要》曰：粗工嘻嘻，以为可知，言热未已，寒病复始。同气异形，迷诊乱经，此之谓也。

夫标本之道，要而博，小而大，可以言一而知百病之害。言标与本，易而勿损；察本与标，气可令调。明知胜复，为万民式，天之道毕矣。

帝曰：胜复之变，早晏何如？

岐伯曰：夫所胜者，胜至已病，病已愠愠，而复已萌也。夫所复者，胜尽而起，得位而甚，胜有微甚，复有少多，胜和而和，胜虚而虚，天之常也。

帝曰：胜复之作，动不当位，或后时而至，其故何也？

岐伯曰：夫气之生，与其化，衰盛异也。寒暑温凉盛衰之用，其在四维。故阳之动，始于温，盛于暑；阴之动，始于清，盛于寒。春夏秋冬，各差其分。故《大要》曰：彼春之暖，为夏之暑；彼秋之忿，为冬之怒。谨按四维，斥候皆归。其终可见，其始可知，此之谓也。

帝曰：差有数乎？

岐伯曰：又凡三十度也。

帝曰：其脉应皆何如？

岐伯曰：差同正法，待时而去也。《脉要》曰：春不沉，夏不弦，冬不涩，秋不数，是谓四塞。沉甚曰病，弦甚曰病，涩甚曰病，数甚曰病，参见曰病，复见曰病，未去而去曰病，去而不去曰病，反者死。故曰：气之相守司也，如权衡之不得相失也。夫阴阳之气，清静则生化治，动则苛疾起，此

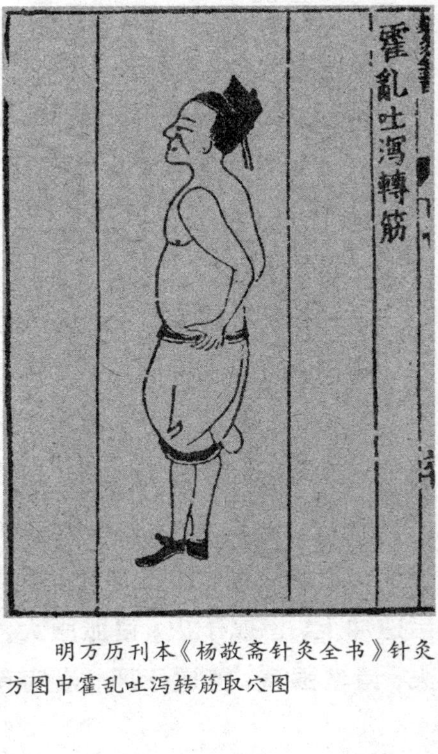

明万历刊本《杨敬斋针灸全书》针灸方图中霍乱吐泻转筋取穴图

之谓也。

帝曰：幽明何如？

岐伯曰：两阴交尽，故曰幽；两阳合明，故曰明。幽明之配，寒暑之异也。

帝曰：分至何如？

岐伯曰：气至之谓至，气分之谓分。至则气同，分则气异，所谓天地之正纪也。

帝曰：夫子言春秋气始于前，冬夏气始于后，余已知之矣。然六气往复，主岁不常也。其补泻奈何？

岐伯曰：上下所主，随其攸利，正其味，则其要也，左右同法。《大要》曰：少阳之主，先甘后咸；阳明之主，先辛后酸；太阳之主，先咸后苦；厥阴之主，先酸后辛；少阴之主，先甘后咸；太阴之主，先苦后甘。佐以所利，资以所生，是谓得气。

帝曰：善。夫百病之生也，皆生于风寒暑湿燥火，以之化之变也。经言盛者泻之，虚者补之，余锡以方士，而方士用之，尚未能十全。余欲令要道必行，桴鼓相应，犹拔刺雪污。工巧神圣，可得闻乎？

岐伯曰：审察病机，无失气宜，此之谓也。

帝曰：愿闻病机何如？

岐伯曰：诸风掉眩，皆属于肝；诸寒收引，皆属于肾；诸气𪱥郁，皆属于肺；诸湿肿满，皆属于脾；诸热瞀瘛，皆属于火；诸痛痒疮，皆属于心。诸厥固泄，皆属于下；诸痿喘呕，皆属于上；诸禁鼓慄，如丧神守，皆属于火；诸痉项强，皆属于湿；诸逆冲上，皆属于火；诸胀腹大，皆属于热；诸躁狂越，皆属于火；诸暴强直，皆属于风；诸病有声，鼓之如鼓，皆属于热；诸病胕肿，疼酸惊骇，皆属于火；诸转反戾，水液浑浊，皆属于热；诸病水液，澄澈清冷，皆属于寒；诸呕吐酸，暴注下迫，皆属于热。

故《大要》曰：谨守病机，各司其属，有者求之，无者求之，盛者责之，虚者责之。必先五胜，疏其血气，令其调达，而致和平，此之谓也。

帝曰：善。五味阴阳之用何如？

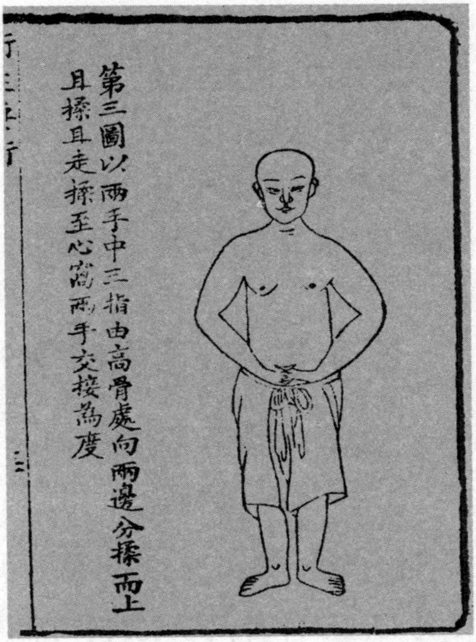

清代潘霨《却病延年导引图》之第三图

岐伯曰：辛甘发散为阳，酸苦涌泄为阴，咸味涌泄为阴，淡味渗泄为阳。六者或收或散，或缓或急，或燥或润，或耎或坚。以所利而行之，调其气使其平也。

帝曰：非调气而得者，治之奈何？有毒无毒，何先何后？愿闻其道。

岐伯曰：有毒无毒，所治为主，适大小为制也。

帝曰：请言其制。

岐伯曰：君一臣二，制之小也；君一臣三佐五，制之中也；君一臣三佐九，制之大也。寒者热之，热者寒之，微者逆之，甚者从之，坚者削之，客者除之，劳者温之，结者散之，留者攻之，燥者濡之，急者缓之，散者收之，损者温之，逸者行之，惊者平之，上之下之，摩之浴之，薄之劫之，开之发之，适事为故。

帝曰：何谓逆从？

岐伯曰：逆者正治，从者反治，从少从多，观其事也。

帝曰：反治何谓？

岐伯曰：热因热用，寒因寒用，塞因塞用，通因通用，必伏其所主，而先其所因。其始则同，其终则异。可使破积，可使溃坚，可使气和，可使必已。

帝曰：善。气调而得者何如？

岐伯曰：逆之从之，逆而从之，从而逆之，疏气令调，则其道也。

帝曰：善。病之中外何如？

岐伯曰：从内之外者，调其内；从外之内者，治其外；从内之外而盛于外者，先调其内而后治其外；从外之内而盛于内者，先治其外而后调其内；中外不相及，则治主病。

帝曰：善。火热复，恶寒发热，有如疟状，或一日发，或间数日发，其故何也？

岐伯曰：胜复之气，会遇之时，有多少也。阴气多而阳气少，则其发日远；阳气多而阴气少，则其发日近。此胜复相薄，盛衰之节。疟亦同法。

帝曰：论言治寒以热，治热以寒，而方士不能废绳墨而更其道也。有病热者，寒之而热；有病寒者，热之而寒，二者皆在，新病复起，奈何治？

岐伯曰：诸寒之而热者取之阴，热之而寒者取之阳，所谓求其属也。

帝曰：善。服寒而反热，服热而反寒，其故何也？

岐伯曰：治其王气，是以反也。

帝曰：不治王而然者何也？

岐伯曰：悉乎哉问也！不治五味属也。夫五味入胃，各归所喜，故酸先入肝，苦先入心，甘先入脾，辛先入肺，咸先入肾。久而增气，物化之常也，气增而久，夭之由也。

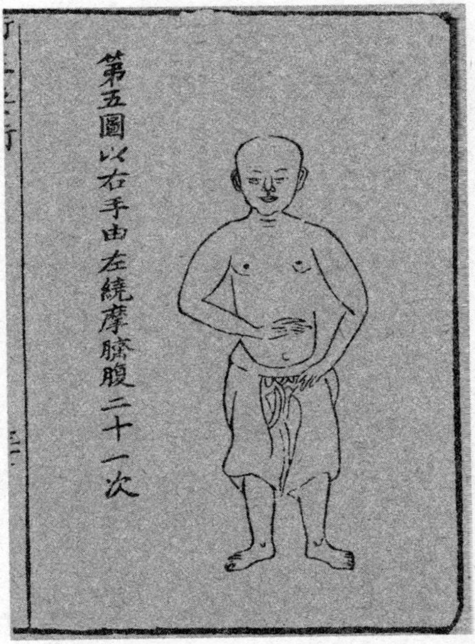

清代潘霨《却病延年导引图》之第五

帝曰：善。方制君臣，何谓也？

岐伯曰：主病之谓君，佐君之谓臣，应臣之谓使，非上下三品之谓也。

帝曰：三品何谓？

岐伯曰：所以明善恶之殊贯也。

帝曰：善。病之中外何如？

岐伯曰：调气之方，必别阴阳，定其中外，各守其乡，内者内治，外者外治，微者调之，其次平之，盛者夺之，汗之下之。寒热温凉，衰之以属，随其攸利，谨道如法，万举万全，气血正平，长有天命。

帝曰：善。